Springer-Lehrbuch

Peter Walter
Niklas Plange

Basiswissen Augenheilkunde

Mit 225 Abbildungen

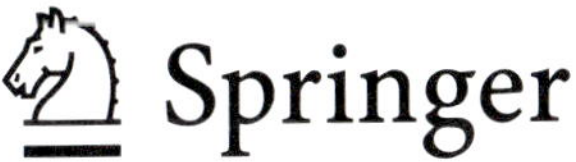

Springer

Prof. Dr. Peter Walter
Uniklinik RWTH Aachen
Klinik für Augenheilkunde
Aachen, Deutschland

Prof. Dr. Niklas Plange
Uniklinik RWTH Aachen
Klinik für Augenheilkunde
Aachen, Deutschland

ISBN 978-3-662-52800-6   978-3-662-52801-3 (eBook)
DOI 10.1007/978-3-662-52801-3

Die Deutsche Nationalbibliothek verzeichnet diese Publikation in der Deutschen Nationalbibliografie; detaillierte bibliografische Daten sind im Internet über http://dnb.d-nb.de abrufbar.

Springer
© Springer-Verlag Berlin, Heidelberg 2017

Umschlaggestaltung: deblik Berlin

Gedruckt auf säurefreiem und chlorfrei gebleichtem Papier

Springer ist Teil von Springer Nature
Die eingetragene Gesellschaft ist Springer-Verlag GmbH Berlin, Heidelberg

Vorwort

Einschränkungen des Sehens führen in der heutigen Welt, deren Informationen zum überwiegenden Teil über visuelle Kanäle vermittelt werden, zu einer erheblichen Einschränkung der Lebensqualität und auch der Möglichkeiten, sich in dieser modernen Welt zurecht zu finden. Egal, ob Sie als Studierende oder Studierender der Medizin später als Hausarzt, praktischer Arzt, als niedergelassener oder im Krankenhaus arbeitender Facharzt tätig sein werden, sind grundlegende Kenntnisse der Erkrankungen des Sehsystems von großer Bedeutung. Sie werden zunehmend mit Patienten konfrontiert, die gerade wegen der gestiegenen Anforderungen an das Sehsystem in unserer von visueller Information dominierten Gesellschaft über ein unzureichendes Sehvermögen klagen. Aufgrund der sich verändernden Altersstruktur unserer Gesellschaft werden daher besonders die altersassoziierten Krankheiten des Sehsystems wie Katarakt und altersbezogene Makuladegeneration, aber auch das Glaukom in der allgemeinen Betreuung von Patienten immer wichtiger. Das Auge ist darüber hinaus beteiligt an einer Vielzahl von Systemerkrankungen wie etwa beim Morbus Basedow oder der Multiplen Sklerose. Diese werden zwar primär anderen Organsystemen zugrechnet, erfordern aber auch immer eine ophthalmologische Mitbetreuung.

Das vorliegende Buch soll Ihnen einen Überblick über die wichtigsten Erkrankungen des Sehsystems gegeben. Dabei werden nicht nur die häufigen Erkrankungen besprochen, sondern auch seltene Erkrankungen, die zwar nur wenige Patienten betreffen, für diese aber oft von sehr erheblicher Auswirkung sind. Das Buch gibt zunächst einen Überblick über die Untersuchungsmethoden. Anschließend werden Aspekte der Augenheilkunde besprochen, die als Querschnittsthemen gelten, wie beispielsweise die Verbindung von Augenerkrankungen zu Allgemeinerkrankungen. Im dritten Teil des Buches werden die Erkrankungen des Sehsystems dann nach anatomischen Gesichtspunkten besprochen. Jedes Kapitel beginnt nach einer kurzen Zusammenfassung mit einer kurzgefassten Darstellung der anatomischen und physiologischen Grundlagen, die aus unserer Sicht zum Verständnis der Krankheitsmechanismen und der Herleitung der notwendigen Therapie wichtig sind. Jedes Kapitel beinhaltet auch einen klinischen Fall, der Kernaspekte des Kapitels in der Anwendung zeigt. Weitere Elemente des Buches sind Fragen zur Wissensüberprüfung, Fragen zur gezielten Examensvorbereitung und ein Fallquiz, das ähnlich aufgebaut ist, wie viele Fragesituationen in mündlichen Prüfungen.

Das Buch wird eine Lücke schließen zwischen dem textorientierten Lernrepetitorium zur direkten Prüfungsvorbereitung und einem großen Lehrbuch, das dann gleich schon für den Weiterbildungsassistenten geeignet ist. Das Basiswissen richtet sich an alle Studierenden der Medizin. Es ist wegen seiner Praxisnähe aus unserer Sicht auch sehr gut geeignet, um sich auf eine Famulatur im Fach Augenheilkunde vorzubereiten oder diese zu begleiten. Darüber hinaus ist es an die Planungen zum nationalen Lernzielkatalog für das Fach Augenheilkunde angelehnt und reflektiert seine Themen. Wir wünschen Ihnen viel Spaß mit dem Basiswissen und hoffen darauf, mit diesem Buch bei Ihnen das Interesse an unserem spannenden und – wie wir finden – zunehmend wichtigen Fach zu wecken.

Wir möchten uns an dieser Stelle für die Unterstützung durch den Springer-Verlag, hier insbesondere bei Rose-Maire Doyon (Projektmanagment), Corinna Pracht (Projektplanung) und Martina Kahl-Scholz (Lektorat) bedanken.

Peter Walter, Niklas Plange
Aachen, im April 2016

Walter/Plange: Basiswissen Augenheilkunde

Die **arterielle Hypertonie** führt zu spezifischen Fundusveränderungen, die als Fundus hypertonicus bezeichnet werden. Patienten mit arterieller Hypertonie haben ein höheres Risiko für retinale Gefäßverschlüsse und andere retinale Gefäßkomplikationen. Hypertensive Fundusveränderungen zeigen ein erhöhtes Risiko für kardiovaskuläre Ereignisse (Apoplex, Myokardinfarkt) an. Die Therapie besteht in einer korrekten Einstellung des Blutdrucks.

7.2   Arterielle Hypertonie

▪ Pathophysiologie

Die Ursache der essentiellen arteriellen Hypertonie ist nicht klar und vermutlich multifaktoriell bedingt. Sicher ist, dass der erhöhte Blutdruck ein wesentlicher Risikofaktor für kardiovaskuläre Erkrankungen und mit einer hohen Morbidität und Mortalität verknüpft ist.

▪ Epidemiologie

Bei der arteriellen Hypertonie handelt es sich um eine weit verbreitete Erkrankung, insbesondere in den westlichen Industrieländern.

▪ Klinisches Bild (◘ Abb. 7.1)

Die Symptomatik am Auge kann sehr variabel und teilweise gar nicht vorhanden sein. Manche Patienten klagen über Kopfschmerzen und Kopfschmerzattacken, die dann auch mit einer unspezifischen Sehverschlechterung oder mit Visusschwankungen einhergehen können. Andere klagen über wiederholtes Auftreten von Blutungen in der Bindehaut (Hyposphagma).

> ❱ Patienten mit einem Verschluss der retinalen Arterien haben ein deutlich erhöhtes Risiko, an einem Schlaganfall oder einem Myokardinfarkt zu erkranken.

Bei Patienten mit Klappenveränderungen, bei Z. n. Operationen an den Herzklappen oder beim Vorhofflimmern liegt nicht selten auch eine therapeutische Antikoagulation vor, z. B. mit Marcumar. Diese Patienten haben ein gewisses Risiko für das Auftreten von Blutungen in der Bindehaut, aber auch in der Vorderkammer oder in/unter der Netzhaut.

Fallbeispiel

Eine 34-jährige Patientin kommt wegen einer Sehverschlechterung zum Augenarzt. Sie hat in den letzten Wochen eine Trübung vor dem linken Auge bemerkt. Die Patientin sei nicht krank. Es ginge ihr bis auf die Sehschwäche gut. Bei der Untersuchung wird eine Sehschärfe von rechts 1,0 und links 0,4 festgestellt. Der Augendruck ist normal.

◘ **Tab. 7.1** Untersuchungsbefunde bei Fundus hypertonicus

Blutgefäße	Kaliberschwankungen Vermehrte Schlängelung Begleitstreifen Omegateilung (Gefäßaufzweigungen mit einem großen Winkel) Kreuzungszeichen »Kupferdrahtarterien« (starke Blutfüllung der Arterien) »Silberdrahtarterien« (silberfarbene Reflexstreifen verengter Gefäße)
Netzhautparenchym	Punkt- oder streifenförmige Blutungen Cotton-wool-Exsudate Harte Exsudate Makulaödem.

Übungsfragen

1. Welche Erkrankungen am Auge können als Folge einer arteriellen Hypertonie auftreten?
2. Nennen Sie Folgen des Diabetes mellitus am Auge.
3. Was ist die Merseburger Trias und welche Krankheit zeigt sie an?
4. Bei rheumatologischen Erkrankungen kann es zu einer okulären Beteiligung kommen. Nennen Sie typische Manifestationen rheumatischer Erkrankungen am Auge.

Lösungen ▶ Kap. 28

Einleitung: Worum geht es in diesem Kapitel?

Klinische Binnenstruktur: Für eine übersichtliche Beschreibung der Krankheitsbilder

Tabellen: Klare Übersicht der wichtigsten Fakten

Merke: Das Wichtigste auf den Punkt gebracht

Übungsfragen am Kapitelende: Fragen zur Selbstkontrolle. Auflösung in der Sektion Prüfungsteil

Fallbeispiel: Stellen einen anschaulichen Bezug zur Praxis her

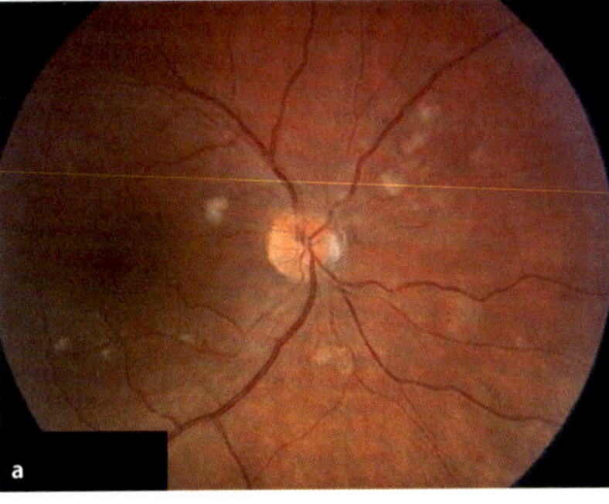 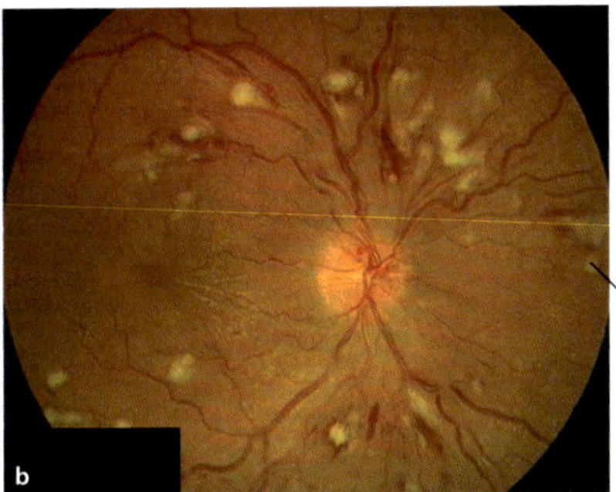

□ **Abb. 7.1a,b** Fundus hypertonicus. **a** Fundus hypertonicus Stadium III mit Cotton-wool-Herden (kleine, rundliche, weißliche, flockenartige Herdchen) ohne wesentliches Ödem der Netzhautmitte und ohne Papillenschwellung. **b** Fundus hypertonicus Stadium IV. Man erkennt die Cotton-wool-Herde mit zusätzlichen Blutungen in der Netzhaut und kalkspritzerartigen Exsudaten in der Makula

Prüfungsteil

MC-Fragen und -Antworten

26.1 MC-Fragen

1. Zwischen welchen Netzhautschichten entsteht während der Embryogenese ein physiologischer Spalt?
A. Retinales Pigmentepithel und Photorezeptoraussensegmenten
B. Innere und äußere Körnerschicht
C. Pigmentepithel und Bruch'sche Membran
D. Ganglienzellschicht und innere Körnerschicht
E. Ganglienzellen und Photorezeptoren

26.2 MC-Antworten

1. **Richtige Antwort A.** Der physiologische Spalt zwischen retinalem Pigmentepithel und Photorezeptoraussensegmenten entsteht in der Embryogenese währen der Bildung des Augenbechers, der sich einstülpt.
Klinisch bedeutsam ist dies für die Entwicklung einer rhegmatogenen Amotio retinae.

Klinische Fälle

27.1 Makulablutung

Ein 78-jähriger Patient kommt wegen einer plötzlichen Sehverschlechterung auf einem Auge zu Ihnen. Die Sehverschlechterung sei vor 2 2 Tagen aufgetreten.

❓ 1. Welche Untersuchungen müssen Sie zur weiteren Abklärung durchführen?
2. Was ist Ihre Diagnose?
3. Wie gehen Sie weiter vor?

✔ 1. Ultraschalluntersuchung und Gerinnungsstatus. Die Ultraschalluntersuchung ergibt eine anliegende Netzhaut. Die Labordiagnostik ergibt einen Quickwert von 14%.

Lösungen zu den Übungsfragen

■ Kapitel 1
1. Refraktion beschreibt die Fehlsichtigkeit, also welche Brillenkorrektur nötig ist (sphärische und zylindrische Korrektur für Ferne und Nähe) während Visus die Sehleistung und damit das Auflösungsvermögen des Auges

Die Autoren

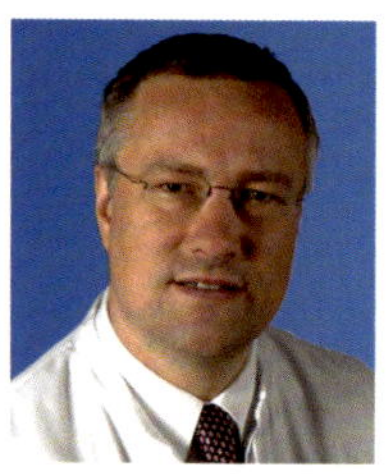

Peter Walter

Univ.-Prof. Dr. med. Studium der Humanmedizin an der Universität zu Köln. 1990 Promotion zum Dr.med., Habilitation 1999 am Zentrum für Augenheilkunde der Universität zu Köln. Oberarzt und kommissarischer Direktor der Abteilung für Netzhaut- und Glaskörperchirurgie an der Kölner Universitätsaugenklinik. Seit 2003 Professor für Augenheilkunde und Direktor der Augenklinik an der Uniklinik RWTH Aachen. Von 2006–2009 Prodekan der Medizinischen Fakultät der RWTH Aachen und seit 2009 Sprecher des Interdisziplinären Zentrums für klinische Forschung (IZKF) der RWTH Aachen.

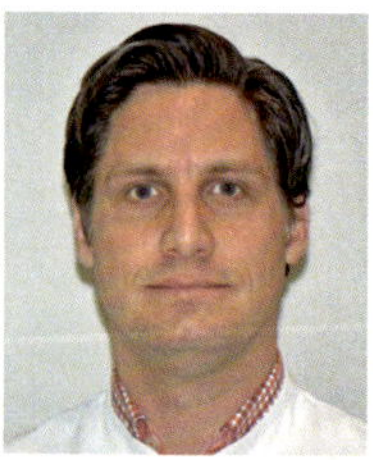

Niklas Plange

Apl. Prof. Dr. med. Studium der Humanmedizin an der RWTH Aachen. 2002 Promotion zum Dr. med. und 2008 Habilitation an der RWTH Aachen. Forschungsschwerpunkt vaskuläre Pathogenese des Glaukoms. 2005 Facharzt für Augenheilkunde. 2008 Oberarzt an der Augenklinik der Uniklinik Aachen. Klinischer Schwerpunkt Allgemeine Augenheilkunde und Erkrankungen der vorderen Augenabschnitte insbesondere Glaukom. Operativer Schwerpunkt Glaukomchirurgie, Hornhautchirurgie, Kataraktoperationen, Lid- und Tränenwegschirurgie. Leiter des Sinnesblockes im Modellstudiengang Medizin. 2015 Verleihung Außerplanmäßiger Professor. Seit 2016 leitender Oberarzt an der Augenklinik der Uniklinik Aachen.

Inhaltsverzeichnis

I **Grundlagen der Augenheilkunde**

1 **Anamnese und Untersuchung** 3
Peter Walter

1.1 Augenärztliche Anamnese 4
1.2 Augenärztliche Untersuchung 6

2 **Optik und Refraktion** 23
Niklas Plange

2.1 Brechkraft des Auges und Emmetropie 24
2.2 Abbildungsfehler (Aberrationen) 24
2.3 Akkommodation und Presbyopie 25
2.4 Refraktionsanomalien 25
2.5 Korrektur von Refraktionsanomalien 28
2.6 Refraktive Chirurgie 29

3 **Grundlagen der medikamentösen Therapie** 33
Niklas Plange, Peter Walter

3.1 Allgemeines 35
3.2 Antiinfektiva 35
3.3 Antiphlogistika 37
3.4 Antiglaukomatosa 37
3.5 Mydriatika 38
3.6 Antiallergika und Dekongestiva 38
3.7 Lokalanästhetika 38
3.8 Filmbildner 38
3.9 Konservierungsmittel 39
3.10 Intravitreale Medikamenteneingabe 39
3.11 Photodynamische Therapie 42
3.12 Immunsuppression 42
3.13 Okuläre Nebenwirkungen systemisch eingesetzter Medikamente 43
3.14 Klinischer Fall 44

4 **Grundlagen der operativen Therapie** 47
Peter Walter, Niklas Plange

4.1 Allgemeines 48
4.2 Refraktive Eingriffe 48
4.3 Hornhautoperationen 49
4.4 Kataraktoperation 50
4.5 Eingriffe beim Glaukom 51
4.6 Netzhautoperationen 52
4.7 Schieloperationen 53
4.8 Operationen an den Lidern 54
4.9 Enukleation 55
4.10 Grundzüge der Laserkoagulation der Netzhaut 55

5   Leitsymptome und Notfälle   59
Peter Walter

5.1   Leitsymptome   60
5.2   Notfälle   63

6   Auge und Sehen in Kindheit und Alter – altersspezifische Erkrankungen . .   69
Peter Walter

6.1   Anatomische und physiologische Grundlagen   70
6.2   Störungen der Embryonalentwicklung   72
6.3   Frühgeborenenretinopathie   74
6.4   Amblyopie   77
6.5   Angeborene Katarakt   77
6.6   Angeborenes Glaukom   78
6.7   Retinoblastom   78
6.8   Morbus Coats   80
6.9   Schielen bei Kindern   80
6.10   Kindesmisshandlung – battered child syndrome   81
6.11   Altersbedingte Erkrankungen   81

7   Augenbeteiligung bei Allgemeinerkrankungen   85
Peter Walter

7.1   Allgemeines   86
7.2   Arterielle Hypertonie   86
7.3   Herz- und Gefäßerkrankungen   88
7.4   Hämatologische Erkrankungen   88
7.5   Gastrointestinale Erkrankungen   88
7.6   Diabetes mellitus   88
7.7   Schilddrüsenerkrankungen   91
7.8   Chronisch entzündliche, nicht-infektiöse Systemerkrankungen   91
7.9   Immundefekte   92
7.10   Tumoren   93
7.11   Hörstörungen   93
7.12   Nierenerkrankungen   93
7.13   Muskelerkrankungen   93
7.14   Skeletterkrankungen   94
7.15   Hauterkrankungen   95

8   Begutachtung und Rehabilitation   97
Peter Walter

8.1   Begutachtung   98
8.2   Rehabilitation und Barrierefreiheit 102

II Erkrankungen erkennen und behandeln

9 Lider 109
Niklas Plange

9.1 Anatomische und physiologische Grundlagen 110
9.2 Spezielle Diagnostik 111
9.3 Fehlbildungen der Lider 111
9.4 Entzündungen der Lider 111
9.5 Differentialdiagnose Lidschwellung 116
9.6 Lidtumoren 116
9.7 Lidfehlstellungen und Erkrankungen der Wimpern 121
9.8 Lid- und Tränenwegsverletzungen 125

10 Tränenwege 127
Niklas Plange

10.1 Anatomische und physiologische Grundlagen 128
10.2 Spezielle Diagnostik 128
10.3 Tränenwegsstenosen 130
10.4 Differentialdiagnose Epiphora (Tränenträufeln) 131
10.5 Infektionen und Entzündungen der Tränenwege 131

11 Bindehaut 135
Niklas Plange

11.1 Anatomische und physiologische Grundlagen 137
11.2 Spezielle Diagnostik 140
11.3 Degenerationen der Bindehaut 140
11.4 Konjunktivitis 141
11.5 Allergische und immunologische Konjunktivitis 146
11.6 Konjunktivitis bei Autoimmunerkrankungen 148
11.7 Graft-versus-host-disease (GVHD) 150
11.8 Konjunktivitis sicca 150
11.9 Differentialdiagnose »rotes Auge« 152
11.10 Tumoren der Bindehaut 152
11.11 Verätzung und Verbrennung des Auges 156
11.12 Verletzungen der Bindehaut 158

12 Hornhaut, Sklera 161
Niklas Plange

12.1 Anatomische und physiologische Grundlagen 163
12.2 Spezielle Diagnostik 164
12.3 Fehlbildungen der Hornhaut 166
12.4 Keratokonus und andere Keratektasien 167
12.5 Mikrobielle Keratitis 168
12.6 Entzündliche Erkrankungen der peripheren Hornhaut und nicht-infektiöse Keratitis 176
12.7 Degenerative Erkrankungen der Hornhaut 178
12.8 Hornhautdystrophien 180
12.9 Nicht-entzündliche Keratopathien 182
12.10 Hornhautveränderungen bei Stoffwechselstörungen und Pigmenteinlagerungen 183

12.11 Verletzungen der Hornhaut 184
12.12 Limbusstammzellinsuffizienz 186
12.13 Grundlagen der Therapie von Hornhauterkrankungen 187
12.14 Erkrankungen der Sklera 190

13   Iris, Ziliarkörper, Uveitis 193
       Peter Walter
13.1   Anatomische und physiologische Grundlagen 194
13.2   Spezielle Diagnostik 194
13.3   Fehlbildungen der Iris 196
13.4   Entzündliche Erkrankungen der Iris und des Ziliarkörpers 196
13.5   Tumoren der Iris und des Ziliarkörpers 199
13.6   Albinismus 200

14   Erkrankungen der Linse 203
       Niklas Plange
14.1   Anatomische und physiologische Grundlagen 204
14.2   Diagnostik 204
14.3   Fehlbildungen der Linse 206
14.4   Katarakt 207
14.5   Linsenluxation und Zonulolyse 212

15   Glaukom 215
       Niklas Plange
15.1   Definition 216
15.2   Anatomische und physiologische Grundlagen 216
15.3   Pathogenese und Risikofaktoren 217
15.4   Spezielle Diagnostik 218
15.5   Klassifikation der Glaukome 223
15.6   Therapie der Glaukome 227
15.7   Hypotonie und Phtisis 231

16   Netzhautablösung, Glaskörpererkrankungen 233
       Peter Walter
16.1   Zusammenfassung 234
16.2   Anatomische und physiologische Grundlagen 234
16.3   Spezielle Diagnostik 235
16.4   Erkrankungen des Glaskörpers 235
16.5   Netzhautablösung (Amotio retinae, Ablatio retinae) 238
16.6   Retinoschisis 243

17   Diabetische Retinopathie, Gefäßerkrankungen der Netzhaut 247
       Peter Walter
17.1   Anatomische und physiologische Grundlagen 248
17.2   Spezielle Diagnostik 248
17.3   Diabetische Retinopathie 249
17.4   Gefäßverschlüsse 252
17.5   Arterielle Hypertonie 255

17.6	Retinale Vaskulitis und Morbus Eales	256
17.7	Andere proliferative Gefäßerkrankungen	257
17.8	Retinale Hämangiome	257

18 Altersbedingte Makuladegeneration, degenerative und infektiöse Netzhauterkrankungen . . . 259
Peter Walter

18.1	Anatomische und physiologische Grundlagen	260
18.2	Spezielle Diagnostik	262
18.3	Altersbedingte Makuladegeneration (AMD)	265
18.4	Erbliche Makuladystrophien	269
18.5	Interfaceerkrankungen	270
18.6	Chorioretinopathia centralis serosa (CCS)	271
18.7	Diffuse Netzhautdystrophien – Retinitis pigmentosa (RP)	271
18.8	Entzündungen der Netzhaut	274

19 Aderhaut . . . 277
Peter Walter

19.1	Anatomische und physiologische Grundlagen	278
19.2	Spezielle Diagnostik	278
19.3	Aderhautatrophien	279
19.4	Aderhautentzündungen	280
19.5	Aderhauttumoren	284
19.6	Aderhautfehlbildungen	288

20 Sehnerv und Sehbahn . . . 291
Niklas Plange

20.1	Anatomische und physiologische Grundlagen	292
20.2	Spezielle Diagnostik	294
20.3	Entwicklungsanomalien des N. opticus	297
20.4	Optikusatrophie	299
20.5	Heredodegenerative Erkrankungen des Sehnervs	299
20.6	Neuritis nervi optici	300
20.7	Ischämische Optikusneuropathie	302
20.8	Stauungspapille	304
20.9	Differentialdiagnose Papillenschwellung	306
20.10	Toxische Optikusneuropathie	306
20.11	Tumoren des Sehnervs	307
20.12	Verletzungen	307
20.13	Erkrankungen der Sehbahn, Topodiagnostik der Gesichtsfelddefekte	307

21 Orbita . . . 311
Niklas Plange

21.1	Anatomische und physiologische Grundlagen	313
21.2	Spezielle Diagnostik	316
21.3	Fehlbildungen der Orbita	318
21.4	Endokrine Orbitopathie	319
21.5	Orbitaphlegmone	320

21.6   Pseudotumor orbitae, idiopathische orbitale Entzündung 321
21.7   Dakryoadenitis 322
21.8   Tumoren der Orbita 323
21.9   Orbitafrakturen 326

22   Strabismus 329
Niklas Plange

22.1   Anatomische und physiologische Grundlagen 331
22.2   Spezielle Diagnostik 332
22.3   Grundlagen der Störungen des Binokularsehens 338
22.4   Heterophorie (latenter Strabismus) und Asthenopie 341
22.5   Heterotropie (manifester Strabismus) 342
22.6   Amblyopie 344
22.7   Akkommodationsstörungen 345
22.8   Therapie des Strabismus 347

23   Neuroophthalmologie 349
Niklas Plange

23.1   Anatomische und physiologische Grundlagen 351
23.2   Spezielle Diagnostik 355
23.3   Störungen der Pupillenreaktion und Anisokorie 359
23.4   Paresen des N. oculomotorius, N. trochlearis und N. abducens 360
23.5   Fehlinnvervationssyndrome 363
23.6   Supranukleäre Motilitätsstörungen 364
23.7   Multiple Sklerose 365
23.8   Myasthenie, Myopathien und Myositis 366
23.9   Differentialdiagnose akute Diplopie 368
23.10   Migräne 368
23.11   Pseudotumor cerebri, idiopathische intrakranielle Hypertension 369
23.12   Sinus-cavernosus-Thrombose und Sinus-cavernosus-Fistel 369
23.13   Phakomatosen 369
23.14   Nystagmus 370

24   Verletzungen des Auges 373
Peter Walter

24.1   Allgemeines 374
24.2   Spezielle Diagnostik 375
24.3   Systematik der Augenverletzungen 376
24.4   Orbitaverletzungen 377

25   Tropenophthalmologie 387
Peter Walter

25.1   Allgemeines 388
25.2   Katarakt 389
25.3   Trachom 389
25.4   Virusinfektionen 391
25.5   Filariosen 393
25.6   Xerophthalmie 393

25.7   Sichelzellanämie 394
25.8   Vision 2020: *The Right to Sight* – Initiative 394

III   Prüfungsteil

26   **MC-Fragen und -Antworten** 399
       Peter Walter, Niklas Plange
26.1   MC-Fragen 400
26.2   MC-Antworten 403

27   **Klinische Fälle** 407
       Peter Walter, Niklas Plange
27.1   Makulablutung 408
27.2   Iritis 409
27.3   Multiple Sklerose 409
27.4   Amotio 410
27.5   Venenthrombose 412
27.6   Traumatischer Unfall am Auge 413
27.7   Glaukomanfall 415
27.8   Papillenschwellung 416
27.9   Kontaktlinsenkeratitis 417
27.10 Katarakt bei Pseudoexfoliatio lentis 418

28   **Lösungen zu den Übungsfragen** 421
       Peter Walter, Niklas Plange

       Serviceteil 431
       Stichwortverzeichnis 432

Grundlagen der Augenheilkunde

Kapitel 1 **Anamnese und Untersuchung** – 3
Peter Walter

Kapitel 2 **Optik und Refraktion** – 23
Niklas Plange

Kapitel 3 **Grundlagen der medikamentösen Therapie** – 33
Niklas Plange, Peter Walter

Kapitel 4 **Grundlagen der operativen Therapie** – 47
Niklas Plange, Peter Walter

Kapitel 5 **Leitsymptome und Notfälle** – 59
Peter Walter

Kapitel 6 **Auge und Sehen in Kindheit und Alter – altersspezifische Erkrankungen** – 69
Peter Walter

Kapitel 7 **Augenbeteiligung bei Allgemeinerkrankungen** – 85
Peter Walter

Kapitel 8 **Begutachtung und Rehabilitation** – 97
Peter Walter

Anamnese und Untersuchung

Peter Walter

1.1 Augenärztliche Anamnese – 4

1.1.1 Erfassung der akuten Problematik – 4

1.1.2 Erfassung früherer Augenerkrankungen und Behandlungen – 4

1.1.3 Erfassung von Augenerkrankungen in der Familie – 4

1.1.4 Erfassung von Krankheiten der anderen Organsysteme – 5

1.1.5 Erfassung aller Medikamente, die der Patient einnimmt – 5

1.1.6 Erfassung einer allergischen Disposition – 5

1.1.7 Arbeitsbedingungen , Sozialanamnese, Sehanforderungen, Verkehrsanamnese – 5

1.2 Augenärztliche Untersuchung – 6

1.2.1 Kontaktaufnahme – 6

1.2.2 Einfache Untersuchungen des Auges und der Augenumgebung – 7

1.2.3 Bestimmung der Sehschärfe – 8

1.2.4 Bestimmung einer Ametropie – 9

1.2.5 Spaltlampenuntersuchung – 13

1.2.6 Funduskopie – 14

1.2.7 Augeninnendruckmessung (Tonometrie) – 15

1.2.8 Gesichtsfelduntersuchung – 16

1.2.9 Ultraschalluntersuchung – 17

1.2.10 Farbtestung – 20

1.2.11 Dämmerungssehvermögen und Blendempfindlichkeit – 20

1.2.12 Kontrastempfindlichkeit – 21

P. Walter, N. Plange, *Basiswissen Augenheilkunde*,
DOI 10.1007/978-3-662-52801-3_1, © Springer-Verlag Berlin Heidelberg 2017

Die Anamnese erfasst die aktuellen Beschwerden, frühere Augenkrankheiten und Behandlungen sowie Allgemeinerkrankungen und familiäre Erkrankungen, Allergien und Medikamente.
Die Inspektion des Auges und der Augenanhangsgebilde erfolgt durch Beobachtung im freien Raum und anschließend mit der Spaltlampe.
Basisuntersuchungen sind die Bestimmung der Sehschärfe mit und ohne Korrektur, die Bestimmung der Fehlsichtigkeit, des Augeninnendrucks, die Spaltlampenuntersuchung und die Untersuchung des Augenhintergrundes, die Untersuchung der Stellung und Beweglichkeit der Augen sowie die Untersuchung des Gesichtsfeldes.
Weitere funktionelle und anatomische Zusatzuntersuchungen erfordern eine besondere apparative Ausstattung.

1.1   Augenärztliche Anamnese

Die Anamnese dient dazu, die augenblicklichen Beschwerden und Gesundheitsstörungen des Patienten zu erfassen, ihren Schweregrad einzuschätzen und sie in einen Zusammenhang mit jetzigen oder früheren Erkrankungen, Behandlungen oder Risikofaktoren zu stellen. Oft sind es Hinweise aus der Anamnese, die den Weg zur richtigen Diagnose weisen. So wird beispielsweise ein Patient, der über einen plötzlichen vollständigen und schmerzlosen Sehverlust klagt, der kardiovaskuläre Risikofaktoren aufweist (wie einen arteriellen Hypertonus und Herzrhythmusstörungen) und der vielleicht schon einen Herzinfarkt hatte, am ehesten an einem **Zentralarterienverschluss** leiden. Dagegen weist eine zunehmende Sehverschlechterung mit Schattensehen, nachdem der Patient zuvor Lichtblitze und Schlieren wahrgenommen hat, am ehesten auf eine lochbedingte **Netzhautablösung** hin. Dabei ist wie in vielen Medizinfeldern zu berücksichtigen, dass Patienten öfter unter häufigen Erkrankungen leiden als unter seltenen Erkrankungen. Die augenärztliche Anamnese umfasst mehrere Aspekte, die systematisch abgefragt werden müssen:

1.1.1   Erfassung der akuten Problematik

- Warum kommt der Patient überhaupt zum Augenarzt?
- Worin bestehen die Störungen und seit wann bestehen die Störungen?
- Sind die Störungen gleichbleibend oder ändert sich ihre Intensität?
- Bestehen Schmerzen oder sind die Veränderungen schmerzfrei?
- Ist das Sehvermögen reduziert?

1.1.2   Erfassung früherer Augenerkrankungen und Behandlungen

- Sind die gleichen Beschwerden früher bereits aufgetreten?
- Bestanden früher Augenerkrankungen?
- Wann erhielt der Patient die erste Brille oder Kontaktlinsen?
- Bestand früher ein beidseits gleich gutes Sehvermögen?
- Bestand ein Schielen?
- Wurden Augenoperationen durchgeführt?
- Wurden Augenmedikamente gegeben?

1.1.3   Erfassung von Augenerkrankungen in der Familie

Bestanden ähnliche oder andere Probleme am Auge oder beim Sehen bei Familienangehörigen? Gerade bei den erblichen Augenerkrankungen lohnt sich dann die Aufzeichnung eines Stammbaums. Daraus lassen sich bei großen Familien Vererbungsmechanismen ableiten. So wird der Morbus Stargardt als häufigste Form der juvenilen Makuladystrophie autosomal rezessiv vererbt. Tritt die Erkrankung in jeder Generation auf, spricht das eher gegen eine solche Diagnose. Auch komplexe, nicht monogenetisch vererbte Augenkrankheiten treten familiär gehäuft auf. So gibt es Familien, in denen beispielsweise die Kurzsichtigkeit, das Glaukom oder die Makuladegeneration gehäuft auftreten. Selbst eine Netzhautablösung kann einen familiären Hintergrund haben. Grundsätzlich treten erbliche Augenerkrankungen öfter in Kulturen oder Regionen auf, in denen Familienmitglieder blutsverwandt sind.

1.1.4 Erfassung von Krankheiten der anderen Organsysteme

Bestehen andere Erkrankungen? Man fragt die übrigen Organsysteme systematisch ab: muskuloskelettales System, zentrales und peripheres Nervensystem, Haut, gastrointestinales System, endokrines System, Herz-Kreislauf-Gefäßsystem, Blut- und Immunsystem, harnableitendes System, Atmung, Reproduktionssystem. Es werden nicht nur die Erkrankungen und ihre Therapie erfasst, sondern auch stattgehabte Operationen.

Besonderes Augenmerk legt man bei der Anamneseerhebung auf alle Organsysteme und Erkrankungen mit großer Relevanz für das Auge, wie etwa folgende Beispiele:

- kardiovaskuläre Risikofaktoren (für retinale Gefäßerkrankungen),
- Pilze nach einer Darmoperation (bei Endophthalmitis).

1.1.5 Erfassung aller Medikamente, die der Patient einnimmt

In manchen Fällen kommt man erst zur korrekten Auflistung der Erkrankungen durch das Auflisten der Medikamente. Typisch ist das bei der arteriellen Hypertonie. Patienten, die bereits seit mehreren Jahren wegen des Hypertonus behandelt werden und unter der Therapie gute Blutdruckwerte haben, nennen oft die Hypertonie gar nicht mehr als Krankheit. Bei der Medikamentenanamnese kommt dann aber heraus, dass sie eine entsprechende blutdrucksenkende Therapie nehmen. Das Gegenteil kommt aber auch vor. So nehmen beispielsweise Patienten mit einer Glaskörperblutung oft Acetylsalicylsäure 100 mg täglich ein, ohne dass eine Indikation dafür vorliegt, nur, weil sie gehört haben, es biete Schutz vor Schlaganfall und Herzinfarkt.

1.1.6 Erfassung einer allergischen Disposition

Die Abfrage nach bekannten Allergien ist von Bedeutung, da manche Augenerkrankungen gerade im Rahmen oder als Folge eines allergischen Geschehens auftreten. Das Spektrum der allergisch bedingten Augenerkrankungen reicht vom einfachen Heuschnupfen mit tränendem mehr oder weniger rotem Auge und geschwollener Bindehaut bis hin zu chronischen, zu Vernarbungen führenden Umbauprozessen an der Bindehaut als Reaktion auf eine dauerhafte Konservierungsmittelgabe, die als Zusätze in vielen Augentropfen beigegeben sind. Auch perakute Immunreaktionen können am Auge auftreten wie im Rahmen des Stevens-Johnson-Syndrom. Solche Erkrankungen können in besonders schweren Fällen zum Verlust des Sehvermögens und des Auges führen.

Wichtig ist die Kenntnis einer bestimmten Medikamenten- oder sonstigen Allergie vor der Verordnung von neuen Medikamenten.

❯ Fragen Sie auch Immer nach einem Allergiepass!

Eine bekannte Allergie auf Konservierungsstoffe in Augentropfen sollte den Augenarzt immer veranlassen, nur konservierungsstofffreie Präparate einzusetzen.

1.1.7 Arbeitsbedingungen , Sozialanamnese, Sehanforderungen, Verkehrsanamnese

Es gibt berufliche Belastungen, die zu Augenerkrankungen führen können, wie etwa der klassische aber heute sehr selten auftretende **Glasbläserstar**. Typische Belastungen, die heute sehr häufig sind, treten bei der **Bildschirmarbeit** auf. Dabei ist es nicht die vom Monitor ausgehende Strahlung, sondern die für die Computerarbeit typische Verminderung der Lidschlagfrequenz. Dadurch entstehen sehr häufig Beschwerden im Sinne des **trockenen Auges** mit Jucken, Brennen und einer raschen Ermüdbarkeit der Augen. Nicht selten muss dann auch eine Bildschirmarbeitsplatzbrille angepasst werden.

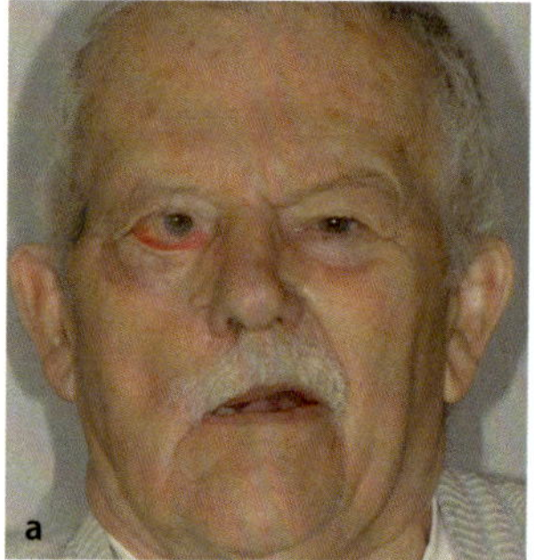
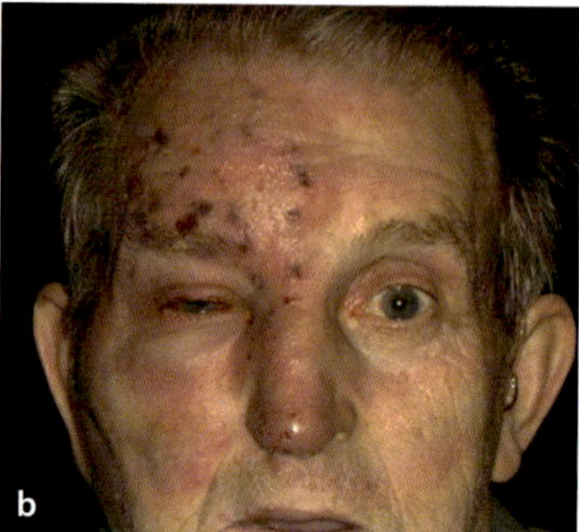
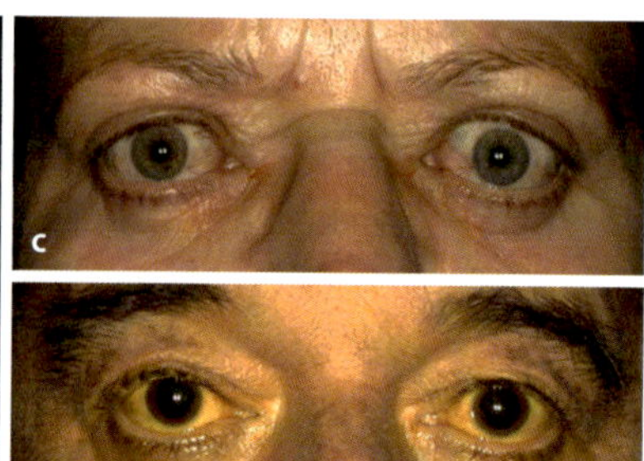

□ **Abb. 1.1a–d Beispiele für Blickdiagnosen bei der Erstkontaktaufnahme mit dem Patienten. a Fazialisparese** mit herabhängendem Unterlid und Aufhebung des Tonus der Gesichtsmuskulatur (herabhängender Mundwinkel). **b Zoster ophthalmicus** mit scharf begrenzten krustigen konfluierenden Bläschen im Bereich der sensiblen Versorgung des ersten Astes des N. trigeminus. **c M. Basedow** mit vorstehenden Augäpfeln, Sichtbarkeit des unteren Skleraabschnitts und Schwellung des orbitalen Fettgewebes, **d** sowie **Sklerenikterus** bei einer Hepatitis

Es muss abgefragt werden, ob ein Patient nach einer Augenkrankheit mit einer **Funktionsminderung** noch seine Arbeit bestreiten kann. Ein Dachdecker wird nach dem Verlust eines Auges berufsunfähig, weil er aufgrund des Verlustes des Stereosehens im Dachstuhl absturzgefährdet ist. Insbesondere bei Alterserkrankungen des Sehorgans ist zu überprüfen, ob bei einem Patienten überhaupt noch die Bedingungen zum Führen eines Kraftfahrzeugs bestehen. Die ärztliche Schweigepflicht verbietet jedoch im Normalfall eine Meldung bei den Behörden.

Obligate Bestandteile der augenärztlichen Anamnese sind:

- aktuelle Beschwerden,
- frühere Augenerkrankungen und Behandlungen, Operationen, Augenmedikamente,
- Brillenkorrekturen, Kontaktlinsen,
- Sonstige Erkrankungen, Operationen, Medikamente, Allergien,
- Familienanamnese,
- Sozialanamnese, Arbeitsbelastung, Verkehrsteilnahme.

1.2 Augenärztliche Untersuchung

Im Folgenden werden besonders häufig durchgeführte augenärztliche Untersuchungen dargestellt. Spezialuntersuchungen werden in den entsprechenden Kapiteln aufgegriffen.

1.2.1 Kontaktaufnahme

Die Untersuchung beginnt in dem Moment, in dem der Patient das Sprechzimmer betritt. Man erfasst den Patienten zunächst als Ganzes und erkennt, wie er im Raum manövriert. Ist er unsicher dabei, wird er sogar geführt? Nutzt er einen Rollstuhl, kommt er direkt auf den Untersuchungsstuhl zu oder tastet er sich vor? Während wir die Anamnese erheben, beobachten wir:

- Kopfhaltung (schiefe Haltung = V. a. Kopfzwangshaltung),
- Hautkolorit (liegt ein Ikterus vor, ist das Hautkolorit gelblich),
- Augenumgebung (größere Tumore wie Basaliome oder größere Karzinome der Haut oder die Effloreszenzen des Zoster ophthalmicus sind gut ohne Hilfsmittel erkennbar),
- Augenlider und ihre Stellung (der Mitteleuropäer hat i. d. R. eine horizontale Lidspalte, während Asiaten eine nach außen ansteigende Lidspalte besitzen; liegen sie an oder sind sie nach einwärts (Entropium) oder auswärts (Ektropium) gekippt? Ist die Deckfalte des Oberlides verstrichen?),
- Augenfarbveränderungen (Rötung etc.),
- Augenstellung (Exophthalmus, Nystagmus, Strabismus etc.),
- Motilität.

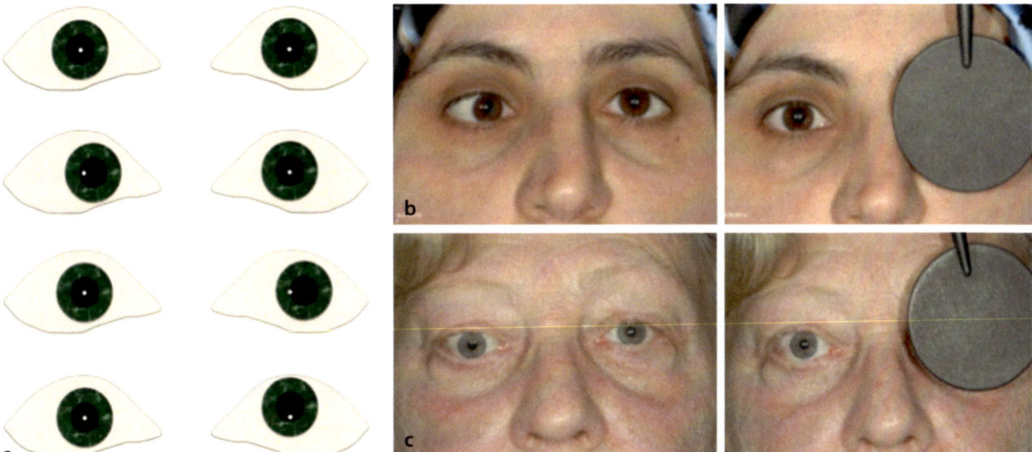

Abb. 1.2a–c Beurteilung der Augenstellung anhand der Hornhautreflexbilder. Man bittet den Patienten in die Ferne zu sehen und beleuchtet das Auge mit einer Taschenlampe. Man sieht dann bei normaler Augenstellung den Reflex in der Hornhautmitte (oberste Zeile). Ist der Reflex nach außen verschoben, steht das Auge nach innen (zweite Zeile Schemazeichnung und klinisches Beispiel oben links). Ist der Reflex nach innen verschoben, steht das Auge nach außen (dritte Zeile). Auch Höhenverschiebungen können so gesehen werden wie am Beispiel des Höherstands des linken Auges mit nach unten verschobenen Lichtreflex (vierte Zeile Schemazeichnung) oder der Reflex ist nach oben verschoben beim Tieferstand wie im klinischen Beispiel unten links. Das Abdecken eines Auges mit dem Cover lässt dann das schielende Auge wieder fixieren – die Hornhautreflexbildchen wandern wieder in die Hornhautmitte

1.2.2 Einfache Untersuchungen des Auges und der Augenumgebung

Einige Untersuchungsbefunde können ohne größere technische Hilfsmittel erhoben werden:

- **Pupillenabstand** (mittels Lineal; Abstand zwischen den Pupillenmitten),
- **Augenstellung** (Hornhautreflexbilder, **Abb. 1.2**),
- **Lidspaltenweite** (Geradeausblick → größte vertikale Lidspaltenweite in mm; Blick nach oben und unten →vertikale Lidspaltenweite in mm),
- **Lidschluss** (Lähmung des N. facialis → Lidschlussdefekt),
- **Pupillenweite** (Blick geradeaus in die Ferne; Durchmesser der Pupillenöffnung; auf manchen Karten für die Kitteltasche finden sich Schablonen zur Bestimmung der Pupillenweite),
- **Pupillenreaktionen** (mittels Taschenlampe; direkt, indirekt, Konvergenz; man beobachtet auch, ob der Lichtreflex der Taschenlampe in der Pupillenmitte erscheint oder exzentrisch → Hinweis für eine Schielstellung).

Man erfasst die Beweglichkeit des Auges – die **Bulbusmotilität** –, indem man den Patienten auffordert, bei gleicher Kopfposition in die neun Hauptblickrichtungen (oben, rechts oben, rechts, rechts unten, unten, links unten, links und links oben und geradeaus) zu schauen. Dabei nutzt man eine adäquate Fixiermarke, die vom Untersuchten auch wahrgenommen wird. Mit einer solchen Fixiermarke können auch Konvergenzbewegungen und die Konvergenzreaktion der Pupille getestet werden, indem man den Patienten bittet, auf die Fixiermarke zu schauen und die Marke dann langsam immer näher an die Augen heranführt. Mit einem Wattestäbchen lassen sich durch Ektropionieren der Lider die beiden Umschlagfalten der Lider darstellen (**Abb. 1.3**). Das ist am Unterlid sehr leicht, indem man das Unterlid nach unten zieht. Dann entfaltet sich der untere Fornix sofort, am Oberlid muss man das Wattestäbchen hinter dem Tarsus platzieren, etwas die Hinterkante des Tarsus eindrücken und gleichzeitig an der Lidkante oder den Wimpern das Oberlid über das Wattestäbchen nach oben ziehen. Man nutzt das Wattestäbchen dann als Hypomochlion. Damit lässt sich der Fornix des Oberlides gut

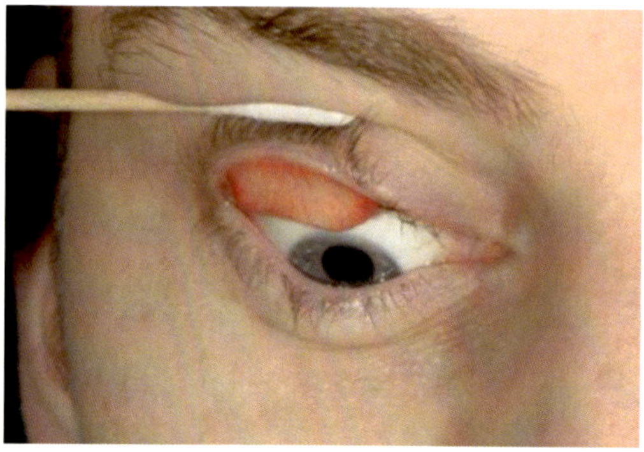

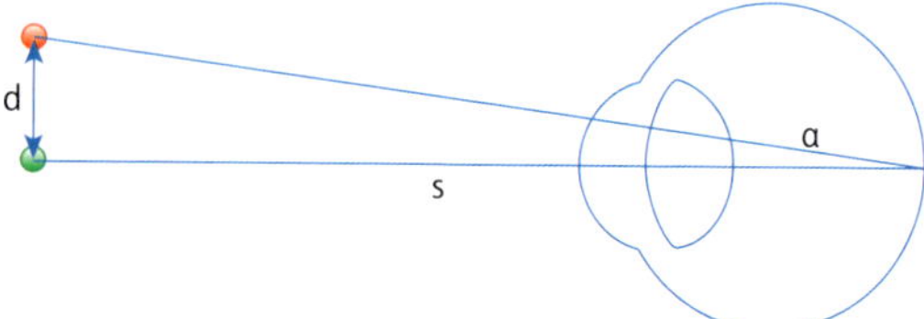

Abb. 1.4 Vereinfachtes Konzept der angulären Sehschärfe. Der rote und der grüne Punkt haben den Abstand D voneinander und die Entfernung s zur Netzhaut. Werden diese Punkte unter einem Sehwinkel α = 1′ noch voneinander unterschieden, so liegt die Sehschärfe bei 1,0. Die anguläre Sehschärfe lässt sich als Kehrwert des Sehwinkels α in Bogenminuten ausdrücken. Mit diesem einfachen Konzept lässt sich beispielsweise bestimmen, dass ein Mensch mit einem Visus von 1,0 in der Lage ist, zwei Punkte in 6 m Entfernung zu unterscheiden, wenn sie einen Abstand von nur 1,7 mm haben. Bei einem Visus von 0,5 beträgt dieser Abstand schon 3,4 mm, bei einem Visus von 0,1 entsprechend 1,7 cm

Abb. 1.3 Ektropionieren des Oberlides mit dem Wattestäbchen, das als Hypomochlion hinter der Tarsuskante eingesetzt wird. Das Lid wird dann an der Oberlidkante oder an den Wimpern darüber gedreht

darstellen und man kann sehr schön auf den Tarsus sehen. Das Ektropionieren ist wichtig um beispielsweise Fremdkörper aus dem Fornix zu entfernen oder ätzende Substanzen auszuspülen.

1.2.3 Bestimmung der Sehschärfe

Die Sehschärfe – der **Visus** – beschreibt das räumliche Auflösungsvermögen des Auges und des Sehsystems und wird für jedes Auge einzeln also nach zuverlässigem Abdecken des anderen Auges monokular bestimmt. Die beste Definition der Sehschärfe ist die anguläre Sehschärfe (**Winkelsehschärfe**, Abb. 1.4).

> Anguläre Sehschärfe: Sie gibt den Sehwinkel an, unter dem zwei getrennte Punkte vom Betrachter gerade noch als getrennt erkannt werden können.

Die anguläre Sehschärfe des Normalsichtigen beträgt mindestens 1 Bogenminute. Der Visus wird dann als Kehrwert dieses in Bogenminuten (′) gemessenen Sehwinkels angegeben. Kann ein Betrachter zwei Punkte also erst dann voneinander unterscheiden, wenn er sie unter einem Winkel von 2′ sieht, dann beträgt die Sehschärfe 1/2 = 0,5 oder 50%. Bei 10′ liegt dieser Wert bei 1/10 = 0,1 oder 10%.

Eine andere Berechnung der Sehschärfe erfolgt über das Verhältnis von Ist- und Sollentfernung. Ein Sehzeichen bestimmter Größe wird vom Normsichtigen gerade noch in 6 m erkannt (**Sollentfernung**). Erkennt dagegen der Betrachter das gleiche Sehzeichen nur aus 3 m (**Istentfernung**), so beträgt sein Visus 3 m/6 m = 0,5, bei 1 m *Istentfernung* 0,167 (1 m/6 m =0,167). Die Sehschärfe in der Ferne wird mit **Testsehzeichen** (Optotypen) geprüft, wobei typischerweise Zahlen oder Buchstaben auf Testtafeln oder über einen Projektor in einem Abstand von 4–6 m eingesetzt werden. Normiert ist der **Landolt-Ring** als Testsehzeichen. Es handelt sich um einen Kreis, indem ein bestimmtes Segment fehlt. Der Patient muss angeben, welches von 12 Segmenten fehlt. Ringdicke, -durchmesser und Prüfabstand ergeben den Visus, der gerade getestet wird. Bei Patienten, die keine Buchstaben oder Zahlen kennen, werden Kinderbilder eingesetzt oder eben auch der Landolt-Ring.

> Für die Messung der Sehschärfe in der Ferne werden Prüfzeichen in 4–6 m Abstand präsentiert, für die Messung in der Nähe in 40–30 cm Abstand.

Bei E-Haken kann die Richtung angegeben werden, in die die Querstriche des »E« zeigen. Für Verkehrstauglichkeitsuntersuchungen oder andere gutachterliche Untersuchungen darf nur der Test mit dem Landolt-Ring eingesetzt werden. Die Sehschärfe wird immer mit der besten Korrektur geprüft, d.h. es wird vorher die Fehlsichtigkeit bestimmt

(▶ Abschn. 1.2.4) und mit einer Probebrille oder dem Phoropter korrigiert. Der Visus wird dann als »**cc-Visus**« (*cum correctione* – mit Korrektur) notiert. Wird der Visus dagegen ganz ohne Korrektur bestimmt, so notiert man »**sc**« (*sine correctione* – ohne Korrektur). Man bestimmt die Sehschärfe in der Ferne als Fernvisus, wobei die Prüfentfernung typischerweise 6 m beträgt und anschließend in der Nähe, typischerweise in einer Leseentfernung von 33 oder 40 cm. Dabei muss berücksichtigt werden, dass im Alter die Akkommodationskraft nachlässt. Diese **Presbyopie** (Altersweitsichtigkeit) muss bei der Prüfung des Nahvisus ausgeglichen werden. Fehlt die Akkomodationsfähigkeit ganz, so gleicht man diese mit einer Zusatzaddition von 3 Dioptrien (für 33 cm Leseabstand) oder 2,5 Dioptrien (für 40 cm Leseabstand) zu der Fernkorrektur aus. Fehlt die Akkommodationskraft nur teilweise, muss auch nur dieser Anteil mit einer Zusatzrefraktion für die Nähe ausgeglichen werden. Man kann die Akkommodationsbreite bestimmen oder Tabellen nutzen, die den alterstypischen Akkommodationsverlust anzeigen. Die Prüfung in der Nähe erfasst das für den Alltag wichtige Lesevermögen. Dazu werden Mustersätze auf entsprechenden Karten präsentiert. Die Erkennung einzelner Optotypen in der Nähe kann insbesondere bei einer angeborenen oder früh erworbenen Sehschwäche (**Amblyopie**) deutlich besser sein, als die Erkennung von ganzen Wörtern beim Lesetest ganzer Sätze.

In manchen Fällen erkennt der Patient auch das größte Sehzeichen aus der Testentfernung von 4–6 m nicht. Dann werden Tafeln in einem Abstand von 1 m vor das Auge gehalten und die Sehschärfe wird über den Quotienten von Ist- und Sollentfernung bestimmt. Für die größten Optotypen erhält man so Sehschärfewerte bis herab zu 1/50 = 0,02. Dieser Wert ist wegen der Bedeutung für die **Begutachtung gesetzlicher Blindheit** besonders wichtig. Kann der Patient auch in 1 m Entfernung kein Testzeichen erkennen, prüft man, ob er die Finger einer Hand im Abstand von 10 cm vor dem Auge zählen kann. Dabei sollte man die Hände leicht vor dem Auge schwenken. Man spricht dann von **Fingerzählen**. Falls das nicht gelingt, sollte man prüfen, ob der Patient das Schwenken der Hand erkennen kann (Handbewegungen) oder ggf. nur Licht als AN oder AUS erkennt (**Lichtscheinwahrnehmung**). Bei der Prüfung der Lichtscheinwahrnehmung kann man erfragen, ob der Patient die Richtung angeben kann, aus der die Lichtquelle leuchtet (**Lichtprojektion**). Dazu leuchtet man mit einer starken Lichtquelle (z. B. einem Augenspiegel) ins Auge und fragt den Patienten, ob er das Licht wahrnehmen kann und wenn ja, aus welcher Richtung.

Bei Säuglingen und Kleinkindern ist die übliche Visusbestimmung nicht durchführbar. Die Sehschärfe kann dann annähernd durch Beobachtung geprüft werden. Dazu bietet man dem Säugling Sehobjekte unterschiedlicher Größe an und beobachtet, ob das Kind diese Objekte fixiert und ggf. danach greifen möchte. Derartige Tests können bei Säuglingen auch mit speziellen Testkarten durchgeführt werden. Da gemusterte Reize bei Kindern zu einer stärkeren Blickhinwendung führen als nicht gemusterte Reize kann so mit dem Verfahren des *preferential lookings* eine quantitative Abschätzung der Sehschärfe vorgenommen werden.

1.2.4 Bestimmung einer Ametropie

Die Bestimmung der Fehlsichtigkeit und deren Ausgleich durch Brillen oder andere Sehhilfen ist eine der wichtigsten Basismaßnahmen des Augenarztes. Die meisten Fälle von Sehbeschwerden lassen sich über eine Messung der Ametropie und ihrer Korrektur lösen. Man beginnt am effektivsten mit einer objektiven Messung der Refraktion. Refraktionskorrekturen erfolgen in Schritten von 0,25 Dioptrien oder mehr. Geringere Abstufungen sind meistens nicht sinnvoll. Die objektive Refraktionsmessung ergibt im Unterschied zur subjektiven Refraktionsmessung Werte für die Ametropie ohne Angaben des Patienten.

Objektive Refraktionsmessung

Refraktionsautomaten. Mit diesen Geräten wird ein Testbild auf die Netzhaut projiziert (◘ Abb. 1.5). Der Automat ändert die optischen Eigenschaften der Projektion solange, bis das Bild auf der Netzhaut scharf ist. Diese Geräte verlangen eine gute Mitarbeit des Patienten, der das Testbild ansehen und Kopf und Auge relativ ruhig halten muss.

Skiaskopie (Schattenprobe). Die Skiaskopie ist eine objektive Refraktionsprüfung, die auch beim

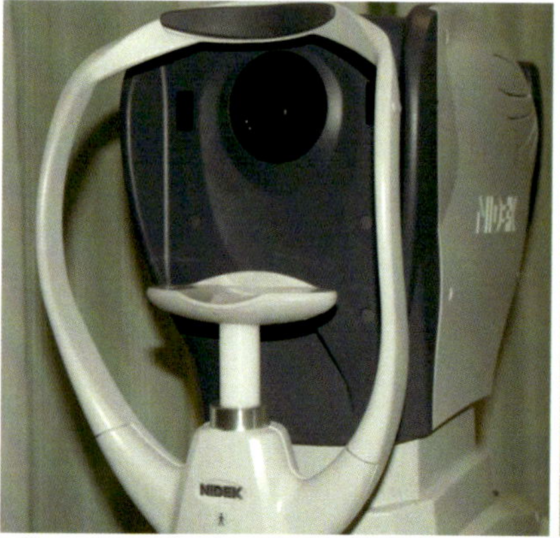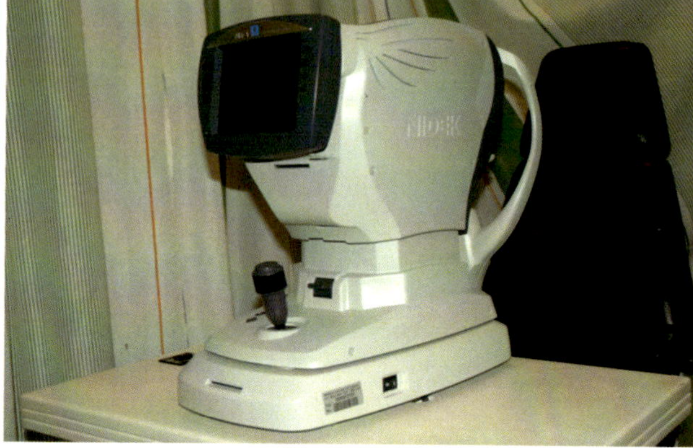

Abb. 1.5 Refraktionsautomat. Links. Patientenseite. Durch das Objektiv wird ein Testbild auf die Netzhaut des Patienten projiziert. Dabei stützt der Patient den Kopf auf die Kinnstütze und an die Stirnstütze zur Stabilisierung der Kopfposition. Rechts. Untersucherseite. Hier werden im Bildschirm die Daten zur gemessenen Ametropie angezeigt. Der Joystick unten dient dazu, das Projektionssystem korrekt vor dem Auge zu zentrieren

nicht kooperativen Patienten und auch am liegenden Patienten durchgeführt werden kann (**Abb. 1.6**). Sie ist eine besonders wichtige Untersuchung zur Bestimmung der Fehlsichtigkeit von Kindern und Säuglingen. Zur Skiaskopie benötigt man ein handgehaltenes Skiaskop und eine Leiste mit Testlinsen.

Bei der Skiaskopie (**Abb. 1.7**) wird ein längliches divergentes Lichtbündel in das Auge des Patienten projiziert. Der Untersuchungsabstand beträgt 50 cm. Das Lichtbündel wird langsam senkrecht zu seiner Achse über die Pupille hin und her geschwenkt. Das Lichtband leuchtet in Normalfall bei klaren Medien rot aus der Pupille zurück. Bei einem emmetropen (normalsichtigen) Auge wandert dieser Rotreflex gleichsinnig mit der Schwenkbewegung des Skiaskops (Mitläufigkeit). Hält man

beim emmetropen Auge bei einem Skiaskopierabstand von 50 cm eine +2-D-Linse vor das Auge, hört die Mitläufigkeit auf und der Lichtreflex wandert trotz dem weiter hin und her schwenkendem Skiaskop nicht mehr (Flackerpunkt). Diesen Flackerpunkt gilt es bei der Untersuchung zu erfassen. Bei Augen, die weniger als 2-D-kurzsichtig, -emmetrop oder -weitsichtig sind, wird ohne Vorschaltlinse der Lichtreflex mitläufig sein. Bei Kurzsichtigkeiten über -2-D dagegen wird das Lichtband gegenläufig zur Bewegung des Skiaskops sein. Die Fernrefraktion ergibt sich dann aus dem Glas, welches benötigt wird, um den Flackerpunkt zu erzielen, abzüglich der 2-D-Korrektur für den Skiaskopieabstand. Wird also beispielsweise der Flackerpunkt bei -3 D erreicht, so beträgt die Fernrefraktion -5 D. Ist der Flackerpunkt dagegen bei +3,5 D, so beträgt die

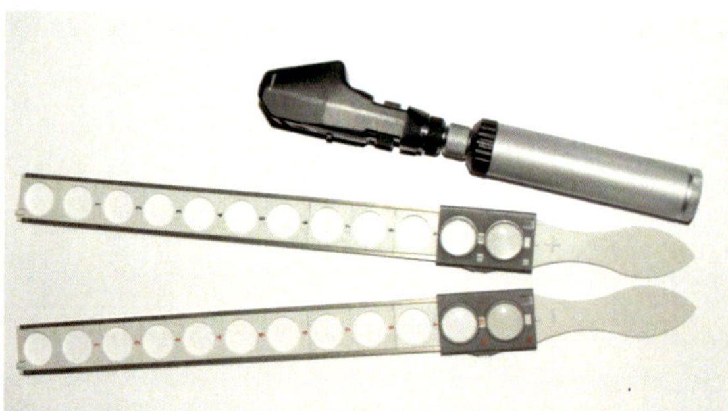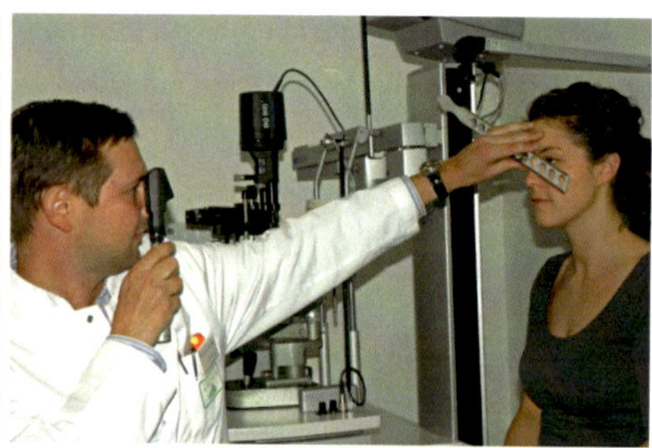

Abb. 1.6 Links. Notwendige Geräte mit Skiaskop und Linsenleisten. Rechts. Untersuchungssituation

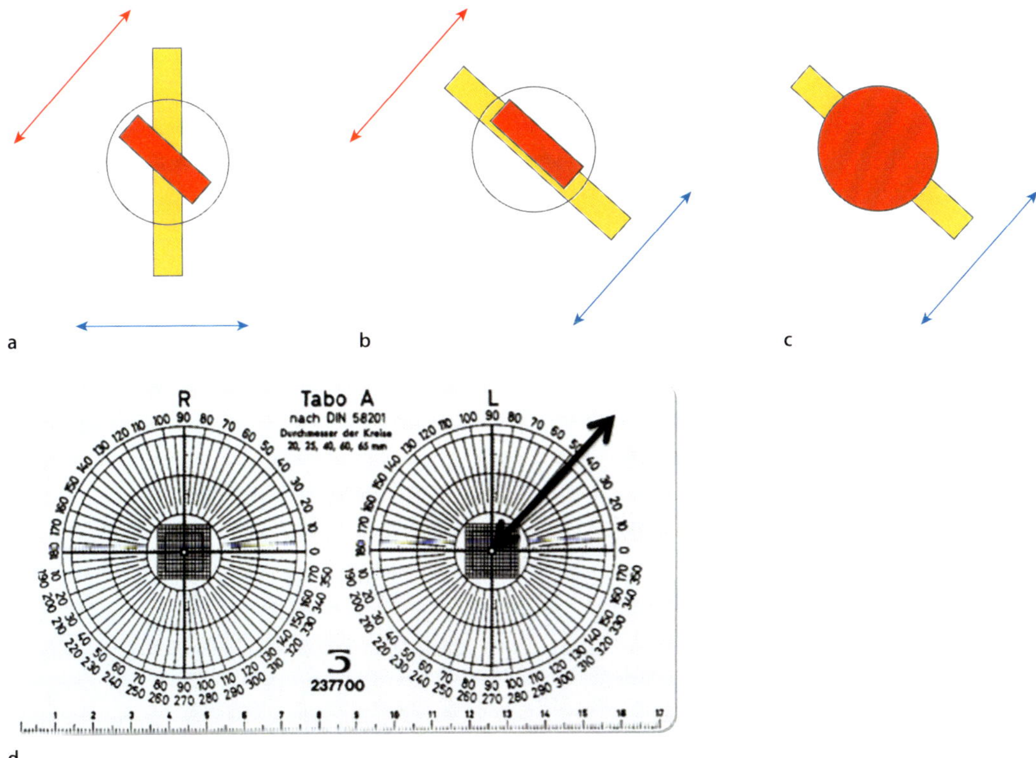

☑ Abb. 1.7a–d Schema der Skiaskopie bei astigmatischer Ametropie. Man erkennt den Astigmatismus daran, dass das Lichtreflexbündel schräg zur Lichtbündelrichtung läuft (**a**). Durch Drehung des Lichtbündels in den Hauptschnitt wird eine Übereinstimmung zwischen der Ausrichtung des Lichtbündels und des Lichtreflexes hergestellt (**b**). Dann wird durch Vorschalten entsprechender Linsen der Flackerpunkt identifiziert. Der Hauptschnitt wird durch Eintragung der Bewegungsrichtung des Skiaskops im Taboschema identifiziert (**d**)

Fernrefraktion +1,5 D. Bei astigmatischen Ametropien bewegt sich der Lichtreflex schräg zur Bewegung des Skiaskops. Durch Drehen der Achse des projizierten Lichtbandes erreicht man eine Übereinstimmung zwischen der Bewegung des Lichtbandes und der Bewegung des Lichtreflexes. Senkrecht zur Achse des Lichtbandes liegt jetzt der skiaskopierte Hauptschnitt. I. d. R. bedient man sich eines Taboschemas, um den Winkel des Hauptschnitts zu bestimmen. Nachdem der erste Hauptschnitt skiaskopiert ist, wird dann in 90° dazu der zweite Hauptschnitt skiaskopiert. Aus den Refraktionsbestimmungen in den beiden Hauptschnitten kann dann die Brillenrefraktion angegeben werden.

1. Hauptschnitt: -3,5 D in 15°
2. Hauptschnitt: -1,0 D in 105°

Resultierende Brille: -1,0 D sph comb. -2,5 D cyl A15°

Subjektive Refraktionsbestimmung

Die subjektive Refkrationsbestimmung erfolgt durch gezielte Befragung des Patienten und systematisches Vorschalten von Probiergläsern (☑ Abb. 1.8). Man gibt immer einen lesbaren Optotypen als Fixationsobjekt vor. Die Prüfung kann manuell mit einer Probierbrille erfolgen in die man die Probiergläser einschiebt oder mit einem Phoropter, der die erforderlichen Probiergläser in einer komplexen Mechanik vorhält.

Die Brillenbestimmung erfolgt in mehreren Phasen. Zunächst wird für jedes Auge getrennt das beste sphärische Glas bestimmt. Anschließend erfolgen die zylindrische Korrektur und dann der bi-

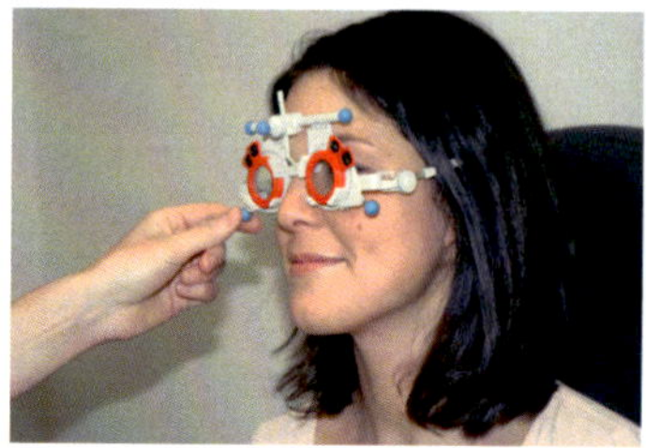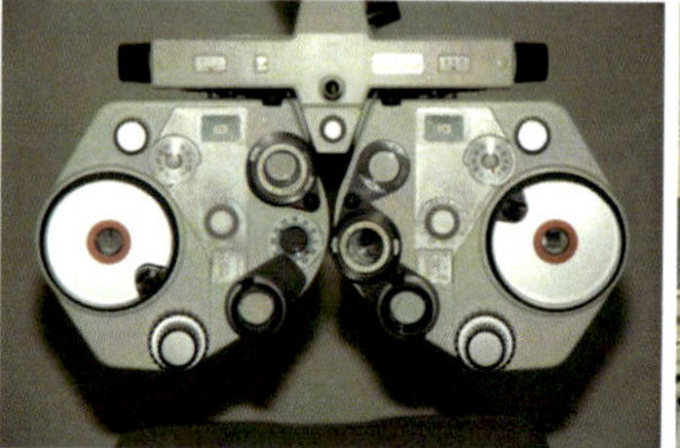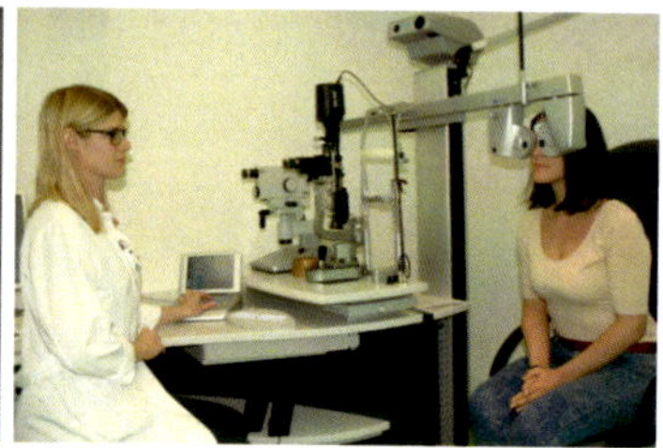

Abb. 1.8 Ametropiebestimmung. Links. Bestimmung der Ametropie mit einer Probebrille und einsteckbaren Probegläsern. Mitte: Manueller Phoropter. Rechts: Automatischer Phoropter

nokulare Abgleich. In manchen Fällen ist es nicht möglich, die gefundenen Korrekturwerte für jedes Auge in einer Brille zu realisieren, weil beispielsweise die Refraktionsunterschiede zwischen beiden Augen so groß sein können, sodass Kopfschmerzen oder ähnliche Symptome ausgelöst werden können. Daher ist es erforderlich, vor der Brillenverordnung zu prüfen, ob die gefundenen Werte binokular vertragen werden. In manchen Fällen müssen dann noch Korrekturen vorgenommen werden, die das binokulare Gleichgewicht sicherstellen.

Die Schritte der Brillenbestimmung sind:

- Monokular: Bestes sphärisches Glas
- Monokular: Zylindrischer Abgleich (Kreuzzylinder)
- Monokular: Feinabgleich im Rot – Grün – Test
- Binokular: Binokularer Abgleich mit Trennungsverfahren
- Bei Bedarf: Akkomodationsprüfung und Nahausgleich

- **Brillenbestimmung**

Der Patient wird hinter dem Phoropter platziert bzw. die Probebrille wird aufgesetzt, die Pupillardistanz wird korrekt eingestellt und eine lesbare Reihe von Optotypen wird in der Ferne angeboten. Das zweite Auge wird abgedeckt.

1. **Bestes sphärisches Glas (BSG).** Man bietet dem Patienten +0,5 D an und fragt, ob die Sehzeichen schlechter zu sehen sind. Wenn ja, ist der Patient myop oder emmetrop. Wenn nein, gibt man weiter 0,5 D Plusgläser und fragt jedes Mal »Schlechter?« Sobald der Patient angibt, dass es schlechter wird, geht man 0,5 D zurück und testet von hier aus noch einmal in +0,25 D Schritten. Nimmt der Patient das +0,5 D Glas vom Anfang nicht an, schaltet man -0,5 D Gläser vor und fragt »Besser oder nur kleiner?«. Wenn der Seheindruck besser wird, schaltet man weiter -0,5 D Gläser vor. Sobald der Patient angibt, dass der Seheindruck nur kleiner wird, aber nicht besser, geht man wieder zurück und fragt jedes Mal »Schlechter?«. Sobald es schlechter wird, geht man noch mal auf das letzte Glas zurück und testet von hier aus in -0,25 D Schritten. In jedem Fall ist das Ziel für das beste sphärische Glas »so viel Plus wie möglich, so wenig Minus wie nötig«. Eine Überkorrektur mit Minuswerten kann zu einer Dauerakkomodation mit Kopfschmerzen führen.

2. **Zylindrischer Abgleich.** Ausgehend vom besten sphärischen Glas schaltet man jetzt zylindrische Gläser vor. Die Optotypen sollten hinreichend klein sein, damit der Patient Unterschiede in der Sehqualität auch wahrnehmen kann. Sind die Testoptotypen zu groß, kann er keine Unterschiede zwischen den einzelnen Testgläsern erkennen. Zur Prüfung auf Astigmatismus addiert man +0,25 D zum BSG und bietet dem Patienten ein Zylinderglas von -0,5 D in den Achsen 0, 45, 90 und 135° an. Liegt ein Astigmatismus vor, wird er diese Addition in einer der vier Achsen als positiv empfinden. Dann wendet man die Kreuzzylindermethode an, um zunächst die wahre Achse und dann die Stärke des Zylinders zu bestimmen.

3. **Rot-Grün Feinabgleich:** Es erfolgt noch ein Feinabgleich mit einem Rot-Grün-Test. Hierzu werden Optotypen schwarz auf grünem und auf rotem Hintergrund angeboten. Ist der Kon-

trast dieser Optotypen auf dem roten Hintergrund stärker, so muss der sphärische Wert nach Minus korrigiert werden, ist der Kontrast auf dem grünen Hintergrund besser, so muss man Plusgläser vorschalten. Die gleiche Prozedur wird am zweiten Auge vorgenommen.

4. **Binokularer Abgleich.** Der Seheindruck von beiden Augen wird mit Polarisationsfiltern getrennt. Dadurch werden trotz beidäugigen Sehens ein Teil der Optotypen nur über das rechte Auge, ein anderer Teil der Optotypen nur über das linke Auge wahrgenommen. Die Wahrnehmung sollte im Idealfall in beiden Augen gleich sein. Der Test erfolgt an nicht zu kleinen Optotypen, nachdem der Seheindruck durch Vorschalten von +0,75 D auf beiden Augen vernebelt worden ist. Man fragt, ob der Seheindruck auf beiden Augen gleich schlecht ist. Wenn ja, ist ein binokulares Gleichgewicht hergestellt, die +0,75 D können wieder herausgenommen werden und die Brillenbestimmung ist beendet. Wenn nein, wird das Auge, auf dem der bessere Seheindruck herrscht, solange mit weiteren +0,25 D Gläsern vernebelt, bis der Seheindruck gleich schlecht ist. Dann werden die +0,75 D auf beiden Augen wieder entfernt und die Werte werden in die Brille übernommen.

5. **Lesebrille.** Bei Nachlassen der Akkomodation, z. B. im Rahmen der Presbyopie (Altersweitsichtigkeit) oder nach Verlust der Linse, ist eine Korrektur der fehlenden Akkomodation erforderlich. Der Nahkorrekturbedarf kann bestimmt werden aus der Differenz zwischen der noch bestehenden Akkomodationsleistung und dem erforderlichen Akkomodationsbedarf. Besteht bei einem Patienten beispielsweise noch eine Akkomodationsleistung von 1 D, aber ein Bedarf von 3 D, so wird neben der Fernkorrektur ein zusätzlicher Korrekturbedarf für die Nähe von +2 D erforderlich.

> **Fallbeispiel**
>
> **Für eine Brillenverordnung mit Fern- und Nahkorrektur**
>
> Rechts -3,25 D sph comb. -2,5 D cyl A 95°
>   add +2,5 D
> Links   -2,75 D sph comb. -1,75 cyl A 86°
>   add +2,5 D
>
> Blau: Sphärische Korrektur
> Grün: Zylindrische Korrektur mit Achse (Minuszylinder angeben)
> Gelb: Nahaddition

> **Verwechseln Sie nicht Visus und Refraktion.** Viele Patienten bringen diese Begriffe durcheinander, wenn sie nach der Sehschärfe gefragt werden. Die Refraktion gibt die Korrektur der Ametropie an, der Visus ist ein Maß für die Sehleistung, die mit der jeweiligen Korrektur erreicht wird.

1.2.5 Spaltlampenuntersuchung

Nachdem der Visus jetzt für beide Augen getrennt und für Ferne und Nähe mit der besten Korrektur bestimmt ist, beginnt man mit der biomikroskopischen Untersuchung an der Spaltlampe (◘ Abb. 1.9). Die Spaltlampe ist ein binokuläres Mikroskop mit einer schwenkbaren Beleuchtung. Die Beleuchtung lässt sich dabei in Form eines fokussierten Spaltes genau auf den Fokus des Mikroskops einstellen. Sie ermöglicht damit eine sehr flexible Beleuchtung des Auges – vom koaxialen Einblick, bei dem Beobachtungsstrahlengang und Beleuchtungsstrahlengang in einer Achse liegen, bis hin zur besonders seitlichen Beleuchtung, die zur Totalreflexion des Lichtes in den Strukturen des Auges führt. Für die Untersuchung der Netzhaut wird der Beleuchtungsstrahlengang meistens koaxial eingestellt, bei der Untersuchung der Hornhaut, der Vorderkammer und der Linse wird der Beleuchtung mehr oder weniger stark zum Beobachtungsstrahlengang abgewinkelt. Helligkeit, Breite und Länge des Beleuchtungsbündels lassen sich sehr variabel einstellen. Moderne Spaltlampen haben oft auch die Möglichkeit zur Ankopplung von Kameras zur Befunddokumenta-

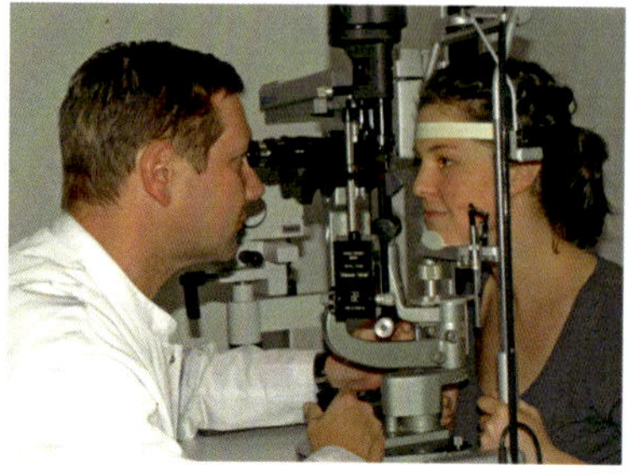
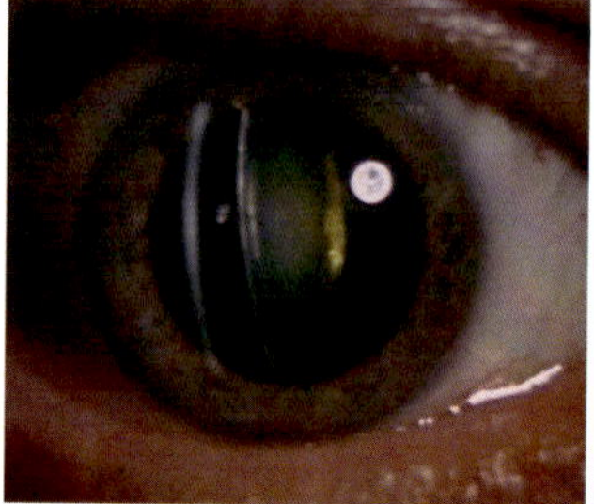
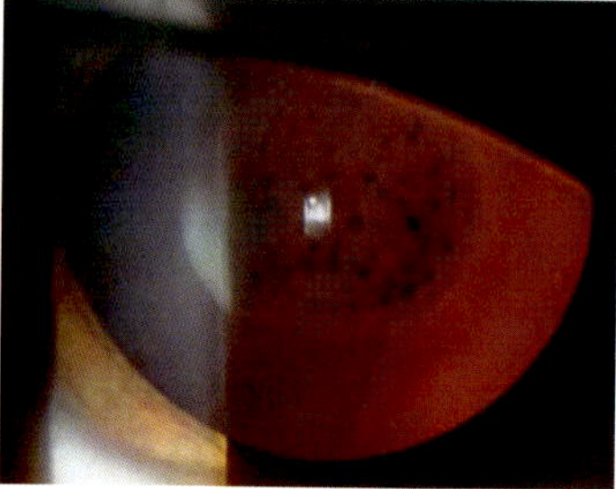

Abb. 1.9 Untersuchung an der Spaltlampe. Links: Untersuchungssituation. Mitte: Befund einer kernbetonten Linsentrübung (Cataracta nuclearis). Rechts: Spaltlampenbefund einer juvenilen Cataract im regredienten (zurückfallenden) Licht. Die Rötung entsteht, weil das Rot der Aderhaut bei koaxialer Beleuchtung oder bei annähernd koaxialer Beleuchtung reflektiert wird. Dieser Effekt ist auch in der Fotografie bekannt (»Rote-Augen-Phänomen«)

tion und zur Anbringung eines Applanationstonometer.

1.2.6 Funduskopie

Die Untersuchung des Augenhintergrundes kann mit verschiedenen Hilfsmitteln erfolgen. Bei der **aufrechten direkten Ophthalmoskopie** nutzt man einen elektrischen Augenspiegel (■ Abb. 1.10). Die Beleuchtung erfolgt koaxial, die Betrachtung monokular. Der Augenspiegel wird direkt vor das Auge des Patienten gehalten. Es empfiehlt sich, die Pupille weit zu tropfen. Hierfür lassen sich Augentropfen einsetzen, die Sympathomimetika beinhalten wie Phenylephrin (z. B. Neosynephrin POS®) oder Parasympatholytika wie Atropin oder das wesentlich kürzer wirkende Tropicamid (z. B. Mydriaticum Stulln®). Das Bild bei der direkten Ophthalmoskopie ist aufrecht, seitengleich und 16-fach vergrößert. Dadurch erhält man eine stark vergrößerte Darstellung der Papille und der Makula, jedoch ist die Orientierung schwierig und es fehlt der Überblick über die sonstige Netzhaut. Man

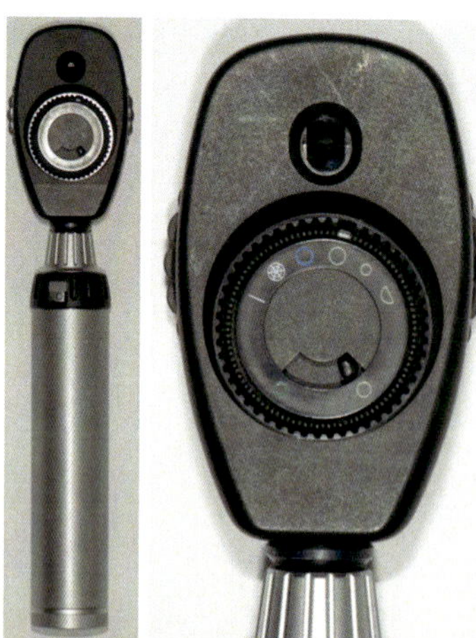
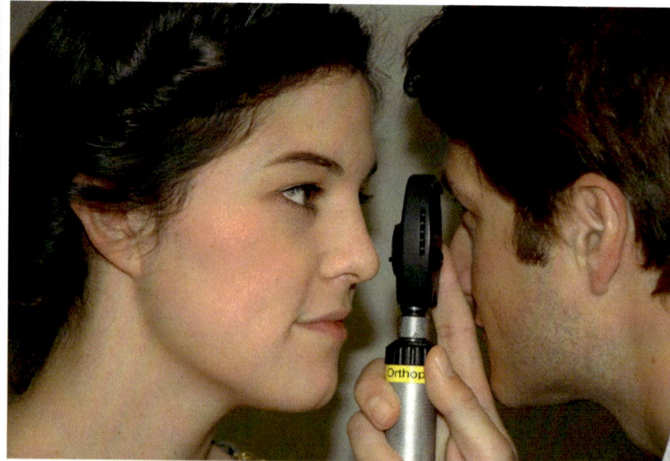

Abb. 1.10 Direkte Funduskopie (rechts) mit dem Augenspiegel (links). Am Augenspiegel lassen sich mit verschiedenen Vorschaltlinsen (Recosssscheiben) die Refraktion des Untersuchers und des Untersuchten ausgleichen. Sowohl Untersucher als auch Untersuchter müssen entspannt in die Ferne schauen. Die Untersuchung erfolgt monokular, wobei der Untersucher mit seinem rechten Auge das rechte Auge des Patienten und mit seinem linken Auge das linke Auge des Patienten untersucht. Es empfiehlt sich, die Pupille für diese Untersuchung zu erweitern. Mitte: Detail des Spiegelkopfes mit verschiedenen Blendeneinstellmöglichkeiten

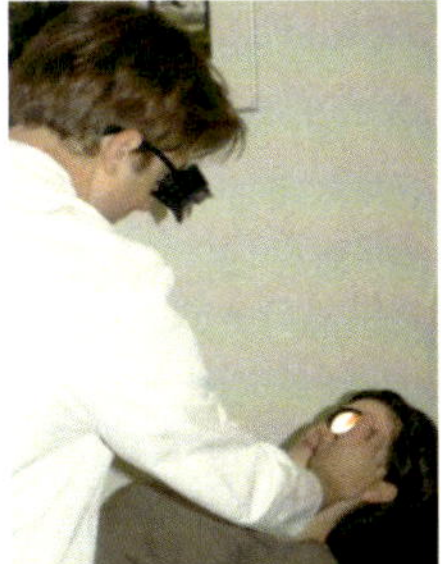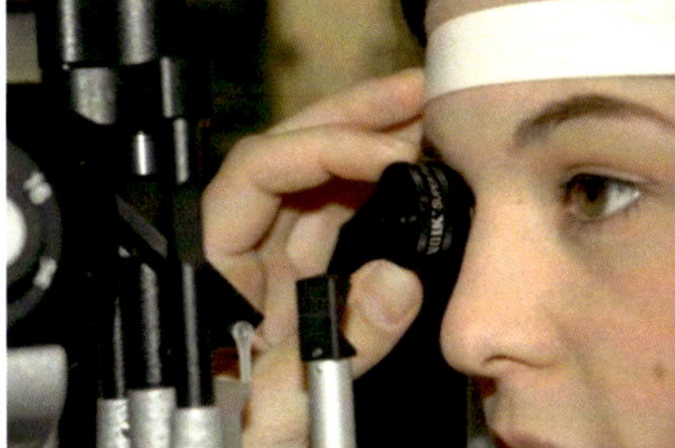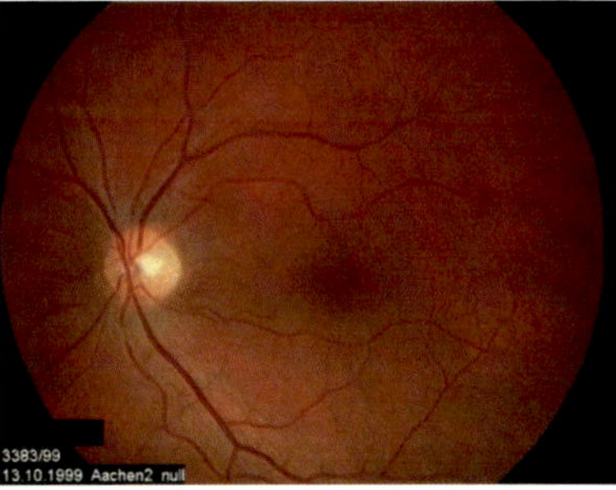

Abb. 1.11 Funduskopie. Links: Indirekte Funduskopie mit einem binokularen Ophthalmoskop und einer 20-D-Lupe. Der Gebrauch eines binokulären Ophthalmoskops erfordert einige Übung, um Ophthalmoskop, Funduskopierlupe und das Auge des Patienten in einer optischen Achse auszurichten. Diese Technik ist auch die bevorzugte Technik zur Untersuchung des Augenhintergrundes bei Säuglingen oder am liegenden Patienten, wenn die periphere Netzhaut eingesehen werden muss. Mitte: Indirekte Funduskopie an der Spaltlampe mit einer Funduskopierlinse. Rechts: Normaler Augenhintergrund mit scharf begrenzter, gelblicher Papille mit kleiner zentraler Excavation (heller Bereich) und normalem Gefäßabgang. Die dunklen Gefäße sind die Venen, die hellen Gefäße die Arterien. Die gräulichen feinen Streifen entlang der großen Gefäßbündel entsprechen den retinalen Nervenfasern. Der etwas dunklere Fleck in der Mitte zwischen den Gefäßbögen ist die Makula

kann diese Untersuchung sehr gut auch einsetzen, um Trübungen der optischen Medien im zurückfallenden Rotlicht (regredientes Licht) zu beurteilen.

Einen deutlich besseren Überblick über die Netzhaut erhält man mit der **indirekten Ophthalmoskopie** (Abb. 1.11). Hierfür werden meistens binokulare Kopfophthalmoskope benutzt und es wird eine 20–26-D-Lupe vor das Auge des Patienten gehalten. Das Bild ist seitenverkehrt und steht auf dem Kopf und gibt eine deutlich bessere Übersicht über den Augenhintergrund. Die indirekte binokuläre Ophthalmoskopie wird häufig bei bettlägerigen Patienten oder auch bei Säuglingen und Neugeborenen eingesetzt. Im Alltag der Erwachsenenuntersuchung erfolgt die Funduskopie oft aber an der Spaltlampe. Hierzu wird der Beleuchtungsstrahlengang koaxial oder in einem geringen Winkel zum Beobachtungsstrahlengang eingestellt und es wird eine 90- oder 75-D-Lupe vor das Auge gehalten. Das Bild ist bei gutem Einblick brillant und erlaubt sowohl einen guten Überblick als auch eine detailreiche Darstellung kleinerer Netzhautareale wie der Makula. Neben dieser indirekten Non-Kontakt-Methode kann man auch nach Lokalanästhesie der Hornhaut ein Kontaktglas auf die Netzhaut aussetzen. Dieses ermöglicht entweder über Spiegel oder über Linsensysteme einen Einblick auch auf die periphere Netzhaut.

> **Die Untersuchung des Augenhintergrundes ist nur bei weit getropfter Pupille vollständig möglich.**

1.2.7 Augeninnendruckmessung (Tonometrie)

Die Augeninnendruckmessung hat eine große Bedeutung für die Augenheilkunde, weil ein erhöhter Augeninnendruck der wichtigste Risikofaktor für das Entstehen eines **Glaukoms** ist und das Glaukom weltweit eine der wichtigsten **Erblindungsursachen** ist. Der Augeninnendruck entsteht durch ein Gleichgewicht von Kammerwasserproduktion und -abfluss. Die Kammerwasserproduktion erfolgt im pigmentierten Ziliarkörperepithel und der Abfluss erfolgt über das Trabekelmaschenwerk und den Schlemm'schen Kanal. Die Messung des Augeninnendrucks erfolgt typischerweise mit dem Applanationsverfahren, wobei man die elastischen Eigenschaften der Hornhaut nutzt. Basis der applanatorischen Augeninnendruckmessung ist das Gesetz von *Imbert-Fick*. Hiernach ist die Kraft, die man benötigt, um eine elastische Membran, die eine Kugel umgibt, über eine definierte Fläche zu planieren, proportional zum herrschenden Druck auf der anderen Seite der Membran. Bei der Applanationstonometrie nach Goldmann wird zunächst die

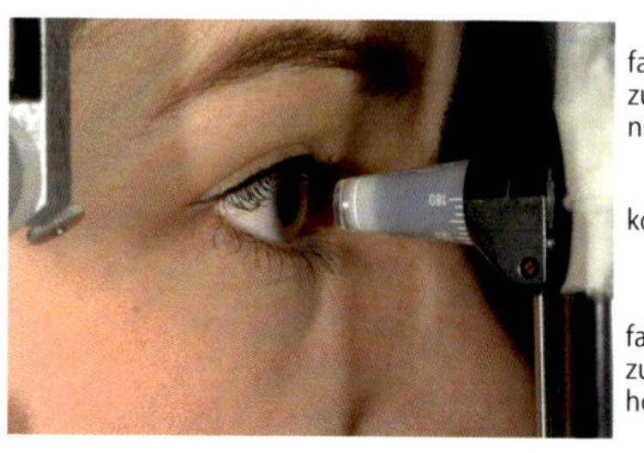
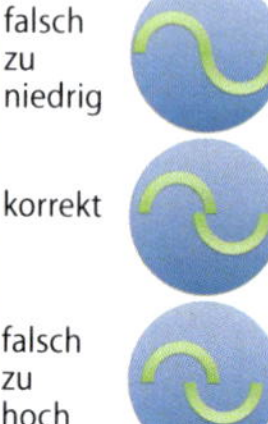

Abb. 1.12 Applanationstonometrie. Links: Applanationstonometrie nach Goldmann an der Spaltlampe. Links im Bild erkennt man das Messkölbchen, das auf die betäubte Hornhaut aufgesetzt wird. Man benutzt Fluoreszein zur Anfärbung des Tränenfilms, beleuchtet mit blauem Licht und erhält die Messfiguren rechts. Durch die Anfärbung und blaue Beleuchtung leuchtet der Rand der applanierten Fläche auf und durch einen prismatischen Versatz kann die Applanationsfläche normiert werden. Die Testfigur rechts zeigt die richtige Einstellung dann an, wenn sich die Innenkanten beider Halbkreise soeben berühren (Mitte rechts). In der Abbildung oben rechts ist der Druck zu niedrig eingestellt. Der wahre Augeninnendruck ist höher. Das Bild unten rechts zeigt die Testfigur, wenn der Augendruck niedriger ist, als mit dem Gerät eingestellt

Hornhautoberfläche mit einem fluoreszierenden Farbstoff angefärbt und gleichzeitig mit einem Oberflächenanästhetikum betäubt. Dann wird ein Messkolben auf die Hornhaut aufgesetzt und das Fluoreszenzmuster in der Spaltlampe beobachtet. Durch die Anordnung eines Prismas im Messkolben kann nun mit diesem eine definierte Fläche der Hornhaut abgeflacht (applaniert) werden. An einer Rändelschraube an der Seite des Gerätes wird die Kraft zur Applanation eingestellt. Die Geräte sind so geeicht, dass an dieser Schraube dann gleich der Augeninnendruck abgelesen werden kann (**Abb. 1.12**). Die Messung ist beim Geübten im Bereich von 1–2 mmHg genau. Beim Augengesunden werden normalerweise Werte zwischen 12 und 22 mmHg gemessen. Bei der Messung spielt die Hornhautdicke eine wichtige Rolle. Bei sehr dicker Hornhaut sind die angezeigten Werte zu hoch und bei sehr dünner Hornhaut zu niedrig. Entsprechende Korrekturtabellen stehen zur Verfügung. Alternativ zur Applanationstonometrie nach Goldmann kommen heute die Luftstosstonometrie zum Einsatz und die Untersuchung mit dem iCare® Rebound Tonometer, das sich vor allem bei der Untersuchung von Kindern sehr bewährt hat (**Abb. 1.13 li**).

Bei manchen Patienten kann auch die Impressionstonometrie nach Schiötz angewandt werden (**Abb. 1.13re**). Sie beruht darauf, dass ein Stempel mit einem vorgegebenen Gewicht abhängig vom Augeninnendruck tief oder weniger tief in die Hornhaut einsinken kann. Je höher der Augeninnendruck, je weniger tief kann der Stempel einsinken, je weicher, desto stärker kann dies erfolgen. Das Schiötztonometer zeigt entsprechende Werte auf einer Skala an, die dann über eine Normtabelle in Druckwerte umgerechnet werden müssen.

> **Die Applanationstonometrie nach Goldmann ist der Goldstandard der Augeninnendruckmessung.**

1.2.8 Gesichtsfelduntersuchung

Die Gesichtsfelduntersuchung ist eine der wichtigen Basisuntersuchungen des Augenarztes zur Bestimmung der Sehleistung eines Patienten. Während die Sehschärfe nur einen Funktionswert am Fixationsort (i. d. R. ist das die Fovea) misst, bestimmt man mit der Perimetrie die Sehleistung an verschiedenen Orten im Sehraum. Die Untersuchung wird für beide Augen getrennt also monokular und i. d. R. als sog. Schwellenperimetrie durchgeführt. Der Patient fixiert dazu nach Ausgleich des Refraktionsfehlers für die Testdistanz eine zentrale Zielmarke. Über ein Projektionssystem werden Lichtmarken unterschiedlicher Helligkeit für eine bestimmte Zeit in das Sehfeld platziert. Sobald der Untersuchte die Lichtmarke wahrnimmt, bestätigt er dies durch Betätigen eines Druckknopfes. Das Testsystem prüft dann an verschiedenen Orten des Sehfeldes, welche Lichtintensität erforderlich ist, um einen Seheindruck zu erzielen. Auf diese Weise entsteht eine Karte mit Lichtempfindlichkeiten im Gesichtsfeld. Vollständige Ausfälle der Lichtwahrnehmung in einem Areal des Gesichtsfeldes werden als **absolute Skotome** bezeichnet. Findet sich ein Areal, dessen Lichtempfindlichkeit im Vergleich zu einem Normalkollektiv reduziert ist, spricht man von einem **relativen Skotom**. Physiologischerweise besteht ein Absolutskotom am Ort des Eintritts des Sehnervens in den Bulbus. Dieses Skotom wird als *blinder Fleck* bezeichnet. Skotome, die in der Maku-

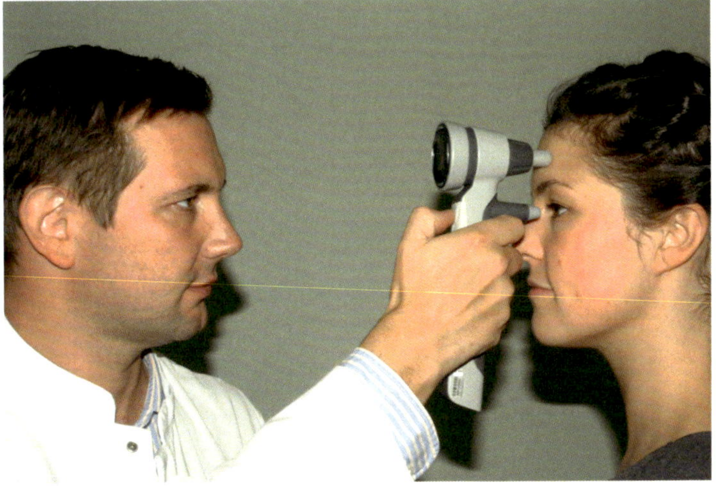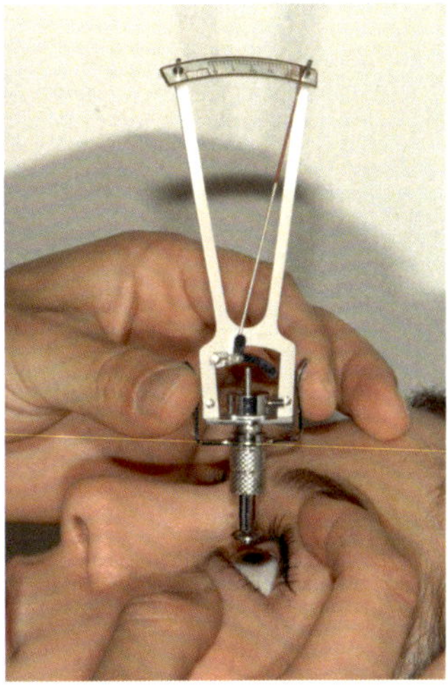

Abb. 1.13 Tonometrietechniken. Links: Messungen des Augeninnendrucks mit dem iCare(r)-Tonometer. Diese Methode eignet sich besonders gut bei Kindern. Rechts: Impressionstonometrie nach Schiötz. Hierzu wird eine waageartige Konstruktion genutzt: Das Gerät wird mit seiner Fußplatte auf die oberflächenbetäubte Hornhaut aufgesetzt und ein Metallstift sinkt dann entsprechend seines Gewichtes und entsprechend des Augeninnendrucks in die Hornhaut ein. Bei definiertem Gewicht dieses Stiftes besteht eine Korrelation zwischen dem Augeninnendruck und der Tiefe des Einsinkens des Stiftes. Diese kann auf der bogenförmigen Skala am Gerät abgelesen werden und mithilfe einer Eichtabelle können die Druckwerte bestimmt werden

la nachweisbar sind, werden als **Zentralskotome** bezeichnet. Andere Beispiele typischer Skotome werden in ◘ Abb. 1.14 dargestellt. Die Untersuchung wird heute meist als automatisierte Schwellenperimetrie (statische Perimetrie) durchgeführt (◘ Abb. 1.15c,d). Davon zu unterscheiden ist die dynamische Perimetrie, bei der das Gesichtsfeld manuell erfasst wird. Hierzu sieht der Patient in eine beleuchtete Halbkugel und fixiert ein zentrales Target. Der Untersucher projiziert eine Testmarke in diese Halbkugel hinein und nähert sich dabei von sehr weit außen aus einem Bereich, in dem keine Wahrnehmung stattfinden dürfte. Von dieser Außenposition aus wird die Testmarke dann mit langsamer aber gleichförmiger Geschwindigkeit zum Zentrum hin bewegt. Sobald der Patient diese Lichtmarke bemerkt, bestätigt er dies durch das Drücken eines Tastknopfs. Der Untersucher markiert den Punkt auf einem standardisierten Testbogen. Dieser Vorgang wird über sämtliche Meridiane des Gesichtsfeldes und mit Testmarken unterschiedlicher Größe und Leuchtdichte wiederholt. Nachdem auf diese Weise die Außengrenzen erfasst sind, wird anschließend der blinde Fleck ausperimetriert und es werden kleinere Skotome innerhalb des Gesichtsfeldes

detektiert. Diese manuelle Methode nach Goldmann wird heute insbesondere noch für gutachterliche Fragestellungen eingesetzt (◘ Abb. 1.15a,b).

❯ Die Gesichtsfelduntersuchung ist eine Basisuntersuchung der Augenheilkunde. Sie ist zur Beurteilung der Funktion des Sehnervens bei allen Sehnerverkrankungen, beim Glaukom und bei Erkrankungen der Sehbahn von entscheidender Bedeutung.

1.2.9 Ultraschalluntersuchung

Bei dieser Untersuchung nutzt man einen Schallkopf, mit dem Ultraschall in das Gewebe abgegeben wird. Die Schallwelle wird von unterschiedlichen Gewebeanteilen unterschiedlich absorbiert und reflektiert. Der reflektierte Teil der Schallwelle wird von einem im Schallkopf integrierten Empfänger registriert. Wird die Schallwelle linear in das Gewebe abgegeben und nur der lineare Teil der reflektierten Welle registriert, erhält man das A-Bild. Dieses A-Bild wird für die Ultraschallbiometrie genutzt. Sie dient der Lage- und Dickenbestimmung der

Typ	Befund	Hinweis
Normal		Skotom entspricht dem »blinden Fleck«
Zentralskotom		Typischer Ausfall bei einer fortgeschrittenen Makuladegeneration
Nervenfaserskotom		Bogenskotom bei einem Glaukom
Hemianopsie		Ausfall einer Gesichtsfeldhäflte eines Auges z.B. als Teil einer homonymen Hemianopsie bei einem Schlaganfall.

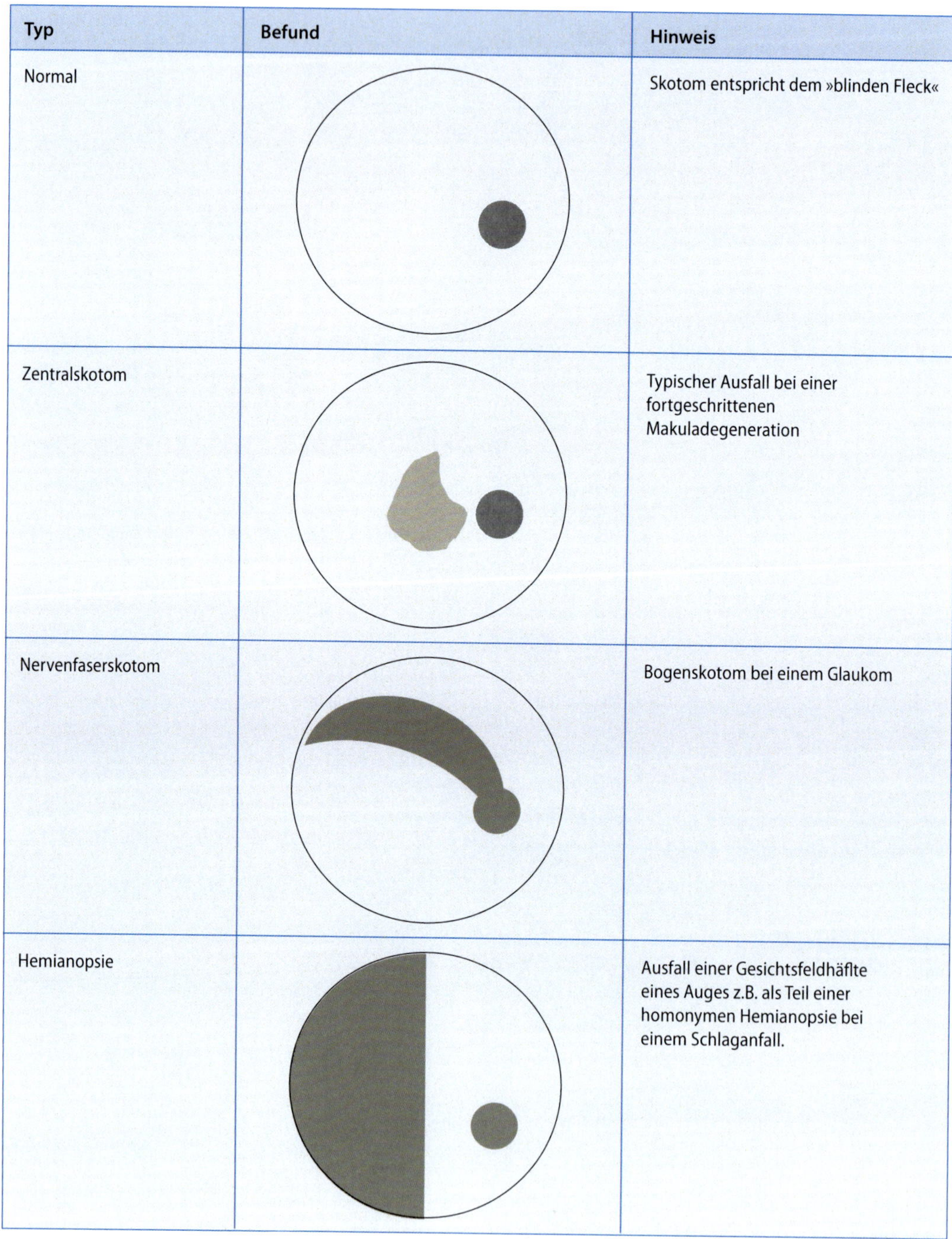

Abb. 1.14 Beispiele typischer Gesichtsfeldbefunde

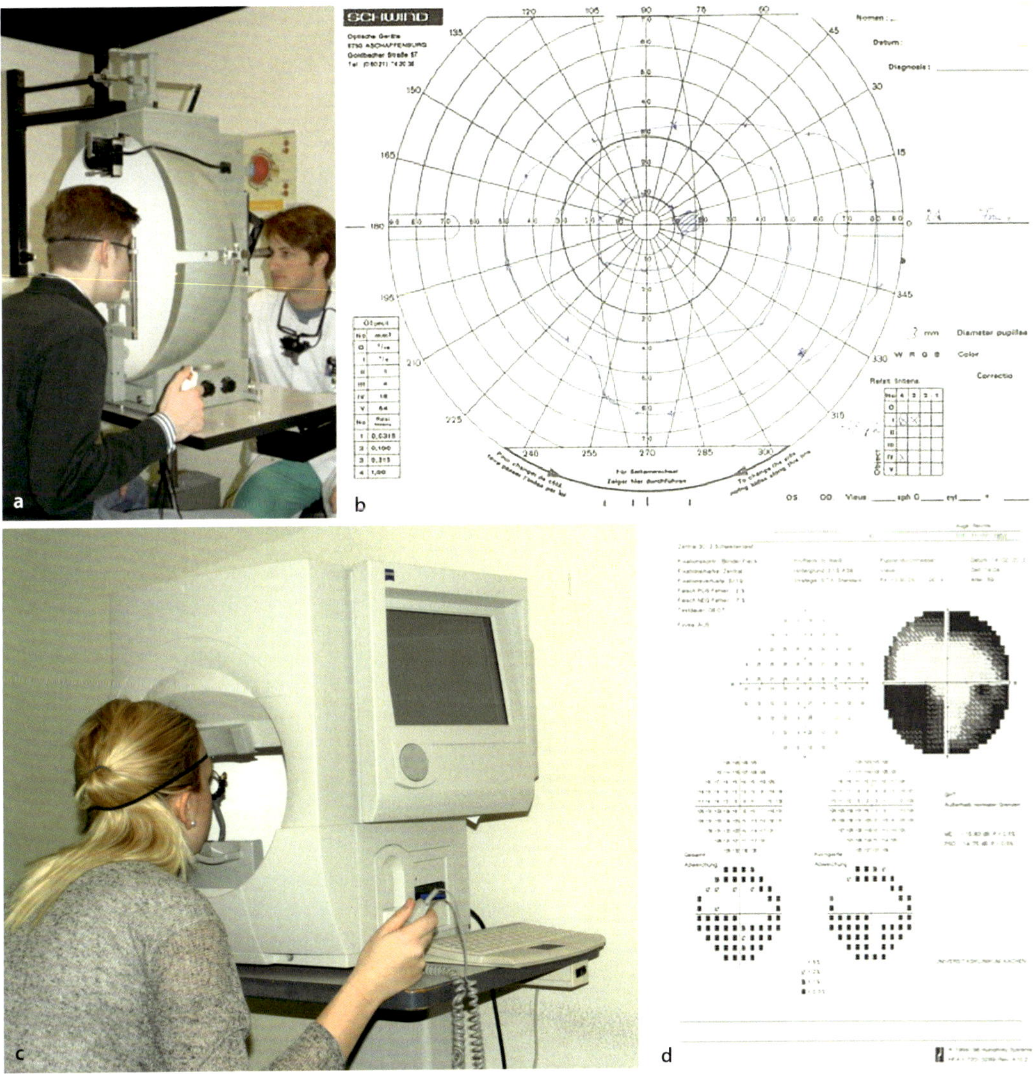

Abb. 1.15a–d Perimetrie. **a** Manuelles Goldmann Perimeter. Patientenseite mit Projektionsfläche der Testmarken und Position des Untersuchers. **b** Messprotokoll mit Registrierung der Außengrenzen und des blinden Flecks. **c** Untersuchungssituation mit automatischen Perimeter. **d** Ausdruck der automatischen computerunterstützte Schwellenperimetrie

Hornhaut, der Linse und der Netzhaut und kann dadurch für eine genaue Biometrie eingesetzt werden. Sie ist zusammen mit der Bestimmung der Hornhautradien Basis für die Berechnung geeigneter Intraokularlinsen für die Kataraktchirurgie. Die Schallcharakteristik im A-Bild als Eigenschaft zur Einschätzung von Gewebeveränderungen im Sinne einer Tumordiagnostik hat außer bei wenigen ganz typischen Befunden keine große Bedeutung mehr.

Wird die Schallwelle über einen bewegten Schallwandler oder eine Schallwandlermatrix in das Gewebe abgegeben und registriert, erhält man ein B-Bild, auf dem man schnittförmig die Gewebsstruktur des untersuchten Gewebes erkennt (Abb. 1.16). Man unterscheidet hyper- und hyporeflektive Areale. Mit dem B-Bild kann beispielsweise bei einer Blutung in den Glaskörper geklärt werden, ob die Netzhaut darunter anliegt oder abgelöst ist. Das

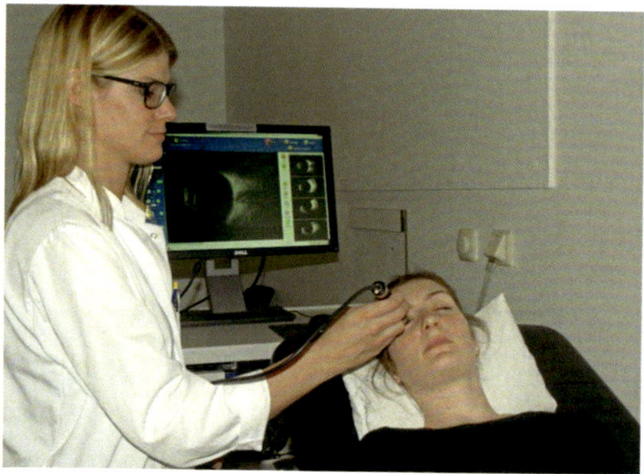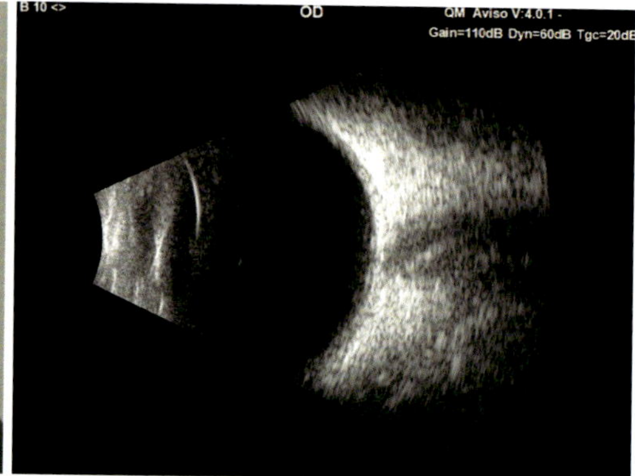

Abb. 1.16 Ultraschalluntersuchung des Auges. Links: Untersuchungssituation. Rechts: Typischer Befund einer B-Bild-echografie

B-Bild dient auch der Vermessung von Tumoren am hinteren Augenabschnitt oder als sog. Ultraschall-biomikroskopie der Darstellung des Ziliarkörpers, der an der Spaltlampe normalerweise nicht erkennbar ist. Das Verfahren eignet sich auch gut, um nach einer Verletzung metallische Fremdkörper in einem eingebluteten Auge zu identifizieren. Bestimmte Tumoren zeigen ein charakteristisches Schallverhalten, wie etwa das Aderhautosteom mit seiner sehr hohen Reflektivität oder das schwirrende Echomuster beim Aderhauthämangiom.

1.2.10 Farbtestung

Farbwahrnehmung ist eine wichtige Funktion des Sehsystems und Störungen der Farbwahrnehmungen können bei den Betroffenen zu Einschränkungen im täglichen Leben führen. Für eine Reihe von Kontrollaufgaben und für die Fahrtüchtigkeit ist eine gute Farbwahrnehmung Voraussetzung. Um Farbtüchtigkeit zu prüfen, stehen verschiedene standardisierte Tests zur Verfügung. Als qualitativer und sehr schnell durchführbarer Test gilt die Sammlung **pseudoisochromatischer Tafeln nach Ishihara** und anderen Autoren. Jede Tafel besteht aus einer Vielzahl bunter Punkte. Bei intaktem Farbunterscheidungsvermögen kann der Betrachter in den Punkten eine Zahl oder eine Figur ausmachen. Das gelingt Patienten mit gestörter Farbwahrnehmung nicht oder nur unzureichend. Ein anderer Test ist der **Farblegetest nach Farnsworth**. Dieser liegt in

verschiedenen Varianten vor, beispielsweise als Testbatterie mit 15 oder 21 Farbproben, aber auch für wissenschaftlich quantitative Fragestellungen als Test mit 100 Farbproben. Das Prinzip beruht darauf, dass der Proband an eine Farbprobe eine weitere Farbprobe anlegt, die dieser am ähnlichsten ist. Die Fehler können beim 100 Farnsworth-Test quantitativ ausgewertet werden, während der 15 oder 21 Farbentest lediglich qualitative Hinweise gibt. Ein drittes Testverfahren ist das **Anomaloskop**. Dem Test am Anomaloskop liegt das Prinzip der additiven Farbmischung zugrunde. Das Gerät gibt ein Gelbton vor. Der Untersuchte muss dieses Gelb aus einem Rot und einem Grün mischen. Benutzt der Untersuchte beispielsweise sehr viel mehr Rotintensität als Grün, um das vorgegebene Gelb zu erzielen, so kann man von einer Rotschwäche ausgehen. Mit dem Gerät können quantitative Angaben zur Farbstörung gemacht werden, was gerade bei Begutachtungsfragen von Bedeutung ist (**Abb. 1.17**).

1.2.11 Dämmerungssehvermögen und Blendempfindlichkeit

Das Dämmerungssehvermögen und die Blendempfindlichkeit werden mit speziellen Visustestgeräten wie dem Mesotest®-Gerät bestimmt, bei denen Sehzeichen mit und ohne Blendung bei unterschiedlicher Umgebungshelligkeit erkannt werden müssen. Man kann dann bestimmen, wie stark die Sehschär-

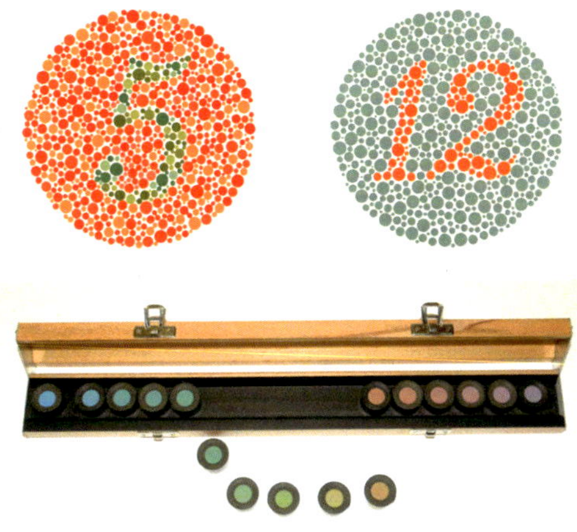

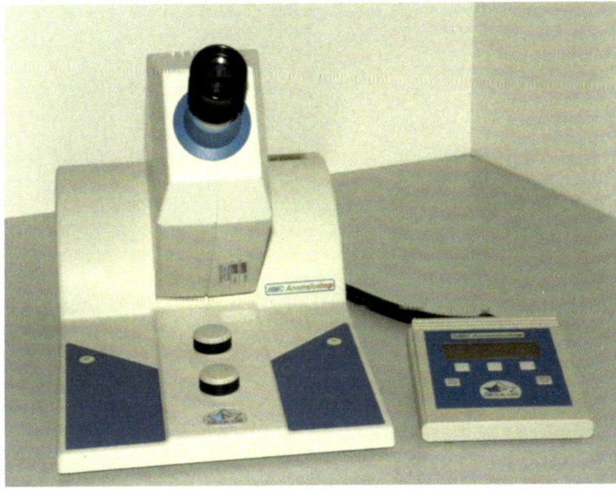

Abb. 1.17 Farbtests. Oben: Pseudoisochromatische Tafeln nach Ishihara. Mitte: Farblegetest nach Farnsworth (Panel D-15). Unten: Anomaloskop

fe bei gegebener Blendung abnimmt. Auch diese Untersuchung ist für Fragen der Fahrerlaubnis und bei bestimmten Tauglichkeitsuntersuchungen für spezielle Berufsgruppen von Bedeutung (z. B. Eignungsuntersuchung für den Polizeidienst). Der zeitliche Verlauf der Adaptation kann mit dem Adaptometer, z. B. nach Goldmann-Weekers bestimmt werden. Nach einer definierten Helladaptation wird das Umgebungslicht gelöscht und der Patient muss Sehzeichen bei unterschiedlicher Hintergrundhelligkeit erkennen. Im Zeitverlauf der Dunkeladaptation sinkt die erforderliche Hintergrundhelligkeit immer weiter ab. Mit diesem Test kann die absolute Dunkeladaptationsschwelle bestimmt werden.

1.2.12 Kontrastempfindlichkeit

Das Kontrastsehen kann durch eine Vielzahl von Erkrankungen gestört sein. Zu den häufigsten Ursachen zählen die Trübungen der brechenden Medien wie eine Cataract. Die Untersuchung erfolgt am einfachsten mit Tafeln, die ein Schwarz/Weiß-Streifenmuster zeigen. Der Patient wird aufgefordert, die Richtung der Streifen anzugeben. Auf den Tafeln werden Schwarz-weiß-Muster in verschiedenen Graustufen und in verschiedener Streifendichte (Ortsfrequenz) angeboten. Das Kontrastsehvermögen ist nicht nur eine Funktion des Intensitätsunterschiedes zwischen dem hellen und dunklen Streifen, sondern hängt auch von der Ortsfrequenz der Streifen ab. Die Beurteilung der Kontrastsehfunktion spielt eine große Rolle in der Bewertung von Implantaten wie Intraokularlinsen.

> **Übungsfragen**
> 1. Wie sind die Begriffe Refraktion und Visus definiert?
> 2. Mit welchem Gerät werden morphologische Veränderungen am vorderen Augenabschnitt am besten erkannt?
> 3. Welche Möglichkeiten der Funduskopie gibt es?
> 4. Wie kann man feststellen, ob beim eingebluteten Auge die Netzhaut anliegt?
> 5. Wie werden Fremdkörper aus dem oberen Fornix entfernt?
>
> Lösungen ▶ Kap. 28

Optik und Refraktion

Niklas Plange

2.1 Brechkraft des Auges und Emmetropie   – 24

2.2 Abbildungsfehler (Aberrationen)   – 24

2.3 Akkommodation und Presbyopie   – 25

2.4 Refraktionsanomalien   – 25
2.4.1 Ametropie   – 25
2.4.2 Myopie   – 25
2.4.3 Hyperopie   – 26
2.4.4 Astigmatismus   – 27
2.4.5 Anisometropie und Aniseikonie   – 28

2.5 Korrektur von Refraktionsanomalien   – 28
2.5.1 Brille   – 28
2.5.2 Kontaktlinsen   – 29
2.5.3 Prismen   – 29

2.6 Refraktive Chirurgie   – 29
2.6.1 Excimerlaserablation der Hornhautoberfläche   – 30
2.6.2 LASIK (Laser in situ Keratomileusis)   – 30
2.6.3 Refraktive Lentikelextraktion mittels Femtosekundenlaser   – 30
2.6.4 Inzisionale Hornhautchirurgie   – 30
2.6.5 Hornhautimplantate   – 30
2.6.6 Implantation von Intraokularlinsen in phake Patienten (phake IOL)   – 31
2.6.7 Refraktiver Linsenaustausch   – 31
2.6.8 Nebenwirkungen refraktiver Chirurgie   – 31

P. Walter, N. Plange, *Basiswissen Augenheilkunde*,
DOI 10.1007/978-3-662-52801-3_2, © Springer-Verlag Berlin Heidelberg 2017

Die Gesamtbrechkraft des Auges wird von der Hornhaut mit 43 dpt und von der Linse mit 14 dpt bestimmt. Eine Emmetropie (Rechtsichtigkeit) liegt vor, wenn die Gesamtbrechkraft des Auges im Verhältnis zur Achsenlänge so hoch ist, dass die Lichtstrahlen auf der Netzhaut gebündelt werden.

Der Akkommodationsmechanismus ermöglicht das scharfe Sehen in der Nähe. Er besteht aus einer Erhöhung der Brechkraft der Linse (durch Kontraktion des M. ciliaris, Relaxation der Zonulafasern und Verdickung der Linse durch ihre Eigenelastizität), der Konvergenzreaktion und einer Engstellung der Pupille zur Erhöhung der Tiefenschärfe. Die mit dem Alter abnehmende Akkommodationsfähigkeit wird als Presbyopie (Altersichtigkeit) bezeichnet. Die wichtigsten Fehlsichtigkeiten sind die Myopie (Kurzsichtigkeit), die Hyperopie (Weitsichtigkeit) und der Astigmatismus (Stabsichtigkeit).

Refraktionsfehler werden mit Brillen und Kontaktlinsen ausgeglichen. Die Behandlung der Presbyopie erfolgt mit einer Lesebrille.

Unter den rekfraktiv-chirurgischen Verfahren zur Behandlung von Fehlsichtigkeiten wird die LASIK (Laser in situ keratomileusis) am häufigsten angewendet. Mit einem Excimerlaser wird stromales Hornhautgewebe abgetragen, um eine Änderung der Brechkraft des Auges zu erreichen.

2.1　Brechkraft des Auges und Emmetropie

Die Refraktion (in Dioptrien) des Auges wird bestimmt von den brechenden Medien und der Achsenlänge des Auges.

Bei Emmetropie (Rechtsichtigkeit) werden die parallelen Lichtstrahlen aus dem Unendlichen als Punkt auf der Netzhaut gebündelt. Beim emmetropen Auge hat die Hornhaut eine Brechkraft von 43 dpt und die Linse von 19 dpt bei einer Achsenlänge von 24 mm.

Ein Missverhältnis zwischen Brechkraft und Achsenlänge wird als Ametropie (Fehlsichtigkeit) bezeichnet:

- Bei der **Myopie (Kurzsichtigkeit)** werden die Lichtstrahlen vor der Netzhaut gebündelt (das Auge ist relativ zu lang).

- Bei der **Hyperopie (Weitsichtigkeit)** werden die Lichtstrahlen hinter dem Auge gebündelt (das Auge ist relativ zu kurz).

Die Pupille stellt die Blende des optischen Systems Auge dar. Neben der Regulierung der einfallenden Lichtmenge wird die Tiefenschärfe bei enger Pupille erhöht (Verringerung der sphärischen Aberration, siehe unten).

> **Die Brechkraft (D) des Auges entspricht dem Kehrwert der Brennweite (f) und wird in Dioptrien (dpt) angegeben. Liegt der Fernpunkt 1 m vor dem Auge (Myopie), so beträgt die Fehlsichtigkeit -1 dpt.**

Bei der Geburt liegt bei einer Achsenlänge von 17 mm eine Hyperopie von 2 dpt vor. In den ersten 2 Lebensjahren kommt es zur Emmetropisierung. Das physiologische Bulbuswachstum hält bis zum 20 Lebensjahr an.

2.2　Abbildungsfehler (Aberrationen)

Als Abbildungsfehler werden Abweichungen von der optimalen Lichtbrechung bezeichnet.

Am Auge werden folgende Aberrationen unterschieden:

- **Chromatische Aberration**: die Brechung des Lichtes ist abhängig von der Wellenlänge. Je kurzwelliger die Lichtstrahlen, desto stärker werden diese gebrochen. Kurzwelligeres grünes Licht wird stärker gebrochen als das längerwellige rote Licht.

- **Sphärische Aberration**: die Brechung der Linse ist in der Peripherie stärker als im Zentrum. Dadurch werden nicht alle parallelen Lichtstrahlen durch die Linse in einem Punkt auf der Netzhaut gebündelt. Die sphärische Aberration führt zur Verzeichnung des Bildes. Bei enger Pupille ist die sphärische Aberration durch das Verdecken der peripheren Linsenanteile geringer, die Tiefenschärfe wird größer.

- **Astigmatische Aberration**: Ein Strahlenbündel, das schräg durch die Linse verläuft wird in zwei Achsen unterschiedliche gebrochen.

> Asphärische Intraokularlinsen verbessern die optische Abbildungsqualität nach der Kataraktoperation durch die Vermeidung der sphärischen Aberration.

> Für ein entspanntes Lesen im Nahbereich ist eine größere Akkommodationsbreite notwendig. Die Gebrauchsakkommodation beträgt etwa die Hälfte der Akkommodationsbreite.

2.3 Akkommodation und Presbyopie

Die Akkommodation beschreibt den Vorgang der Erhöhung der Brechkraft des Auges um Objekte in der Nähe scharf zu sehen.

Der Akkommodationsreflex besteht aus (siehe auch Kapitel Neuroophthalmologie):

- **Verstärkung der Linsenbrechkraft** durch Kontraktion des M. ciliaris, Entspannung der Zonulafasern, Zunahme der Linsenkrümmung durch die Eigenelastizität der Linse.
- **Konvergenzreaktion der Sehachsen** (beidseitige Adduktion durch Kontraktion der Mm. recti mediales),
- **Pupillenverengung**.

Die Akkommodationsbreite bezeichnet das Ausmaß der Brechkraftzunahme in Dioptrien. Wegen des Elastizitätsverlustes der Linse mit zunehmenden Alter nimmt die Akkommodation kontinuierlich ab (10 Jahre: 15 dpt; 20 Jahre 10 dpt, 50 Jahre 2dpt, 60 Jahre 1 dpt, 70 Jahre 0 dpt).

Die Akkommodationsbreite berechnet sich aus der Differenz des Kehrwertes von Fernpunkt und Nahpunkt (zB liegt der Fernpunkt bei 2m (entsprechend einer Myopie von -0,5dpt) und der Nahpunkt bei 20cm (entsprechend 5dpt) so besteht eine Akkommodationsbreite von 4,5 dpt).

Die **Presbyopie** (Altersichtigkeit) beschreibt den physiologischen Verlust der Akkommodation mit zunehmenden Alter. Der Verlust der Akkommodation kann durch eine Lesebrille ausgeglichen werden. Die Presbyopie hat je nach Refraktionsanomalie unterschiedliche Auswirkungen:

- **Bei einer Hyperopie**, die bisher nicht mit einer Brille korrigiert wurde (dauerhafte Akkommodation um Emmetropie zu erreichen), fällt die Presbyopie früher auf. Ein Teil der Akkommodationsleistung wird bereits benötigt, um die Emmetropie zu erreichen.
- **Bei einer Myopie** von -3 dpt kann der Patient zum Lesen die Fernbrille absetzen.

2.4 Refraktionsanomalien

2.4.1 Ametropie

- **Definition**

Als **Ametropie** (Fehlsichtigkeit) werden Abweichungen von der Emmetropie (Rechtsichtigkeit bezeichnet). Eine Ametropie kann ihre Ursache in der Abweichung der Brechkraft von Hornhaut oder Linse und/oder in der Achsenlänge haben.

- **Klinisches Bild**

Eine Ametropie führt zu einer Verminderung der Sehschärfe:

- Eine sphärische Ametropie von 1 dpt vermindert den Visus auf 0,4.
- Eine zylindrische Ametropie von 1 dpt vermindert den Visus auf 0,5.
- Ein Achsenfehler von 30° bei einem Zylinder von 1 dpt vermindert den Visus auf 0,4.

2.4.2 Myopie

- **Definition**

Bei der **Myopie** (Kurzsichtigkeit) werden die Lichtstrahlen vor der Netzhaut gebündelt, das Auge ist relativ zu lang.

- **Klinisches Bild**

Der kurzsichtige Patient kann Objekte in der Nähe scharf sehen, in der Ferne nicht (◨ Abb. 2.1). Um eine bessere Sehschärfe in der Ferne zu erreichen, wird geblinzelt. Durch den subtotalen Lidschluss wird die Tiefenschärfe erhöht (kleinere Blende, Vermeidung von sphärischen Aberrationen, sog. stenopäische Lücke).

Am häufigsten ist die Achsenmyopie mit größerer Bulbuslänge. Erkrankungen der Hornhaut (z. B. Keratokonus) oder der Linse (z. B. Kerntrübung) können durch die Brechungsmyopie zu einer höheren Kurzsichtigkeit führen.

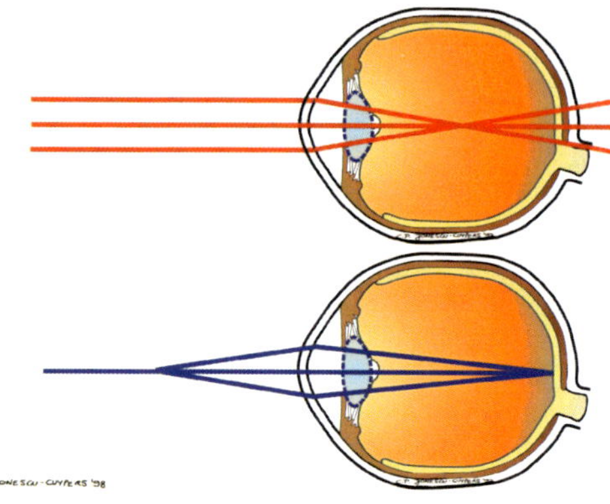

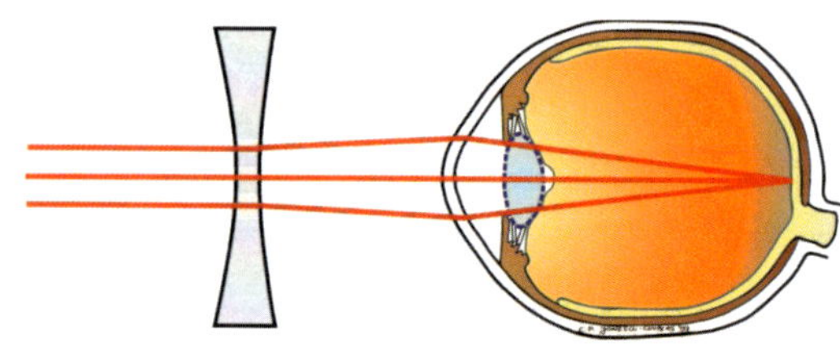

Abb. 2.2 Kurzsichtigkeit, Myopie. Eine Zerstreuungslinse verschiebt bei der Myopie den Brennpunkt auf die Netzhaut. (Aus Krieglstein 2000)

Abb. 2.1 Kurzsichtigkeit, Myopie. Bei der Myopie werden die Lichtstrahlen vor der Netzhaut gebündelt. (Aus Krieglstein 2000)

Das klinische Bild des myopen Auges ist gekennzeichnet durch die Vergrößerung des Bulbus:

- **tiefe Vorderkammer.**
- **schräger Sehnerveneintritt** und gedrehter Sehnerv mit Conus myopicus: Der Sehnerv hat keinen rechtwinkligen Kontakt zum Bulbus, sondern tritt flacher in den Bulbus ein.
- **Fundus myopicus:** Die Netzhaut des Kurzsichtigen zeigt ein dünnes Pigmentblatt mit durchscheinenden Aderhautgefäßen. Die anteriore Netzhaut hat durch die Ausdünnung und periphere Degenerationen ein höheres Risiko für rhegmatogene Netzhautlöcher und eine Netzhautablösung. Eine Ausdünnung der gesamten Bulbuswand am hinteren Pol wird als Staphylom bezeichnet.
- **Myope Makulopathie:** Die Makulopathie des Kurzsichtigen zeigt degenerative Veränderungen und Atrophien (Lacksprünge: Dehiszenzen der Lamina elastica der Aderhaut). Der Fuchs'sche Fleck bezeichnet Pigmentepithelunregelmäßigkeiten, Atrophieareale und Blutungen der Makula. Eine choroidale Neovaskularisation (myope CNV) mit schnell progredienter Visusminderung ist möglich.
- **Glaskörperabhebung und Trübungen:** Durch den Vergrößerten Bulbus kommt es früher zur (physiologischen) Glaskörperabhebung mit dem Auftreten von Glaskörpertrübungen (Wahrnehmung von Mouches volantes, fliegende Mücken).

- **Strabismus:** Die Motilitätsstörungen können vom Einwärtsschielen bis hin zu komplexen Bewegungsstörungen (»heavy eye«) gehen.

■ Therapie

Der Ausgleich der Myopie erfolgt durch Zerstreuungsgläser (konkave Linsen, ■ Abb. 2.2).

Die Therapie der myopen choroidalen Neovaskularisation entspricht weitestgehend derjenigen der exsudativen Makuladegeneration.

> **Bei der Brillenglasbestimmung bei Myopie ist eine Überkorrektur zu Vermeiden. Es wird dann eine künstliche Hyperopie erzeugt, die zu asthenopischen Beschwerden führen können (siehe Kapitel Strabismus).**

2.4.3 Hyperopie

■ Definition

Bei der Hyperopie (Weitsichtigkeit) werden die Lichtstrahlen hinter der Netzhaut gebündelt, das Auge ist relativ zu kurz (■ Abb. 2.3).

■ Klinisches Bild

Der weitsichtige Patient kann Objekte in der Ferne durch eine Dauerakkommodation scharf sehen. Mit zunehmenden Alter und der damit verbundenen Verringerung der Akkommodationsbreite (Presbyopie) kommt es früher zu der Notwendigkeit der Anpassung einer Lesebrille später ist das scharfe Sehen in die Ferne nicht mehr möglich.

Am häufigsten ist die Achsenhyperopie mit kleinerer Bulbuslänge.

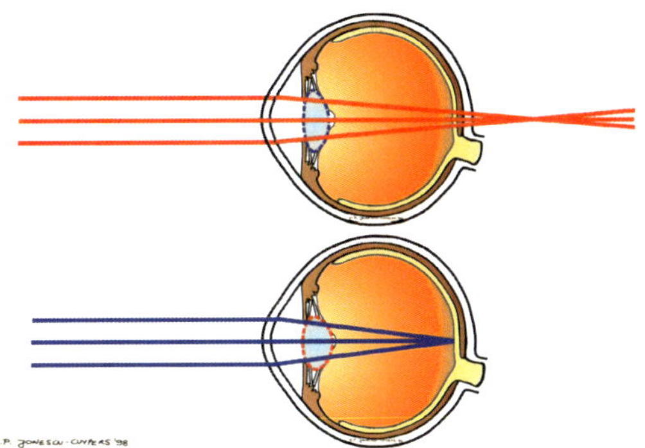

Abb. 2.3 Weitsichtigkeit, Hyperopie. Bei der Hyperopie werden die Lichtstrahlen hinter der Netzhaut gebündelt. (Aus Krieglstein 2000)

Abb. 2.4 Weitsichtigkeit, Hyperopie. Eine Sammellinse verschiebt bei der Hyperopie den Brennpunkt auf die Netzhaut. (Aus Krieglstein 2000)

Das klinische Bild des hyperopen Auges ist gekennzeichnet durch die Verkleinerung des Bulbus:

- **Flache Vorderkammer:** Durch die Enge im Bereich des Kammerwinkels ist das Risiko eines Engwinkelglaukoms und eines Glaukomanfalls erhöht. Bei zunehmender Linsentrübung mit zunehmender Linsendicke verschärft sich das Problem (▶ Kap. 15).
- **Hyperoper Sehnerv (Pseudopapillenödem):** Der Sehnerv zeigt häufig einen nasal betonten Wulst, der mit einer Schwellung des Sehnervens verwechselt werden kann.
- **Asthenopische Beschwerden:** Durch die dauerhafte Akkommodation des hyperopen Auges ohne Brille kann es zu einem komplexen refraktionsbedingten Beschwerdemuster kommen (Augen- und Kopfschmerzen, Ermüdbarkeit, Brennen, etc.).
- **Akkommodatives Innenschielen:** Durch den Akkommodationsreflex kommt es insbesondere bei Kindern zu einem Innenschielen. Die Anpassung der entsprechenden Hyperopiekorrektur kann den Schielwinkel verringern oder vollständig auflösen.

- **Therapie**

Der Ausgleich der Hyperopie erfolgt durch Sammellinsen (konvexe Linsen, Abb. 2.4).

> **Die Brillenbestimmung bei Hyperopie erfordert die Blockade des Akkommodationsreizes. Dies kann medikamentös durch eine Zykloplegie (Mydriatika) erfolgen.**

2.4.4 Astigmatismus

- **Definition**

Der Astigmatismus ist definiert als Stabsichtigkeit, da wegen der unterschiedlichen Brechkraft in verschiedenen Achsen ein Punkt auf der Netzhaut als Strich dargestellt wird.

- **Klinisches Bild**

Beim Astigmatismus kommt es zu Verzerrungen der Bildwahrnehmung. Am häufigsten ist der Astigmatismus durch die Hornhaut verursacht. Ein physiologischer Astigmatismus ist die vermehrte Hornhautbrechung in der Vertikalen im Vergleich zur Horizontalen (Astigmatismus rectus 0,75 dpt).

Folgenden Formen des Astigmatismus der Hornhaut werden unterschieden:

- **Regulärer Astigmatismus:** Die Hornhautverkrümmung hat 2 Hauptachsen, die um 90° zueinanderstehen.
- **Astigmatismus rectus (nach der Regel):** vermehrte Hornhautbrechkraft in der physiologischen Achse bei 90°. Ein Minuszylinderglas bei 0° ist zum Ausgleich erforderlich.
- **Astigmatismus inversus (gegen die Regel):** vermehrte Hornhautbrechkraft in der Horizontalen.
- **Astigmatismus obliquus:** schräge Achsen.
- **Irregulärer Astigmatismus:** Die Hornhautoberfläche ist irrregulär (z. B. bei Hornhautnarben). Die irreguläre Verkrümmung lässt sich nicht mit einem Zylinderglas (mit bestimmter Brechungsachse) ausgleichen.

2

■ Therapie

Der Ausgleich des Astigmatismus erfolgt durch Zylindergläser. Die Wirkung der Zylindergläser ist 90° zu ihrer Achse.

Bei einem irregulären Astigmatismus kann ein Ausgleich über eine harte Kontaktlinse erfolgen. Der Tränenfilm zwischen Hornhaut und Kontaktlinse gleicht die Irregularitäten aus.

❯ **Die Achse des Zylinderglases zum Ausgleich eines Hornhautastigmatismus steht 90° zu der Achse des Astigmatismus. Ein Minuszylinderglas bei 0° gleicht eine vermehrte Hornhautbrechung (dh kleinerer Hornhautradius) bei 90° aus.**

2.4.5 Anisometropie und Aniseikonie

■ Definition

Ein Unterschied in der Brechkraft zwischen rechtem und linkem Auge wird als Anisometropie bezeichnet.

■ Klinisches Bild

Eine unterschiedliche Brechkraft beider Augen bei Achsenanisometropie führt nicht zu einer Wahrnehmung ungleich großer Bilder, da das geometrisch größere Bild wegen der Vergrößerung der rezeptiven Felder bei größerem Bulbus nicht als solches wahrgenommen wird.

Der Ausgleich einer Anisometropie mit einem Brillenglas führt jedoch zu einer Wahrnehmung von ungleich großen Bildern (Aniseikonie), häufig mit Doppelbildern. Das Minusglas des kurzsichtigen Auges führt zu einer Bildverkleinerung, das Plusglas des weitsichtigen Auges zu einer Bildvergrößerung. Das Ausmaß der Bildvergrößerung oder -verkleinerung ist zudem abhängig von Hornhautscheitelabstand (Abstand von der Hornhaut zu Brillenglas). Eine Kontaktlinse mit einem Hornhautscheitelabstand, der gegen Null geht, führt nicht zu solch einer Bildgrößenveränderung.

Ein Refraktionsunterschied (Anisometropie) von 1 dpt entspricht einem Bildgrößenunterschied (Aniseikonie) von 2%. Bildgrößenunterschiede von bis zu 5–7% können toleriert werden. Dies entspricht einer Anisometropie von ca. 3 dpt.

Eine besondere Bedeutung hat die Anisometropie bei der Planung einer Kataraktoperation bei einseitiger Linsentrübung. Das refraktive Ziel der Kataraktoperation mit Implantation einer Kunstlinse ist i. d. R. die Emmetropie. Dies würde bei einem Patienten mit einer Ametropie von mehr als 3 dpt wegen der resultierenden Anismometropie nicht toleriert werden. Das zweite Auge mit der klaren Linse muss dann auch operiert werden. Als Alternative kann der Patient mit der geeigneten Intraokularlinse künstlich ametrop eingestellt werden, sodass der Unterschied beider Augen weniger als 3 dpt beträgt. Eine postoperative Versorgung mit einer Kontaktlinse ist ebenfalls möglich.

❯ **Eine Anisometropie beim Kind führt zu einer Refraktionsamblyopie (Schwachsichtigkeit), wenn der Brechungsfehler nicht ausgeglichen wird.**

2.5 Korrektur von Refraktionsanomalien

2.5.1 Brille

Eine Ametropie kann ausgeglichen werden mit Brillengläsern. Ein Brillenglas wird definiert über die sphärische Korrektur (- und rot für Myopie = Zerstreuungslinse; + und schwarz für Hyperopie = Sammellinse) und die astigmatische Korrektur (durch den Augenarzt als Minuszylinder) mit der jeweiligen Achse.

Die Brille wird für die Fernsicht und für die Nahsicht angepasst. Für die Fernbrille werden Optotypen (Sehzeichen) in 5 m Abstand präsentiert. Für die Nahbrille ist der Leseabstand des Patienten wichtig. Meist in eine Nahaddition zu den Fernbrillenwerten von 2,5–3 dpt notwendig.

Die subjektive und objektive Refraktionsbestimmung ist im ▶ Kap. 1 dargestellt.

Folgende optische Eigenschaften sind wichtig in der Anwendung und Ordination von Brillengläsern:
- Das Brillenglas (Zerstreuungslinse) zum **Ausgleich der Myopie führt zu einer Bildverkleinerung bei größerem Gesichtsfeld.**
- Das Brillenglas (Sammellinse) **zum Ausgleich der Hyperopie** führt zu einer Bildvergrößerung bei kleinerem Gesichtsfeld.

- Das Brillenglas muss **nach Messung der Pupillendistanz für jeweils beide Augen zentriert** sein. Eine Dezentrierung führt zu einer prismatischen Abweichung.
- Der Hornhautscheitelabstand (Abstand zwischen Hornhaut und Brillenglas) hat **Einfluss auf die Bildgrößenveränderung**. Bei der Kontaktlinse liegt dieser bei null und führt zu keiner Bildgrößenveränderung auf der Netzhaut.

2.5.2 Kontaktlinsen

Kontaktlinsen schwimmen auf dem präkornealen Tränenfilm und haben keinen Einfluss auf die Bildgröße wegen des fehlenden Hornhautscheitelabstandes.

Die Anpassung der Kontaktlinsen erfolgt nach Bestimmung der Brechkraft der Augen durch die Messung der Krümmungsradien der Hornhaut.

Folgende Kontaktlinsen können angewendet werden:

- **Harte (formstabile) Kontaktlinsen**: sehr gute Sauerstoffversorgung der Hornhaut, sehr guter Ausgleich von Irregularitäten und Astigmatismus der Hornhaut, Anpassung schwieriger (Fremdkörpergefühl).
- **Weiche Kontaktlinsen** (meist Monatslinsen oder Tageslinsen): sehr gute Verträglichkeit, Ausgleich von Astigmatismus schwieriger, strenge Hygiene notwendig (besonders bei Monatslinsen).
- **Speziallinsen:** z. B. Keratokonuslinsen, bi- und multifokale Linsen, therapeutische Kontaktlinsen (zur Behandlung von Hornhauterkrankungen).

Die Anwendung von Kontaktlinsen hat folgende Nachteile und Gefahren:

- **Störung des Hornhautstoffwechsels** (Sauerstoffmangel): vorgeschobenes Randschlingennetz (Bindehautgefäße im Bereich der Hornhautperipherie) bis Hornhautvaskularisation.
- **Keratokonjunctivitis sicca** mit Stippung der Hornhaut: insbesondere bei fehlerhafter Anpassung ist die Beweglichkeit der Kontaktlinse auf der Hornhaut eingeschränkt.

- **Riesenpapillenkonjunktivitis:** Zeichen einer verzögerten Immunreaktion der Bindehaut mit Bildung von massiven pflastersteinartigen Bindehautwucherungen, vor allem unter dem Oberlid.
- **Gefahr einer bakteriellen Besiedelung**: bakterielles und fungales Hornhautinfiltrat.
- **Gefahr der Akanthamöbenkeratitis**: schwerwiegende Hornhautinfektion mit langwierigem Verlauf.
- **Verlängerte Wirkung von topischen Medikamenten**: Die Wirkstoffe penetrieren in die weiche Kontaktlinse und haben dadurch eine längere Wirkung auf der Augenoberfläche.

> **Wegen der möglichen Hornhautkomplikationen von Kontaktlinsen sind regelmäßige Kontrollen beim Augenarzt notwendig.**

2.5.3 Prismen

Bei verschiedenen Schielformen können Prismen in die Brillengläser eingeschliffen werden.

Ein Prisma führt zur Ablenkung des Lichtstrahles zur Basis des Prismas.

Die optische Wirkung wird in Prismendioptrien definiert (1 pdpt: Ablenkung eines Lichtstrahlens um 1 cm in 1 m Entfernung). Die Anwendung von Prismen wird im ▶ Kap. 22 Strabismus dargestellt.

2.6 Refraktive Chirurgie

Die refraktiv-chirurgischen Verfahren haben zum Ziel, die Brechkraft des Auges zu verändern, um einen Verzicht von Brille oder Kontaktlinse zu ermöglichen.

Grundsätzlich besteht eine besondere Aufklärungspflicht, da ein Eingriff am gesunden Auge durchgeführt wird. Das Behandlungsziel ist nicht die Verbesserung der auskorrigierten Sehschärfe.

Die Kommission Refraktive Chirurgie (KRC) der Deutschen Ophthalmologischen Gesellschaft und des Berufsverbandes der Augenärzte Deutschlands gibt aktuelle Empfehlungen zur Bewertung und Qualitätssicherung der refraktiv-chirurgischen Verfahren heraus (www.augeninfo.de/krc).

2.6.1 Excimerlaserablation der Hornhautoberfläche

- **Definition**

Die Hornhautoberfläche wird nach Entfernung des Hornhautepithels mit einem Excimerlaser bearbeitet und abgetragen. Nach erfolgter Laserbehandlung regeneriert das Hornhautepithel unter einer Kontaktlinse. Es werden folgende Verfahren unterschieden (die weitestgehend gleichzusetzen sind):

- **PRK** (photorefraktive Keratektomie): Entfernung des Epithels mechanisch mit Hockeymesser.
- **LASEK** (Laser-epitheliale Keratomileusis): Entfernung des Epithels mit 20% Alkohol, später zurückschieben des Epithels.
- **Epi-LASIK** (Laser-in situ Keratomileusis): Epithel wird von der Bowman-Membran mittels Plastikklinge separiert, später zurückschieben des Epithels.
- **Trans-PRK**: Abtragung des Epithels mit Excimerlaser.

- **Anwendungsbereich**

Myopie bis -6 dpt
Astigmatismus bis 5 dpt

2.6.2 LASIK (Laser in situ Keratomileusis)

- **Definition**

Die LASIK ist die am häufigsten angewendete refraktiv-chirurgische Methode. Nach Präparation eines Epitheldeckels (Hornhautflap) erfolgt die Laserabtragung des Hornhautstromas mit dem Excimerlaser. Anschließend wird die Hornhautlamelle wider zurückgeklappt und saugt sich fest.

Folgende Verfahren werden angewendet:

- **LASIK**: Die Präparation der oberflächlichen Hornhautlamelle erfolgt mit einem Mikrokeratom (Hobel).
- **Femto-LASIK**: Die Präparation der oberflächlichen Hornhautlamelle erfolgt durch einen Femtosekundenlaser.

- **Anwendungsbereich**

Myopie bis -8 dpt
Astigmatismus bis 5 dpt
Hyperopie bis 3 dpt

2.6.3 Refraktive Lentikelextraktion mittels Femtosekundenlaser

- **Definition**

Mit einem Femtosekundenlaser wird eine refraktiv wirksame linsenartige Lamelle des Hornhautstromas präpariert, die entfernt wird.

- **RELEX** (refraktive Lentikelextraktion): Mit dem Femtosekundenlaser werden der Hornhautdeckel und die Stromalamelle präpariert.
- **SMILE** (small inzisionlenticule extraction): Die Stromalamelle wird durch kleine Inzisionen entfernt, eine Deckelpräparation ist nicht notwendig.

- **Anwendungsbreich**

Myopie -3 bis -8 dpt
Astigmatismus bis 5 dpt

2.6.4 Inzisionale Hornhautchirurgie

- **Definition**

Durch Inzisionen in das Hornhautstroma von der Epithelseite kann die Brechkraft der Hornhaut beeinflusst werden. Der refraktive Effekt ist abhängig von Schnittlokalisation, Schnitttiefe und Schnittform.

Nachteil ist die eingeschränkte Vorhersagbarkeit des Effektes.

Beispiele sind die astigmatische Keratotomie und die relaxierenden limbalen Inzisionen.

- **Anwendungsbereich**

Höherer Astigmatismus.

2.6.5 Hornhautimplantate

- **Definition**

Es werden Hornhautimplantate in das Hornhautstroma implantiert, um die refraktiven Eigenschaften der Hornhaut zu verändern.

Folgende Implantate werden derzeit angewendet:

- **Intrakorneale Ringsegmente**: Stabilisierung der Hornhaut bei Keratokonus.
- **KAMRA-Implantat**: künstliche Herstellung einer stenopäischen Lücke mit Erhöhung der Tiefenschärfe (Behandlung des Presbyopie).

2.6.6 Implantation von Intraokularlinsen in phake Patienten (phake IOL)

▪ Definition

Eine Intraokularlinse wird vor die natürliche Linse implantiert, die natürliche Linse bleibt erhalten (damit auch Erhaltung der Akkommodation).

Folgenden Methoden werden derzeit angewendet:

- Implantation einer Irisfixierten IOL,
- Implantation einer kammerwinkelgestützten IOL,
- Implantation einer phaken IOL hinter die Iris (Sitz auf der natürlichen Linse).

▪ Anwendungsbereich:

Myopie ab -6 dpt
Hyperopie ab 3 dpt

2.6.7 Refraktiver Linsenaustausch

▪ Definition

Implantation einer Kunstlinse im Rahmen einer Kataraktoperation bei klarer natürlicher Linse. Die Operation hat den Verlust der Akkommodation zur Folge und wird nur beim presbyopen Patienten eingesetzt. Zum Ausgleich des Astigmatismus werden torische Linsen eingesetzt.

Zur Behandlung der Presbyopie werden multifokale Kunstlinsen eingesetzt.

Der Eingriff kann mit einer LASIK kombiniert werden, sollte keine Emmetropie erreicht werden.

▪ Anwendungsbereich:

- Myopie ab-6 dpt
- Hyperopie ab 3 dpt
- Bei gleichzeitig bestehender Presbyopie

2.6.8 Nebenwirkungen refraktiver Chirurgie

Folgende wichtigste **Nebenwirkungen** treten im Rahmen von refraktiv-chirurgischen Verfahren auf und erfordern eine ausführliche Aufklärung, da die Eingriffe an ansonsten gesunden Augen durchgeführt werden:

- **Schmerzen** bis Epithelschluss
- **Oberflächliche Narbenbildung** der Hornhaut (haze)
- **Verschlechterung von Dämmerungssehen, Wahrnehmung von Halos** (Lichtkränze um Lichtquellen) und **Schattenbildern**
- **Keratokonjunctivitis sicca**
- **Hornhautinfektionen**
- **Rückbildung des Operationserfolges**
- **Diffuse lamelläre Keratitis bei LASIK** (seltene immunologische Hornhautentzündung)
- **Dislokation des Hornhautflaps** (auch nach Jahren traumatisch möglich)
- **Keratektasien:** Verformungen der Hornhaut (wie bei Keratokonus) durch zu starke Abtragung des Hornhautstromas. Daher Kontraindikation von Excimerlaserbehandlungen bei einer Hornhautdicke unter 480 μm.
- **Endothelzellverlust** bis Hornhautdekompensation bei phaken Intraokularlinsen
- **Komplikationen der Intraokularchirurgie** (Endophthalmitis, Amotio retinae u. a.) bei refraktiven Linsenaustausch

> **Fallbeispiel**
>
> Ein 45-jähriger Patient stellt sich bei Augenarzt vor mit der Frage nach einer Laserbehandlung, um keine Brille mehr tragen zu müssen. Der objektive und subjektive Abgleich ergibt bei dem Patienten eine Kurzsichtigkeit von -2 dpt bei einem Astigmatismus von 3 dpt. Es besteht eine moderate Presbyopie mit der Notwendigkeit einer Nahaddition von +1,5 dpt zum Lesen. Der Patient kann wegen der Kurzsichtigkeit die Brille abnehmen, um eine mittelgroße Schrift zu lesen.
> Die übrige ophthalmologische Untersuchung ergibt keine Pathologien. Insbesondere sind

Hornhaut und Linse klar. Die Untersuchung der Netzhaut in Mydriasis ergibt keinen pathologischen Befund.

Der Patient wird über die möglichen Optionen aufgeklärt. Wegen der mittelgradigen Presbyopie und dem Wunsch einer vollständigen Brillenlosigkeit, wird ein refraktiver Linsenaustausch mit Implantation einer torischen, multifokalen Intraokularlinse empfohlen. Der Patient wird ausdrücklich aufgeklärt, dass es sich um eine Operation am gesunden Auge handelt. Die Versorgung mit einer multifokalen Linse garantiert nicht den vollständigen Verzicht auf eine Lesebrille. Ein Verlust von Kontrastsehen und selten die Wahrnehmung von Lichtphänomenen sind möglich.

Wegen des ausdrücklichen Wunsches des Patienten auf die Möglichkeit eines Brillenverzichtes werden die Termine zum refraktiven Linsenaustausch vereinbart. Nach erfolgter komplikationsloser Operation hat der Patient eine Fernvisus von 1,0. Er kann ohne Brille lesen.

Übungsfragen

1. Erklären Sie die Begriffe Myopie, Hyperopie und Astigmatismus!
2. Beschreiben Sie den Akkommodationsmechanismus!
3. Welchen Effekt hat eine Brillenglaskorrektur eines hochmyopen Patienten auf die Abbildung auf der Netzhaut?
4. Welches Risiko besteht bei einem Patienten mit hoher Hyperopie bei kurzer Achsenlänge und fortschreitender Linsentrübung?
5. Beschreiben Sie das häufigste refraktivchirurgische Verfahren!

Lösungen ▶ Kap. 28

Grundlagen der medikamentösen Therapie

Niklas Plange, Peter Walter

3.1   Allgemeines – 35

3.2   Antiinfektiva – 35
3.2.1   Antibiotika – 36
3.2.2   Antimykotika – 36
3.2.3   Virustatika – 36

3.3   Antiphlogistika – 37
3.3.1   Steroide – 37
3.3.2   Nicht-steroidale Antiphlogistika – 37

3.4   Antiglaukomatosa – 37

3.5   Mydriatika – 38

3.6   Antiallergika und Dekongestiva – 38

3.7   Lokalanästhetika – 38

3.8   Filmbildner – 38

3.9   Konservierungsmittel – 39

3.10   Intravitreale Medikamenteneingabe – 39
3.10.1   Antibiotika – 39
3.10.2   Antimykotika – 41
3.10.3   Virustatika – 41
3.10.4   Steroide – 41
3.10.5   Anti-VEGF-Präparate – 41

P. Walter, N. Plange, *Basiswissen Augenheilkunde*,
DOI 10.1007/978-3-662-52801-3_3, © Springer-Verlag Berlin Heidelberg 2017

3.11   **Photodynamische Therapie** – 42

3.12   **Immunsuppression** – 42

3.13   **Okuläre Nebenwirkungen systemisch eingesetzter Medikamente** – 43

3.13.1   Tuberkulostatika, Ethambutol – 43
3.13.2   Antirheumatika, Chloroquin – 43
3.13.3   Steroide – 43
3.13.4   Antiarrhythmika, Amiodaron – 44
3.13.5   Tamoxifen – 44
3.13.6   Phosphodiesterase-5-Hemmer – 44
3.13.7   Tamsulosin – 44

3.14   **Klinischer Fall** – 44

Die medikamentöse Therapie am Auge beinhaltet die lokale Therapie in Form von Augentropfen oder -salben, die systemische Therapie in Form von oral oder parenteral verabreichten Präparaten oder die parabulbäre oder intravitreale Gabe von Wirkstoffen. Wichtige Wirkstoffgruppen sind die Antiinfektiva (Antibiotika, Virustatika, Antimykotika), steroidale oder nicht-steroidale Antiphlogistika, Tränenersatzstoffe, Antiglaukomatosa, Antiallergika, Mydriatika und Miotika und Anti-VEGF Wirkstoffe.
Viele Augentropfen und -salben beinhalten in ihrer Zubereitung Hilfsstoffe wie Konservierungsmittel, die ihrerseits unerwünschte Reaktionen wie Allergien auslösen können. Die medikamentöse Therapie wird vom Augenarzt zwar verordnet, die tatsächlich durchgeführte Therapie kann aber aus verschiedenen Gründen von der Verordnung abweichen. Ein eventuelles Therapieversagen kann auch in der nicht ausreichenden Compliance von Seiten des Patienten begründet sein.
Medikamente, die zur Therapie anderer Erkrankungen eingesetzt werden, können zu okulären Nebenwirkungen führen. Beispiele hierfür sind Tuberkulostatika wie Ethambutol, Antiarrythmika wie Amiodaron, oder Antirheumatika wie Chloroquin.

3.1 Allgemeines

Medikamentöse Therapien sind in der Ophthalmologie wichtig, meist effektiv, zielgerichtet und oft aufgrund ihrer lokalen Anwendung als Augentropfen oder Augensalben ohne wesentliche Nebenwirkungen verträglich. Im Folgenden werden die wesentlichen Substanzgruppen und ihre Einsatzgebiete dargestellt.

Augentropfen und -salben werden durch Eingeben in den unteren Fornix appliziert, indem dieser etwas nach unten gezogen und damit entfaltet wird. Die Tropfflaschenspitze darf nicht an die Bindehaut kommen und einmal geöffnete Tropfflaschen dürfen nicht länger als vier Wochen benutzt werden (Hygiene!). Die richtige Handhabung muss dem Patienten erklärt werden. In zahlreichen Augentropfen sind nicht nur die eigentlichen Wirkstoffe, sondern auch Konservierungsmittel enthalten, die ihrerseits allergische und/oder toxische Reaktionen der Bindehaut auslösen können. Unkonservierte

Augentropfen sind meistens in kleinen Einmalfläschchen aus Kunststoff abgefüllt. Diese Einmalophthiolen werden nur an einem Tag eingesetzt. Der Inhalt eines angebrochenen Fläschchens muss am Folgetag verworfen werden. Manche Wirkstoffe sind licht- und temperaturempfindlich. Manche Augentropfen können erhebliche Nebenwirkungen verursachen, insbesondere kann die Gabe durch die Resorption des Wirkstoffes in der Nasenschleimhaut (!) zu signifikanten Serumspiegeln führen. Beispielsweise kann ein β-Blocker zur Behandlung des Glaukoms zu bradykarden Herzrhythmusstörungen führen oder aber zu einer Verschlechterung einer chronisch-obstruktiven Lungenerkrankung. Manchmal kann die Kompression des unteren Tränenpünktchens bei der Gabe der Augentropfen die Nebenwirkungshäufigkeit senken. Augentropfen können oberflächlich wirken wie etwa antibiotische Tropfen, aber auch nach Resorption über die Hornhaut intraokular. Die Aufnahme in das Augeninnere erfolgt über die Hornhaut. Die Resorptionskapazität ist begrenzt und die Dosierungen der Augentropfen sind so ausgelegt, dass die Gabe eines einzelnen Tropfens ausreichend ist. Werden verschiedene Wirkstoffe gegeben, so sollten zwischen den Applikationen wenige Minuten Abstand bestehen oder es sollten fixe Kombinationen von Wirkstoffen gegeben werden.

> — Toxische oder allergische Nebenwirkungen von Augentropfen können nicht nur durch die Wirkstoffe verursacht werden, sondern auch durch die in den Tropfen enthaltenen Konservierungsstoffe.
> — Augentropfen können durch Resorption in der Nasenschleimhaut zu systemischen Effekten führen.

3.2 Antiinfektiva

Zu den Antiinfektiva gehören die antibakteriellen, antiviralen und antimykotischen Wirkstoffe. Antiinfektiva werden typischerweise lokal in Form von Augentropfen oder -salben gegeben. Bei besonders schweren Formen von Infektionen können diese Präparate aber zusätzlich systemisch oder intraokular appliziert werden.

Tab. 3.1 Wirkspektrum der typischen Antibiotika

	Aminogylcoside (z. B. Refobacin)	Makrolide (z. B. Azythromycin)	Tetrazykline	Gyrasehemmer
Grampositiv	-	+	(-)	-
Staphylococcus aureus	(+)	(+)	-	-
Gramnegativ	+	+	(+)	+
Pseudomonas	+	-	-	(+)
Atypische Erreger, z. B. Chlamydien	-	+	+	(+)

3.2.1 Antibiotika

Typischerweise werden folgende antibakteriellen Wirkstoffe in Form von Augentropfen oder -salben zur Verfügung gestellt:

Liste der antibiotischen Wirkstoffe für Augentropfen oder -salben

- Azithromycin
- Chloramphenicol
- Ciprofloxacin
- Erythromycin
- Fusidinsäure
- Gentamycin
- Gramicidin
- Kanamycin
- Levofloxacin
- Moxifloxacin
- Neomycin
- Ofloxacin
- Polymyxin B
- Tetracyclin
- Tobramycin

Antibiotika wirken unterschiedlich im gramnegativen und grampositiven Bereich.

Aminoglykoside (Gentamycin, Tobramycin) haben ein breites Wirkspektrum gegen gramnegative Stäbchen und gegen Pseudomonas, bedingt gegen die grampositiven Staphylokokken. Sie haben keine Wirkung gegen die grampositiven Streptokokken und wirken nicht gegen Anaerobier. **Makrolidantibiotika** wie Azithromycin oder Erythromycin wirken breit im grampositiven Bereich gegen Streptokokken, aber nur bedingt gegen Staphylokokken. Im gramnegativen Bereich ist ihre Wirksamkeit gegen Hämophilus, Neisserien und Bordatella gut. Wichtig ist ihre Wirksamkeit gegen Chlamydien. **Tetracycline** haben eine gute Wirksamkeit gegen Propionibakterien, Chlamydien, Rickettsien und Borrelien. Sie wirken aber nicht gegen grampositive Kokken und auch ihre Wirksamkeit gegen gramnegative Stäbchen wie E.coli ist begrenzt. Die **Gyrasehemmer** wie Ofloxacin, Moxifloxacin oder Ciprofloxacin haben ein exzellentes Wirkprofil bei Infektionen mit gramnegativen Keimen.

3.2.2 Antimykotika

Pilzbedingte Infektionen am Auge können entweder in Form einer intraokularen Infektion z. B. bei einer endogenen Endophthalmitis vorkommen oder bei einem Aspergillom, der als Pseudotumor imponieren kann. Häufiger sind jedoch pilzbedingte Infektionen der Augenoberfläche, insbesondere der Hornhaut, beispielsweise bei Kontaktlinsenträgern. In diesen Fällen ist eine konsequente Therapie mit antimykotischen Präparaten erforderlich. Es gibt keine Fertigarzneimittel mit dieser Indikation. Stattdessen werden Augentropfen mit antimykotischen Wirkstoffen aus den entsprechenden Infusions- oder Injektionslösungen hergestellt und eingesetzt.

3.2.3 Virustatika

Das am häufigsten eingesetzte lokal applizierte Virustatikum ist **Aciclovir**, ein Wirkstoff, der in erster

Linie gegen Viren der Herpesgruppe eingesetzt wird. Er wird als Augensalbe mehrfach täglich bei herpetischen Keratitiden eingesetzt, wie der typischen Keratitis dendritica. Neben dem Aciclovir steht auch **Gancyclovir** zur Verfügung, das bei therapieresistenen Formen, z. B. viraler Keratitiden oder bei anteriorer Uveitis, eingesetzt werden kann. Gancyclovir wirkt vor allem auch bei CMV-induzierten Entzündungen des vorderen Augenabschnitts.

3.3 Antiphlogistika

In der Gruppe der Antiphlogistika werden steroidale von nicht-steroidalen Wirkstoffen unterschieden. Sie unterscheiden sich nicht nur in ihrem Wirkmechanismus, sondern auch in ihrem Nebenwirkungsprofil.

3.3.1 Steroide

Steroide werden eingesetzt zur Behandlung von nicht-infektiösen entzündlichen Prozessen am vorderen Augenabschnitt wie beispielsweise bei der Uveitis anterior, aber auch in der Nachsorge von Augenoperationen. Sie werden sehr gut durch die Hornhaut aufgenommen und erreichen hohe Wirkspiegel in der vorderen Augenkammer. Typische Nebenwirkungen steroidhaltiger Augentropfen und -salben sind eine zunehmende Trübung der Augenlinse und ein Anstieg des intraokularen Drucks (Steroidkatarakt, Steroidglaukom).

Beispiele für steroidhaltige Augentropfen
- Dexamethason
- Fluorometholon
- Hydrocortisonacetat
- Loteprednoletabonat
- Prednisolonacetat
- Rimexolon

3.3.2 Nicht-steroidale Antiphlogistika

Nicht-steroidale Antiphlogistika wirken über eine Hemmung der Cyclooxygenase und eine dadurch verminderte Prostaglandinsynthese. Sie greifen spezifisch in die Entzündungskaskade ein. Typische Anwendungsgebiete sind weniger ausgeprägte nicht-infektiöse Entzündungen des vorderen Augenabschnitts und die Behandlung und Prophylaxe postoperativer oder posttraumatischer Makulaödeme.

Beispiele nicht-steroidaler antiphlogistischer Augentropfen
- Ketorolac
- Indomethacin
- Diclofenac
- Fluorbiprofen

3.4 Antiglaukomatosa

In der Glaukomtherapie kommen verschiedene Augendruck-senkende Wirkstoffe zum Einsatz. Wegen der Notwendigkeit der Dauertherapie ist die Verträglichkeit (Konservierungsmittel) von besonderer Bedeutung.

Folgende Wirkstoffgruppen werden in der Glaukomtherapie angewendet:
- **Betablocker (Timolol, Betaxolol, seltener Carteolol, Metipranolol, Levobunolol):** meist 2× täglich, Drucksenkung durch Senkung der Kammerwasserproduktion. Nebenwirkungen: Bronchokonstriktion, Bradykardie, Hypotension, Rhythmusstörungen (AV-Überleitungsstörungen).
- **Prostaglandinderivate (Latanoprost, Travoprost, Bimatoprost, Tafluprost).** Einmal täglich, Drucksenkung durch Erhöhung des uveoskleraler Abfluss. Nebenwirkungen: vermehrtes Wimpernwachstum, Veränderung Irispigmentierung, Makulaödem, intraokulare Entzündungen, selten systemische Nebenwirkungen.
- **Alpha-adrenerge Agonisten (Brimonidin, Clonidin, Apraclonidin):** meist 3× täglich, Drucksenkung durch Senkung der Kammerwasserproduktion und Verbesserung des Kammerwasserabfluss. Nebenwirkungen: Hypotension, Müdigkeit, Schläfrigkeit, Allergie, trockener Mund, Kontraindikation bei Kindern: Gefahr von Apnoe-Anfällen.
- **Carboanhydrasehemstoffe (Dorzolamid, Brinzolamid):** Meist 2× täglich, Drucksenkung durch Verminderung der Kammerwasserpro-

duktion. Nebenwirkungen: meist lokal, bitterer Geschmack, Kaliumverlust, **Kontraindikation bei Sulfonamidallergie.**
- **Parasympathomimetika (Pilocarpin):** heute Reservetherapeutikum, Mittel der Wahl beim Winkelblockglaukom. Meist 3–4× täglich, Drucksenkung durch Verbesserung des Kammerwasserabfluss. Nebenwirkungen: Bradykardie, Hypotension, Miosis, Akkommodationslähmung, selten Amotio retinae.

Bei Augendruckkrisen und beim Glaukomanfall ist eine vorübergehende systemische drucksenkende Therapie notwendig:
- systemische Gabe eines **Carboanhydrasehemmstoffes (Azetazolamid):** Intravenös werden zur Drucksenkung 500 mg infundiert, eine orale Therapie mit bis zu 3×250 mg Tabletten ist möglich. Eine Kaliumsubstitution und Kontrollen des Kaliumspiegels im Blut sind wegen des renalen Kaliumverlustes notwendig. Nebenwirkungen: kardiale Beschwerden, Magen-Darmbeschwerden, Geschmacksveränderungen, Tremor, Entwicklung von Nierensteinen. Kontraindikation ist eine bekannte Sulfonamidallergie.
- intravenöse Gabe eines **osmotischen Diuretikums** (z. B. 250 ml Mannitol 20%) zur Entwässerung des Glaskörpers. Die wichtigsten Nebenwirkungen ergeben sich aus der Herz-Kreislaufbelastung wegen des Flüssigkeitsverlustes.

3.5   Mydriatika

Die Weitstellung der Pupille (Mydriasis) hat in der Diagnostik der Ophthalmologie (Funduskopie) und Therapie bei intraokularen Reizzuständen (Ruhigstellung der Iris, Verband von innen, Lösung/Vermeidung von hinterer Synechien) eine große Bedeutung. Die Dauer der Mydriasis hängt vom Wirkstoff ab (Atropin am längsten, mehrere Tage). Daneben kommt es zu einer Zykloplegie, d. h. zur Hemmung der Akkommodation.

Folgende Wirkstoffe werden eingesetzt:
- **Anticholinergica:** Atropin, Scopolamin, Cyclopentolat
- **Sympathomimetica:** Phenylefrin

3.6   Antiallergika und Dekongestiva

Allergien gehören zu den häufigsten Ursachen für oberflächliche Augenreizungen. Folgende Wirkstoffgruppen werden eingesetzt:
- **Mastzellstabilisatoren:** Cromoglycinsäure, Nedocromil, Lodoxamid
- **H1-Blocker:** Azelastin, Emedastin, Levocabastin
- **Mastzellstabilisator kombiniert mit H1-Blocker:** Ketotifen, Epinastin
- **Phospholipase-A2-Blocker:** Olopatadin

Des Weiteren können vasokonstriktive Substanzen (Dekongestiva, »Weissmacher«) die Symptome einer Oberflächeninjektion lindern. Die Therapie ist jedoch nicht kausal antiallergisch.

Folgende Wirkstoffe werden eingesetzt:
- **Sympathomimetika:** Tetryzolin, Tramazolin, Naphazolin

3.7   Lokalanästhetika

Lokalanästhetika finden in der Augenheilkunde eine breite Anwendung für die Diagnostik und interventionelle Maßnahmen (z. B. Operationen, Fremdkörperentfernung).

> **Wegen der Anästhesie der Augenoberfläche darf niemals eine therapeutische Anwendung durch den Patienten erfolgen. Schwerste Verletzungen und Infektionen der Hornhaut bis zum Verlust des Auges können wegen der Schmerzfreiheit resultieren.**

Folgende Wirkstoffe werden eingesetzt:
- Oxybuprocain
- Proxymetacain

3.8   Filmbildner

Die Keratokonjunctivitis sicca (trockenes Auge) ist eine sehr häufige Oberflächenstörung des Auges. Der dreischichtige Tränenfilm (Lipide, wässrige Phase, Muzinschicht der Becherzellen) verliert die physiologische Struktur.

Der pharmazeutische Markt für Tränenersatzpräparate ist enorm. Prinzipiell kann die Applikation als Tropfen, Gel oder Salbe erfolgen. Je dickflüssiger das Präparat, desto länger ist die Adhäsion auf der Augenoberfläche. Salbenpräparate führen zu einem vorübergehenden Schleiersehen und sind insbesondere sinnvoll in der Anwendung im Schlaf.

Neuentwicklungen und Kombinationspräparate sind häufig.

Folgende Wirkstoffe sind derzeit verfügbar:
- Hyaluronsäure
- Polyvinylalkohol
- Carbomer
- Methycellulose
- Polysaccharide
- Dexpanthenol
- Retinolpalmitat (Vitamin A)
- Perfluorohexyloctan

Wegen der entzündlichen Komponente des trockenen Auges kommen in der Siccatherapie auch entzündungshemmende Substanzen zum Einsatz:
- Glukokortikoide
- Ciclosporin A

3.9 Konservierungsmittel

Konservierungsmittel sollen die mikrobielle Kontamination der Augentropfen verhindern. Konservierungsmittel wirken als Detergenzien (Disruption von Zellmembranen) oder durch oxidative Reaktionen (Hemmung des Metabolismus von Mikroorganismen).

Neben dem gewünschten Effekt der Haltbarkeit der Augentropfen haben Konservierungsmittel negative Auswirkungen auf den Tränenfilm und die Augenoberfläche. Insbesondere die chronische Anwendung kann eine massive Oberflächenstörung zur Folge haben.

Folgende **Wirkstoffe** werden in der Augenheilkunde **als Konservierungsmittel** eingesetzt:
- Ammoniumverbindungen: **Benzalkoniumchlorid** (am häufigsten angewendet), Cetrimid, Polyquad
- Quecksilberverbindungen: Thiomersal, Phenylmerkuriat
- Alkohole: Chlorobutanol
- Carbonsäure: Sorbinsäure
- Phenole: Parabene

- Amidine: Chlorhexidin
- Andere: Disodium EDTA

Wegen der möglichen Nebenwirkungen der Konservierungsmittel in der Lokaltherapie können konservierungsmittelfreie Augentropfen (als sog. Einmalophthiolen) eingesetzt werden.

Daneben gibt es neue Konservierungsstoffe, die beim der Anwendung der Augentropfen auf der Oberfläche zerfallen (Natriumperborat, Oxychloro-Komplex). Eine weitere Option der Konservierungsmittel-freien Medikamentenapplikation ist die Anwendung von speziellen Multidosisbehältnissen, die eine Keimbesiedelung in der Augentropfflasche vermeiden.

3.10 Intravitreale Medikamenteneingabe

Die Gabe von Medikamenten direkt in den Glaskörperraum hat die Therapie verschiedener Augenerkrankungen in den letzten Jahren revolutioniert. So wurde mit der intravitrealen Gabe von Anti-VEGF-Präparaten das Risiko der Erblindung im Rahmen der altersbezogenen neovaskulären Makuladegeneration (nAMD) deutlich gesenkt. Die intravitreale Medikamenteneingabe erfolgt in Deutschland als ambulanter Eingriff unter sterilen Bedingungen in einem Eingriffsraum. Die Injektion erfolgt typischerweise in Tropfanästhesie am liegenden Patienten über die pars plana – also in 3–4 mm Abstand vom Limbus. In der nachstehenden Tabelle sind die meist benutzten Medikamente mit ihrem Indikationsbereich und ihren typischen Nebenwirkungen aufgelistet.

3.10.1 Antibiotika

Antibiotika werden intravitreal bei einer Infektion des Augeninhalts z. B. bei einer Endophthalmitis meist im Rahmen einer Vitrektomie gegeben. Typische Präparate sind Ceftazidim (2 mg/0,1 ml) und Vancomycin (1 mg/0,1 ml) Während Vancomycin den grampositiven Bereich abdeckt, sichert Ceftazidim den gramnegativen Bereich. Da die Vitrektomie notfallmäßig durchgeführt wird, weiß man

□ Tab. 3.2 Typische Medikamente, die intravitreal gegeben werden mit ihren Indikationen und typischen Komplikationen

Wirkstoffgruppe Wirkstoff	Anwendungsgebiete	Nebenwirkungen, Komplikationen
Antibiotika		
Ceftazidim	Prophylaxe nach Kataraktoperation Endophthalmitis	
Vancomycin	Endophthalmitis	
Antimykotika		
Voriconazol	Pilzendophthalmitis	
Amphotericin B	Pilzendophthalmitis	
Virustatika		
Ganzcyclovir	CMV Retinitis	
Foscarnet	Akute retinale Nekrose (HSV, VZV)	
Steroide		
Triamcinolon	Makulaödem	Glaukom, Katarakt
Dexamethason	Makulaödem bei - Venenverschlüssen - diabetischer Retinopathie - Uveitis	Glaukom, Katarakt Dislokation in die Vorderkammer mit Hornhautdekompensation
Fluocinolon	Diabetisches Makulaödem	
Anti-VEGF Präparate		
Ranibizumab – Lucentis®	Neovaskuläre AMD Diabetisches Makulaödem CNV bei pathologischer Myopie Makulaödem bei ZVV oder AVV	Druckanstieg Endophthalmitis
Aflibercept – Eylea®	Neovaskuläre AMD Diabetisches Makulaödem CNV bei pathologischer Myopie Makulaödem bei ZVV oder AVV	
Bevacizumab – Avastin®	Neovaskuläre AMD Diabetisches Makulaödem CNV bei pathologischer Myopie Makulaödem bei ZVV oder AVV	

zum Zeitpunkt der Medikamenteneingabe noch nicht, welcher Erreger sich hinter der schweren Infektion verbirgt. Daher muss man lokal so breit wie möglich abdecken. Zur Prophylaxe der postoperativen Endophthalmitis nach Kataraktoperationen wird von vielen Operateuren Cefuroxim (1 mg/ 0,1 ml) am Ende der Operation in die Vorderkammer gegeben. Vorsicht ist geboten bei der Anwendung von Aminoglycosiden wie Gentamycin als Prophylaxe einer Infektion nach Operationen mit nahtfreiem Wundverschluss. Gelangt Gentamycin in zu hoher Konzentration ins Auge kann es zu einer Netzhautnekrose kommen.

3.10.2 Antimykotika

Pilzmittel kommen als intravitreale Injektionen zum Einsatz, wenn man von einer intraokulären Mykose ausgehen muss. Derartige Krankheitsbilder kommen meist bei immunsupprimierten Patienten als endogene Endophthalmitis vor oder mit einer langen Latenz nach Kataraktoperationen. Zur Anwendung kommt Amphotericin B (5 mg/0,1 ml) oder Voriconazol (100 µg / 0,1 ml).

3.10.3 Virustatika

Im Rahmen von virusbedingten Netzhauterkrankungen können intravitreal applizierte Virustatika zusätzlich zur systemischen Gabe sehr hilfreich sein, um beispielsweise die Nebenwirkungen einer Therapie zu reduzieren. Eingesetzt werden Ganzcyclovir oder Foscarnet bei der Retinitis durch das Cytomegalovirus (CMV-Retinitis). Das Ganzcyclovir gibt es auch als Implantat, das die Substanz langsam in das Auge freisetzt.

3.10.4 Steroide

Intravitreale Steroide werden eingesetzt, um bei entzündlichen Augenerkrankungen anti-inflammatorisch zu wirken. So kann ein Makulaödem im Rahmen einer Uveitis reduziert werden. Eine gute Wirksamkeit beobachtet man auch beim Makulaödem als Folge eines retinalen Venenverschlusses oder im Rahmen der diabetischen Retinopathie. Steroide können als kristallines Glykokortikoid, intravitreal oder parabulbär appliziert werden. Länger anhaltende Wirkungen entfalten sog. *slow-release* Systeme.

Alle Steroide, die intravitreal oder parabulbär oder auch nur als Augentropfen gegeben werden, können zu einer deutlichen Linsentrübung führen oder zu einem Anstieg des Augeninnendrucks. Ein vorbestehendes Glaukom kann sich dadurch verschlechtern.

3.10.5 Anti-VEGF-Präparate

Der *vascular endothelial growth factor A* (VEGF-A) ist eines der Schlüsselmoleküle für Angiogenese und Neovaskularisation. Neben der physiologischen Aktivität beobachtet man in hypoxischen Geweben eine vermehrte Ausschüttung von VEGF–A. Es kommt daher zum Einsprossen von neugebildeten Kapillarschläuchen in das hypoxische Gewebe und zu einer vermehrten Durchlässigkeit der vorhandenen Gefäße. Die Hemmung der Angiogenese durch Antikörper gegen VEGF-A z. B. Bevacicumab hat man ursprünglich in der Tumortherapie metastasierender kolorektaler Tumore genutzt. Da Neovaskularisation und vermehrte Kapillarpermeabilität aber auch bei einer Reihe von Netzhauterkrankungen eine große Rolle spielen, wurde zunächst Bevacizumab auch bei der neovaskulären Makuladegeneration (nAMD) mit großem Erfolg eingesetzt. Inzwischen sind Aflibercept und Ranibizumab für die intravitreale Therapie der in ❏ Tab. 3.2 genannten Netzhauterkrankungen zugelassen. Während Bevacizumab ein vollständiger Antikörper mit FC und FAB Struktur ist, handelt es sich beim Ranibizumab nur um den antigenbindenden Teil eines Antikörpers (FAB). Beide binden VEGF-A, bevor es an seinen Rezeptor binden kann. Aflibercept beinhaltet als Antikörper die extrazellulären Domänen der natürlichen VEGF-A Rezeptoren und fängt damit ebenfalls VEGF ab, bevor es seine biologische Wirkung entfalten kann.

Aufgrund ihrer pharmakologischen Eigenschaften müssen Anti-VEGF-Präparate mehrfach gegeben werden. Für die meisten Indikationen wird eine sog. *Upload*-Phase aus drei Injektionen im Abstand von 4 Wochen empfohlen. Daran schließt sich ein variables Therapieregime an, wobei die Indikation zur Weiterbehandlung vom Visus, dem Fundusbefund und der optischen Kohärenztomographie (OCT) abhängt.

Neben den o. g. Indikationen werden Anti-VEGF Präparate auch für andere Indikationen außerhalb des Zulassungsbereiches (*off-label*) eingesetzt, wie etwa bei der Frühgeborenenretinopathie oder beim neovaskulären Glaukom.

3.11 Photodynamische Therapie

Ein anderer Ansatz in der Behandlung der nAMD oder anderer exsudativer Netzhauterkrankungen ist die photodynamische Therapie mit Verteporfin. Das Behandlungsprinzip besteht in der Induktion einer lichtinduzierten Thrombose in der Neovaskularisation. Zunächst appliziert man den Wirkstoff Verteporfin, ein Porphyrinderivat als i.v.-Injektion. Das Medikament reichert sich in stoffwechselaktiven Gefäßregionen an. Durch die anschließende Bestrahlung der Makulaläsion mit einem 680-nm-Laser kommt es zu einem Rückgang der Exsudation. In klinischen Studien konnte nachgewiesen werden, dass die Verschlechterung des Visus bei bestimmten Typen von Gefäßmembranen unter der Netzhaut geringer ist als im Spontanverlauf. Die PDT mit Verteporfin ist allerdings den modernen Anti-VEGF-Therapien unterlegen und wird daher bei der nAMD nur noch als Reservemethode eingesetzt. Sinnvoll und erfolgreich ist die PDT allerdings noch für die Behandlung der chronischen Chorioretinopathia centralis serosa (CRCS).

Im weitesten Sinne kann auch die Hornhautquervernetzung zu den photodynamischen Therapieansätzen gerechnet werden. Die Hornhautquervernetzung kann zur Behandlung bestimmter Stadien eines Keratokonus eingesetzt werden. Nach Entfernung des Hornhautepithels wird die Hornhaut mit dem Wirkstoff Riboflavin 0,1 % für bis zum 30 Minuten beträufelt um dann für 30 Minuten mit UV Licht von 365–370 nm bestrahlt zu werden. Man hofft so, eine Verbesserung der mechanischen Eigenschaften der Hornhaut zu erreichen.

3.12 Immunsuppression

Immunsuppressiva werden in der Augenheilkunde zur Behandlung schwerer entzündlicher Erkrankungen oder bei der Behandlung oder Prophylaxe von Abstoßungsreaktionen nach Hornhauttransplantation eingesetzt. Primär setzt man für diese Indikationen Steroide ein, wobei für die Therapie der chronischen Uveitis beispielsweise eine Dosis von 1 mg/KG Körpergewicht Prednison beim Erwachsenen empfohlen wird. Eine längerfristige Steroidtherapie sollte ausgeschlichen werden, wobei

eine Reduktion der Dosis um 10 mg/Woche empfohlen wird. In akuten oder perakuten Situationen besteht auch die Möglichkeit einer Hochdosissteroidtherapie (Megadosis). So kann man etwa bei der akuten Neuritis nervi optici eine Dosierung von 1 g/Tag i. v. geben. Systemisch gegebene Steroide können zu erheblichen Nebenwirkungen führen.

- **Nebenwirkungen**
  - Gewichtszunahme
  - Appetitsteigerung
  - Störungen der Emotionalität
  - Depression, Angstzustände
  - Halluzinationen
  - Hautatrophien
  - Muskelschwäche
  - Wundheilungsstörungen
  - Akne
  - Osteoporose
  - Diabetes
  - Hypertonus
  - Glaukom
  - Katarakt
  - Magenulkus
  - Erhöhte Infektionsanfälligkeit
  - Wachstumsstörungen

In manchen Fällen wird man daher in der Therapie der chronischen Uveitis aber auch in der Immunsuppression von Transplantatabstoßungen auf andere Therapeutika wechseln müssen. Gerade in der Langzeittherapie der Prophylaxe der Transplantatabstoßung ist eine Steroidtherapie nicht sinnvoll. Hier eignet sich vor allem das Mycophenolatmofetil.

Nicht-steroidbasierte Immunsuppressiva
- Methotrexat 0,15 mg/kg Körpergewicht einmal wöchentlich
- Sulfasalazin 1000 – 2000 mg/Tag bei HLAB 27 pos. Uveitis
- Cyclosporin A 2,5 – 10 mg/kg Körpergewicht/Tag oral
- Mycophenolatmofetil 2 × 0,5 – 1 gr/Tag
- Adalimumab 40 mg 1 – 2×/Woche
- Infliximab 3 – 5 mg/Kg Körpergewicht (alle 2–8 Wochen)
- Interferon a2a bei Behcet Uveitis
- Cyclophosphamid, Etanercept als Reservemittel

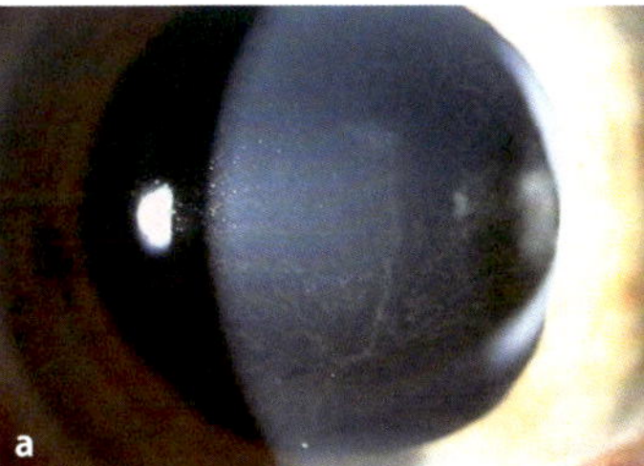
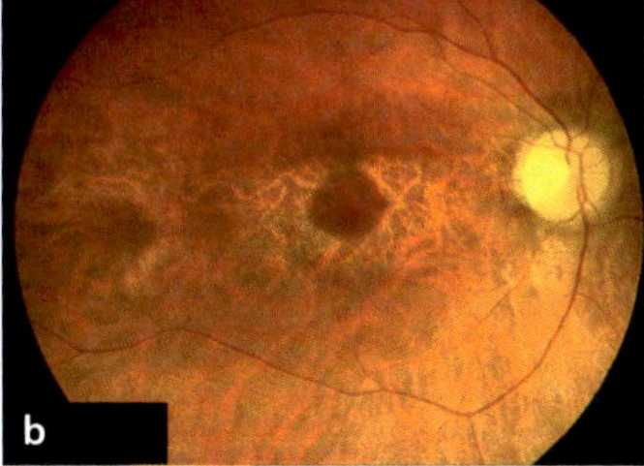
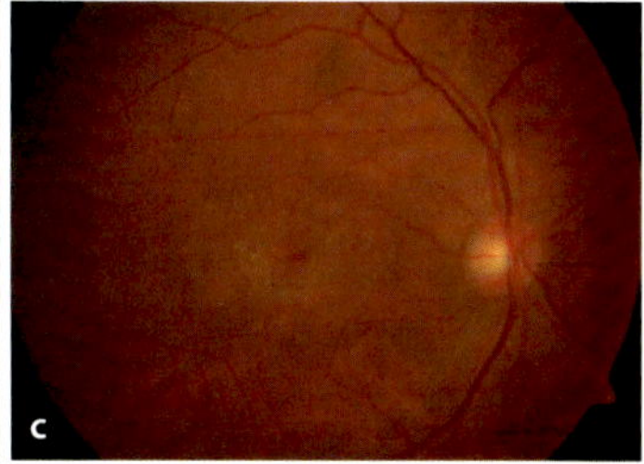

Abb. 3.1a–c Medikamentennebenwirkungen am Auge. **a** Cornea verticillata nach Amiodaroneinnahme. **b** Makulopathie nach Chloroquineinnahme. **c** Makulopathie nach Tamoxifeneinnahme.

3.13 Okuläre Nebenwirkungen systemisch eingesetzter Medikamente

Zahlreiche Wirkstoffe, die zur Behandlung nicht-okulärer Erkrankungen eingesetzt werden, können am Auge zum Teil erhebliche Nebenwirkungen haben. Es ist wichtig, diese Nebenwirkungen zu kennen, da die Verordnung dieser Präparate ohne eine geeignete augenärztliche Kontrolle zu erheblichen Konsequenzen für den betroffenen Patienten führen können – mit irreversibler Sehschädigung, aber auch zu erheblichen Konsequenzen für den verordnenden Arzt, der im Falle solcher Nebenwirkungen dann juristisch zu belangen ist, wenn er die augenärztliche Kontrolle nicht anordnet. Im Folgenden wird exemplarisch auf einige wichtige Wirkstoffe eingegangen. Eine vollständige Liste würde den Umfang dieses Buches aber bei weitem überschreiten.

3.13.1 Tuberkulostatika, Ethambutol

Ethambutol gehört zur Basisbehandlung der Tuberkulose. Ethambutol kann eine Optikopathie hervorrufen, die in einer Optikusatrophie münden kann. Daher sind entsprechende augenärztliche Kontrollen unter einer Therapie mit Ethambutol indiziert.

Eine Optikusatrophie als Folge einer Ethambutoltherapie ist irreversibel. Es kommt zu einem Zentralskotom mit erheblicher Visusreduktion beim Patienten.

3.13.2 Antirheumatika, Chloroquin

Chloroquin wird zur Prophylaxe der Malaria eingesetzt, in sehr viel höherer Dosierung und in einer Langzeittherapie auch bei Kollagenosen wie dem Lupus erythematodes sowie anderen Erkrankungen des rheumatischen Formenkreises. Chloroquin kann zu einer typischen Makulopathie führen, die über eine konzentrische Pigmentepitheliopathie um die Fovea herum schließlich zu einer zentralen Pigmentepithelatrophie führt, die einer geographischen Atrophie ähnlich ist. Im Frühstadium erkennt man eine Farbsinnstörung (Protanomalie) und ein parazentrales Relativskotom. In der Autofluoreszenz kommt es zunächst zu einer Intensitätszunahme im betroffenen Areal, später zu einer Abnahme des Signals. Im Elektrookulogramm kommt es zu einer Reduktion des Hellanstiegs. Die Makulopathie tritt auf, wenn die kumulative Dosis 80 g überschreitet, was bei einer Gabe von 1×250 mg/d nach einem Jahr der Fall ist (■ Abb. 3.1).

Treten Zeichen der Chloroquinmakulopathie auf, ist das Präparat auf jeden Fall abzusetzen. In gewissen Grenzen kann es dann zu einer sehr langsamen Erholung der Netzhautfunktion kommen.

3.13.3 Steroide

Steroide gehören zu den besonders häufig eingesetzten antientzündlichen Medikamenten, die am Auge spezifische Nebenwirkungen hervorrufen können. Steroide werden systemisch in Form von Tabletten oder Injektionen eingesetzt. Sie werden aber auch lokal eingesetzt beispielsweise in Inhalatoren, z. B. als Asthmaspray, als intraartikuläre Injektionen, oder in Rektalschäumen, z. B. bei chronisch entzündlichen Darmerkrankungen oder auch als Hautsalben. Alle Applikationsformen können zu Nebenwirkungen am Auge führen. Zu den typischen Nebenwirkungen gehören die Linsentrübung (Steroidkatarakt), der Anstieg des Augendrucks (Steroidglaukom) und ein chronisches Makulaödem. Steroide erhöhen außerdem das Risiko für Infektionen.

3.13.4 Antiarrhythmika, Amiodaron

Amiodaron wird für die Behandlung schwerer Herzrhythmusstörungen eingesetzt. Amiodaron kann am Auge zu einer linienförmigen epithelialen Hornhauttrübung führen, die als Cornea verticillata beschrieben wird. Diese Veränderung ist meist asymptomatisch, lediglich in weit fortgeschrittenen Fällen kann es zu Blendungserscheinungen und geringer Sehbeeinträchtigung kommen. Eine Cornea verticillata ist zunächst kein Grund, das Präparat abzusetzen. Man muss aber den Verlauf an der Hornhaut dokumentieren und bei Fortschreiten der Hornhauttrübung Rücksprache mit dem Kardiologen halten, um das Für und Wider der Amiodarongabe zu besprechen. Problematischer als die Cornea verticillata (◘ Abb. 3.1) ist eine Optikusatrophie, die unter Amiodarongabe auftreten kann. Frühzeichen dieser schweren Erkrankung sind nicht bekannt. Manchmal tritt vorher auch eine Papillenschwellung auf, die mit einer anterioren ischämischen Optikoneuropathie (AION) verwechselt werden kann. Dies ist umso wahrscheinlicher, weil es sich bei den Betroffenen um Patienten mit einem erheblichen kardiovaskulären Risikoprofil handelt.

3.13.5 Tamoxifen

Tamoxifen wird zur Behandlung hormonrezeptorpositiver Mammakarzinome eingesetzt. Tamoxifen kann zu einer Pigmentepitheliopathie mit sekundärer Photorezeptordegeneration in der Makula (◘ Abb. 3.1) und darüber hinaus in der gesamten Netzhaut führen. An der Netzhaut erkennt man Pigmentepithelveränderungen und später eine Art »Pfeffer-und-Salz-Fundus«.

3.13.6 Phosphodiesterase-5-Hemmer

Zu dieser Gruppe gehören Wirkstoffe wie Sildenafil, Vardenafil und Tadalafil, die zur Behandlung der erektilen Dysfunktion eingesetzt werden. Diese Präparate werden in großem Umfang eingesetzt und möglicherweise auch außerhalb der regulären Verordnungspraxis. Die Gabe dieser Wirkstoffe kann zu Farbsinnstörungen, einer zentralen Chorioretinopathie und einer anterioren ischämischen Optikoneuropathie führen. Ursache ist möglicherweise eine Beeinträchtigung der Phosphodiesterase 6 in den retinalen Fotorezeptoren durch eine Restaffinität dieser PDE-5 Wirkstoffe.

3.13.7 Tamsulosin

Tamsulosin ist ein alpha-1 selektiver Adrenorezeptorenblocker und wird zur Behandlung von gutartigen Prostataerkrankungen zur Erleichterung der Blasenentleerung eingesetzt. Er kann bei Patienten ein sog. Floppy-Iris-Syndrom hervorrufen. Dabei handelt es sich um eine ungewöhnliche Beweglichkeit der Iris, die vor allem bei der Kataraktoperation störend sein kann. Insofern sollte man vor einer entsprechenden Operation gezielt nach diesen Präparaten fragen.

3.14   Klinischer Fall

Fallbeispiel

Eine 64-jährige Patientin stellt sich wegen seit Jahren bestehenden geröteten und geschwollenen Augen vor. Die Augen würden oft brennen. Das Sehen sei seit Jahren schon nicht gut. Regelrechte Schmerzen bestünden nicht. Aus der Anamnese geht hervor, dass sie seit mehr als 20 Jahren drucksenkende Tropfen auf beiden Augen nimmt, weil einmal ein erhöhter Augeninnendruck festgestellt worden ist. Sie habe außerdem Schwierigkeiten mit der Luft. Das Atmen falle ihr schwer. Ansonsten habe sie keine Erkrankungen und keine Allergien. Die Untersuchung ergibt eine Sehschärfe von

rechts 0,6 mit +1,0 ssph comb. – 1,5 cyl A90°
und links 0,8 mit +0,5 ph comb. – 0,5 cyl A85°.
Der Augeninnendruck liegt bei 18 mmHg bds.
Die Spaltlampenuntersuchung ergibt bds.
deutlich verdickte Ober- und Unterlider. Die
Konjunktiva tarsi ist stark hyperämisch, es zeigen sich verdickte Papillen und die Bindehaut
ist von feinen weißen Linien durchzogen. Die
Hornhaut ist bds. deutlich gestippt im Sinne
des trockenen Auges, die Vorderkammer ist
mitteltief und reizfrei. Die Pupille ist rund und
sehr eng, sie spielt wenig bis gar nicht auf
Licht. Die Linse scheint altersentsprechend.
Die Fundusuntersuchung ergibt eine rand-
scharfe Papille mit einer rundlichen zentralen
Exkavation von 0,6. Die Makula zeigt einige
wenige gelbliche Einlagerungen.
Die Gesichtsfelduntersuchung ergibt keinen
krankhaften Befund.
Auf näheres Befragen erfahren Sie, dass die
Patientin seit Jahren eine Kombination aus Pilocarpin und einem ß-Blocker tropft. Die Tropfen sind mit Konservierungsstoffen stabilisiert.
Die höchsten Druckwerte lagen bei 21 mmHg.
Sie vermuten eine **konservierungsmittelassoziierte toxische Konjunktivitis bds.** Sie setzen
die bisherige Therapie ab, verordnen unkonservierte Tränenersatzmittel und messen
mehrfach den Augendruck. Hierunter bildet
sich die Rötung der Augen langsam zurück.
Die Beschwerden lassen nach. Die Druckwerte
liegen ohne eine spezifisch drucksenkende
Therapie um 20 mmHg, was in Anbetracht der
Gesichtsfeld- und Papillensituation akzeptabel
erscheint. Die Atembeschwerden der Patienten
lassen ebenfalls nach, da die systemischen Nebenwirkungen der ß-Blocker wegfallen.

Übungsfragen

1. Wie entstehen systemische Nebenwirkungen durch Augentropfen und wie kann man
   die systemischen Nebenwirkungen von lokal applizierten Augentropfen reduzieren?
2. Woran muss man stets denken, wenn man
   antibiotische Augentropfen, z. B. wegen
   einer eitrigen Konjunktivitis verordnet?
3. Welche Antiglaukomatosa sind bei Asthma-
   tikern und Patienten mit einer obstruktiven
   Atemwegserkrankung absolut kontraindiziert?
4. Warum darf man eigentlich Patienten,
   die wegen einer Erosio corneae Schmerzen
   am Auge haben keine Lokalanästhetika
   verordnen?
5. Welche schwere visusbedrohende okuläre
   Nebenwirkung kann Chloroquin haben,
   wenn es regelmäßig als Rheumamittel eingenommen wird?

Lösungen ▶ Kap. 28

Grundlagen der operativen Therapie

Peter Walter, Niklas Plange

4.1 **Allgemeines** – 48

4.2 **Refraktive Eingriffe** – 48

4.3 **Hornhautoperationen** – 49

4.4 **Kataraktoperation** – 50

4.5 **Eingriffe beim Glaukom** – 51

4.6 **Netzhautoperationen** – 52
4.6.1 Episklerale Plomben, Cerclage – 52
4.6.2 Pneumatische Retinopexie – 52
4.6.3 Vitrektomie – 53

4.7 **Schieloperationen** – 53

4.8 **Operationen an den Lidern** – 54

4.9 **Enukleation** – 55

4.10 **Grundzüge der Laserkoagulation der Netzhaut** – 55
4.10.1 Panretinale Laserkoagulation – 56
4.10.2 Fokale Laserkoagulation – 56
4.10.3 Photodynamische Therapie – 57

P. Walter, N. Plange, *Basiswissen Augenheilkunde*,
DOI 10.1007/978-3-662-52801-3_4, © Springer-Verlag Berlin Heidelberg 2017

Die ophthalmologischen Operationen der vorderen Augenabschnitte umfassen die **refraktiven Eingriffe** zur operativen Korrektur von Fehlsichtigkeiten, die Eingriffe zur Linsenentfernung (**Kataraktoperation**), die Hornhautoperationen und hier vor allem die **Keratoplastik** (Hornhauttransplantation), die **Glaukomoperationen** zur Augendrucksenkung, die **Lidoperationen** zur Korrektur von Lidfehlstellungen und Rekonstruktion von Liddefekten , z. B. nach Lidtumorentfernung sowie die **Augenmuskeloperationen** zur Behandlung des Strabismus. Am hinteren Augenabschnitt unterscheidet man **episklerale Techniken** von der **Vitrektomie**. Die Netzhautablösung als häufiges visusbedrohendes Ereignis kann sowohl mittels episkleral aufgenähter Plomben, als auch mittels primärer Vitrektomie behandelt werden. Ziel ist jeweils der Verschluss des Netzhautlochs, das zur Netzhautablösung geführt hat.

Die Vitrektomie kommt zur Behandlung vieler Netzhaut- und Glaskörpererkrankungen zum Einsatz, wie bei Glaskörperblutungen, Netzhautablösungen, Uveitis, Verletzungen, u. v. a. m. Die operative Entfernung des Augapfels (**Enukleation**) wird durchgeführt bei großen Tumoren des Auges, bei einer schmerzhaften Augapfelschrumpfung (Phtisis bulbi) oder bei einer sympathischen Ophthalmie. **Laserbehandlungen der Netzhaut** werden bei vaskulären Erkrankungen durchgeführt wie bei der diabetischen Retinopathie, bei retinalen Venenverschlüssen o. a. Erkrankungen. Ihre Wirkung besteht in einer Reduktion ischämischer Netzhautareale und damit in der Risikoverminderung von Komplikationen, die ihre Ursache in der Ischämie haben.

4.1   Allgemeines

Die operative Therapie nimmt in der Augenheilkunde mindestens einen so großen Stellenwert ein, wie die konservative Behandlung. Viele Augenerkrankungen lassen sich überhaupt nur operativ behandeln. Augenoperationen sind typischerweise mikrochirurgische Prozeduren, die häufig mit einem Operationsmikroskop durchgeführt werden. In den letzten Jahren haben technologische Weiterentwicklungen zu einer erheblichen Verbesserung der operativen Verfahren in der Augenheilkunde geführt. Beispielsweise lassen sich heute Intraoku-

larlinsen durch Schnitte in das Auge einsetzen, die kleiner als 2 mm sind und keiner Naht mehr bedürfen. Die Entwicklung der Laserverfahren an der Hornhaut hat zu einer neuen Sichtweise bezüglich der Korrektur von Refraktionsfehlern geführt und die Entwicklung minimal invasiver Vitrektomieverfahren macht Netzhauteingriffe heute zunehmend sicherer und mit geringeren Belastungen für den Patienten durchführbar. Die deutliche Verbesserung der technologischen Möglichkeiten hat dazu geführt, dass diese Verfahren zunehmend angewendet werden. Inzwischen ist die Kataraktoperation die weltweit am häufigsten durchgeführte und sicher auch die erfolgreichste Operation.

Im Folgenden sollen die wesentlichen Operationstechniken an den verschiedenen Abschnitten des Auges skizziert werden.

4.2   Refraktive Eingriffe

Refraktive Eingriffe sind Operationen, mit denen die Brechkraft des Auges verändert wird (◘ Abb. 4.1). Üblicherweise wird die Brechkraft des Auges mit Brille oder Kontaktlinsen korrigiert. Es gibt aber Fälle, in denen diese Form der hilfsmittelbasierten Korrektur der Brechkraft entweder nicht gewünscht wird oder nicht ausreichend ist. Man unterscheidet refraktive Eingriffe an der Hornhaut und solche, die an der Linse durchgeführt werden.

— Die am weitesten verbreitete Technik des laserbasierten Refraktionsausgleichs an der Hornhaut ist das **LASIK**-Verfahren (◘ Abb. 4.1b). LASIK steht für Laser-in-situ-Keratomileusis. Hierbei wird zunächst eine vordere Hornhautlamelle in Form eines Deckels mit einem hobelartigen automatischen Messer (Mikrokeratom) präpariert und hochgeklappt. Anschließend wird mit einem Excimerlaser das Hornhautstroma in einem bestimmten vorher genau berechneten Ausmaß abgetragen. Schließlich wird die Lamelle (flap) wieder zurückgeklappt. Mit diesem Verfahren lassen sich mittlere Kurzsichtigkeiten bis 8 Dioptrien, aber auch mittelgradige Hyperopien und ein größerer Astigmatismus gut ausgleichen. Größere Probleme dieses Verfahrens sind selten. Manchmal kommt es vorübergehend zu einer

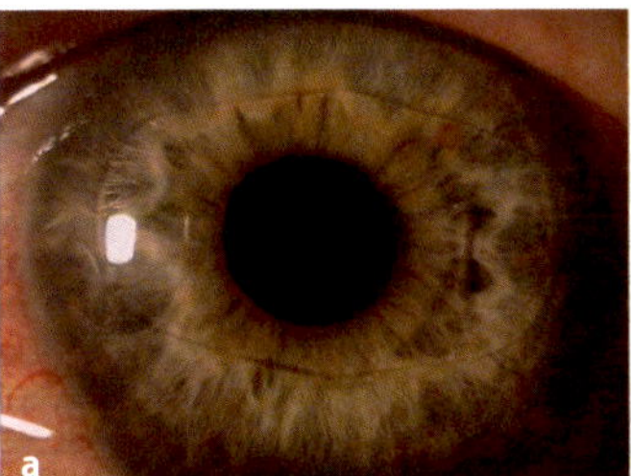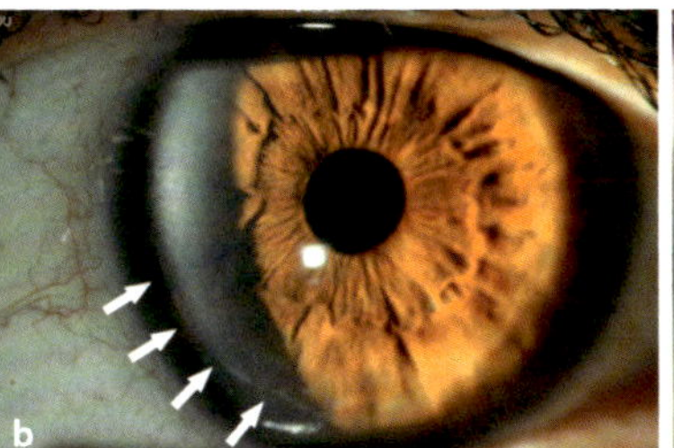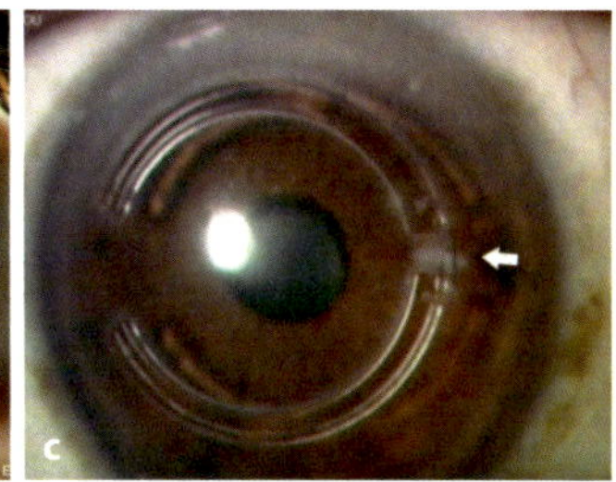

◘ Abb. 4.1a–c Refraktive Eingriffe. **a** Add-on Linse. Man erkennt eine künstliche Linse in der vorderen Augenkammer. Diese Linse wird mit einem flexiblen Bügelsystem in die Iris eingeclipt. Im Grunde handelt es sich um eine Art Kontaktlinse, die in das Auge eingesetzt wird. **b** LASIK. Hier erkennt man lediglich den Wundrand des präparierten Flaps, der leicht fibrosiert ist (Pfeile), was funktionell unkritisch ist. **c** Corneale Ringsegmente. Diese Inlays werden in das Stroma der Hornhaut geschoben zur Presbyopiekorrektur. Man erkennt hier an der Implantationszone neben dem noch liegenden Faden ebenfalls eine Fibrosierungszone (Pfeil)

Trübung des Hornhautstromas (haze). Erfolgt der Gewebsabtrag zu ausgedehnt, kann es zu mechanischen Instabilitäten der Hornhaut kommen wie beispielsweise bei der Ektasie des Endothels. Die Präparation der vorderen Lamelle wird heute zunehmend auch von einem Femtosekundenlaser übernommen.

— Beim **refraktiven Linsenaustausch** wird die Linse wie bei der Kataraktoperation (s. u.) entfernt und durch eine künstliche Linse ersetzt. Die Brechkraft der künstlichen Linse wird so gewählt, dass nach der Implantation das Auge emmetrop oder nur noch leicht kurzsichtig ist. Dieser Eingriff ist beispielsweise geeignet um bei einer Kurzsichtigkeit über 8 Dioptrien eine Korrektur zu erreichen. Bei geringeren Kurzsichtigkeiten eignen sich eher die Laserverfahren. Da die Patienten oft jung sind und der Linsenaustausch zu einem Verlust der Akkommodation führt, werden hier häufiger multifokale Intraokularlinsen eingesetzt.

— Eine weitere Möglichkeit sind sog. **Add-on Linsen** (◘ Abb. 4.1a). Dabei handelt es sich um Intraokularlinsen, die zusätzlich zu der natürlichen Linse ins Auge implantiert werden. Diese Zusatzlinsen können vor die Iris gesetzt werden, aber auch hinter die Iris und vor die natürliche Linse. Der Vorteil dieser Technik besteht darin, dass das Risiko für Komplikationen an der Netzhaut geringer ist, der Nachteil besteht in einem größeren Risiko für sekundäre Trübungen der natürlichen Linse.

— Seltener als die linsenbasierten Techniken und die LASIK Verfahren werden zur Behandlung der Presbyopie **Ringsegmente** in die Cornea eingesetzt (◘ Abb. 4.1c).

4.3 Hornhautoperationen

Die Hornhauttransplantation (Keratoplastik) bezeichnet die Verpflanzung einer Spenderhornhaut auf einen Empfänger. Die Gewinnung von Spenderhornhäuten erfolgt durch Hornhautbanken nach den Regeln der Gewebespende und des Transplantationsgesetzes.

Die **Transplantation einer Hornhaut** kann die gesamte Hornhautdicke als perforierende Keratoplastik oder eine Schicht der Hornhaut als lamelläre Keratoplastik umfassen:

— **Perforierende Keratoplastik:** Bei Hornhauterkrankungen, die alle Schichten der Hornhaut umfassen, ist die durchgreifende Hornhauttransplantation (perforierende Keratoplastik) notwendig. Die Spenderhornhaut wird mit einem bestimmten Durchmesser rund ausgestanzt. Eine analoge Trepanation erfolgt anschließend in der Empfängerhornhaut. Die möglichst passgenaue und stufenlose Fixierung der Spenderhornhaut in das Empfängergewebe erfolgt mit nicht-resorbierbaren Nylon 10-0-Nähten, die im Regelfall nach 12 Monaten entfernt werden.

- **Lamelläre Keratoplastik:** Hornhauterkrankungen, die nicht die gesamte Hornhaut betreffen, können mit einer lamellären Keratoplastik versorgt werden. Vorteil der lamellären Keratoplastik ist das reduzierte Risiko einer Abstoßungsreaktion. Die **DMEK (descemet membrane endothelial keratoplasty)** bezeichnet die Transplantation des Hornhautendothels. Die **DALK (deep anterior lamellar keratoplasty)** dient der Transplantation einer stromalen Lamelle unter Erhalt der Descemetmembran des Empfängers.

Ein relevantes klinisches Problem sind **Abstoßungsreaktionen nach Keratoplastik.** Wegen der Avaskularität der Hornhaut ist i. d. R. eine Immunsuppression nicht notwendig. Nach Transplantationsversagen oder im Rahmen von Abstoßungsreaktionen wird jedoch auch nach Hornhauttransplantationen eine dauerhafte Immunsuppression eingesetzt.

Eine weitere Komplikation, vor allem nach perforierender Keratoplastik, ist der postoperative Astigmatismus.

4.4 Kataraktoperation

Die Kataraktoperation gilt als häufigste Operation weltweit (◨ Abb. 4.2). Bei der Kataraktoperation wird die eingetrübte Linse unter Erhalt der Linsenkapsel und ihrer Aufhängung (Zonulafasern) entfernt. Anschließend wird eine Kunstlinse implantiert, um die nach der Linsenentfernung fehlende Brechkraft des Auges wieder auszugleichen. Durch gezielte Auswahl der Brechkraft der Intraokularlinse kann so eine festgelegte postoperative Brechkraft erreicht werden. Als Standard gilt heutzutage die Kataraktoperation mittels Phakoemulsifikation. Mit Ultraschallenergie wird der Linsenkern fragmentiert und gleichzeitig abgesaugt.

Die wichtigsten Schritte der Kataraktoperation sind:

- Legen der Zugänge: **Phakotunnel und Parazentesen.** Über den Hauptzugang wird das Handstück mit der Phakoemulsifikationsspitze eingeführt und am Ende der Operation die (gefaltete) Intraokularlinse implantiert.

- **Kapsulorhexis:** Kreisförmige Eröffnung der vorderen Kapsel mit einer gebogenen Nadel oder Pinzette.
- **Hydrodissektion und Hydrodelineation:** Mit Wasserdruck (Spritze mit kleiner Kanüle) werden die Kapsel von der Rinde und der Kern von der Rinde getrennt.
- **Phakoemulsifikation** des Linsenkerns: Das Phakoemulsifikationshandstück appliziert einerseits die Ultraschallenergie und verfügt über eine Saug-Spülvorrichtung. Diese saugt die Linsenfragmente ab während das Auge gleichzeitig über eine Infusion stabil gehalten wird.
- **Irrigation und Aspiration:** Rindenreste werden nun mit zwei kleineren Handstücken (üblicherweise über die Parazentesen) abgesaugt (Aspiration). Auch hier wird das Auge über die Infusion stabil gehalten (Irrigation).
- **Implantation der Intraokularlinse:** Die Implantation erfolgt meist als gefaltete Linse mit einem Implantierhandstück (Shooter) oder über spezielle Pinzetten. Diese entfaltet sich dann im Auge und wird im Kapselsack lokalisiert.

Wenn eine Kunstlinse (Intraokularlinse IOL) nicht im Kapselsack implantiert werden kann, so bestehen noch andere Optionen der Fixierung:

- **Sulcusfixierte IOL:** Die Haptiken stabilisieren die IOL im Sulcus ciliaris.
- **Sklerafixierte IOL:** bei vollständigem Kapselverlust kann die IOL transskleral vernäht werden.
- **Irisfixierte IOL:** ein spezielles IOL Design ermöglichen der Fixation im Iristroma (sog. Iris-clip Linsen).
- **Vorderkammer-IOL:** Die IOL wird in der Vorderkammer platziert, die Haptiken stabilisieren die IOL im Kammerwinkel.

Die Kataraktoperation wird meist in örtlicher Betäubung und i. d. R. als ambulanter Eingriff durchgeführt. Standardlinsen haben eine feste Brechkraft und erlauben keine Akkommodation. Typischerweise erfolgt der Refraktionsausgleich in der Ferne, sodass die Patienten nach der Operation in der Ferne ohne Brille sehen können, wohl aber eine

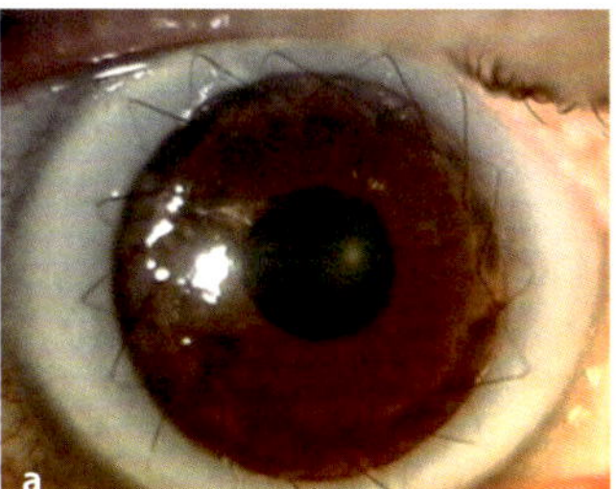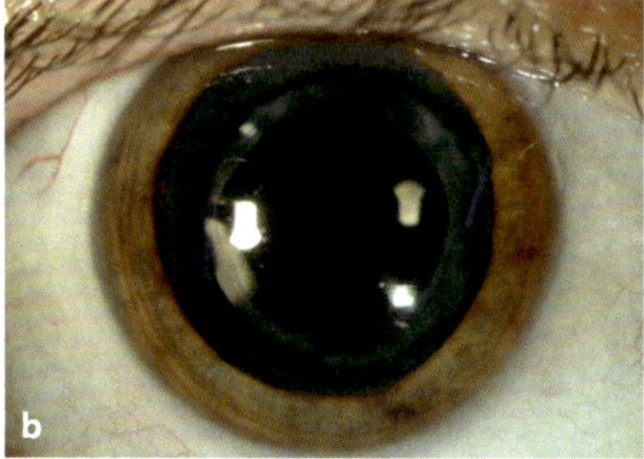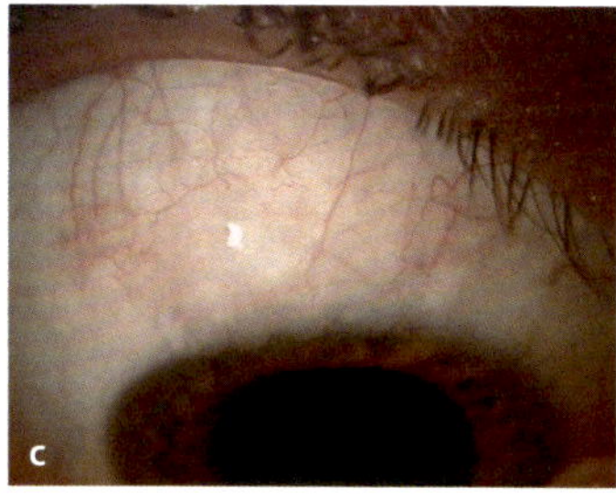

■ Abb. 4.2a–c Vorderabschnittsoperationen. **a** Perforierende Keratoplastik (PKP), Hornhauttransplantation. Patient nach erfolgter PKP bei stromaler Hornhauttrübung. Das transplantierte klare Hornhautscheibchen wurde mit zwei gegensinnig fortlaufenden Nylon 10-0 Nähten in die Empfängerhornhaut eingenäht. **b** Kataraktoperation. Bei weitgetropfter Pupille (Mydriasis) erkennt man die Kunstlinse im Kapselsack implantiert nach erfolgter Kataraktoperation. Die Haptiken (hier blau) fixieren und zentrieren die Optik der Kunstlinse im Kapselsack. **c** Sickerkissen nach Trabekulektomie. Bei der Trabekulektomie wird die Vorderkammer eröffnet und ein Teil des Trabekelwerks herausgeschnitten (penetrierendes Verfahren). Das aus dem Auge austretende Kammerwasser verteilt sich unter der Bindehaut und bläht diese auf. Diese Filtrationszone wird als Filterkissen bezeichnet

Brille zum Lesen benötigen. Typische Komplikationen der Kataraktoperation sind die postoperative Endophthalmitis, die Verletzung der Hinterkapsel mit Glaskörperverlust und nachfolgenden Netzhautproblemen, das zystische Makulaödem (Irvine-Gass-Syndrom) und die Fibrosierung der Hinterkapsel (Nachstar). Linsenoperationen können auch zu einem erhöhten Risiko einer Netzhautablösung führen.

4.5 Eingriffe beim Glaukom

Das Ziel der Glaukomoperationen ist die Senkung des Augeninnendruckes. Glaukomoperationen werden notwendig, wenn eine medikamentöse oder laserchirurgische Therapie nicht wirkungsvoll erscheint oder nicht möglich ist.

Prinzipiell werden Glaukominterventionen unterschieden, die den Abfluss verbessern oder die Kammerwasserproduktion vermindern. Chirurgische Verfahren zielen meist auf eine Verbesserung des Kammerwasserabflusses ab.

Im Folgenden sind die Prinzipien der wichtigsten Glaukomoperationen dargestellt:

- Die **Trabekulektomie** (■ Abb. 4.2c) gilt als der Goldstandard der filtrierenden Glaukomchirurgie. Hierbei wird ein künstlicher Abfluss des Kammerwassers unter die Bindehaut präpariert (Bildung einer Fistel). Es bildet sich ein Filterkissen in der Bindehaut. Bei der Trabekulektomie wird eine Eröffnung der Vorderkammer durch eine Exzision im Trabekelwerk erreicht. Das Kammerwasser filtriert durch die Öffnung unter einen Skleradeckel und dann weiter unter die Bindehaut. Diese bläht sich etwas auf und es entsteht eine Filtrationszone, das sog. Filterkissen. Durch die Trabekulektomie entsteht eine Verbindung vom Augeninneren nach außen, was das Risiko einer späteren Endophthalmitis (bakterielle Infektion des Augeninneren) birgt.

- Neuere operative Verfahren sind die **nichtpenetrierende Glaukomchirurgie** (Vermeidung der Hypotonie), **Operationen am Schlemmkanal** mit Mikrokathetern (Kanaloplastik) und **Operationen am Trabekelwerk**. Bei diesen Operationen wird die Eröffnung des Auges vermieden (keine Penetration) um das Risiko von Komplikationen zu verringern.

- Alternativen beim Versagen der Trabekulektomie sind **Implantate**, die den Kammerwasserabfluss verbessern sollen.

- In besonderen Fällen kann auch die segmentale Zerstörung des Ziliarkörperepithels mit einem ND-YAG Laser oder einem Infrarotlaser über die Herabsetzung der Kammerwasserproduktion zu einer Drucksenkung eingesetzt werden. Dieses Verfahren wird als **Cyclophotokoagulation (CPK)** bezeichnet und kann transskleral ab externo durchgeführt werden oder aber ab-interno mittels direkter Visualisierung des Ziliarkörpers im Operationsmikroskop oder aber über ein Multifunktionsendoskop.

— Bei der **chirurgischen Iridektomie** wird ein Fenster in die Iris geschnitten. Diese Operation wird beim Glaukomanfall eingesetzt. Durch die Iridektomie wird die Zirkulation des Kammerwassers zwischen hinterer Augenkammer und vorderer Augenkammer wiederhergestellt.

4.6   Netzhautoperationen

Man unterscheidet bei den Netzhauteingriffen solche, bei denen die Netzhaut direkt durch einen Zugang von der Glaskörperseite im Rahmen einer Vitrektomie behandelt wird, von Verfahren, bei denen die Netzhaut indirekt durch episklerale Plomben oder andere eindellende Elemente beeinflusst wird.

4.6.1   Episklerale Plomben, Cerclage

Custodis hat in den 1950er Jahren die Technik der episkleralen Plombe zur Behandlung der lochbedingten Netzhautablösung (rhegmatogene Amotio) eingeführt nachdem zuvor in den 1930er Jahren *Gonin* erkannt hatte, dass die Ursache der Netzhautablösung ein Loch in der Netzhaut ist, das behandelt werden muss. Bei diesem eindellenden Verfahren nach *Custodis* wird die Bindehaut eröffnet und das Loch, welches die Netzhautablösung ausgelöst hat, mittels indirekter Ophthalmoskopie auf der Sklera markiert. Dann wird an dieser Stelle eine geeignete Plombe aus Silikonschaum auf die Lederhaut aufgenäht. Die Fäden werden fest angezogen, sodass die Plombe den Bulbus eindellt. Das Netzhautloch wird dabei so in den Glaskörper gedrückt, dass das Loch zwischen der eingedrückten Sklera/Aderhaut und dem Glaskörper verschlossen wird. Zusätzlich wird mit einer Kryopexie das Loch koaguliert. Dabei wird durch eine kontrollierte Absenkung der lokalen Gewebstemperatur auf -80°C Aderhaut und Netzhaut miteinander verklebt. Sobald sich diese Verklebung fest ausgebildet hat und eine Narbe entstanden ist, kann keine Flüssigkeit mehr unter die

Netzhaut laufen und die Netzhautablösung unterhalten. Die Netzhautablösung verschwindet dann durch Resorption der subretinalen Flüssigkeit über das retinale Pigmentepithel. Die Plombe wird je nach Konfiguration des Loches entweder radiär oder limbusparallel aufgenäht. Eine besondere Form ist die 360° Plombe, die als Cerclage den Bulbus umschnürt. Die Operation wird typischerweise mit einer Zeichnung der funduskopischen Details dokumentiert. In manchen Fällen, in denen keine Annäherung des Netzhautlochs auf die eingedellte Sklera möglich ist, kann eine Punktion des Subretinalraums von außen durch eine Diathermienadel erfolgen. Diese Punktion sollte zurückhaltend eingesetzt werden, weil es gelegentlich zu erheblichen Komplikationen kommen kann, wie etwa zu einer subretinalen Blutung oder einer Einklemmung der Netzhaut in den Punktionskanal (Inkarzeration). Weitere mögliche Komplikationen der episkleralen Plombenchirurgie sind die Infektion der Plomben auch noch nach Jahren, die Durchwanderung der Plombe nach intraokular und die Induktion eines nicht unerheblichen Astigmatismus. Die Cerclage führt zu einer Myopisierung unterschiedlichen Ausmaßes.

4.6.2   Pneumatische Retinopexie

In Europa wird die pneumatische Retinopexie zur Behandlung der lochbedingten Netzhautablösung eher selten angewendet. Wesentlich häufiger dagegen wird sie in den USA durchgeführt. Die Behandlung besteht in einer Gas- oder Luftinjektion in den Glaskörperraum, wobei anschließend der Patient so gelagert wird, dass das Loch an der höchsten Stelle des Auges liegt. Die Gasblase verschließt dann mit ihrer Oberflächenspannung das Loch und verhindert den weiteren Einstrom von Flüssigkeit in den Subretinalraum. Anschließend erfolgt eine Kryopexie oder Laserkoagulation des Foramens. Dieses Verfahren scheint sinnvoll zu sein, wenn das auslösende Loch gut zu sehen ist, wenn es klein ist und wenn es oberhalb der Horizontalen liegt. Liegt das Loch dagegen unten, kann die Methode nicht erfolgreich sein, weil das Gas immer nach oben steigt. Für dieses Verfahren werden unterschiedliche Erfolgsquoten publiziert. Hauptproblem scheinen sekundäre Netzhautablösungen zu sein und sekundäre Löcher, die sich unten bilden. Etwa jeder zweite Patient, der mittels pneumatischer Retinopexie behandelt wird, benötigt anschließend eine größere Operation zur Behandlung der Ablatio weswegen sich das Verfahren in Europa kaum durchgesetzt hat.

4.6.3 Vitrektomie

Unter Vitrektomie versteht man die operative Entfernung des Glaskörpers. Da der Glaskörper in der Pathogenese verschiedener Netzhauterkrankungen eine mit entscheidende Rolle spielt, ist seine Entfernung unter bestimmten Bedingungen sinnvoll. So ist beispielsweise die Vitrektomie bei der Glaskörperblutung eine äußerst sinnvolle Maßnahme, weil sie unmittelbar zur Klärung der Ursache der Blutung führt und die Sehschärfe i. d. R. deutlich verbessert. Die Vitrektomie wurde von *Machemer* als sog. Pars-plana-Vitrektomie entwickelt und in die netzhautchirurgische Praxis eingeführt. Dabei werden drei Zugänge in Form von Stichinzisionen in der Pars plana des Ziliarkörpers angelegt. Den Zugangsort kann man leicht bestimmen, in dem man von der Grenze zwischen der Hornhaut und der Sklera (Limbus) radiär 3–4 mm nach hinten geht. Bei den modernen minimal invasiven Techniken werden an dieser Stelle selbsthaltende Trokare durch die Bindehaut und die Sklera eingeführt, durch die dann die Instrumente ins Auge eingeführt werden. Einer dieser drei *ports* wird für eine Infusion genutzt, die den Druck im Auge stets konstant hält. Als Infusionslösungen werden definierte Elektrolytlösungen eingesetzt. Durch den zweiten *port* wird eine Lichtquelle in das Auge eingeführt, die die Strukturen im Auge gezielt beleuchtet. Durch den dritten *port* führt der Operateur entweder das Vitrektom oder ein anderes aktives Instrument ein. Das Vitrektom ist ein Hohlstift mit seitlicher Einlassöffnung, in dem ein Messer mit hoher Frequenz auf und ab bewegt wird und auf dem der Operateur ein gezieltes Vakuum applizieren kann. So werden die kollagenen Fasern des Glaskörpers eingesogen und abgeschnitten. Durch den dritten *port* können aber auch Mikroscheren, Spatel oder Pinzetten eingeführt werden, mit denen beispielsweise Membra-

nen durchtrennt oder abgehoben werden können. Auch können durch den dritten *port* Lasersonden eingeführt werden, sodass eine gezielte Koagulation pathologischer Befunde möglich ist. Am Ende der Operation muss das Volumen des fehlenden Glaskörpers mit Wasser oder einer Endotamponade (Gas oder Silikonöl) ersetzt werden.

- **Indikationen**
- Glaskörperblutung
- Rhegmatogene Ablatio
- Traktionsablatio
- Uveitis
- Glaskörpertrübung
- Endophthalmitis
- Intraokulare Fremdkörper
- Tumoren
- Interfaceerkrankungen (Makulaloch, epiretinale Gliose)
- Proliferative Gefäßerkrankungen

Komplikationen der Vitrektomie können intraokuläre Entzündungen, Blutungen, Kataraktbildung oder Netzhautablösung sein. Die Katarakt kommt dabei als häufige Komplikation einer Vitrektomie vor. Die Patienten sind entsprechend aufzuklären. In vielen Fällen ist es sinnvoll, die Vitrektomie mit einer Kataraktoperation zu kombinieren.

❯ Bei der Chirurgie der Netzhautablösung ist der entscheidende Schritt der Verschluss des zugrundeliegenden Netzhautlochs, entweder von außen mit einer episkleralen Plombe oder von innen mittels Vitrektomie, Gas und Laser.

4.7 Schieloperationen

Augenmuskeloperationen werden eingesetzt, um die Motilität der Augen und die Stellung der Augen bei Schielen zu behandeln. Beim kindlichen Schielen wird eine Augenmuskeloperation meist im Vorschulalter durchgeführt, da bei besserer Mitarbeit der Kinder stabilere Messungen des Schielwinkels und damit ein besseres Operationsergebnis erreicht wird. Da die Augenmuskeln jeweils Antagonisten haben (z. B. M. rectus medialis und lateralis) können bei manchen Schielstellungen

Operationen an dem einen oder anderen oder an beiden Muskeln notwendig werden.

Das Ausmaß der Verlagerung eines Augenmuskels hängt von Schielwinkel ab.

Folgende Prinzipien finden bei den Augenmuskeloperationen Anwendung:

- **Verlagerung von Augenmuskeln**: Die jeweiligen Augenmuskeln werden an ihrem Ansatz vom Augapfel getrennt und an anderer Stelle wieder fixiert (z. B. Rücklagerung zur Schwächung eines Muskels).
- **Faltung oder Resektion**: Da die Augenmuskeln nicht weiter nach anterior verlagert werden können, ist dann eine Verstärkung ihrer Wirkung über eine Muskelresektion oder eine Faltung möglich. Da der Muskel bei der Faltung nicht durchtrennt werden muss, ist dieses Vorgehen deutlich weniger traumatisch.
- **Fadenoperationen**: Eine dynamische Wirkung kann erreicht werden, wenn der Augenmuskel weiter posterior an den Bulbus fixiert wird. Die hemmende Wirkung wird stärker, je mehr der Augenmuskel kontrahiert wird.

Bei Paresen im Erwachsenenalter werden Augenmuskeloperationen bei Doppelbildwahrnehmung erst nach Monaten durchgeführt, da sich die Schielwinkel im Zeitverlauf erheblich zurückbilden können.

4.8   Operationen an den Lidern

Lidoperationen (■ Abb. 4.3) werden bei Lidfehlstellungen und in der Tumorchirurgie mit Rekonstruktion des Lids notwendig. Bei den Lidoperationen ist das Ziel die Wiederherstellung der Lidstellung mit ihrer wichtigen Funktion in der Benetzung und im Schutz der Augenoberfläche. Da der Gesichtsausdruck in hohem Maße von der Lidstellung und der Lidfunktion beeinflusst wird, sind kosmetische Aspekte besonders zu berücksichtigen.

Prinzipiell wird bei allen Lidoperationen das Hautmuskelblatt getrennt vom Lidtarsus betrachtet. Fehlerhafte Korrekturen an der Lidkante können zu dauerhaften Problemen der Wimpernstellung mit Trichiasis (Scheuern der Wimpern auf der Augenoberfläche) führen.

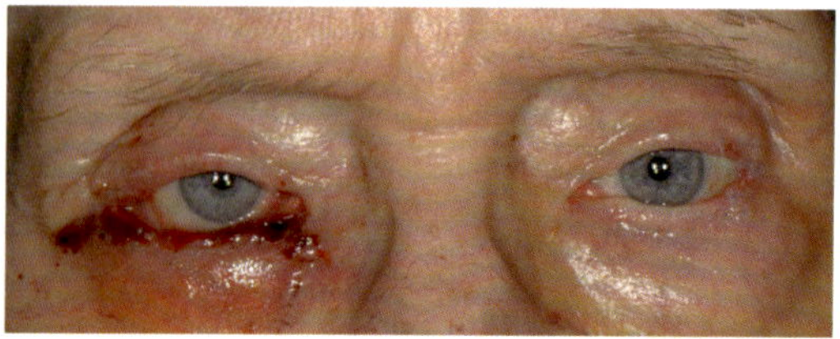

■ **Abb. 4.3** Lidoperationen. Patient nach Lidrekonstruktion bei Totalverlust des rechten Unterlides nach Resektion eines Plattenepithelkarzinoms. Die Lidrekonstruktion erfolgte unter Verwendung von drei Tarsomarginaltransplantaten (Tarsus und Lidkante) des rechten Oberlides, des linken Oberlides und Unterlides

Die **Lidoperationen bei Lidfehlstellungen** umfassen folgende operative Prinzipien:

- Beim **Lidektropium und -entropium** ist die häufigste Ursache eine Lockerung der Lidaufhängung. Durch die Refixation des Tarsus an das temporale Periost wird die Spannung des Lides wiederhergestellt (laterale Zügelplastik). Bei einer Lockerung der Unterlidretraktoren (Septum orbitale und Müllermuskel) kann eine Straffung und Fixation an den Unterlidtarsus notwendig sein.
- Bei **Ptosisoperationen** wird die Levatoraponeurose an den Oberlidtarsus refixiert (senile Ptose) oder es erfolgt eine Faltung des M. levator palpebrae, um dessen Wirkung zu erhöhen.
- Bei der **Rekonstruktion des Lides** nach Tumorentfernung oder Gewebsverlust hängt das Vorgehen vom Ausmaß der Resektion ab. Bedeutsam ist hierbei der Verlust an Tarsus, der dem Lid Stabilität verleiht. Wegen der guten Durchblutung der Lidregion können freie Haut- und Tarsustransplantat eingesetzt werden:
  - **Defekte bis 30% des Lides** (ca. 8 mm): Diese können meist primär verschlossen werden. Hierbei wird der Lidtarsus getrennt vom Haut/Muskelblatt mit Nähten adaptiert. Es muss darauf geachtet werden, dass sich kein Versatz (Stufe) der Lidkante entwickelt.
  - **Defekte bis 50% des Lides**: Eine Kantolyse (Inzision des lateralen Lidwinkels) und Absetzen des lateralen Lidbändchens von

der Orbitakante kann weiteren Raum zur Tarsusverschiebung geben.

- **Defekte größer 50% des Lides:** Bei größeren Defekten ist ein Tenzel-Lappen notwendig, bei dem die notwendige Verschiebestrecke durch einen bogenförmigen Schnitt im Bereich der Schläfe erreicht wird. Nach Komplettverlust des Lides kann eine Rekonstruktion durch ein Tarsus-Teilungsverfahren vom Oberlid (Hughes-Plastik) oder ein sog. Mustardé-Wangenrotationslappen notwendig sein. Tarsomarginale Transplantate der anderen Lider können im Rahmen der Lidrekonstruktion eingesetzt werden.

4.9 Enukleation

Unter Enukleation versteht man die operative Entfernung des Augapfels aus der Orbita. Die Entfernung des Augapfels ist in Fällen von nicht mehr bulbuserhaltend zu behandelnden Augentumoren notwendig, bei schmerzhaften blinden Augen oder in Fällen von Tumoren in der Orbita, die ohne Entfernung des Auges nicht erreicht werden können. Eine seltene Indikation ist die Entfernung des Auges bei einer sympathischen Ophthalmie des Partnerauges. Dabei handelt es sich um eine granulomatöse Panuveitis des guten Auges nach Verletzung des anderen Auges. In jedem Fall versichert sich der Operateur zunächst von der korrekten Seite des zu entfernenden Auges, z. B. indem er unmittelbar vor dem Eingriff das Auge noch mal funduskopiert. Dann wird die Bindehaut am Limbus eröffnet und die äußeren Augenmuskeln werden an ihren skleralen Ansätzen abgetrennt. Das Auge wird an einem der horizontalen Muskelansätze stark zur Gegenseite rotiert und über diese Seite führt man eine gebogene Schere ein. Mit den Branchen der Schere ertastet man den Sehnerv. Dieser wird zwischen die Branchen genommen und der Sehnerv wird dann mit einem Schnitt durchtrennt. Dabei ist gerade bei Aderhauttumoren wichtig, dass man einen relativ langen Stumpf des Sehnervs durchtrennt, um bei einer möglichen Tumorinvasion in den Sehnerven diese Zellinvasion vollständig mit zu entfernen. Da es nach der Durchtrennung des Sehnervs typi-

scherweise zu einer respektablen Blutung aus der Zentralarterie kommt erfolgt eine mehrminütige Kompression der Enukleationshöhle ggf. mit Koagulation des Arterienstumpfes. Anschließend wird die Enukleationshöhle inspiziert und der Augapfel ebenso. Man überprüft, ob der Bulbus intakt ist oder ob an irgendeiner Stelle im Fall eines intraokularen Tumors dieser makroskopisch durch die Sklera durchgebrochen ist. Wenn keine Sickerblutungen in der Orbita mehr nachweisbar sind, wird ein Platzhalter in die Orbita eingesetzt. Heute werden häufig Implantate verwendet, die aus einem Silikonkautschukgleitlager und einer organischen Hydroxylapatitmatrix bestehen. Über diesem Platzhalter werden die Augenmuskeln vernäht, sodass sich dieser Platzhalter mit den Augenbewegungen des Partnerauges gut mitbewegt. Anschließend wird die Bindehaut wieder verschlossen. Nach wenigen Wochen wird eine Skleralschale (Augenprothese) in den Bindehautsack eingesetzt. Dieses Implantat wird von speziell ausgebildeten Okularisten individuell aus Glas angefertigt und wird volkstümlich »Glasauge« genannt. Von Zeit zu Zeit muss aufgrund von Größenänderungen des Bindehautsacks die Prothese modifiziert werden.

- **Indikationen**
- Schmerzhafte Erblindung
- Nicht bulbuserhaltend zu behandelnden Augentumoren
- Sympathische Ophthalmie des Partnerauges
- Orbitatumoren

4.10 Grundzüge der Laserkoagulation der Netzhaut

Meyer-Schwickerath machte bereits zu Beginn der 1950er Jahre die Beobachtung, dass Verbrennungen in der Netzhaut bei bestimmten Netzhauterkrankungen einen positiven Effekt auf den Verlauf der Krankheit haben können. Er setzte gezielt solche Verbrennungen zunächst durch eine komplexe Apparatur, mit der er Sonnenlicht auf die Netzhaut bündelte und später mit einem Xenon-Lichtbogenkoagulator. Der Lichtbogenkoagulator war ein relativ großes Gerät, das heutige Untersuchungsräume vollständig ausfüllte. Die Verbrennungsherde waren

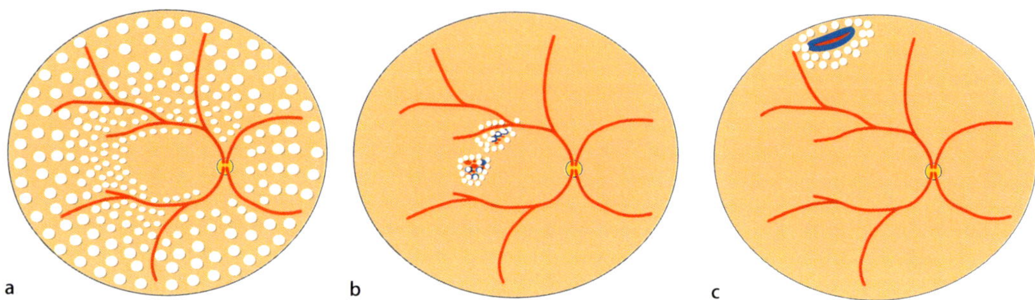

Abb. 4.4a–c Haupttechniken der Laserkoagulation der Netzhaut. **a** Panretinale Laserkoagulation bei ischämischen Netzhauterkrankungen. **b** Fokale Laserkoagulation von umschriebenen Gefäßläsionen. **c** Umstellung eines Netzhautlochs

relativ groß und nicht ideal zu dosieren und die Behandlung war schmerzhaft. Mit der dann folgenden
Entwicklung von Laserquellen und -applikatoren ab
den 1960er Jahren wurden diese dann eingesetzt,
um kleinere gut zu dosierende Verbrennungen in
der Netzhaut zu setzen. Der Laserstrahl wurde über
die Spaltlampe eingekoppelt, sodass mit entsprechenden Kontaktgläsern eine punktgenaue
Applikation möglich wurde. Zunächst wurden was-
sergekühlte Argon Laser eingesetzt, die vor allem im
grünen Wellenlängenbereich ihre Strahlung emittieren. Später wurden die weniger wartungsauf-
wändigen frequenzverdoppelten YAG-Laser oder
Diodenlaser eingesetzt.

Die Behandlung wird typischerweise am sitzen-
den Patienten an der Spaltlampe durchgeführt, bei
weniger kooperativen Patienten kann die Behandlung aber auch im Liegen, ggf. sogar in Narkose
über ein Kopfophthalmoskop durchgeführt werden.
Das ist beispielsweise die Behandlungstechnik bei
der Laserkogaulation der Frühgeborenenretinopathie. Bei der Behandlung achtet man darauf, dass
man keine Lasereffekte in der Fovea appliziert und
auch nicht direkt auf die Blutgefäße schießt. Den
Lasereffekt kann man unmittelbar erkennen. Die
Koagulation führt zu einer Weißfärbung des Gewebes im Herd. Die Stärke der Koagulation bestimmt
man durch die Intensität der Weißfärbung. Schwach
graue Herde sind leichte Effekte, hart weiße Herde
sehr intensiv. Die Energie wird im retinalen Pigmentepithel absorbiert. Hier erfolgt die Hitzeent-
wicklung, durch die es dann zur Verbrennung des
darüber liegenden Netzhautflecks kommt. Der
Wirkmechanismus der Koagulation beruht darauf,

dass von der koagulierten Netzhaut keine patho-
physiologisch relevanten Signalmediatoren wie
etwa VEGF mehr freigesetzt werden. Man unterscheidet zwischen der panretinalen Koagulation bei
der ein Effekt für das gesamte Auge erzielt werden
soll und der fokalen Lasertechnik, bei der der Effekt
nur lokal erreicht werden soll.

4.10.1 Panretinale Laserkoagulation

Bei diesem Verfahren wird die gesamte Netzhaut
koaguliert (■ Abb. 4.4a), wobei man die Makula
ausspart und die Herde nicht konfluierend setzt,
sondern »auf Lücke«. Eine panretinale Laserkoagulation ist indiziert bei der proliferativen diabetischen
Retinopathie, bei einem Neovaskularisationsglaukom infolge einer ischämischen Retinopathie,
z. B. beim ischämischen Zentralvenenverschluss.
Die Herde haben dabei einen Durchmesser, der
von zentral nach peripher zunimmt. Während
man im Bereich der großen Gefäßarkaden 100 μm
große Herde setzt, werden in der Peripherie 500 μm
große Herde appliziert. Eine dichte panretinale
Laserkoagulation erfordert etwa 1500–2000
Herde.

4.10.2 Fokale Laserkoagulation

Eine nur auf eine Läsion begrenzte Laserkoagulation wird bei bestimmten Formen des Makulaödems
wie etwa beim fokalen diabetischen Makulaödem
durchgeführt (■ Abb. 4.4b). Auch die Behandlung

von Gefäßanomalien wie Aneurysmen oder fokaler Netzhautdegenerationen oder die Umstellung von Netzhautlöchern ist eine fokale Laserkoagulation. Bei subretinalen Neovaskularisationen im Rahmen der nAMD, die außerhalb der Fovea liegen kann ebenfalls eine fokale Laserkoagualtion indiziert sein, wobei aber häufig Rezidive auftreten. Die fokale Laserkoagulation beim diffusen diabetischen Makulaödem wird heute aufgrund der guten Wirksamkeit von Anti-VEGF Präparaten deutlich seltener durchgeführt.

> **Die Laserkoagulation der Netzhaut führt zu fokalen Verbrennungen. Daher ist die Fovea bei der Laserkoagulation unbedingt auszusparen.**

4.10.3 Photodynamische Therapie

Bei dieser Therapieform, die für bestimmte Makulaerkrankungen eingesetzt wird, wird dem Patienten zunächst ein Photoaktivator injiziert und anschließend die Läsion mit einem nicht-thermischen Laser mit einer Wellenlänge von 689 nm bestrahlt. Im Ergebnis kommt es zu einer Photothrombose der Läsion.

- **Indikationen der Laserkoagulation der Netzhaut**
- Proliferative Diabetische Retinopathie →Panretinale Laserkoagulation
- Fokales diabetisches Makulaödem →Fokale Laserkoagulation im Bereich der mikrovaskulären Anomalien
- Diffuses diabetisches Makulaödem nach Versagen einer IVOM Strategie →Fokale Laserkoagulation, modifiziertes ETDRS – Raster
- Ischämische Zentralvenenthrombose → Panretinale Laserkoagulation
- Makulaödem infolge Venenthrombose bei Versagen einer IVOM Strategie → Fokale Laserkoagulation
- Frühgeborenenretinopathie, Stadium III + PLUS Zeichen → Dichte Koagulation der avaskulären Netzhaut
- Netzhautlöcher → Umstellung mit einem 3er Riegel

Eine 35-jährige Frau meldet sich wegen Schleiersehens auf dem linken Auge seit 2 Tagen beim Augenarzt. Die Patientin war als Jugendliche hochkurzsichtig mit dicken Brillengläsern und hat deshalb vor drei Jahren einen refraktiven Linsentausch an beiden Augen vornehmen lassen. Sie war vor der Operation -16 D kurzsichtig. Nach der Operation mit Entfernung der klaren Linse und Implantation von Multifokallinsen betrug die Sehschärfe 100 % auf beiden Augen ohne notwendige Brillenkorrektur. Sie war nach dem Eingriff total begeistert. Jetzt habe sie aber den erwähnten Schleier auf dem linken Auge, der sie sehr störe. Die Untersuchung ergibt eine Sehschärfe von 1,0 ohne Korrektur bds., eine klare Hornhaut, zentrierte Multifokallinsen in der Hinterkammer. Die Fundusuntersuchung ergibt eine Netzhautablösung auf dem linken Auge durch ein kleines Netzhautloch temporal unten. Die Situation kann durch eine Plombenoperation mit Kryopexie des Netzhautlochs gut behandelt werden. Bereits zwei Wochen nach der Operation ist das Schleiersehen weg. Der Visus beträgt nach wie vor 1,0.
Hier kommen zwei Risikofaktoren für die Entstehung der Netzhautablösung zusammen: Die hohe Myopie, die ja durch den Linsenaustausch nur scheinbar verschwindet: Der pathologisch verlängerte Bau des Auges wird ja durch die Operation nicht verändert. Die Linsenoperation selbst geht aber auch mit einem erhöhten Risiko für das Auftreten einer Netzhautablösung einher. Bei der Wahl des Operationsverfahrens der Netzhautablösung muss in dieser speziellen Situation an die Veränderung der Brillenkorrektur gedacht werden. Eine Cerclageoperation, die man in dieser Situation auch erwägen könnte, hätte zu einer erneuten Kurzsichtigkeit von ca. 2 D geführt. Bei dem unbedingten Wunsch der Patientin keine Brille mehr tragen zu müssen, hätte man diese operationsbedingt induzierte Fehlsichtigkeit durch einen weiteren Eingriff etwa durch eine LASIK-Operation ausgleichen müssen.

Übungsfragen

1. Welche operativen Methoden sind geeignet, bei einer Kurzsichtigkeit von -6 D die Brille überflüssig zu machen?
2. Welches ist die häufigste Operation die weltweit in der Medizin durchgeführt wird?
3. Welche spezifischen Komplikationen können nach einer Hornhautransplantation auftreten?
4. Worin besteht das Behandlungsprinzip bei einer Operation einer lochbedingten Netzhautablösung?
5. Was ist eigentlich ein Glasauge?

Lösungen ▶ Kap. 28

Leitsymptome und Notfälle

Peter Walter

5.1   Leitsymptome   – 60

5.1.1   Visusverschlechterung   – 60

5.1.2   Visusverschlechterung ohne Schmerzen   – 60

5.1.3   Visusverschlechterung mit Schmerzen   – 60

5.1.4   Verzerrungen   – 61

5.1.5   Sehphänomene, Trübungen, Blitze   – 61

5.1.6   Erblindung   – 61

5.1.7   Augenschmerzen   – 62

5.1.8   Tränenträufeln   – 62

5.1.9   »Rotes Auge«   – 62

5.1.10   Doppelbilder   – 62

5.1.11   Kopfschmerzen   – 63

5.1.12   Schwindel   – 63

5.2   Notfälle   – 63

5.2.1   Verletzungen   – 63

5.2.2   Endophthalmitis   – 64

5.2.3   Lochbedingte Netzhautablösung, rhegmatogene Ablatio retinae   – 64

5.2.4   Retinale Gefäßverschlüsse   – 65

5.2.5   Glaukomanfall   – 66

5.2.6   Neuritis nervi optici (NNO)   – 66

5.2.7   Anteriore ischämische Optikoneuropathie (AION)   – 66

5.2.8   Optikuskompression   – 67

P. Walter, N. Plange, *Basiswissen Augenheilkunde*,
DOI 10.1007/978-3-662-52801-3_5, © Springer-Verlag Berlin Heidelberg 2017

Manche Befundkonstellationen sind typisch für bestimmte Diagnosen. Von der einfachen Sehverschlechterung sind spezifische Sehphänomene wie Verzerrungen zu unterscheiden. Plötzliche oder allmählich auftretende **Erblindungen** sind meist Folge einer schwerwiegenden Erkrankung des visuellen Systems wobei die Erkrankung alle Abschnitte des Auges oder der nachgeschalteten kortikalen Areale betreffen kann.

Das »**rote Auge**« kann viele Ursachen haben, die von einer harmlosen Blutung in die Bindehaut (Hyposphagma) bis hin zu augenbedrohenden Entzündungen reichen kann.

Doppelbilder müssen unbedingt zeitnah abgeklärt werden, da sich hinter diesem sehr belastenden Symptom harmlose Veränderungen verbergen können, aber auch lebensbedrohliche Erkrankungen. Zeitkritische Notfälle am Auge betreffen die **Verletzungen**, insbesondere **Verätzungen**, die einer sofortigen Spültherapie zugeführt werden müssen, aber auch bei der Behandlung der **Endophthalmitis**, der **Gefäßverschlüsse**, der **Netzhautablösung** oder von **Entzündungsprozessen** spielt eine zeitnahe Versorgung eine wichtige Rolle.

Der **Glaukomanfall** kann zu Schmerzen führen, die möglicherweise als akutes Abdomen oder als Myokardinfarkt gedeutet werden und erst zu einer verzögerten ophthalmologischen Versorgung führen.

5.1 Leitsymptome

In vielen Fällen lassen sich die Erkrankungen des Auges durch Erfassung typischer Konstellationen von **Anamnese** und **Befund** ohne größere Spezialverfahren diagnostizieren. Notwendig ist dazu die Kenntnis der Leitsymptome, was auch für den Allgemeinarzt wichtig ist, da dieser nicht selten der primäre Ansprechpartner für den Patienten ist und es in seiner Verantwortung liegt, die richtigen diagnostischen, therapeutischen Schritte einzuleiten sowie den Patienten zielgerichtet zu beraten.

5.1.1 Visusverschlechterung

Eine Sehverschlechterung kann Folge einer Vielzahl sehr unterschiedlicher Augenerkrankungen sein.

Das Symptom wird von Patienten äußerst unterschiedlich angegeben. Manche Patienten schildern eine Sehverschlechterung als sehr erhebliche Minderung des Sehvermögens, obwohl bei der augenärztlichen Bestimmung der Sehschärfe gar keine Veränderung aufgetreten ist oder wenn die Sehschärfe 100% beträgt. Das Symptom ist aber schwer zu bewerten, insbesondere wenn keine Vorbefunde vorliegen. So kann der Visus im Normalfall durchaus 120% oder gar 160% betragen und ein Befund von 100% dann tatsächlich eine erhebliche Sehminderung bedeuten. Allerdings ist auch das subjektive Erleben von Änderungen des Sehvermögens höchst individuell. Das gegenteilige Phänomen ist, dass Patienten eine erhebliche Visusminderung gar nicht äußern, obwohl ein Sehverlust von mehreren Zeilen messbar ist.

5.1.2 Visusverschlechterung ohne Schmerzen

Tritt die Sehverschlechterung plötzlich ein und betrifft sie nur das Lesevermögen, muss man an eine **Akkommodationslähmung** denken. Tritt die Sehverschlechterung bei Patienten ab dem 40. Lebensjahr für das Nahsehen langsam ein und verschlechtert sich zunehmend, liegt wahrscheinlich eine **Presbyopie** vor. Betrifft die Sehverschlechterung insbesondere beim älteren Patienten aber Ferne und Nähe, so denkt man an eine **Katarakt**, die oft zusätzlich mit Blendungserscheinungen einhergeht oder eine **Makuladegeneration**, die gerne zusätzlich auch zu Verzerrungen führt.

5.1.3 Visusverschlechterung mit Schmerzen

Mit heftigen Schmerzen verbundene Sehverschlechterung findet sich beim **Glaukomanfall** im Rahmen eines Winkelblockglaukoms. Dabei klagen Patienten oft auch über Übelkeit und Erbrechen, was manchmal von der eigentlichen Diagnose wegführt. Eher moderate Kopfschmerzen im Zusammenhang mit einer Sehverschlechterung finden sich bei leichten Druckerhöhungen im Auge, bei einer Regenbogenhautentzündung (**Iritis**, **Irido-**

zyklitis) oder anderen Formen der **Uveitis** oder bei fehlerhaft korrigierten **Refraktionsfehlern**. Auch bei der **Neuritis nervi optici** und der damit verbundenen Sehverschlechterung treten Schmerzen auf, die meist hinter dem Auge lokalisiert werden. In manchen Fällen kann auch eine Störung des Tränenfilms im Sinne einer **Keratokonjunctivitis sicca** zu einer Sehverschlechterung mit Fremdkörpergefühl und Schmerzen führen. Oft kann dann die probeweise Applikation von Tränenersatzstoffen, sowohl das Fremdkörpergefühl als auch die Sehstörung verbessern.

> Bei Kopfschmerzen, Übelkeit, Sehverschlechterung und rotem Auge muss man an einen Glaukomanfall denken.

5.1.4 Verzerrungen

Verzerrungen sind ein typisches Symptom von **Makulaerkrankungen**. Diese können sehr plötzlich auftreten, wie bei Blutungen in der Makula. Dann besteht meist auch eine nicht unerhebliche Sehverschlechterung. Bei Patienten über 50 Jahren denkt man an eine **altersbezogene Makuladegeneration**, bei Patienten unter 50 Jahren an eine **Chorioretinopathia centralis serosa** (CRCS), insbesondere wenn die Verzerrungen mit einer Mikropsie (kleiner Sehen) verbunden ist. Bei Diabetikern mit Verzerrungen denkt man an ein **Makulaödem**. In jedem Fall können solche Verzerrungen aber auch bei **Interfaceerkrankungen** auftreten, also beispielsweise beim **Makulaforamen** oder bei der **epiretinalen Gliose oder** bei stark kurzsichtigen Personen als Folge von **myopiebdingten Makulaveränderungen**.

5.1.5 Sehphänomene, Trübungen, Blitze

Patienten schildern manchmal zumeist schmerzlose Erscheinungen beim Sehen. Beschrieben werden typischerweise wandernde Flecken, manchmal Spinnen oder Fliegen. Diese werden besonders leicht vor einem hellen Hintergrund gesehen. Ursächlich sind dann **Glaskörpertrübungen**. Bei Kurzsichtigen sind diese Phänomene häufiger. Wird ein ganzes Spinnennetz beschrieben, liegt manchmal eine **Glaskörperabhebung** vor. Lichtblitze können in diesem Zusammenhang auch auftreten. Man muss dann immer an **Netzhautlöcher** denken, die ggf. behandelt werden müssen, um eine **Netzhautablösung** zu verhindern. Ganz ungewöhnliche Sehphänomene sind **visuelle Halluzinationen**, die im Zusammenhang mit Psychosen auftreten können. Eine Sonderform stellt das **Charles-Bonnet Syndrom** vor, bei dem bei Patienten mit einer sehr schlechten Sehschärfe temporäre visuelle Halluzinationen auftreten können.

> Schildern Patienten Lichtblitze, muss man an Netzhautlöcher denken. Die Untersuchung des Augenhintergrundes muss bei weitgetropfter Pupille erfolgen, um sicher zu sein, solche Löcher nicht zu übersehen.

5.1.6 Erblindung

Eine plötzliche und doppelseitige Erblindung kommt bei einem **Schlaganfall** mit Beteiligung der Sehrinde vor, bei **Intoxikationen** oder im Rahmen einer **anfallsartigen Hypertension**. Eine plötzliche einseitige Erblindung findet sich beim **Verschluss der A. centralis retinae**. Dieser Verschluss tritt bei älteren Menschen häufiger auf als bei jungen Menschen, insbesondere dann, wenn kardiovaskuläre Risikofaktoren vorliegen. Typisch ist ein entsprechendes Ereignis in der Anamnese, wie ein Schlaganfall oder ein Herzinfarkt. Allerdings kann der Zentralarterienverschluss auch das erste ischämische Ereignis darstellen. In jedem Fall ist eine sorgfältige kardiologische und neurologische Abklärung erforderlich. Der Verschluss der Zentralarterie kann aber auch im Rahmen der **Arteriitis temporalis Horton** eine entzündliche Ursache haben. Bei der Fundusuntersuchung erkennt man einen kirschroten Fleck in der Makula und eine sehr blasse Papille.

> Eine plötzliche schmerzfreie Erblindung bei einem älteren Patienten weist auf einen Zentralarterienverschluss hin. Ein kirschroter Fleck der Makula beweist ihn.

Eine ähnliche Symptomatik tritt bei der **anterioren ischämischen Optikoneuropathie** (AION) auf. Hier kommt es zu einem Verschluss der hinteren Ziliararterien, entweder auf dem Boden einer Atherosklerose oder aufgrund entzündlicher Gefäßerkrankungen. Die AION macht typischerweise eine Papillenschwellung mit Randblutung und einen typischen Gesichtsfeldausfall mit horizontaler Begrenzung. Die gefäßbedingten Erblindungen betreffen vor allem ältere Patienten, es sei denn, es liegen seltene Störungen der Blutgerinnung vor. Ist der Patient dagegen jünger und betrifft der Verlust der Sehschärfe vor allem das Zentrum, so muss man an eine **Neuritis nervi optici** (NNO) denken. Typisch für die NNO ist der erheblich reduzierte Visus, eine afferente Pupillenfunktionsstörung bei ansonsten normalem Augenbefund. Tritt die Erblindung dagegen langsam auf, muss man eher an eine **Netzhautablösung** oder an eine **Glaskörperblutung** denken.

Mögliche Ursachen einer schmerzlosen plötzlichen Erblindung können sein:

- Zentralarterienverschluss
- Ischämische Optikoneuropathie
- Glaskörperblutung
- Netzhautablösung
- Intoxikation
- Neuritis nervi optici
- Apoplex

5.1.7 Augenschmerzen

Augenschmerzen können das gesamte Spektrum von leichten Beschwerden mit Fremdkörpergefühl und Juckreiz bis hin zum Vernichtungsschmerz darstellen. Ein Fremdkörpergefühl findet sich bei **Entzündungen der Bindehaut**, beim **trockenen Auge**, bei einer **Lidrandentzündung,** bei einer **Erosio** oder tatsächlich bei **Fremdkörpern** im Fornix oder auf der Hornhaut bzw. der Bindehaut. Ein Fremdkörpergefühl kann aber auch ausgelöst werden, wenn die Fehlsichtigkeit nicht korrekt korrigiert ist. Starke Schmerzen finden sich beim dekompensierten **Glaukom** mit hohen Augendruckwerten, bei der **Arteriitis temporalis** und bei der **Uveitis.**

5.1.8 Tränenträufeln

Das Überlaufen der Tränen kann bei einer verstärkten Tränensekretion auftreten, wie bei einer **Konjunktivitis**, vor allem aber bei einer Verengung oder einem **Verschluss der abführenden Tränenwege**. Kommt es zu Störungen in der Zusammensetzung des Tränenfilms, insbesondere mit einer **unzureichenden Bildung der Lipidkomponente**, kann eine verstärkte Tränensekretion ausgelöst werden. Bei Kleinkindern tritt ein Tränenträufeln bei **kongenitalen Verschlüssen der abführenden Tränenwege** auf. Nicht selten sind die Augen verklebt, es finden sich gelbliche Krusten. Hiervon muss vor allem die verstärkte Tränensekretion beim **kongenitalen Glaukom** unterschieden werden.

5.1.9 »Rotes Auge«

Hierbei handelt es sich um ein sehr häufiges Symptom, das nicht selten auch der Auslöser dafür ist, warum Patienten zum Augenarzt gehen. Ein rotes Auge kann völlig harmlos sein, es können sich dahinter aber auch Erkrankungen verbergen, die zum Verlust des Auges führen können. Ist das rote Auge schmerzlos, so denkt man an eine harmlose Blutung in die Bindehaut (**Hyposphagma**). Verbunden mit Juckreiz oder Fremdkörpergefühl denkt man an eine **Konjunktivitis**, eine **Blepharitis** oder auch an einen **Fremdkörper** im Fornix/der Hornhaut. Schildern die Patienten zusätzlich unklare Sehstörungen und Ermüdung beim Sehen, so kann ein **trockenes Auge** vorliegen. Kommt eine eitrige Sekretion dazu, muss eine schwere **Infektion** ausgeschlossen werden. Das »rote Auge« ohne wesentliche Sekretion, aber verbunden mit Schmerzen, kann auch auf ein **Glaukom** hinweisen, was durch eine Druckmessung leicht überprüft werden kann. Ein rotes Auge kann aber auch eine Nebenwirkung einer chronischen **Augentropfentherapie** sein. Dabei sind vor allem die Konservierungsstoffe als ursächlich anzusehen.

5.1.10 Doppelbilder

Doppelbilder sind für den Betroffenen extrem störend. Da sich dahinter ein harmloses Geschehen genauso wie eine lebensbedrohliche Erkrankung verbergen kann, muss eine Abklärung erfolgen, wobei zunächst zwischen monokularen und binokularen Doppelbildern unterschieden wird. Man bittet den Patienten, zunächst das rechte Auge, dann das linke Auge zuzuhalten. Bleiben die Doppelbilder beim Zuhalten eines Auges bestehen, so liegt eine monokulare Diplopie auf dem nicht abgedeckten Auge vor. Derartige Störungen finden sich bei **Linsentrübungen**, aber auch bei **schlecht korrigierten Refraktionsfehlern**, seltener bei einem erheblichen **irregulären Astigmatismus** nach **Hornhautverletzungen** oder bei einer **Iridodialyse**, wenn eine »zweite« Pupille im Auge entstanden ist. Binokulare Diplopie ist dagegen ein Hinweis für eine **Augenmuskellähmung**, wobei die Ursache im Muskel selbst, im zugehörigen Hirnnerven oder im Kerngebiet des Hirnnervens liegen kann. Entsprechend ist ggf. eine dringliche Abklärung mit bildgebenden Verfahren notwendig. Ursachen für zentrale Läsionen können **Blutungen**, **Tumoren** oder **Ischämien**, seltener **Entzündungen im Bereich des Hirnstamms** sein. Treten die Doppelbilder intermittierend auf, insbesondere bei Ermüdung, muss man an eine **Heterophorie** denken, die bei Dekompensation zu ständigen Doppelbildern führen kann.

5.1.11 Kopfschmerzen

Kopfschmerzen sind ein sehr häufiges Symptom, das Betroffene zum Arzt führen kann. Manchmal liegen die Ursachen auch im ophthalmologischen Bereich. Eine sehr häufige Ursache sind wahrscheinlich nicht ausreichend korrigierte **Refraktionsfehler**, wie die Presbyopie bei Patienten, die häufig Naharbeit verrichten müssen, was zu dauerhaften Kopfschmerzen führen kann. Andere Ursachen können eine **Heterophorie** sein, aber auch eine **Augendruckerhöhung**, eine **Arteriitis temporalis** oder natürlich die neurologischen Erkrankungen. Bei halbseitig betonten Kopfschmerzen verbunden mit Flimmerskotomen, Übelkeit und kurzfristigen Gesichtsfeldausfällen muss man an eine **Migräne** denken. Die Migräne kann auch ohne starke Kopfschmerzen alleine mit ophthalmologischen Zeichen einhergehen als **Migräne ophthalmique**. In jedem Fall ist eine zusätzliche neurologische Abklärung ratsam.

5.1.12 Schwindel

Schwindelsymptome können bei **Augenmuskelparesen** ausgelöst werden, aber auch bei einer **dekompensierten Heterophorie**. Dann liegen zusätzlich Doppelbilder vor. Auch **Refraktionsfehler**, die nicht ausreichend korrigiert sind, können die Ursache darstellen. Manchmal sind es auch **Kreislaufdysregulationen** und **Medikamentennebenwirkungen**.

Es empfiehlt sich als Basismaßnahme, die Refraktion zu prüfen, die Beweglichkeit der Augen, ggf. einen Covertest zur Prüfung auf Heterophorie und auch den Blutdruck zu messen. Man muss auch berücksichtigen, das beispielsweise lokal angewendete Augentropfen wie Betablocker, die in der Glaukomtherapie weit verbreitet sind in die systemische Zirkulation gelangen und darüber Effekte auf das Kreislaufsystem auslösen können.

5.2 Notfälle

Es gibt in der Augenheilkunde eine Reihe von zeitkritischen Diagnosen, die eine umgehende Versorgung beim Augenarzt oder darüber hinaus in einem augenärztlichen Zentrum der Maximalversorgung erfordern. Im Folgenden werden die wichtigsten Notfallsituationen aufgelistet deren Kenntnis auch für den Allgemeinmediziner beispielsweise in seiner Tätigkeit im allgemeinen Notdienst wichtig ist.

5.2.1 Verletzungen

Gewebsdefekte des Auges und der Augenumgebung sollten in jedem Fall ophthalmochirurgisch versorgt werden. Ein zügiger anatomisch korrekter Wundverschluss verhindert Infektionen und eine ausgedehnte Narbenbildung mit funktionellen und kosmetisch ungünstigen Ergebnissen. Auch geschlossene Augenverletzungen bedürfen einer fachärztlichen Versorgung (▶ Kap. 24).

Eine besonders bedrohliche und zeitnah zu versorgende Situation besteht bei den Verätzungen und Verbrennungen des Auges. Hier ist die sofortige Spülung mit neutralisierenden Lösungen, ggf. aber auch nur mit Wasser zwingend erforderlich. Alle ätzenden Fremdkörper und Flüssigkeitsreste müssen aus der Bindehaut und insbesondere aus den Umschlagfalten der Bindehaut entfernt werden. Hierzu ist das Ektropionieren der Lider notwendige Voraussetzung (▶ Abschn. 1.2.2). Entscheidend ist die rasche Versorgung mit einer neutralisierenden Spülung. Alle Rettungswachen und Rettungswagen haben entsprechende Notfalleinrichtungen, ebenso wie die Kranken- und Rettungsstationen in Unternehmen, in denen mit ätzenden Werkstoffen oder Flüssigkeiten hantiert wird. Die Verätzung kann aber auch im häuslichen Umfeld vorkommen (Toilettenreinigern usw.).

> **Die Verätzung des Auges ist immer ein dringender Notfall. Es müssen alle Fremdkörper vom Auge entfernt werden und eine sofortige intensive Spültherapie eingeleitet werden. Die Notfalltherapie muss bereits am Unfallort eingeleitet werden. Die Spülmaßnahmen müssen auch während des Transportes des Verletzten fortgesetzt werden.**

Bei perforierenden Verletzungen ist ein zeitnaher Verschluss des Augapfels anzustreben. Solche Verletzungen müssen in einem ophthalmochirurgischen Zentrum unter optimalen mikrochirurgischen Bedingungen versorgt werden. Eine Versorgung am Unfallort oder in einer nahen allgemeinchirurgischen Abteilung ist nicht sinnvoll. Prellungsverletzungen des Auges ohne Eröffnung der Hüllen des Augapfels bedürfen meist nicht der sofortigen chirurgischen Versorgung, sollten aber sehr zeitnah der fachärztlichen Diagnostik zugeführt werden, da es zu erheblichen Komplikationen kommen kann.

5.2.2 Endophthalmitis

Bei der Endophthalmitis (▶ Abschn. 16.4) handelt es sich um eine erregerbedingte Entzündung des Augeninneren. Sie tritt zumeist nach intraokularen Eingriffen auf. Aufgrund der hohen Zahl der betreffenden Operationen tritt die Endophthalmitis typischerweise nach einer Kataraktoperation oder nach einer intravitrealen Injektion auf. Das Risiko ist prozentual gering, jedoch ist die absolute Zahl

der Fälle bei ca. 800.000 Kataraktoperationen pro Jahr in Deutschland und einer ähnlich hohen Zahl von intravitrealen Injektionen relativ hoch. Die Symptome beginnen typischerweise am 3.–5. Tag postoperativ mit Schmerzen, Sehverschlechterung und hochrotem Auge. Bei der Untersuchung erkennt man an der Spaltlampe ein Hypopyon in der Vorderkammer (Leukozytenspiegel) und typischerweise ist der Einblick auf den Fundus sehr schlecht möglich. In manchen Fällen besteht nicht mal mehr ein Rotlichtreflex. Es muss umgehend eine Keimbestimmung aus dem Auge erfolgen und eine breit wirksame intravitreale Antibiose gegeben werden. In Deutschland erfolgt das zumeist in Form einer Vitrektomie, die den Vorteil hat, das die Matrix des Entzündungsgeschehens möglichst umfangreich reduziert wird. Die Diagnose einer Endophthalmitis muss zu einer umgehenden Versorgung führen. Ein Aufschub führt aufgrund der fortschreitenden Netzhautnekrose zu funktionell und anatomisch schlechten Ergebnissen. Manche Operateure geben auch zur Beherrschung des massiven Entzündungsgeschehens noch Steroide intravitreal.

- **Intravitreale Therapie der Endophthamitis (jeweils 0,1 ml)**
a. postoperative Endophthalmitis (z. B. nach Kataraktoperation)
  - Ceftazidim 2,25 mg
  - Vancomycin 1 mg
  - Dexamethason 0,4 mg
b. Pilzendophthalmitis
  - Amphotericin B 0,005 mg oder Voriconazol 0,05 mg
  - Dexamethason 0,4 mg

5.2.3 Lochbedingte Netzhautablösung, rhegmatogene Ablatio retinae

Bei einer Ablatio retinae (▶ Abschn. 16.6) ist die Netzhaut vom retinalen Pigmentepithel (RPE) abgehoben. Entsprechend ist die Diffusion aus der Choriokapillaris wegen der größeren Distanz zwischen Aderhaut und Netzhaut gestört. Außerdem sind die Stoffwechselprozesse zwischen RPE und Photorezeptoren unterbrochen. Daher ist eine Versorgung aus funktionellen Überlegungen möglichst dringlich erforderlich. Es werden zwei Situationen unterschieden:

1. Liegt die Makula noch an, so sollte mit der Operation noch am gleichen Tag möglichst schnell verhindert werden, das die Netzhautablösung das Zentrum erreicht. Das ist vor allem dann der Fall, wenn die Ablösung von oben kommt, das Loch relativ groß ist und die Ablösung knapp vor der Makula steht.

2. Bei einer Netzhautablösung mit abgelöster Makula kann die Versorgung zügig in den nächsten Arbeitstagen erfolgen, da das funktionelle Ergebnis dann nicht mehr von der Zeit der Ablösung abhängt. In Deutschland erfolgt die Versorgung einer Netzhautablösung mit abgelöster Makula typischerweise geplant innerhalb einer Woche nach der Diagnosestellung.

Da die Operationen häufig in Vollnarkose erfolgen, sollte der überweisende Augenarzt den Patienten darauf hinweisen nüchtern zu bleiben, da die Operation sonst nach einer Karenzzeit erst in den Nachtstunden erfolgt, was erfahrungsgemäß keine ideale Prognose hat.

- **Zeitplan der Operation bei lochbedingter akuter Netzhautablösung**
- Makula abgehoben →Operation innerhalb einer Woche
- Makula anliegend, Makula gefährdet → Operation am gleichen Tag
- Makula anliegend, Makula nicht gefährdet → Operation am Folgetag

5.2.4 Retinale Gefäßverschlüsse

Man unterscheidet retinale arterielle Verschlüsse von retinalen Venenverschlüssen. Beim **Zentralarterienverschluss** (▶ Abschn. 17.4) werden die innere Netzhaut und insbesondere die Ganglienzellen nicht mehr mit Sauerstoff versorgt. Da die Ganglienzellen eine sehr geringe Hypoxietoleranz haben, ist die Prognose dieser Erkrankung sehr schlecht.

Die Patienten melden sich mit einer plötzlichen schmerzlosen Erblindung auf einem Auge. Bei der Untersuchung sieht man den kirschroten Fleck der Makula als Folge des ischämischen Netzhautödems. Bisher gibt es keine Evidenz, das therapeutische Maßnahmen zu einer Verbesserung der Situation führen. Häufig bleibt die Sehschärfe extrem schlecht auf einem Niveau unter 0,05. In Einzelfällen kann die sofortige Drucksenkung und Massage des Augapfels helfen. Die Drucksenkung kann beispielsweise akut durch eine an der Spaltlampe durchgeführte Punktion der vorderen Augenkammer erfolgen. In der Mehrzahl der Fälle handelt es sich beim Zentralarterienverschluss um die Folge atherosklerotischer Gefäßwandveränderungen. Es können aber auch Embolien als Ursache vorliegen. Diese können aus der A. carotis oder aus dem Herzen kommen. Insofern ist dringend eine Abklärung der kardiovaskulären Situation geboten. Unter Umständen finden sich behandlungsbedürftige Plaques der A. carotis oder relevante Herzrhythmusstörungen, wie eine absolute Arrhythmie mit Vorhofflimmern. In diesen Fällen muss durch den Kardiologen oder Neurologen, ggf. auch durch den Gefäßchirurgen eine spezifische Therapie eingeleitet werden. Patienten mit einem Zentralarterienverschluss haben ein erhöhtes Risiko für weitere kardiovaskuläre Ereignisse.

Bei den venösen Gefäßverschlüssen (▶ Abschn. 17.5) tritt zwar auch eine plötzliche schmerzlose Sehverschlechterung auf, meist ist diese aber nicht so ausgeprägt wie bei den arteriellen Verschlüssen. Beim Zentralvenenverschluss sind die typischen Zeichen am Fundus die streifenförmigen Blutungen entlang der Nervenfaserschicht und das Netzhautödem. Die Papille ist meist randunscharf und geschwollen. Auch hier kommt als Ursache meist eine atherosklerotische Gefäßwandveränderung in Verbindung mit einer arteriellen Hypertonie in Betracht. Nicht selten liegen aber auch Störungen der Gerinnung vor. Insbesondere bei jüngeren Patienten muss man an genetisch bedingte Störungen des Gerinnungssystems denken und eine entsprechende Labordiagnostik einleiten. Bei jungen Frauen muss auch an die potentiell zu Thrombosen führenden oralen Kontrazeptiva gedacht werden, vor allem wenn die Betroffenen gleichzeitig rauchen.

Als Notfallmaßnahme kann eine Hämodilution eingeleitet werden. Inzwischen liegen Hinweise dafür vor, das eine frühzeitige intravitreale Pharmakotherapie mit Anti-VEGF Präparaten wie Ranibizumab oder Aflibercept oder mit Steroiden zu einer Verbesserung der Funktion und des Ödems führen kann. Erfahrungsgemäß muss diese Therapie im Intervall dann mehrfach wiederholt werden. Wichtig ist auch im Fall der venösen Gefäßverschlüsse die Kooperation mit dem Internisten zum Ausschluss der typischen Risikofaktoren.

5.2.5 Glaukomanfall

Beim Glaukomanfall (▶ Kap. 15) handelt es sich entweder um ein **Winkelblockglaukom** mit akuter Blockade der Kammerwasserzirkulation von der hinteren Augenkammer in die vordere Augenkammer, was zu einer Abflachung der Vorderkammer führt, oder um einen primären Verschluss des Kammerwinkels durch ein dekompensiertes **Engwinkelglaukom**, seltener durch eine Dekompensation eines **Offenwinkelglaukoms**. Die Iris kann sich an das Hornhautendothel anlegen. Der Kammerwinkel ist völlig verschlossen. Der Augendruck steigt auf Werte über 50 mmHg an. Der Visus fällt erheblich ab, die Patienten klagen über Kopfschmerzen auf der betroffenen Seite. In seltenen Fällen kann der Schmerz aber auch augenfern wahrgenommen werden, beispielsweise in der Herzgegend oder im Abdomen, was die Betroffenen dann primär zu einem in der Glaukombehandlung nicht erfahrenen Chirurgen oder Internisten führt. Dieser sollte dann das »rote Auge« auf der Seite des Visusabfalls bemerken. Man bittet den Patienten beide Augen zu schließen und fühlt dann den Augendruck im Seitenvergleich. Am Auge mit dem Glaukomanfall ist der Bulbus steinhart während auf dem nicht betroffenen Auge die Resistenz eher elastisch ist.

Die Akutbehandlung besteht in der intravenösen Gabe von Azetazolamid und einem osmotisch wirksamen Präparat wie Mannitol. Wenn der Augendruck reagiert, beginnt man mit der lokalen Gabe drucksenkender Tropfen. Sollte diese Maßnahme nicht erfolgreich sein, muss eine basale Iridektomie durchgeführt werden.

- **Medikamentöse Sofortmaßnahme bei Glaukomanfall**
  - Azetazolamid 500 mg – 1000 mg i.v. als Kurzinfusion
  - Mannit 15% 250 ml i.v. Kurzinfusion
  - Augentropfen: Pilocarpin 2% (3 x alle 10 Minuten), evtl. zusätzliche drucksenkende Augentropfen (z. B. ß-Blocker)

5.2.6 Neuritis nervi optici (NNO)

Die Neuritis nervi optici (▶ Kap. 20/23) führt bei den Betroffenen meist plötzlich zu einer erheblichen Minderung der zentralen Sehschärfe. Der Visus liegt meist bei 0,1 oder darunter. Im Gesichtsfeld zeigt sich ein Zentralskotom. Die Pupillenfunktion ist gestört (auffälliger Swinging-flashlight-Test = afferentes Defizit). Es liegt eine Abschwächung der Rotwahrnehmung vor. Bei der Untersuchung erscheint das Auge morphologisch völlig unauffällig, insbesondere sieht auch der Sehnerv unauffällig aus:

> ❯ Bei der Neuritis nervi optic sieht der Patient nichts und der Arzt sieht auch nichts.

Ist die Verdachtsdiagnose gestellt, muss eine neurologische Abklärung erfolgen, da die Neuritis immer Zeichen einer demyelinisierenden Systemerkrankung, z. B. einer multiplen Sklerose sein kann. Die Zusatzdiagnostik umfasst eine Kernspinuntersuchung des ZNS, die ggf. die Entmarkungsherde nachweisen kann und eine Liquorpunktion, die manchmal pathologische Proteinbanden offenbart. Die Therapie ist in der Regel eine Hochdosissteroidtherapie mit 1 g Methylprednisolon i.v. über drei Tage mit anschließend ausschleichender Dosierung.

5.2.7 Anteriore ischämische Optikoneuropathie (AION)

Bei der anterioren ischämischen Optikoneuropathie (AION) handelt es sich um eine Ischämie des Sehnervenkopfes durch einen Verschluss der hinteren kurzen Ziliararterien (▶ Kap. 20/23). Die Sehschärfe ist plötzlich erheblich reduziert, es liegt meist ein sog. longitudinaler Gesichtsfeldausfall vor, der eine scharfe Kante genau in der Horizontalen zeigt. Die Papille ist randunscharf und geschwollen. Manchmal bestehen feine Streifenblutungen am Rand. Differentialdiagnostisch muss man das Bild der AION von der entzündlichen Papillitis und von einer Stauungspapille abgrenzen.

- Bei der entzündlichen **Papillitis** sieht man in der Regel keine Blutungen, die Patienten sind meist jünger und haben nicht das typische kardiovaskuläre Risikoprofil der AION Patienten.
- Bei der **Stauungspapille** stehen meist Kopfschmerzen im Vordergrund, ohne dass der Visus oder das Gesichtsfeld beeinträchtigt sind.

Bei der AION ist zu differenzieren, ob sie atherosklerotisch bedingt ist oder als Folge einer Arteriitis temporalis Horton aufgetreten ist. Die Therapie besteht aus der Hämodilution kombiniert mit einer Steroidtherapie um das Ödem der Papille zu reduzieren. Die Prognose ist eher ungünstig. Die Erkrankung betrifft nicht selten auch das zweite Auge, deshalb ist die interdisziplinäre Abklärung des Risikoprofils von größter Bedeutung für den Patienten.

5.2.8 Optikuskompression

Eine Kompression des N. opticus kann durch Verletzungen der knöchernen Orbita im Rahmen eines Schädel-Hirn-Traumas oder durch Blutungen in der Orbita entstehen, aber auch durch andere raumfordernde Prozesse in der Orbita, wie bei der endokrinen Orbitopathie (► Kap. 23). Dabei kommt es durch eine Zunahme der Volumina der Augenmuskeln und eine Zunahme des Fettvolumens in der Orbita zur Kompression des Sehnerven. In solchen Fällen ist eine Dekompression erforderlich, die – falls eine Steroidgabe nicht mehr rechtzeitig kommt – operativ durchgeführt werden muss. Patienten mit einer Optikuskompression haben meist eine erheblich reduzierte Sehschärfe auf dem betroffenen Auge bis hin zur Erblindung.

Ein 56-jähriger Mann meldet sich wegen Kopfschmerzen, Übelkeit und Erbrechen in der Notfallambulanz eines großen Krankenhauses. Er wird vom diensthabenden Internisten untersucht, der zu der Verdachtsdiagnose eines gastrointestinalen Entzündungsgeschehens kommt und den Patienten stationär in der Inneren Klinik aufnimmt. Der Student auf der Station untersucht den Patienten und bemerkt, dass das rechte Auge deutlich gerötet ist. Auf Nachfrage gibt der Patient an, auf dem rechten Auge auch ganz schlecht zu sehen. Das sei dem Patienten gar nicht aufgefallen, er habe das alles auf die Kopfschmerzen zurückgeführt. Der Student fühlt den Augeninnendruck und stellt eine deutliche Seitendifferenz zwischen rechts und links fest. Während das Auge rechts sehr hart erscheint, ist das linke Auge eher elastisch weich. Die Pupille auf dem rechten Auge ist mittelweit, während die Pupille links eher eng ist.

Der Augenarzt wird hinzugerufen. Dieser stellt eine Sehschärfe von rechts 0,1 und links 1,0 fest und einen Augeninnendruck von 55 rechts und 12 links. Der Patient erhält sofort eine Infusion mit Mannitol sowie 250 mg Azetazolamid i.v. Nach 30 Minuten beträgt der Augendruck nur noch 25 mmHg. Der Patient erhält jetzt Pilocarpin-Augentropfen und Timolol-Augentropfen und wird in die Augenklinik verlegt.

Bei der Gonioskopie wird ein sehr enger Kammerwinkel festgestellt, sodass dann eine basale Iridiektomie durchgeführt wird. Auch auf dem noch druckregulierten Auge besteht ein enger Kammerwinkel. Hier erfolgt nach wenigen Tagen ebenfalls eine prophylaktische basale Iridektomie.

Übungsfragen

1. An welche Erkrankungen muss man bei einem einseitig roten Auge mit Schmerzen und Sehverschlechterung denken?
2. Worin besteht die Therapie einer akuten postoperativen Endophthalmitis?
3. Worin besteht die Akuttherapie des Glaukomanfalls?
4. Bei einem Verschluss der Zentralarterie müssen welche Ursachen unbedingt unterschieden werden?
5. An welche Erkrankungen müssen Sie bei einer schmerzlosen einseitigen Erblindung denken?

Lösungen ▶ Kap. 28

Auge und Sehen in Kindheit und Alter – altersspezifische Erkrankungen

Peter Walter

6.1   Anatomische und physiologische Grundlagen   – 70
6.1.1   Embryonalentwicklung des Auges   – 70
6.1.2   Postnatale Entwicklung des Auges und des Sehsystems   – 70
6.1.3   Alterungsprozesse   – 72

6.2   Störungen der Embryonalentwicklung   – 72
6.2.1   Fehlbildungen   – 72
6.2.2   Intrauterine Infektionen – Toxoplasmose, Lues, Röteln   – 74

6.3   Frühgeborenenretinopathie   – 74

6.4   Amblyopie   – 77

6.5   Angeborene Katarakt   – 77

6.6   Angeborenes Glaukom   – 78

6.7   Retinoblastom   – 78

6.8   Morbus Coats   – 80

6.9   Schielen bei Kindern   – 80

6.10   Kindesmisshandlung – battered child syndrome   – 81

6.11   Altersbedingte Erkrankungen   – 81
6.11.1   Presbyopie   – 81
6.11.2   Katarakt – »Grauer Star«   – 81
6.11.3   Altersbedingte Makuladegeneration   – 82
6.11.4   Andere Augenerkrankungen im Alter   – 82

P. Walter, N. Plange, *Basiswissen Augenheilkunde*,
DOI 10.1007/978-3-662-52801-3_6, © Springer-Verlag Berlin Heidelberg 2017

Störungen der embryonalen Entwicklung aber auch postnatale Entwicklungsstörungen können zu Fehlbildungen und anderen Erkrankungen des Auges führen.

Wichtige Fehlbildungen sind der **Anophthalmus**, der **Mikroophthalmus**, die **kongenitale Katarakt**, das **kongenitale Glaukom, Lidfehlbildungen, Fehlbildungen des Glaskörpers** wie die **persistierende Arteria hyaloidea, Dystrophien der Netzhaut, Fehlbildungen der Aderhaut** wie das **Kolobom** und **Fehlbildungen des Sehnervens**.

Neben den Fehlbildungen sind intrauterine Infektionen wie die **Toxoplasmose** oder das **Rötelnsyndrom** eine wichtige Ursache einer angeborenen Sehschwäche.

Die **Frühgeborenenretinopathie** (RPM) tritt bei Geburten vor der 32. Schwangerschaftswoche (SSW) auf und hat ihre Ursache in der fehlenden Ausreifung des retinalen Gefäßsystems. Die Frühgeborenenretinopathie kann unerkannt zu erheblichen Komplikationen wie Netzhautablösung und Erblindung führen. Mit einer rechtzeitig durchgeführten stadiengerechten Therapie (Laserkoagulation, Anti-VEGF Gabe, Operation) können diese schweren Komplikationen verhindert werden. Erkrankungen des Sehsystems im Kindesalter stören den Reifungsprozess des visuellen Systems und können daher zu irreversiblen Sehbehinderungen führen (**Amblyopie**). Daher ist ihre möglichst frühe Erkennung und sachgemäße Behandlung von besonderer Bedeutung. Eine wichtige Erkrankung, die bei Kindern sehr schnell zur Amblyopie führen kann ist beispielsweise die **kongenitale Katarakt**. Sie muss zwingend rasch operativ versorgt werden, um eine Amblyopie zu verhindern. Der häufigste bösartige Tumor bei Kindern am Auge ist das **Retinoblastom**. Leitsymptom ist die Leukokorie. Unbehandelt führt dieser hochmaligne Tumor zum Tod. Die Behandlung erfolgt stadienabhängig mittels systemischer und lokaler Chemotherapie, Bestrahlung, Laserkoagulation und ggf. mittels Enukleation.

Typische Alterserkrankungen des visuellen Systems sind die **Presbyopie**, die **Katarakt** und die **Makuladegeneration**. Aber auch das **Glaukom** und die **Gefäßerkrankungen des Auges** treten in höherem Lebensalter häufiger auf.

6.1   Anatomische und physiologische Grundlagen

Während im jungen und mittleren Erwachsenenalter das Sehsystem in einer relativen Ruhephase ist, treten in der Embryonalentwicklung und in der frühen postnatalen Phase der Kindsentwicklung erhebliche Veränderungen und Adaptationen am Sehsystem auf. Ähnliche dramatische Veränderungen finden sich dann wieder im Alter ab dem 50. Lebensjahr.

6.1.1   Embryonalentwicklung des Auges

Der Augapfel formt sich aus einer Ausstülpung des Neuralrohrs, die die Augenblase bildet. Der Stiel dieser Blase wird durch weiteres Wachstum zum Sehnerv. Die Augenblase stülpt sich an ihrem vorderen Pol ein. So entsteht der doppelschichtige Augenbecher. Aus der Einstülpung entwickelt sich die Neuroretina. Der Boden auf dem sich die Neuroretina ablegt differenziert sich zum Pigmentepithel. Obwohl sehr intensive Stoffwechselinteraktionen zwischen Photorezeptoren und den Zellen des RPE bestehen, bleibt die Verbindung zwischen den beiden Schichten zeitlebens locker. Sie wird im Wesentlichen durch pseudopodienartige Ausstülpungen der RPE-Zellen und einen Flüssigkeitsstrom vom Glaskörper in die Aderhaut gewährleistet. Aus dem Ektoderm, das dem Augenbecher gegenüber liegt, entwickelt sich die Augenlinse, die als Bläschen abgeschnürt wird. Das über dem Linsenbläschen verbleibende Ektoderm bildet die Hornhaut. Pränatal zieht die A. hyaloidea durch den sehr festen embryonalen Glaskörper von der Papille bis zum hinteren Pol der Augenlinse (◘ Abb. 6.1).

6.1.2   Postnatale Entwicklung des Auges und des Sehsystems

Nach 40 Wochen intrauteriner Entwicklung sind alle anatomischen Strukturen des Auges entwickelt. Die A. hyaloidea hat sich zurückgebildet und der Glaskörper ist völlig klar. Die Äste der A. centralis retinae haben sich komplett ausgebildet und die

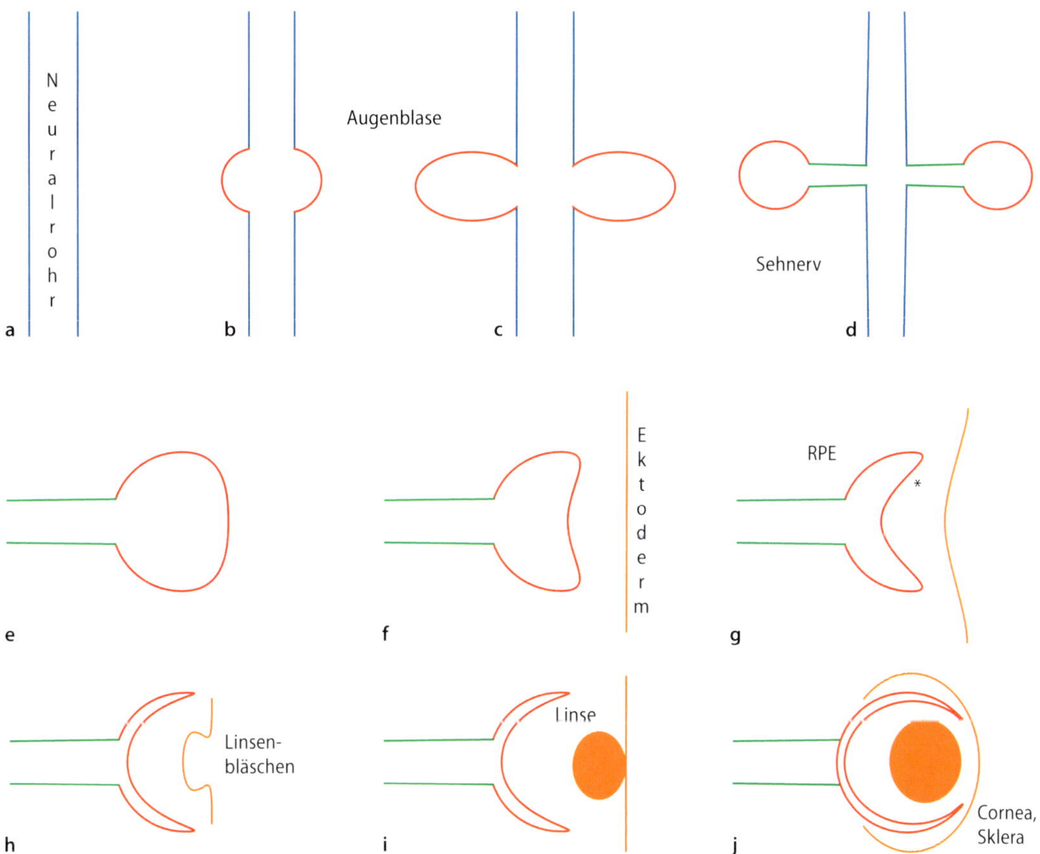

■ **Abb. 6.1a–j** Entwicklung des Auges. **a** Neuralrohr. **b** Aus dem Neuralrohr bilden sich zwei Ausbuchtungen, die Augenbläschen. **c** Diese Bläschen werden größer und bilden einen Stiel. **d** Dieser wird durch weiteres Größenwachstum zum Sehnerven. **e** Die äußere Kurvatur der Augenblase flacht sich ab und beginnt sich einzustülpen. **f** Darüber liegt das Ektoderm. **g** Der Augenbecher vervollständigt sich. Es entsteht am Boden des Bechers eine Doppelschicht, wobei die äußere Lage sich zum retinalen Pigmentepithel (RPE) entwickelt und die innere Lage zur Neuroretina (*) reift. Das darüber liegende Ektoderm beginnt sich einzustülpen. **h** Diese Einstülpung geht weiter bis sich eine Blase vollkommen davon löst und in den Augenbecher abgegeben wird (Linse) (**i**). Das darüber liegende Ektoderm entwickelt sich weiter zur Hornhaut und zur Sklera (**j**)

Netzhaut ist bis in die Peripherie hin vaskularisiert. Die Sehfunktion entwickelt sich rasant in den ersten 6 Monaten des Lebens. Die Fovea differenziert sich noch aus, die Fasern des Sehnerven sind bei der Geburt noch nicht vollständig myelinisiert und die Synapsen im Corpus geniculatum laterale (CGL) und in der Sehrinde sind noch nicht fest etabliert. Messungen der Sehschärfe sind in diesem Alter naturgemäß sehr schwierig. Aus elektrophysiologischen Untersuchungen mit evozierten Potentialen geht aber hervor, dass bereits mit 12 Monaten eine Sehschärfe von 1,0 erreicht ist. Messungen mit anderen Testverfahren zeigen eher eine langsamere Entwicklung der Sehschärfe, wobei man davon ausgehen kann, dass spätestens im 3. Lebensjahr das Sehvermögen vollständig entwickelt ist. Damit sich die Sehleistung adäquat entwickelt, müssen die brechenden Medien klar sein und es müssen Bilder scharf auf der Netzhaut abgebildet werden. Nur so werden die zentralen Prozesse zur Etablierung einer guten Sehschärfe gebahnt. Im Laufe der ersten 6 bis 8 Lebensjahre lassen sich die Entwicklungsprozesse des visuellen Systems noch beeinflussen. Dieses Zeitfenster wird therapeutisch für die Behandlung der Amblyopie genutzt, indem beispielsweise das gute Auge für eine bestimmte Zeitdauer der

Wachzeit abgeklebt wird (Okklusion). Die Erfolgsraten der Okklusionstherapie sinken mit zunehmendem Lebensalter.

Neben den sensorischen und neuronalen Reifungsprozessen kommt es zu Größen- und Formänderungen in der postnatalen Entwicklung des Auges. So ist beispielsweise der Ziliarkörper bei der Geburt noch nicht in eine Pars plana und Pars plicata differenziert. Der Augapfel wächst in den ersten Monaten nach der Geburt. Bei der Geburt beträgt die Achsenlänge des Auges ca. 16 mm, am Ende des ersten Jahres 18 mm, am Ende des 2. Jahres 20 mm. Nach dem 3. Lebensjahr kommt es bei einer Achsenlänge von 21,5 mm kaum noch zu einer Größenänderung.

6.1.3 Alterungsprozesse

Der für alle Menschen erfahrbare Alterungsprozess des Sehsystems beginnt sich mit der **Presbyopie** zu manifestieren. Subjektiv bemerken Betroffene, dass das Lesen zunehmend anstrengend und schwierig wird. Ursache ist ein Nachlassen der Akkommodation. Der Akkommodationsvorgang ist an die Elastizität der Linse gekoppelt. Bei der Kontraktion des Ziliarkörpers im Rahmen der Akkommodation auf die Nähe entspannen sich die Zonulafasern. Die Linse krümmt sich dann stärker durch ihre Eigenelastizität. Lässt die Eigenelastizität der Linse nach, fällt die Krümmungszunahme der Linse in der Akkommodation geringer aus als normal. Die Lesebrille wird erforderlich.

Mit zunehmendem Alter kommt es aber auch zu einer Abnahme der Transparenz der brechenden Medien. Es kommt zu **Linsentrübungen** und zu **Glaskörpertrübungen**. Alte Menschen klagen sehr viel häufiger als junge Menschen über Blendungsphänomene. Ursächlich sind hier nicht nur Trübungen der Medien, sondern auch neuronale Prozesse bei der retinalen Adaptation an verschiedene Umgebungsleuchtdichten. Adaptationsprozesse laufen im Alter verzögert ab. Auch neuronale Prozesse im Kortex laufen im Alter verlangsamt ab. So lässt sich zeigen, dass es mit zunehmendem Alter zu einer Zunahme der Latenz der kortikalen Antwort bei der Ableitung evozierter Potentiale kommt. Auch die an visuelle Wahrnehmungen gekoppelten motorischen

Reaktionen des alten Menschen lassen deutlich nach. Solche Veränderungen müssen insbesondere berücksichtigt werden, wenn die Teilnahme älterer Menschen am Verkehr bewertet werden soll.

> **Die nachlassende Akkommodation (Presbyopie) führt bei vielen Menschen mit zunehmendem Alter zur Notwendigkeit einer Lesebrille.**

6.2 Störungen der Embryonalentwicklung

6.2.1 Fehlbildungen

Die Herkunft der Augenstrukturen aus dem Neuralrohr führt dazu, dass **Störungen beim Verschluss des Neuralrohrs** bzw. der Neuralrinne zu Fehlbildungen des Augapfels führen (◘ Abb. 6.2). Hierzu gehört das vollständige Fehlen der Anlage eines Auges (**Anophthalmus**) oder die nur rudimentär vorhandene Anlage eines Auges (**Mikroophthalmus**). Diese Fehlbildungen können tragischerweise auch beidseits vorkommen. Die mit der Entwicklung aus dem Neuralrohr verbundenen spezifischen Fehlbildungen sind die Spaltbildungen des Auges: **Kolobome**. Solche Kolobome treten an der Iris auf, aber auch in der Aderhaut. Typischerweise sind solche Kolobome unten lokalisiert. Aderhautkolobome können zu einer erheblichen Sehminderung führen, wenn die Makula betroffen ist. Iriskolobome können zu Störungen der Pupillenfunktion führen und Blenderscheinungen mit Sehverschlechterung verursachen. Während das Aderhautkolobom nicht behandelbar ist, sondern nur die u. U. mit dem Aderhautkolobom vergesellschaftete Netzhautablösung, kann bei ausgeprägten Formen eines Iriskoloboms eine chirurgische Versorgung angezeigt sein. Man kann die Pupille mit einer Naht verengen oder ein Segment einer künstlichen Iris einnähen.

Fehlbildungen können sich aber auch aus der fehlenden Rückbildung des primären Glaskörpers und der A. hyaloidea ergeben (◘ Abb. 6.3). Ein persistierender primärer Glaskörper kann zur Netzhautablösung führen. Die Prognose ist oft sehr schlecht. Eine persistierende A. hyaloidea kann zu

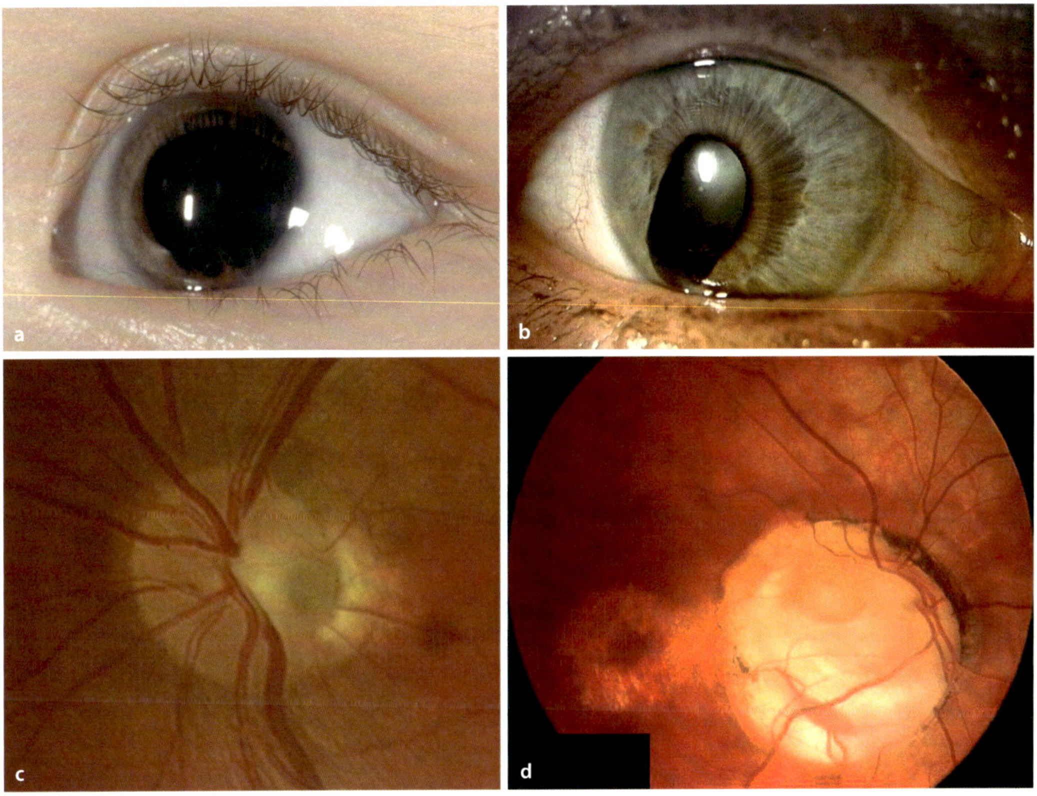

◘ Abb. 6.2a–d Fehlbildungen des Auges. **a** Aniridie. In diesem Fall liegt keine vollständige Aniridie vor. In vielen Fällen lässt sich noch ein Irisstumpf erkennen. Man muss bei den betroffenen Kindern ein Wilms Tumor ausschließen. **b** Angeborenes Iriskolobom. **c** Grubenpapille. **d** Papillenkolobom

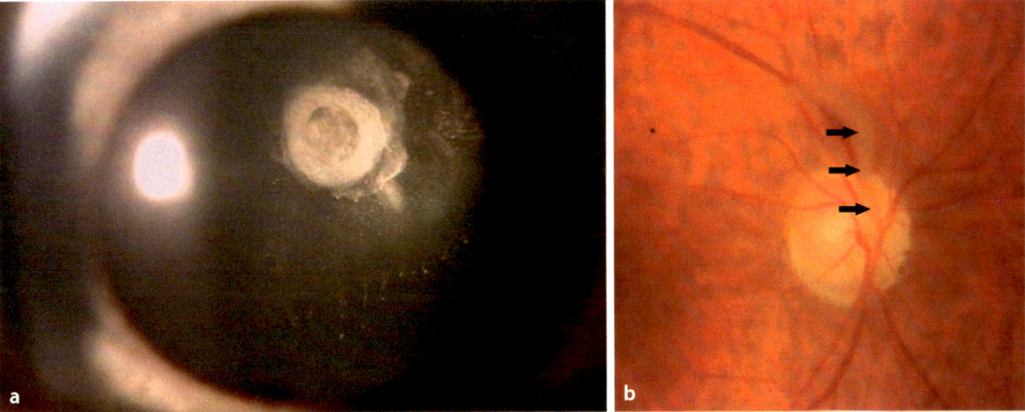

◘ Abb. 6.3a,b Persistierende Arteria hyaloidea. **a** Typischer hinterer Polstar, der die Insertion der fetalen A. hyaloidea in den hinteren Pol der Linse zeigt. **b** Nicht perfundierter Stumpf der nicht zurückgebildeten A. hyaloidea.

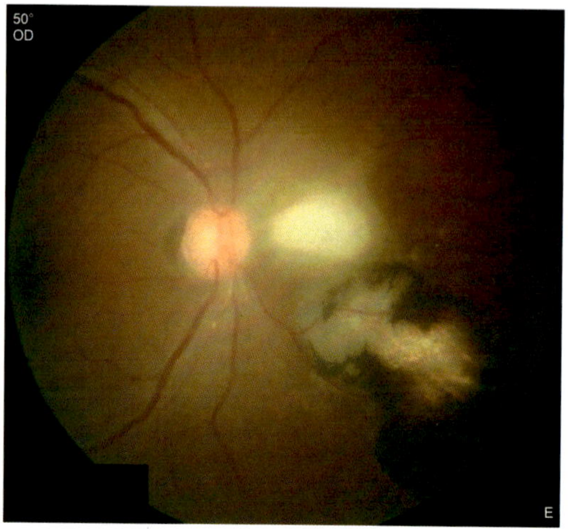

■ **Abb. 6.4** Kongenitale Toxoplasmose. Man erkennt die alte Narbe an den Pigmentanomalien. Daneben sieht man den frischen, weißlich flauschigen Entzündungsherd im Sinne der Reaktivierung. Die Reaktivierung zeigt sich oft in unmittelbarer Nähe des alten Herdes

Blutungen führen, aber auch zur Netzhautablösung. Ihre Anheftung am hinteren Pol der Linse kann zu einer sehr charakteristischen Katarakt führen. Oft sind diese Augen amblyop und die funktionelle Prognose ist eingeschränkt. Man muss bei der Operation der persistierenden A. hyaloidea berücksichtigen, dass die A. centralis retinae manchmal in den Stumpf der A. hyaloidea hochgezogen ist. Würde man die A. hyaloidea an der Papille radikal zurückschneiden durchtrennt man möglicherweise die Zentralarterie. Daher ist entsprechende Vorsicht bei der Operation geboten.

6.2.2 Intrauterine Infektionen – Toxoplasmose, Lues, Röteln

Die Bevölkerung weist einen hohen Durchseuchungsgrad an Toxoplasma gondii auf, daher kommen auch Toxoplasmoseinfektionen in der Schwangerschaft vor. Eine intrauterine Toxoplasmoseinfektion wird bei Infektion der Schwangeren in den ersten drei Schwangerschaftsmonaten auf den Fetus übertragen. Die fetale Infektion kann zu einer Netzhaut-/Aderhautentzündung führen, die dann eine atrophische Narbe mit erheblichen Pigmentreaktionen hinterlässt. Diese Narbe kann genau in

der Makula sein. Dann ist die Funktion erheblich reduziert. Später kann es ausgehend von solchen Narben Reaktivierungen der Toxoplasmose geben.

Eine Luesinfektion kann in der Schwangeren zu einer Übertragung auf den Feten führen. Diese führt zu einer diffusen Aderhaut-/Netzhautentzündung, wobei atrophische Areale mit hyperpigmentierten Arealen abwechseln. Man spricht daher auch vom Pfeffer-und-Salz-Fundus. Im Rahmen der Hutchinson-Trias sieht man eine tonnenförmige Deformierung der Zähne sowie eine Störung des Hörvermögens und manchmal eine interstitielle Keratitis.

Das kongentiale Rötelnsyndrom (Gregg-Syndrom) kann bei einer Rötelninfektion der Mutter im ersten Trimenon der Schwangerschaft zu einer Embryopathie führen. Diese ist gekennzeichnet durch Innenohrschäden, durch Zahndefekte, Herzfehler aber auch eine kongenitale Katarakt.

> **Die Toxoplasmose ist eine besonders häufige Ursache einer intrauterin erworbenen Netzhaut-/Aderhautentzündung. Nach der Geburt erkennt man eine Narbe mit unterschiedlichem Pigmentierungsgrad. Später kann es hier zu Reaktivierungen kommen.**

6.3 Frühgeborenenretinopathie

■ **Definition**

Die Frühgeborenenretinopathie (Retinopathy of Prematurity – RPM, ROP) ist eine äußerst schwerwiegende Erkrankung, die zur Netzhautablösung und ggf. zur Erblindung führen kann. Sie betrifft Frühgeborene mit einem Geburtsgewicht unter 1500 g oder solche, die vor der 32. Schwangerschaftswoche (SSW) geboren worden sind. Nach der 32. SSW tritt die Erkrankung nur dann auf, wenn die Kinder mit hohen Partialdrücken Sauerstoff beatmet worden sind oder Bluttransfusionen benötigten. Nach der 34. SSW ist das Auftreten einer RPM sehr unwahrscheinlich.

■ **Pathophysiologie**

Die Erkrankung verläuft in zwei Phasen. Zunächst werden die Kinder unreif geboren. Zu diesem Zeitpunkt ist die Netzhaut noch nicht vollständig vaskularisiert. Die Äste der A. centralis retinae erreichen noch nicht die periphere Netzhaut. Aufgrund ihrer Unreife werden die Patienten im Inkubator gepflegt und nicht selten auch beatmet. Je nach Lungen- und/oder Gehirnsituation ist eine intensive Sauerstoffgabe erforderlich. Ein hoher Sauerstoffpartialdruck wirkt sich in der Netzhaut so aus, dass die weitere Vaskularisation der Netzhaut durch eine Unterdrückung des VEGF-Signals gehemmt wird. Stabilisiert sich die Gesamtsituation des Frühgeborenen, erfolgt ein Stopp der Sauerstoffbeatmung, der Sauerstoffpartialdruck im Blut normalisiert sich oder fällt ab. Da die periphere Netzhaut aber nicht vaskularisiert ist, entsteht hier jetzt eine relative Hypoxie mit massiver VEGF-Freisetzung. Die Folge ist eine Proliferation fibrovaskulärer Membranen an der Vaskularisationsgrenze. Diese fibrovaskulären Membranen können sich kontrahieren und so zu einer Netzhautablösung führen, die äußerst schwer zu behandeln ist.

- **Screening**

Die Untersuchung erfolgt in Deutschland im Rahmen eines Screeningprogramms. Alle Frühgeborenen, die vor der 32. SSW geboren sind oder deren Geburtsgewicht unter 1500 g liegt oder Kindern, die zwischen der 32. und 36. SSW geboren worden sind und anschließend mehr als drei Tage mit 100%-igem Sauerstoff beatmet worden sind, werden in das Programm eingeschlossen. Die Untersuchung erfolgt bei weit getropfter Pupille mittels binokularer indirekter Ophthalmoskopie mit dem Kopfophthalmoskop unter Eindellung der peripheren Netzhaut unter Lokalanästhesie.

- **Klinisches Bild und Stadieneinteilung**

Man unterscheidet fünf Stadien der RPM. Die Stadieneinteilung erfolgt nach rein funduskopischen Kriterien (◘ Abb. 6.5).

Man erfasst bei der Fundusuntersuchung die Lokalisation der Veränderungen und dokumentiert diese auf einer Fundusskizze. Die Veränderungen im Rahmen der RPM können in drei Zonen lokalisiert sein:

- Zone 1: Kreis um die Papille mit dem Radius doppelter Abstand Papille – Makula.
- Zone 2: Raum zwischen Zone 1 und einem Kreis um die Papille mit dem Radius Papille – nasale Ora serrata.
- Zone 3: Restliche Netzhaut.

Zusätzlich zur Lokalisation wird noch festgestellt ob ein PLUS Kriterium erfüllt ist:

Ein PLUS-Stadium liegt vor bei einer vermehrten Gefäßschlängelung (Tortuositas vasorum), bei einer vermehrten Füllung und Stauung der Venen und bei intra- oder präretinalen Blutungen.

Da es sich bei der RPM um ein sehr dynamisches Krankheitsbild handelt, müssen die Kinder oft kontrolliert werden. Bei Fällen, in denen soeben noch keine Behandlungsindikation vorliegt, muss die Kontrolle in mindestens wöchentlichen Abständen erfolgen. Die Kontrolle darf erst beendet werden, wenn die gesamte Netzhaut ausvaskularisiert ist. Es empfiehlt sich aber, die Kinder später in regelmäßigen Kontrollen weiter augenärztlich zu untersuchen, weil sich häufiger als bei termingerecht Geborenen auch bei Jugendlichen und Erwachsenenalter noch Komplikationen am Auge einstellen.

Spätkomplikationen der Frühgeborenenretinopathie sind

- Myopie
- Schielen
- Amblyopie
- Netzhautablösung

- **Therapie**

Eine Indikation zur Therapie besteht in einem Stadium 3 mit PLUS-Zeichen, wenn eine bestimmte Ausdehnung der pathologischen Veränderungen überschritten ist. In Zone 1 wird jedes Stadium 1–3 behandelt. Die Therapie in diesen Stadien erfolgt durch eine Laserkoagulation der avaskulären Netzhaut. In letzter Zeit werden aber auch Anti-VEGF-Therapien durchgeführt. Im Stadium 4 (Netzhautablösung) sind operative Verfahren angezeigt, wobei eindellende Maßnahmen mit episkleralen Plombenelementen möglich sind, zunehmend aber auch eine linsenerhaltende Vitrektomie mit Luftfüllung durchgeführt wird. Im Stadium 5 der vollständigen Netzhautablösung sollte keine Therapie mehr erfolgen, weil die funktionellen Ergebnisse extrem schlecht sind. In jedem Fall muss eine Frühförderung erfolgen, die i. d. R. über die Sehbehindertenpädagogen ermöglicht wird.

- **Komplikationen**

Bei Patienten mit RPM treten sehr viel häufiger als bei normal entwickelten Kindern eine starke Kurz-

Typ	Hinweis	Befund
Normale unreife Netzhaut	Die Vaskularisationsgrenze liegt noch nicht an der Ora serrata, die Gefäße haben keine pathologischen Verzweigungen.	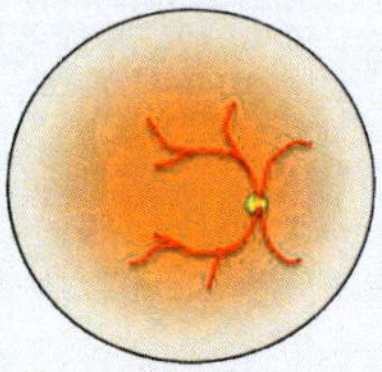
ROP Stadium 1	Man erkennt eine Demarkationslinie zwischen der vaskularisierten und der nicht vaskularisierten Netzhaut.	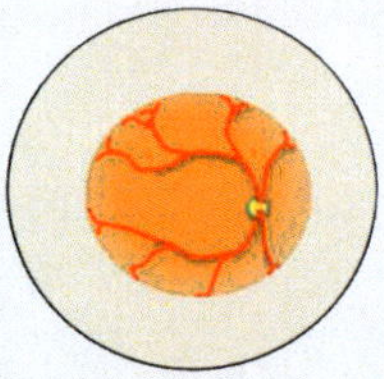
ROP Stadium 2	Es liegt eine prominente fibröse Leiste vor.	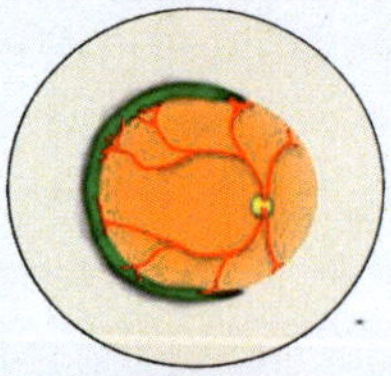
ROP Stadium 3	Es liegt eine prominente Leiste vor, jedoch mit extraretinalen in den Glaskörper vorwachsenden Proliferationen.	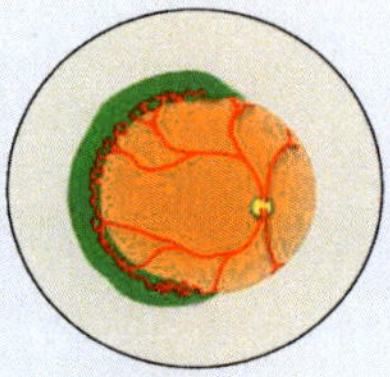
ROP Stadium 4a	Die Netzhaut löst sich ab. Die Makula liegt noch an.	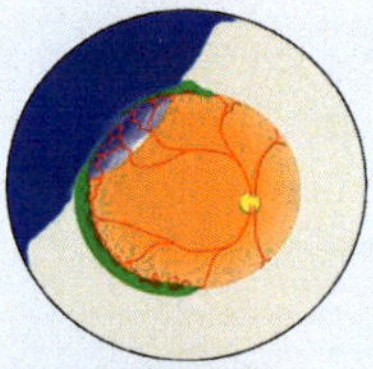
ROP Stadium 4b	Die Netzhautablösung hat die Makula erreicht.	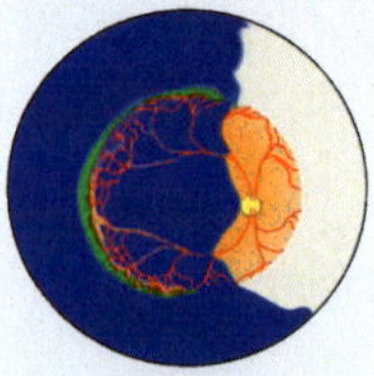
ROP Stadium 5	Vollständige Netzhautablösung.	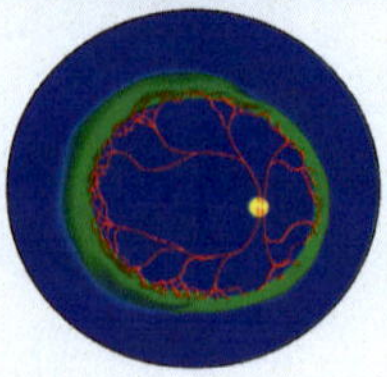

Abb. 6.5 Stadieneinteilung nach Funduskopie

sichtigkeit, Schielen, eine Amblyopie oder eine später auftretende Netzhautablösung auf. Aus diesem Grund ist eine lebenslange Kontrolle in individuell festzulegenden Kontrollintervallen erforderlich, um die genannten Komplikationen früh zu erfassen und behandeln zu können. Nicht selten bestehen bei den betroffenen Kindern Begleiterkrankungen, die in der Frühgeburtlichkeit begründet sind, wie neurologische und sensomotorische Entwicklungsverzögerungen oder Defekte. Daher ist die Betreuung der betroffenen Kinder auch immer eine interdisziplinäre Aufgabe zwischen Neonatologen, Pädiatern und Augenärzten und ggf. weiteren Fachleuten.

> Die Frühgeborenenretinopathie ist eine wichtige Ursache der Morbidität bei Frühgeborenen mit einem Geburtsgewicht unter 1500 g oder einem Geburtstermin vor der 32. SSW. Ein konsequentes Screening dieser Frühgeborenen ist die wichtigste Maßnahme um alle behandlungsbedürftigen Fälle rechtzeitig zu erkennen.

6.4 Amblyopie

Erfolgt im Kindesalter keine scharfe Abbildung des Bildes auf der Netzhaut z. B. durch einen **unkorrigierten Refraktionsfehler** oder eine angeborene Medientrübung wie bei der **angeborenen Katarakt**, entwickeln sich die zentralnervösen sensorischen Prozesse und Verschaltungen nicht adäquat. Die Folge ist, dass der Seheindruck vom betroffenen Auge nicht zu einer normalen Wahrnehmung führt. Korrigiert man die Ursache erst nach der sensiblen Phase der ersten Lebensjahre, kann eine Visusverbesserung nicht mehr erreicht werden. Es liegt dann eine Amblyopie vor. Ein ähnlicher Mechanismus findet sich bei der Schielamblyopie. Bei abweichenden Sehachsen sind die Informationen, die der visuelle Kortex verarbeiten muss, nicht kongruent. Der Seheindruck eines Auges wird vom ZNS dann supprimiert. Diese Hemmung manifestiert sich, sodass auch später durch Korrekturen des Schielwinkels keine Verbesserung des Sehvermögens mehr erreicht werden kann. Es ist daher sehr wichtig, frühzeitig in der Kindesentwicklung mögliche Amblyopieursachen zu erkennen und adäquat zu behan-

deln. Liegt bereits eine Amblyopie vor, so muss versucht werden durch Beseitigung der Ambylopieursache und eine Okklusionsbehandlung in den ersten 6–8 Lebensjahren, eine Besserung der Funktion zu erreichen.

Mögliche Ursachen einer Amblyopie
- Refraktionsfehler
- Schielen
- Medientrübungen
  - Katarakt
  - Hornhauttrübung
  - Glaskörpererkrankungen
- Verletzungen
- Dystrophien
- Fehlbildungen

> Risikofaktoren für die Manifestation einer Ambylopie müssen frühestmöglich erkannt und behandelt werden. Bei einer bereits manifesten oder drohenden Amblyopie im Kindesalter muss die Amblyopieursache beseitigt werden und in Abhängigkeit vom Lebensalter und der Tiefe der Amblyopie das gesunde Auge abgedeckt werden.

6.5 Angeborene Katarakt

Bei Neugeborenen oder Säuglingen kann eine ein- oder beidseitige Katarakt vorliegen. Eine solche angeborene Trübung der Linse tritt meistens im Bereich des hinteren Pols der Linse auf oder als Kerntrübung. Die angeborene Katarakt ist dann eine klare Indikation zur Operation, wenn ihre Ausprägung verhindert, dass ein klares Bild auf die Netzhaut fällt. Das lässt sich am besten mit dem direkten Ophthalmoskop (Augenspiegel, ▸ Abschn. 1.2.6) untersuchen, indem man eine kleine Testfigur auf den hinteren Pol projiziert. Bildet sich diese Testfigur klar auf der Netzhaut ab, kann abgewartet werden, ansonsten ist in jedem Fall die trübe Linse zu entfernen um zu verhindern, dass sich eine Amblyopie entwickelt. Das Amblyopierisiko ist bei der einseitigen Katarakt noch mal höher als bei der beidseitigen Form. Bei der Operation wird die Linse entweder über einen Pars-plicata-Zugang oder über einen kleinen Hornhautschnitt abgesaugt. Der Ausgleich der fehlenden Brechwirkung erfolgt in den ersten 2 Jahren über eine Kontaktlinse, deren Brechkraftwirkung ständig kontrolliert werden muss. In den ersten Wochen des Lebens werden typischerweise Kontaktlinsen mit einer Brechkraft von ca. 32–40 D eingesetzt. Durch das Größenwachstum des Auges wird der Refraktionsbedarf aber zunehmend kleiner. Daher ist die definitive Versorgung mit einer intraokularen Linse in den ersten zwei Jahren des Lebens eher nicht anzustreben. Kinder, die an einer angeborenen Katarakt operiert worden sind, haben ein höheres Risiko für andere z. T. schwere Augenerkrankungen wie Glaukom, Netzhautablösung und Schielen (▶ Kap. 14).

6.6 Angeborenes Glaukom

Das angeborene Glaukom ist eine besonders schwere Erkrankung, die bei Neugeborenen und Säuglingen auftreten kann (1: 10-20.000 Geburten). Das betroffene Auge fällt dadurch auf, dass es im Vergleich zum anderen Auge sehr groß aussieht und die Hornhaut ihren natürlichen Glanz verloren hat. Man spricht vom Buphthalmus (Ochsenauge). Oft reiben sich die Säuglinge das betroffene Auge. Sie sind sehr blendempfindlich. Ursachen des angeborenen Glaukoms sind eine Dysplasie des Kammerwinkels, eine Fehlanlage des Schlemmschen Kanals oder die Persistenz einer Membran vor dem Schlemmschen Kanal. Der Augendruck steigt und da die Hüllen des Auges noch etwas elastisch sind, wird das Auge wesentlich größer als das nicht betroffene Auge. Die Ultraschalluntersuchung zeigt dann deutlich die größere Achsenlänge an. Die Gonioskopie zeigt die Dysplasie des Kammerwinkels. Der Augendruck ist z. T. deutlich erhöht, die Hornhaut ist ödematös. Als Therapiemaßnahmen kommen zunächst ausschließlich operative Verfahren in Betracht. Empfohlen wird die Trabekulotomie bzw. eine 360°-Kanalostomie. Gelingt es mit diesen Verfahren nicht den Druck zu normalisieren, muss eine Trabekulektomie durchgeführt werden (▶ Kap. 15).

6.7 Retinoblastom

■ **Pathogenese**

Beim Retinoblastom handelt es sich um den häufigsten bösartigen Tumor des kindlichen Auges. Seine Häufigkeit liegt bei 1:20.000. Es handelt sich um einen genetisch bedingten Tumor, der durch eine Mutation im RB1-Gen verursacht wird. Bei diesem Gen handelt es sich um ein Tumorsuppressorgen. Je nachdem, zu welchem Zeitpunkt die Mutation auftritt, kann das Retinoblastom vererbt werden und in beiden Augen auftreten. Es kommt zur Tumorbildung durch ungehemmte Proliferation unreifer Retinoblasten, also unreifer neuronaler Zellen.

■ **Klinisches Bild (■ Abb. 6.6)**

Der Tumor fällt meist zufällig dadurch auf, dass ein weißer Reflex in der Pupille auftritt. Man spricht von einer Leukokorie, die besonders deutlich bei Fotographien mit Blitzlicht nachgewiesen werden kann. Normalerweise leuchtet die Pupille dann rot auf, bei Kindern mit einem Retinoblastom fehlt dieser Rotreflex. Stattdessen sieht man einen weißen Reflex. Eine Leukokorie kann aber auch andere Ursachen haben. Bei der Untersuchung des Augenhintergrundes findet man dann als Ursache der Leukokorie einen weißlichen knollenförmigen Tumor, der multilokulär sein kann.

Differentialdiagnose der Leukokorie beim Kind
- Retinoblastom
- Frühgeborenenretinopathie
- Angeborene Katarakt
- Uveitis
- M. Coats
- Primärer hyperplastischer Glaskörper
- Angeborene Netzhautablösung

> **Eine Leukokorie beim Kind ist bis zum Beweis des Gegenteils immer verdächtig auf ein Retinoblastom. Eine Verschleppung der Diagnose ist nicht zulässig.**

Man unterscheidet ein endophytisches Wachstum, bei dem der Tumor in den Glaskörperraum vorwächst. Er kann hier zerfallen und weißliche Absiedelungen bilden, die dann sehr schwer von einer entzündlichen Erkrankung abzugrenzen sind. Beim

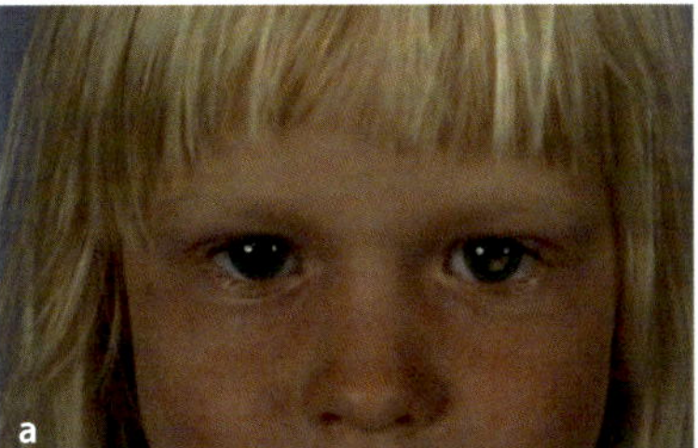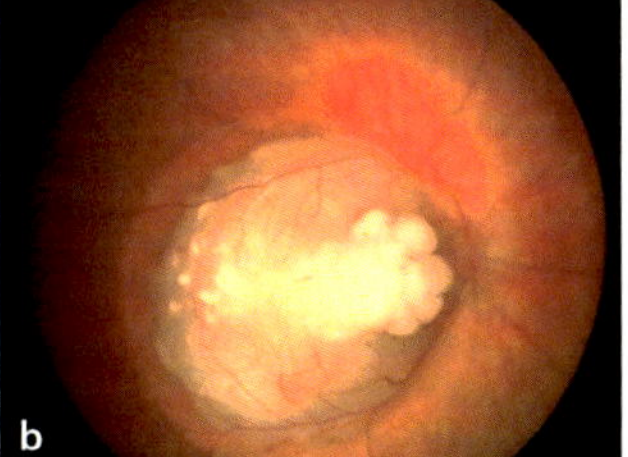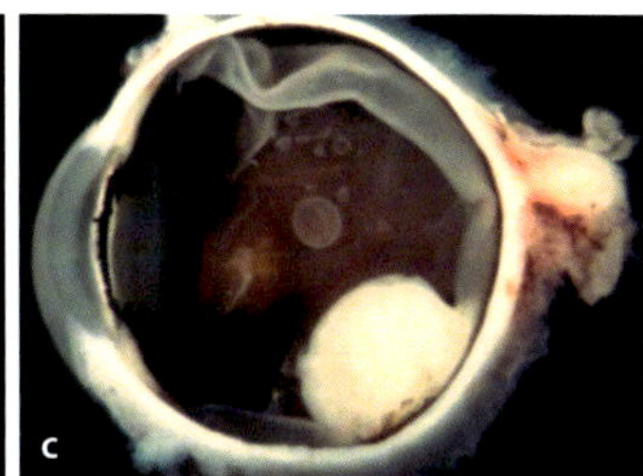

Abb. 6.6a–c Retinoblastom. **a** Leukokorie links. Der weissliche Pupillenreflex entsteht durch die weisslichen Tumormassen. **b** Fundusbefund bei einem solitären endophytisch wachsenden Retinoblastom. **c** Befund bei einem großen Retinoblastom mit Tumoraussaat in den Glaskörperraum. (Bilder mit freundlicher Genehmigung von Prof. Dr. N. Bornfeld, Universitätsklinik Essen)

exophythischen Wachstum wächst der Tumor unter der Netzhaut und führt zu einer nicht selten sehr erheblichen exsudativen Netzhautablösung. Der Tumor breitet sich dann unter der Netzhaut aus. Die Ausdehnung des Tumors kann am besten mittels Ultraschalluntersuchung und Magnetresonanztomographie ermittelt werden. Röntgenuntersuchungen oder computertomografische Aufnahmen werden aufgrund der Strahlenbelastung nicht mehr durchgeführt. Die Diagnose ist immer eine klinische Diagnose. Eine Probebiopsie darf nicht durchgeführt werden, da ansonsten das Risiko einer iatrogenen Metastasierung extrem hoch ist.

Das Retinoblastom wird nach verschiedenen Klassifikationen eingeteilt. Zuletzt hat sich die Internationale Klassifikation etabliert (**Tab. 6.1**)

■ **Therapie**

Die notwendige Behandlung erfolgt abhängig von der Ausdehnung des Tumors und der Tumorgruppe nach der o. g. Klassifikation. Bei kleinen unilateralen Tumoren ohne Glaskörperaussaat und ohne Netzhautablösung kann der Tumor mittels Laser- oder Kryobehandlung zerstört werden. Zusätzlich erfolgt entweder eine systemische oder eine lokale Chemotherapie. Bei größeren Tumoren und insbesondere solchen mit einer Aussaat von Tumorzellen in den Glaskörperraum werden die betroffenen Augen i. d. R. enukleiert. Zusätzlich erfolgt eine systemische Polychemotherapie mit Cyclophosphamid, Etoposid, Vincristin oder Carboplatin. Die früher durchgeführte perkutane Bestrahlung wird wegen des darunter erhöhten Risikos sekundärer

Tab. 6.1 Internationale Klassifikation des Retinoblastoms

Gruppe	
A	Tumoren sind auf die Netzhaut beschränkt Tumoren kleiner als 3 mm in der größten Ausdehnung Tumoren mehr als 3 mm entfernt von der Fovea und mehr als 1,5 mm von der Papille
B	Tumoren sind auf die Netzhaut beschränkt und größer als in Gruppe A Subretinale Flüssigkeit weniger als 3 mm Abstand zum Tumor Keine subretinale Aussaat
C	Diskreter Tumor Subretinale Flüssigkeit bis zu ¼ der Netzhaut Subretinale Aussaat bis zu 3 mm Abstand vom Tumor Lokal begrenzte vitreale Aussaat um den Tumor herum
D	Diffuse oder massive Tumorerkrankung Exsudative Amotio Glaskörperaussaat Subretinale Aussaat
E	Tumor mit Linsenkontakt Tumor mit Infiltration des Ziliarkörpers Diffus infiltrierendes Retinoblastom Neovaskularisationsglaukom Glaskörperblutung Tumornekrose Phtisis

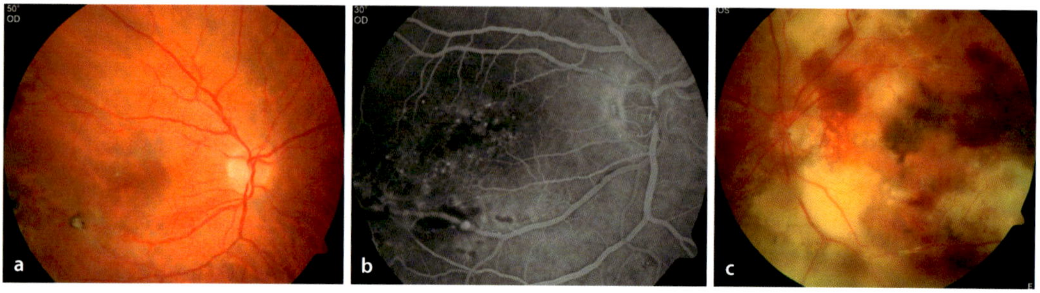

Abb. 6.7a–c Morbus Coats. **a** Fundusbild mit Gefäßanomalien, Aneurysmen und beginnender sekundärer Fibrose. **b** Angiographie des gleichen Patienten. Jetzt erst erkennt man deutlich die Gefäßauffälligkeiten mit Aneurysma, Gefäßektasien, Tortuositas und Kapillarausfällen. **c** Schwerer Befund mit massiver subretinaler Exsudation, subretinalen Blutungen und Netzhautablösung

Tumoren nicht mehr durchgeführt. Inzwischen wurden aber auch bei größeren Tumoren intravitreale oder intraarterielle Chemotherapien mit Melphalan mit gutem Erfolg durchgeführt, sodass in manchen Fällen auf die früher unumgängliche Enukleation verzichtet werden konnte. Beim beidseitigen Retinoblastom wird i. d. R. das Auge mit dem größeren Tumor enukleiert während man versucht das zweite Auge zu erhalten. Die Chemotherapie dient der Verkleinerung des Tumors und der Risikoreduktion der Metastasierung. Unbehandelt führt das Retinoblastom zum Tod, bei adäquater Therapie liegen die 5-Jahresüberlebensraten bei 95%.

> Das Retinoblastom ist der häufigste bösartige Tumor des Auges im Kindesalter. Es handelt sich um einen genetisch bedingten Tumor, der beidseits und familiär gehäuft auftreten kann. Bei Retinoblastomverdacht darf keine Biopsie erfolgen. Die Behandlung richtet sich nach der Tumorgröße. Neben der Enukleation und systemischen Chemotherapie werden zunehmend bulbuserhaltende Verfahren eingesetzt wie die intravitreale Chemotherapie oder die intraarterielle lokale Chemotherapie über die A. ophthalmica. Kleine Tumoren können mittels Laser- oder Kryokoagulation zerstört werden.

6.8 Morbus Coats

Beim M. Coats handelt es sich um eine altersspezifische Gefäßerkrankung der Netzhaut, die zu Exsudation und Netzhautablösung bis hin zur Erblindung führen kann. Die Ursache ist unbekannt. Man beobachtet die Erkrankung fast ausschließlich bei Jungen bis zum 18. Lebensjahr und die Erkrankung tritt ausschließlich einseitig auf. Die Betroffenen berichten über Sehverschlechterung, in fortgeschrittenen Fällen erkennt man eine Leukokorie. Bei der Untersuchung findet man neben der reduzierten Sehschärfe weißliche intraretinale Exsudate, Teleangiektasien und Aneurysmen. Die Netzhaut kann durch die Exsudation abgelöst sein (■ Abb. 6.7). Die Behandlung besteht in einer konsequenten Laser- oder Kryokoagulation der pathologischen Blutgefäße und der Exsudatareale. Die Behandlung muss i. d. R. mehrfach wiederholt werden. Bei fortschreitender Netzhautablösung muss eine Vitrektomie meist unter Einsatz von Silikonöl durchgeführt werden. Die Prognose hängt vom Ausmaß der Erkrankung ab. Ist die Makula betroffen, bleibt die Sehschärfe oft schlecht.

6.9 Schielen bei Kindern

Im Kindesalter beobachtet man nicht selten ein Schielen, d. h. eine Abweichung der Sehachsen aus der Parallelstellung. Diese Abweichung kann temporär auftreten, aber auch permanent vorhanden sein (▶ Kap. 22).

6.10 Kindesmisshandlung – battered child syndrome

Kinder können das Ziel gewalttätiger Misshandlungen durch Eltern oder andere mit ihrer Betreuung befasster Personen sein. Dem Augenarzt kommt im Zusammenhang mit dieser Thematik einerseits die Rolle des Konsiliararztes zu, der festzustellen hat, ob es im Rahmen der Gewalttaten zu einer Verletzung der Augen gekommen ist. Andererseits ist der Augenarzt aber u. U. auch der Erste, der den Verdacht auf eine solche Gewalttat äußert, weil das Kind ihm zuerst vorgestellt wird. Typische Mechanismen sind die Beschleunigungstraumen durch Schütteln des Kindes oder direktes Schlagen auf das Auge oder ins Gesicht. Die direkten Gewalteinwirkungen sind oft leicht zu erkennen, weil sie zu typischen Verletzungsfolgen an den Augenanhangsgebilden (Lider, Tränenwege etc.) oder am Bulbus selber führen. Kommen die Eltern mit dem Kind zum Arzt, dann wird in den meisten Fällen ein Unfallmechanismus wie der Sturz vom Wickeltisch vorgetäuscht. Schwieriger ist es aber, die indirekten Folgen des massiven Schüttelns und Schleudern zu erkennen. An der Netzhaut kommt es zu beidseitigen fleckförmigen Blutungen. Solche Blutungen findet man aber auch physiologisch unmittelbar nach der Entbindung. Mit zunehmendem Alter sind solche Blutungen aber mehr und mehr verdächtig auf ein Gewaltgeschehen. Bei Verdacht ist der Pädiater einzuschalten, der prüfen muss, ob weitere Hinweise dafür vorliegen. Meist ist es dann der Pädiater, der bei einem sich erhärtenden Verdacht die Behörden einschaltet.

> Blutungen in der Netzhaut bei Säuglingen und Kleinkindern können ein Hinweis für eine Kindesmisshandlung sein. Sie beweisen sie aber nicht.

6.11 Altersbedingte Erkrankungen

6.11.1 Presbyopie

Unter Presbyopie versteht man das Nachlassen der Akkommodationskraft mit zunehmendem Alter. Als Jugendlicher beträgt die Akkommodation noch 12–15 Dpt. Beim Normalsichtigen (emmetrop) liegt der Nahpunkt also bei 6–8 cm (1/12 D = 0,08 m … 1/15 D = 0,06 m). Beim 30-jährigen Emmetropen beträgt die Akkommodationskraft noch 8 D entsprechend einem Nahpunkt von 12,5 cm. Der 40-jährige Emmetrope hat eine Akkommodationskraft von 4 D und damit einen Nahpunkt von 25 cm. Der 56-jährige Emmetrope hat noch eine Akkommodationskraft von 1 D und damit einen Nahpunkt von 1 m! Die nachlassende Akkommodation muss mit einer Lesebrille ausgeglichen werden. Vielfach werden an Tankstellen, Kiosken und anderen nicht fachlich ausgerichteten Verkaufsstellen einfache Lesehilfen angeboten, die beidseits eine identische Nahkorrektur von 1–3 D sphärisch bieten. Diese oft sehr preisgünstigen Lesehilfen berücksichtigen nicht die individuelle Fernkorrektur, auf der die korrekte Nahkorrektur aufbaut, und sind auch nicht geeignet, eine astigmatische Korrektur vorzunehmen.

6.11.2 Katarakt – »Grauer Star«

Im Laufe des Lebens nimmt der Wassergehalt der Linse ab. Die Zahl und Dichte der Linsenfasern nimmt massiv zu. Der Linsenkern verdichtet sich und es kommt zu Trübungen der Linse. Licht wird in der getrübten Linse gestreut, sodass Patienten mit einer beginnenden Linsentrübung häufig über Blendungsphänomene klagen. Später kommt es dann zu einer Abnahme der Sehschärfe. Führt die Minderung der Sehschärfe zu einer Beeinträchtigung des Patienten, so ist einzig die Kataraktoperation mit Entfernung der getrübten Linse und Implantation einer Kunstlinse möglich. Medikamentöse Verfahren sind nicht erfolgreich. Die Kataraktoperation ist die häufigste Operation in der Medizin. Allein in Deutschland werden jährlich ca. 800.000 Kataraktoperationen durchgeführt. Die Rehabilitationsphase ist sehr schnell. Typischerweise können die Patienten bereits am nächsten oder übernächsten Tag gut sehen.

> Kommt es im Rahmen einer Katarakt (Linsentrübung) zu einer relevanten Funktionseinschränkung, besteht die einzig sinnvolle Therapie in der operativen Entfernung der Linse und Implantation einer Kunstlinse.

Ob medikamentöse Verfahren, wie der kürzlich beschriebene Ersatz von Lanosterol zu einer Verbesserung der Trübung einer Katarakt führt, muss durch klinische Studien überprüft werden (Zhao L et al. 2015).

6.11.3 Altersbedingte Makuladegeneration

Mit zunehmendem Alter beobachtet man charakteristische Veränderungen in der Netzhaut, insbesondere in der Makula. Man findet Pigmentverschiebungen und gelbliche, leicht prominente Einlagerungen, sog. Drusen. Es kann zu einer Atrophie des retinalen Pigmentepithels in der Makula kommen oder zu exsudativen Veränderungen durch eine subretinale Neovaskularisation. Während für die trockene Form der altersbezogenen Makuladegeneration keine spezifische Therapie zur Verfügung steht, werden die exsudativen Formen heute mit wiederholten Injektionen von Anti-VEGF Präparaten (Ranibizumab, Aflibercept, Bevacizumab – off label) in den Glaskörperraum behandelt. Die altersbezogene Makuladegeneration (AMD) gilt als häufigste Erblindungsursache in den westlichen Industrienationen. Man schätzt, dass 30% der über 60-jährigen bereits frühe Veränderungen im Sinne einer beginnenden AMD haben (▶ Kap. 18).

Altersbezogenen Makuladegeneration
- Frühform: beobachten
- Spätformen: vergrößernde Sehhilfen
- Trockene Form: beobachten
- Exsudative Form: intravitreale Injektionen von Ranibizumab, Aflibercept, Bevacizumab

6.11.4 Andere Augenerkrankungen im Alter

Ebenfalls mit zunehmendem Alter treten andere Augenerkrankungen häufiger auf, wie das Glaukom und vaskuläre Netzhauterkrankungen. Das Risiko einer diabetischen Retinopathie steigt mit Erkrankungsdauer des Diabetes an und ist damit im höheren Alter ebenfalls häufiger. Gewebsneubildungen, insbesondere der Augenanhangsgebilde und der periokulären Haut, wie Basaliome und die malignen

Erkrankungen wie ein Aderhautmelanom treten in höherem Lebensalter häufiger auf.

Fallbeispiel

Beim Durchsehen von Fotos fällt der Familie M. auf, das ein Auge des gerade geborenen Kindes F., einem kräftigen Jungen von 8 Wochen, auf den Fotos nicht rot leuchtet, sondern weißlich oder gräulich erscheint. Das Kind hat sich nach der Geburt völlig normal entwickelt. Die Eltern gehen mit dem Kind zum Kinderarzt, der nichts Auffälliges feststellen kann. Anschließend gehen die Eltern mit dem Jungen zum Augenarzt. Der findet tatsächlich eine Leukokorie rechts und empfiehlt eine Untersuchung in Narkose in einer Augenklinik. Diese erfolgt. Es wird eine weißliche Trübung der rechten Linse festgestellt. Eine Funduskopie zur Beurteilung des Augenhintergrundes ist wegen der Linsentrübung nicht möglich. Im Ultraschall erkennt man aber, dass die Netzhaut anliegt und die Glaskörperstrecke frei ist. Ein Tumor kann nicht festgestellt werden. Der Befund wird besprochen und da eine Deprivationsamblyopie droht, wird eine Linsenentfernung empfohlen. Die Linse wird abgesaugt und es wird eine Kontaktlinse zum Refraktionsausgleich angepasst. Die Kontaktlinsenversorgung wird solange durchgeführt, bis die Refraktionswerte stabil sind. Während der gesamten Zeit wird stundenweise eine Okklusionstherapie des gesunden Auges durchgeführt, um eine Ambylopie zu verhindern. Im dritten Lebensjahr wird dann eine Intraokularlinse eingesetzt. Bei der Einschulung im sechsten Lebensjahr beträgt die Sehschärfe rechts 0,8 ohne Korrektur, links 1,0. Es besteht Stereosehen.

Übungsfragen
1. Intrauterine Infektionen können zu schweren Komplikationen am Auge führen. Nennen Sie mindestens zwei solcher Infektionen.
2. Wie wird das Risiko der Erblindung durch eine Frühgeborenenretinopathie gesenkt?

3. Was ist eine Leukokorie und an welche Erkrankungen muss man bei einer Leukokorie bei Kindern denken?
4. Welches ist die häufigste Altersveränderung am Sehsystem, die sich bereits ab dem etwa 40. Lebensjahr manifestiert und wie korrigiert man sie üblicherweise?
5. Wie ersetzt man die fehlende Brechkraft nach Entfernung einer getrübten Linse im Rahmen der Kataraktoperation?

Lösungen ▶ Kap. 28

Augenbeteiligung bei Allgemeinerkrankungen

Peter Walter

7.1   Allgemeines   – 86

7.2   Arterielle Hypertonie   – 86

7.3   Herz- und Gefäßerkrankungen   – 88

7.4   Hämatologische Erkrankungen   – 88

7.5   Gastrointestinale Erkrankungen   – 88

7.6   Diabetes mellitus   – 88

7.7   Schilddrüsenerkrankungen   – 91

7.8   Chronisch entzündliche, nicht-infektiöse
        Systemerkrankungen   – 91

7.9   Immundefekte   – 92

7.10   Tumoren   – 93

7.11   Hörstörungen   – 93

7.12   Nierenerkrankungen   – 93

7.13   Muskelerkrankungen   – 93

7.14   Skeletterkrankungen   – 94

7.15   Hauterkrankungen   – 95

P. Walter, N. Plange, *Basiswissen Augenheilkunde*,
DOI 10.1007/978-3-662-52801-3_7, © Springer-Verlag Berlin Heidelberg 2017

Die **arterielle Hypertonie** führt zu spezifischen Fundusveränderungen, die als Fundus hypertonicus bezeichnet werden. Patienten mit arterieller Hypertonie haben ein höheres Risiko für retinale Gefäßverschlüsse und andere retinale Gefäßkomplikationen. Hypertensive Fundusveränderungen zeigen ein erhöhtes Risiko für kardiovaskuläre Ereignisse (Apoplex, Myokardinfarkt) an. Die Therapie besteht in einer korrekten Einstellung des Blutdrucks.

Der **Diabetes mellitus** kann an allen Augenabschnitten zu Komplikationen führen. Es kann zu einer Katarakt kommen, zu schlecht abheilenden Hornhautläsionen, zu retinalen Ischämien mit der Folge von Makulaödem und Proliferationen, traktiver Netzhautablösung und schwerem Sekundärglaukom. Augenmuskellähmungen und Optikusatrophien können ebenfalls als Folge des Diabetes mellitus auftreten. Die beste Prophylaxe ist die korrekte Einstellung des Diabetes. Sind bereits okuläre Komplikationen aufgetreten, so sind diese spezifisch zu behandeln.

Eine Augenbeteiligung kommt auch bei **Schilddrüsenerkrankungen**, bei **chronisch entzündlichen Erkrankungen** und bei **Immundefekten** vor. Vielfach ist das Auge auch Manifestationsort für Veränderungen bei syndromalen Erkrankungen, wie z. B. beim **Marfan Syndrom** oder dem **Usher Syndrom**.

7.1 Allgemeines

Allgemeinerkrankungen können in erheblicher Weise zu Veränderungen am Auge führen. Der Augenarzt stellt diese Befunde gelegentlich fest, weil sie bei den Betreffenden zu Beschwerden beim Sehen führen. Manchmal stellt der Hausarzt oder Internist aber auch eine Erkrankung fest, die mit Veränderungen am Auge einhergehen kann. Typische Beispiele sind Patienten mit demyelinisierenden Systemerkrankungen des ZNS, die sich möglicherweise zuerst durch eine Neuritis nervi optici manifestieren.

7.2 Arterielle Hypertonie

■ Pathophysiologie

Die Ursache der essentiellen arteriellen Hypertonie ist nicht klar und vermutlich multifaktoriell bedingt. Sicher ist, dass der erhöhte Blutdruck ein wesentlicher Risikofaktor für kardiovaskuläre Erkrankungen und mit einer hohen Morbidität und Mortalität verknüpft ist.

Die hypertensiven Gefäßveränderungen lassen sich am Augenhintergrund gut identifizieren, da hier bereits feine Veränderungen im Rahmen der Hypertonie sowohl klinisch als auch mittels Angiographie erkannt werden können. Veränderungen am Augenhintergrund werden auch als Risikoindikatoren genutzt: So beträgt bei der arteriellen Hypertonie das Risiko für einen Schlaganfall bei Vorliegen sog. *cotton wool spots* (ischämische Nervenfaserinfarkte) in der Netzhaut 6%, während dieses Risiko nur 1% beträgt, wenn keine Netzhautveränderungen nachweisbar sind.

■ Epidemiologie

Bei der arteriellen Hypertonie handelt es sich um eine weit verbreitete Erkrankung, insbesondere in den westlichen Industrieländern. Sie zählt zu den wichtigsten Risikofaktoren für die Entstehung von kardiovaskulären Verschlusserkrankungen wie Herzinfarkt und Schlaganfall. Die Prävalenz der arteriellen Hypertonie liegt in der Bevölkerung zwischen 20 und 30%. Es besteht eine **90%ige Chance** während der Lebenszeit eine arterielle Hypertonie zu entwickeln.

■ Klinisches Bild (◘ Abb. 7.1)

Die Symptomatik am Auge kann sehr variabel und teilweise gar nicht vorhanden sein. Manche Patienten klagen über Kopfschmerzen und Kopfschmerzattacken, die dann auch mit einer unspezifischen Sehverschlechterung oder mit Visusschwankungen einhergehen können. Andere klagen über wiederholtes Auftreten von Blutungen in der Bindehaut (Hyposphagma). Die Fundusuntersuchung kann das spezifische Bild des Fundus hypertonicus ergeben (◘ Tab. 7.1) (▶ Abschn. 17.7).

Der Fundus hypertonicus wird in vier Stadien eingeteilt, wobei das Stadium I die leichtesten Veränderungen an den Blutgefäßen beschreibt und das Stadium IV dem schwersten Stadium mit Netzhautparenchymschäden und Papillenauffälligkeiten entspricht (▶ Abschn. 17.7). In den fortgeschrittenen Stadien III und IV mit Parenchymveränderungen in der Netzhaut, einem Makulaödem oder

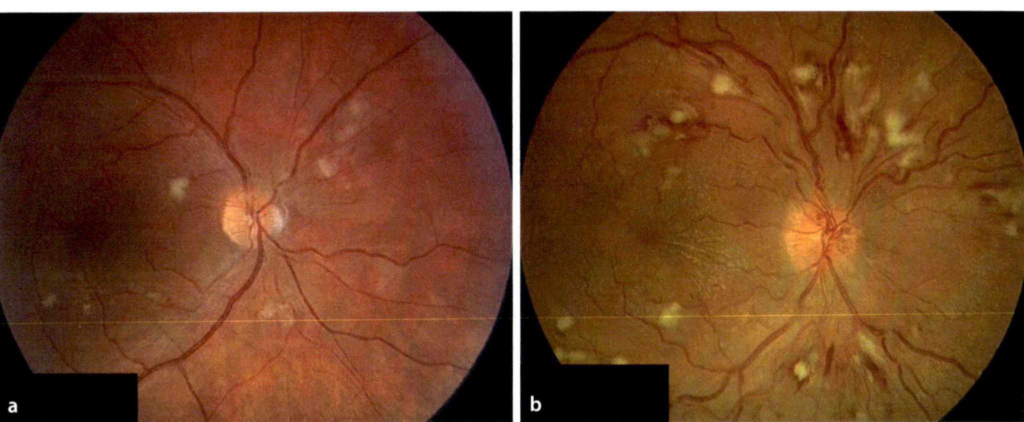

Abb. 7.1a,b Fundus hypertonicus. **a** Fundus hypertonicus Stadium III mit Cotton-wool-Herden (kleine, rundliche, weiß-liche, flockenartige Herdchen) ohne wesentliches Ödem der Netzhautmitte und ohne Papillenschwellung. **b** Fundus hypertonicus Stadium IV. Man erkennt die Cotton-wool-Herde mit zusätzlichen Blutungen in der Netzhaut und kalkspritzerartigen Exsudaten in der Makula

Tab. 7.1 Untersuchungsbefunde bei Fundus hypertonicus

Blutgefäße	Kaliberschwankungen Vermehrte Schlängelung Begleitstreifen Omegateilung (Gefäßaufzweigungen mit einem großen Winkel) Kreuzungszeichen »Kupferdrahtarterien« (starke Blutfüllung der Arterien) »Silberdrahtarterien« (silberfarbene Reflexstreifen verengter Gefäße)
Netzhaut-parenchym	Punkt- oder streifenförmige Blutungen Cotton-wool-Exsudate Harte Exsudate Makulaödem.
Papille	Hyperämische Papille Papillenödem mit unscharf begrenzte Papille

einem Papillenödem kommt es dann zu einer für den Patienten deutlich bemerkbaren Visusminderung und Gesichtsfeldausfällen. Die arterielle Hypertonie stellt über die spezifischen Fundusveränderungen hinaus auch einen Risikofaktor für das Auftreten verschiedener anderer Augenerkrankungen dar.

Arterielle Hypertonie als Risikofaktor für Augenerkrankungen

- Retinale Venenverschlüsse
- Retinale Embolien
- Retinale arterielle Verschlüsse
- Retinales Makroaneurysma
- Ischämische Optikoneuropathie
- Diabetische Retinopathie
- Altersbedingte Makuladegeneration (fraglich)
- Glaukom (fraglich)

Therapie

Die Behandlung besteht in einer korrekten Einstellung des Blutdrucks durch den Allgemeinmediziner oder den Internisten. Bei parenchymatösen Veränderungen sollte angiografisch überprüft werden, ob nicht kleine Gefäßverschlüsse vorliegen. Bei ischämischen Veränderungen kann dann eine Laserkoagulation oder eine Anti-VEGF-Therapie erwogen werden.

Gestose

Eine besondere Variante der hypertensiven Erkrankung ist die in der Schwangerschaft auftretende Gestose. Hierbei kommt es während der Schwangerschaft zu einer massiven Entgleisung des arteriellen Blutdrucks mit systolischen Werten bis über 200 mmHg. In solchen Fällen sieht man am Augenhintergrund vor allem harte Exsudate (Kalkspritzer), Cotton-wool-Herde und ein Papillen-/ggf. auch ein Makulaödem entsprechend eines Fundus hypertonicus Stadium III oder IV (▶ Kap. 17). Die Therapie muss interdisziplinär zwischen Gynäkologen und Internisten geführt werden. Dem Augenarzt obliegt die Kontrolle des Fundusbefundes. Ist die Sehverschlechterung wegen eines Makulaödems das führende Symptom, kann die Erstdiagnose manchmal durch den Augenarzt gestellt werden, der bei Vorliegen entsprechender Fundusbefunde unbedingt den Blutdruck messen sollte und dann die notwendige interdisziplinäre Weiterbehandlung einleiten sollte.

7.3   Herz- und Gefäßerkrankungen

Im Rahmen dieser häufigen Erkrankungen können Veränderungen an den Augen auftreten, die möglicherweise auch wegweisend für die Diagnose der Allgemeinerkrankung sein kann. So finden sich bei der Atherosklerose vor allem Kreuzungszeichen, wie sie auch beim Fundus hypertonicus zu finden sind. Beide Erkrankungen sind häufig vergesellschaftet. Die Stenose der A. carotis kann zu Embolien in den retinalen Arterien führen, aber auch zu einer kurzfristigen reversiblen Erblindung (Amaurosis fugax). Dieser zeitlich befristete Funktionsausfall kann sich auch auf Teile des Gesichtsfeldes beziehen. Bei Herzrhythmusstörungen, insbesondere beim Vorhofflimmern oder bei Erkrankungen der Herzklappen, können ebenfalls Embolien in der Netzhaut auftreten. Daher muss der Augenarzt bei arteriellen Verschlüssen in der Netzhaut immer den Internisten in die Betreuung der Patienten einbinden. Diese Patienten haben ein höheres Risiko für das Auftreten eines Schlaganfalls.

> Patienten mit einem Verschluss der retinalen Arterien haben ein deutlich erhöhtes Risiko, an einem Schlaganfall oder einem Myokardinfarkt zu erkranken.

Bei Patienten mit Klappenveränderungen, bei Z. n. Operationen an den Herzklappen oder beim Vorhofflimmern liegt nicht selten auch eine therapeutische Antikoagulation vor, z. B. mit Marcumar. Diese Patienten haben ein gewisses Risiko für das Auftreten von Blutungen in der Bindehaut, aber

auch in der Vorderkammer oder in/unter der Netzhaut. Dieses Risiko ist erhöht, wenn die Medikamente überdosiert sind, in Kombination mit anderen blutverdünnenden Medikamenten eingenommen werden oder bei den Betroffenen eine subretinale Neovaskularisation z. B. im Rahmen einer neovaskulären Makuladegeneration besteht.

7.4   Hämatologische Erkrankungen

Anämien führen zu einer Blässe des Fundus. Beim Verlust von Thrombozyten kann es zu petechialen Blutungen am Augenhintergrund kommen. Nicht selten findet man solche Befunde bei Patienten, die eine Anämie im Rahmen einer myeloproliferativen Erkrankung haben oder bei medikamentös induzierten Anämien, z. B. im Rahmen einer Chemotherapie. Bei Leukämien können neben den Blutungen auch Cotton-wool-Exsudate auftreten, die von infektiösen Herden unterschieden werden müssen.

7.5   Gastrointestinale Erkrankungen

Bei Darmpolypen findet man manchmal periphere Hyperpigmentierungen am Fundus. Lebererkrankungen führen zu einem Ikterus, der sich vor allem durch die Gelbfärbung der Skleren bemerkbar macht. Durch leberbedingte Störungen des Vitamin-A-Stoffwechsels kann es zu Nachtblindheit und trockenen Augen kommen. Eine Kupfereinlagerung im Rahmen der Wilson-Erkrankung führt zum Kayser Fleischer Ring. Chronisch entzündliche Darmerkrankungen wie Morbus Crohn oder Colitis ulcerosa führen zu verschiedenen Formen der Uveitis.

7.6   Diabetes mellitus

Beim Diabetes mellitus (◻ Abb. 7.2) handelt es sich um eine Gruppe weit verbreiteter und zunehmend manifester komplexer Stoffwechselerkrankungen, die in den industrialisierten Ländern für eine Vielzahl von Erkrankungen und Todesfällen verantwortlich ist. Da es im Rahmen dieser Erkrankung auch zu einer Beteiligung nahezu aller Abschnitte

Tab. 7.2 Klassifikation des Diabetes mellitus	
Typ I	Zerstörung der B-Zellen im Pankreas → reduzierte oder fehlende Insulinproduktion
Typ II	Relativer Mangel an Insulin, Insulinresistenz
Andere Formen	Genetische Defekte der B-Zellen oder genetisch bedingte Störungen der Insulinwirkung, Erkrankungen des exokrinen Pankreas und medikamenteninduzierte Formen des Diabetes
Gestationsdiabetes	In der Schwangerschaft auftretender Diabetes mellitus

des Auges mit der Gefahr der Erblindung kommen kann, muss sie hier näher besprochen werden.

■ **Pathophysiologie, Klassifikation**

Unter pathophysiologischen und vor allem therapeutischen Aspekten werden vier Klassen von Diabetes mellitus unterschieden (**□** Tab. 7.2):

Die weitaus häufigste Form des Diabetes mellitus ist der Typ II. Diese Form wird durch die folgenden Faktoren begünstigt:

■ **Manifestationsfördernde Faktoren des Typ II Diabetes mellitus**
- Familenbelastung
- Höheres Alter
- Bewegungsmangel
- Rauchen
- Fettreiche Kost
- Adipositas
- Hypertonie
- Gestörte Glukosetoleranz
- Hyperlipidämie
- Insulinresistenz
- Hyperinsulinämie

Die metabolischen Veränderungen beim Diabetes mellitus führen schließlich zu oxidativem Stress, zur Aktivierung von RAGE (*receptor for advanced glycation end products*) und zur Aktivierung von Protein Kinase C. Alle drei Prozesse führen zu Vasokonstriktion, zu vermehrter Inflammation und zur

Thrombose. Pathologisch erkennt man eine Verdickung von Basalmembranen, eine Rarefizierung des Kapillarnetzes und einen Untergang von Endothelzellen. Lokal entsteht so eine Gewebshypoxie, die dann wiederum über einen HIF (*hypoxia induced factor*) vermittelten Signalweg zu einer vermehrten VEGF (*vascular endothelial growth factor*) Freisetzung führt. Es resultiert eine Schrankenstörung im Gewebe mit Ödem, Exsudaten, Blutungen und Neovaskularisationen.

■ **Epidemiologie**

Die Prävalenz des Diabetes mellitus liegt in der Bevölkerung bei 8–10% von denen wieder 10% Typ I Diabetiker sind. Die WHO rechnet mit einem weiteren Anstieg behandlungsbedürftiger Diabetesfälle nicht nur in den Industrieländern, sondern vor allem auch in den Schwellenländern. Bis 2030 geht die WHO von einer Verdopplung der Diabetes Fälle auf 366 Mio. Menschen aus. Weltweit ist der Diabetes für **ca. 5% aller Erblindungen** verantwortlich (in Deutschland 17%), wobei die diabetische Retinopathie das größte Risiko für die Erblindung darstellt.

■ **Therapie**

Die Basistherapie besteht immer in einer möglichst optimalen Stoffwechselkontrolle und in der gleichzeitigen Einstellung des Blutdrucks, da dieser häufig auch erhöht ist. Typischerweise wird der Typ-I-Diabetiker mit Insulinsubstitution behandelt, während der Typ-II-Diabetes zunächst mit Schulungsmaßnahmen betreut wird und zu einer Änderung der Lebensgewohnheiten (Gewichtsreduktion, Bewegung, Nikotinentzug) motiviert werden muss. Zusätzlich erfolgen diätetische Maßnahmen sowie ggf. eine pharmakologische Therapie. Erst, wenn diese Maßnahmen nicht ausreichen, wird man auch beim Typ-II-Diabetiker zu einer Insulintherapie übergehen. Ziel der Stoffwechseleinstellung ist eine Normalisierung der Blutglukosespiegel, wobei sich die Kontrolle vor allem am **HbA1c-Wert** (Norm: 6,5–7,5 %).

■ **Prognose, Screening**

Trotz aller Fortschritte in der Diagnostik und Behandlung führt Diabetes mellitus immer noch zu einer Vielzahl von Erblindungen. In der Altersgruppe der 40–80-jährigen ist der Diabetes in Deutsch-

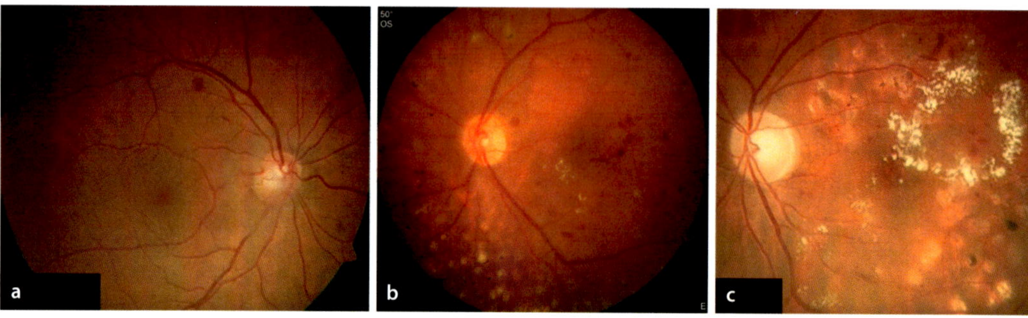

Abb. 7.2a–c Diabetische Retinopathie. **a** Nicht proliferative diabetische Retinopathie mit Punkt- und Fleckblutungen und einer deutlichen Venenstauung. **b** Proliferative diabetische Retinopathie mit Neovaskularisationen an der Papille, weißlichen Exsudaten in der Makula, diffusen punktförmigen Blutungen und Laserherden. **c** Diabetisches Makulaödem mit atollförmigem Exsudat in der Makula

land die häufigste Ursache für Erblindung und schwere Sehbehinderung. Aufgrund der ungünstigen Zahlen müssen alle Diabetiker regelmäßig beim Augenarzt untersucht werden.

- **Klinisches Bild der okulären Komplikationen und deren Behandlung (vgl.** Tab. 7.3**)**
- **Linsentrübung (Cataracta diabetica)** (Therapie: Phakoemulsifikation, implantierte Kunstlinse; Komplikationen: verstärkte Inflammationsneigung, vermehrte Fibrinbildung, Makulaödem)
- **Erosio corneae**, unter Umständen rezidivierende Erosiones (Therapie: Gleitmitteltherapie, Kontaktlinse)
- **Ulcus corneae** (Therapie: Keratoplastik)
- **Diabetische Retinopathie** (Abb. 7.2) Retinopatie (Therapie: Laserkoagulation, Anti-VEGF Therapie, Glaskörperchirurgie) mit Gefäßaussackungen (Mikroaneurysmen), Punkt- und Fleckblutungen insbesondere in der Netzhautmitte, vermehrte Gefäßschlängelung und Kaliberschwankungen der retinalen Gefäße, insbesondere bei jungen Patienten und schlechter Stoffwechselkontrolle Gefäßneubildungen an der Papille (NVD - neovascularisation at the disk), aber auch in der Netzhaut (NVE – neovascularisation elsewhere). Aus diesen Neovaskularisationen kann es in den Glaskörper bluten. Es kommt dann schlagartig zu einer erheblichen Sehverschlechterung, der Augenhintergrund ist bei der Untersuchung nicht mehr klar erkennbar. Mittels Ultraschall-

untersuchung muss geprüft werden, ob die Netzhaut anliegt, da es bei weiterem Fortschreiten der Proliferationen zu einer Ausbildung fibrovaskulärer Membranen kommen kann, die sich zusammenziehen und die dann die Netzhaut abziehen. Es findet sich dann das Bild einer traktiven Netzhautablösung.
- **Rubeotisches Sekundärglaukom** (Neovaskularisationsglaukom) (Therapie: drucksenkende Tropfen, retinale Laserkoagulation, ggf. drucksenkende Operationen).
- **Augenmuskellähmung** (typischerweise ist der Kern des N. abducens im Sinne einer umschriebenen Ischämie oder Blutung betroffen → Abduktionsdefizit mit Doppelbildern, die sich beim Blick zur betroffenen Seite verstärken) (Therapie: abwarten, Prismenversorgung, Schieloperation).
- **Optikusatrophie** infolge einer progredienten Mikroangiopathie mit Okklusion der den Sehnerven versorgenden Blutgefäße (Therapie: keine, ggf. durchblutungsfördernde Maßnahmen).

> **Gefäßproliferationen und traktive Membranen sind das Kennzeichen der proliferativen diabetischen Retinopathie, während man ohne diese Zeichen von einer nicht proliferativen diabetischen Retinopathie spricht. Da bei Patienten mit Diabetes mellitus nicht selten auch eine arterielle Hypertonie auftritt, sieht man oft auch Mischbilder von diabetischer Retinopathie und hypertensiver Retinopathie oder Fundus hypertonicus.**

◻ Tab. 7.3 Komplikationen des Diabetes mellitus am Auge

Linse	Katarakt
Hornhaut	Erosio
	Ulkus
Netzhaut	Diabetische Retinopathie
	Glaskörperblutung
	Netzhautablösung
N.opticus	Optikusatrophie
Augenmuskeln	Lähmungen
Allgemein	Erblindung

7.7 Schilddrüsenerkrankungen

Erkrankungen der Schilddrüse, die mit einer vermehrten Bildung von Autoantikörpern gegen den TSH-Rezeptor einhergehen, führen zu spezifischen Symptomen am Auge. So kommt es zu einer Vermehrung des orbitalen Fettgewebes und zu einer Verdickung der Augenmuskeln. Als Folge kommt es zu einem Exophthalmus und zu Bewegungsstörungen des Augapfels. Die Lider schwellen an, es kommt zu den typischen Lidzeichen des Morbus Basedow. Meist sind die Patienten hyperthyreot (ca. 90%). In den anderen Fällen liegt eine Hypothyreose oder keine Funktionsstörung der Schilddrüse vor. Die typische Symptomentrias des Morbus Basedow ist die **Merseburger Trias** aus Struma, Tachykardie und Exophthalmus.

Die Behandlung besteht in einer Basisbehandlung der Schilddrüsenerkrankung. Spezifische Maßnahmen am Auge sind eine lokale und systemische Steroidtherapie, ggf. die operative Reduktion des Orbitafettgewebes, eine lokale Bestrahlung des Orbitagewebes. Steigt der Druck in der Orbita durch die Vermehrung des Fett- und Muskelgewebes an, kann es zu einem Anstieg des Augendrucks kommen. Die Volumenzunahme kann sogar zu einer Kompression des N. opticus führen. Beim Auftreten von Visus- und Gesichtsfeldverlust ist dann ggf. eine knöcherne Dekompression der Orbitawand notwendig.

7.8 Chronisch entzündliche, nicht-infektiöse Systemerkrankungen

Systemerkrankungen mit positivem HLA-B-27-Befund können insbesondere zu einer Uveitis anterior aber auch zu einer Panuveitis führen. Zu diesen Erkrankungen gehören einige wichtige Erkrankungen des rheumatischen Formenkreises. Sie können in jedem Lebensalter auftreten, wie die juvenile rheumatoide Arthritis im Kindesalter, die rheumatoide Arthritis des Erwachsenenalters, die ankylosierenden Spondylarthritiden und viele andere.

Chronisch entzündliche nicht-infektiöse Erkrankungen als Ursache einer Uveitis und sekundärer Augenkomplikationen

- Ankylosierende Spondylitis (Morbus Bechterew)
- Morbus Reiter
- Juvenile idiopathische Arthritis
- Psoriasis Arthtritis
- Morbus Crohn
- Colitis ulzerosa
- Sarkoidose
- Morbus Behcet

Die Erkrankungen des rheumatischen Formenkreises führen zu verschiedenen Ausprägungen einer anterioren oder intermediären Uveitis. Man erkennt zelluläre Beschläge auf der Rückseite der Hornhaut, ein positives Tyndallphänomen in der Vorderkammer. Die Pupille ist durch Verklebungen zwischen der Iris und der Linse entrundet (hintere Synechien) und die Linse ist nicht selten getrübt. Im Rahmen des Entzündungsgeschehens kann es auch zu einem Anstieg des Augeninnendrucks kommen. Seltener ist eine Glaskörperbeteiligung mit einer zellulären Infiltration, die verstärkt auch in der Pars plana vorkommen kann. Die Lederhaut kann im Sinne einer schmerzhaften Skleritis vom Entzündungsprozess betroffen sein. Das Auge ist stark gerötet (▶ Kap. 13). Zu den nicht-infektiösen entzündlichen Systemerkrankungen gehören auch die demyelinisierenden Erkrankungen, wie die Enzephalitis disseminata. Im Rahmen dieser Entmarkungserkrankung kann es rezidivierend zu einer Neuritis nervi optici kommen, was schließlich auch zu einer Atrophie des Sehnervens führen kann.

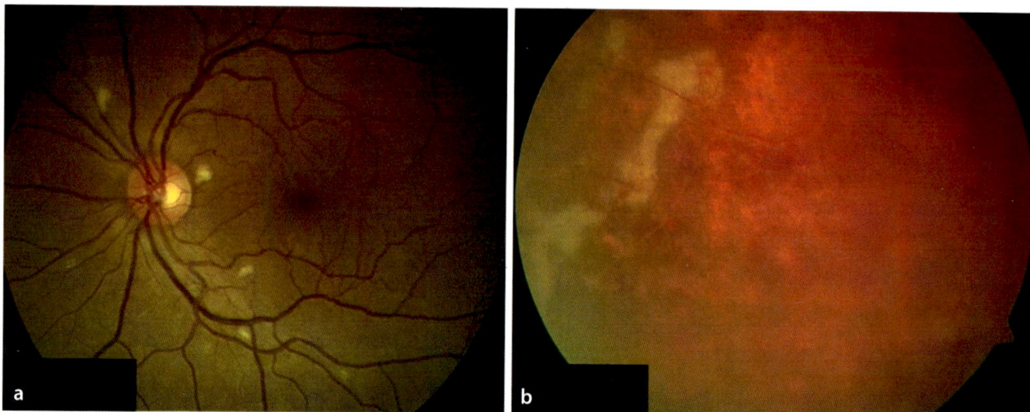

◻ Abb. 7.3a,b Immundefekte. **a** HIV-Retinopathie. Man erkennt vor allem Cotton-wool-Exsudate, die aber im Unterschied zum Fundus hypertonicus nicht mit Gefäßänderungen einhergehen. **b** Retinales Nekrosesyndrom bei Herpes Virus Infektion. Man erkennt neben den weißlichen, teils flächenhaften nekrotischen Netzhautanteilen eine okklusive Vaskulitis an der Grenze zur normalen Netzhaut

Die Therapie der nicht-infektiösen entzündlichen Systemerkrankungen besteht in einer antientzündlichen Therapie. Meist haben die Patienten bereits eine antientzündliche und immunsuppressive Basistherapie wegen ihrer rheumatischen Erkrankung. Bei einer Beteiligung des Auges ist zunächst eine lokale Steroidtherapie in Form von kortisonhaltigen Augentropfen anzusetzen. Sollte das nicht ausreichen, muss ggf. die Systemtherapie intensiviert und bei Synechien die Pupille erweitert werden. Bei einem akuten Schub einer Iridozyklitis muss neben der Steroidtherapie die Pupille ebenfalls erweitert werden. Das führt relativ rasch zu einer Verbesserung der Schmerzsymptomatik. Entzündungsbedingte Trübungen der Linse werden mittels Kataraktoperation gelöst. Dabei sollte das Auge zuvor über mehrere Monate möglichst reizfrei sein. Perioperativ sollte die anti-entzündliche Therapie intensiviert werden. Bei HLA B27 positiven Arthritiden kann eine Therapie mit Sulfasalazin eingesetzt und Steroide eingespart werden. Beim M. Behcet ist ggf. eine Interferontherapie indiziert.

7.9   Immundefekte

Man unterscheidet angeborene und erworbene Immundefekte. Zu den erworbenen Immundefekten gehört der sekundäre Immundefekt im Rahmen einer konsumierenden Erkrankung oder im Rahmen einer Chemotherapie. Ein Alkoholabusus kann zu einer Immunschwäche führen, ebenso wie die chronische Einnahme von KortiKosteroiden. Die Infektion mit dem HIV-Virus führt zu einem schweren sekundären Immundefekt.

Die wichtigste Folge solcher Immundefekte ist die größere Anfälligkeit des Betroffenen gegenüber Infektionen. Im Fall einer Immundefizienz kann bereits eine banale Infektion zu einer erheblichen Gewebszerstörung führen. Typischerweise kann es am Auge zum Auftreten von Virus- oder Pilzinfektionen kommen. Relativ typisch sind Zosterinfektionen, Infektionen durch das Cytomegalievirus aber auch Candida- oder Aspergillusinfektionen. Die HIV-Retinopathie ist charakterisiert durch weißliche kleine Infiltrate der Netzhaut in der mittleren Peripherie (◻ Abb. 7.3). Die Beschwerden können völlig unspezifisch sein. Manchmal erkennt man feine kommaförmige Endothelbeschläge. Kommen in der Peripherie Blutungen dazu, die nach zentral fortschreiten, muss man an eine Cytomegalievirusretinitis denken. Beginnt die Retinitis dagegen zentral, liegt oft eine Retinanekrose durch Herpesviren vor (▶ Kap. 18).

7.10 Tumoren

Tumoren können durch unterschiedliche Mechanismen zu einer Beteiligung des Auges führen. Hirntumoren beispielsweise können durch eine Druckerhöhung in der vorderen Schädelgrube zu einer Vorwärtsbewegung des Bulbus nach außen führen, was sich als Exophthalmus bemerkbar macht. Die Spiegelung des Augenhintergrundes kann dann eine Stauungspapille zeigen mit unscharfen Rändern der Papille, gestauten Venen aber geringer Funktionseinschränkung. In fortgeschrittenen Fällen kann es aber auch zu einer direkten Druckatrophie des Sehnervens kommen – die Papille erscheint dann weißlich und blass. Die Prognose ist äußerst ungünstig. Maligne Tumoren können zu Aderhautmetastasen führen. Vielfach sind diese Metastasen asymptomatisch. Bei der Fundusuntersuchung erkennt man eine Vorwölbung unter der Netzhaut. Im Unterschied zum Aderhautmelanom sind diese Veränderungen meist nicht pigmentiert. Da es aber auch amelanotische Aderhautmelanome gibt, ist dieser Befund kein absolutes Unterscheidungsmerkmal.

Tumoren, die oft zu Aderhautmetastasen führen, sind das Mammakarzinom, das Bronchialkarzinom und das Prostatakarzinom.

Lymphome können ebenfalls zu einer Augenbeteiligung führen, wobei alle Abschnitte des Auges betroffen sein können. Meist sieht man weißliche Infiltrate in der Vorderkammer oder im Glaskörper bzw. Aderhaut oder Netzhaut. Lymphome können aber auch zu Infiltraten in der Orbita oder der Bindehaut führen. Da man auf keinen Fall ein okulozerebrales Lymphom übersehen darf, ist eine Biopsie erforderlich ggf. auch eine vollständige Resektion des Befundes mit histologischer Einordnung sowie eine entsprechende bildgebende Diagnostik mit CT und MRT.

7.11 Hörstörungen

Das gleichzeitige Vorkommen von Hörstörungen mit Symptomen am Auge findet man beim Usher-, Cogan-, Alport- und beim Stickler-Syndrom.

Beim **Usher-Syndrom** findet sich eine Innenohrschwerhörigkeit in Kombination mit einer Pigmentretinopathie wie bei einer Retinitis pigmentosa. Beim **Cogan-Syndrom** liegen eine interstitielle Keratitis, Schwerhörigkeit und Schwindel vor. Neben diesen Symptomen liegen aber auch neurologische, mukokutane und vaskuläre Symptome vor. Letztendlich bestimmt die Aorteninsuffizenz und die Taubheit die Prognose. Beim **Alport-Syndrom** handelt es sich um eine Kollagenerkrankung vor allem der Glomerula der Niere. Es besteht eine Hämaturie, später droht ein Nierenversagen. Die Betroffenen entwickeln eine Schwerhörigkeit mit oder ohne Augenanomalien. Diese bestehen vor allem in ungewöhnlichen Cataractformen, selten im Glaukom oder in retinalen Einlagerungen. Beim **Stickler-Syndrom** liegen vitreoretinale Veränderungen (periphere Degenerationen, Ablatio, Glaskörperanomalien, Myopie) in Kombination mit einer Arthropathie und Schwerhörigkeit vor. Die Epiphysen sind verbreitert, im jugendlichen Alter liegt eine erhebliche Überstreckbarkeit der Gelenke vor, später kommt es zu Arthrosen.

7.12 Nierenerkrankungen

Bei der Nierenarterienstenose kommt es zur arteriellen Hypertonie mit ihren okulären Folgen. Bei Dialysepatienten kann es zu Druckanstiegen kommen, es treten vaskuläre Komplikationen auf und gelegentlich Kalzifikationen der Bindehaut und Hornhaut. Bei einer Aniridie muss immer ein Wilms-Tumor ausgeschlossen werden.

7.13 Muskelerkrankungen

Myopathien machen sich auch an den äußeren Augenmuskeln und an der Muskulatur des Lidapparates bemerkbar. Bei der Myasthenia gravis kommt es zur Ptosis und zu ermüdbaren Augenbewegungen. Bei der myotonen Dystrophie findet sich ebenfalls eine Ptosis, oft aber in Verbindung mit einer Katarakt. Eine chronisch progressive externe Ophthalmoplegie kann isoliert auftreten oder im Zusammenhang mit anderen Erkrankungen wie beim Kearns-Sayre-Syndrom. Jedoch sind auch die isolierten Formen im späteren Lebensalter mit anderen Symptomen assoziiert. Die Erkrankungen werden zumeist als POLG-Mutationen identifiziert.

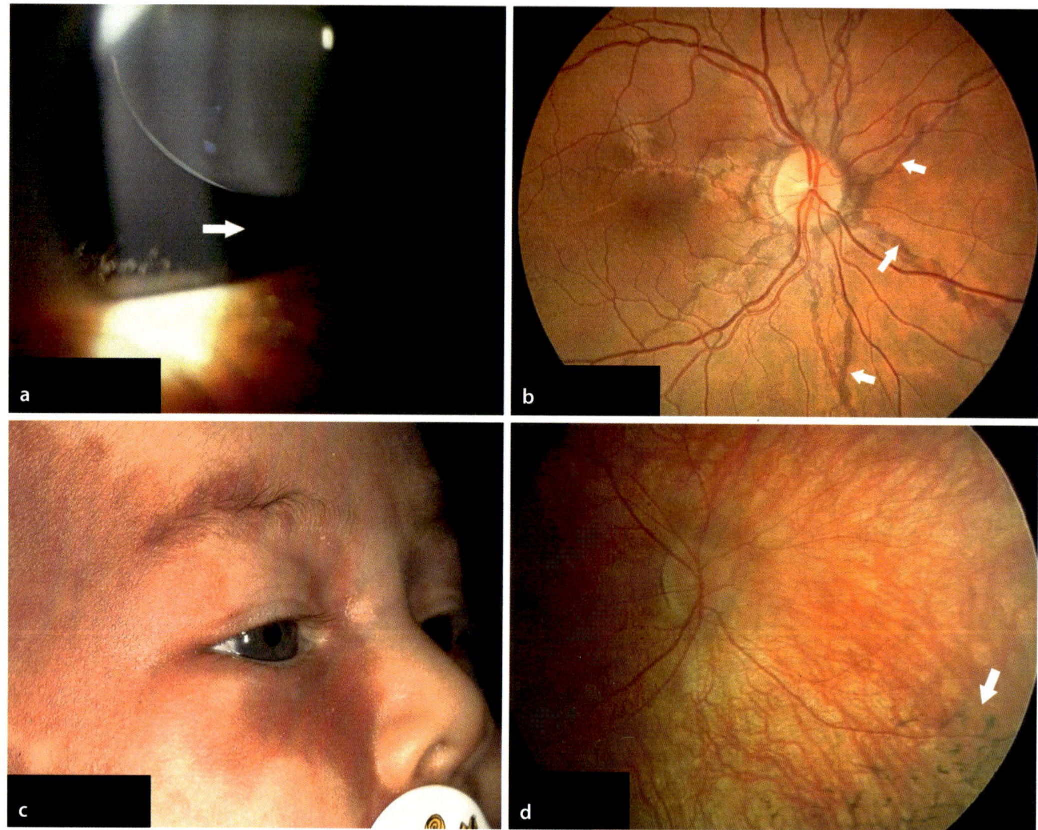

Abb. 7.4a–d Augenkomplikationen bei Erkrankungen des Bindegewebes und der Haut. **a** Marfan-Syndrom mit typischer Subluxation der Linse nach oben. Man erkennt am Pfeil die ausgezogenen Zonulafasern und darüber den Äquator der Linse, der normalerweise nicht sichtbar ist. **b** Gefäßähnliche Streifen – angioid streaks – bei Pseudoxanthoma elasticum (PXE). Die Streifen sind exemplarisch mit weißen Pfeilen markiert. **c** Naevus flammeus bei Sturge-Weber-Syndrom. **d** Laurence-Moon-Bardet-Biedl-Syndrom mit Pigmentretinopathie. Die typischen Knochenkörperchen-artigen Veränderungen sind in der mittleren Peripherie zu erkennen (Pfeil)

Dabei handelt es sich um Defekte der DNA-Polymerase-Gamma, die für die Replikation der mitochondrialen DNA verantwortlich ist.

7.14 Skeletterkrankungen

Skeletterkrankungen können zu einem breiten Spektrum von Augenveränderungen führen. Beim **Morbus Crouzon**, einer schweren kranialen Dysplasie mit Dysmorphie findet sich ein Exophthalmus, ein sehr breiter Augenabstand (Hypertelorismus), gelegentlich auch Sehnervveränderungen im Sinne von Stauungspapille und Optikusatro-

phie. Beim **Marfan-Syndrom** liegt eine systemische Bindehautstörung durch eine Mutation im Fibrillin-Gen vor. Die Folge ist eine Wachstumsstörung mit sehr schlankem hochwüchsigem Körperbau, spinnengliedrigen Extremitäten (Arachnodyktylie) und kardiovaskulären Problemen. Es kommt zur Dilatation der Aorta, zur Dissektion der Aorta, zur Aortenklappen- oder Mitralklappeninsuffizienz. Die Patienten sind häufig myop und zeigen eine typische Subluxation der Linse nach oben (Abb. 7.4a). Die Linse kann aber auch vollständig luxieren und in den Glaskörper absinken.

Bei der **Osteogenesis imperfecta** zeigt sich typischerweise eine Blaufärbung der Skleren. Ursache ist meist eine Mutation in den Genen der alpha-Ketten des Kollagens. Dadurch kommt es zu einer unzureichenden Knochenbildung. Die Betroffenen leiden unter häufigen Knochenbrüchen. Beim **Bardet-Biedel-Syndrom** liegt eine Polydactylie vor. Die Patienten haben einen überzähligen Finger, allerdings auch polyzystische Nieren, einen Hypogonadismus und Lernprobleme. Am Auge kann es zu einer Pigmentretinopathie wie bei der Retinitis pigmentosa kommen bis hin zur Erblindung. Oft handelt es sich um sehr adipöse Patienten. Es bestehen Übergänge zum **Laurence-Moon-Syndrom**, sodass die Erkrankung gerne als **Laurence-Moon-Bardet-Biedl-Syndrom** (◘ Abb. 7.4d) zusammengefasst wird.

7.15 Hauterkrankungen

Ehlers-Danlos-Syndrom und **Pseudoxanthoma elasticum** sind Erkrankungen des Bindegewebes, die zu gefäßähnlichen Streifen an der Netzhaut führen können (◘ Abb. 7.4b). Problematisch werden diese Veränderungen, wenn es zu einer choroidalen Neovaskularisation kommt. Diese ist dann mit VEGF-Hemmern zu behandeln ggf. auch mittels photodynamischer Therapie. Im Rahmen der **Rosazea**, der **Ichtyiosis** und der **Psoriasis** kann es zu einem Verlust der Becherzellen in der Bindehaut kommen, was zu besonders schweren Formen des trockenen Auges führen kann. Bei fleckförmigen Depigmentierungen (Vitiligo) muss man in Verbindung mit einer Uveitis und neurologischen Störungen an das **Vogt-Koyanagi-Harada-Syndrom** denken.

Beim **Pemphigus** und Pemphigoid sowie ähnlichen blasenbildenden Erkrankungen der Haut kann es zu schwersten Manifestationen vor allem an der Bindehaut und den Lidern kommen, die bis zur Erblindung führen können. Eine besonders schwer verlaufende perakute Form liegt beim Stevens-Johnson-Syndrom vor, die Ausdruck einer Hypersensitivitätsreaktion ist (▶ Kap. 11).

Der **Albinismus** kann als okulärer Albinismus vorliegen oder als okulokutaner Albinismus. Der okuläre Albinismus betrifft nur das Auge. Durch Störungen im Tyrosinkinasegen kommt es zu einem Defekt im Melaninstoffwechsel. Die Wimpern sind nicht gefärbt, die Iris ist durchleuchtbar, es besteht eine foveale Hypoplasie mit reduziertem Visus und Nystagmus sowie Blendempfindlichkeit. Beim okulokutanen Albinismus sind zusätzlich die Haut und die Haare betroffen.

Beim **Sturge-Weber-Syndrom** mit einem fazialen Hämangiom (◘ Abb. 7.4c) muss man immer mit einem schweren Neovaskularisationsglaukom rechnen. Die **Neurofibromatose** kann zur Optikusatrophie führen. Ein **Astrozytom** am N. opticus oder in der Netzhaut kann im Rahmen einer tuberösen Sklerose vorkommen. Beim von **Hippel-Lindau-Syndrom** finden sich kapilläre Hämangiome in der Netzhaut. Die Diagnose wird molekulargenetisch gestellt.

> **Fallbeispiel**
>
> Eine 34-jährige Patientin kommt wegen einer Sehverschlechterung zum Augenarzt. Sie hat in den letzten Wochen eine Trübung vor dem linken Auge bemerkt. Die Patientin sei nicht krank. Es ginge ihr bis auf die Sehschwäche gut. Bei der Untersuchung wird eine Sehschärfe von rechts 1,0 und links 0,4 festgestellt. Der Augendruck ist normal. Die Untersuchung des vorderen Augenabschnitts an der Spaltlampe ergibt eine mäßige Linsentrübung, links mehr als rechts. Bei der Untersuchung des Augenhintergrundes sieht man Gefäßneubildungen an der Papille links und weißliche Flecken im Bereich der großen Gefäßstraßen. Außerdem fallen Punkt- und Fleckblutungen auf. Es wird die Diagnose einer proliferativen Retinopathie am linken Auge gestellt und ein Diabetes mellitus als Ursache vermutet. Die Untersuchung beim Internisten ergibt folgende Werte: Nüchternblutzucker 340 mg/dl, HbA1c 8,4%. Die Angiographie am Augenhintergrund ergibt den Nachweis von Proliferationen und avaskulären Arealen und ein diffuses Makulaödems. Der Internist beginnt mit einer Einstellung der Stoffwechsellage. Der Augenarzt führt eine panretinale Laserkoagulation durch und beginnt eine intravitreale ANTI-VEGF-Therapie wegen des diffusen diabetischen Makulaödems. Unter dieser Therapie steigt die Sehschärfe links wieder auf 0,8 an.

Übungsfragen

1. Welche Erkrankungen am Auge können als Folge einer arteriellen Hypertonie auftreten?
2. Nennen Sie Folgen des Diabetes mellitus am Auge.
3. Was ist die Merseburger Trias und welche Krankheit zeigt sie an?
4. Bei rheumatologischen Erkrankungen kann es zu einer okulären Beteiligung kommen. Nennen Sie typische Manifestationen rheumatischer Erkrankungen am Auge.
5. Syndromale Erkrankungen können auch das Auge betreffen. Beim Marfan-Syndrom beispielsweise kann es zu welcher typischen Komplikation an der Linse kommen?

Lösungen ▶ Kap. 28

Begutachtung und Rehabilitation

Peter Walter

8.1 Begutachtung – 98

8.1.1 Definitionen – 98

8.1.2 Verkehrsophthalmologie – 98

8.1.3 Besondere Tauglichkeitsuntersuchungen – 100

8.1.4 Bildschirmarbeit – 100

8.1.5 Renten, Versicherungen und Gutachten – 100

8.2 Rehabilitation und Barrierefreiheit – 102

8.2.1 Vergrößernde Sehhilfen – 103

8.2.2 Brailleschrift – 103

8.2.3 Orientierungs- und Mobilitätstraining (O-und-M-Training) – 103

8.2.4 Frühförderung, Inklusion – 104

8.2.5 Schule, Ausbildung und berufliche Wiedereingliederung – 104

P. Walter, N. Plange, *Basiswissen Augenheilkunde*,
DOI 10.1007/978-3-662-52801-3_8, © Springer-Verlag Berlin Heidelberg 2017

In seiner gutachterlichen Tätigkeit hat der Augenarzt unparteiisch nach bestem Wissen und Gewissen dem Auftraggeber Auskunft zu geben. Auftraggeber sind in der Regel Versicherungen, Gerichte oder Behörden. Spezielle Gutachten im Zusammenhang mit vermuteten Behandlungsfehlern werden von der Gutachterkommission für ärztliche Behandlungsfehler der Landesärztekammern in Auftrag gegeben. Gutachterliche Stellungnahmen können sich auf den früheren oder gegenwärtigen augenärztlichen Befund, auf den Zusammenhang zwischen einem schädigenden Ereignis und dem jetzigen Befund beziehen oder auf die Korrektheit einer medizinischen Behandlung. Eine Vielzahl von Gutachten beschäftigt sich mit der Frage, wie hoch der **Grad der Erwerbsminderung (MdE)** oder der **Grad der Behinderung (GdB)** ist und ob Blindheit vor dem Gesetz vorliegt. Augenärztliche Gutachten beschäftigen sich auch mit der Frage der **Verkehrstauglichkeit**, z. B. im Rahmen von Führerscheingutachten oder, mit der Eignung für bestimmte Berufe (z. B. Einstellungsvoraussetzungen für den Polizeidienst). Sehbeeinträchtigungen führen zu sozialer Isolation und Vereinsamung, führen zu erhöhter Unfallgefahr, sekundärer Morbidität und einer Minderung der Teilhabe am Leben. Zu den wichtigsten **rehabilitativen Maßnahmen** bei Sehbehinderung und Erblindung gehören die Verordnung von vergrößernden Sehhilfen, von Orientierungs- und Mobilitätstraining (Langstock, Blindenhund etc.), von Frühförderung bei Kindern und Hilfen bei dem Erlernen der Blindenschrift.

8.1   Begutachtung

Der Augenarzt wird in vielen Fällen mit gutachterlichen Fragen konfrontiert. Dabei nehmen Fragen zur Verkehrstauglichkeit und Fragen zur Bewertung von Seheinschränkungen im Versicherungsrecht die zentrale Rolle ein. Immer häufiger werden aber auch Behandlungsergebnisse hinterfragt und es muss dann nicht selten geprüft werden, ob Behandlungsfehler vorliegen. In anderen Fällen geht es um Fragen der Abrechnung.

8.1.1   Definitionen

Blindheit vor dem Gesetz besteht dann, wenn auf dem besseren Auge die Sehschärfe 1/50 oder schlechter beträgt. Blindheit vor dem Gesetz kann aber auch bei einer besseren Sehschärfe bestehen, wenn gleichzeitig beispielsweise erhebliche Einschränkungen des Gesichtsfeldes vorliegen. Ein Patient, dessen Gesichtsfeld auf beiden Augen nicht mehr als 5° in jeder Richtung vom Fixierpunkt beträgt, ist unabhängig von der Sehschärfe vor dem Gesetz blind. Das ist auch sehr gut nachvollziehbar, denn mit derartigen Gesichtsfeldresten ist eine Orientierung im Raum nicht mehr möglich.

Patienten, die vor dem Gesetz als blind gelten, haben Anspruch auf Leistungen nach dem sozialen Entschädigungsrecht. So erhalten gesetzlich blinde Patienten Landesblindengeld. Dieses beträgt in NRW derzeit 640,51 € monatlich.

Liegt die Sehschärfe zwischen 0,3 und 0,05 so spricht man von **Sehbehinderung**.

Als **hochgradig sehbehindert** gelten Menschen, deren Sehschärfe auf dem besseren Auge zwischen 1/20 und 1/50 beträgt.

> **Sehschärfe auf dem besseren Auge < 1/50 = Blindheit vor dem Gesetz!**

8.1.2   Verkehrsophthalmologie

In Deutschland verlangt der Gesetzgeber von Fahrzeugführern einen auf die Fahrzeugklasse abgestimmten Sehtest. In der Regel werden diese Sehtests bei entsprechend zugelassenen Sehteststellen durchgeführt. Dazu gehört etwa der TÜV, aber auch Augenoptiker und Augenärzte. An diesen Stellen wird mit standardisierten Testgeräten geprüft, ob die Anforderungen an das Sehsystem erfüllt sind. Für manche Verkehrsmittel, wie Schiffe und Flugzeuge, werden besondere Anforderungen an das Sehvermögen der Fahrzeugführer gestellt. In manchen Situationen kommen Patienten mit einer schlechteren Sehschärfe zum Augenarzt als es die Fahrerlaubnisverordnung vorsieht. In diesen Fällen ist der Arzt verpflichtet, den Betroffenen darauf hinzuweisen, dass er oder sie kein Fahrzeug der entsprechenden Klasse mehr führen darf. Besteht trotzdem der Verdacht, dass der Betroffene dennoch ein KFZ führt, so hat der Arzt aufgrund des hohen Rechtsgutes der ärztlichen Schweigepflicht im Regelfall **weder das Recht noch die Pflicht**, den Betroffenen anzuzeigen. Die Aufgabe des Arztes in dieser Situation besteht darin, den Betroffenen ausgiebig auf die möglichen Konsequenzen seines Handelns hinzuweisen und auf ihn einzuwirken, kein entsprechendes Verkehrsmittel mehr zu nutzen. Diese Aufklärung sollte der Arzt entsprechend dokumentieren. Gegen diese Regel darf nur verstoßen werden, wenn eine akute Gefahrensituation besteht. Im Übrigen gilt die Fahruntüchtigkeit auch für jeden Patienten, bei dem die Pupille für die augenärztliche Untersuchung erweitert worden ist. Dementsprechend sind die Patienten, bei denen die Fundusuntersuchung in Mydriasis durchgeführt wird, darauf hinzuweisen, dass sie im Anschluss an die Untersuchung beim Augenarzt kein Fahrzeug führen dürfen. Dieser Hinweis sollte schriftlich dokumentiert werden. Im Folgenden werden nur die wichtigsten Verkehrsmittel und die Mindestbedingungen an das Sehvermögen kurz dargestellt:

- **Standard PKW bis 3,5 t**: Der Sehtest gilt als bestanden, wenn beide Augen mindestens eine Sehschärfe von 0,7 haben. Darunter muss eine augenärztliche Untersuchung durchgeführt werden. Liegt die Sehschärfe auf dem besseren Auge unter 0,5 darf kein Fahrzeug der Klassen A, A1, A2, B, BE, AM, L oder T mehr geführt werden.
- **LKW (Führerscheinklassen C, CE, C1, C1E), Busse (Führerscheinklassen D, DE, D1, D1E), Beförderungserlaubnis** (Bus, Taxi): Für diese Führerscheine muss die Untersuchung beim Augenarzt oder einem entsprechenden Betriebsarzt oder einer zugelassenen Begutachtungsstelle zur Feststellung der Fahreignung erfolgen. Der Sehtest beim Optiker reicht hier nicht. Der Sehtest ist bestanden, wenn beide Augen mindestens 0,8 sehen und beidäugig eine Sehschärfe von 1,0 erreicht wird.
- **Berufsschiffahrt**: Die berufliche Seefahrt erfordert eine berufsgenossenschaftliche Untersuchung, in der die Seediensttauglichkeit festgestellt werden muss. Seedienstuntauglich ist beispielsweise ein Kandidat, der kleiner ist als 1,50 m. Auch die Einäugigkeit schließt einen Bewerber von der beruflichen Schifffahrt aus. Auch höhere Hyperopien von mehr als 5 D sind nicht erlaubt. Die Sehschärfe muss mit und ohne Brille auf dem besseren Auge mindestens 0,7 sein, auf dem schlechteren Auge mindestens 0,5. Erreicht ein Auge diese Mindestsehschärfe nicht, so muss das bessere Auge mindestens 1,0 sehen und das schlechtere Auge über ein Orientierungsvermögen verfügen. Es dürfen keine erheblichen Gesichtsfeldeinschränkungen vorliegen. Es muss Farbtüchtigkeit bestehen, die mit zwei verschiedenen Tests gemessen wird. Der Anomalenquotient muss zwischen 0,7 und 1,4 liegen (normale Trichromasie). In der Regel sollte die Untersuchung alle 2 Jahre wiederholt werden. Für die Tauglichkeit in der beruflichen Binnenschifffahrt gelten etwas abweichende Bedingungen.
- **Sportbootführerschein**: Die Zulassung zur Führung von privat genutzten Booten baut auf den Sportbootführerscheinen »Binnen« und »See« auf. Bestandteil dieser Führerscheine ist ein ärztliches Zeugnis. Die Sehschärfe muss mindestens 0,7/0,5 betragen, darf also auf dem schlechteren Auge nicht weniger als 0,5 betragen und muss auf dem besseren Auge mindestens 0,7 sein. Ist die Sehschärfe auf einem Auge schlechter als 0,5 so muss das bessere Auge einen Visus von 1,0 haben. Neben der Sehschärfe wird auch das Farbunterscheidungsvermögen geprüft. Als ausreichend gilt, wenn der Panel D-15 Test bestanden wird, oder wenn der Ishihara-Test oder die Farbtafeln nach Stilling/Velhagen korrekt erkannt werden. Im Zweifel muss der Anomalenquotient bestimmt werden (Normbereich 0,7–1,4) oder es darf höchstens eine Grünschwäche (Deuteranomalie) vorliegen mit einem AQ von 1,4–6,0.
- **Flugzeugführer**: Man unterscheidet hier zwischen beruflichen Flugzeugführern (Klasse I) und Privatfliegern (Klasse II). Für Klasse I und II muss das binokulare Sehvermögen bei 1,0 liegen, wobei jedes Auge mindestens 0,7 (Klasse I) bzw. 0,5 (Klasse II) sehen muss. Einäugigkeit bedeutet Untauglichkeit für Klasse I, für Klasse II muss dann der Visus 1,0 betragen. Bewerber für einen gewerblichen Pilotenschein dürfen keine höheren Ametro-

pien als +5 D oder – 6 D haben. Der Astigmatismus darf nicht mehr als 2 D betragen.

8.1.3 Besondere Tauglichkeitsuntersuchungen

Unabhängig von Verkehrstauglichkeitsbestimmungen verlangen manche Arbeitgeber im Rahmen der vorsorgenden Unfallverhütung besondere Tauglichkeitsuntersuchungen. Am Beispiel des Polizeidienstes soll dies exemplarisch dargestellt werden:

Bewerber für den Polizeidienst müssen mit einer geeigneten Sehhilfe eine Sehschärfe von 0,8 auf dem schlechteren Auge und 1,0 auf dem besseren Auge haben. Ist die unkorrigierte Sehschärfe auf einem Auge unter 0,3, so ist der Bewerber oder die Bewerberin untauglich. Besteht vor dem 20. Lebensjahr eine Myopie, so sind BewerberInnen untauglich, wenn auf dem schlechteren Auge die unkorrigierte Sehschärfe unter 0,5 ist. Darüber hinaus sind BewerberInnen für den Polizeidienst untauglich, wenn eines der folgenden Kriterien erfüllt ist:

- Gestörtes Farbsehen
- Gestörtes räumliches Sehen
- Notwendigkeit zum Tragen von Kontaktlinsen
- Gestörtes Dämmerungssehen
- Vermehrte Blendempfindlichkeit

8.1.4 Bildschirmarbeit

Die moderne Arbeitswelt ist gekennzeichnet von einer immer stärkeren Durchdringung mit Bildschirmarbeitsplätzen, wobei die technische Ausstattung dieser Arbeitsplätze insbesondere im Hinblick auf die Qualität der Monitore in den vergangenen 20 Jahren erheblich besser geworden ist. Noch vor mehreren Jahren wurde der berufsgenossenschaftliche Grundsatz G37 im Sinne der Definition einer augenärztlichen Vorsorgeuntersuchung bei entsprechend belasteten Arbeitnehmern angewendet. Inzwischen wird dieser Grundsatz aber in der Verordnung zur arbeitsmedizinischen Vorsorge (ArbMedVV) rechtssicher umgesetzt. Hierin ist geregelt, dass der Arbeitgeber den Arbeitnehmern bei Bedarf eine Vorsorgeuntersuchung beim Augenarzt anbieten muss und ggf. die Kosten für eine auf den Arbeitsplatz zugeschnittenen Sehhilfe tragen muss, wenn die Untersuchung ergibt, dass mit einer normalen Brille nicht dasselbe Resultat erzielt wird.

8.1.5 Renten, Versicherungen und Gutachten

Eine Augenerkrankung kann dazu führen, dass der Betroffene seiner Arbeit nicht mehr oder nicht mehr im vollen Umfang nachgehen kann. Daher kann aus einer Augenerkrankung, aber auch aus einem Unfall eine Situation entstehen, in der Renten- oder sonstige Entschädigungszahlungen erforderlich werden. Diese sind in den verschiedenen Regelwerken des sozialen Entschädigungsrechtes definiert. Sind die Voraussetzungen für die Entschädigung aus einem privaten Unfallversicherungsvertrag erfüllt, so gelten die dort hinterlegten Bedingungen (Allgemeine Unfallversicherungsbedingungen [AUB], Gliedertaxe).

- **Minderung der Erwerbsfähigkeit (MdE)**

Eine Minderung der Erwerbsfähigkeit liegt vor, wenn durch eine Gesundheitsbeeinträchtigung der Patient in seiner Erwerbsleistung eingeschränkt ist. Wichtigster Anhaltspunkt zur Schätzung der MdE ist die Sehschärfe ◻ Abb. 8.1 zeigt die Schätzwerte für die MdE auf Basis der Empfehlung der Deutschen Ophthalmologischen Gesellschaft (DOG). Wichtige Eckpunkte dabei sind der funktionelle Verlust eines Auges, der mit einer MdE von 25% einzustufen ist und der vollständige Verlust des Sehvermögens auf beiden Augen, der mit 100% MdE zu schätzen ist. Sehen beide Augen 0,2, so liegt die MdE bei 50%.

Neben der reinen Sehschärfe fließen aber noch andere Faktoren in die MdE-Schätzung ein. So führt eine Einschränkung des Gesichtsfeldes zu einer weiteren MdE. Doppelbilder, die ein Abdecken eines Auges notwendig machen, führen ebenfalls zu einer MdE von 25%. Parallel zum MdE-Begriff wird auch der Begriff des Grades der Behinderung (GdB) benutzt.

- **Arbeitsunfähigkeit (AU)**

Arbeitsunfähigkeit besteht dann, wenn der Patient seiner Arbeit aus gesundheitlichen Gründen nicht

RA		1,0	0,8	0,63	0,5	0,4	0,32	0,25	0,2	0,16	0,1	0,08	0,05	0,02	0
Sehschärfe LA		5/5	5/6	5/8	5/10	5/12	5/15	5/20	5/25	5/30	5/50	1/12	1/20	1/50	0
1,0	5/5	0	0	0	5	5	10	10	10	15	20	20	25	25	*25
0,8	5/6	0	0	5	5	10	10	10	15	20	20	25	30	30	30
0,63	5/8	0	5	10	10	10	10	15	20	20	25	30	30	30	40
0,5	5/10	5	5	10	10	10	15	20	20	25	30	30	35	40	40
0,4	5/12	5	10	10	10	20	20	25	25	30	30	35	40	50	50
0,32	5/15	10	10	10	15	20	30	30	30	40	40	40	50	50	50
0,25	5/20	10	10	15	20	25	30	40	40	40	50	50	50	60	60
0,2	5/25	10	15	20	20	25	30	40	50	50	50	60	60	70	70
0,16	5/30	15	20	20	25	30	40	40	50	60	60	60	70	80	80
0,1	5/50	20	20	25	30	30	40	50	50	60	70	70	80	90	90
0,08	1/12	20	25	30	30	35	40	50	60	60	70	80	90	90	90
0,05	1/20	25	30	30	35	40	50	50	60	70	80	90	100	100	100
0,02	1/50	25	30	30	40	50	50	60	70	80	90	90	100	100	100
0	0	*25	30	40	40	50	50	60	70	80	90	90	100	100	100

Abb. 8.1 MdE-Tabelle der Deutschen Ophthalmologischen Gesellschaft. Hauptschätzparameter für die MdE ist der Visus auf beiden Augen

nachgehen kann. Bei längerer Arbeitsunfähigkeit kann eine Rehabilitationsmaßnahme notwendig werden oder Maßnahmen zur schrittweise Wiedereingliederung des Arbeitsnehmers in den Arbeitsprozess. Der Begriff der Arbeitsunfähigkeit hat nichts mit dem ausgeführten oder erlernten Beruf zu tun: Ein Busfahrer, bei dem es wegen einer Augenerkrankung zu einer Verschlechterung des Sehvermögens auf einem Auge auf 0,4 kommt, darf nicht mehr in seinem Beruf als Busfahrer arbeiten (Fahrerlaubnisverordnung s. o.). Er kann aber in vielen anderen Berufen durchaus arbeiten. Dieser Arbeitnehmer ist demnach berufsunfähig, aber nicht arbeitsunfähig.

■ **Berufsunfähigkeit (BU)**

Berufsunfähig ist jemand, der durch eine Gesundheitsstorung dauerhaft nicht mehr in der Lage ist, 50% der typischen Erlöse in seinem Beruf zu erarbeiten. Patienten, die berufsunfähig geworden sind, sollten durch Umschulungsmaßnahmen weiter am Arbeitsleben teilnehmen können.

■ **Minderung der Gebrauchsfähigkeit (MdG)**

Der MdG-Begriff wird in der privaten Unfallversicherung (PUV) (Gliedertaxe) eingesetzt. Hier wird nur die Schädigung eines Auges berücksichtigt. Der vollständige Sehverlust auf einem Auge führt dabei zu einem Invaliditätsgrad von 50%. Über die entsprechend hinterlegte Gliedertaxe ergeben sich so die Entschädigungssummen. Der gleiche Verlust ergibt im sozialen Entschädigungsrecht aber nur eine MdE von 25%. Es ist also für jedes Gutachten stets genau zu prüfen, welches Versicherungsrecht für die Bemessung zugrunde gelegt wird.

■ **Kausalität**

Nicht selten besteht die Aufgabe in einer gutachterlichen Stellungnahme, einen kausalen Zusammenhang zwischen einer Gesundheitsstörung und einem Unfall- oder sonstigen Ereignis herzustellen. Das kann in manchen Fällen vollkommen eindeutig sein. So ist der Sturz auf eine Schrankkante, der zur Berstung eines Auges geführt hat, natürlich verantwortlich für die nachfolgende Erblindung auf diesem Auge. Viel schwieriger ist beispielsweise die Beurteilung einer Kopfprellung, die zu einem umschriebenen Hämatom im Bereich des rechten Jochbeins geführt hat, wenn der Patient zwei Wochen später an einer Netzhautablösung erkrankt. Besteht hier Kausalität? Der Betroffene vermutet diese aus einem natürlichen Zusammenhangsempfinden heraus wie selbstverständlich. In der gängigen Rechtsprechung wird ein solcher Zusammenhang aber abgelehnt, es sei denn, es sind eindeutige Traumafolgen am betroffenen Auge nachweisbar, wie ein zusätzlicher Abriss der Irisbasis oder Blutungen im Kammerwinkel oder im Glaskörperraum. Auch bei einem Riesenriss ohne periphere Degenerationen könnte ein solcher Zusammenhang eher wahrscheinlich sein. Noch schwieriger ist die Beurteilung einer solchen Situation bei einem Patienten mit einer hohen Kurzsichtigkeit. Dann bestünde eine per se höhere Anfälligkeit für eine Netzhautablösung und es könnte ein leichteres Trauma geeignet sein, die Ablösung auszulösen. Hier muss der Gutachter alle Fakten ins Kalkül ziehen und letztlich eine Einschätzung abgeben, die immer mit einer gewissen Unsicherheit verbunden ist.

▪ Vorschaden

Neben der Kausalität ist der Begriff des Vorschadens wichtig in gutachterlichen Fragen. Ist die Kausalität zwischen einem Ereignis und einem Schaden gegeben, muss bewertet werden, wie groß der Schaden ist. Dazu muss aber nicht nur der momentane Stand der Gesundheitsstörung herangezogen werden, sondern es muss auch bestimmt werden, wie die Funktion auf dem geschädigten Auge vor dem betreffenden Ereignis war. So ist beispielsweise eine Sehschärfe von 0,1 auf einem Auge nach einem Unfallereignis anders zu werten, wenn vor dem Unfall das verletzte Auge normal gesehen hat als wenn es sich beispielsweise um ein amblyopes Auge handelt, das vor dem Unfall eine Sehschärfe von 0,2 hatte. Die unfallbedingte MdE im ersten Fall wäre 20%. Im zweiten Fall bestand vor dem Unfall schon eine MdE von 10%. Die unfallbedingte MdE wäre also nur die Differenz zu den 20%, also 10%. Solche Vorschäden sind nicht immer leicht einzuordnen, vor allem wenn keine sicheren Daten zum Status des Sehsystems vor dem Ereignis vorliegen. In solchen Fällen kann der Gutachter nur Schätzungen vornehmen.

▪ Aggravation und Simulation

Eine ebenfalls nicht nur aus gutachterlicher Sicht komplizierte Situation liegt vor, wenn Patienten eine Sehschärfe bei der Untersuchung angeben, die nicht zum objektiven Befund der Morphologie des Auges passt. Unter **Simulation** versteht man die Schilderung von Krankheitssymptomen, die nicht vorhanden sind: Ein Patient berichtet, auf einem Auge kein Licht mehr wahrzunehmen (»Mein Auge ist blind«). Bei allen binokularen Sehaufgaben werden diese aber erkannt. Der Patient simuliert eine einseitige Erblindung. Unter **Aggravation** versteht man die Schilderung von Einschränkungen, die in dieser Intensität nicht vorliegen: Bei der Bestimmung des Visus gibt der Patient an, kleinere Testzeichen als 0,2 nicht mehr zu erkennen. Bei der Ableitung visuell evozierter Potentiale werden aber Mustergrößen kortikal abgebildet, die einer Sehschärfe von mindestens 0,8 entsprechen. Simulation oder Aggravation können unbewusst sein, sie können aber auch in voller Absicht vorgenommen werden, beispielsweise in betrügerischer Absicht, um etwa höhere Entschädigungs- oder Rentenzahlungen zu erhalten oder aber um in bestimmten Berufen nicht mehr arbeiten zu müssen.

8.2   Rehabilitation und Barrierefreiheit

Neben den Einschränkungen im Lesen sind für Sehbehinderte vor allem die Minderung ihrer Mobilität und Orientierung Einschränkungen, die zu einer Reduktion ihrer Lebensqualität führen. Patienten mit Einschränkungen des Sehvermögens erleben eine soziale Isolierung mit der Folge eines hohen Risikos der Manifestation einer depressiven Erkrankung. Sie erkennen ihre Nachbarn auf der anderen Straßenseite nicht mehr, können sie nicht mehr grüßen und werden in der Folge von diesen nicht mehr beachtet. Diese und ähnliche Einschränkungen machen eine Teilhabe dieser Personen am Leben schwierig. Rehabilitationsmaßnahmen sind in der Augenheilkunde angezeigt, um in Situationen, in denen mit den herkömmlichen Behandlungsverfahren keine relevante Verbesserung erreicht oder in Situationen, in denen der Behandlungserfolg klassischer Behandlungsverfahren mit solchen Maßnahmen noch verbessert werden kann. Während in Disziplinen wie der Traumatologie oder Orthopädie übende Verfahren und Training im Vordergrund stehen, konzentrieren sich die Rehabilitationsmaßnahmen in der Augenheilkunde auf die Versorgung mit Hilfsmitteln und auf Trainingsmaßnahmen zur Verbesserung von Mobilität und Orientierung.

Um Patienten mit Einschränkungen eine aktive Teilhabe am Leben zu ermöglichen, müssen öffentliche Räume barrierefrei gestaltet werden. Barrierefreiheit für Blinde und Sehbehinderte zu realisieren bedeutet, Orientierungshilfen einzusetzen, die trotz der Seheinschränkung von Betroffenen genutzt werden können, um sich regulär sicher bewegen zu können. Dazu gehören beispielsweise akustische Signale an Ampelanlagen, Leitstreifen auf dem Boden für den Langstock und der Aufdruck von wichtigen Informationen an Aufzügen oder Medikamentenpackungen in Brailleschrift.

8.2.1 Vergrößernde Sehhilfen

Hierzu gehören alle Systeme, die mit einer Bildvergrößerung arbeiten. Der Vergrößerungsbedarf kann anhand spezieller Lesetests ermittelt werden. Bis zu einem Vergrößerungsbedarf von 5-fach kann man mit handgehaltenen und ggf. beleuchteten Lupen eine gute Unterstützung erreichen. Bei Kindern haben sich sog. **Lesesteine** bewährt. Dabei handelt es sich um Glaskörper, die auf dem Lesetext bewegt werden. In Form einer Zeile kann ein solches System auch den Lesefluss unterstützen. Lupen können auch in eine reguläre Brille eingearbeitet werden oder als handgehaltenes kleines Fernrohr eingesetzt werden. Diese Fernrohre sind ideal, um eine bessere Orientierung in der Außenwelt zu ermöglichen, beispielsweise den richtigen Zug im Bahnhof zu finden. Dadurch, dass man sie gut in der Manteltasche unterbringen kann, haben sie kaum einen stigmatisierenden Effekt.

Sind stärkere Vergrößerungen notwendig, bedient man sich **elektronischer Leselupen.** Diese können als mobile Geräte vom Patienten wie ein Smartphone eingesetzt werden. Für die gängigen Smartphones gibt es kleine Programme (Apps), die eine Vergrößerung des Bildes ermöglichen und so eine Unterstützung für Sehbehinderte ermöglichen.

Für den Einsatz zuhause eignen sich dann Bildschirmlesegeräte. Moderne Geräte unterstützen auch Textausgabe in Form einer Vorlesefunktion, was bei hochgradig Sehbehinderten durchaus sehr sinnvoll sein kann. Alle gängigen Computer lassen sich heute mit Sprachausgabe und Braillezeile ausstatten. Das ist eine wichtige Voraussetzung, um Blinden und Sehbehinderten in der heutigen Welt eine berufliche Perspektive zu geben.

In jedem Fall können auch einfache Maßnahmen, wie eine Optimierung der Lichtbedingungen oder eine Verkürzung des Leseabstandes, schon hilfreich sein. Es empfiehlt sich, die verschiedenen Formen vergrößernder Sehhilfen mit den Betroffenen auszuprobieren und eine systematische Anpassung vorzunehmen.

8.2.2 Brailleschrift

Die Brailleschrift ist ein Punktschriftsystem aus 3×2 Punkten, das 1825 von Louis Braille eingeführt wurde. Mit diesem System können Blinde und schwer Sehbehinderte durch Tasten mit den Fingerkuppen Buchstaben erkennen. Inzwischen gibt es Computerausgabesysteme mit einer Braillezeile, die die Benutzung von Windows und ähnlichen Betriebssystemen genauso ermöglichen, wie die Nutzung von Internetinhalten.

8.2.3 Orientierungs- und Mobilitätstraining (O-und-M-Training)

Das O-und-M-Training erfolgt vor allem mit dem Langstock. Patienten erlernen mit einem speziell dafür ausgebildeten Trainer die Benutzung des Langstocks und die Wahrnehmung ihres Körpers in Beziehung zu der visuell von ihnen nicht kontrollierbaren Umwelt. Im Gehen wird der Langstock pendelnd vor den Füßen hin und her bewegt, um Hindernisse zu erfassen. Dazu müssen die Betroffenen lernen, andere Sinne zu nutzen, um ihre Umwelt zu erfahren, neben dem Tastsinn spielt hier vor allem das Hören eine wichtige Rolle. Neben dem Langstock ist auch der Einsatz von Blindenführhunden eine etablierte Form der Verbesserung der Mobilität von Blinden.

8.2.4 Frühförderung, Inklusion

Gerade blind oder sehbehindert Geborene, Säuglinge oder Kleinkinder, die eine Erblindung oder schwere Sehbehinderung erleiden, werden mit Frühförderungskonzepten betreut. Die Frühförderung wird durch Sonderpädagogen und Orthoptistinnen bzw. O-und-M-Trainer über die Förderschulen realisiert. Die Eingliederung von Blinden und Sehbehinderten in die Regelschulen im Sinne inklusiver Lehr- und Lernkonzepte mit der gleichzeitigen Abschaffung der Förderschulen erschwert die Realisierung dieses äußerst sinnvollen Konzeptes. Die Frühförderungstrainerinnen und -trainer erläutern den Eltern Methoden, wie Kinder entsprechend ihrer Altersstufe üben können, sich in einem nicht visuell kontrollier- und erfahrbaren Raum bewegen zu können. Dabei ist vor allem zu berücksichtigen, dass manche der betroffenen Kinder Mehrfachbehinderungen haben, die eine individuelle Anpassung der Fördermaßnahmen erforderlich machen.

8.2.5 Schule, Ausbildung und berufliche Wiedereingliederung

Erblindung und schwere Sehbehinderung kann Menschen in jeder Altersstufe treffen. Gerade während der Schulzeit oder bei Menschen, die bereits in der Ausbildung oder im Berufsleben stehen, sind Maßnahmen zu ergreifen, die dazu führen, dass die Betroffenen trotz der Einschränkung am Arbeitsleben teilnehmen können. In Schule und Ausbildung sind entsprechende Trainingsprogramme erforderlich, um den Betroffenen den Umgang mit vergrößernden Sehhilfen bzw. mit der Brailleschrift zu erklären und einzuüben. Es muss dann eine ausführliche Analyse der Fähigkeiten und Fertigkeiten und des Interesses des Betroffenen erfolgen, auf der eine Empfehlung hinsichtlich einer Berufsausbildung oder eines Studiums beruht. Bei Menschen, die bereits im Arbeitsleben stehen, muss zunächst geprüft werden, ob eine Rückkehr in den Arbeitsplatz möglich ist. Das kann trotz der Einschränkung der Sehfunktion beispielsweise dadurch erreicht werden, dass der Arbeitsplatz mit entsprechenden Unterstützungssystemen ausgestattet wird. Falls das nicht möglich ist, sollte geprüft werden, ob innerbetriebliche Umsetzungen möglich sind. So kann beispielsweise ein Polizist nach einer beidseitigen Verletzung mit erheblicher Minderung der Sehschärfe nicht mehr im Außendienst eingesetzt werden. Er ist aber selbstverständlich in allen administrativen und beratenden Einheiten einsetzbar. Schwieriger ist die Situation bei einem Dachdecker, der das Sehvermögen auf einem Auge verliert und in einem sehr kleinen Betrieb arbeitet. Er kann aufgrund des Verlustes des räumlichen Sehens und der damit verbundenen Unfallgefahr bei der Arbeit im Dachstuhl nicht mehr eingesetzt werden. Gleichzeitig hat der kleine Betrieb aber oft nicht die Möglichkeit einer innerbetrieblichen Umsetzung auf einen Arbeitsplatz ohne Unfallgefahr. Dadurch ist in diesen Fällen eine Umschulung oder Berentung oft der einzige Weg. Waren früher Berufe wie Korbmacher oder Telefonist typische Blindenberufe, sind es heute vor allem Verwaltungsangestellte und Physiotherapeuten. Blinde arbeiten heute auch als Rechtsanwälte, Soziologen und in vielen anderen Berufen. Eine interessante Entwicklung ist der Einsatz von Blinden, die ja über einen ausgezeichneten Tastsinn verfügen, als Assistenten von Gynäkologinnen und Gynäkologen für die Tastuntersuchung der Brust. Wichtige Anlaufstellen für Betroffene sind die Arbeitsagenturen und Berufsbildungs- und -förderungswerke, von denen es in Deutschland zehn Einrichtungen gibt.

> **Fallbeispiel**
>
> Eine 67-jährige ehemalige Lehrerin erkrankt an einer altersbedingten neovaskulären Makuladegeneration. Trotz zahlreicher intravitrealer Injektionen mit Anti-VEGF-Wirkstoffen sinkt die Sehschärfe beidseits auf Werte von 0,2 ab. Es gelingt trotz aller Injektionen auch nicht mehr, die Sehschärfe zu verbessern. Sie ist vor allem durch die Einschränkung des Lesevermögens beeinträchtigt. Daher erfolgt eine Anpassung vergrößernder Sehhilfen: Mit einer beleuchteten Lupe kann sie unterwegs sehr gut Fahrpläne und Preisschilder lesen. Für Aktivitäten zuhause nutzt sie ein Bildschirmlesegerät, mit dem sie Zeitungs- und Buchtext lesen kann, aber auch Rechnungen und Briefe.

1. Wer ist typischerweise Auftraggeber für ein augenärztliches Gutachten?
2. Welche Sehschärfe muss ein Führer eines normalen Kraftfahrzeugs (PKW) mindestens haben?
3. Welche MdE liegt vor bei Erblindung eines Auges bzw. bei Erblindung beider Augen?
4. Nennen Sie Beispiele für vergrößernde Sehhilfen und wann werden diese eingesetzt?
5. Ab welcher Sehschärfe gilt ein Patient in Deutschland als blind vor dem Gesetz?

Lösungen ▶ Kap. 28

Erkrankungen erkennen und behandeln

Kapitel 9   **Lider** – 109
Niklas Plange

Kapitel 10   **Tränenwege** – 127
Niklas Plange

Kapitel 11   **Bindehaut** – 135
Niklas Plange

Kapitel 12   **Hornhaut, Sklera** – 161
Niklas Plange

Kapitel 13   **Iris, Ziliarkörper, Uveitis** – 193
Peter Walter

Kapitel 14   **Linse** – 203
Niklas Plange

Kapitel 15   **Glaukom** – 215
Niklas Plange

Kapitel 16   **Netzhautablösung, Glaskörpererkrankungen** – 233
Peter Walter

Kapitel 17   **Diabetische Retinopathie, Gefäßerkrankungen der Netzhaut** – 247
Peter Walter

Kapitel 18   **Altersbedingte Makuladegeneration, degenerative und infektiöse Netzhauterkrankungen** – 259
Peter Walter

Kapitel 19   **Aderhaut**   – 277
Peter Walter

Kapitel 20   **Sehnerv und Sehbahn**   – 291
Niklas Plange

Kapitel 21   **Orbita**   – 311
Niklas Plange

Kapitel 22   **Strabismus**   – 329
Niklas Plange

Kapitel 23   **Neuroophthalmologie**   – 349
Niklas Plange

Kapitel 24   **Verletzungen des Auges**   – 373
Peter Walter

Kapitel 25   **Tropenophthalmologie**   – 387
Peter Walter

Lider

Niklas Plange

9.1 Anatomische und physiologische Grundlagen – 110

9.2 Spezielle Diagnostik – 111

9.3 Fehlbildungen der Lider – 111

9.4 Entzündungen der Lider – 111
9.4.1 Hordeolum – 112
9.4.2 Chalazion – 112
9.4.3 Blepharitis – 112
9.4.4 Lidekzem, Kontaktdermatitis – 113
9.4.5 Lidphlegmone, Lidabszess – 114
9.4.6 Zoster ophthalmicus – 114
9.4.7 Herpes-simplex-Infektion der Lider – 115
9.4.8 Molluscum contagiosum (Dellwarzen) – 115
9.4.9 Phtiriasis, Filzläuse – 116

9.5 Differentialdiagnose Lidschwellung – 116

9.6 Lidtumoren – 116
9.6.1 Gutartige Lidtumoren, Präkanzerosen
und pigmentierte Lidtumore – 116
9.6.2 Bösartige Lidtumoren – 118
9.6.3 Grundlagen rekonstruktiver Lidchirurgie – 120

9.7 Lidfehlstellungen und Erkrankungen der Wimpern – 121
9.7.1 Ektropium – 121
9.7.2 Entropium – 122
9.7.3 Ptosis – 123
9.7.4 Bleparochalasis und Epiblepharon senile – 124
9.7.5 Trichiasis, Distichiasis und Madaurose – 124
9.7.6 Störungen der Lidöffnung – 125

9.8 Lid- und Tränenwegsverletzungen – 125

P. Walter, N. Plange, *Basiswissen Augenheilkunde*,
DOI 10.1007/978-3-662-52801-3_9, © Springer-Verlag Berlin Heidelberg 2017

Die Lider stellen die Grenze zwischen dem Auge und der Umwelt dar und haben wichtige Funktionen zur Erhaltung der Integrität der Augenoberfläche.
Die häufigste Lidentzündung ist das Hordeolum, eine akute Entzündung der Meibom'schen Drüsen. Die chronische Stauung der Meibom'schen Drüsen ist das Chalazion.
Die vielen gutartigen Lidtumoren können oft beobachtet werden und müssen nur entfernt werden, wenn sie funktionell stören oder Verdacht auf Malignität besteht.
Der häufigste bösartige Lidtumor ist das Basaliom, ein semimaligner Tumor der lokal destruierend wächst, ohne dass Metastasen gebildet werden.
Die wichtigsten Lidfehlstellungen sind das Ektropium, eine Auswärtswendung des Lides und das Entropium, die Einwärtsdrehung mit Scheuern der Wimpern auf der Augenoberfläche (Trichiasis). Die Lidfehlstellungen können zum trockenen Auge bis hin zu einem Hornhautgeschwür führen. Bei Vorliegen einer Ptosis, dem Herabhängen des Oberlides, muss eine neurologische Ursache ausgeschlossen werden.

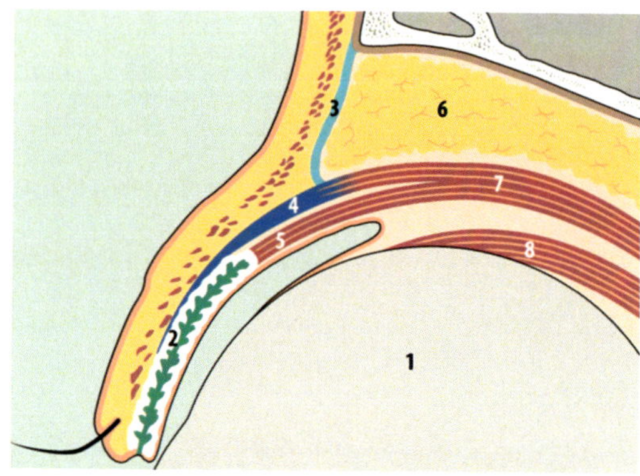

■ **Abb. 9.1** Übersicht Lider. Schematische Darstellung der Anatomie des Oberlides (1: Bulbus, 2: Tarsus, 3: Septum orbitale, 4: Levatoraponeurose, 5: M. tarsalis, 6: Orbitafett, 7: M. levator palpebrae, 8: M. rectus superior). (Aus Krieglstein 2000)

9.1   Anatomische und physiologische Grundlagen (■ Abb. 9.1)

Die Ober- und Unterlider bedecken die Augen und dienen mit dem reflektorischen Lidschlag dem Schutz vor Umwelteinflüssen und der Verteilung des Tränenfilms.

Die Lidspalte wird vom medialen und lateralen Lidwinkel begrenzt. Der Lidtarsus verstärkt die Lider und ist durch das Ligamentum palpebrale mediale und laterale an der Orbitakante befestigt. Das Septum orbitale stellt die Begrenzung der Orbita vom Tarsus ausgehend nach oben und unten dar und ist eine wichtige anatomische Begrenzung bei der Ausbreitung von bakteriellen Infektionen (Lid- und Orbitaphlegmone).

Im Querschnitt grenzt man das hintere Lidblatt mit Tarsus und Conjunctiva tarsalis vom vorderen Blatt mit M. orbicularis und Lidhaut ab. An der Lidkante wird diese Grenze als Linea grisea (graue Linie) bezeichnet. Die unterschiedliche Betrachtung der beiden Lidblätter ist für viele lidchirurgische Eingriffe wichtig. Die Wimpern (Zilien) stehen am äußeren Rand der Lidkante und erneuern sich alle 4–6 Wochen.

In den Lidern finden sich mehrere Typen von Liddrüsen:

- **Meibom'schen Drüsen** (Glandulae tarsales): Sie münden am posterioren Lidrand und produzieren die Lipidschicht des Tränenfilms
- **Moll'schen Drüsen** (Glandulae ciliares): Schweißdrüsen in den Zilien (Wimpern)
- **Zeiss'schen Drüsen** (Glandulae sebaceae): Talgdrüsen in den Haarfollikeln der Zilien
- **Krause Drüsen** (Glandulae konjunctivales): akzessorische Tränendrüsen

Der Lidschluss erfolgt über die Kontraktion des M. orbicularis oculi (Innervation über den N. facialis). Das **Bell'sche Phänomen** führt durch eine Innervation des M. rectus superior zu einer nach oben gerichteten Bewegung des Bulbus bei Lidschluss und dient dem Schutz der Hornhaut. Die Hornhautoberfläche ist gefährdet bei inkomplettem Lidschluss und nicht vorhandenem Bell-Phänomen. Der M. levator palpebrae (Innervation: N. oculomotorius) ist für die Lidöffnung verantwortlich und hat seinen Ursprung am Oberrand des Canalis opticus in der Orbita und inseriert mit einer Sehnenplatte (Levatoraponeurose) am Tarsusoberrand. Levatorfasern, die in die Haut ziehen bilden hier die obere Deckfalte. Die Levatorfunktion besteht in einer Oberlidhebung von 15–18 mm (sog. Levatorabrollstrecke). Die Mm. tarsales (Innervation über den Sympathikus) setzen am superioren und inferioren Tarsus an und unterstützen die Lidöffnung. Die sensible Innervation der Lidhaut erfolgt am Oberlid über den N. ophthalmicus des N. trigeminus und am Unterlid über den N. maxillaris des N trigeminus.

Die Lider, Tränenwege und Konjunktiven bilden mit dem Tränenfilm eine funktionelle Einheit für die Erhaltung und Funktion der Augenoberfläche und sind damit Voraussetzung für das Sehen.

9.2 Spezielle Diagnostik

Die Untersuchung der Lider basiert im Wesentlichen auf der Inspektion. Folgende Aspekte müssen betrachtet werden:

- **Symmetrie der Lider und der Lidstellung**: Dies erfolgt bei geöffnetem Auge und bei Lidschluss. Eine asymmetrische Lidöffnung deutet auf eine Ptosis (Herabhängen eines Lides) oder eine Oberlidretraktion hin. Liegt ein vollständiger oder inkompletter Lidschluss vor?
- **Lidfehlstellungen**: Die Lidkante muss dem Bulbus anliegen.
- **Wimpern**: Liegt ein regelrechtes Wimpernwachstum vor? Kratzen Wimpern auf der Augenoberfläche?
- **Lidtumoren**
- **Entzündungen** der Lidhaut und der Lidkante

Beim **Ektropionieren** werden die Bindehaut des Tarsus und die Umschlagfalte (Fornix) dargestellt. Bei Lidschwellungen kann die **Palpation** (Verschieblichkeit eines Tumors, Schmerzen bei Lidphlegmone, Knistern bei Lidemphysem nach Orbitafraktur) wichtige diagnostische Hinweise liefern. Bei Ptosis (Herabhängen eines Lides) oder Oberlidretraktion (endokrine Orbitopathie) wird die Lidspalte bei Geradeausblick, Abblick und Aufblick ausgemessen. Die **Levatorfunktion** kann ebenfalls mittels Lineal gemessen werden (maximaler Abblick bis maximaler Aufblick, normal 15–18 mm). Die Prüfung des **Bell'schen Phänomens** erfolgt durch Aufhalten des Oberlides bei forciertem Lidschluss des Patienten. Das Auge muss

sich nun nach oben wenden. Ein Lidschlussdefekt bei geschlossenem Auge wird in »mm« angegeben. Alle Lidtumoren, insbesondere bei Malignitätsverdacht, sollten fotographisch dokumentiert werden.

9.3 Fehlbildungen der Lider

Folgende Lidfehlbildungen können auftreten:
- Beim **Ankyloblepharon** handelt es sich um eine teilweise oder vollständige Verwachsung von Oberlid- und Unterlid.
- Die **Blepharophimose** ist eine Verkürzung der horizontalen Lidspalte. Eine bogenförmige Hautfalte im Bereich des medialen Lidwinkels wird als Epikanthus bezeichnet. Diese kann ein Innenschielen vortäuschen (Pseudostrabismus).
- Ein **Lidkolobom** ist eine Spaltbildung als meist dreieckiger Defekt des Lides.
- Als **Distichiasis** wird eine doppelte Wimpernreihe bezeichnet. Dies kann zur Trichiasis, dem Scheuern der Wimpern auf der Augenoberfläche führen.
- Eine **kongenitale Ptosis** (Herabhängen des Oberlides) kann einseitig oder beidseitig auftreten. Sie kann je nach Ausprägung zu einer Kopfzwangshaltung mit Kinnhebung führen. Bei vollständiger Ptosis besteht die Gefahr einer Deprivationsamblyopie (Schwachsichtigkeit).
- Selten ist das **kongenitale Entropium** (Einwärtswendung des Lides) oder Ektropium (Auswärtswendung des Unterlides).

Bei allen Fehlbildungen der Lider müssen weitere Fehlbildungen des Auges ausgeschlossen werden. Zum Ausschluss weiterer Fehlbildungen oder Syndromen muss eine ausführliche pädiatrische Untersuchung erfolgen. Die Therapie ist befundabhängig und wenn notwendig chirurgisch.

9.4 Entzündungen der Lider

Im Folgenden werden die häufigsten entzündlichen und infektiösen Liderkrankungen dargestellt. Bei massiven Verläufen, fehlenden Ansprechen auf die

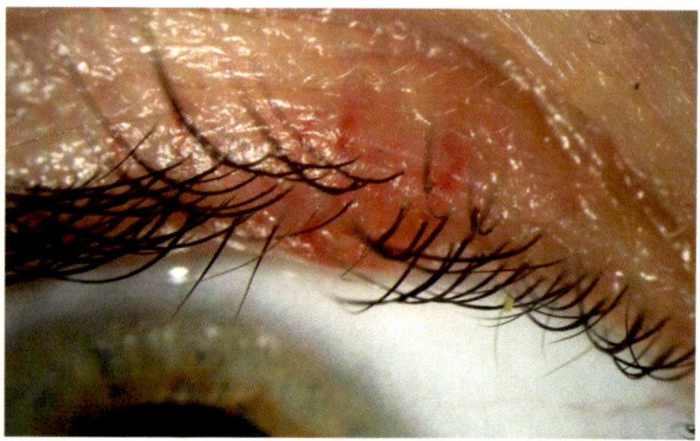

Abb. 9.2 Hordeolum. Das Hordeolum (= Gerstenkorn) ist eine häufige akute, schmerzhafte Entzündung der Meibom'schen Drüsen

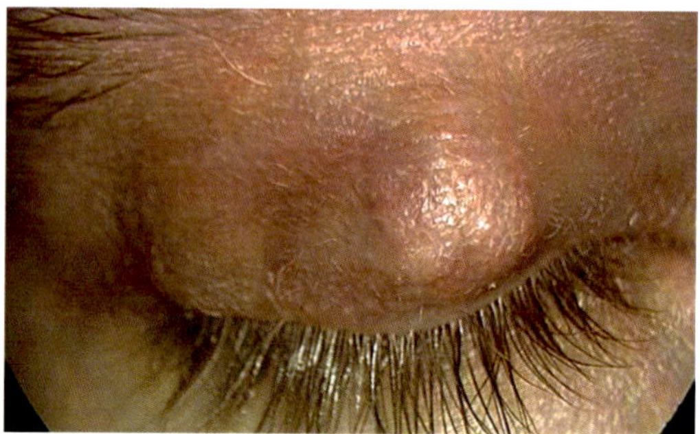

Abb. 9.3 Chalazion. Das Chalazion (= Hagelkorn) ist eine chronische Stauung der Meibom'schen Drüsen ohne Schmerzhaftigkeit

eingeleitete Therapie oder auffälliger Anamnese (z. B. Umgang mit Tieren, Fernreisen) sollten auch seltene infektiöse Ursachen (z. B. Kuhpockenvirus, Katzen-Katzkrankheit, Milzbrand, Lues, Tuberkulose etc) berücksichtigt werden.

9.4.1 Hordeolum

- **Klinisches Bild**

Das Hordeolum (Gerstenkorn, Abb. 9.2) ist eine häufige, schmerzhafte Infektion der Moll- oder Zeissdrüsen (Hordeolum externum) oder der Meibomdrüsen (Hordeolum internum) meist durch Staphylokokken. Es zeigt sich eine meist umschriebene Rötung und Schwellung des Lides mit Druckdolenz. Häufig lässt sich ein Hauptpunkt der Schmerzhaftigkeit am Lid identifizieren. Risikofaktor für das Hordeolum ist eine chronische Blepharitis. Eine Ausbreitung der Infektion kann zu einer Lidphlegmone führen.

Multiples und rezidivierendes Auftreten kann mit Diabetes mellitus oder einer Immunsuppression vergesellschaftet sein.

- **Therapie**

Die Therapie besteht in antibiotischen Augentropfen oder -salben. Bei massivem Befund ist eine systemische antibiotische Therapie indiziert.

9.4.2 Chalazion

- **Klinisches Bild**

Eine chronische Stauung der Meibomdrüsen kann zu einem Chalazion (Hagelkorn) führen (Abb. 9.3). Es zeigt sich ein umschriebener Tumor des Lides, meist ohne Rötung der Haut. Die Bindehaut kann papillomatös verändert sein (bei Oberlidchalazion Ektropionieren!). Im Gegensatz zum Hordeolum liegt **keine Schmerzhaftigkeit** vor.

- **Therapie**

Wegen der häufigen Regressionstendenz sollten 2–3 Monate abgewartet werden. Bei Persistenz ist jedoch eine chirurgische Exzision (Einsetzen einer Chalazionklemme → Blutleere, Schnittinzision von der Konjunctiva tarsi aus, Entfernung des Granulationsgewebes) notwendig. Zum Ausschluss des seltenen Meibomdrüsenkarzinoms muss immer eine histopathologische Untersuchung des exzidierten Gewebes erfolgen.

9.4.3 Blepharitis

- **Klinisches Bild**

Die Blepharitis ist eine häufige Entzündung der Lidränder und kann isoliert und im Rahmen von Hauterkrankungen (Rosazea, atopische Dermatitis, Akne, seborrhoische Dermatitis, selten ektodermale Dysplasien u. a.) auftreten. Ursache der chronischen Blepharitis sind meist Staphylokokken und eine Talgdrüsenüberfunktion (Seborrhoe).

Folgende Formen der Blepharitis werden unterschieden:

- Die **anteriore Staphylokokkenblepharitis** ist eine Entzündung der Wimpernbasis mit entzündlich verdickten Lidrändern, Rötung und kleinen Ulzerationen. Bei längerem Verlauf können eine Madaurosis (Wimpernausfall) und Vernarbungen der Bindehaut mit Trichiasis resultieren.
- Die **anteriore seborrhoische Blepharitis** ist gekennzeichnet durch einen Überproduktion an Talg (Seborrhoe) der Moll- und Zeissdrüsen. Klinisch imponieren fettige Wimpern und ein wächserner Lidrand.
- Die **posteriore Blepharitis** ist eine Entzündung der Meibomdrüsen und zeigt ein typischerweise schaumiges Sekret an der Lidkante, Ölkappen im Bereich der Meibomdrüsenöffnungen und ein bei Expression zähes, eingedicktes, voluminöses Sekret (◘ Abb. 9.4).

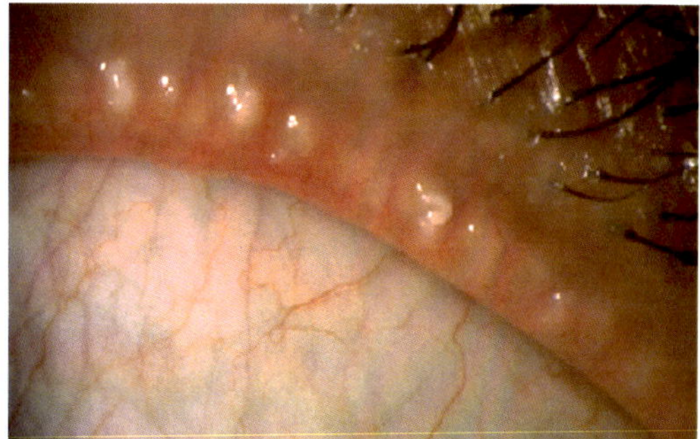

◘ Abb. 9.4 Blepharitis. Die posteriore Blepharitis (Lidrandentzündung) ist gekennzeichnet durch ein zähes und eingedicktes Sekret der Meibom'schen Drüsen

Im Rahmen der chronischen Blepharitis können akute Verläufe, Ulzerationen des Lidrandes und Schuppungen (Blepharitis squamosa) auftreten. Wegen der Bedeutung des Meibomsekretes für den Tränenfilm (Lipidphase zur Verhinderung der Verdunstung) ist die chronische Blepharitis immer mit dem trockenen Auge (Keratokonjunktivitis sicca) unterschiedlicher Ausprägung assoziiert. Die Insuffizienz des Tränenfilms beim trockenen Auge unterstützt wiederum die Persistenz der Blepharitis.

- **Therapie**

Die Therapie besteht in einer kurzzeitigen antibiotischen Lokaltherapie (2–3 Wochen, z. B. Fusidinsäure) zur Reduktion der Staphylokokken-induzierten Infektion unter konsequenter Dauertherapie des trockenen Auges mit Tränenersatzmitteln. Schuppungen und die Verklebungen der Drüsenausführungen (Ölkappen) und der Sekretstau werden mittels Lidrandhygiene reduziert (warme Kompressen, ggf. Rotlicht, Reinigungstücher oder Babyschampoo auf Wattestäbchen, vorsichtiges Überstreichen der Lidkante). Bei Beschwerdepersistenz und hartnäckigen Verläufen können vorübergehend lokale steroidhaltige Augentropfen und eine systemische Therapie mit Tetrazyklinen in niedriger antinflammatorischer Dosierung (z. B. Doxyzyklin 50 mg für mehrere Monate) eingesetzt werden.

> ❯ Tetrazykline sind bei Kindern und Schwangeren streng kontraindiziert. Frauen im gebärfähigem Alter müssen wegen der Teratogenität der Tetrazykline auf eine strenge Kontrazeption achten. Eine entsprechende Aufklärung ist erforderlich.

> ❯ Bei einer chronischen Blepharitis mit Ulzerationen der Lidkante muss immer an einen malignen Prozess (meist Basaliom) gedacht werden. Im Zweifel ist eine exzisionelle Biopsie notwendig.

9.4.4 Lidekzem, Kontaktdermatitis

- **Klinisches Bild**

Die empfindliche Lidhaut kann auf verschiedene Stoffe mit einer Kontaktdermatitis reagieren. Im Vordergrund stehen die Rötung, Schuppung und Juckreiz der Lidhaut bei meist nur moderater Schwellung. Ursachen können neben verschiedenen prädisponierenden dermatologischen Grunderkrankungen und Kosmetika, vor allem eine Unverträglichkeit auf die chronische Gabe von Augentropfen oder -salben sein.

- **Therapie**

Grundlage der Therapie ist die Identifizierung der auslösenden Faktoren und deren Vermeidung.

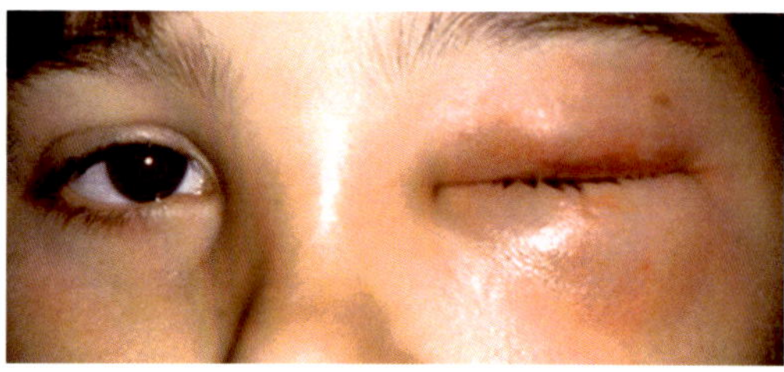

◘ Abb. 9.5 Lidphlegmone. Die Lidphlegmone ist eine akute bakterielle diffuse Infektion der Lider. Eine Abgrenzung zur gefährlichen Orbitaphlegmone muss erfolgen

Steroidhaltige Augensalben können zu kurzfristiger Besserung führen, dürfen aber nur vorübergehend eingesetzt werden.

9.4.5 Lidphlegmone, Lidabszess

■ **Klinisches Bild**

Jede bakterielle Infektion im Bereich des Lides (z. B. nach Insektenstich, Verletzung, Blepharitis), der Liddrüsen (Hordeolum) oder fortgeleitet aus der Umgebung (Dakryozystitis, Dakryoadenitis, Infektion der Nasennebenhöhlen, Erysipel) kann sich zu einer Lidphlegmone entwickeln (◘ Abb. 9.5). Das lockere Unterhautgewebe und die reiche Vaskularisation fördern das diffuse Ausbreiten der Infektion mit meist ausgeprägter Rötung, Schwellung und Schmerzhaftigkeit. Bei ausgeprägtem Befund ist eine aktive Öffnung des Auges nicht möglich. Wichtig ist die klinische Abgrenzung der präseptalen Lidphlegmone (vor dem Septum orbitale) zur Orbitaphlegmone, bei der das Auge und das Leben gefährdet sind. Ein Lidabszess stellt eine lokale Infektion mit Eiterhöhle dar und kann durch eine begleitende Lidphlegmone maskiert werden. Je nach Befundausprägung kann ein ausgeprägtes Krankheitsgefühl mit Fieber vorliegen.

■ **Diagnostik**

Bei der Untersuchung der Lidschwellung sind die Differentialdiagnosen zu beachten. Bei klinischem Verdacht auf eine Lidphlegmone muss immer auch das Auge untersucht werden (Hinweis auf intraokulare Entzündung) inklusive Prüfung der Sehfunktion (wenn notwendig mit passiver Lidöffnung). Die Untersuchung der Motilität des Bulbus ergibt den Hinweis auf eine vorliegende oder beginnende Orbitaphlegmone (Motilität bei Lidphlegmone unauffällig). Der Fundusbefund, insbesondere der Sehnervenbefund (Papillenschwellung), muss dokumentiert werden. Bei jeder ausgeprägten Lidphlegmone sollte eine zentrale Bildgebung (kraniales CT, Röntgen Nasennebenhöhlen) zum Ausschluss einer Infektion der Nasennebenhöhlen erfolgen. Bei Verdacht auf eine Orbitaphlegmone muss eine zentrale Bildgebung (wenn möglich MRT) erfolgen.

■ **Therapie**

Die Therapie besteht in der intravenösen Gabe von Breitspektrumantibiotika, da eine Keimidentifizierung bei diffusem Prozess meist nicht erfolgen kann. Bei milden Fällen kann die orale Antibiotikagabe ausreichen. Bei einem Lidabszess ist eine chirurgische Abszessspaltung notwendig. Bei fortgeleitetem Prozess aus der Umgebung (z. B. eitrige Sinusitis) muss die jeweilige Ursache ggf. interdisziplinär (Hals-Nasen-Ohrenheilkunde, Zahn-Mund-Kieferheilkunde) behandelt werden. Bei Verdacht auf eine Orbitaphlegmone sind engmaschige Kontrollen (z. B. alle 6 Stunden) der Motilität, der Sehfunktion und ggf. mittels Bildgebung notwendig bis eine eindeutige klinische Besserung eingetreten ist.

9.4.6 Zoster ophthalmicus

■ **Klinisches Bildv**

Als Herpes zoster ophthalmicus wird die Infektion des Ganglion trigeminale *Gasseri* mit Befall des sensiblen N. ophthalmicus des N. trigeminus durch den Varizella-Zoster-Virus (DNA-Virus der Herpesgruppe) bezeichnet. Es handelt sich um eine Reaktivierung oder Reinfektion des Windpockenvirus bei eingeschränkter Immunitätslage.

Unter neuralgischen Schmerzen bildet sich ein scharf begrenztes Erythem (◘ Abb. 9.6). Nach einigen Tagen kommt es zum Aufschießen von gruppiert stehenden herpetiformen Bläschen, deren Inhalt eintrübt und nach etwa 7 Tagen flächige Krusten bildet. Die Veränderungen sind streng segmental und auf den Versorgungsbereich des N. ophtalmicus begrenzt. Die Veränderungen sind

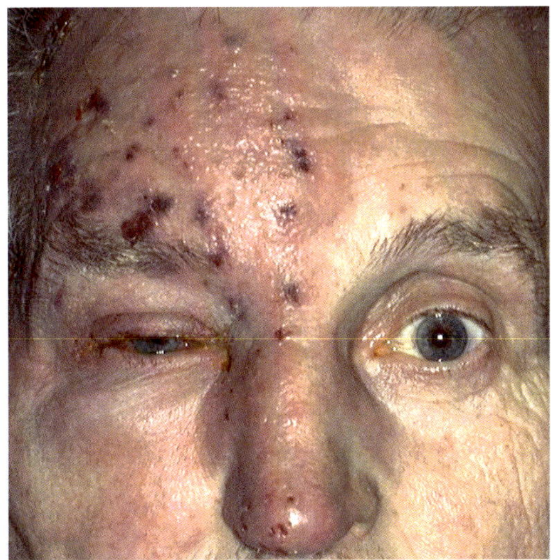

Abb. 9.6 Zoster ophthalmicus. Ein Patient mit Zoster ophthalmicus und den typischen auf das Versorgungsgebiet des N. ophtalmicus begrenzten herpetiformen Effloreszenzen

nach 3–4 Wochen selbstlimitierend, schwere chronische neuralgische Schmerzen können jedoch persistieren. Meist liegt ein ausgeprägtes Krankheitsgefühl vor. Bei jedem Zoster ophthalmicus muss eine Beteiligung des Auges (Bindehaut, Hornhaut, Vorderkammerreiz, Retinitis) ausgeschlossen werden.

■ **Therapie**

Die Therapie erfolgt mittels intravenöser Gabe von Aciclovir über mindestens 5 Tage sowie einer Lokaltherapie mit aciclovirhaltiger Augensalbe. Eine konsequente Schmerztherapie ist zur Vermeidung chronischer neuralgiformer Schmerzen wichtig. Es sollte eine interdisziplinäre Behandlung mit der Dermatologie oder Neurologie erfolgen.

> Bei Beteiligung des N. nasociliaris des N. ophthalmicus (Herpeseffloreszenzen auf dem Nasenrücken) muss eine Beteiligung des Auges, insbesondere der Hornhaut ausgeschlossen werden (Hutchinson-Zeichen).

9.4.7 Herpes-simplex-Infektion der Lider

■ **Klinisches Bild**

Die Herpes-simplex-Infektion am Lid imponiert durch die charakteristischen stecknadelkopfgroßen Herpesbläschen mit umschriebener Rötung. Der Bläscheninhalt trübt ein und es bilden sich Krusten, die nach 14 Tagen abheilen. Analog zum häufigeren Herpes labialis handelt es sich um eine endogene Reaktivierung des Herpes-simplex-Virus (DNA-Virus der Herpesgruppe) bei hoher Durchseuchung und eingeschränkter Immunitätslage.

Bei einer Herpes-simplex-Infektion der Lider muss stets eine Beteiligung des Auges (Bindehaut, Hornhaut, Vorderkammerreiz, Retinitis) ausgeschlossen werden.

■ **Therapie**

Die Therapie erfolgt lokal durch aciclovirhaltige Augensalben. Rezidive sind möglich.

9.4.8 Molluscum contagiosum (Dellwarzen)

■ **Klinisches Bild**

Dellwarzen werden durch den Molluscum-contagiosum-Virus (DNA-Virus der Pockengruppe) hervorgerufen und treten isoliert oder gruppiert als harte, stecknadelkopfgroße Papel mit zentraler Delle auf. Durch Druck lässt sich eine infektiöse körnige Masse exprimieren (Epidermiszellen und Viren). Betroffen sind vor allem Kinder und Jugendliche, durch Manipulation können sich die Dellwarzen verteilen.

■ **Therapie**

Bei vereinzelten Dellwarzen kann bei selbstlimitierendem Charakter abgewartet werden, bei ausgeprägtem Befund erfolgt eine chirurgische Abtragung mit Desinfektion oder Kryotherapie. Eine dermatologische Mitbeurteilung zur Inspektion der gesamten Haut sollte erfolgen.

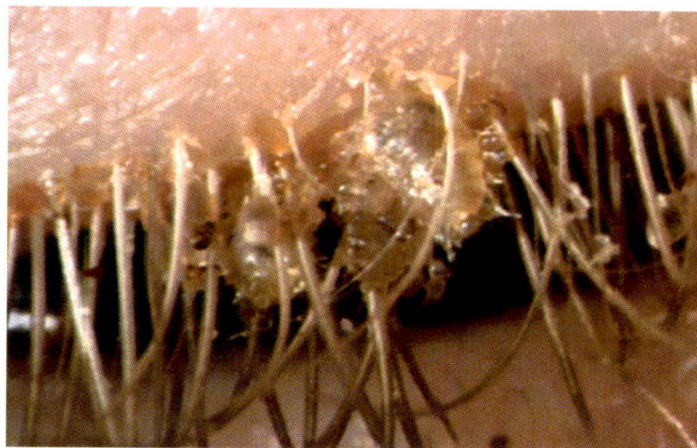

Abb. 9.7 Filzläuse. Der Filzlausbefall an den Wimpern ist selten, aber eindrucksvoll

9.4.9 Phtiriasis, Filzläuse

■ Klinisches Bild

Unter schlechten hygienischen Bedingungen und engem körperlichen Kontakt können sich Filzläuse (Phtirus pubis) auch an den Wimpern finden (Filzausbefall auch Pediculosis pubis). Die Filzläuse sind 2 mm groß und finden sich an der Lidkante zwischen den Wimpern. Die eierhaltigen Nissen imponieren als Körnchen an den Wimpern (■ Abb. 9.7).

■ Therapie

Die Therapie besteht in der Entfernung der Filzläuse aus den Wimpern mittels Pinzette, dem Abschneiden der Wimpern und der Entfernung der Scham- und Achselbehaarung. Pilokarpinhaltige Augensalben (Abtöten der Filzläuse) können angewendet werden. Eine Partnerbehandlung mit entsprechender Aufklärung ist notwendig.

9.5 Differentialdiagnose Lidschwellung

Im Folgenden sind die wichtigsten Differentialdiagnosen der Lidschwellung dargestellt:

- **Entzündliche Lidschwellung:** Hordeolum/ Lidphlegmone, sekundäre Lidschwellung bei Entzündung des Auges, fortgeleitete Entzündung der Nachbarschaft (Dakryozystitis, Dakryoadenitis, Sinusitis, Obitaphlegmone)
- **Insektenstich**
- **Allergie:** Allergisches Lidödem, angioneurotisches Ödem (Quincke-Ödem), Lidekzem, Kontaktallergie
- **Lymphödem** bei lokaler Störung Lymphabfluss (nach Entzündungen, postoperativ)
- **Erkrankungen der Orbita:** raumfordernde Prozesse der Orbita (Entzündung, Tumor), Sinus-Cavernosus-Thrombose
- **Lidemphysem, Lidhämatom** bei Orbitafrakturen
- bei **Allgemeinerkrankungen:** Niere, Schilddrüse (endokrine Orbitopathie bei Hyperthyreose, Myxödem bei Hypothyreose), Dysproteinämien

9.6 Lidtumoren

9.6.1 Gutartige Lidtumoren, Präkanzerosen und pigmentierte Lidtumore

Gutartige Lidtumoren sind häufig und müssen nur bei Wachstumstendenz zur histologischen Diagnose bzw. zum Ausschluss einer bösartigen Veränderung oder wenn sie funktionell oder kosmetisch stören exzidiert werden. Die Exzision sollte auch bei gutartigen Läsionen in toto erfolgen, eine Biopsie ist nur sinnvoll bei großen Tumoren mit unklarer Dignität oder komplexer plastische Rekonstruktion. Jede Exzision muss histopathologisch untersucht werden.

Im Folgenden sind die häufigsten gutartigen Lidtumoren dargestellt:

Die Dermoidzyste als Choristom (tumorartige Proliferation versprengten ortsfremden Gewebes) wird im Kapitel Orbitaerkrankungen behandelt (► Kap. 21).

- Die **seborrhoische Keratose** (seborrhoische Warze, Alterswarze) ist eine häufige gutartige Neubildung und imponiert als hellbraun bis schwarzer, breitbasiger Tumor unterschiedlicher Größe mit häufig zerklüfteter Oberfläche.
- **Fibrome und Neurofibrome** sind gutartige Bindegewebstumoren und können breitbasig oder gestielt, solitär oder in Gruppen auftreten. Beim Vorliegen von Neurofibromen muss an eine Neurofibromatose (M. Recklinghausen)

als Phakomatose (genetisch bedingte neuro-ektodermale Entwicklungsstörung) gedacht werden. Die wichtigste Neurofibromatose Typ I als autosomal-dominante Erkrankung zeichnet sich durch multiple Neurofibrome der Haut, Café-au-lait-Flecken, ZNS-Tumore, Beteiligung des Skelettsystems und innerer Organe aus. Am Auge treten charakteristische Lisch-Knötchen (kleine braun-gelbe Hamartome) der Iris und Optikusgliome auf.

- **Säuglingshämangiome** sind gutartige, scharf begrenzte, blaurote, schwammartige Gefäßneubildungen (Hamartome: tumorartige Fehlbildung der Embryonalzeit, keine echte Neoplasie) und treten meist bei Säuglingen oder in der frühen Kindheit auf. Es handelt sich um kapilläre Hämangiome unterschiedlicher Größe, die sich häufig im Bereich des Oberlides finden und dann eine Ptosis hervorrufen können. Eine Beteiligung der Orbita ist möglich. Hämangiome zeigen in den ersten 12 Monaten eine Wachstumstendenz, dann aber in der Regel eine deutliche Regression über Jahre. Eine Therapie ist nur notwendig, wenn das Hämangiom die Pupille bedeckt, sodass die Gefahr einer Deprivationsamblyopie (Schwachsichtigkeit) besteht. Die Therapie besteht in der systemischen und lokalen Gabe von Betablockern und/oder Steroiden. Eine chirurgische Therapie ist selten notwendig.
- **Hämangiome des Erwachsenen** können als gutartige kapilläre Gefäßneubildung meist nach Verletzungen auftreten (Granuloma pyogenicum) oder als senile Angiome.
- Der **Naevus flammeus** ist ein flacher, scharf begrenzter, flammend-roter Hautfleck der im Säuglingsalter auftritt. Er findet sich meist am Kopf im Bereich einer Gesichtshälfte und wird durch eine Erweiterung der Hautgefäße verursacht (wegdrückbar). Eine partielle Spontanremission ist möglich. Bei Mitbeteiligung des Auges kann ein sekundäres Glaukom bei erhöhtem episkleralem Venendruck vorliegen. Ein Naevus flammeus kann mit Phakomatosen (genetisch bedingte neuroektodermale Entwicklungsstörung) vergesellschaftet sein. Das Sturge-Weber-Syndrom ist gekennzeichnet durch Naevus flammeus, Hämangiome des

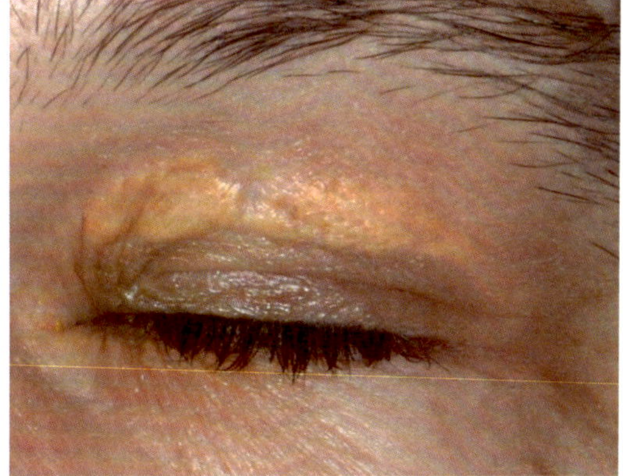

Abb. 9.8 Xanthelasmen. Xanthelasmen sind scharf begrenzte gelbliche Plaques und verursacht durch eine Ablagerung von Cholesterin

ZNS und Hämangiome der Augen (Episklera, Iris, Ziliarkörper und Aderhaut). Beim Von-Hippel-Lindau-Syndrom als autosomal-dominante Erkrankung finden sich ein Naevus flammeus, Hämangioblastome (gutartige Gefäßtumoren) des ZNS, Zysten innerer Organe, v.a. der Nieren, Nierenkarzinome. Am Auge finden sich Hämangiome der Netzhaut und des Sehnervens.

- **Zysten** sind häufig und können von verschiedenen Drüsen des Lides oder Haarfollikeln ausgehen. Sie können klare Flüssigkeit oder Talg enthalten. Follikelzysten können als kleine Milien (hirsekorngroß) oder größere Atherome (Grützbeutel) auftreten.
- **Xanthelasmen** (Abb. 9.8) sind gelblich, scharf begrenzte, leicht erhabene Plaques und treten meist bilateral im Bereich des nasalen Oberlides auf. Sie sind keine eigentlichen Tumoren, sondern Folge einer lokalen Stoffwechselstörung mit Ablagerung von Cholesterin und anderen Fetten. Insbesondere vor einer chirurgischen Entfernung sollte eine Fettstoffwechselstörung ausgeschlossen werden. Die Rezidivneigung ist groß.
- Das **Keratoakanthom** ist eine epitheliale Pseudokanzerose, die klinisch und histologisch Malignitätseigenschaften imitieren kann. Es handelt sich um einen knotigen, zentral keratotischen Tumor mit einer relativ schnellen Wachstumsphase über einige Monate und

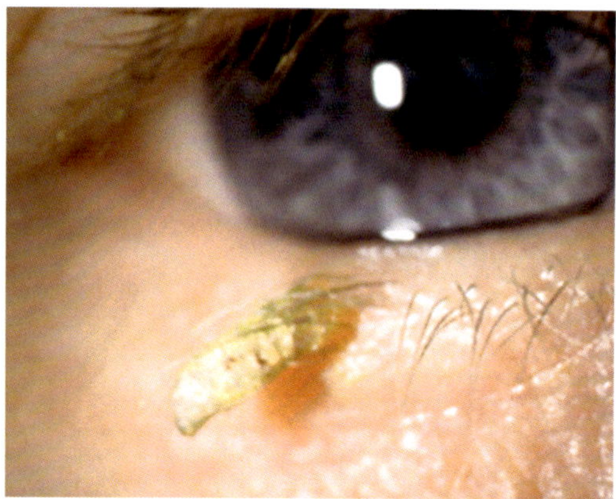

Abb. 9.9 Cornu cutaneum. Das Cornu cutaneum kann auf dem Boden einer aktinischen Keratose entstehen und gilt als Präkanzerose. Eine chirurgische Exzision im Gesunden ist erforderlich

spontaner Regression und narbiger Abheilung. Zum Ausschluss eines Plattenepithelkarzinoms sollte eine Exzision erfolgen.

Präkanzerosen müssen von den gutartigen Tumoren abgegrenzt werden, da das Risiko einer Transformation in einen maligen Tumor besteht. Eine Exzision im Gesunden sollte erfolgen.

Die häufigsten Präkanzerosen des Lides sind:
- Die **aktinische Keratose** ist eine Präkanzerose und findet sich meist auf solar-geschädigter Haut älterer Patienten. Der keratotische Tumor hat eine erythematöse und atrophische Basis und kann ein Hauthorn (sog. Cornu cutaneum) aufweisen
- Das **Cornu cutaneum** kann sich auch beim Plattenepithelkarzinom finden. Eine Exzision im Gesunden ist erforderlich, da der Tumor in ein invasives Plattenepithelkarzinom (Spinaliom) übergehen kann (Abb. 9.9).
- Der M. **Bowen** (Carcinoma in situ) ist eine weitere Präkanzerose der Epidermis mit hohem Malignitätspotential.

Pigmentierte Lidtumoren müssen besonders ausführlich untersucht werden, um eine sichere Abgrenzung zum bösartigen Melanom sicherzustellen.
- **Pigmentierte Nävi** (Muttermale, melanozytäre Nävi) sind umschriebene Fehlbildungen (als

Hamartome oder gutartige Neubildungen), die aus einer Ansammlung von melanozytenähnlicher Zellen bestehen. Am häufigsten ist der kongenitale (geringe Entwicklungsdynamik) und der erworbene Nävuszellnävus. Der erworbene Nävuszellnävus entwickelt sich vom intraepidermalen Junktionsnävus zum Compound-Nävus mit dermal-vertikalem Wachstum. Im Endstadium findet eine Rückbildung zu einer hautfarbenen Papel statt.

Abzugrenzen sind die folgenden pigmentierten Veränderungen mit einem Risiko einer Transformation in ein malignes Melanom, im Zweifel ist eine Exzision erforderlich:
- Der **dysplastische Nävus** zeigt mit asymmetrischer Form und unregelmäßiger Begrenzung histologisch Dysplasiezeichen und kann in ein malignes Melanom übergehen.
- Die **Lentigo** (Linsenfleck) ist eine kleinfleckige Hyperpigmentierung durch eine intraepidermale Melanozytenhyperplasie.
- Die **Lentigo maligna** ist gekennzeichnet durch eine intraepidermal begrenzte Vermehrung atypischer Melanozyten mit inhomogener Pigmentierung und ist eine Vorform eines malignen Melanoms.
- Der **Nävus von Ota** (okulodermale Melanozytose) ist eine Sonderform. Es handelt sich um einen großflächigen blauen Nävus (Blaufärbung durch dermal lokalisierte pigmentierte Melanozyten) im Bereich von Gesicht und Auge (Konjunctiva und Sklera). Selten ist eine maligne Entartung möglich.

9.6.2 Bösartige Lidtumoren

Diagnostik

Bei Erstinspektion eines Lidtumors wird versucht die wahrscheinlichste klinische Diagnose zu stellen. Bei der Verdachtsdiagnose einer gutartigen Läsion sollte eine photographische Dokumentation durchgeführt werden und eine Kontrolle erfolgen (z. B. innerhalb von 3 Monaten). Die Anamnese gibt wichtige Hinweise über den zeitlichen Verlauf der Tumorentstehung, da den Patienten die leicht sichtbaren Lidtumoren meist frühzeitig auffallen.

> Bei allen schnell oder destruierend wachsenden, atypisch pigmentierten, ulzerierenden oder blutenden Läsionen besteht bis zum Beweis des Gegenteils Malignitätsverdacht.

■ **Therapie**

Bei bösartigen Lidtumoren oder Malignitätsverdacht muss eine zweizeitige Exzision des Lidtumors geplant werden, da am Lid wegen der mitunter komplexen Rekonstruktion keine Exzision mit Sicherheitsabstand von 1 oder 2 cm erfolgen kann. Dabei wird der Eingriff als Exzision mit histographischer Kontrolle durchgeführt. Hierbei wird das exzidierte Präparat zur Orientierung markiert und es erfolgt die histopathologischen Untersuchung zur Diagnosestellung und Bewertung der Resektionsränder. Wenn nach – unter Umständen erfolgten – Nachresektionen der Tumor in sano, d. h. im Gesunden entfernt wurde, erfolgt die plastische Deckung bzw. Lidrekonstruktion. Die Komplexität der plastischen Deckung hängt von der Ausdehnung des Tumors und vor allem vom Ausmaß des Tarsusverlustes nach Tumorexzision ab. Während Lidverluste bis 30 oder 50% meist mit sehr guten kosmetischen Ergebnissen zu rekonstruieren sind, kann ein Totalverlust des Lides mit sehr aufwendigen Operationen und Nachoperationen verbunden sein. Auch nach einer Resektion im Gesunden sind dauerhafte Kontrollen notwendig um Rezidive zu erkennen. Wenn es sich nicht um ein Basaliom als weitaus häufigsten malignen Lidtumor handelt, sondern um maligne Tumoren mit Metastasierungsrisiko oder Lidmetastasen ist eine interdisziplinäre Versorgung und Staging an einem Tumorzentrum notwendig. Die Therapie hängt dann von der notwendigen systemischen Tumortherapie ab. Eine Exzision des Lokalbefundes am Lid ist jedoch meist anzustreben. Bei unklaren Fällen kann eine exzisionelle Biospie zur Diagnosefindung sinnvoll sein.

Basaliom, Basalzellkarzinom

■ **Klinisches Bild**

Das Basaliom (■ Abb. 9.10) ist ein semimaligner Tumor mit lokal infiltrierend destruierendem Wachstum ohne Metastasierung. Der Tumor geht von unreifen Stammzellen des Stratum basale aus und ist mit großem Abstand der weitaus häufigste bösartige Lidtumor (>90%). Typisch ist ein knotiger

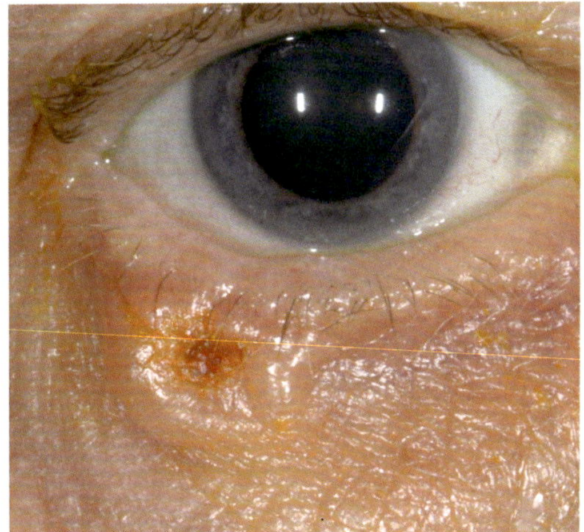

■ **Abb. 9.10** Basaliom. Das Basaliom ist der häufigste maligen Hauttumor am Lid. Typisch ist eine zentrale Ulzeration und der perlschnurartige Randsaum

Tumor mit perlschnurartige Randsaum, Teleangiektasien (dilatierte kleine Blutgefäße) und zentralem Ulkus. Es werden das noduläre (knotige), das ulzerierende (Ulcus rodens) und das sklerodermiforme Basalzellkarzinom unterschieden. Eine Pigmentierung ist möglich (pigmentiertes Basalzellkarzinom).

Die Ausdehnung des sklerodermiformen Basalioms ist klinisch bzw. an der Spaltlampe häufig schwer zu erfassen und kann eine chronische Blepharitis imitieren.

Malignome des Lids mit Metastasierungsrisiko

Malignome des Lids kommen deutlich seltener vor als das Basaliom. Sie erfordern aufgrund des Metastasierungsrisikos ein Staging und eine interdisziplinäre Behandlung.

Die wichtigsten Malignome des Lids sind:

- Das **Plattenepithelkarzinom** (■ Abb. 9.11, Spinaliom, Spinalzellkarzinom) kann sich aus einer Präkanzerose (aktinische Keratose, M. Bowen) oder de novo entwickeln. Eine Metastasierung erfolgt meist über regionäre Lymphknoten.
- Das **Talgdrüsenkarzinom** (Meibom-Karzinom) ist ein seltener von den Meibomdrüsen ausgehender maligner Tumor.

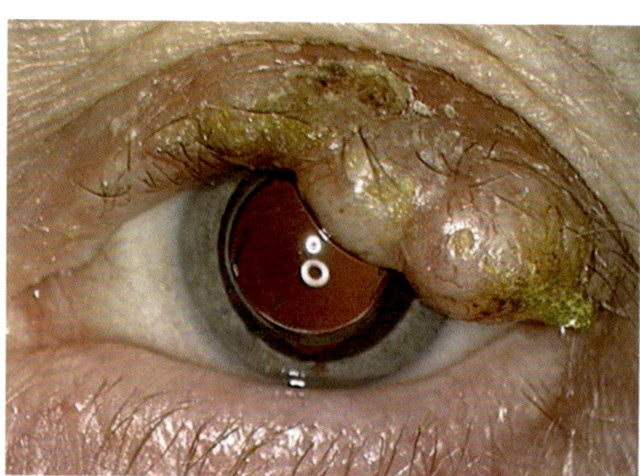

Abb. 9.11 Plattenepithelkarzinom. Das Plattenepithelkarzinom ist ein maligner Hauttumor mit Metastasierungsrisiko. Ein Tumorstaging und eine interdisziplinäre Therapieplanung sind notwendig

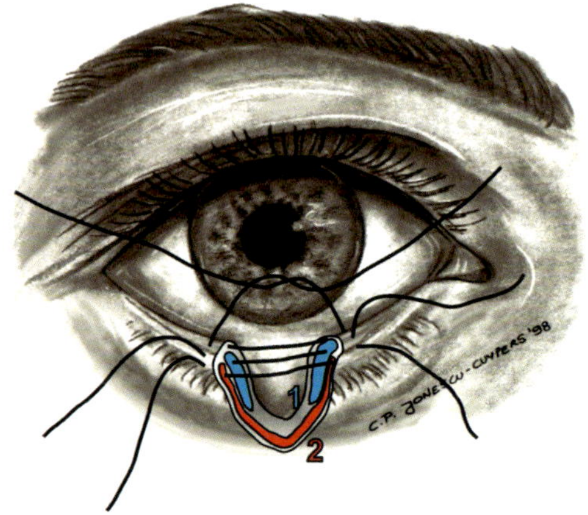

Abb. 9.12 Lidchirurgie. Bei allen operativen Rekonstruktionen am Lid ist die getrennte Darstellung und Adaptation des Tarsus, der Lidkante und des Hautmuskelblattes wichtig. (Aus Krieglstein 2000)

- Das **maligne Melanom** geht von Melanozyten oder Nävuszellen aus und ist ein bösartiger Hauttumor mit hohem Malignitätsgrad und früher Metastasierung. Es werden am Lid das Lentigo-maligna-Melanom, das superfiziell spreitende Melanom, das noduläre Melanom oder Melanommetastasen unterschieden. Beim Vorliegen eines maligen Melanoms ist immer eine interdisziplinäre Diagnostik/Staging und Therapieplanung (Dermatologie, Onkologie) notwendig.
- Weitere maligen Tumoren des Lides sind das **Merkelzellkarzinom**, das **Kaposi-Sarkom** (bei AIDS), **Lymphome** und **Metastasen**.

> **Bei jeder Entfernung eines Chalazions muss zum Ausschluss des Meibomdrüsenkarzinoms eine histopathologische Untersuchung des exzidierten Materials erfolgen.**

9.6.3 Grundlagen rekonstruktiver Lidchirurgie

Bei der Rekonstruktion des Lides nach Tumorentfernung oder Gewebsverlust sonstiger Ursache ist die getrennte Betrachtung des Haut-Muskelblattes und des Tarsus notwendig. Ein weiteres wichtiges Kriterium ist die Beteiligung der Tränenwege (Tränenpunkte, Kanaliculus, Tränensack). Bei der Exzision erkrankten Gewebes ist es wichtig, sich über das Ausmaß der Rekonstruktion im Klaren zu sein. Bei komplexen Lidrekonstruktionen müssen die Prognose und das zu erzielende Endergebnis mit dem Patienten ausführlich besprochen werden.

Defekte, die sich auf die Haut beschränken, lassen sich mittels verschiedenen Möglichkeiten der Hautverschiebung oder Hautschwenkung meist mit sehr guten kosmetischen Ergebnissen behandeln. Wichtig ist hierbei die Vermeidung von vertikaler Traktion am Lid, da dies zu einem Narbenektropium führen kann.

Die Komplexität der Lidrekonstruktion hängt vom Ausmaß des Lid- und Tarsusdefekte ab (**Abb. 9.12**):

- **Defekte bis 30% des Lides** (ca. 8 mm): Diese können meist primär verschlossen werden. Hierbei wird der Lidtarsus getrennt vom Haut/Muskelblatt mit Nähten adaptiert. Es muss darauf geachtet werden, dass sich kein Versatz (Stufe) der Lidkante entwickelt.
- **Defekte bis 50% des Lides**: Eine Kantolyse (Inzision des lateralen Lidwinkels) und Absetzen des lateralen Lidbändchens von der Orbitakante kann weiteren Raum zur Tarsusverschiebung geben.
- **Defekte größer 50% des Lides:** Bei größeren Defekten ist ein Tenzel-Lappen notwendig, bei

dem die notwendige Verschiebestrecke durch einen bogenförmigen Schnitt im Bereich der Schläfe erreicht wird. Nach Komplettverlust des Lides kann eine Rekonstruktion durch ein Tarsus-Teilungsverfahren vom Oberlid (Hughes-Plastik) oder ein sog. Mustarde-Wangenrotationslappen notwendig sein.

Lidtarsusdefekte verschiedenen Ausmaßes können zudem mittels freien Tarsustransplantaten (freies Tarsomarginaltransplantat) der nicht betroffenen Lider gedeckt werden.

Bei Beteiligung der Tränenwege ist eine getrennte Rekonstruktion notwendig. Meist wird vorübergehend eine Sonde platziert um eine Stenosierung der zarten Tränenwege zu vermeiden.

> Bei der Resektion von Lidtumoren muss immer die Komplexität der Defektdeckung berücksichtigt werden. Bei jeder Lidtarsusresektion mit einem Ausmaß >30% des Lides oder bei einer Beteiligung der Tränenwege muss die jeweilige Expertise zur komplexen Lid/Tränenwegsrekonstruktion gegeben sein.

9.7 Lidfehlstellungen und Erkrankungen der Wimpern

9.7.1 Ektropium

Klinisches Bild

Das Ektropium (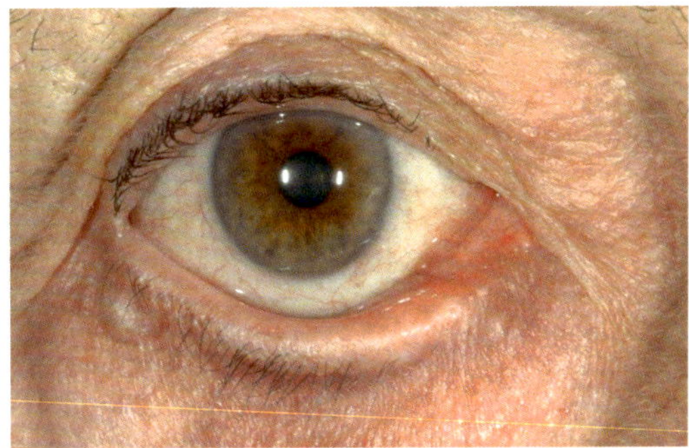 Abb. 9.13) bezeichnet eine Auswärtswendung des Unterlides und ist eine sehr häufige Lidfehlstellung. Das Unterlid liegt dem Bulbus nicht mehr an, sodass einerseits die Verteilung des Tränenfilms nicht mehr gewährleistet ist, und zum anderen eine vergrößerte Verdunstungsoberfläche für den Tränenfilm besteht. Die Folge ist eine chronische Keratokonjunktivitis, die bei ausgeprägter Benetzungsstörung zu Hornhautschäden (Hornhautstippung als epitheliale Defekte, Hornhautinfiltrat als bakterielle Infektion und Hornhautulkus als Geschwür mit Substanzdefekt) führen. Die Patienten klagen neben den Symptomen des trockenen Auges (Fremdkörpergefühl, schwankendes Sehen) meist über ein vermehrtes Tränen (Epiphora) als Reaktion auf die Benetzungsstörung der Augenoberfläche.

Abb. 9.13 Ektropium. Das Ektropium ist eine Auswärtswendung des Unterlides. Bei diesem Patienten liegt eine Eversion des unteren Tränenpünktchens vor, der Tränenabfluss über die ableitenden Tränenwege ist nicht gewährleistet

Bei leichteren Formen besteht nur ein mediales Ektropium mit Auswärtswendung des unteren Tränenpünktchens (Eversio puncti lacrimalis). Bei langanhaltenden Verläufen können eine Keratinisierung der freiliegenden Augenoberfläche und eine Schrumpfung des Hautmuskelblattes resultieren.

Es werden vier Formen des Lidektropiums unterschieden:

- Das häufigste **senile oder Altersektropium** wird durch eine Erschlaffung der lateralen oder medialen Lidaufhängung verursacht. Eine altersbedingte Tarsusatrophie kann das Ektropium begünstigen.
- Das **Narbenektropium** wird verursacht durch vertikalen Narbenzug am Unterlid nach Verletzungen, bei Tumoren oder nach Lid- und Gesichtsoperationen.
- Das **paralytische Ektropium** wird durch die Fazialisparese verursacht. Der N. facialis versorgt die motorische Gesichtsmuskulatur und damit auch den M. orbicularis oculi. Der Tonusverlust am M. orbicularis oculi führt zur Erschlaffung des Unterlides. Ein Lidschluss ist nur noch eingeschränkt möglich, es resultiert ein Lidschlussdefekt (Lagophthalmus) insbesondere nachts mit meist massiver Exposition des Auges. Klinisch wichtig ist die Prüfung des Bell-Phänomens (Aufwärtswendung des Bulbus bei Lidschluss). Bei fehlendem Bell-Phänomen und Lagophthalmus besteht ein hohes Risiko für Hornhautschäden. Die Fazialisparese ist meist einseitig und zeigt sich

klinisch als Schwäche einer Gesichtshälfte (motorische Fasern). Durch eine Mitbeteiligung des N. intermedius (parasympathisch, gustatorisch) oder des N. stapedius (M. stapedius) können Speichel- und Tränendrüsen beteiligt sein, Geschmackstörungen der Zunge oder eine Hyperakusis resultieren. Die Ursachen einer Fazialisparese können vielfältig sein, eine Mitbeurteilung durch die Neurologie ist erforderlich. Häufige Ursachen sind die idiopathische Fazialisparese (immunologisch, Virusinfektion?), Ischämie (Apoplex), Tumoren, Trauma, Infektionen, neurologische Grunderkrankungen oder Parotisläsionen (Tumor, Operation).

- Das **kongenitale Ektropium** (siehe Lidfehlbildungen).

Im Folgenden werden die wichtigsten Differentialdiagnosen des Lagophthalmus (unvollständiger Lidschluss) aufgeführt:

- **Fazialisparese** mit paralytischem Ektropium
- **Seniles Ektropium oder Narbenektropium**
- **Ober- oder Unterlidretraktion** bei endokriner Orbitopathie
- **Exophthalmus** bei Prozessen der Orbita (Tumor, endokrine Orbitopathie)
- Übernormal **großer Bulbus** (exzessive Myopie, Buphthalmus bei kongenitalem Glaukom)
- **Bewußtlosigkeit, Koma**, künstliches Koma/Intubation bei intensivmedizinisch betreuten Patienten

> **Bei vorliegendem Lagophthalmus muss die Benetzung der Augenoberfläche mit künstlichen Tränen, Salben und Uhrglasverbänden gewährleistet sein. Eine schwere Benetzungsstörung der Hornhaut bei Lagophthalmus kann zu bleibenden Schäden führen mit Hornhautinfiltraten, Hornhautulkus (Geschwür) und persistierenden Hornhautnarben.**

■ Therapie

Die Therapie des Ektropiums ist chirurgisch und besteht im Prinzip auf einer Wiederherstellung der Unterlidspannung. Diese kann durch eine Refixierung des Tarsus im Bereich der lateralen Orbitakan-

te erfolgen (laterale Zügelplastik) oder durch eine Lidresektion mit Verkürzung der Unterlidstrecke.

Beim Narbenektropium muss eine Lösung des Narbenzuges (Z-Plastik, Hauttransplantation) erfolgen.

Bei der Fazialisparese hängt die Therapie vom klinischen Verlauf und der Ursache ab. Wenn eine Rückbildung der Fazialisparese möglich ist, wird auf eine chirurgische Behandlung verzichtet. Bei persistierender Parese und Lagophthalmus sind lidchirurgische Maßnahmen notwendig.

Bei vorliegender Benetzungsstörung muss eine Behandlung mit künstlichen Tränen und Salben sowie Uhrglasverbände zur Nacht gegen das Austrocknen der Augenoberfläche und Schutz der Hornhaut erfolgen.

9.7.2 Entropium

■ Klinisches Bild

Das Entropium (◨ Abb. 9.14) ist eine Einwärtswendung des Lides mit konsekutivem Wimpernscheuern auf der Augenoberfläche (Trichiasis). Die Folge für den Patienten ist ein massives Fremdkörpergefühl mit vermehrtem Tränen. Durch die chronische Oberflächenreizung resultiert eine chronische Keratokonjunktivitis. Hornhautschäden können bei dauerhaftem Scheuern als Hornhautstippung, Epitheldefekte (Erosio), bis hin zu einem Hornhautulcus mit Substanzdefekt zur Folge haben. Bei schweren Fällen ist eine Hornhautperforation bei Ulkus möglich. Das Risiko für infektiöse Hornhauterkrankungen (Hornhautinfitrate) ist wegen der wiederkehrenden Oberflächendefekte erhöht.

Es werden 4 Formen des Lidentropiums unterschieden:

- Das häufige **senile oder Altersentropium** wird analog zum Ektropium durch eine Erschlaffung von Tarsus und Lidaufhängung verursacht. Die altersbedingte Erschlaffung der Unterlidretraktoren ist hier von besonderer Bedeutung. Die relative Überfunktion des M. orbicularis oculi kann dann zu einem »Überreiten« des Hautmuskelblattes über den Tarsus mit resultierendem Wimpernscheuern führen.
- Das **Narbenentropium** wird durch Vernarbungen meist der Konjunktiva verursacht. Dies

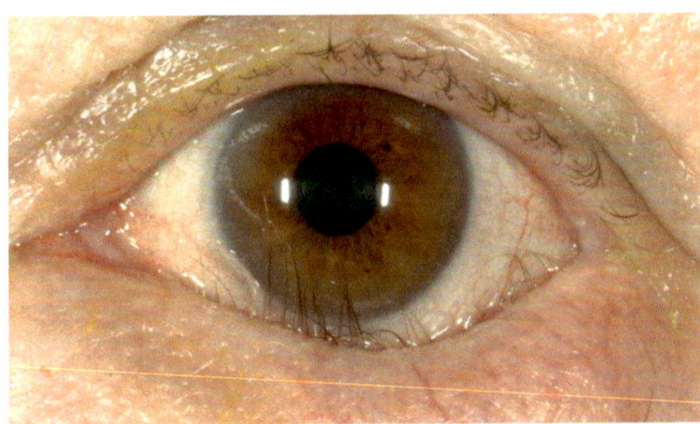

Abb. 9.14 Entropium. Das Entropium ist eine Einwärts-wendung des Unterlides mit Scheuern der Wimpern auf der Augenoberfläche (Trichiasis)

tritt vor allem bei schweren chronischen Bindehauterkrankungen auf (nach Verbrennungen, Verätzungen, okuläres Pemphigoid, Stevens-Johnson-Syndrom, Trachom).

- Das **akute spastische Entropium** wird verursacht durch eine akute Reizung der Augenoberfläche (z. B. Konjunktivitis, Keratitis) mit reflektorischen Spasmus des M. orbicularis oculi.
- Das **kongenitales Entropium** (siehe Lidfehlbildungen).

■ Therapie

Die Therapie des Entropiums ist chirurgisch und besteht analog zum Ektropium in einer Verstärkung der Unterlidspannung, einer Verkürzung der Unterlidretraktoren und/oder in einer Schwächung des M. orbicularis oculi. Vorübergehende Linderung kann ein Heftpflasterzug am Unterlid bringen.

Die Therapie des Narbenentropiums ist meist komplex und konzentriert sich auf die Behandlung der Grunderkrankung und den Schutz der Hornhaut. Beim spastischen Entropium steht die Behandlung der auslösenden Ursache, meist einer Oberflächenerkrankung der Bindehaut oder der Hornhaut im Vordergrund.

9.7.3 Ptosis

■ Klinisches Bild

Die Ptosis bezeichnet ein Herabhängen des Oberlides mit Verkleinerung der Lidspalte. Bei Vorliegen einer Ptosis muss die Lidspalte im Geradeausblick, Auf- und Abblick sowie die Levatorabrollstrecke ausgemessen werden. Vor jeder chirurgischen Maßnahme ist die Prüfung des Bell-Phänomens wichtig, um das Risiko von späteren Benetzungsstörungen der Hornhaut bei einem Übereffekt der Therapie abzuschätzen.

Bei jeder Ptosis ist eine neurologische Ursache auszuschließen.

Die Lidptosis muss von der Brauenptosis abgegrenzt werden, die beidseitig auftritt und ihre Ursache in der Erschlaffung der gesamten Haut/Unterhaut der Stirn bzw. in einer verminderten Frontalisinnervation hat.

Es werden 4 Formen der Ptosis unterschieden:

- Die **senile oder aponeurotische Ptosis** wird verursacht durch eine Levatordesinsertion oder -ausdünnung. Die Kraftübertragung des M. levator palpebrae auf den Tarsus ist nicht mehr gewährleistet. Die senile Ptosis tritt meist in höherem Alter auf und ist ein- oder beidseitig. Klinisch zeigt sich eine normale Levatorabrollstrecke (Muskel intakt), durch die Desinsertion findet sich eine höhere Deckfalte am Lid (Vergleich mit Gegenseite!).
- Die **neurogene Ptosis** wird durch eine Schädigung des N. oculomotorius (M. levator palpebrae) oder eine Sympathikusschädigung (Müllermuskel) verursacht. Die Okulomotoriusparese und das Horner-Syndrom (Sympathikusläsion) werden im Kapitel Neuroophtalmologie behandelt (► Kap. 23). Bei Verdacht auf eine neurogene Ptosis muss eine neuroophtalmologische Untersuchung mit Prüfung der Augenmotilität, der Untersuchung der Pupillenreaktion, Gesichtsfeldprüfung, zentraler Bildgebung und neurologischer Untersuchung erfolgen. Die Ursachen können vielfältig sein (idiopathisch, vaskulär, Trauma, Tumor u. a.).
- Das **Marcus-Gunn-Phänomen** (mandibulopalpebrale Synkinesie) ist eine Sonderform der kongenitalen Ptosis. Die einseitige Ptosis ist verursacht durch eine Fehlinnervation des Levator. Eine Lidöffnung erfolgt durch Stimulation des ipsilateralen M. pterygoideus durch Kauen, Mundöffnung oder Saugen.
- Die **myogene Ptosis** ist auf eine Störung der Muskelkontraktion des M. levator palpebrae

zurückzuführen. Die Myasthenia gravis ist eine Autoimmunerkrankung mit Blockade der neuromuskulären Übertragung durch Antikörper (Acetylcholinrezeptorantikörper, Antikörper gegen muskelspezifische Tyrosinkinase MuSK), die zu belastungsabhängiger Muskelschwäche führt. Neben der Ptosis können auch schwankende Motilitätseinschränkungen resultieren. Der **Simpson-Test** untersucht die Belastungsabhängigkeit der Ptosis. Beim Aufblick mit Kontraktion des M. levator palpebrae für 1 Minute verstärkt sich die Ptosis mit zunehmender Zeit. Eine myogene Ptosis kann zudem durch verschiedene Muskeldystrophien ausgelöst werden. Eine interdiszipläre Therapie ist notwendig. Die kongenitale Ptosis ist auf eine Entwicklungsstörung des M. levator palpebrae zurückzuführen und gehört zur Gruppe der myogenen Ptosis.

– Die **mechanische Ptosis** kann durch Narben, Tumoren oder einen massiven Hautüberschuss (Dermatochalasis) ausgelöst werden.

Bei der Pseudoptosis liegt die Ursache nicht im Bereich des Lides. Sie kann verursacht werden durch Mikrophthalmus, Phtisis (Schrumpfung des Auges), Volumenverlust der Orbita, Orbitafraktur, vertikaler Strabismus oder kontralateraler Lidretraktion.

> **Miosis, Ptosis, Enophthalmus = Horner-Syndrom = Sympathikusläsion**

■ **Therapie**

Die Therapie der Ptosis hängt von der auslösenden Ursache ab. Bei Vorliegen einer Grunderkrankung (Myasthenie) steht die Behandlung dieser im Vordergrund. Bei der chirurgischen Therapie ist ein Übereffekt zu vermeiden, da dieser zu einem Lidschlussdefekt führen kann mit resultierenden Oberflächenstörungen. Die Levatordesinsertion wird mittels Refixation des Levator an den Tarsus behandelt (Levatorreinsertion). Liegt die Ursache der Ptosis in einer neurogenen oder myogenen Schwäche des M. levator palpebrae, kann dieser chirurgisch durch eine Resektion oder Faltung gestärkt werden. Bei kongenitaler Ptosis (M. levator palpebrae unterentwickelt) kann eine Suspension des Tarsus an den M. frontalis erfolgen, durch die Innerva-

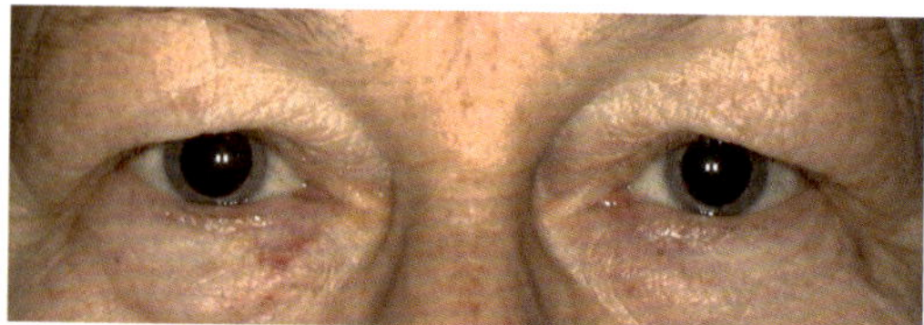

■ **Abb. 9.15** Blepharochalasis. Die Blepharochalasis ist ein Hautüberschuss. Eine medizinische Indikation zur Blepharoplastik besteht, wenn der Hautüberschuss den Wimpernboden überragt und eine Gesichtsfeldeinschränkung resultiert

tion des M. frontalis (Stirnrunzeln) kann das Lid dann angehoben werden.

9.7.4 Bleparochalasis und Epiblepharon senile

■ **Klinisches Bild**

Es handelt sich um einen Hautüberschuss mit Herabhängen der Lidhaut am Oberlid bei jüngeren (Blepharochalasis, ■ Abb. 9.15) oder älteren Patienten (Epiblepharon senile). Der Hautüberschuss kann den Wimpernboden überragen und Gesichtsfelddefekte nach oben verursachen. Bei ausgeprägtem Befund kann auch eine beidseitige mechanische Ptosis resultieren. Das Epiblepharon senile ist häufig mit orbitalen Fetthernien durch Lücken im Septum orbitale vergesellschaftet. Der Hautüberschuss kann auch am Unterlid auftreten.

■ **Therapie**

Die Therapie besteht in einer chirurgischen Resektion des Hautüberschusses ggf. mit Entfernung der Orbitafetthernien.

9.7.5 Trichiasis, Distichiasis und Madaurose

■ **Klinisches Bild**

Die Trichiasis bezeichnet eine Fehlorientierung von Wimpern zum Bulbus hin. Das Scheuern der Wimpern verursacht eine Oberflächenstörung mit Fremdkörpergefühl bis hin zu schweren Veränderungen an der Hornhaut (Epitheldefekte, Ulkus, Narbe, Keratinisierung). Ursachen sind häufig chronische Entzündungen der Bindehaut, der Lidränder, Narbenbildung oder Lidfehlstellungen.

Distichiasis bezeichnet eine angeborene zusätzliche Wimpernreihe, Trichiasis kann resultieren.

Als Madaurose wir das Fehlen von Wimpern, typischerweise nach chronischen Entzündungen im Bereich der Wimpernbasis, bezeichnet.

■ **Therapie**

Die Therapie besteht in der Behandlung der Lidfehlstellung, sofern eine vorliegt, einzelne Wimpern können gezupft werden. Eine Verödung der Wimpernbasis mit Elektrolyse oder Kryotherapie führt zu einer dauerhaften Wimpernentfernung. Bei multiplen Wimpern mit Trichiasis sind Lidoperationen notwendig.

9.7.6 Störungen der Lidöffnung

■ **Klinisches Bild**

Eine Überaktivität des M. orbicularis oculi kann zu einem Blepharospasmus (Lidkrampf) führen. Dabei sind die Patienten funktionell blind, da sie zu keiner Lidöffnung mehr fähig sind. Der Blepharospasmus tritt meist anfallsartig auf und kann so ausgeprägt sein, dass auch eine passive Öffnung durch den Untersucher nicht möglich ist. Man unterscheidet den essentiellen Blepharospasmus ohne erkennbare Ursachen vom symptomatischen Blepharospasmus bei Entzündungen, meist der vorderen Augenabschnitte (Konjunktivitis, Keratitis, Iritis, Uveitis) durch Reizung des ersten Trigeminusastes. Neurologische Erkrankungen, meist des extrapyramidalen Systems, Affektionen des N. trigeminus oder des N. facialis wie auch psychiatrische Erkrankungen können einen Blepharospasmus auslösen.

■ **Therapie**

Die Therapie besteht in der Behandlung der Grunderkrankung (Augenheilkunde, Neurologie, Psychiatrie) und/oder in Botulinustoxin-Injektionen in den M. orbicularis oculi.

9.8 Lid- und Tränenwegsverletzungen

■ **Klinisches Bild**

Lidverletzungen sind häufig und können vielfältige Ursachen haben. Bei einer Lidverletzung muss stets zunächst eine Beteiligung des Augapfels ausgeschossen werden.

Das häufige Lidhämatom (einseitig: Monokelhämatom, beidseitig: Brillenhämatom) tritt bei stumpfer Gewalteinwirkung auf. Die Resorption der Blutung kann ohne spezifische Therapie abgewartet werden. Der Ausschluss einer knöchernen Verletzung der Orbita ist notwendig. Das Lidemphysem ist ein Lufteinschluss im Lid und findet sich bei einer knöchernen Verletzung der Orbita mit Kommunikation in die Nasennebenhöhen (meist Orbitabodenfraktur).

■ **Diagnostik**

Bei der befundorientierten zügigen Inspektion muss das Ausmaß der Lidverletzung erkannt werden. Bei einer Riss- oder Platzwunde liegt ein besonderer Schwerpunkt auf der Klärung, ob eine Beteiligung der Lidkante und/oder des Lidtarsus vorliegt, und ob die Tränenwege mitverletzt wurden oder intakt sind. Je nach Ausmaß der Verletzungen und Art der Gewalteinwirkung ist eine zentrale Bildgebung zum Ausschluss weiterer Verletzungen des Kopfes bzw. eine interdisziplinäre Versorgung notwendig.

■ **Therapie**

Eine Lidverletzung kann grundsätzlich auch am Folgetag chirurgisch versorgt werden und sollte stets durch einen Lidchirurgen erfolgen. Verletzungen des Auges haben in der Planung der chirurgischen Behandlung immer Vorrang.

Bei der chirurgischen Versorgung von Lidverletzungen muss – analog zur rekonstruktiven Lidchirurgie nach Tumoroperationen – der Lidtarsus sowie die Lidkante getrennt vom Hautmuskelblatt adaptiert werden. Dies ist notwendig um Lidfehlstellungen im Heilungsverlauf zu verhindern. Bei einer Verletzung der Tränenwege (z. B. Kanalikulusdurchtrennung) müssen die Tränenwege unabhängig vom Lid rekonstruiert werden. Um eine Stenosierung der Tränenkanäle zu verhindern, werden diese mit einer Ringintubation (z. B. Ruprechtsonde) geschient. Diese wird nach mehreren Monaten entfernt. Eine Verletzung der Tränenwege kann auch bei guter Lidstellung zu einem dauerhaften Tränenträufeln mit deutlicher Einschränkung der Lebensqualität führen.

Fallbeispiel

Ein 78-jähriger Patient stellt sich beim Augenarzt vor mit einer seit einigen Wochen bestehenden schmerzhaften Rötung des Auges. Die Untersuchung der vorderen Augenabschnitte zeigt eine deutliche Bindehautreizung und fluoreszein-positive vertikale Kratzer auf der unteren Hälfte der Hornhaut. Die Lidstellung ist unauffällig. Bei forciertem Lidschluss (Zukneifen des Auges) lässt sich ein Entropium (Einwärtsdrehen des Unterlides) induzieren, wodurch die Wimpern auf der Augenoberfläche scheuern (Trichiasis).

Es wird eine Lidoperation bei intermittierendem Entropium durchgeführt (laterale Zügelplastik mit Teilresektion des M. orbicularis), wodurch das Entropium nicht mehr auftritt. Begleitend erfolgt eine benetzende Therapie der Augenoberfläche. Nach einigen Wochen zeigt sich eine reizfreie Bindehaut ohne Hornhautkratzer. Ein Entropium lässt sich auch bei forciertem Lidschluss nicht mehr induzieren.

Übungsfragen

1. Welche Liddrüsen sind für die Lipidphase des Tränenfilms verantwortlich und wo befinden sich diese?
2. Nennen Sie den häufigsten malignen Lidtumor und beschreiben Sie das therapeutische Vorgehen!
3. Welche Komplikationen können durch ein Entropium des Unterlides entstehen?
4. Nennen Sie die häufigsten Ursachen für einen Lagophthalmus!
5. Welche neurologische Schädigung kann zu einer Ptosis führen?

Lösungen ▶ Kap. 28

Tränenwege

Niklas Plange

10.1   Anatomische und physiologische Grundlagen   – 128

10.2   Spezielle Diagnostik   – 128

10.3   Tränenwegsstenosen   – 130

10.4   Differentialdiagnose Epiphora (Tränenträufeln)   – 131

10.5   Infektionen und Entzündungen der Tränenwege   – 131

10.5.1   Kanalikulitis   – 131

10.5.2   Dakryozystitis   – 132

P. Walter, N. Plange, *Basiswissen Augenheilkunde*,
DOI 10.1007/978-3-662-52801-3_10, © Springer-Verlag Berlin Heidelberg 2017

Die ableitenden Tränenwege bestehen aus den Tränenpünktchen, den Tränenkanälchen, dem Tränensack und dem Ductus nasolacrimalis, der Verbindung zur Nase. Wichtigstes Leitsymptom der Erkrankungen der ableitenden Tränenwege ist das Tränenträufeln (Epiphora).

Die häufige postsakkale Tränenwegsstenose entsteht durch einen Verschluss des Ductus nasolacrimalis und kann neben dem vermehrten Tränen zu einer chronischen oder akuten Dakryozystitis führen. Die akute Dakryozystitis ist eine bakterielle Infektion des Tränensackes. Wichtige Komplikationen sind die Lid- und Orbitaphlegmone sowie eine Sinus-cavernosus-Thrombose. Die angeborene Tränenwegsstenose wird durch eine persistierende Hasner-Membran verursacht, die die Öffnung des Ductus nasolacrimalis in die Nase verschließt. Bei ausbleibender spontaner Eröffnung ist eine meist einmalige Sondierung mit Perforation der Hasner Membran notwendig.

10.1 Anatomische und physiologische Grundlagen

Die Aufrechterhaltung eines intakten dreischichtigen Tränenfilms ist wichtige Grundlage für die Sehqualität und für die Erhaltung der Augenoberfläche. Auf die Bedeutung des Tränenfilms wird im Kapitel Bindehaut (► Kap. 11) detaillierter eingegangen. Die Tränenorgane bestehen aus der Tränendrüse im Bereich der lateralen anterioren oberen Orbita und den ableitenden Tränenwegen. Die Tränendrüse und ihre Erkrankungen werden im Kapitel Orbita (► Kap. 21) behandelt.

Die ableitenden Tränenwege bestehen aus (■ Abb. 10.1):

- den beiden **Tränenpünktchen** (Punctum lacrimale) im medialen Bereich der Lidkante des Ober- und Unterlides.
- den beiden **Tränenkanälchen** (Canaliculus lacrimalis) Die Tränenkanälchen haben einen vertikalen und dann horizontalen Anteil.
- dem **Canaliculus communis** als Vereinigung der beiden Tränenkanälchen.
- dem **Tränensack** (Saccus lacrimalis) Der Tränensack liegt in der Fossa lacrimalis des Os lacrimale der knöchernen Orbita.

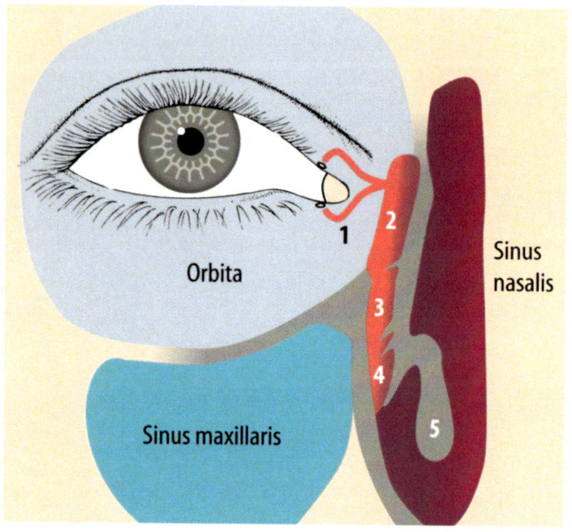

■ **Abb. 10.1** Schema des Tränensystems: 1: Canaliculus lacrimalis, 2: Saccus lacrimalis, 3: Ductus nasolacrimalis, 4: Hasnersche Klappe, 5: Concha nasalis inferior

- dem **Ductus nasolacrimalis**, der die Verbindung des Saccus lacrimalis zur Nase dar und mündet in der Concha nasalis inferior. Hier findet sich eine Mukosafalte (Hasner-Klappe).

Der Abfluss der Tränen über die Tränenwege in die Nase ist ein dynamischer Prozess mit einer Sogwirkung die durch den Lidschlag mit der Kontraktion des M. orbicularis entsteht. Der Hauptteil des Tränenabflusses erfolgt über das untere Tränenkanälchen.

Ein vermehrtes Tränenträufeln (Epiphora) kann durch eine Überproduktion durch Erkrankungen der Tränendrüse oder der vorderen Augenabschnitte oder durch eine Abflussstörung der ableitenden Tränenwege resultieren.

10.2 Spezielle Diagnostik

Grundlage für die Beurteilung der Tränenwege und ihrer Bedeutung in einem krankhaften Prozess ist die Untersuchung der Lider, der Augenoberfläche, der vorderen Augenabschnitte, der Tränendrüse, und des Tränenmeniskus. Ein sekundär vermehrtes Tränen (Epiphora) tritt bei vielen Erkrankungen auf. Daher müssen Erkrankungen der vorderen

Augenabschnitte zunächst ausgeschlossen oder identifiziert werden.

Bei der Inspektion und Untersuchung der Tränenwege werden zunächst folgende klinischen Befunde identifiziert:

- **Erhöhter Tränenmeniskus**: Ein erhöhter Tränenmeniskus deutet auf eine Abflussstörung der ableitenden Tränenwege hin.
- **Position und Anatomie des Tränenpünktchens**: Das Tränenpünktchen ist dem Auge zugewandt und taucht in den medialen Tränensee ein.
- Eine **Schwellung** des **Tränenpünktchens** oder im Bereich der **Tränenkanälchen** deutet auf eine Kanalikulitis hin.
- **Saccus lacrimalis** (medialer Lidwinkel): Der Saccus lacrimalis ist normalerweise nicht tastbar oder druckdolent. Eine Schwellung im Bereich des Saccus lacrimalis tritt bei postsacccalen Stenosen der ableitenden Tränenwege auf, d. h. bei Obstruktion des Ductus lacrimalis oder seiner Mündung in die Nase.
- Die **Kompression des Tränensackes und des Kanalikulus** kann bei einer Entzündung oder Stenose zu einem Reflux von Flüssigkeit oder Eiter über die Tränenpünktchen führen.
- **Tränenwegsspülung** (◻ Abb. 10.2): Die wichtigste Untersuchungsmethode der ableitenden Tränenwege ist die Tränenwegsspülung. Nach erfolgter Tropfanästhesie werden die Tränenpünktchen mit einer konischen Sonde erweitert. Eine Tränenwegssonde wird entsprechend des Verlaufes der Tränenkanälchen zunächst vertikal und dann nach einer Schwenkbewegung horizontal vorgeschoben. Dies erfolgt bis ein harter knöcherner Widerstand (harter Stopp) spürbar ist. Bei einer Stenose im Bereich der Tränenkanälchen findet sich ein weicher Stopp, da die Sonde den Tränensack nicht erreicht. Wenn keine kanalikuläre Stenose vorliegt, befindet sich die Sonde nun im Saccus lacrimalis. Nun werden die ableitenden Tränenwege (z. B. mit physiologischer Kochsalzlösung) gespült. Die Spülflüssigkeit erreicht bei intakten Abfluss den Rachen, der Patient muss schlucken. Bei einer postsakkalen Stenose im Bereich des Ductus nasolacrimalis oder seiner Mündung in die Nase,

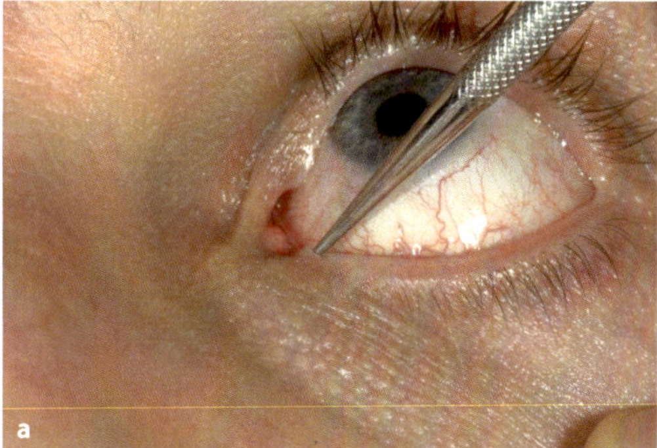

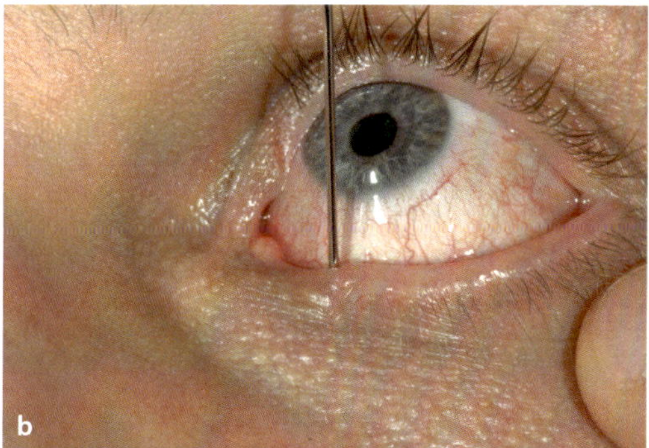

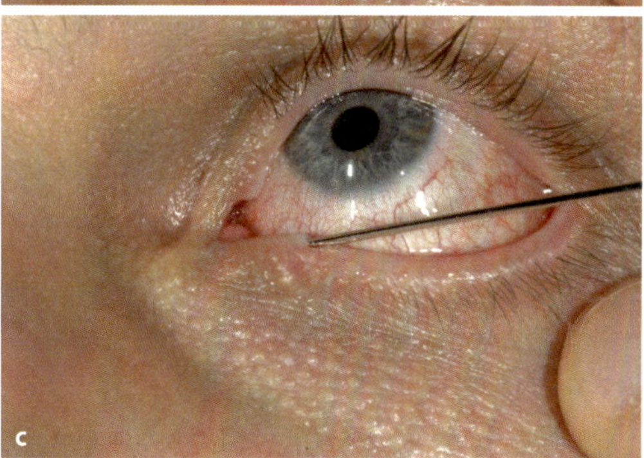

◻ **Abb. 10.2a–c** Tränenwegsspülung. **a** Bei der Tränenwegsspülung wird das Tränenpünktchen erst mit der konischen Sonde erweitert. **b** Anschließend wird die Tränenwegssonde zunächst vertikal, dann horizontal **c** vorgeschoben bis ein harter Stopp spürbar ist. Nun werden die Tränenwege gespült bis die Flüssigkeit um Rachen ankommt

kommt es zu einem Reflux der Flüssigkeit über das andere Tränenpünktchen.

- Die **Dakryozystorhinographie** ist eine radiologische Darstellung der ableitenden Tränenwege, bei der diese mit Kontrastmittel gespült werden. Es lassen sich so insbesondere pathologische Veränderungen des Tränensackes und postsakkale Stenosen darstellen.

10.3   Tränenwegsstenosen

- **Klinisches Bild**

Eine Tränenwegsobstruktion kann sich an allen anatomischen Strukturen der ableitenden Tränenwege entwickeln:

- Ein Verschluss der **Tränenpünktchen** entsteht meist sekundär nach wiederholten Entzündungen der Augenoberfläche (z. B. chronische Konjunktivitis, nach Verätzungen) oder im Rahmen eines Ektropiums mit Auswärtsdrehung des unteren Tränenpünktchens (Eversio puncti lacrimalis).
- Eine **Kanalikulusstenose** kann als relative oder vollständige Stenose vorliegen. Sie tritt meist sekundär nach Entzündungen (Kanalikulitis) oder im Rahmen einer chronischen Dakryozystitis auf.
- Primäre Erkrankungen des **Tränensackes** (z. B. Tumore, Steine) sind selten und können zu einer Abflussstörung führen.
- **Erworbene postsakkale Stenosen** im Bereich des Ductus nasolacrimalis oder der Mündung in die Nase: Sie treten bei chronischer oder nach akuter Dakryozystitis auf, nach Erkrankungen der Nasennebenhöhlen oder nach Trauma.
- **Angeborene postsakkale Stenose durch persistierende Hasner-Membran:** Die häufige angeborene Tränenwegsstenose des Neugeborenen wird meist durch einen Verschluss der Öffnung des Ductus nasolacrimalis wegen einer persistierenden, sog. Hasner-Membran verursacht. Klinisch fallen die täglich verklebten Augen durch den fehlenden Tränenabfluss auf. Die angeborene Tränenwegsstenose kann mit einer kongenitalen Dakryozele, einer Ansammlung von Amnionflüssigkeit und Mukus im Tränensack vergesellschaftet sein.

- **Therapie**

Die Therapie der Tränenwegsstenosen richtet sich nach der anatomischen Struktur der Stenose:

- **Verschlusses der Tränenpünktchen:** chirurgischen Inzision bzw. Eröffnung meist mit vorübergehendem Einlegen einer Tränenwegssonde. Diese verhindert ein kurzfristiges Wiederverschließen.

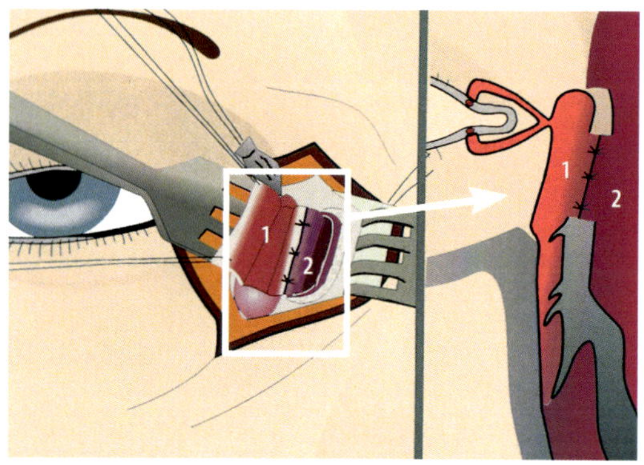

Abb. 10.3 Dakryozystorhinostomie nach Toti. Operation zur Behandlung der postsakkalen Tränenwegsstenose. Nach Anlegen eines Bohrloches werden die Schleimhäute des Tränensackes und der Nase miteinander vernäht um eine neue Verbindung zu schaffen

- **Kanalikulusstenose:** stumpfe Sondierung (sofern möglich) mit Wiedereröffnung der Stenose und nachfolgendem Einlegen einer Tränenwegssonde für mehrere Monate.
- **Erkrankungen des Saccus lacrimalis** (Steine, Tumoren u. a.) werden in der Regel chirurgisch mit einer Inzision/Exzision des Tränensackes behandelt.
- Bei einer **erworbenen postsakkalen Stenose** kann eine Wiederherstellung der Kommunikation zwischen Tränensack und Nase das andauernde Tränenträufeln und wiederkehrende Tränensackentzündungen verhindern. Bei der **Dakryozystorhinostomie nach Toti** als klassische chirurgische Methode (**Abb. 10.3**) wird nach Anlegen eines knöchernen Bohrloches im Bereich der Fossa lacrimalis die Schleimhaut des Tränensackes mit der Schleimhaut der Nase vernäht. Um einen erneuten Verschluss der neuen Verbindung in die Nase zu verhindern, wird eine Tränenwegssonde bis in die Nase gelegt, die einige Monate dort verbleibt. Alternativ gibt es endoskopische Methoden, um eine Rekanalisierung in die Nase zu erreichen.
- **Angeborene Tränenwegsstenose** (**Abb. 10.4**): Bei Persistenz der Hasner-Membran kann durch wiederholte Massage im Bereich des Saccus eine Eröffnung erreicht werden. Wenn dies nicht erfolgreich ist, kann

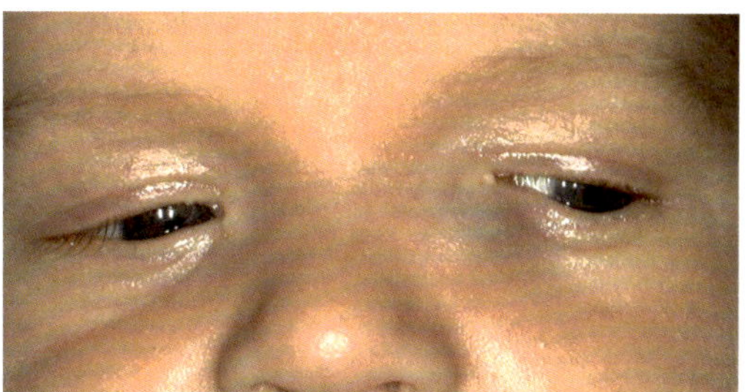

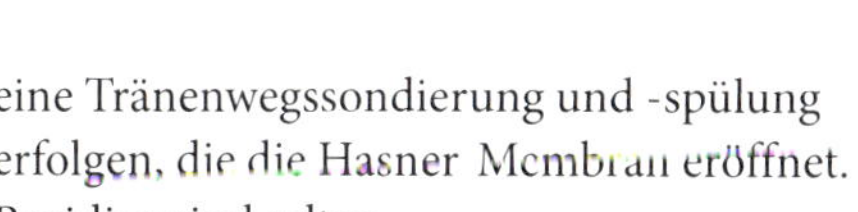

Abb. 10.4 Kongenitale Tränenwegsstenose. Ein Kind mit kongenitaler Tränenwegsstenose links, die zu einer Dakryozele geführt hat (bläulich livider Tumor im medialen Lidwinkel). Wenn die Massage des Tränensackes nicht zu einer Perforation der Hasner-Membran führt, muss eine therapeutische Tränenwegssondierung und -spülung erfolgen

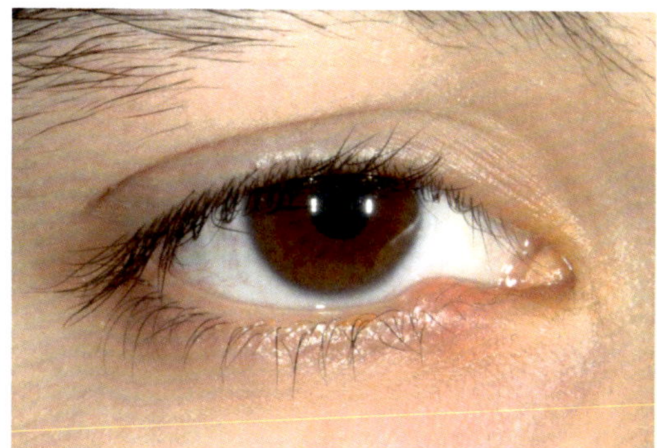

Abb. 10.5 Kanalikulitis. Ein Patient mit Kanalikulitis rechts. Typisch ist die Lokalisation der schmerzhaften Schwellung im Bereich des Tränenpünktchens oder der Tränenkanälchen

eine Tränenwegssondierung und -spülung erfolgen, die die Hasner-Membran eröffnet. Rezidive sind selten.

> Eine Spontaneröffnung der Hasner-Membran bei der angeborenen Tränenwegsstenose ist häufig. Daher sollte zunächst versucht werden mit Tränensackmassagen die Eröffnung der Hasner-Membran zu erreichen.

10.4 Differentialdiagnose Epiphora (Tränenträufeln)

Ein vermehrtes Tränenträufeln kann vielfältige Ursachen haben, die durch eine vermehrte Tränenbildung oder einen verminderten Abfluss hervorgerufen werden.

Epiphora durch eine vermehrte Produktion von Tränenflüssigkeit kann auftreten bei:

- Erkrankungen der **Tränendrüse**
- Erkrankungen und **Reizungen der vorderen Augenabschnitte**
- **Trigeminusneuralgie**
- **Nasennebenhöhlenerkrankungen**
- **Psychische oder neurologische Erkrankungen**

Epiphora durch Störungen der ableitenden Tränenwege finden sich bei:

- Verlagerung des Tränenpünktchens bei **Lidfehlstellungen** (Eversio puncti lacrimalis)

- **Verschluss des Tränenpünktchens** bei chronischen Oberflächenerkrankungen des Auges
- **Kanalikulusstenose** nach Entzündungen
- **Erkrankungen des Tränensackes** (Tumor, Stein, Entzündungen)
- **Postsakkale Stenose**

10.5 Infektionen und Entzündungen der Tränenwege

10.5.1 Kanalikulitis

■ Klinisches Bild

Die Kanalikulitis (Abb. 10.5) ist eine meist chronische Entzündung im Bereich des Tränenpünktchens und des Tränenkanälchens und wird meist durch Actinomyces israeli verursacht. Aktinomyzeten sind grampositive aerobe Bakterien mit filamentösem Wachstum. Typisch ist die Rötung und Schwellung im Bereich des Tränenpünktchens und des Tränenkanälchens mit Epiphora. Auf Druck entleert sich weißer Eiter im Bereich des Tränenpünktchens. Es können Konkremente oder ein Dakryolith (Stein) vorliegen.

■ Therapie

Die Therapie erfolgt lokal (selten systemisch) antibiotisch (Tetrazykline), bei Konkrementen oder Steinen müssen diese chirurgisch entfernt werden.

10.5.2 Dakryozystitis

■ Klinisches Bild

Die Dakryozystitis (■ Abb. 10.6) ist eine akute oder chronische bakterielle Infektion des Tränensackes meist aufgrund einer postsakkalen Stenose oder seltener fortgeleitet durch Infektionen der Nachbarschaft (V. a. Nasennebenhöhlen):

- Die **akute Dakryozystitis** tritt klinisch als plötzliche schmerzhafte Schwellung im Bereich des medialen Lidwinkels auf. Es besteht meist ein erhebliches Krankheitsgefühl. Eine spontane Befundbesserung kann durch eine Perforation des Empyems durch die Haut erfolgen. Häufige Komplikationen sind eine begleitende diffuse bakterielle Weichteilinfektion als Lidphlegmone bis hin zur Orbitaphlegmone. Aufgrund der Nähe zur V. angularis im medialen Lidwinkel ist eine Sinus-cavernosus-Thrombose möglich. Je nach Befund sind eine interdisziplinäre HNO-ärztliche Mitbeurteilung der Nasennebenhöhlen und eine zentrale Bildgebung notwendig.
- Die **chronische Dakryozystitis** zeigt in Abgrenzung zur akuten Verlaufsform keine Schmerzen oder Druckdolenz. Das vermehrte Tränen steht für die Patienten im Vordergrund. Meist zeigt sich eine rezidivierende Schwellung des Tränensackes durch mukopurulentes Material, das sich durch Kompression über die Tränenpünktchen ausdrücken lässt. Als Komplikation kann eine akute Dakryozystitis auftreten.

■ Therapie

Die Therapie erfolgt immer als systemische, meist intravenöse Gabe eines Breitspektrumantibiotikums. Bei ausbleibender Spontanperforation ist eine chirurgische Inzision durch die Haut mit Entleerung des Eiters nach außen möglich.

Eine Tränenwegsspülung sollte im akuten Entzündungszustand nicht erfolgen wegen der Gefahr der Verletzung der Tränenwege durch die Tränenwegssonde (Sondierung eines falschen Weges: via falsa). Nach abgeheilter akuter Dakryozystitis muss jedoch eine Tränenwegsspülung erfolgen, um eine ggf. operativ zu behandelnde vollständige postsackkale Stenose zu diagnostizieren.

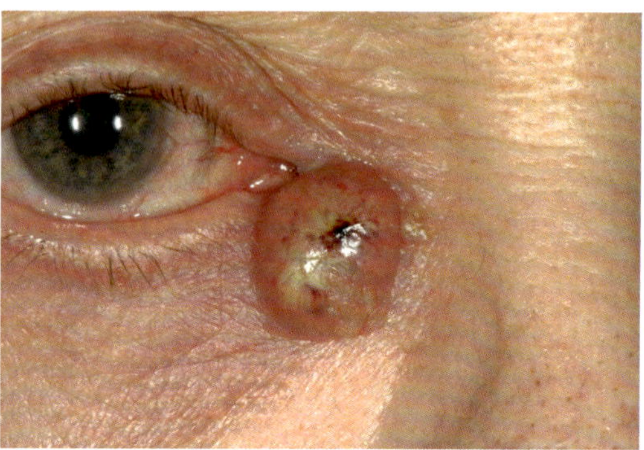

■ Abb. 10.6 Dakryozystitis. Ein Patient mit akuter Dakryozystitis. Die eitrige Infektion des Tränensackes schimmert durch die Haut, eine baldige spontane Perforation ist wahrscheinlich

Die Therapie der chronischen Dakryozystitis erfolgt operativ durch eine Wiederherstellung der Verbindung vom Tränensack zur Nase. Diese kann chirurgisch durch die Dakryozystorhinostomie nach Toti oder endoskopisch erfolgen.

Fallbeispiel

Eine 70-jährige Patientin stellt sich in der Notaufnahme mit einer schmerzhaften Schwellung im Bereich des medialen Lidwinkels am linken Auge vor. Die klinische Untersuchung zeigt eine deutlich druckschmerzhafte, relativ scharf begrenzte Schwellung des Saccus lacrimalis. Eine Lidphlegmone liegt nicht vor. Es findet sich etwas eitriges Sekret im medialen Lidwinkel, die Bindehaut ist kaum gereizt. Es zeigt sich kein Anhalt für einen intraokularen Reizzustand, die Motilität des Auges ist in alle Richtungen frei.
Es wird die Diagnose einer akuten Dakryozystitis gestellt. Es erfolgt eine stationäre Aufnahme zur intravenösen antibiotischen Therapie. Am Folgetag kommt es zu einer spontanen Eröffnung des Empyems nach außen durch eine Perforation der Haut über dem Saccus lacrimalis. Nach einigen Tagen zeigt sich eine deutliche Besserung mit Rückgang der lokalen Entzündungszeichen. Die Perforationsstelle granuliert sekundär zu.

Nach einigen Monaten erfolgt bei der Nachuntersuchung eine Tränenwegsspülung, bei welcher eine postsakkale Stenose diagnostiziert wird. Es wird die Indikation zur Dakryozystorhinostomie nach Toti gestellt, um den Tränenwegsabfluss in die Nase wiederherzustellen.

Übungsfragen

1. Nennen Sie die 3 Schichten des physiologischen Tränenfilms.
2. Beschreiben Sie die Diagnose der postsakkalen Stenose durch die Tränenwegssondierung und -spülung.
3. Wodurch entsteht die kongenitale Tränenwegsstenose?
4. Nennen Sie die anatomischen Strukturen, an denen eine Stenose der ableitenden Tränenwege auftreten können.
5. Nennen Sie wichtige Komplikationen der akuten bakteriellen Dakryozystitis.

Lösungen ▶ Kap. 28

Bindehaut

Niklas Plange

11.1   Anatomische und physiologische Grundlagen   – 137
11.1.1   Anatomie der Bindehaut   – 137
11.1.2   Reaktionsformen der Bindehaut   – 137

11.2   Spezielle Diagnostik   – 140
11.2.1   Spaltlampe   – 140
11.2.2   Ektropionieren   – 140
11.2.3   Fluoreszein-Anfärbung   – 140
11.2.4   Erregerdiagnostik   – 140
11.2.5   Zytologie   – 140

11.3   Degenerationen der Bindehaut   – 140
11.3.1   Pingueculum   – 140
11.3.2   Konkremente (Kalkeinschlüsse, Kalkinfarkt)   – 140
11.3.3   Bindehautzysten   – 141

11.4   Konjunktivitis   – 141
11.4.1   Bakterielle Konjunktivitis   – 141
11.4.2   Virale Konjunktivitis   – 142
11.4.3   Chlamydienkonjunktivitis   – 144
11.4.4   Neugeborenenkonjunktivitis (Ophthalmia neonatorum)   – 145
11.4.5   Okuloglanduläres Syndrom nach Parinaud   – 146

11.5   Allergische und immunologische Konjunktivitis   – 146
11.5.1   Akute allergische Konjunktivitis   – 146
11.5.2   Mikrobiell-allergische Keratokonjunktivitis   – 146
11.5.3   Keratokonjunktivitis vernalis (Frühlingskatarrh)   – 147
11.5.4   Riesenpapillenkonjunktivitis   – 147
11.5.5   Seltene immunologische Konjunktivitiden   – 147

P. Walter, N. Plange, *Basiswissen Augenheilkunde*,
DOI 10.1007/978-3-662-52801-3_11, © Springer-Verlag Berlin Heidelberg 2017

11.6 Konjunktivitis bei Autoimmunerkrankungen – 148

11.6.1 Schleimhautpemphigoid – 148

11.6.2 Stevens-Johnson-Syndrom (Erythema multiforme major)
und toxische epidermale Nekrolyse (TEN, Lyell-Syndrom) – 148

11.6.3 Rosazea – 149

11.6.4 Atopische Dermatitis, atopisches Exzem – 149

11.7 Graft-versus-host-disease (GVHD) – 150

11.8 Konjunktivitis sicca – 150

11.9 Differentialdiagnose »rotes Auge« – 152

11.10 Tumoren der Bindehaut – 152

11.10.1 Gutartige Tumoren der Bindehaut – 152

11.10.2 Maligne nicht-melanozytäre Neoplasien der Bindehaut – 153

11.10.3 Melanozytäre Läsionen der Bindehaut – 154

11.11 Verätzung und Verbrennung des Auges – 156

11.12 Verletzungen der Bindehaut – 158

Bindehauterkrankungen sind wegen der exponierten Lage häufig und führen zu deutlichen Beschwerden beim Patienten (Fremdkörpergefühl, Brennen, Jucken u. a.). Die Bindehaut kann wegen der reichhaltigen Vaskularisation stark auf Reize reagieren (Hyperämie, Chemosis, Follikel, Papillen, Sekretbildung u. a).

Die Bindehautentzündung (Konjunktivitis) kann als häufigste Ursache für das »rote Auge« durch Bakterien (inklusive Chlamydien) und Viren verursacht werden. Die Keratokonjunktivitis epidemica ist eine hochansteckende Konjunktivitis durch Adenoviren. Das trockene Auge beschreibt eine Störung des dreischichtigen Tränenfilms mit Benetzungsproblemen der Augenoberfläche. Eine Bindehautentzündung kann zudem durch Allergien, verschiedene immunologische und dermatologische Erkrankungen ausgelöst werden.

Verätzungen durch Säuren und Laugen gehören zu den schwersten Augenverletzungen. Bei jeder Verätzung muss das Auge sofort und intensiv gespült werden.

11.1 Anatomische und physiologische Grundlagen

11.1.1 Anatomie der Bindehaut

Die Bindehaut (Conjunctiva) besteht aus mehrschichtigem nicht verhornendem Plattenepithel mit Becherzellen. Das Stroma ist reichlich vaskularisiert, das lymphatische Gewebe entwickelt sich in den ersten Lebensmonaten. Im Normalfall sind die Bindehautgefäße kaum sichtbar, es scheint die weiße Sklera durch. Die transparente Bindehaut ist am Limbus fest mit dem Auge verbunden, die anschließende Conjunctiva bulbi ermöglicht mit ihrer lockeren Verbindung zur Sklera die Beweglichkeit des Auges. Der Fornix stellt jeweils am Ober- und Unterlid die Umschlagsfalte dar. Die Conjunctiva tarsi hat hingegen eine feste Verbindung zum Lidtarsus. Durch die transparente Conjunctiva tarsi können die Meibom-Drüsen gesehen werden.

Die Plica semilunaris ist eine zarte nasale Bindehautfalte. Die Karunkel (Caruncula lacrimalis) befindet sich im nasalen Lidwinkel.

Krause-Drüsen sind akzessorische Tränendrüsen der Konjunktiva.

Die Aufrechterhaltung eines intakten dreischichtigen Tränenfilms ist wichtige Grundlage für die Sehqualität und für die Erhaltung der Augenoberfläche.

Die 3 Schichten des Tränenfilms sind:

- die **Muzinschicht** der konjunktivalen Becherzellen.
- die **wässrige Schicht**, die vornehmlich von der Tränendrüse gebildet wird.
- die oberflächliche **Lipidschicht** der Meibom'schen Drüsen des Lids. Sie verhindert die schnelle Verdunstung der Tränen.

Bindehauterkrankungen sind durch den Verlust der Physiologie des Tränenfilms stets mit einer Störung der Integrität der Augenoberfläche verbunden. Chronische Bindehauterkrankungen (z. B. nach Verätzung) führen zu einem Verlust an Becherzellen und können eine massive Trockenheit der Augenoberfläche zur Folge haben. Eine Verhornung (Epithelialisierung) der Bindehaut kann resultieren. Ein vollständiger Verlust an Becherzellen ist wegen der Oberflächenstörung mit einem hochgradigen Sehverlust bis hin zur Erblindung verbunden.

11.1.2 Reaktionsformen der Bindehaut

Die Bindehaut kann auf verschiedene Arten auf eine Entzündung bzw. einen Reiz von außen reagieren. Die verschiedenen Reaktionsformen der Bindehaut geben wichtige diagnostische Hinweise auf die Ursache er Bindehauterkrankung, sind jedoch z. T. auch unspezifisch. Dennoch ist die genaue Diagnose und Dokumentation wichtig. Dies spielt bei chronischen Bindehauterkrankungen eine besondere Rolle.

Konjunktivale Gefäßinjektion

Die reich vaskularisierte Bindehaut reagiert auf viele Reize mit einer Gefäßdilatation, dies führt zum **Symptom des roten Auges**. Die gesamte Bindehaut ist meist gleichmäßig hellrot, die Bindehautgefäße sind sichtbar (◘ Abb. 11.1).

Von der konjunktivalen Injektion muss die ziliare Injektion abgegrenzt werden, als Hinweis auf einen intraokularen Reizzustand (z. B. Uveitis). Die ziliare Injektion befindet sich betont am Limbus und hat eine dunklere Farbgebung.

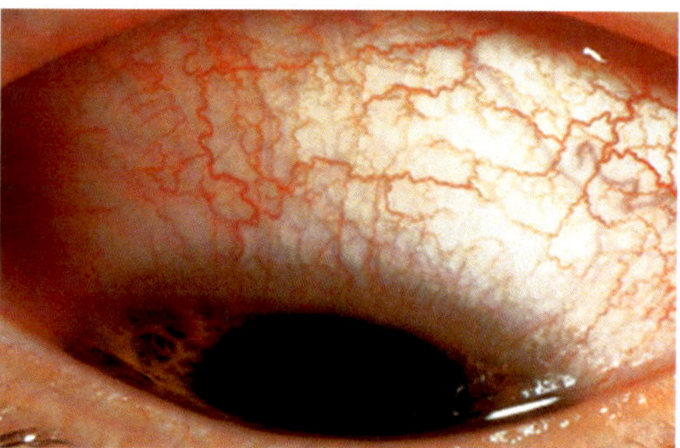

Abb. 11.1 Bindehauthyperämie. Bei einer konjunktivalen Hyperämie erscheinen die Bindehautgefäße hellrot

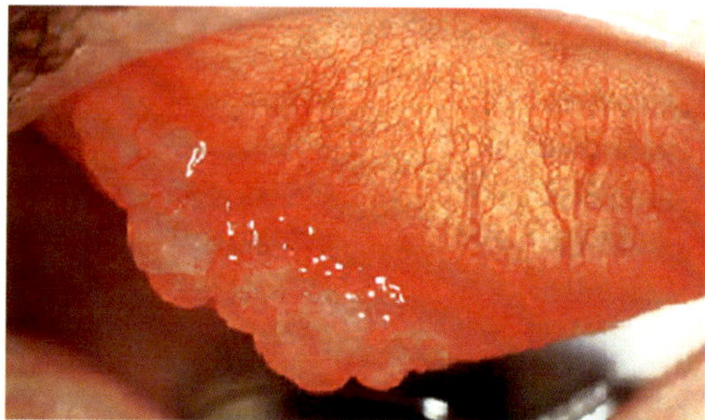

Abb. 11.2 Riesenpapillen. Riesenpapillen sind pflastersteinartige papilläre Bindehautreaktion meist der Conjunctiva tarsi des Oberlides

Sekret

Eine Bindehautreizung kann zu einer vermehrten Sekretbildung führen. Folgende Sekretformen werden unterschieden:

- **Wässriges Sekret**: vermehrte Tränenproduktion und seröse Exsudation (z. B. virale Konjunktivitis, toxische Konjunktivitis).
- **Muzinöses Sekret**: vermehrte Schleimbildung durch die Becherzellen (z. B. Konjunktivitis sicca).
- **Eitriges (purulentes) Sekret**: weißliche Eiterbildung (z. B. bakterielle Konjunktivitis)
- **Mukopurulentes Sekret**: weißliches zähes Sekret (z. B. Chlamydieninfektion)

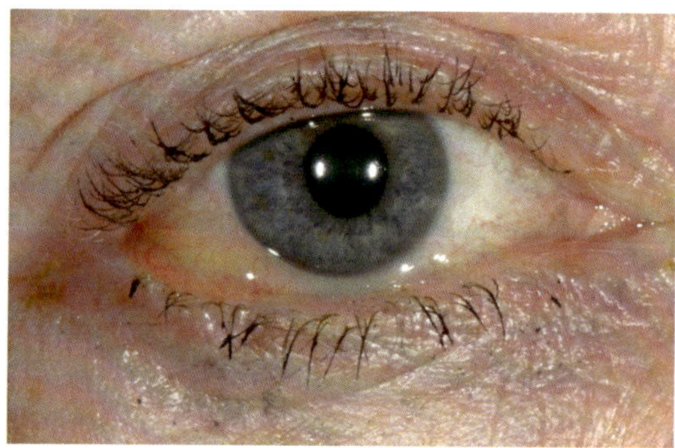

Abb. 11.3 Chemosis. Die Chemosis ist eine glasige Schwellung der Bindehaut

Follikuläre Bindehautreaktion

Eine Hyperplasie des lymphatischen Gewebes führt zur Bildung von Follikeln. Follikel der Bindehaut befinden sich meist im Bereich der unteren Conjunctiva tarsi und des Fornix. Follikel stellen sich als glasige, wenige Millimeter große Veränderungen dar.

Follikel finden sich typischerweise bei viralen Konjunktividen, Chlamydieninfektionen und chronischen Überempfindlichkeitsreaktionen.

Papilläre Bindehautreaktion und Riesenpapillen

Papillen sind perivaskuläre Infiltrate als chronischer Entzündungsprozess der Bindehaut. Papillen stellen sich als Rötung und entzündliche Gewebsverdichtung mit einem zentralen Gefäß dar. Es resultiert ein samtartiges Aussehen. Papille Reaktionen sind seltener als Follikel.

Papillen finden sich meist im Rahmen von chronischen immunologischen Prozessen.

Riesenpapillen (Abb. 11.2, meist des Oberlides) entstehen bei lange bestehenden Papillen durch eine Zerstörung der subepithelialen Fibrillen. Es resultiert ein pflastersteinartiges Aussehen. Riesenpapillen treten typischerweise bei Kontaktlinsenunverträglichkeit auf.

Chemosis

Eine vermehrte Kapillarpermeabilität hat ein glasiges Anschwellen (Ödem) der gesamten Bindehaut zur Folge. Die konjunktivale Gefäßinjektion steht im Hintergrund.

Eine Bindehautchemosis ist die typische Reaktionsform der akuten allergischen Konjunktivitis (Abb. 11.3).

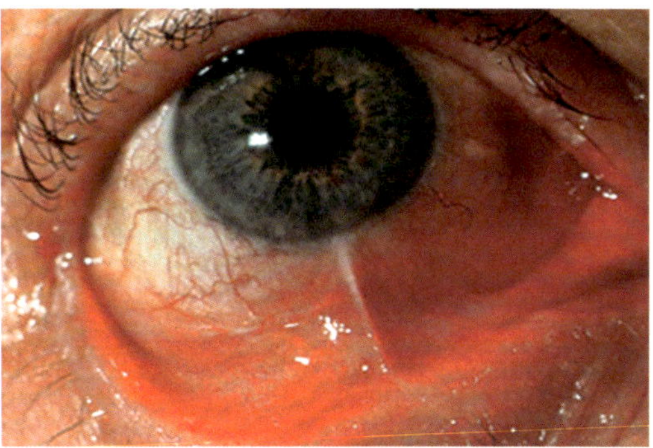

Abb. 11.4 Symblepharon. Bindehautvernarbungen (Symblepharon) der konjunktivalen Bindehaut erscheinen als Stränge je nach Bulbusbewegung

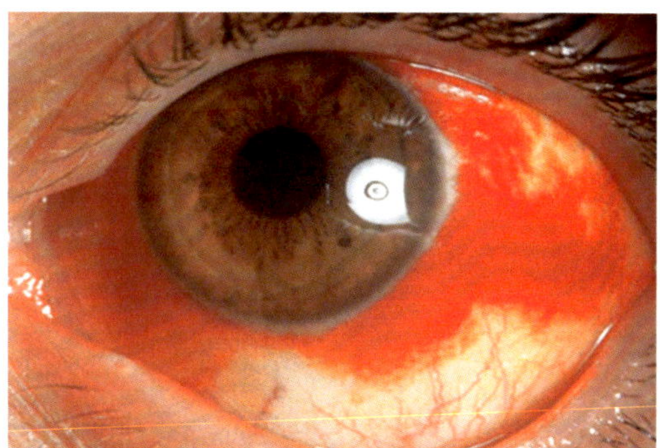

Abb. 11.5 Hyposphagma. Das Hyposphagma ist eine Unterblutung der Bindehaut mit meist scharfen Grenzen

Pseudomembran und Membran

Pseudomembranen bestehen aus Exsudat, Leukozyten und Fibrin. Es besteht keine feste Verbindung zur Bindehaut, die Pseudomembran lässt sich abziehen.

Pseudomembranen können auftreten bei:

- Schwerer Adenovirusinfektion
- Gonokokkeninfektion
- Immunologischen/autoimmunologischen Konjunktivitiden

Membranen sind hingegen fest mit der Bindehaut verbunden, das Abziehen für zur Bindehautblutung.

Echte Membranen sind selten und können sich finden bei:

- ß-hämolysierende Streptokokken
- Diphterie

Symblepharonbildung

Chronische Erkrankungen der Bindehaut können zur Narbenbildung im Bereich der Bindehaut führen (z. B. Verätzungen, okuläres Pemphigoid). Es bildet sich ein Narbenstrang, ein sog. Symblepharon (**Abb. 11.4**). Die Bindehaut verliert ihre freie Verschieblichkeit, es kann eine eingeschränkte Beweglichkeit des Auges bis hin zu Doppelbildwahrnehmung resultieren.

Lymphknotenschwellung

Insbesondere virale Konjunktivitiden fuhren zu einer Schwellung der präaurikulären Lymphknoten.

Hyposphagma

Eine Unterblutung der Bindehaut (Hyposphagma, **Abb. 11.5**) ist häufig und kann in Rahmen von jeder Entzündung der Bindehaut auftreten. Das Hyposphagma ist selbstlimitierend, kann jedoch wegen der diffusen Verteilung des Blutes im gesamten Subkonjunktivalraum mitunter eindrucksvoll erscheinen. Die Resorption des Blutes erfolgt spontan mit bräunlicher Verfärbung meist innerhalb 1–2 Wochen.

Die möglichen Gründe für ein Hyposphagma sind:

- Trauma
- Vaskuläre Risikofaktoren wie Alter, Arteriosklerose, arterielle Hypertonie
- Akute intravasale Druckerhöhung (Valsalva), z. B. im Rahmen einer Spontangeburt, Erbrechen, Obstipation, Thoraxtrauma
- Erkrankungen mit hämorrhagischer Diathese (z. B. Thrombozytopenie, Leukämie)
- Einnahme von Blutgerinnungshemmenden Substanzen (z. B. ASS, Marcumar)
- Konjunktivale Entzündungen, schwere Infektionen

Im Einzelfall, bzw. bei Rezidiven kann eine Ursachenabklärung sinnvoll sein.

11.2   Spezielle Diagnostik

11.2.1 Spaltlampe

Mittels Inspektion und Spaltlampenuntersuchung können die Reaktionsformen der Bindehaut identifiziert werden. Der Normalbefund der Bindehaut an der Spaltlampe zeigt einen reizfreien Befund mit kaum sichtbaren Gefäßen.

Bei der Untersuchung der Bindehaut ist darauf zu achten, dass der Patient in die verschiedenen Richtungen blickt, um die gesamte Bindehaut zu erfassen. Die Conjunctiva bulbi und die Conjunctiva tarsi müssen untersucht werden.

11.2.2 Ektropionieren

Um die tarsale Konjunktiva des Oberlides zu untersuchen, muss das Oberlid ektropioniert werden (siehe hierzu ▶ Kap. 1, Abb. 1.3).

11.2.3 Fluoreszein-Anfärbung

Analog zur Hornhautdiagnostik (Hornhauterosio) können Defekte des Bindehautepithels (z. B. nach Trauma, Verätzung) mit Fluoreszein und Blaulicht dargestellt werden.

11.2.4 Erregerdiagnostik

Eine Erregerdiagnostik der (sehr häufigen) infektiösen Bindehautentzündung ist i. d. R. nur erforderlich bei ausbleibender Besserung unter entsprechender Therapie, Komplikationen (Hornhautbeteiligung), bei massivem Befund und bei Kleinkindern.

Folgende wichtige Möglichkeiten der Erregerdiagnostik werden häufig angewendet:

- Die Keimidentifizierung einer **bakteriellen Bindehautentzündung** erfolgt durch einen Bindehautabstrich mit sterilem Tupfer mit Kultur und jeweiligem Antibiogramm bzw. Resistenzbestimmung.
- Bei Verdacht auf eine **Chlamydieninfektion** ist ein Spezialabstrich mit Gewinnung zellulären

Materials (Abkratzpräparat) notwendig, da es sich um intrazelluläre Erreger handelt. Ziel ist der Nachweis von basophilen zytoplasmatischen Einschlusskörperchen.

- **Pilzinfektionen** können als Kultur und im mikroskopischen Direktnachweis von Pilzhyphen identifiziert werden.
- **Virusinfektionen** (v. a. Herpes-simplex-Virus, Varzella-zoster-Virus, Adenovirus) können mittels Polymerase-Kettenreaktion (PCR-Abstrich, DNA Nachweis) identifiziert werden. Für die hochinfektöse Adenoviruskonjunktivitis (Conjunctivitis epidemica) existiert ein Abstrichset als Sofortnachweis (Antigennachweis).

11.2.5 Zytologie

In Einzelfällen ist eine zytologische Diagnostik von Bindehautzellen sinnvoll, die Hinweise auf die Ursache einer Bindehauterkrankung geben kann (z. B. lymphozytäre Reaktion bei Virusinfektionen).

11.3   Degenerationen der Bindehaut

Das Pterygium (Flügelfell) wird im Kapitel Hornhauterkrankungen (▶ Kap. 12) dargestellt.

11.3.1 Pingueculum

- **Klinisches Bild**

Das Pingueculum (Lidspaltenfleck, ◻ Abb. 11.6) ist eine häufige und harmlose Degeneration und stellt sich als gelbliche, erhabene und meist limbusnahe Veränderung im Bereich der Lidspalte dar. Das Pingueculum macht i. d. R. keine Beschwerden.

11.3.2 Konkremente (Kalkeinschlüsse, Kalkinfarkt)

- **Klinisches Bild**

Es handelt sich um kalkartige, scharf begrenzte Einlagerungen in der Bindehaut, meist bei älteren Patienten. Sie können einzeln oder multipel auftreten und von einer chronischen Bindehauterkrankung

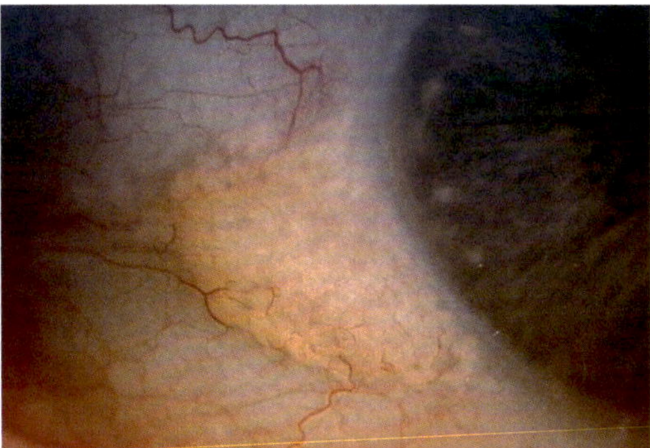

Abb. 11.6 Pingueculum. Das Pingueculum ist eine harmlose aber häufige Degeneration der Bindehaut

assoziiert sein. Im Einzelfall ist eine Erosion der Bindehaut möglich mit Fremdkörpergefühl und Irritation der Augenoberfläche.

- **Therapie**

Bei Beschwerden ist eine Entfernung einzelner Kalkinfarkte in Tropfanästhesie (kleine Stichinzision) möglich.

11.3.3 Bindehautzysten

- **Klinisches Bild**

Zysten der Bindehaut sind recht häufig und können im Rahmen von entzündlichen Erkrankungen oder spontan auftreten. Sie sind meist harmlos und machen keine Beschwerden.

- **Therapie**

Eine Exzision mit histologischer Untersuchung ist im Einzelfall bei unklarer Dignität sinnvoll.

11.4 Konjunktivitis

- **Definition**

Die Konjunktivitis bezeichnet eine Bindehautentzündung. Die Bindehaut ist durch ihre reichhaltige Vaskularisation und ihrer exponierten Lage besonders sensitiv gegenüber Einflüssen von außen. Es resultiert ein »rotes Auge«. Je nach Ursache finden sich unterschiedliche Reaktionsformen der Bindehaut (s. o.).

Es wird eine akute und eine chronische Konjunktivitis unterschieden:

- Die **akute Konjunktivitis** (häufig erregerbedingt) zeigt nach wenigen Tagen ihren Höhepunkt und klingt nach 10–14 Tagen ab. Das zweite Auge ist meist in geringerem Maße betroffen.
- Die **chronische Konjunktivitis** zeigt trotz teils erheblicher Beschwerden des Patienten meist nur geringer objektive Befunde. Die Identifizierung der Ursache kann mitunter schwierig sein. Eine chronische Konjunktivitis kann mit Hornhautkomplikationen, Becherzellverlust, Keratinisierung der Bindehaut, Narbenbildung (Symblepharon) einhergehen.

Die Symptome der Konjunktivitis sind:

- Fremdkörpergefühl, Jucken, Brennen, Schmerzen
- Tränenfluss (Epiphora)
- Lidkrampf (Blepharospasmus)
- Krankheitsgefühl

11.4.1 Bakterielle Konjunktivitis

- **Klinisches Bild**

Die sehr häufige bakterielle Konjunktivitis ist gekennzeichnet durch das purulente (eitrige) Sekret. Es zeigt sich eine deutliche Gefäßinjektion und meist Follikel der Conjunctiva tarsi. Nach einigen Tagen findet sich der Höhepunkt der Infektion, nach 10–14 Tage ist die bakterielle Bindehautentzündung meist selbstlimitierend abgeheilt. Das zweite Auge ist häufig in geringerem Maße betroffen.

Die häufigsten Erreger sind Staphylococcus epidermidis, Staphylococcus aureus, Pneumokokken, Haemophilus species und andere.

> **Bei jeder Konjunktivitis, die mehr als 2 Wochen anhält, bei massivem Befund und bei Kleinkindern sollte eine Abstrichdiagnostik durchgeführt werden.**

Im Folgenden sind besondere bakterielle Konjunktivtiden dargestellt:

- Die **Konjunktivitis durch Pseudomonas aeruginosa** ist gekennzeichnet durch ein gelblichgrün schleimiges Sekret mit teils foudroyantem

Verlauf und einem hohen Risiko für einen Hornhautbeteiligung (▶ Kap. 12).

- **Gonokokken-Konjunktivitis des Erwachsenen (Gonoblenorrhoe):** Die Gonorrhoe ist eine venerische Infektionserkrankung des Urogenitaltraktes, ausgelöst durch Neisseria gonorrhoe (gramnegative, aerobe Kokken). Die Gonokokken-Konjunktivitis führt zu einem perakuten Krankheitsbild mit massiver schleimigen Eiterbildung und schwerer Konjunktivitis mit Chemosis. Eine Pseudomembranbildung ist möglich. Es kommt zu einer präaurikulären Lymphknotenschwellung. Eine interdisziplinäre Betreuung mit der Dermatologie/Venerologie ist notwendig. Die Gonokokkeninfektion des Neugeborenen wird eigenständig darstellt. Die Therapie muss primär systemisch erfolgen (Ceftriaxon 1 g i.v. über 3 Tage, Azithromycin 2 g oral als Einmaldosis, Empfehlungen zur systemischen Antibiotikagabe können sich ändern!).
- **Conjunctivitis diphtherica:** Die seltene schwere Bindehauthautentzündung wird durch Corynebacterium diphtaeriae ausgelöst. Die grampositiven Stäbchen produzieren ein Diphterietoxin. Die Diphtherie ist eine Infektionskrankheit der oberen Atemwege (echter Krupp) mit Pseudomembranbildung. Wegen der Impfung ist die meldepflichtige Erkrankung in Deutschland sehr selten. Die schwere Bindehautentzündung führt zu einer hämorrhagischen Konjunktivitis, zu Bindehautnekrosen und Membranbildung. Die Therapie erfolgt interdisziplinär mit Penicillin und Diphtherieantitoxin.
- **Bindehauttuberkulose:** Eine seltene Bindehauttuberkulose kann zu ulzerierenden Granulomen der Bindehaut führen. Die Therapie erfolgt interdisziplinär.

- **Therapie**

Normalerweise tritt eine Befundbesserung bei akuter bakterieller Bindehautentzündung wenige Tage nach Beginn der Tropftherapie ein. Die antibiotischen Augentropfen sollten etwa 3 Tage über die Beschwerdefreiheit hinaus angewendet werden.

Eine systemische antibiotische Therapie ist i. d. R. nicht erforderlich.

> **Antibiotische Augentropfen können zu einer Unverträglichkeitsreaktion der Augenoberfläche führen und einen konjunktivalen Reizzustand auslösen. Bei nachgewiesener Gonokokken-Konjunktivitis ist eine interdisziplinäre Therapie/Diagnostik mit der Dermatologie/Venerologie notwendig. Die Untersuchung auf weitere venerische Erkrankungen sollte erfolgen.**

11.4.2 Virale Konjunktivitis

Zahlreiche Viren können eine Bindehautentzündung hervorrufen. Typisch ist der follikuläre Reiz, eine konjunktivale Gefäßinjektion, Epiphora und vornehmlich wässriges Sekret. Wegen der Häufigkeit der viralen Bindehautentzündung und der Schwierigkeit des Keimnachweises ist eine genaue Aussage über die Häufigkeit bestimmter Erreger schwierig. Im Folgenden sind die wichtigsten spezifischen viralen Bindehautentzündungen dargestellt.

Adenoviruskeratokonjunktivitis, Keratokonjunktivitis epidemica

- **Pathogenese**

Adenoviren sind DNA-Viren mit hoher Kontagiösität, einziges Erregerreservoir der derzeit 54 humanpathogenen Stämme ist der Mensch. Als Erreger der Konjunktivitis kommen die Serotypen 1-11, 14-17, 19-22, 26, 29, 37 in Betracht. Am wichtigsten ist der Serotyp 8.

Die Infektion erfolgt meist direkt durch Finger-Augen-Kontakt. Die hochansteckende Keratokonjunktivitis epidemica kann als nosokomiale Infektion zu Krankenhausepidemien führen. Typische Übertragungswege in der Praxis und Klinik sind das Wartezimmer, Augentropfen, Tonometerköpfchen. Die Erkrankung ist meldepflichtig.

Die Inkubationszeit beträgt 2–12 Tage, eine hohe Ansteckungsgefahr besteht die ersten 14 Tage nach Erkrankungsbeginn.

> **Wegen der hohen Ansteckungsgefahr ist bei Verdacht auf eine Keratokonjunktivitis epidemica eine sehr zügige symptomorientierte Untersuchung notwendig. Eine Krank-**

▪ Klinisches Bild

Die Keratokonjunktivitis epidemica (■ Abb. 11.7) ist eine massive Bindehautentzündung mit ausgeprägter Rötung, Chemosis, Epiphora und Lidschwellung. Als pathognomonisch gilt die Schwellung der Plica semilunaris und der Karunkel. Meist bestehen ein erhebliches Krankheitsgefühl (Erkältungssymptomatik) und eine präaurikuläre (druckschmerzhafte) Lymphknotenschwellung. Die Hornhaut zeigt eine diffuse, punktförmige epitheliale Keratitis. Schwere Verläufe können zu einer hämorrhagischen Konjunktivitis (Hyposphagma), Pseudomembranbildung und einer intraokularen Beteiligung (Vorderkammerzellreiz) führen. Das zweite Auge ist wenige Tage später milder betroffen. Eine sekundäre bakterielle Superinfektion ist relativ häufig.

Nach Abklingen der akuten Krankheitsphase kommt es zu einer chronischen Phase mit Hornhautbeteiligung. Die Hornhaut zeigt beginnend nach etwa 2 Wochen typische nummuläre Trübungen im oberflächlichen Stroma (**Nummuli**). Die Nummuli können in Ausmaß und Lokalisation stark variieren und führen bei zentraler Lage zu teils erheblicher Visusminderung und Blendungsbeschwerden. Die Nummuli haben eine Regressionstendenz innerhalb eines Jahres, können jedoch auch persistieren.

Als weitere Komplikation können subkonjunktivale Narben persistieren, die zu einer chronischen Oberflächenproblematik führen.

▪ Diagnostik

Die Diagnose der Keratokonjunktivitis epidemica erfolgt meist nach klinischem Befund (Massivität der Bindehautentzündung, Plicaschwellung, Lymphknotenschwellung, Krankheitsgefühl). Der PCR-Nachweis (DNA Nachweis) ist die heute wichtigste Methode des Keimnachweises. Schnelltest zum Nachweis von Adenvirusantigen können eine sehr schnelle Diagnosestellung ermöglichen.

▪ Therapie

Eine primäre antivirale Therapie gegen die Adenoviren ist derzeit nicht möglich.

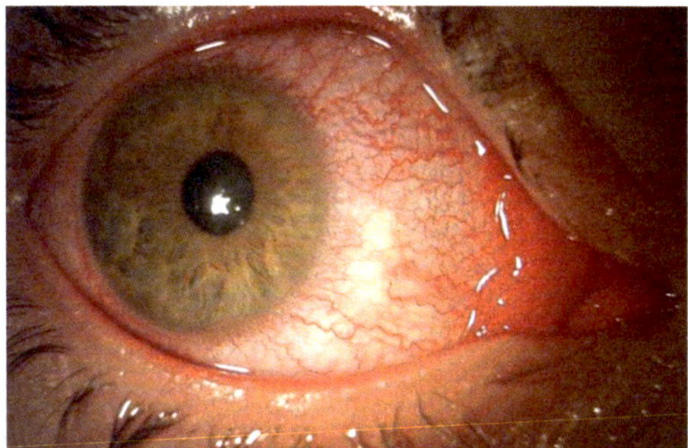

■ **Abb. 11.7** Keratokonunktivitis epidemica (KE). Die Keratokonjunktivitis epidemica ist eine hochansteckende massive Bindehautentzündung. Typisch ist die Plicaschwellung nasal

Die symptomatische Therapie der Akutphase besteht in der Anwendung von Tränenersatztropfen und prophylaktischen antibakteriellen Augentropfen zur Vermeidung einer Superinfektion. Steroidhaltige Augentropfen sollten in der Akutphase nicht appliziert werden, da sie den Krankheitsverlauf (Virusreplikation) – trotz Verminderung der Symptome – verlängern können. Persistierende Nummuli der chronischen Phase können mit Ciclosporin-A-haltigen Augentropfen (1%–2%, Immunsuppressivum) über Monate behandelt werden. Steroidhaltige Augentropfen sind wegen des Reboundphänomens nicht zu empfehlen (zunächst Rückbildung der Nummuli, nach Absetzen der steroidhaltigen Augentropfen Wiederauftreten). In Einzelfällen kann eine phototherapeutische Keratektomie (PTK, ▶ Kap. 12) die Trübungen reduzieren.

> **Die Infektionsprophylaxe (Händedesinfektion!) und die Aufklärung des Patienten über die hohe Ansteckungsgefahr sind entscheidend um ein epidemisches Ausbreiten der Keratokonjunktivitis epidemica zu verhindern.**

Pharyngokonjunktivales Fieber

▪ Klinisches Bild

Es handelt sich um eine fieberhafte Erkrankung bei Kindern mit Pharyngitis, follikulärer Konjunktivitis und Lymphknotenschwellung

Auslöser ist eine Infektion mit Adenoviren (Serotyp 3, 7, 14). Die Erkrankung ist innerhalb von wenigen Wochen selbstlimitierend.

Konjunktivitis durch Herpes-simplex-Virus, Varizella-zoster-Virus, Molluscum contagiosum

■ **Klinisches Bild**

Infektionen durch HSV, VZV und Molluscum contagiosum können neben den typischen Hauteffloreszenzen meist an den Lidern auch eine Bindehautbeteiligung zeigen. Die Bindehautentzündung ist unspezifisch, die Diagnose ergibt sich in Zusammenhang mit den Hautveränderungen. Im Zweifel kann eine Keimidentifizierung durch einen PCR Abstrich (DNA Nachweis) erfolgen. Die klinischen Veränderungen sind im Kapitel Liderkrankungen dargestellt (▶ Kap. 9).

11.4.3 Chlamydienkonjunktivitis

■ **Pathogenese**

Chlamydien sind obligate intrazelluläre, aerobe gramnegative Bakterien, die einen Entwicklungszyklus (infektiöses Elementarkörperchen, Vermehrungsform: Initialkörperchen intrazellulär) durchmachen. Es werden zwei Formen der Chlamydieninfektion am Auge unterschieden:

■ **Einschlusskonjunktivits, Schwimmbadkonjunktivitis, Paratrachom**: ausgelöst durch die **Serotypen D–K** handelt es sich um eine meist venerische Erkrankung (okulogenitale Infektion).

■ Das **Trachom** wird ausgelöst durch die **Serotypen A–C** und ist eine Erkrankung in unterentwickelten Ländern. Die Übertragung erfolgt über Fliegen, das Trachom kann mit den Vernarbungen der Augenoberfläche bis zur Erblindung führen.

Die Chlamydieninfektion des Neugeborenen wird im ▶ Abschn. 11.4.4.1 dargestellt.

Einschlusskonjunktivitis, Schwimmbadkonjunktivitis, Paratrachom

■ **Klinisches Bild**

Die Einschlusskonjunktivitis der Chlamydien D–K führt zu einer typischerweise follikulären Konjunktivitis der unteren Umschlagsfalte mit mukopurulentem Sekret. Die Konjunktivitis führt zu einer chronischen, meist beidseitigen Bindehautentzün-

dung. Die Beschwerden können geringgradig sein, meist klagen die Patienten über länger bestehende unspezifische Symptome der Oberflächenirritation (Fremdkörpergefühl, Brennen etc.) mit häufig morgendlicher Sekretansammlung. Die Einschlusskonjunktivitis führt nicht zur Narbenbildung (vgl. Trachom), eine Hornhautbeteiligung ist untypisch.

Die genitale Infektion mit Chlamydien verursacht beim Mann eine Urethritis und bei der Frau eine Zervizitis, die auch unerkannt sein kann. Die Infektion der Bindehaut erfolgt als okulogenitale Infektion meist durch Schmierinfektion der Finger. Nach erfolgter Aufklärung ist eine interdisziplinäre Behandlung/Diagnostik mit der Dermatologie/Venerologie bzw. Gynäkologie/Urologie wichtig. Neben der venerischen Ansteckung ist eine Infektion in Schwimmbädern möglich.

> ❯ Bei nachgewiesener Chlamydieninfektion der Konjunktiva ist eine Aufklärung des Patienten über die venerische Genese der Erkrankung notwendig.

■ **Diagnostik**

Der Keimnachweis der Chlamydien erfolgt durch einen Abkratzabstrich mit Gewinnung von zellulärem Material (Nachweis von basophilen zytoplasmatischen Einschlusskörperchen).

■ **Therapie**

Die Therapie der intrazellulären Chlamydieninfektion erfolgt als lokale und systemische Antibiotikagabe (Azithromyzin 500 mg pro Tag für 3 Tage, Azithromyzin-AT 3x tgl. für 3 Tage, alternativ Tetrazykline). 4–6 Wochen nach erfolgter Therapie sollte ein Kontrollabstrich erfolgen.

> ❯ Bei der Chlamydientherapie ist die Mitbehandlung des Sexualpartners notwendig. Die Untersuchung auf weitere venerische Erkrankungen sollte erfolgen.

Trachom

Beim Trachom handelt es sich um eine vor allem in den Tropen sehr weit verbreitete Infektionskrankheit der Bindehaut, die bei fehlender Behandlung zu erheblichen Komplikationen vor allem an der Hornhaut führen kann und deshalb auch als häufige

Erblindungsursache angesehen werden muss. Ursache ist eine Infektion mit Chlamydia trachomatis. Hierzulande verläuft die Erkrankung aufgrund des einfachen Zugangs zu einer antibiotischen Therapie und aufgrund sehr guter Hygienestandards oft gutartig. Klinisches Bild, Diagnostik und Therapie des Trachoms werden in ▶ Kapitel 25 ausführlich dargestellt.

11.4.4 Neugeborenenkonjunktivitis (Ophthalmia neonatorum)

▪ Definition

Die Neugeborenenkonjunktivitis (Ophthalmia neonatorum) ist eine akute Konjunktivitis, die nach einer Spontangeburt innerhalb des ersten Monats auftritt. Die Infektion erfolgt meist im Geburtskanal. Neben der wichtigen Neugeborenenkonjunktivitis durch Chlamydien und Gonokokken ist eine Konjunktivitis durch Herpes-simplex-Viren, verschiedene andere Bakterien (▶ Abschn. 11.4.1) und eine chemische Konjunktivitis durch die Infektionsprophylaxe durch Silbernitrat (s. u.) möglich.

❯ Bei jeder Neugeborenenkonjunktivitis ist einen Abstrichdiagnostik mit Keimidentifizierung und Resistenzbestimmung notwendig.

Chlamydienkonjunktivitis des Neugeborenen

▪ Klinisches Bild

Die Ophthalmia neonatorum durch Chlamydien ist eine akute, purulente massive Konjunktivitis mit Chemosis die zwischen dem 5. und 14. Tag nach einer Spontangeburt auftritt. Die Chlamydieninfektion ist die häufigste Ursache der Ophthalmia neonatorum. Die Bindehaut zeigt eine papilläre Reaktion (Follikel entwickeln sich beim Neugeborenen erst nach einigen Lebensmonaten). Eine Beteiligung der Hornhaut (Hornhautinfiltrat) muss ausgeschlossen werden.

▪ Therapie

Die antibiotische Therapie erfolgt lokal und systemisch (meist intravenöse) und entspricht der Chlamydientherapie der Erwachsenen in angepasster Dosierung, die Therapie sollte interdisziplinär mit der Kinderklinik erfolgen.

Gonokokken-Konjunktivitis des Neugeborenen

▪ Klinisches Bild

Die Gonokokken-Konjunktivitis des Neugeborenen ist eine akute, purulente Bindehautentzündung mit Chemosis und papillärer Reaktion, die zwischen dem 1. und 3. Tag nach Spontangeburt auftritt. Sie tritt also früher auf als die Chlamydien-Konjunktivitis. Die Bildung von Pseudomembranen ist möglich. Die Eiterbildung kann so massiv sein, dass bei forcierter Lidöffnung im Rahmen der Untersuchung das eitrige Sekret als Fontäne hervorspritzt. Eine Beteiligung der Hornhaut muss auch hier ausgeschlossen werden.

▪ Therapie

Die antibiotische Therapie erfolgt lokal und systemisch (meist intravenös) und entspricht der Gonokokkentherapie der Erwachsenen in angepasster Dosierung, die Therapie sollte interdisziplinär mit der Kinderklinik erfolgen.

❯ Die Neugeborenenkonjunktivitis durch Gonokokken entwickelt sich am 1. bis 3. Tag, die Chlamydienkonjunktivitis am 5. bis 14. Tag nach Spontangeburt. Bei jeder Neugeborenenkonjunktivitis muss eine Infektionsdiagnostik beider Elternteile (V. a. auf Chlamydien und Gonokokken) erfolgen.

Infektionsprophylaxe der Neugeborenenkonjunktivitis

Eine Prophylaxe der Neugeborenenkonjunktivitis kann mit Silbernitrat-Augentropfen (1%ig, $AgNO_3$) erfolgen. Diese sog. **Credésche Prophylaxe** ist wirksam gegen eine Infektion mit Gonokokken und anderen Bakterien, nicht gegen Chlamydien. Die Credésche Prophylaxe (seit 1881) führt zu einer milden Bindehautreizung mit wässrigem Sekret für einige Tage (chemische Konjunktivitis). Die Credé-Prophylaxe war in Deutschland bis 1986 gesetzlich vorgeschrieben, wegen des Rückgangs der Gonokokkeninfektionen und der Möglichkeit der präpartalen Diagnostik einer Gonokokkeninfektion der Mutter wird diese heutzutage kontrovers diskutiert und vielerorts nicht mehr durchgeführt. Eine Infektionsprophylaxe gegen Chlamydien erfolgt mit lokalen antibiotischen Augentropfen (Azithromycin, Tetrazyklin, Erythromycin).

11.4.5 Okuloglanduläres Syndrom nach Parinaud

- **Klinisches Bild**

Die okuloglanduläre Konjunktivitis nach Parinaud ist eine seltene einseitige granulomatöse, chronische Konjunktivitis. Es finden sich noduläre Bindehautläsionen. Zusätzlich liegt eine Lymphknotenschwellung der präaurikulären oder submandibulären Lymphknoten und Krankheitsgefühl/Fieber vor.

Die Ursache liegt in einer systemischen Infektion mit Viruserkrankungen und granulomatösen Infektionskrankheiten (Lues, Tuberkulose, Tularämie, Katzen-Kratz-Krankheit u. a.).

- **Therapie**

Die Therapie richtet sich nach der Grunderkrankung.

11.5 Allergische und immunologische Konjunktivitis

11.5.1 Akute allergische Konjunktivitis

- **Pathogenese**

Die Ursache liegt in einer Typ-I (IgE vermittelten) Überempfindlichkeitsreaktion auf verschiedene Allergene im Sinne einer Kontaktallergie. Häufige Ursachen sind eine Allergie auf Pollen und Gräser, Hausstaubmilben, Kosmetika und einer Therapie mit Augentropfen.

Die Konjunktivitis allergica gehört zum Formenkreis der Atopien (atopisches Ekzem, allergisches Asthma bronchiale, Rhinitis/Konjuncitivts allergica, allergische Enteritis).

> ❯ **Augentropfen, insbesondere bei chronischer Anwendung, sind eine häufige Ursache für Unverträglichkeitsreaktionen und allergische Reaktionen der Bindehaut und der Lider.**

- **Klinisches Bild**

Das klinische Bild der akuten allergischen Konjunktivitis ist gekennzeichnet durch:
- Chemosis
- Konjunktivale Injektion und wässrige Sekretion
- Juckreiz
- Periorbitale Lidschwellung und Rötung möglich

Die Veränderungen treten i. d. R. akut auf und sind meist beidseitig. Eine Assoziation mit einer Rhinitis allergica ist häufig.

- **Therapie**

Die wichtigste Therapie besteht in der Allergenkarenz, sofern möglich. Bei rezidivierenden und massiven Beschwerden ist eine allergologische Abklärung sinnvoll. Steroidhaltige Augentropfen führen zu einer schnellen Befundbesserung, sind jedoch wegen der Nebenwirkungen (Augendruckerhöhung, Infektion, Katarakt) nicht für eine Dauertherapie geeignet. Bei wiederkehrender akuter allergischer Konjunktivitis (z. B. bei Pollenallergie) können lokale antiallergische Augentropfen angewendet werden (verschiedene Wirkstoffe: Mastzellstabilisatoren, H1-Blockade).

11.5.2 Mikrobiell-allergische Keratokonjunktivitis

- **Pathogenese**

Es handelt sich um eine verzögerte Überempfindlichkeitsreaktion auf bakterielle Proteine (Staphylokokken). Häufiger Auslöser ist eine chronische Blepharitis. Die Beschwerden werden durch den Kreislauf »chronische Blepahritis – Überempfindlichkeitsreaktion – trockenes Auge (Konjunktivitis sicca)« bestimmt.

- **Klinisches Bild**

Die mikrobiell-allergische Konjunktivitis ist eine häufige, meist chronische Bindehautentzündung mit deutlichen subjektiven Beschwerden. Es bestehen ausgeprägte Oberflächenbeschwerden mit Jucken, Fremdkörpergefühl, Photophobie im Vordergrund. Es findet sich eine meist nur moderate Bindehauthyperämie mit wässrigem Sekret bei Blepharitis und Zeichen eine Keratokonjunktivitis sicca.

- **Therapie**

Die Therapie basiert auf folgenden 3 Säulen:

- Behandlung der Staphylokokkenblepharitis mit lokaler antibiotischer Therapie und Lidrand-hygiene
- Tränenersatztherapie (Behandlung des trockenen Auges)
- Behandlung der Überempfindlichkeitsreaktion mit lokalen steroidhaltigen Augentropfen

11.5.3 Keratokonjunktivitis vernalis (Frühlingskatarrh)

- **Pathogenese**

Typ-I (IgE-vermittelte) Sofortreaktion und IgE-unabhängige Entzündungsreaktion. Es besteht eine Assoziation zum Formenkreis der Atopien.

- **Klinisches Bild**

Die Keratokonjunktivitis vernalis ist eine seltene, chronisch-rezidivierende Bindehautentzündung, die meist beidseitig, vorwiegend bei Jugendlichen und jungen Erwachsenen auftritt. Es besteht eine saisonale Häufung der Beschwerden im Frühjahr. Sie ist gekennzeichnet durch Riesenpapillen der tarsalen Bindehaut und/oder limbale gelb-weiße Papillen, vor allem im Bereich des oberen Limbus. Es besteht eine Absonderung von zähem mukoidem Schleim. Die Entstehung von weißlichen Horn-hautplaques ist möglich. Die Patienten klagen über Tränenträufeln (Epiphora) und Juckreiz als erheb-liche Beschwerden.

- **Therapie**

Die Therapie ist meist langwierig und erfolgt mit lokalen steroidhaltigen Augentropfen, antiallergi-schen Augentropfen (Mastzellstabilisatoren, H1-Blocker) ohne Konservierungsmittel. Bei fehlender Besserung kann eine Lokaltherapie mit Ciclospo-rin-A-haltigen Augentropfen (Immunsuppres-sivum), eine Injektion von Glukokortikoiden ober-halb des Tarsus oder eine systemische Therapie mit Glukokortikoiden erfolgen. Meist zeigt sich eine Besserung der Beschwerden im Laufe der Jahre.

11.5.4 Riesenpapillenkonjunktivitis

- **Klinisches Bild**

Riesenpapillen sind pflastersteinartige Veränderun-gen (chronische papilläre Entzündung) meist im Bereich der Konjunctiva tarsalis des Oberlides. Riesenpapillen führen zu vermehrtem Fremdkör-pergefühl und neigen zur bakteriellen Superinfek-tion. Neben dem chronischen Reizzustand besteht meist zähe muköse Sekretbildung. Riesenpapillen sind eine typische Komplikation bei Kontaktlinsen-trägern oder nach Prothesenversorgung nach Aug-apfelentfernung. Die Konjunktivitis vernalis kann ebenfalls zu Riesenpapillen führen (◉ Abb. 11.2). Bei unklarer Genese ist eine Biopsie mit histopatho-logischer Differenzierung des Entzündungsinfil-trates zum Ausschluss eines Lymphoms bzw. einer leukämischen Infiltration notwendig. Riesenpa-pillen können auch unter Therapie über Monate persistieren.

- **Therapie**

Bei Kontaktlinsenträgern steht die Kontaktlinsen-karenz im Vordergrund.

Eine Lokaltherapie mit steroidhaltigen Augen-tropfen ohne Konservierungsmittel führt zu einer langsamen Rückbildung der Riesenpapillen.

11.5.5 Seltene immunologische Konjunktivitiden

- **Klinisches Bild**

Es gibt verschiedene seltene immunologische Bindehautentzündungen mit meist chronischem Charakter. Zu den wichtigsten zählen die folgen-den:

- **Konjunktivitis phlyctaenulosa:** Phlyctänen sind entzündliche glasig imponierende knotige Verdickungen im Bereich der Limbusregion. Ulzerationen der peripheren Hornhaut sind möglich (▶ Kap. 12). Die Keratokonjunktivitis phlyctaenulosa ist eine seltene Erkrankung, die vorwiegend Kinder und junge Erwachsene betrifft. Ursächlich ist möglicherweise eine verzögerte Hypersensitivitätsreaktion auf bakterielle Antigene, eine Assoziation mit Tuberkulose wurde vermutet.

- **Konjunktivitis lignosa:** Die Konjunktivitis lignosa ist eine selten immunologische Bindehautentzündung mit massiver Pseudomembranbildung der tarsalen Bindehaut bei Kindern.
- **Superiore limbale Keratokonjunktivitis (Theodore), KeratoKonjunktivitis des oberen Limbus:** Es handelt sich um eine seltene aber chronische, entzündliche Hornhautveränderung der oberen Limbusregion mit Bindehauthyperämie. Es findet sich eine papilläre Hypertrophie des oberen Tarsus. Die Patienten klagen über Oberflächenbeschwerden und Schmerzen.

■ **Therapie**

Die Therapie erfolgt mit lokalen steroidhaltigen Augentropfen.

11.6 Konjunktivitis bei Autoimmunerkrankungen

11.6.1 Schleimhautpemphigoid

■ **Pathogenese**

Das Schleimhautpemphigoid ist eine blasenbildende Autoimmunerkrankung bei der Autoantikörper gegen Strukturproteine der dermo-epidermalen Junktionszone gebildet werden. Das vernarbende Schleimhautpemphigoid ist wahrscheinlich eine Variante des bullösen Pemphigoids.

■ **Klinisches Bild**

Die chronische blasenbildende Erkrankung betrifft alle Schleimhäute (v. a. Mund/Rachen und Konjunktiva). Die Blasen platzen und heilen unter Vernarbung und Schrumpfung ab.

Eine reine Augenbeteiligung ist möglich (okuläres Schleimhautpemphigoid), prinzipiell muss eine Beteiligung anderer Schleimhäute durch die Dermatologie ausgeschlossen werden.

Folgende klinischen Befunde finden sich an den Augen (meist beidseitig):

- Chronische papilläre Konjunktivitis
- Subkonjunktivale Bindegewebsvermehrung mit Vernarbung (beginnend medial)
- Symblepharonbildung, Verkürzung des Fornix, Entropium mit Trichiasis

- Limbusinsuffizienz mit (schwerster) Keratinisierung der Bindehaut und Hornhaut
- Sekundäres Glaukom

> **Die Augenbeteiligung des Schleimhautpemphigoids ist gekennzeichnet durch eine schwere Oberflächenstörung mit Vernarbungen der Bindehaut und Hornhaut. Sie kann zur beidseitigen Erblindung führen.**

■ **Diagnostik**

Die Diagnose muss unter Einbeziehung der Dermatologie erfolgen. Diese erfolgt neben der klinischen Diagnose meist über eine Biopsie der Wangenschleimhaut. In Einzelfällen (Frage isoliertes okuläres Schleimhautpemphigoid) ist eine Bindehautbiopsie sinnvoll. Mittels direkter Immunfluoreszenz können lineare Ablagerungen von IgG, IgA und/oder Komplement C3 entlang der dermo-epidermalen Junktionszone nachgewiesen werden. Im Serum können Autoantikörper nachgewiesen werden (z. B. AK gegen Typ XVII-Kollagen: BP180).

■ **Therapie**

Die Therapie erfolgt in Zusammenarbeit mit der Dermatologie. Das Schleimhautpemphigoid (auch die rein okuläre Beteiligung) muss systemisch immunsuppressiv behandelt werden.

Die Lokaltherapie erfolgt wegen der chronischen Oberflächenreizung analog zum schweren trockenen Auge (► Konjunktivitis sicca). Bei Entzündungsschüben werden steroidhaltige Augentropfen und immunsuppressive Augentropfen (Ciclosporin A) angewendet (keine Dauertherapie).

11.6.2 Stevens-Johnson-Syndrom (Erythema multiforme major) und toxische epidermale Nekrolyse (TEN, Lyell-Syndrom)

■ **Pathogenese**

Es handelt sich um eine schwere Hypersensitivitätsreaktion, welche ausgelöst werden kann durch:

- **Arzneimittel** (Allopurinol, nicht-steroidale Antiphlogistika, Sulfonamide und andere),
- **Herpes simplex-Virus** Infektionen und andere virale Infektionen,

- **bakterielle Infektionen** (z. B. Streptokokken),
- selten **paraneoplastisch** (im Rahmen von Malignomen).

■ Klinisches Bild

Das Stevens-Johnson-Syndrom und die toxische epidermale Nekrolyse sind akut auftretende Exanthemerkrankungen der Haut und Schleimhäute. Die Veränderungen finden sich beim Stevens-Johnson-Syndrom vor allem perioral und periorbital sowie an den Extremitäten. Die toxische epidermale Nekrolyse (Lyell-Syndrom) ist die klinische Maximalvariante mit Befall >30% der Körperoberfläche. Der Begriff Erythema exsudativum multiforme beschreibt das klinische Bild der kokardenförmigen Effloreszenzen (münzgroßes Erythem mit zentraler Papel, später Blase), die in ein Stevens-Johnson-Syndrom oder eine Lyell-Syndrom übergehen können.

Folgende klinischen Befunde finden sich an den Augen (meist beidseitig):

- Konjunktivale Hyperämie, Chemosis, wässriges Sekret
- Tränenfilminsuffizienz durch Keratokonjunktivitis sicca
- Bindehauterosion (Epitheldefekte)
- Symblepharonbildung möglich, subkonjunctivale Narbenbildung der tarsalen Bindehaut
- Hornhautkomplikationen (Erosio, Vaskularisation, Narben)

Die Prognose am Auge hängt von Auftreten der Komplikationen (Hornhautbeteiligung, Symblepharonbildung) ab.

■ Therapie

Die Therapie erfolgt durch die Dermatologie bzw. interdisziplinär (Glukokortikoide, Immunsuppression, Lokaltherapie). Die Lokaltherapie am Auge erfolgt wegen der Oberflächenreizung analog zum schweren trockenen Auge (siehe Konjunktivitis sicca). In der akuten Krankheitsphase werden steroidhaltige Augentropfen angewendet.

11.6.3 Rosazea

■ Klinisches Bild

Die Rosazea ist eine entzündliche Gesichtsdermatose und gekennzeichnet durch eine Rötung im Gesicht, Teleangiektasien, Papeln und Pusteln sowie hypertrophe Talgdrüsen. Das Rhinophym ist eine knollige Verdickung der Nase aufgrund der Talgdrüsenhypertrophie. Folgende klinischen Befunde finden sich an den Augen (meist beidseitig):

- chronische Konjunktivitis mit schwerer Konjunktivitis sicca,
- chronische Blepharitis,
- periphere, nicht ulzerierende Keratitis ohne Infiltrate mit zunehmender Vaskularisation und Ausdünnung der Hornhaut.

■ Therapie

Die Basistherapie erfolgt über die Dermatologie. Behandlung des trockenen Auges steht im Vordergrund. Systemische Tetrazykline sind als langfristige Therapie über Monate (siehe Liderkrankungen, Blepharitis) sinnvoll.

11.6.4 Atopische Dermatitis, atopisches Exzem

■ Pathogenese

Die atopische Dermatitis wird multifaktoriell verursacht (genetische Faktoren, Umwelteinflüsse). Es resultiert eine überschießende Immunantwort durch eine Störung der humoralen und zellulären Immunität. Die Erkrankung gehört zum Formenkreis der Atopien (atopisches Ekzem, allergisches Asthma bronchiale, Rhinitis/Konjuncitivits allergica, allergische Enteritis).

■ Klinisches Bild

Die atopische Dermatitis (früher Neurodermitis) ist eine chronische, rezidivierende, schubweise verlaufende Hauterkrankung mit Störung der Hautbarriere. Folgende klinischen Befunde finden sich an den Augen (meist beidseitig):

- Neigung zur akuten allergischen Konjunktivitis
- Massive Keratokonjunktivitis sicca mit chronischer Blepharitis

- **Therapie**

Die Basistherapie erfolgt durch die Dermatologie. Am Auge steht die Behandlung der Oberflächenstörungen durch die Konjunktivitis sicca mittels Tränenersatzmitteln im Vordergrund (siehe dort). Akute Exazerbationen können mit lokalen steroidhaltigen Augentropfen behandelt werden.

11.7 Graft-versus-host-disease (GVHD)

- **Pathogenese**

Die GVHD-Reaktion ist eine Immunreaktion nach Stammzelltransplantation oder Knochenmarkstransplantation, die im Empfänger ein multiorganisches inflammatorisches Syndrom auslöst.

- **Klinisches Bild**

Es wird eine akute (meist in den ersten 100 Tagen nach Stammzelltransplantation) von einer chronischen GVHD-Reaktion unterschieden. Betroffen sind vor allem die Haut, die Leber und der Magen-Darm-Trakt. Bei einer **akuten GVHD** Reaktion zeigt die Augenbeteiligung (meist beidseitig) eine

- **akute immunologische Konjunktivitis** mit Chemose, Exsudation (Sekretbildung), Pseudomembranbildung, Symblepharonbildung.

Bei einer **chronischen GVHD**-Reaktion kommt es zu einem Untergang der Becherzellen, Tränendrüsen und Meibomdrüsendestruktion mit

- schwerster Keratokonjunktivitis sicca,
- Symblepharonbildung der Bindehaut,
- Hornhautbeteiligung (immunologische Hornhauteinschmelzung bis Perforation),
- möglicher Uveitis, Skleritis.

- **Therapie**

Die Therapie erfolgt interdisziplinär durch die Hämatoonkologie (Immunsuppression). Am Auge steht die Behandlung der Oberflächenstörungen durch die Konjunktivitis sicca mittels Tränenersatzmitteln im Vordergrund (siehe dort). Des Weiteren erfolgt eine lokale immunsuppressive Therapie mit steroidhaltigen Augentropfen und Ciclosporin-A Augentropfen.

11.8 Konjunktivitis sicca

- **Definition**

Das trockene Auge (Konjunktivitis sicca, Keratokonjunktivitis sicca) ist eine sehr häufige Erkrankung der Augenoberfläche und des Tränenfilms. Die Beeinträchtigung des Tränenfilms führt einerseits zu Oberflächenbeschwerden mit Fremdkörpergefühl, Stechen und Brennen und andererseits zu einer Reduktion der Sehqualität mit vermehrten Verschwommensehen.

Die Konjunktivitis sicca kann als eigenständiges Krankheitsbild auftreten oder nach bzw. im Rahmen jeder Oberflächenerkrankung des Auges.

- **Pathogenese**

Die Ursache der Konjunktivitis sicca ist multifaktoriell und komplex. Die möglichen Auslöser und Einflussfaktoren lassen sich anhand des 3-schichtigen Tränenfilms darstellen:

- Muzinschicht der **Becherzellen**: Eine Reduktion der Becherzellen der Bindehaut kann durch Umwelteinflüsse und durch alle konjunktivale, insbesondere chronische Erkrankungen entstehen.
- **Wässrige Phase** des Tränenfilms: Jede immunologische und degenerative Erkrankung der Tränendrüse führt zu einer Reduktion der wässrigen Phase.
- Lipid-Phase der **Meibomdrüsen**: Die chronische Blepharitis mit einer Störung der Lipidproduktion der Meibom-Drüsen ist ein essentieller Bestandteil des trockenen Auges mit einer schnelleren Verdunstung des präkornealen Tränenfilms. Die Blepharitis ist im Kapitel Liderkrankungen dargestellt.

Die Regulation der Tränenfilmproduktion unterliegt neben der primär parasympathischen Innervation auch sympathischen, sensorischen und hormonellen Einflüssen:

- Es finden sich **Androgenrezeptoren** in Meibomdrüsen und in der Tränendrüse: Androgene fördern die Funktion der Meibomdrüsen mit Lipidsynthese.
- Östrogenrezeptoren in den Meibomdrüsen führen zu einer negativen Auswirkung von Östrogen auf die Drüsenfunktion.

Eine verminderte Frequenz des Lidschlages (z. B. bei PC Arbeit, viel Lesearbeit), fehlerhafter Ausgleich von Refraktionsfehlern, Arbeiten in klimatisierten Räumen, Klimaanlage im Auto und Umwelt/Arbeitsfaktoren können zu einer vermehrten Verdunstung des Tränenfilms führen.

Aus den genannten Einflussfaktoren ergeben sich folgende wichtige mögliche Ursachen des trockenen Auges:

- Alter
- Umwelteinflüsse
- Erkrankungen der Bindehaut und der Lider
- Schilddrüsenerkrankungen (endokrine Orbitopathie), Hormonumstellungen
- Diabetes mellitus
- Immunologische und Autoimmunerkrankungen (Kollagenosen, Rheumatologische Erkrankungen, Sjögren-Syndrom, Sarkoidose, Graft-versus-Host-Disease u. a.)
- Hauterkrankungen (z. B. atopische Dermatitis, Rosazea u. a.)
- Medikamente, Hormonpräparate
- Vitamin-A-Mangel (Xerophthalmie): heute extrem selten, schwerste Oberflächenstörung mit Bindehaut- und Hornhautbeteiligung

Diagnostik

Die folgenden Untersuchungsmethoden sind die Basismethoden zur Charakterisierung des trockenen Auges.

- **Schirmer-Test**: Mit dem Schirmer-Test wird der wässrige Anteil der Tränensekretion quantifiziert. Ein Filterpapierstreifen wird für 5 Minuten in den Bindehautsack eingelegt. Nach Entnahme des Filterpapiers wird die befeuchtete Strecke in Millimetern abgelesen. Eine Befeuchtung weniger als 5 mm zeigt einen schweren Mangel an Tränenflüssigkeit an.
- **Tränenfilmaufreißzeit** (break-up time, BUT): Die Lipidphase des Tränenfilms bestimmt die Stabilität des Tränenfilms und wird durch die Tränenfilmaufreißzeit quantifiziert. Nach Gabe eines Fluoreszein-Tropfens wird die Zeit vom letzten Lidschlag bis zum Aufreißen des homogenen Tränenfilms gemessen. Das Zeitintervall beträgt normalerweise >10 Sekunden. Eine deutliche Störung der Tränenfilmstabilität liegt bei einer Aufreißzeit kleiner als 5 Sekunden vor.

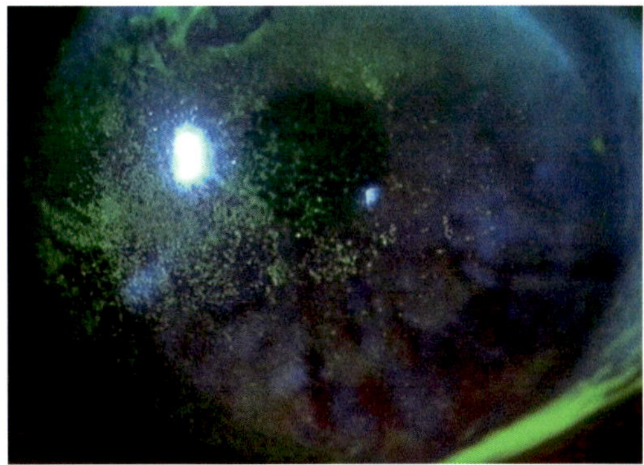

Abb. 11.8 Hornhautstippung. Eine massive Keratokonjunktivitis sicca führt zu einer Hornhautstippung (hier sehr massiv) mit ausgeprägtem Fremdkörpergefühl. Die multiplen kleinen Epithelläsionen lassen sich mit Fluoreszein anfärben

- **Lidkantenparallele konjunktivale Falten**: Das trockene Auge führt zur typischen lidkantenparallelen Faltenbildung (LIPCOF) der Bindehaut, am besten sichtbar am temporalen Unterlid. Die Faltenbildung nimmt mit der Ausprägung des trockenen Auges zu und kann klinisch eingeteilt werden:
  - **LIPCOF 0**: keine Faltenbildung
  - **LIPCOF 1 und 2**: kleine Bindehautfalten, kleiner als der Tränenmeniskus
  - **LIPCOF 3**: Die lidkantenparallelen Falten überragen den Tränenmeniskus
  - **LIPCOF 4**: Die lidkantenparallelen Falten überragen die Lidkante
- **Fluoreszein-Anfärbung**: Das Fluoreszein färbt Oberflächendefekte der Hornhaut und Bindehaut an. Beim trockenen Auge findet sich vor allem eine Stippung der Hornhautoberfläche (Abb. 11.8, kleine punktförmige Läsionen). Neben dem vermehrten Fremdkörpergefühl führt die Hornhautstippung zu einer reduzierten Sehqualität.
- **Bengalrosa**: Die Bengalrosa-Färbung (1%ig) stellt abgestorbenen Zellen der Hornhaut und Bindehaut dar, und kann zur Darstellung des Oberflächenschadens herangezogen werden.

Je nach klinischem Befund und Anamnese ist eine weiterführende Diagnostik mit Bestimmung von Hormonspiegeln, Schilddrüsenwerten und Blutzuckerwerten sowie einer internistischen und/oder dermatologischen konsiliarischen Mitbeurteilung zu veranlassen.

■ Klinisches Bild

Die Beschwerden der Patienten sind typischerweise stark schwankend und gekennzeichnet von einer hohen interindividuellen Variabilität auch bei ähnlichen klinischen Befunden. Die klinischen Symptome sind gekennzeichnet durch Fremdkörpergefühl, Brennen, »müde Augen« und schwankenden Störungen des Sehens, im Sinne von vorübergehendem Verschwommensehen. Die Patienten klagen zudem häufig über morgendlich verklebte Augen. Die Schleimfäden werden mit den Fingern entfernt, was zu einer weiteren Irritation der Augenoberfläche führt (Mucus-fishing-syndrome). Neben den klinischen Befunden (siehe Diagnostik) muss die Hornhaut besonders aufmerksam untersucht werden. Die Hornhautbeteiligung bestimmt das Ausmaß der ernsthaften Komplikationen:

- Hornhautinfiltrate/-infektionen
- Hornhautulzera
- Hornhautnarben
- Hornhautvaskularisation

■ Therapie

Die Therapie des trockenen Auges besteht in der symptomatischen Gabe von Tränenersatztropfen und der Vermeidung von negativen Einflüssen. Der therapeutische Einsatz von Tränenersatzmitteln ins prinzipiell unbedenklich. Die Häufigkeit der Applikation hängt von den Beschwerden des Patienten ab (z. B. bei Bedarf bis zu 15 bis 30-minütlich). Neben Augentropfen, Gelpräparaten und Salben werden auch lipophile Sprays für die Lider angeboten, welche die Meibomfunktion verbessern sollen. Kommerziell sind eine hohe Anzahl von Präparaten erhältlich mit verschiedenen Wirkstoffen und Kombinationen erhältlich (z. B. Polyvidon, Carbomer, Methylcellulose, Polysaccharid, Dexpanthenol, Hyaluronsäure, Vitamin A u. a).

> **Bei langfristiger Anwendung von Tränenersatzmitteln sollten Präparate ohne Konservierungsmittel (Va Benzalkoniumchlorid) und ohne Phosphatpuffer eingesetzt werden, da diese wiederum eine chronische Augenreizung zur Folge haben.**

Bei massivem trockenen Auge (meist im Rahmen von Grunderkrankungen) ist die Anwendung von **autologen Serumaugentropfen** möglich. Die Augentropfen werden hierbei aus einer Eigenblutspende gewonnen. Eine Verringerung des Tränenabflusses über die Tränenpünktchen kann durch einen passageren (Punctum plugs) oder permanenten (Kauterisation) **Verschluss der Tränenpünktchen** erfolgen. Die (vorübergehende) Anpassung von **therapeutischen Kontaktlinsen** ist eine therapeutische Option bei massiver Schmerzsymptomatik und Hornhautbeteiligung.

11.9 Differentialdiagnose »rotes Auge«

Das klinische Bild des »roten Auges« beschreibt eine Hyperämie der Bindehautgefäße und/oder der episkleralen Gefäße. Das »rote Auge« ist eine der häufigsten Gründe, warum ein Patient den Augenarzt aufsucht.

Zu den wichtigsten Differentialdiagnosen des »roten Auges« gehören:

- Infektiöse, allergische, immunologische Konjunktivitis
- Keratokonjunktivitis sicca
- Bindehautreizungen durch äußere Einflüsse
- Lidfehlstellungen mit sekundärer Bindehautreizung
- Entzündliche und infektiöse Hornhauterkrankungen
- Uveitis anterior, intermedia, posterior
- Glaukomanfall
- Episkleritis, Skleritis
- Verätzungen, Verbrennungen
- Fremdkörper der Bindehaut und Hornhaut, Hyposphagma, Verletzungen

11.10 Tumoren der Bindehaut

11.10.1 Gutartige Tumoren der Bindehaut

■ Klinisches Bild

Gutartige Tumoren der Bindehaut sind häufig und können ein sehr variables klinisches Bild darstellen.

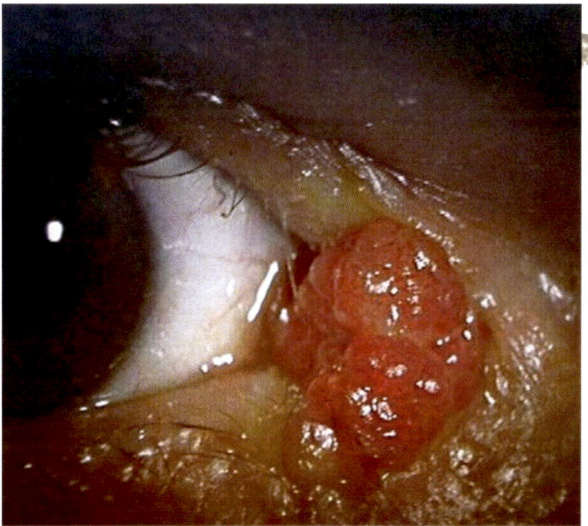

Zu den wichtigsten gutartigen Tumoren der Bindehaut gehören:

- **Bindehautnävus**: siehe unten: melanozytäre Läsionen der Bindehaut.
- **Bindehautpapillome** (Abb. 11.9): gutartige Tumoren des Bindehautepithels, gestielt oder breitbasig mit fleischig-rötlichem Aspekt. Assoziation mit einer Infektion mit humanem Papillomavirus.
- **Pseudokarzinomatöse Hyperplasie**: reaktive entzündliche Proliferation des Bindehautepithels, schnelles Wachstum, Abgrenzung zum Plattenepithelkarzinom der Bindehaut notwendig (chirurgische Exzision)
- **Choristome**: angeborene tumoröse Missbildung durch versprengtes embryonales, ortsfremdes Gewebe. Das wichtigste Choristom am Auge ist das Dermoid (► Kap. 21).
- **Vaskuläre Tumoren**: Hämangiome, Lymphangiome, pyogenes Granulom (überschießendes Granulationsgewebe z. B. nach Verletzung)

- **Therapie**

Die Therapie besteht in der chirurgischen Exzision möglichst im Gesunden, sofern Beschwerden bestehen oder die Dignität nicht eindeutig ist. Kleine Läsionen können zunächst beobachtet werden (photographische Dokumentation).

11.10.2 Maligne nicht-melanozytäre Neoplasien der Bindehaut

Conjunctivale intraepitheliale Neoplasie (CIN)

- **Klinisches Bild**

Die konjunktivale intraepitheliale Neoplasie ist ein Carcinoma in situ des Bindehautepithels. Eine Invasion durch die Basalmembran in die Substantia propria der Bindehaut hat noch nicht stattgefunden (vgl. invasives Plattenepithelkarzinom). Es besteht keine Metastasierung.

Klinisch imponiert ein meist wenig prominenter, fleischiger Tumor, der häufiger im Bereich des Limbus lokalisiert ist. Die Oberfläche zeigt sich hyperkeratotisch (rauh) ggfs. mit Leukoplakie (weißlichem Belag)

- **Therapie**

Eine chirurgische Exzision im Gesunden muss erfolgen, damit sich kein invasives Plattenepithelkarzinom entwickelt. Eine Nachbehandlung mit lokaler Chemotherapie (mehrere Zyklen Mitomycin C Augentropfen) ist notwendig. Langfristige Kontrollen zum Ausschluss eines Rezidivs müssen erfolgen.

Plattenepithelkarzinom der Bindehaut

- **Klinisches Bild**

Das Plattenepithelkarzinom der Bindehaut ist gekennzeichnet durch die Invasion maligner Zellen (infiltratives Wachstum) durch die Basalmembran in die Substantia propria der Bindehaut. Das klinische Bild entspricht zunächst dem der konjunktivalen intraepithelialen Neoplasie (fleischiger Tumor mit Hyperkeratosen, Leukoplakie, variable Prominenz). Bei ausbleibender Therapie kommt es zur weiteren Invasion in die Lider, Orbita und zur Metastasierung (regionäre Lymphknoten, Fernmetastasen).

- **Therapie**

Eine chirurgische Exzision im Gesunden muss angestrebt werden. Eine Nachbehandlung mit lokaler Chemotherapie (mehrere Zyklen Mitomycin C Augentropfen) ist notwendig. Langfristige Kontrollen zum Ausschluss eines Rezidivs müssen

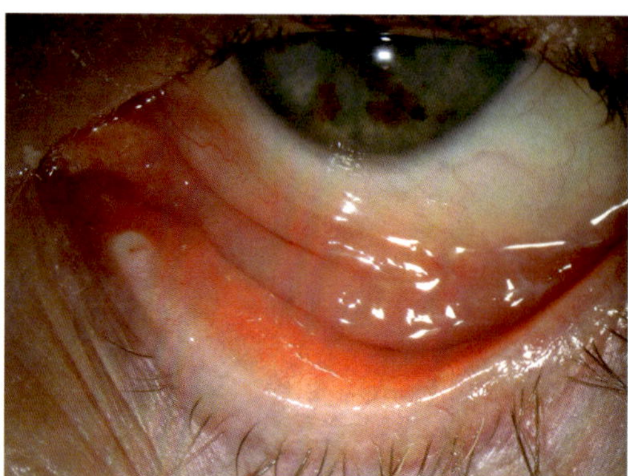

◘ Abb. 11.10 Bindehautlymphom. Bindehautlymphome sind subkonjunktivale lachsfarbene Tumoren, typischerweise im Bereich des oberen oder unteren Fornix

folgen. Wegen der möglichen Metastasierung sind ein Tumorstaging und eine interdisziplinäre Planung der Diagnostik und Therapie in Zusammenarbeit mit der Onkologie notwendig.

Lymphome der Bindehaut

■ Klinisches Bild

Leukämien und Lymphome können mit einer Beteiligung der Bindehaut und anderen Strukturen (Lider, Auge/Uvea, Orbita, Tränendrüse, N. opticus) vergesellschaftet sein.

- **Leukämien** führen zu einem infiltrativen Prozess, der an der Bindehaut eine fleischige Substanzvermehrung bewirkt.
- **Lymphome der Bindehaut** (◘ Abb. 11.10) können im Rahmen einer okulären Beteiligung einer systemischen Manifestation oder als primäres okuläres Lymphom auftreten. Es handelt sich in den meisten Fällen um eine extranodales Marginalzonen-B-Zelllymphom vom MALT-Typ (sog. indolentes Lymphom). Indolente Lymphome sind langsam wachsende niedrig maligne Lymphome meist älterer Patienten. In der Pathogenese wird eine Infektion durch Chlamydien als möglicher Triggerfaktor diskutiert. Klinisch zeigt sich an der Bindehaut ein subkonjunktivaler lachsfarbener Tumor. Die Patienten klagen meist nur über geringgradige Beschwerden. Eine Gefahr für das Auge besteht i. d. R. nicht, die Tumoren können sich in die Orbita ausdehnen.

■ Diagnose

Die Diagnosesicherung erfolgt im Rahmen einer exzisionalen Biopsie. Je nach Ausdehnung ist eine orbitale und zerebrale Bildgebung (MRT) notwendig. Da in der Pathogenese eine Chlamydieninfektion eine Rolle spielen kann, sollte ein Bindehautabstrich auf Chlamydien erfolgen. Ein Tumorstaging durch die Onkologie/Hämatologie muss eingeleitet werden.

■ Therapie

Die Therapieplanung erfolgt in Zusammenarbeit mit der Onkologie. Wird eine systemische Chemotherapie umgesetzt, werden die Lymphome der Bindehaut begleitend beobachtet. Wenn keine systemische Therapie notwendig ist (watch-and-wait), kann der Lokalbefund an der Bindehaut beobachtet werden. Lymphome der Bindehaut und der Orbita sprechen gut auf eine lokale Bestrahlung an. Bei positiven Chlamydien-Nachweis sollte eine antibiotische Eradikationstherapie erfolgen.

11.10.3 Melanozytäre Läsionen der Bindehaut

Folgende melanozytäre Läsionen der Bindehaut werden unterschieden:
- Melanose
- Bindehautnävus
- Primär erworbene Melanose
- Malignes Melanom

Melanose

■ Klinisches Bild

Die konjunktivale epitheliale Melanose ist eine vermehrte Pigmentierung der basalen Epithelzellschicht und keine Melanozytenproliferation. Die Veränderung ist meist bei Patienten mit dunkler Hautfarbe zu finden und bilateral. Es zeigen sich flächig-fleckige dunkle Trübungen der Bindehaut, die sich in den ersten Lebensjahren entwickeln und danach keine Veränderungen mehr zeigen. Es besteht kein Risiko einer malignen Transformation

Ein Sonderfall ist der **Nävus von Ota** (kongenitale okulodermale Melanose) mit einer vermehrten Pigmentierung der Gesichtshaut, der Schleimhäute und des Auges im Versorgungsbereich des N. trigeminus. Die vermehrte Pigmentierung kann das Trabekelwerk betreffen (Sekundärglaukom) und die Aderhaut. Eine Assoziation mit malignen Melanomen ist beschrieben.

- **Therapie**

Die Veränderungen werden beobachtet. Bei Größen-, Form- oder Farbveränderungen kann eine chirurgische Exzision mit histopathologischer Untersuchung erfolgen.

Bindehautnävus

- **Klinisches Bild**

Bindehautnävi sind häufige gutartige melanozytäre Tumoren. Es handelt sich um eine scharf begrenzte gutartige Melanozytenproliferation. Die Bindehautnävi können leicht erhaben sein und sind meist dunkel pigmentiert. Sie treten kongenital oder im jungen Erwachsenenalter auf. Eine Transformation in ein malignes Melanom ist selten.

- **Therapie**

Beobachten. Bei Größen-, Form- oder Farbveränderungen ist eine chirurgische Exzision mit histopathologischer Untersuchung indiziert.

Primär erworbene Melanose

- **Pathogenese**

Die primär erworbene Melanose ist eine neu auftretende epitheliale Melanozytenproliferation. Es handelt sich um einen unilateralen pigmentierten Tumor, der meist bei Patienten mit weißer Hautfarbe (6. Lebensjahrzehnt) auftritt. Die primär erworbene Melanose kann in 2 histopathologisch definierten Formen auftreten:

- **Primär erworbene Melanose ohne Atypien**: kein Risiko einer malignen Entartung
- **Primär erworbene Melanose mit Atypien**: hohes Risiko einer Transformation in malignes Melanom

Die Identifizierung von Atypien kann nur nach Biopsie mit histopathologischer Untersuchung erfolgen, nicht nach dem klinischen Bild.

> Bei jeder primär erworbenen Melanose sollte eine Biopsie mit histopathologischer Untersuchung erfolgen, um Zellatypien zu identifizieren oder auszuschließen. Bei Vorliegen von Atypien ist eine vollständige chirurgische Entfernung notwendig.

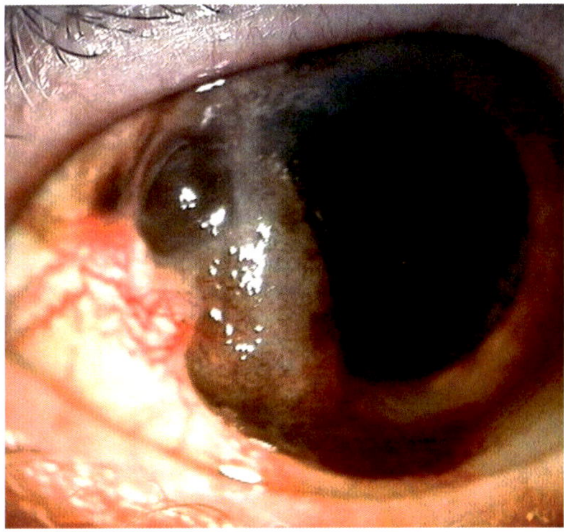

Abb. 11.11 Bindehautmelanom. Das seltene Bindehautmelanom hat auch nach einer Resektion in sano ein hohes Risiko eines Rezidivs

- **Therapie**

Primär erworbene Melanose **ohne Atypien**: Beobachten. Photographische Dokumentation.

Primär erworbene Melanose **mit Atypien**: Vollständige chirurgische Entfernung nach erfolgter Biopsie. Anschließend Nachbehandlung mit mehreren Zyklen lokaler Chemotherapie (Mitomycin-C-Augentropfen 0,04%ig).

Maligne Melanom der Bindehaut

- **Klinisches Bild**

Maligne Melanome der Bindehaut (Abb. 11.11) sind selten und können aus einer primär erworbenen Melanose mit Atypien, einem Bindehautnävus oder de novo entstehen. Es handelt sich um ein infiltratives Wachstum von maligne transformierten Melanozyten. Prinzipiell kann es sich auch um eine Fernmetastase eines anderen malignen Melanoms handeln.

Klinisch zeigt sich ein variabel prominenter neu aufgetretener pigmentierter Tumor mit unregelmäßiger Oberfläche, Farbe und Form. Eine fehlende Verschieblichkeit gegenüber der Sklera deutet auf eine Infiltration in die Tiefe hin. Es kann zu einer Infiltration in die Hornhaut kommen, promi-

Tab. 11.1 Verätzungsfolgen nach Reim

Grad der Verätzung	I	II	III	IV
Sofort-reaktion	Erosio von Hornhaut und Binde-haut Hyperämie	Erosio von Horn-haut und Binde-haut Limbusischämie > 1/3 der Zirkum-ferenz Chemosis	Erosio von Hornhaut und Bindehaut Limbusischämie > 1/2 der Zirkumferenz (**Abb. 11.12**) Chemosis Hornhauttrübung	Erosio von Hornhaut und Bindehaut (**Abb. 11.13**) Tiefe Limbusischämie>3/4 der Zirkumferenz Dichte Hornhauttrübung Bindehautnekrosen Vorderkammerreaktion: Fibrin Verfärbung und Atrophie der Iris
Spätfolgen	Regeneration	Rezirkulation Regeneration	Persistierende Erosio der Hornhaut Ulzerationen Neovaskularisationen Narben	Große Ulzerationen der Hornhaut Einschmelzung Katarakt Glaukom Schwere Vernarbungen

nente Gefäße (»feeder vessels«) sind malignitätsverdächtig. Neben der lokalen Infiltration in alle benachbarten Strukturen erfolgt die Metastasierung primär lymphogen in die benachbarten Lymphknoten bis hin zu Fernmetastasen.

Die Mortalität liegt bei 30% innerhalb 10 Jahre.

■ **Therapie**

Die Diagnostik (Tumorstaging) und Therapie erfolgt primär interdisziplinär mit der Onkologie (Bestrahlung, Chemotherapie). Eine lokale Resektion im Gesunden ist anzustreben. Wegen der hohen Rezidivrate, auch nach Exzision im Gesunden, wird adjuvant eine Bestrahlung, Kryotherapie oder lokale Chemotherapie (Mitomycin-C-Augentropfen) durchgeführt.

11.11 Verätzung und Verbrennung des Auges

■ **Pathogenese**

Sie entstehen durch Kontakt des Auges durch Säuren (Koagulationsnekrose), Laugen (Kolliquationsnekrose) oder Hitze. Das Ausmaß der Schädigung hängt vom pH-Wert und der Konzentration der Säure oder Lauge und der Einwirkzeit ab.

Verätzungen durch Säuren haben wegen der Koagulationsnekrose eine geringere Tiefenwirkung als Verätzungen durch Laugen. Laugen können schnell in die Tiefe eindringen und die Hornhaut, Vorderkammer, Iris und Linse schädigen.

■ **Klinisches Bild**

Die klinischen Veränderungen nach Verätzung und Verbrennung werden bestimmt durch die Oberflächenzerstörung und die Tiefenwirkung. Es werden akute Verätzungsfolgen als Sofortreaktion von den Spätfolgen abgegrenzt, die durch den Heilungsprozess und chronisch-entzündliche Gewebsschädigung verursacht werden. Die Veränderungen nach Verbrennungen der Augenoberfläche sind prinzipiell mit den Verätzungen vergleichbar.

> **Die Gefahr der Laugenverätzung liegt insbesondere in der schnellen Tiefenwirkung. Dies führt neben der Oberflächenschädigung zu Kataraktbildung, Uveitis und Sekundärglaukom.**

Die Verätzungsfolgen werden nach *Reim* in 4 Stadien klassifiziert (**Tab. 11.1**).

Die Bewertung der Limbusischämie nach Verätzung hat eine besondere Bedeutung für die Prognose und Therapie. Eine Limbusischämie beschreibt den Verlust von Gefäßen im Bereich des Limbus. Die Limbusregion erscheint prozellan-weiß. Die Zerstörung des Limbus mit ihren Stammzellen hat

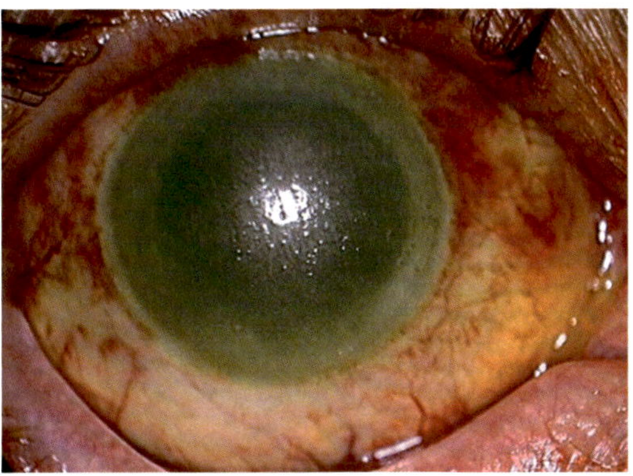

Abb. 11.12 Verätzung. Schwere Verätzung Grad III mit ausgedehnter Limbusischämie und trüber, ödematöser Hornhaut mit vollständiger Erosio. Die weißen Areale des unteren Limbus stellen Zonen der Limbusischämie dar

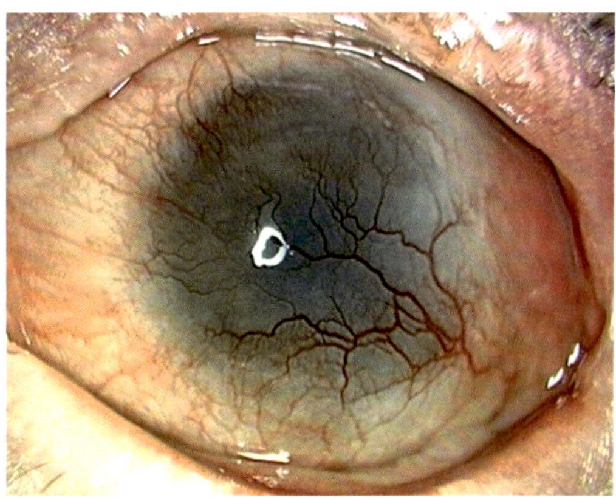

Abb. 11.13 Spätstadium nach Verätzung. Nach schwerster Verätzung Grad III oder IV resultieren eine Limbusinsuffizienz, Hornhautvaskularisationen und Hornhautnarben

eine Limbusinsuffizienz mit chronischer Wundheilungsstörung der Hornhaut zur Folge.

In der Spätphase nach schwersten Augenverätzungen können verschiedene Komplikationen auftreten:

- Bindehautvernarbungen, Symblepharonbildung
- Limbusinsuffizienz mit Vaskularisation der Hornhaut, Hornhautnarben
- Chronische, sterile Hornhautulcerationen und Einschmelzungen bis zu Perforationen
- Lidfehlstellungen durch Narben mit Trichiasis
- Entzündliches Sekundärglaukom
- Chronische Uveitis
- Katarakt
- Phthisis (Schrumpfung/Verlust des Auges)

Die Visusprognose hängt von der Schwere der Verätzung und von den Komplikationen ab. Alle chirurgischen Maßnahmen zur Visusrehabilitation sollten so spät wie möglich nach Augenverätzung erfolgen.

> **Verätzungen gehören zu den schwersten Augenverletzungen. Schwere Verätzungen (besonders durch Laugen) haben eine monatelange bis lebenslange Therapie zur Folge. Verätzungen haben für den Patienten daher erhebliche Konsequenzen und stellen eine einschneidende Lebenserfahrung dar.**

Diagnostik

Die Primäruntersuchung nach Verätzungen und Verbrennungen ist schnell und zielorientiert. In der Anamnese muss das schädigende Agens identifiziert werden: Säure, Lauge, gelöschter oder ungelöschter Kalk (Bauindustrie, d. h. mit oder ohne Wasser versetzt), Flusssäure (chemische Industrie, Ätzen von Glas und Metallen).

In der Spaltlampenuntersuchung und primären Inspektion werden folgende Befunde erhoben

- Erosio der Hornhaut und/oder Bindehaut
- Limbusischämie
- Hornhauttrübung
- Fremdkörper (ungelöschter Kalk?)

Die Lider müssen ektropioniert werden. Dabei müssen Fremdkörper (z. B. ungelöschter Kalk) entfernt werden.

Therapie

Nach einer Verätzung muss das Auge möglichst schnell und intensiv gespült werden. Als Spülflüssigkeiten sind am Unfallort Wasser oder zur Not jede andere trinkbare Flüssigkeit geeignet. Die Primärspülung muss **mindestens 15 Minuten** andauern. Eine Vorstellung bzw. ein Transport in eine Augenklinik muss möglichst zügig erfolgen. Bei schwersten Verätzungen muss die Spültherapie während des Transportes weiter erfolgen. Nach der primären Untersuchung müssen bei schwerer Verätzung weitere Sofortmaßnahmen erfolgen:

- **Erneute Spülung** (z. B. mit Ringer-Lactat, Diphoterin) je nach Schweregrad bis 15 Minuten unter Ektropionieren
- **Ektropionieren und Entfernung von Fremdkörpern**
- **Ungelöschter Kalk**: erst **trockenen Kalkstaub mit Öl entfernen**, um die chemische exotherme Reaktion durch Wasser zu verhindern (Umwandlung von Calciumoxid zu Calciumhydroxid)
- Bei einer **Verätzung mit Flusssäure** sollte die Spülung mit **Calcium-Glukonat-Lösung** erfolgen. Diese verringert das Eindringen der lipophilen Flusssäure in die Tiefe

> ❯ Die Augenspülung nach Verätzungen sollte nicht mit Spülflüssigkeiten erfolgen, die Phosphatpuffer enthalten. Dies kann zu schweren Verkalkungen der Hornhaut führen.

Im Anschluss erfolgt die Einleitung der stationären Spültherapie:

- **Spültherapie jede Stunde** (auch nachts) mit Ringer-Lactat bis zur Normalisierung des pH-Wertes auf der Bindehaut (Indikatorpapierstreifen)
- Lokale Therapie mit **steroidhaltigen Augentropfen** und **antibiotischen Augentropfen**
- Tropftherapie mit **Vitamin-C-Augentropfen** (10%ige Na-Ascorbat-Lösung) und **systemische Vitamin-C-Gabe** (2x1 g): Optimierung der Wundheilung

Verschiedene chirurgische Maßnahmen können im klinischen Verlauf notwendig werden:

- **Peridektomie**: chirurgische Entfernung von Bindehautnekrosen bzw. Entfernung bei ausgedehnter Limbusischämie.
- **Tenonplastik**: Deckung der Sklera nach Bindehautexzision mit Tenongewebe.
- **Amnionmembrantransplantation**: Oberflächenrekonstruktion bei Wundheilungsstörung, Limbusinsuffizienz
- **Aufkleben von harter Kontaktlinse**: Oberflächenstabilisierung bei schwerster Hornhauteinschmelzung

- **Keratoplastik**: Hornhauttransplantation bei Einschmelzung und Perforation
- **Limbustransplantation**: bei Limbusschädigung mit Wundheilungsstörungen

> ❯ Verätzungen müssen sofort mit einer intensiven Spültherapie behandelt werden (Spülen, Spülen, Spülen!). Verätzungen haben in der augenärztlichen Notfallversorgung absolute Priorität!

11.12 Verletzungen der Bindehaut

Verletzungen der Bindehaut sind durch vielfältige Gewalteinwirkungen auf das Auge möglich. Bei jeder Verletzung der Bindehaut steht der Ausschluss einer Verletzung des Augapfels im Vordergrund (▶ Kap. 24). Die häufigsten Verletzungen der Bindehaut sind:

- **Bindehautfremdkörper**: Bindehautfremdkörper können mit einem Tupfer entfernt werden, wenn sie oberflächlich der Bindehaut aufliegen. Fremdkörper, die sich intrakonjunktival befinden, werden mit einer kleinen Inzision oder mit einer Schere herausgelöst.
- **Subtarsaler Bindehautfremdkörper**: Der häufige subtarsale Fremdkörper unter dem Oberlid verursacht durch die Scheuerbewegungen auf der Hornhaut starke Schmerzen. Nach Tropfanästhesie muss das Oberlid ektropioniert werden, der Fremdkörper wird mit einem Tupfer entfernt.
- **Bindehautriss**: Ein traumatischer Bindehautriss sollte genäht werden, wenn die Wundränder auseinanderstehen. Sofern die unter der Bindehautschicht liegende Tenonschicht die Sklera bedeckt und intakt ist (keine nackte Sklera), epithelialisiert die Wunde auch ohne Naht.
- **Hyposphagma**: Das traumatische Hyposphagma (Unterblutung der Bindehaut) ist häufig und bedarf keiner Therapie. Eine spontane Resorption erfolgt meist innerhalb von 2 Wochen unter bräunlicher Verfärbung. Bei einem dichten Hyposhpagma ohne Sicht auf die Sklera muss eine perforierende Augenverletzung ausgeschlossen werden.

Fallbeispiel

Ein 38-jähriger Patient stellt sich beim Augenarzt mit beidseitig geröteten Augen, Fremdkörpergefühl und Brennen vor. Die Beschwerden bestehen seit einigen Monaten. Die Bindehautentzündung sei schon mit verschiedenen Augentropfen vorbehandelt worden, stets ohne durchgreifenden Erfolg. Welche Augentropfen er genau verschrieben bekommen hatte, ist nicht klar erinnerlich.

Die Spaltlampenuntersuchung zeigt eine mäßige Bindehauthyperämie beidseits mit follikulärer Schwellung der tarsalen Bindehaut. Es finden sich lidkantenparallele Falten im Bereich der temporalen Lidspalte (LIPCOF III) und eine Hornhautstippung. Der Schirmer-Test zeigt mit 7 mm eine moderat reduzierte wässrige Tränenfilmphase an. Eine Blepharitis liegt nicht vor. Der Augendruck ist normal, es liegt kein intraokularer Reizzustand vor. Es werden Abstriche der Bindehaut angefertigt. Die Bindehautabstriche ergeben den Nachweis von Chlamydien. Eine antibiotische Therapie zur Chlamydieneradikation (Azithromyzin lokal und systemisch) wird eingeleitet. Es erfolgt eine Aufklärung über die venerische Genese der Erkrankung, eine Therapie/Untersuchung des Sexualpartners wird empfohlen.

Nach 6 Wochen berichtet der Patient über eine deutliche Befundbesserung, im Kontrollabstrich können keine Chlamydien mehr nachgewiesen werden.

Übungsfragen

1. Nennen Sie den Erreger der Keratokonjunktivitis epidemica und die wichtigsten Aspekte der Aufklärung des Patienten!
2. Beschreiben Sie die Bedeutung des 3-schichtigen Tränenfilms für das trockene Auge!
3. Nennen Sie die beiden Erreger, die typischerweise zu einer Neugeborenenkonjunktivitis führen können! Wann entwickelt sich jeweils die eitrige Konjunktivitis?
4. Nennen Sie Hauterkrankungen, die mit typischerweise mit einer chronischen Bindehautreizung/-affektion vergesellschaftet sind!
5. Welches ist die wichtigste Maßnahme in der Behandlung einer Verätzung?

Lösungen ▶ Kap. 28

Hornhaut, Sklera

Niklas Plange

12.1   Anatomische und physiologische Grundlagen   – 163

12.2   Spezielle Diagnostik   – 164
12.2.1   Spaltlampe   – 164
12.2.2   Fluoreszein-Anfärbung   – 165
12.2.3   Substanzdefekte der Hornhaut   – 165
12.2.4   Hornhautsensibilität   – 165
12.2.5   Spezielle optische und bildgebende Diagnostik
            der Hornhaut   – 165
12.2.6   Erregerdiagnostik   – 166

12.3   Fehlbildungen der Hornhaut   – 166

12.4   Keratokonus und andere Keratektasien   – 167

12.5   Mikrobielle Keratitis   – 168
12.5.1   Bakterielle Keratitis   – 168
12.5.2   Virale Keratitis   – 170
12.5.3   Akanthamöbenkeratitis   – 174
12.5.4   Pilzkeratitis, Keratomykose   – 175
12.5.5   Intersitielle Keratitis, Keratitis parenchymatosa   – 176

**12.6   Entzündliche Erkrankungen der peripheren Hornhaut
            und nicht-infektiöse Keratitis   – 176**

12.7   Degenerative Erkrankungen der Hornhaut   – 178
12.7.1   Arcus senilis   – 178
12.7.2   Pterygium   – 179
12.7.3   Bandförmige Keratopathie (Hornhautdegeneration)   – 179
12.7.4   Cornea guttata   – 180

P. Walter, N. Plange, *Basiswissen Augenheilkunde*,
DOI 10.1007/978-3-662-52801-3_12, © Springer-Verlag Berlin Heidelberg 2017

12.8 **Hornhautdystrophien** – 180

12.9 **Nicht-entzündliche Keratopathien** – 182
12.9.1 Expositionskeratopathie, Keratopathia e lagophthalmo – 182
12.9.2 Nicht-entzündliche Erkrankungen der peripheren Hornhaut – 183

12.10 **Hornhautveränderungen bei Stoffwechselstörungen und Pigmenteinlagerungen** – 183

12.11 **Verletzungen der Hornhaut** – 184
12.11.1 Hornhauterosio und Hornhautfremdkörper – 184
12.11.2 Verblitzung, Keratopathia photoelectrica – 185
12.11.3 Hornhautpenetration, Hornhautperforation, Berstungsverletzung – 185

12.12 **Limbusstammzellinsuffizienz** – 186

12.13 **Grundlagen der Therapie von Hornhauterkrankungen** – 187
12.13.1 Medikamentöse Therapie – 187
12.13.2 Therapeutische Kontaktlinsen, Uhrglasverbände – 187
12.13.3 Hornhauttransplantation – 187
12.13.4 Phototherapeutische Keratektomie (PTK) – 189
12.13.5 Amniontransplantation, Limbustransplantation – 189

12.14 **Erkrankungen der Sklera** – 190
12.14.1 Anatomische und physiologische Grundlagen – 190
12.14.2 Sklerenikterus – 190
12.14.3 Episkleritis – 190
12.14.4 Skleritis – 191

Die Hornhaut besitzt die höchste Brechkraft der optischen Medien des Auges. Ihre Klarheit ist Voraussetzung für das Sehen. Das Hornhautendothel ist essentiell für die Entquellung der Hornhaut. Infektionen der Hornhaut können durch Bakterien, Pilze, Viren und Akanthamöben verursacht werden und zur Narbenbildung und Perforation führen. Immunologische Entzündungen der Hornhaut finden sich meist in der Limbusregion und Hornhautperipherie.

Die Keratopathia e lagophthalmo kann wegen fehlendem Lidschluss zu einer Erosio corneae (Epitheldefekt), einem Ulkus (Stromadefekt) bis hin zur Perforation führen.

Die Hornhauttransplantation (Keratoplastik) ist eine wichtige Therapieoption, um eine Sehminderung wegen einer Hornhauttrübung oder eine Hornhautperforation zu behandeln.

Die Skleritis ist meist eine schwere und mit Schmerzen verbundene Entzündung der Lederhaut. Die Assoziation mit einer autoimmunologischen Grunderkrankung ist häufig.

12.1 Anatomische und physiologische Grundlagen

Die Hornhaut hat bei Erwachsenen einen Durchmesser von 11–12 mm, beim Neugeborenen 9–10 mm. Die Brechkraft der Hornhaut nimmt mit 43 dpt den größten Anteil der Gesamtbrechkraft des Auges ein. Die Transparenz der Hornhaut und die Glattheit der Oberfläche als Voraussetzung für das Sehen, werden durch die verschiedenen Hornhautschichten gewährleistet (◘ Abb. 12.1):

- **Epithel**: Das mehrschichtige nichtverhornende Epithel hat eine hohe Regenerationsfähigkeit. Epitheldefekte heilen ohne Narben ab.
- **Bowman-Membran**: Als azelluläre nichtregenerative Membran ist die Bowmann-Membran die Grenzschicht zwischen Epithel und Stroma.
- **Stroma**: Keratozyten (Fibroblasten, ca 2–3% des Hornhautstromas) und Kollagenfibrillen bilden das Hornhautstroma. Stromale Läsionen heilen mit Narbenbildung ab, dabei

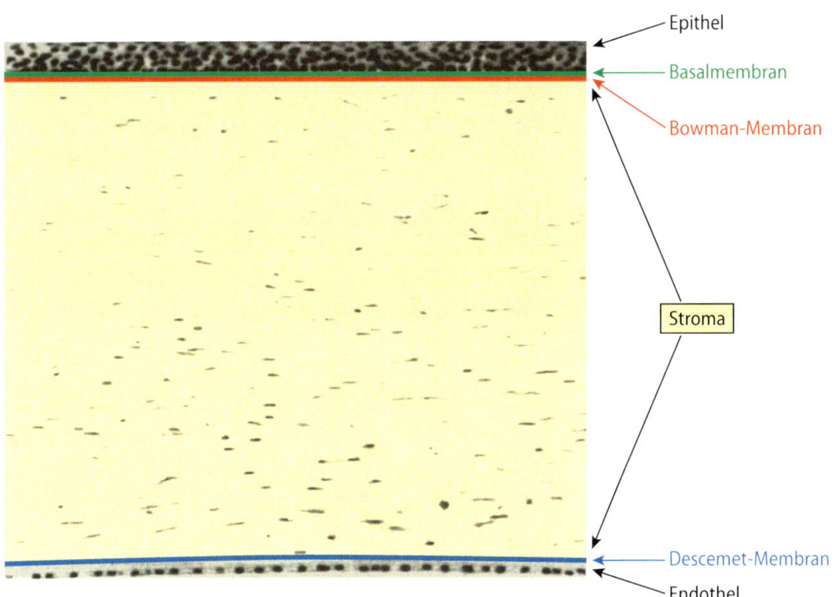

◘ **Abb. 12.1** Hornhautanatomie. Schematische Abbildung der Hornhautschichten. (Aus Krieglstein 2000)

verliert die Hornhaut an der betreffenden Stelle ihre Transparenz.

- **Descemetmembran:** Sie besteht aus einem Gitterwerk an Kollagenfibrillen und besitzt hohe Elastizität.
- **Endothel:** Die Endothelzellen können nicht regenerieren und sind eine einlagige Schicht hexagonaler Zellen. Im Alter von 20 Jahren liegt die Zelldichte bei ca. 3000 Zellen/mm^2 und nimmt im Alter stetig ab auf ca. 2000 Zellen/mm^2 mit 70 Jahren. Die Endothelien sind für die Entquellung der Hornhaut zuständig. Eine endotheliale Ionenpumpe (Na$^+$/K$^+$-ATPase) erzeugt durch Na$^+$ und HCO^{3-} Abtransport aus dem Stroma für den notwendigen osmotischen Gradienten. Bis zu einer Endothelzelldichte von 750 Zellen/mm^2 kann die Hornhauttransparenz aufrechterhalten werden. Bei niedriger Zelldichte resultiert ein chronisches Hornhautödem, die Hornhautdekompensation.

Die Limbusregion als Übergangszone zwischen der klaren Hornhaut und der Sklera ist mit ihren Limbusstammzellen verantwortlich für die Regeneration des Epithels. Als Barriere verhindert sie das Wachstum von Bindehautepithelzellen auf der Hornhaut.

Die Hornhaut ist sensibel über den N. ophthalmicus des N. trigeminus versorgt. Die Hornhautnerven sind vorwiegend im anterioren Stroma radiär angeordnet. Die gefäßfreie Hornhaut wird über den Tränenfilm und über das Kammerwasser ernährt.

12.2 Spezielle Diagnostik

12.2.1 Spaltlampe

An der Spaltlampe wird die Hornhaut entsprechend ihrer Schichten beurteilt:

- **Epithel:** Das gesunde Epithel ist glatt und spiegelnd. Die Keratokonjunktivitis sicca kann zur Hornhautstippung mit vielen kleinen fluorescein-positiven punktförmigen Läsionen führen. Ein Epitheldefekt wird als Erosio corneae bezeichnet. Hoher Augendruck kann zum feinblasigen Epithelödem führen. Bei

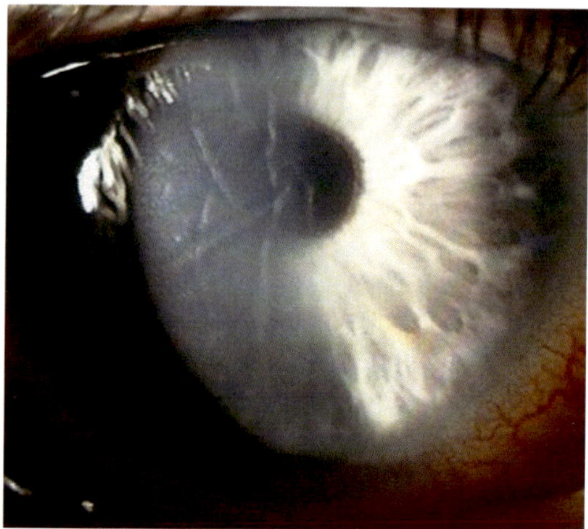

⬛ Abb. 12.2 Descemetfalten. Bei einem Hornhauödem durch eine Schädigung des Hornhautendothels enstehen an der Spaltlampe sichtbare Descemetfalten

chronischen Hornhauterkrankungen kann ein Epithelödem mit großblasiger Epithelabhebung auftreten (bullöse Epitheliopathie).

- **Hornhautstroma:** Das gesunde Hornhautstroma ist klar. Hornhautinfiltrate sind flauschig-weißliche Trübungen. Ein Substanzdefekt des Hornhautstromas wird als Ulkus bezeichnet. Narben sind reizfreie Trübungen, die lokalisiert oder flächig sowie subepithelial oder im tiefen Stroma gelegen sind. Schädigungen des Endothels können zum stromalen Hornhautödem, einer diffusen Quellung und Eintrübung führen.
- **Endothel und Descemetmembran:** Die Descemetmembran ist beim Gesunden an der Spaltlampe nicht abgrenzbar. Ein Hornhautödem führt zu Descemetfalten (⬛ Abb. 12.2), die als zerknülltes und wieder ausgebreitetes Papier imponieren. Bei intraokularen Entzündungen können sich Endothelbeschläge zeigen. Granuläre Beschläge sind grösser, teils pigmentiert und typisch für immunologische Entzündungen. Feine Endothelbeschläge finden sich meist bei einer viralen Uveitis anterior.

Erkrankungen der Limbusregion führen zu einer Limbusstammzellinsuffizienz mit Störungen des Epithelschlusses. Die Störung der Schrankenfunktion führt zu einem Überwuchern der Bindehaut auf

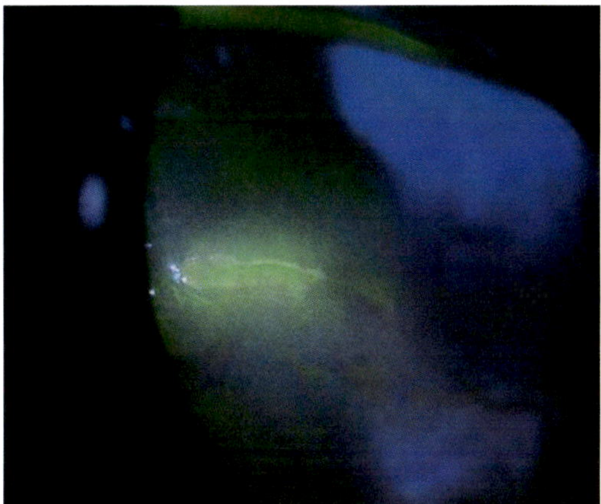

◘ Abb. 12.3 Spaltlampenuntersuchung mit Fluoreszein. Hornhauterosio angefärbt mit Fluoreszein

die Hornhaut, die dadurch ihrer Transparenz verliert. Chronische Entzündungen gehen mit einer oberflächlichen (epithelialen) oder tiefen (stromalen) Hornhautvaskularisation einher.

12.2.2 Fluoreszein-Anfärbung

Der Farbstoff **Fluoreszeinnatrium** wird zur Anfärbung von Oberflächendefekten des Hornhautepithels auf das Auge getropft. Unter der Beleuchtung mit blauem Licht zeigt sich eine gut sichtbare grüne Fluoreszenz der Epitheldefekte (◘ Abb. 12.3).

12.2.3 Substanzdefekte der Hornhaut

Verschiedene Hornhauterkrankungen können zu einem Substanzdefekt der Hornhaut führen. Diese sind stets anfärbbar mit Fluoreszein. Das Ausmaß des Defektes kann an der Spaltlampe im Verhältnis zur normalen Hornhautdicke abgeschätzt werden (z. B. Hornhautgeschwür bis auf 1/2 der Hornhautdicke). Die Strukturdefekte der Hornhaut entsprechend ihrer Tiefe sind:

- **Epitheldefekt**: Erosio corneae
- **Stromaler Substanzdefekt**: Ulkus
- **Descemetozele**: Das Hornhautstroma ist nicht mehr vorhanden, es imponiert die vorgewölbte elastische Descemetmembran.

- **Perforation**: Das Auge ist eröffnet und dadurch akut gefährdet. Die Perforationsstelle kann durch die Iris tamponiert sein.

Das **Seidel-Phänomen** macht eine Hornhautperforation besser sichtbar. Nach Fluoreszein-Tropfen kann der Ausstrom des Kammerwassers verfolgt werden.

12.2.4 Hornhautsensibilität

Erkrankungen der Hornhaut können mit einem Verlust an Hornhautsensibilität verbunden sein. Typisch ist das nach einer Herpeskeratitis oder schweren Oberflächenerkrankungen, z. B. Verätzungen. Die Empfindlichkeit der Hornhaut kann einfach mit einem ausgezogenen Tupfer im Vergleich zum Partnerauge abgeschätzt werden. Der reflektorische Lidschluss kann neben den Angaben des Patienten die vorhandene Hornhautsensibilität anzeigen. Mittels Anästhesiometern wird die Sensibilität quantitativ erfasst.

12.2.5 Spezielle optische und bildgebende Diagnostik der Hornhaut

Keratometrie

Die Keratometrie bezeichnet die Ausmessung der Refraktion der Hornhaut. Die Krümmungsradien der Hornhaut und damit die Brechkraft können mittels optischer Verfahren von Hand mit einem Ophthalmometer (z. B. nach Javal) oder heutzutage meist als automatische Keratometer vermessen werden. Die Krümmungsradien werden in 2 senkrecht zueinanderstehenden Hauptachsen gemessen. Unterschiede der Krümmungsradien resultieren in einem regulären Astigmatismus. Der normale Krümmungsradius der Hornhaut liegt bei etwa 7.7 mm entsprechend der Brechkraft von 43 dpt.

Hornhauttopographie

Die Hornhauttopographie bezeichnet die Methode der Oberflächenanalyse der gesamten Hornhaut. Die Brechkraft der Hornhaut wird von den topographischen Daten der Hornhautvorder- und

-rückfläche bestimmt. Die Topographie stellt zudem die Form und Struktur der gesamten Hornhaut dar. Es können auch irreguläre Verkrümmungen der Hornhaut, die zu einem irregulären Astigmatismus führen dargestellt werden. Folgenden Methoden der Hornhauttopographie stehen zur Verfügung:

- **Placidoscheibe**: Die Platte mit schwarzen und weißen konzentrischen Ringen und einem zentralen Loch ermöglich durch das Reflexbild auf der Hornhaut eine einfache Abschätzung von Astigmatismus und Irregularität der Hornhautkrümmung. Je enger die Ringe auf dem Reflexbild zusammenstehen, desto steiler der Krümmungsradius und desto höher die Brechkraft.
- **Spalttopographie**: Die Hornhauttopographie wird aus vertikalen Spaltbilder der Hornhaut berechnet.
- **Scheimpflug-Prinzip**: Methode zur verzerrungsfreien Fotographie, als rotierende Scheimpflugkamera (Pentacam-System).

Hornhautdicke

Die Hornhautdicke kann strukturell oder durch eine Hornhautquellung (Ödem) verändert sein. Die normale zentrale Hornhautdicke liegt bei 550 μm. Eine veränderte Hornhautdicke ist ein wichtiger Einflussfaktor bei der Augendruckmessung. Die Hornhautdicke kann mittels Ultraschall, Scheimpflugkamera oder Vorderabschnitts-OCT gemessen werden.

Optische Kohärenztomographie

Die optische Kohärenztomographie (OCT) kann neben der Netzhautdiagnostik auch zur Darstellung der vorderen Augenabschnitte und der Hornhaut eingesetzt werden. Strukturelle Veränderungen der Hornhaut können mit hoher Auflösung als Querschnitt dargestellt werden.

Endothelzelldichte

Die Dichte der Endothelzellen ist für die Entquellung der Hornhaut relevant (◘ Abb. 12.4) und spielt eine wichtige Rolle bei vielen Hornhauterkrankungen, da die Endothelzellen primär oder sekundär geschädigt werden können. Eine zu niedrige Endothelzelldichte führt zu einer chronischen Quellung

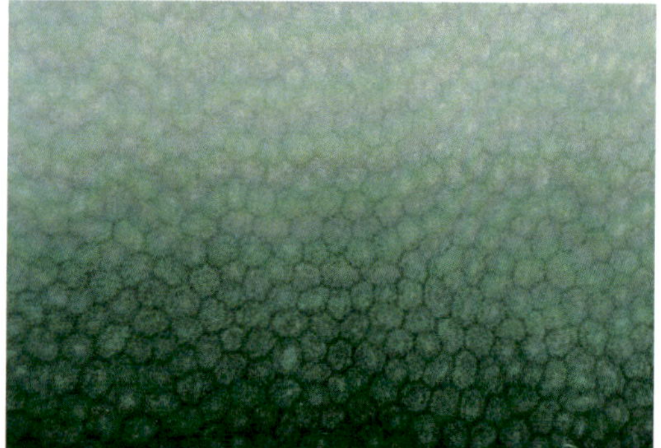

Abb. 12.4 Endothelmikroskopie der Hornhaut. Die polygonalen Endothelzellen sind für die Entquellung der Hornhaut und damit für ihre Transparenz zuständig

der Hornhaut (Hornhautdekompensation) mit Verlust der Transparenz. Spezielle konfokale Mikroskope können die Endothelzellen darstellen.

12.2.6 Erregerdiagnostik

Mikrobielle Abstriche auf Bakterien, Pilze oder Akanthamöben sind bei jeder infektiösen Hornhauterkrankung wichtig. Die Abstriche können als Bindehautabstrich, als Abrasio der Hornhaut (Abkratzpräparat des Epithels) bis zur Gewinnung von stromalem Material (Hornhautbiopsie, selten) durchgeführt werden. Die mikrobiologische Untersuchung umfasst neben der Kultur auch die PCR-Diagnostik.

> Bei Kontaktlinsenassoziierten Infektionen der Hornhaut muss die Kontaktlinse und die verwendeten Behältnisse mikrobiologisch untersucht werden.

12.3   Fehlbildungen der Hornhaut

Fehlbildungen der Hornhaut sind selten. Formveränderungen gehen meist mit Veränderungen der Refraktion einher, sodass bei klarer Hornhaut der Ausgleich der Fehlsichtigkeit und die Amblyopieprophylaxe (Verhinderung der Schwachsichtigkeit beim Kind, ▶ Kap. 6) im Vordergrund stehen. Bei angeborenen Fehlbildungen der Hornhaut

(Formanomalien, angeborene Trübungen) müssen weitere Fehlbildungen der vorderen Augenabschnitte und des Bulbus ausgeschlossen werden. Klinisch besonders wichtig ist die Abgrenzung der Makrokornea oder Megalokornea von der Vergrößerung des Hornhautdurchmessers bei kongenitalem Glaukom (Buphthalmus).

12.4 Keratokonus und andere Keratektasien

- **Klinisches Bild**

Der Keratokonus (◨ Abb. 12.5) ist eine langsam fortschreitende, nicht-entzündliche, degenerative Verdünnung des Hornhautstromas. Die Ursache der Erkrankung ist unklar, daher wird der Keratokonus nicht den klassischen Hornhautdegenerationen oder Dystrophien (s. u.) zugerechnet.

Das mittlere Alter bei der Diagnose liegt bei 25 Jahren. Eine familiäre Häufung findet sich bei 10% der Fälle, ein Gendefekt konnte bisher nicht identifiziert werden. Bei 50% der Patienten findet sich eine atopische Diathese. Es besteht eine Assoziation mit Syndromen wie dem Down-Syndrom, dem Marfan-Syndrom und dem Ehlers-Danlos-Syndrom.

Die stromale Verdünnung der Hornhaut führt im Verlauf zu einer charakteristischen Konusform als kegelförmige Verwölbung. Die Folge ist ein fortschreitender und hoher, im Verlauf irregulärer Astigmatismus (meist in schräger Achse) und Myopie sowie Aberrationen (Abbildungsfehler) höherer Ordnung. Die Ausdünnung des Hornhautstromas führt zu einer lokalisierten Zunahme der Brechkraft. Der Patient zeigt anfangs ein subnormalen Visus mit Wahrnehmung von störenden Schatten um Sehzeichen.

Die Grundlage für die klinische Einteilung der Schweregrade des Keratokonus ist:
- der Wert der **Maximalen Brechkraft** der Hornhaut (K_{max}),
- die Höhe von **Astigmatismus und Myopie,**
- der Wert **niedrigster Hornhautdicke,**
- das Vorhandensein von **Narben.**

Ein akuter Keratokonus ist das plötzlich auftretende stromale Hornhautödem nach Einriss der Desce-

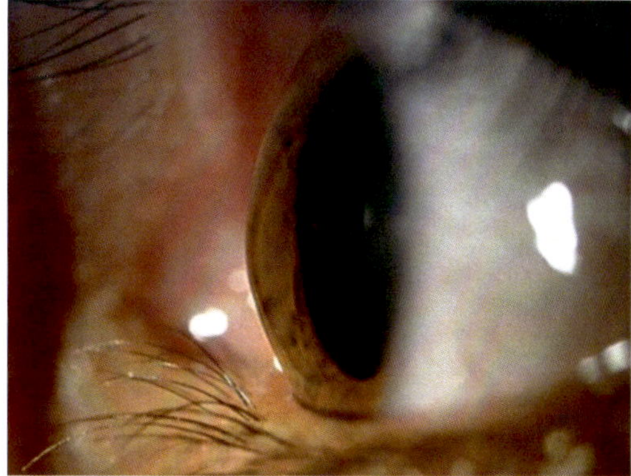

◨ **Abb. 12.5** Keratokonus. Moderater Keratokonus von der Seite. Man beachte die atypische Vorwölbung der Hornhaut

metmembran aufgrund der massiven Ausdünnung der Hornhaut. Es resultiert eine deutliche Visusverschlechterung. Die Stromaquellung heilt im Verlauf als Narbe ab.

Vom Keratokonus abzugrenzen sind:
- die **pelluzide marginale Degeneration (Cornea pellucidalis)**: periphere halbmondförmige Ausdünnung der inferioren Hornhaut, sehr selten.
- der **Keratoglobus** als angeborene Protrusion der gesamten Hornhaut bei normalem Hornhautdurchmesser, sehr selten.
- **iatrogene Keratektasie** nach refraktiver Chirurgie der Hornhaut.

- **Diagnostik**

Die Spaltlampenuntersuchung des Keratokonus zeigt:
- **Vogt-Striae**: zarte parallel verlaufende stromale Linien als feine Einrisse der Descemetmembran.
- **Fleischer Ring**: feine Eisenablagerungen unterhalb des Konus.
- **Munson-Zeichen**: eine kegelförmige Ausbuchtung des Unterlides bei Abblick.
- **Hornhautödem** bei akutem Keratokonus.

Die Hornhauttopographie ist die wichtigste Untersuchung für Diagnostik und Verlaufskontrolle des Keratokonus. Die Vermessung der Hornhaut erlaubt die Identifizierung der Form- und Brechkraftveränderungen der Hornhaut bereits in frühen Stadien.

■ Therapie

Zu Beginn der Erkrankung kann der Brechwertefehler mittels Brille versorgt werden. Ein irregulärer Astigmatismus wird mit formstabilen, speziellen Keratokonuskontaktlinsen ausgeglichen. Bei Veränderungen der Hornhauttopographie kann eine Crosslinking-Therapie die weitere Formveränderung der Hornhaut verhindern. Das Prinzip ist die Induktion einer Kollagenquervernetzung durch Riboflavin (Vitamin B2, Photosensibilisator) unter UV Lichtbestrahlung. Ziel ist eine Stabilisierung der Hornhautstruktur. Eine weitere Option ist die Implantation von stabilisierenden intrakornealen Ringsegmenten, die eine Abflachung der zentralen Hornhaut bewirkt. Bei ausgeprägtem Keratokonus oder Hornhautnarben ist eine perforierende oder eine tiefe lamelläre (DALK: deep anterior lamellar keratoplasty) Keratoplastik indiziert.

12.5   Mikrobielle Keratitis

12.5.1 Bakterielle Keratitis

■ Pathogenese

Die bakterielle Keratitis ist eine Infektion der Hornhaut von außen. In den meisten Fällen liegt eine Störung des Hornhautepithels zugrunde. Durch die Epitheldefekte kann es dann zur Invasion der Bakterien kommen. Häufige prädisponierende Faktoren für eine Bakterielle Keratitis sind:

- **Tragen von Kontaktlinsen**: weiche Kontaktlinsen (meist Monatslinsen) sind am häufigsten betroffen, Tageslinsen und harte Kontaktlinsen extrem selten. Neben dem Übertragen der Linsen ist mangelnde und fehlerhafte Hygiene ursächlich.
- **Verletzungen der Hornhaut**: Jede Verletzung der Hornhaut hat das Risiko einer bakteriellen Kontamination. Eine prophylaktische antibiotische Therapie ist bis zum Epithelschluss notwendig.
- **Trophische Erkrankungen der Augenoberfläche**: die metaherpetische Keratopathie mit Verlust der Hornhautsensibilität, die neurotrophe Keratopathie und alle Formen der chronischen Benetzungsstörungen (z. B. bei Lagophthalmus, unvollständiger Lidschluss)

haben das Risiko einer bakteriellen Keratitis bei wiederkehrender Epitheldefekten.
- Anwendung von **lokalen oder systemischen immunsuppressiven Medikamenten** (z. B. lokale Steroidtherapie am Auge).

Häufige Erreger einer bakteriellen Keratitis sind Staphylokokken, Streptokokken, Enterobakteriaceae und Pseudomonas aeruginosa. Einige Bakterien können auch eine Infektion der Hornhaut durch intaktes Epithel (selten) verursachen (Neisseria gonorrhoe, Corynebacterium diphtheriae, Haemuphilus influencae, Listeriaceae).

■ Klinisches Bild

Das Leitsymptom der bakteriellen Keratitis ist das Hornhautinfiltrat. Das Infiltrat ist eine weißliche, unscharf begrenzte, meist etwas flauschige Läsion des Epithels oder des Stromas.

Folgende klinische Befunde können bei einer bakteriellen Keratitis auftreten:

- **Bakterielles Infiltrat**: Das Infiltrat (□ Abb. 12.7) kann klein, umschrieben und als einzelne Läsion auftreten. Die Bildung von mehreren Infiltraten der Hornhaut gleichzeitig oder einem Ringinfiltrat ist ebenfalls möglich. Bei fortgeschrittener Infektion der Hornhaut ist die gesamte Hornhaut weißlich infiltriert. Meist liegt eine gemischte (konjunktivale und ziliare) Gefäßinjektion vor.
- **Epitheldefekt**: Das Epithel über dem Infiltrat kann bei kleineren Läsionen noch intakt sein, bei ausgedehnten Infiltration zeigt sich meist eine Erosio corneae.
- **Hornhautulkus**: Durch die bakteriellen Proteasen kommt es zu einem Subtanzverlust der Hornhaut, das stromale Gewebe wird »sulzig« (Einschmelzung). Das Ulkus dann das gesamte Stroma umfassen. Bei einer Descemetozele (Vorwölbung der elastischen Descemetmembran) besteht akute Perforationsgefahr.
- **Durchwanderungskeratitis**: Die bakterielle Keratitis kann zu einer sekundären Entzündungsreaktion der Vorderkammer führen mit Vorderkammerzellen, Tyndallreaktion (entzündliche Proteinexsudation) bis zur Ausbildung eines Hypopyons (Eiterspiegel). Die Durchwanderungskeratitis ist eine entzünd-

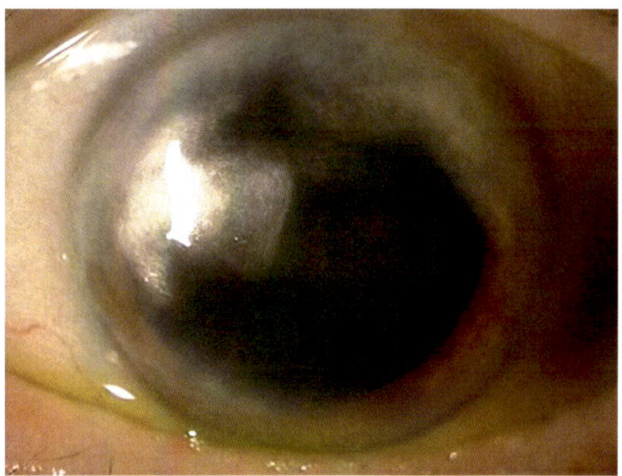

Abb. 12.6 Hornhautnarbe nach Keratitis. Eine stromale Keratitis heilt mit einer Hornhautnarbe ab. Bei zentraler Lage resultiert eine dauerhafte Sehminderung

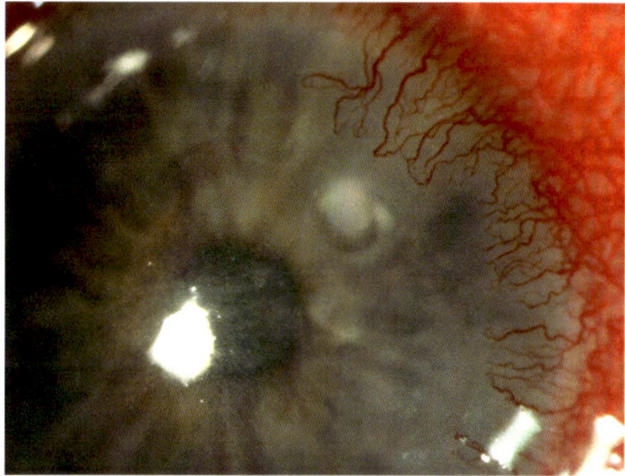

Abb. 12.7 Infiltrat. Hornhaut mit aktiven peripheren bakteriellen Infiltrat und deutlicher Vaskularisation

liche nicht bakterielle Reaktion und muss von einer Endophthalmitis (bakterielle Infektion der Binnenstrukturen des Auges durch eine Eintrittspforte, z. B. Perforation) abgegrenzt werden.

- **Hornhautdekompensation**: Die bakterielle Keratitis und die Entzündungsreaktion der Vorderkammer können durch eine Störung der Endothelfunktion zu einem sekundären Hornhautödem führen.

Die bakterielle Keratitis heilt unter der antibiotischen und später antientzündlichen (steroidhaltigen) Therapie mit einer Hornhautnarbe ab (Abb. 12.6). Diese führt zum Verlust der Transparenz und kann zu Blendungsproblemen, bei zentraler Lage zu dauerhafter Sehminderung führen. Die Hornhautnarbe kann mit einer vaskularisierten Narbe als sog. Bindehautpannus (Zeichen der Limbusinsuffizienz, Überwachsen der Hornhaut durch Bindehautepithel mit Gefäßen) verbunden sein.

> Die bakterielle Keratitis durch Pseudomonas aeruginosa (Abb. 12.8) zeichnet sich durch einen foudroyanten Verlauf mit hoher Perforationsgefahr der Hornhaut innerhalb weniger Tage aus.

■ **Diagnostik**

Neben der Dokumentation des klinischen Befundes (möglichst photographisch oder als Skizze) ist die Identifizierung des Erregers mit Antibiogramm für eine zielgerichtete Therapie wichtig. Die Keimidentifizierung kann als Direktnachweis (Ausstrich, PCR) oder als Kultur erfolgen. Folgende Möglichkeiten der Materialgewinnung stehen zur Verfügung:

- **Bindehautabstrich**: Ein Bindehautabstrich sollte bei jeder bakteriellen Infektion der Hornhaut erfolgen.
- **Hornhautabstrich** vom Infitrat, ggf. als Abkratzpräparat
- **Abrasio der Hornhaut**: Die Gewinnung von Epithel kann bei negativen Abstrichergebnissen eine Keimidentifizierung erlauben.
- **Hornhautbiospie** (selten)
- **Kontaktlinse, Kontaktlinsenflüssigkeiten und -behältnisse:** Bei jeder positiven Kontaktlinsenanamnese müssen die verwendeten Linsen und Reinigungs- und-Aufbewahrungssysteme mikrobiologisch untersucht werden.
- **Vorderkammerpunktion:** Bei Verdacht auf eine Keiminvasion in die Vorderkammer kann eine Vorderkammerpunktion der Keimidentifizierung dienen.

Insbesondere wenn bereits antibiotisch vorbehandelt wurde, sind die Erreger manchmal nicht kultivierbar. Die Besserung des klinischen Befundes unter Therapie muss dann die Diagnose einer bakteriellen Keratitis sichern.

❯ **Bei fehlendem Erregernachweis und ausbleibender Besserung unter antibakterieller Therapie muss an eine Infektion mit Akanthamöben oder Pilzen gedacht werden.**

■ **Therapie**

Die antimikrobielle Therapie mit lokalen antibiotischen Augentropfen steht im Vordergrund der bakteriellen Keratitis. Je nach Größe und Lokalisation des Infiltrates werden lokale Breitspektrumantibiotika, ggf. als Kombination angewendet. Die Therapie beginnt meist als halbstündliche oder stündliche Gabe der Augentropfen, die dann nach klinischem Befund reduziert werden. Bei ausbleibender Befundbesserung oder Keimnachweis mit resistenten Erregern muss die Therapie umgestellt werden. Folgende kommerziell erhältliche, antibiotischen Wirkstoffe stehen derzeit zur Verfügung:

- **Polymyxin B, Neomycin, Gramcidin** (Polyspectran AT): Wirkstoffkombination mit breitem Spektrum
- **Aminoglykoside** (Gentamicin, Tobramycin und andere): breites Spektrum, schlecht wirksam bei Streptokokken und Enterokokken, schlechtere Penetration durch intaktes Epithel
- **Gyrasehemmer** (Moxifloxacin und andere, 1.-4. Generation): breites Spektrum
- **Tetrazyklin**: nicht wirksam bei Pseudomonas
- **Fusidinsäure**: gut wirksam bei Staphylokokken
- **Makrolide** (Azithromycin): gut wirksam bei Chalmydien und gramnegativen Erregern.

Des Weiteren können in Spezialfällen andere antibiotische Wirkstoffe als Augentropfen mit hoher lokaler Konzentration individuell hergestellt werden (sog. fortified eye drops, z. B. Vancomycin Augentropfen bei einer Infektion mit multiresistenten Staphylokokkenstämmen).

❯ **Zur verbesserten Wirkstoffpenetration ist bei schwerer bakterieller Keratitis eine Abrasio der Hornhaut (Entfernung des Epithels) indiziert.**

Eine systemische antibiotische Therapie ist nur bei massivem Befund und Verdacht bzw. zur Prophylaxe einer Endophthalmitis bei drohender oder stattgefundener Perforation notwendig.

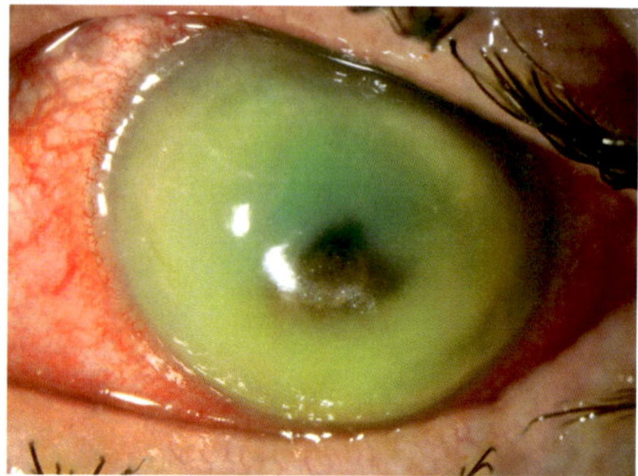

◻ **Abb. 12.8** Schwerste Keratitis. Schwerste einschmelzende Keratitis durch Pseudomonas aeruginosa. Man beachte die zentrale Aufhellung. Hier steht nur noch die Descemetmembran, es besteht akute Perforationsgefahr

Bei jeder schweren Keratitis mit Vorderkammerentzündung muss eine Zykloplegie (medikamentöse Mydriasis) zur Verminderung der inflammatorischen Exsudationen der Iris und zur Vermeidung von hinteren Synechien (Verklebungen zwischen Iris und Linse) erfolgen.

Eine lokale Steroidtherapie kann adjuvant durchgeführt werden, wenn der Hornhautschaden durch die Entzündungsreaktion im Vordergrund steht, und das bakterielle Infiltrat sich deutlich zurückgebildet hat. Im Zuge der narbigen Umwandlung kann dadurch ein Aufklaren der Hornhauttrübung erreicht werden. Zu beachten ist eine Hemmung der Epithelialisierung und der Wundheilung bei tiefem Ulkus mit der Gefahr der Perforation durch die Steroidtherapie.

Eine notfallmäßige Hornhauttransplantation (Keratoplatik à chaud) ist notwendig bei Fortschreiten der Infektion trotz intensiver lokaler antibiotischer Therapie oder Perforation der Hornhaut.

12.5.2 Virale Keratitis

Herpes-simplex-Keratitis

■ **Pathogenese**

Der Herpes simplex Virus (HSV) ist ein DNA-Virus, der nach der Primärinfektion, die subklinisch oder als Systeminfektion ablaufen kann, im Nervensystem persistiert. HSV-1 ist vornehmlich für Infektionen im Gesicht, Lippen, ZNS verantwortlich, HSV-2 für Läsionen im Urogenitaltrakt. Die Durchseuchung in der Bevölkerung beträgt bis zu 90%. Neben der Persistenz im sensorischen Ganglion trigeminale *Gasseri* ist dies auch in den Neuronen des Stromas der Hornhaut möglich.

Die HSV-Keratitis entsteht durch eine Reaktivierung des persistierenden Virus bei reduzierter (lokaler) Immunitätslage. Rezidive sind häufig und können als anterograder Virustransport aus dem Neuron oder als lokales Rezidiv aus dem Hornhautstroma entstehen.

■ Klinisches Bild

Die Herpes-simplex-Keratitis ist die wichtigste Viruserkrankung der Hornhaut. Das klinische Bild der Herpeskeratitis wird bestimmt durch Virusaffektion einerseits und die immunologische Antwort mit Vaskularisation (Bildung von pathologischen Gefäßen) und Ausbildung einer Narbe. Das Ausmaß der bleibenden Visusminderung hängt ab von Größe, Lokalisation und Dichte der Hornhautnarbe.

Bei etwa 10% der Patienten ist mit einem Rezidiv zu rechnen, bei einem Drittel tritt dies innerhalb von 18 Monate auf.

> **Charakteristisches klinisches Zeichen für die Herpeskeratitis ist neben den Hornhautläsionen die herabgesetzte Hornhautsensibilität.**

Es werden folgende Formen der Herpes-simplex-Keratitis unterschieden:

- **Epitheliale Herpeskeratitis**: Die epitheliale Herpeskeratitis (Keratitis dendritica, 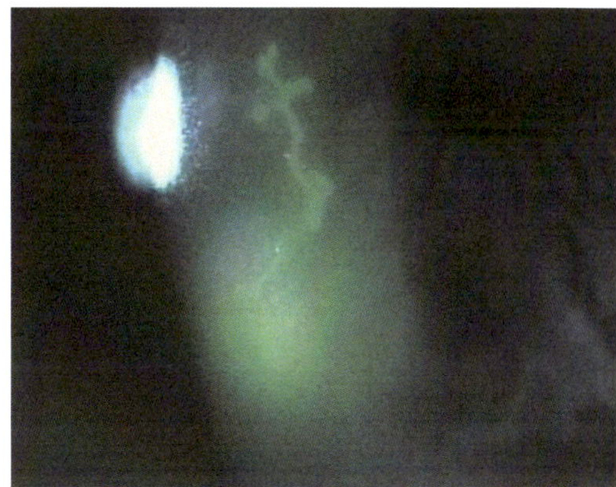 Abb. 12.9) zeigt die typische Dendriticafigur als baumartig verzweigte Fluoresceinpositive Läsion des Epithels. Diese entsteht durch Destruktion des Epithels und der Bowmannmembran. Es können immunologische Begleitreaktionen wie anteriore Stromainfitrate, Endothelpräzipitate (Endothelbeschläge) und Vorderkammerzellreiz vorliegen. Die epitheliale Herpeskeratitis heilt in der Regel ohne Narbenbildung ab.
- **Stromale Herpeskeratitis** (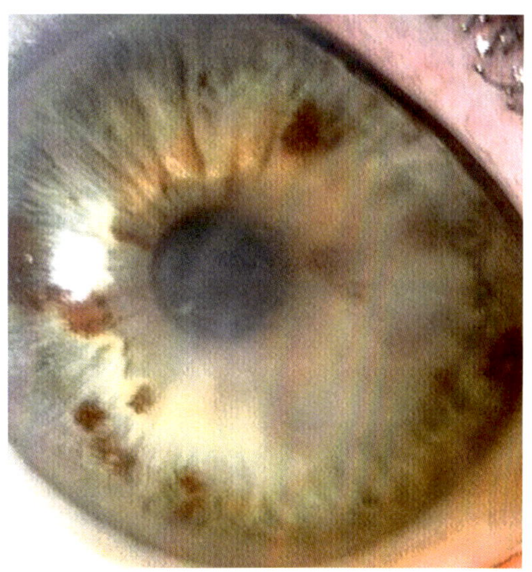 Abb. 12.10): Das klinische Bild der stromalen Herpeskeratitis wird bestimmt durch Virusinfektion und Immunantwort. Es werden 2 Formen unterschie-

Abb. 12.9 Herpes dendritica. Die epitheliale Herpeskeratitis dendritica zeigt ein mit Fluoreszein anfärbbare epitheliale Läsion, die baumartige Verzweigungen aufweist

Abb. 12.10 Stromale Herpeskeratitis. Die stromale Herpeskeratitis zeigt stromale Hornhauttrübungen und Ödem bei reduzierter Hornhautsensibilität

den: Die häufige **stromale nicht-nekrotisierende Keratitis** zeigt lokalisierte bis diffuse Trübungen des Hornhautstromas als Zeichen der Virusinfiltration. Das Epithel ist meist intakt. Eine Vorderkammerbeteiligung (Endothelpräzipitate, Vorderkammerzellen, sekundäre Augendruckerhöhung) ist häufig. Der gräuliche Wessely-Ring (Antigen-Antikörper-Präzipitate) ist Zeichen der

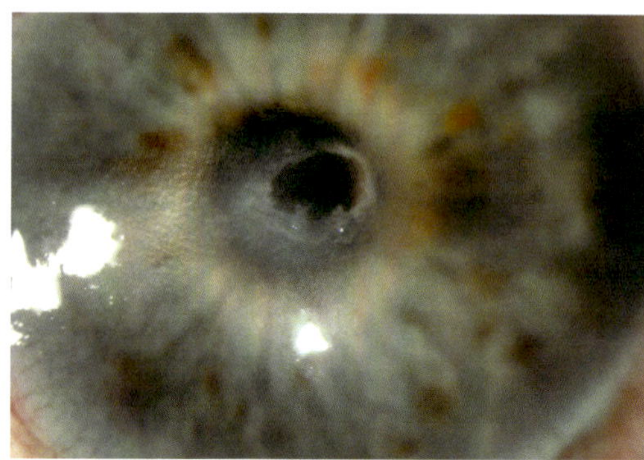

Abb. 12.11 Zentrales Hornhautulkus. Die metaherpetische Keratitis führt zu einer chronischen Benetzungsstörung. Wegen der reduzierten Sensibilität der Hornhaut besteht die Gefahr von Oberflächenstörungen mit der Bildung eines trophischen Hornhautulkus

Immunantwort. Die seltene **nekrotisierende Herpeskeratitis** zeigt käsig-nekrotische Läsionen des Stromas als Zeichen des Gewebeuntergangs. Die stromale Herpeskeratitis heilt mit Narbenbildung ab. Bei rezidivierenden Formen imponieren Hornhautvaskularisationen.

- **Endotheliale Herpeskeratitis**: Die Herpes-Endotheliitis zeigt lokalisierte, feine Hornhautpräzipitate (Endothelbeschläge) und Vorderkammerzellen mit einem sekundären scheibenförmigen Hornhautödem (Keratitis disciformis). Es besteht keine Virusinfiltration des Hornhautstromas. Das stromale Hornhautödem bildet sich nach Abheilung des Endotheliitis zurück.
- **Metaherpetische Herpeskeratitis** (■ Abb. 12.11): Es handelt sich um eine trophische Keratitis nach Denervierung und nicht um eine aktive Viruserkrankung. Neben der Sensibilitätsstörung kommt es zu rezidivierenden Epitheldefekten bis hin zum trophischen Ulkus.

Bei Vorderkammerinflammation können kleine, meist scharf begrenzte Irisatrophien resultieren.

Die Diagnose der Herpeskeratitis erfolgt durch das klinische Bild, die herabgesetzte Hornhautsensibilität und den Therapieerfolg. Ein Virusnachweis kann durch ein HSV-PCR Abstrich der Bindehaut erfolgen. Dieser ist jedoch bei der stromalen Herpeskeratitis häufig negativ. Die Unterscheidung einer Reaktivierung einer stromalen Herpeskeratitis von einem unspezifischen Reizzustand bei metaherpetischer Keratitis kann mitunter schwierig sein.

Die Therapie richtet sich nach der klinischen Form der Herpes simplex Keratitis:

- Die **epitheliale Herpeskeratitis** ist in 50% der Fälle selbstlimitierend. Die Therapie erfolgt durch lokale antivirale Therapie (Aciclovir, Gancilovir, Trifluridine). Eine systemische Therapie ist nicht erforderlich.
- Die **stromale Herpeskeratitis** wird neben der lokalen antiviralen Therapie (Aciclovir, Gancilovir, Trifluridine) mit lokalen Steroidpräparaten (Prednisolon) zur Reduktion der Immunantwort behandelt. Die Therapie ist meist langwieriger über Wochen. In schweren Fällen kann eine zusätzliche systemische antivirale Therapie erfolgen.
- Die **endotheliale Herpeskeratitis** wird analog zur stromalen Keratitis lokal antivirale und mit Steroidpräparaten behandelt. Es zeigt sich meist ein zügiges Ansprechen auf die Prednisolongabe.
- Die **metaherpetische Keratitis** als trophische Erkrankung bedarf keiner antiviralen Therapie. Die Förderung der Epthelialisierung mit Tränenersatztropfen und die spezifische Therapie des trophischen Ulkus (siehe dort) unter lokaler Antibiotikaprophylaxe stehen im Vordergrund.

Eine Rezidivprophylaxe kann mit niedrig dosierter systemischer Aciclovirgabe (2 × 400 mg oral, Kontrolle der Nierenwerte!) über Monate oder als lokale Dauertherapie erfolgen.

Herpes-zoster-Keratitis und Herpes zoster ophthalmicus

Als Herpes zoster ophthalmicus wird die Infektion des Ganglion trigeminale *Gasseri* mit Befall des sensiblen N. ophthalmicus des N. trigeminus durch den Varizella Zoster Virus (VZV, DNA-Virus der

Herpesgruppe) bezeichnet. Es handelt sich um eine Reaktivierung oder Reinfektion des Windpockenvirus bei eingeschränkter Immunitätslage. Eine Beteiligung des Auges kann die Bindehaut, die Hornhaut, die Sklera, die Uvea als intraokulare Entzündung (Uveitis anterior bis posterior), die Netzhaut und die extraokulären Muskeln betreffen. Neuroopthalmologische Defizite können als Hirnnervenlähmungen oder Optikussneuritis auftreten.

■ **Klinisches Bild**

Das klinische Bild des Zoster ophthalmicus ist mit seinen typischen Herpes-Effloreszenzen ist im Kapitel Lider dargestellt (▶ Kap. 9). Die Manifestationen an der Sklera, der Aderhaut und an der Netzhaut werden in den jeweiligen Kapiteln besprochen. Alle Varizella-Zoster-Reinfektionen am Auge können auch isoliert vom Zoster ophthalmicus mit seinen typischen Hauteffloreszenzen auftreten. Neben der häufigen begleitenden Konjunktivitis kann sich eine Varizella-zoster-Keratitis mit folgenden Veränderungen finden:

▬ **Epitheliale Keratitis:** Bei der punktförmigen epithelialen Keratitis sind die Läsionen klein, multipel und eher peripher gelegen. Es können mikrodendritische Ulzera als epitheliale, sternförmige Epithelläsionen (ähnlich wie Keratitis dendritica bei Herpes-simplex-Keratitis, meist kleiner und weniger verzweigt) auftreten.
▬ **Stromale Keratitis** Die nummuläre Keratitis zeigt kleine rundliche Trübungen im vorderen Hornhautstroma als Zeichen der immunologischen Reaktion. Die disziforme Keratitis ist eine flächig-runde und meist zentrale Trübung der Hornhaut. Sie tritt nach Monaten auf und führt zu einem Hornhautödem bis hin zur vaskularisierten Narbe.
▬ **Neurotrophe Keratitis**: Analog zur metaherpetischen Keratitis der Herpes-simplex-Infektion steht die trophische Oberflächenstörung mit Epitheldefekten und Ulzerationen im Vordergrund. Die Muköse-Plaques Keratitis ist eine schwere filamentöse Keratitis, die im Langzeitverlauf auftreten kann.

Bei Vorderkammerinflammation kann eine sektorförmige Irisatrophie resultieren. Die Herpes Zoster Keratitis führt wie die Herpes-simplex-Keratitis zur

herabgesetzten Hornhautsensibilität. Sie ist häufig mit einem Vorderkammerzellreiz verbunden. Da eine entzündliche sekundäre Augendruckerhöhung möglich ist muss der Augendruck überwacht werden und ggf. therapeutisch gesenkt werden.

■ **Therapie**

Die Therapie erfolgt analog zur Therapie der Herpes-simplex-Keratitis mit antiviralen, steroidhaltigen und oberflächenpflegenden Augentropfen und -salben. Eine Therapie mit steroidhaltigen Augentropfen ist bei stromaler Keratitis und Vorderkammerzellen notwendig.

Der Herpes zoster ophthalmicus wird systemisch, meist intravenös mit Aciclovir (alternativ Valaciclovir, Famciclovir) über mindestens 7 Tage behandelt.

Keratokonjunktivitis epidemica durch Adenoviren

■ **Klinisches Bild**

Der Keratokonjunctivitis epidemica ist eine hochinfektiöse und massive Infektion durch Adenoviren. Diese wird im Kapitel Bindehaut (▶ Kap. 11) dargestellt.

Die Adenovirus-Keratitis ist charakterisiert durch multiple nummuläre (münzförmige = runde) Trübungen im anterioren Hornhautstroma (Keratitis nummularis). Diese treten 7–10 Tage nach der Infektion auf und sind Ausdruck der immunologischen Reaktion. Die nummulären Trübungen führen zu Blendung und bei zentraler Lage zu einer Visusminderung (◘ Abb. 12.12). Diese bilden sich meist innerhalb von einigen Monaten zurück, können jedoch dauerhaft persistieren.

■ **Therapie**

Typisch ist eine schnelle Rückbildung unter lokaler Steroidtherapie und einem Wiederauftreten nach Absetzten der steroidhaltigen Augentropfen (Rebound-Phänomen). Ein langsames Ausschleichen der Augentropfen kann dies verhindern. Bei Persistenz können Ciclosporin-haltige Augentropfen (Immunsuppressivum) oder ein chirurgisches Vorgehen (phototherapeutische Keratektomie mit dem Excimer-Laser) versucht werden.

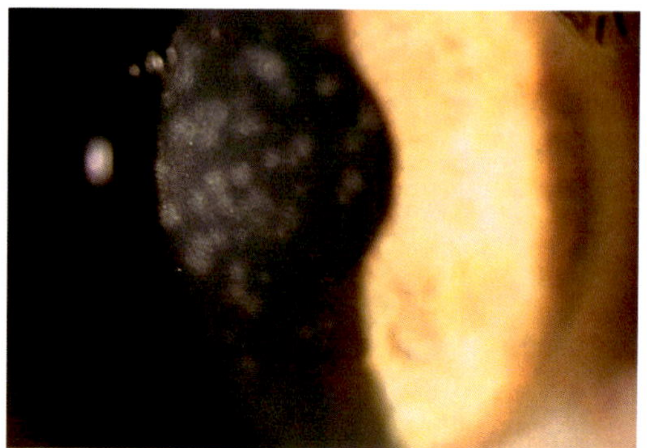

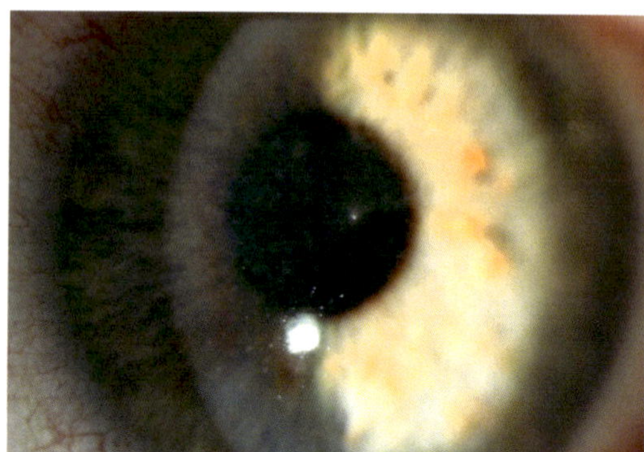

Abb. 12.12 Nummuli nach Keratokonjunktivitis epidemica. Die hochgradig ansteckende Keratokonjunktivitis epidemica durch Adenoviren führt typischerweise zu nummulären Hornhauttrübungen im oberflächlichen Hornhautstroma

Abb. 12.13 Thygesonkeratitis. Die Thygesonkeratitis ist eine seltene Hornhautentzündung mit gräulichen epithelialen Läsionen. Rezidive sind möglich

Oberflächliche epitheliale Thygesonkeratitis

▪ Klinisches Bild

Die seltene, meist bilaterale epitheliale Keratitis zeigt oberflächliche, kleine gräuliche Läsionen ohne begleitenden konjunktivalen Reiz (◘ Abb. 12.13). Eine virale Genese wird angenommen, ist jedoch nicht nachgewiesen. Eine vermehrte Lichtempfindlichkeit und Fremdkörpergefühl stehen im Vordergrund. Rezidivierende Verläufe über Jahre sind möglich.

▪ Therapie

Lokale Steroidtherapie. Bei hartnäckigen epithelialen Läsionen ist die Therapie mit lokalem Ciclosporin A (Immunsuppressivum) und therapeutischen Kontaktlinsen möglich.

12.5.3 Akanthamöbenkeratitis

▪ Pathogenese

Akanthamöben sind ubiquitär vorkommende Protozoen. Die Akanthamöben existieren als Trophozyten (aktive Form) und als Zysten (ruhend), die sehr widerstandsfähig sind. Unter geeigneten Umgebungsbedingungen wandeln sich die Zysten um in die Trophozyten, die zur Gewebsdestruktion führen.

> **Bei jeder Keratitis bei Kontaktlinsenträgern muss an eine Akanthamöbenkeratitis gedacht werden.**

▪ Klinisches Bild

Die Akanthamöbenkeratitis ist eine schwere Keratitis die vornehmlich bei Kontaktlinsen(dauer)trägern auftritt. Typisch ist das massive Krankheitsgefühl mit ausgeprägten Schmerzen die typischerweise deutlich schwanken (undulierend über Stunden). Häufig sind die Patienten bereits (erfolglos) mit antibiotischen Augentropfen vorbehandelt.

Neben der Kontaktlinsenanamnese geben folgende klinischen Befunde Hinweis auf eine Akanthamöbenkeratitis (◘ Abb. 12.14):

- Diffuse Graufärbung des Epithels
- Perineurale, radiäre Trübungen (Infiltrate) des Stromas
- Stromales Ringinfiltrat bis vollständige Weißfärbung der Hornhaut
- Pseudodendriten (Ausläufer) und Satelliten möglich

Der Verlauf der Akanthamöbenkeratitis ist auch unter intensiver Therapie meist kompliziert und langwierig. Es besteht ein hohes Risiko einer Perforation und bleibenden Hornhautnarben.

▪ Diagnostik

Die Keimisolierung kann nur über ein Abkratzpräparat (Abrasio corneae) und die Kontaktlinsen bzw. ihre Flüssigkeiten erfolgen. Es kann eine Kultur auf speziellem Medium (Blutagar, E-coli-Agar) und ein Direktnachweis mittels PCR-Diagnostik erfolgen.

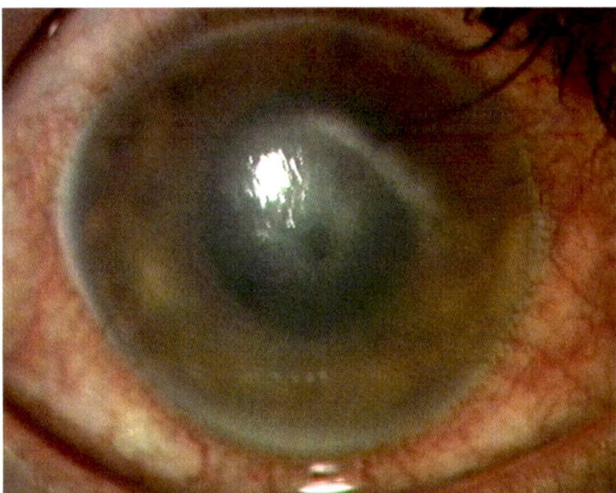

Abb. 12.14 Akanthamöbenkeratitis. Die Akanthamöbenkeratitis ist eine schwere Hornhautentzündung bei Kontaktlinsenträgern. Es zeigt sich ein schwierig zu behandelndes
massives gräulich-weißes Hornhautinfiltrat

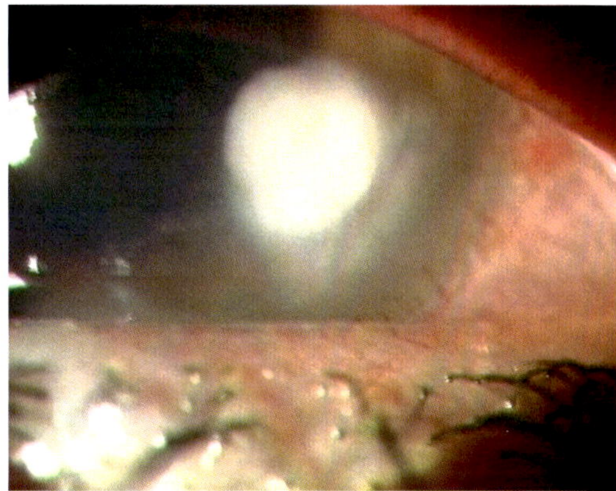

Abb. 12.15 Pilzkeratitis. Die Pilzkeratitis zeigt ein
flauschig weißliches Infiltrat. Manchmal findet man kleine
Infiltrate in der unmittelbaren Umgebung des Haupt-
herdes (sog. Satellitenläsionen)

Die Akanthamöbenzysten können in der konfokalen Hornhautmikroskopie dargestellt werden.

■ **Therapie**

Die Therapie der Akanthamöbenkeratitis ist intensiv und langwierig (über Monate bis Jahre). In vielen Fällen ist zur Rehabilitation der Sehkraft nach
monatelanger Therapie eine Hornhauttransplantation bei Hornhautnarbe notwendig. Zu Beginn ist
eine intensive Tropftherapie notwendig (alle 15 Minuten bis alle 30 Minuten über Tag und Nacht!), die
dann über Wochen bis Monate langsam reduziert
werden kann.

Die Therapie der Akanthamöbenkeratitis stützt
sich auf 3 antimikrobielle Wirkstoffe:

— **Propamidin-Augentropfen**: Wirkstoffgruppe
Diamidin, alternativ Hexamidin
— **Polyhexamethylbiguanid-Augentropfen:**
Schwimmbadreiniger, Sterilisierungssubstanz
in Kontaktlinsenlösungen, Wirkung gegen
Zysten, Nebenwirkung: deutliche Oberflächen-
reizung, alternativ Chlorhexidin
— **Neomycin, Polymyxin B, Gramcidin**: Breit-
spektrumantibiotikum

Bei Fortschreitender Infektion ist eine notfallmäßige Hornhauttranspantation (Keratoplastik à
chaud) notwendig.

12.5.4 Pilzkeratitis, Keratomykose

■ **Pathogenese**

Neben Bakterien, Viren und Akanthamöben können auch Pilze eine Hornhautinfektion verursachen
(■ Abb. 12.15). Prädisponierend sind neben den
klinischen Faktoren für eine bakterielle Keratitis
insbesondere Verletzungen mit organischem
Material (z. B. Gartenarbeit) und eine reduzierte
(lokale) Immunabwehr (z. B. langandauernde
Steroidtherapie) oder längerfristige lokale antibiotische Therapie.

Verschiedene Hefe- und Schimmelpilze wie
Fusarium, Aspergillus und Candida können isoliert
werden.

■ **Klinisches Bild**

Das Pilzinfiltrat der Hornhaut zeigt im Vergleich
zum bakteriellen Infiltrat folgende typischen klinischen Befunde:

— Landkartenartige Konfiguration des
Infiltrates
— Satellitenläsionen: Ein Hauptinfiltrat mit
kleineren benachbarten Infiltraten
— Großes erhabenes Infiltrat aber nur kleiner
Epitheldefekt
— Zähes Hypopyon: pyramidenförmig, zähflüssig
mit zapfenförmigen Ausläufern

Des Weiteren muss bei jedem fehlenden Ansprechen des Infiltrates auf eine antibakterielle Therapie an eine Pilzinfektion gedacht werden.

■ **Therapie**

Die Pilzkeratitis wird analog zur bakteriellen Keratitis vorwiegen mit lokalen antimykotischen Präparaten behandelt. Die Augentropfen müssen speziell hergestellt werden:

- **Voriconazol-Augentropfen**: Azol, breites Spektrum, Mittel der ersten Wahl, keine Abrasio corneae notwendig
- **Amphotericin B-Augentropfen**: Polyen, breites Spektrum, Mittel der 2. Wahl, Abrasio corneae notwendig
- **Natamycin-Augentropfen**: Polyen, bei Fusarium, Abrasio corneae notwendig

Eine systemische antimykotische Therapie ist nur bei einer Endophthalmitis notwendig.

Analog zur bakteriellen Keratitis ist eine Zykloplegie notwendig (medikamentöse Mydriasis).

Adjuvant zur antimykotischen Therapie sollte immer eine lokale antibakterielle Therapie erfolgen.

12.5.5 Intersitielle Keratitis, Keratitis parenchymatosa

Die Keratitis interstitialis ist eine Entzündung des Hornhautstromas ohne primäre Beteiligung des Epithels oder des Endothels. Immunologische Prozesse spielen eine besondere Rolle bei der langwierigen Keratitis mit Ausbildung einer diffusen Hornhauttrübung und tiefer Vaskularisation. Auslösende Infektionen sind Systemerkrankungen wie konnatale Lues, TBC u. a.

12.6 Entzündliche Erkrankungen der peripheren Hornhaut und nicht-infektiöse Keratitis

■ **Definition**

Immunologische Vorgänge spielen bei entzündlichen Erkrankungen der Hornhaut eine wichtige Rolle. Bei jeder infektiösen Keratitis mit stromaler Beteiligung führen die pathologischen Veränderungen durch die Entzündungsreaktion im Heilungsverlauf zur Narbenbildung. Die Narbenbildung verursacht die bleibende Sehminderung durch die Trübung der Hornhaut. Daher muss eine stromale Beteiligung bei infektiöser Keratitis im Krankheitsverlauf mit antientzündlichen steroidhaltigen Präparaten behandelt werden.

Primäre immunologische Erkrankungen am Auge können analog zur infektiösen Keratitis zu Gewebseinschmelzung, Narbenbildung und Vaskularisation bis hin zu einer Perforation führen. Die primär immunologischen Erkrankungen der Hornhaut beginnen meist in der peripheren Hornhaut aufgrund der besonderen Immunologie der Limbusregion. Die antiinflammatorische Therapie steht im Vordergrund. Eine infektiöse Ursache muss stets ausgeschlossen werden.

Grundsätzlich können die immunologischen Erkrankungen der Hornhaut isoliert oder als Folge einer immunologischen Grunderkrankung aus dem rheumatologischen und autoimmunologischen Formenkreis entstehen.

> **Entzündliche Veränderungen der peripheren Hornhaut und der Limbusregion deuten auf eine nicht-infektiöse Genese hin. Eine rheumatologische und autoimmunologische Grunderkrankung muss ausgeschlossen werden.**

■ **Klinisches Bild**

Die immunologische Keratitis zeigt eine konjunktivale Gefäßinjektion meist beginnend in der Peripherie der Hornhaut (marginale Keratitis) bzw. in der Limbusregion. Die Patienten klagen über das rote Auge, variable Schmerzen und Visusminderung. Die marginale Keratitis kann mit einem Hornhautinfitrat und mit einem Ulkus bis hin zur Perforation durch die Einschmelzung einhergehen. Der einschmelzende, gewebsdestruierende Prozess entsteht durch eine okklusive Vaskulitis.

Durch die entzündliche Keratitis im Bereich der Limbusregion kann eine Limbusinsuffizienz resultieren mit fortschreitender Vaskularisation der Hornhaut. Nach Abheilung der Entzündung resultiert eine gräuliche Hornhautnarbe mit stromaler Ausdünnung. Bei jedem Hornhautinfiltrat muss

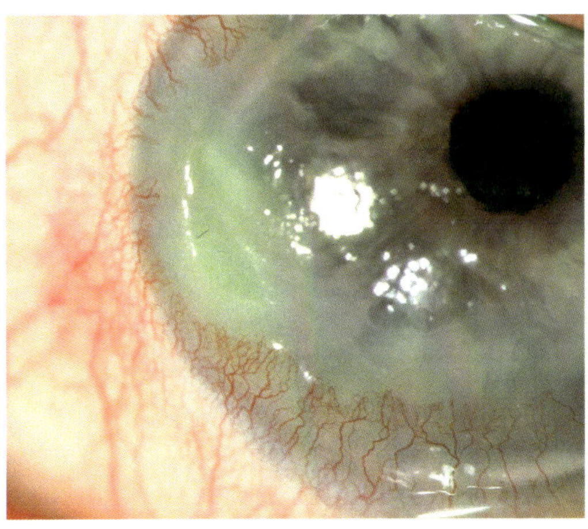

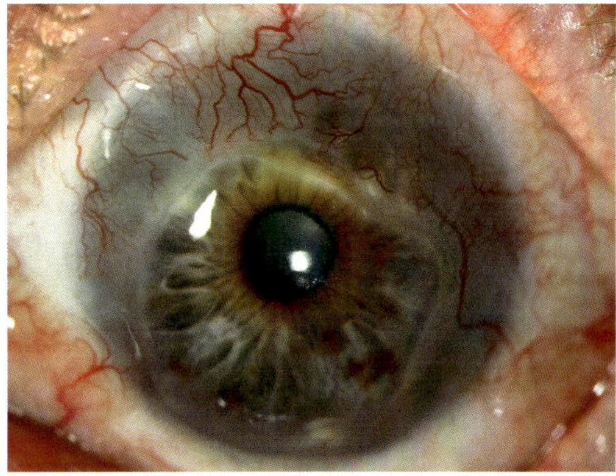

Abb. 12.16 Peripheres Ulkus. Peripheres Hornhautulkus bei Keratitis im Rahmen einer rheumatoiden Arthritis

eine Infektion durch Bakterien oder Pilze ausgeschlossen werden. Bei jeder immunologischen, nicht-infektiösen Keratitis muss eine autoimmunologische Grunderkrankung ausgeschlossen werden. Neben einer ausführlichen Anamnese können als immunologische Basisdiagnostik folgende Laborwerte bestimmt werden:

- C-reaktives Protein (CRP)
- Blutsenkungsgeschwindigkeit (BSG, ESG)
- Rheumafaktor und anti-CCP rheumatoide Arthritis)
- Antinukleäre Antikörper (ANA) (Kollagenose)
- Anti-neutrophile cytoplasmatische Antikörper (ANCA) (Kollagenose, Vaskulitis)
- Angiotensin-Conversions Enzym (ACE) und Interleukin 2 (Sarkoidose)

Bei Verdacht auf eine autoimmunologische Grunderkrankung ist eine interdisziplinäre Therapie mit der Immunologie und Dermatologie notwendig.

Im Folgenden sind die klinischen Besonderheiten der wichtigsten nicht-infektiösen entzündlichen Hornhauterkrankungen dargestellt:

- **Randfurchenkeratitis (Keratitis marginalis, Ulcus katarrhale):** Die häufige Randfurchenkeratitis ist eine Hypersensitivitätsreaktion auf Staphylokokkentoxine. Eine chronische Staphylokokkenblepharitis (Lidrandentzündung) ist ein häufiger auslöser. Das klinische Bild zeigt ein kleines weißliches Infiltrat der peripheren Hornhaut ohne Zeichen einer Ulzeration (Abb. 12.16).

- **Ulkus Mooren (Ulcus rodens):** Das Ulkus Mooren ist eine seltene, aber schwere, ulzerierende Keratitis der peripheren Hornhaut ohne Infiltrat (Abb. 12.17). Sie kann einseitig, in schweren Fällen beidseitig und fortschreitend auftreten. Die Patienten klagen über deutliche Schmerzen. Das klinische Bild zeigt eine ulzerative Keratitis, die von peripher nach zentral wandert und bald die gesamte Zirkumferenz der peripheren Hornhaut umfasst. Peripher des aktiven Ulkus zeigt sich eine vaskularisierte, narbige Abheilung unter deutlicher Ausdünnung der Hornhaut. Eine vollständig vaskularisierte Hornhautnarbe unter Einbeziehung des Zentrums mit massiver Sehbeeinträchtigung kann resultieren.

- **Keratitis phlyctaenulosa:** Phlyctänen sind entzündliche glasig imponierende knotige Verdickungen im Bereich der Limbusregion. Die Keratokonjunctivits phylctänulosa ist eine seltene Erkrankung, die vorwiegend Kinder und junge Erwachsene betrifft. Ursächlich ist möglicherweise eine verzögerte Hypersensitivitätsreaktion auf bakterielle Antigene, eine Assoziation mit Tuberkulose wurde vermutet. Das klinische Bild zeigt eine meist singuläre glasig-knotig prominente Rötung. Ulzerationen der peripheren Hornhaut sind möglich.

Die Abheilung erfolgt meist unter Bildung einer kleinen peripheren Hornhautnarbe.

- **Periphere Keratitis bei Rosazea:** Die Acne rosacea ist gekennzeichnet durch eine Rötung im Gesicht, Teleangiektasien, Papeln und Pusteln sowie hypertrophe Talgdrüsen. Das Rhinophym ist eine knollige Verdickung der Nase wegen der Talgdrüsenhypertrophie. Das klinische Bild der Augenbeteiligung zeigt neben chronische Keratokonjunktivits und Blepharitis eine periphere, nicht ulzerierende Keratitis ohne Infiltrate mit zunehmender Vaskularisation und Ausdünnung der Hornhaut.
- **Superiore limbale Keratopathie/Keratokonjunktivitis (Theodore):** seltene entzündliche Hornhautveränderung der oberen Limbusregion mit Bindehauthyperämie, Schmerzen.
- **Marginale Keratitis bei Systemerkrankungen:** Entzündliche Erkrankungen der peripheren Hornhaut können auf verschiedenen autoimmunologischen Systemerkrankungen beruhen. Wichtig sind rheumatologische Erkrankungen (z. B. rheumatoide Arthritis), Kollagenosen (z. B. Lupus erythematodes, Sjögren-Syndrom), systemische Vaskulitiden (z. B. Wegener Granulomatose), entzündliche Schleimhauterkrankungen (z. B. vernarbendes Schleimhautpemphigoid) und iatrogene Erkrankungen wie die Graft-versus-host disease (GVHD). Das klinische Bild zeigt eine ulzerierende, einschmelzende periphere Keratitis ohne Infiltrat.

- **Therapie**

Die Therapie der immunologischen Keratitis beruht auf der Immunsuppression. Folgende therapeutische Optionen stehen zur Verfügung:

- Therapie der ersten Wahl ist eine lokale Therapie mit **steroidhaltigen Augentropfen**. Als Alternative sind Cyclosporin A-haltige Augentropfen möglich.
- Bei schwerer immunologischer Keratitis (z. B. Ulkus Mooren) ist eine **systemische Immunsuppression** notwendig. Therapie der ersten Wahl ist auch hier die systemische Gabe von Glukokortikoiden (meist Prednisolon). Reicht die Therapie nicht aus bzw. ist eine dauerhafte Glukokortikoidtherapie oberhalb der Cushing-

Schwelle notwendig kommen immunsuppressive Substanzen zum Einsatz.

- Zur Vermeidung von Superinfektionen bei längerfristige Therapie mit steroidhaltigen Augentropfen erfolgt meist eine begleitende Therapie mit **antibiotischen Augentropfen**.
- Schwere Ulzerationen und Perforationen müssen mit einer notfallmäßigen Hornhauttransplantation (**Keratoplastik à chaud**) behandelt werden.

Bei der Randfurchenkeratitis ist primär eine Kombination von antibiotischen und steroidhaltigen Augentropfen notwendig.

Die Keratitis bei Rosazea wird systemisch mit einer niedrigdosierten Dauertherapie mit Tetrazyklinen (z. B. Doxycyclin 50 mg) über Monate behandelt (vgl. Lehrbücher der Dermatologie). Die entzündungshemmende Wirkung der Tetrazykline steht hier im Vordergrund (vgl. auch Therapie der chronischen Blepharitis).

Bei Ulcus Mooren kann eine Exzision der pathologischen Bindehaut zu einer Besserung führen. Ziel ist die chirurgische Entfernung der kollagenolytischen Bindehautmatrix.

12.7 Degenerative Erkrankungen der Hornhaut

Unter Degeneration versteht man eine strukturelle oder funktionelle Abweichung von der Norm im Sinne einer Rückbildung bezogen auf ein Gewebe oder ein Organ. Eine Therapie ist nur notwendig bei fortschreitender Hornhauttrübung, die zu Sehstörungen führen. Viele Veränderungen sind harmlos. Die marginale Terriensche Hornhautdegeneration wird unter dem Abschnitt Erkrankungen der peripheren Hornhaut dargestellt.

12.7.1 Arcus senilis

Es handelt sich um einen im Alter auftretenden weißlichen stromalen Ring mit transparenter Zone zum Limbus als Folge von Einlagerungen von Lipoproteinen. Randinfiltrate sind selten möglich. Es tritt keine Visusminderung auf.

12.7.2 Pterygium

■ Klinisches Bild

Das Pterygium (Flügelfell, ■ Abb. 12.18) ist ein langsam fortschreitendes Überwachsen von vaskularisiertem Bindehautgewebe von der Limbusregion auf die Hornhaut. Das Pterygium findet sich meist im medialen Lidwinkel und tritt gehäuft bei Menschen mit vermehrter Sonnenexposition auf. Der zentrale Bereich ist fest mit der Hornhaut verwachsen, die Bindehautschürze lässt sich typischerweise mit einer Sonde unterfahren. Sobald das Pterygium die zentralere Hornhaut erreicht, besteht eine ausgeprägte Visusminderung sowie ein irregulärer Astigmatismus.

Ein Pseudopterygium ist eine sekundäre Bindehautvaskularisation meist nach Entzündungen oder Trauma.

■ Therapie

Das Pterygium muss bei Wachstumstendenz operativ entfernt werden, bevor das Zentrum der Hornhaut erreicht wird, da sonst auch trotz des Eingriffes ein irregulärer Astigmatismus resultiert. Aufgrund der hohen Rezidivneigung wird ein freies Bindehauttransplantat als Barriere im Bereich des limbalen Exzisionsareals eingenäht.

12.7.3 Bandförmige Keratopathie (Hornhautdegeneration)

■ Klinisches Bild

Die bandförmige Keratopathie (■ Abb. 12.19) ist durch oberflächliche weißliche, teils schollige oder kalkartige Einlagerungen in der Hornhaut gekennzeichnet. Die Trübungen de Epithels und oberflächlichen Hornhautstromas beginnen meist in der horizontalen Peripherie. Die bandförmige Keratopathie tritt meist sekundär nach chronischen Entzündungen der Augenoberfläche, nach Operationen, bei langfristiger Tropfenapplikation, nach Trauma oder bei Phtisis bulbi (Schrumpfung des Augapfels) auf. Eine Visusminderung tritt auf sobald die Trübungen das Hornhautzentrum erreichen. Durch die Kalkeinlagerungen kann ein ausgeprägtes Fremdkörpergefühl resultieren.

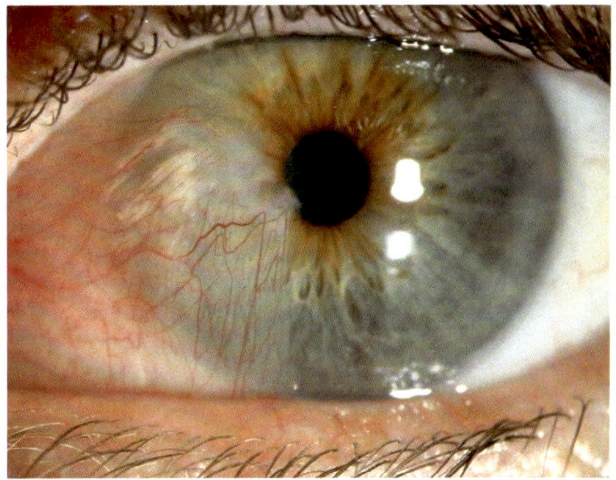

■ **Abb. 12.18** Pterygium. Das Pterygium ist gekennzeichnet durch ein Überwuchern der Bindehaut auf die Hornhaut

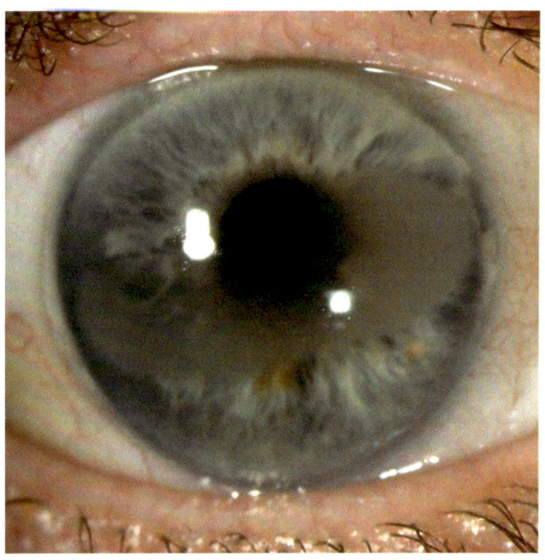

■ **Abb. 12.19** Bandförmige Hornhautdegeneration. Die Bandförmige Hornhautdegeneration ist eine häufige epitheliale Trübung meist horizontal im Bereich der Lidspalte

■ Therapie

Eine Entfernung der Hornhautverkalkung ist durch mechanische Abrasio der oberflächlichen Hornhautschicht und durch Auslösung des Kalkes durch EDTA (Ethylendiamintetraacetat 4%ig), einem Chelatbildner für Kationen möglich. In Einzelfällen kann eine Keratoplastik indiziert sein. Phosphathaltige Augentropfen sollten vermieden werden.

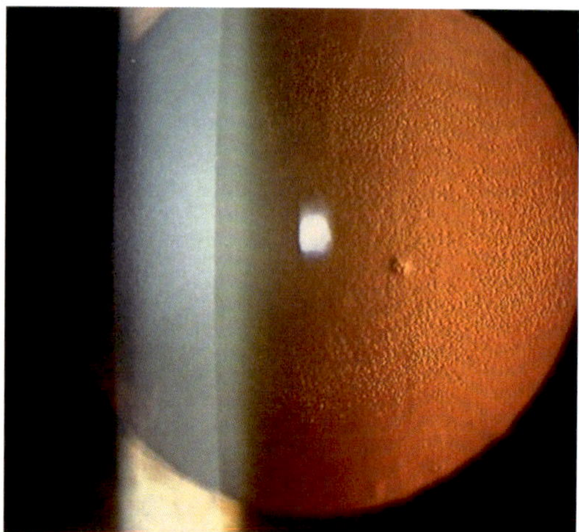

Abb. 12.20 Cornea guttata. Die Cornea guttata ist eine wichtige endotheliale Veränderung, die ein erhöhtes Risiko einer Hornhautdekompensation nach einer Kataraktoperation beinhaltet. Hier sieht man den gehämmerten Aspekt im regredienten Licht

Abb. 12.21 Map-dot-fingerprint-Dystrophie. Die epitheliale Basalmembrandystrophie (Map-dot-fingerprint-Dystrophie) ist eine recht häufige epitheliale Hornhautveränderung mit zarten Trübungen die als Linien, Punkte und landkartenartig imponieren

12.7.4 Cornea guttata

Die Endothelveränderung (Abb. 12.20) zeigt sich als Drusen der Descemetmembran und führt zu einem wassertropfenartigen, »gehämmerten« Aspekt des Endothels. Die Cornea guttata kann als erstes Stadium der Fuchs'schen endothelialen Hornhautdystrophie auftreten (siehe dort).

> Die Cornea guttata ist eine häufige Endothelveränderung, die insbesondere vor jeder intraokularen Operation (insbesondere Kataraktoperation) identifiziert werden muss. Es besteht das Risiko einer Hornhautdekompensation (persistierendes Hornhautödem) bei zusätzlicher Schädigung des Hornhautendothels. Eine entsprechende strenge Indikationsstellung zur Operation und Aufklärung des Patienten ist erforderlich.

12.8 Hornhautdystrophien

■ Definition

Dystrophien der Hornhaut sind erbliche, bilaterale und progrediente Veränderungen ohne erkennbare Ursache. Sie können sich bereits in der Kindheit oder auch im höheren Alter manifestieren. Die

Hornhautdystrophien werden eingeteilt nach der Schicht ihrer Hauptmanifestation:

- Epitheliale und subepitheliale Hornhautdystrophien
- Dystrophien der Bowmannlamelle
- Stromale Hornhautdystrophien
- Endotheliale Hornhautdystrophien

■ Klinisches Bild

Im Folgenden ist die Systematik der Hornhautdystrophien dargestellt, bei den wichtigsten Formen wird das klinische Bild beschrieben.

Zu den **epithelialen und subepithelialen Hornhautdystrophien** gehören:

- **Epitheliale Basalmembrandystrophie** (früher Map-dot-fingerprint Dystrophie, Cogan-Dystrophie, Abb. 12.21). Die epithelialen Veränderung zeigen typische landkartenartige Linien (*map*), punktförmige Läsionen, die z.T. kalzifiziert erscheinen (*dot*) und parallele fingerabdruckartige Linien (*fingerprint*). Die epitheliale Dystrophie kann mit rezidivierenden Erosiones der Hornhaut einhergehen und meist geringgradige Sehstörungen hervorrufen.
- **Epitheliale rezidivierende Erosionsdystrophie**: Die rezidivierenden Erosiones führen

meist in der Kindheit zu wiederkehrenden Schmerzattacken. Im Erwachsenenalter können oberflächliche Hornhautnarben resultieren.

- **Subepitheliale muzinöse Hornhautsystrophie**
- **Meesmann-Hornhautdystrophie**
- **Lisch epitheliale Hornhautdystrophie**
- **Gelatinöse tropfenförmige Hornhautdystrophie**

Zu den Dystrophien der **Bowman-Lamelle** gehören:

- **Reis-Bückler-Hornhautdystrophie**
- **Thiel-Behnke-Hornhautdystrophie**
- **Grayson–Wilbrandt Corneal Dystrophy**
- **Salzmann Dystrophie** (früher noduläre Salzmannsche Hornhautdegeneration).
  Es finden sich weißliche, prominente knötchenartige epitheliale Veränderungen fokal betont. Die Bowmannschicht fehlt meist. Im fortgeschrittenem Stadium finden sich Vernarbungen und Hornhautvaskularisationen. Früher wurden die Veränderungen zu den Degenerationen der Hornhaut gezählt. Die Veränderungen können auch sekundär bei chronischer Keratitis auftreten.

Zu den **stromale Dystrophien** gehören:

- **TGFBI-Dystrophien** (Defekt des TGFBI Gens[1])
  - Gittrige Hornhautdystrophien
  - Granulär Hornhautdystrophie, Type 1 und 2
- **Makuläre Hornhautdystrophien**
- **Schnyder kristalline Hornhautdystrophie**
- **kongenitale stromale Hornhautdystrophien**
- **fleckchen Hornhautdystrophie**
- **posteriore amorphe Hornhautdystrophie**
- **zentrale wolkenförmige Hornhautdystrophie Francois**
- **prä-Descemet Hornhautdystrophie**

Zu den **endothelialen Dystrophien** der Hornhaut gehören:

- **Fuchs-endotheliale Hornhautdystrophie:** Die Fuchs'sche Hornhautdystrophie als primäre Erkrankung des Hornhautendothels tritt meist nach dem 4. Lebensjahrzehnt auf. Pathognomonisch ist die Cornea guttata mit drusenartige Veränderungen der Descemetmembran, die im regredienten Licht als Tröpfchen oder als gehämmertes Endothel imponieren. Die Endothelveränderungen gehen mit einer verminderten Endothelzellzahl einher und führen zu Epithelödem und Stromaödem der Hornhaut wegen der verminderten endothelialen Pumpfunktion. Es resultiert eine bullöse Keratopathie mit Epithelblasen, die zu schmerzhaften Erosiones führen können. Im Spätstadium kann es zu Vaskularisationen und Narben der Hornhaut führen. **Die Fuchs'sche Hornhautdystrophie kann in 4 Stadien eingeteilt werden:**

  - Stadium 1: Cornea guttata
  - Stadium 2: Epithel/Stromaödem
  - Stadium 3: bullöse Keratopathie
  - Stadium 4: Vaskularisation/Narben/ Komplikationen
- **Hintere polymorphe Hornhautdystrophie**
- **Kongenitale hereditäre Endotheldystrophie 1**
- **Kongenitale hereditäre Endotheldystrophie 2**
- **x-gebundene Endotheldystrophie**

- **Therapie**

Eine Therapie der Hornhautdystrophien ist nur bei Beschwerden notwendig. Bei epithelialen Dystrophien ist die regelmäßige Anwendung von Tränenersatzmitteln sinnvoll.

Bei rezidivierenden epithelialen Erosiones sind therapeutische Kontaktlinsen und ggf. eine Abrasio der Hornhaut (mechanische Abtragung des Hornhautepithels) oder eine phototherapeutische Keratektomie (PTK, Abtragung des Hornhautepithels mit dem Excimer-Laser) möglich. Dies soll den Verbund des neu wachsenden Hornhautepithels mit dem Hornhautstroma verbessern. Bei der Salzmann-Dystrophie können die pathologischen Knötchen lamellär abpräpariert werden. Bei allen Trübungen der Hornhaut mit Visusminderung kann eine Keratoplastik (perforierend oder lammellär) erforderlich werden.

Alle Dystrophien, deren Ursprung in den Epithelzellen (Ursprung Ektoderm) liegen (epitheliale und supbepitheliales Dystrophien, Dystrophien der Bowmannlamelle sowic gittrige und granuläre (stromale) Hornhautdystrophien) neigen zu Rezidiven. Die Hornhautdystrophien, die von Keratozyten

---

1 TGFBI-Gen = transforming growth factor ß, 68 kDa, induced Gen: Ein Gen, das für ein Protein der extrazellulären Matrix kodiert zur Bindung von verschiedenen Kollagenen.

oder Endothelzellen ausgehen (Ursprung Neuralleiste) zeigen nach operativer Therapie (Keratoplastik) keine Rezidive.

12.9 Nicht-entzündliche Keratopathien

12.9.1 Expositionskeratopathie, Keratopathia e lagophthalmo

■ **Klinisches Bild**

Die Expositionskeratopathie wird verursacht durch eine eingeschränkte Benetzung der Hornhaut bei Lagophthalmus (fehlender Lidschluss). Die Differentialdiagnose des Lagophthalmus ist unter den Liderkrankungen dargestellt.

Die Expositionskeratopathie zeigt folgende klinische Befunde:

- **Keratokonjuncitivitis sicca mit Epitheliopathie**: Bei chronischer Benetzungsstörung kommt es zur Hornhauttippung (fluoreszeinpositive kleineste Epithelläsionen) bis hin zur filamentöser Keratitis, die fadenartige Epithelablösungen der Hornhaut zeigt.
- **Erosio corneae**: Das Risiko eines größeren Epitheldefektes nimmt zu (häufig auch nach Mikrotraumen wie Reiben). Die eingeschränkte Benetzung führt dann zu Abheilungsstörung der Hornhauterosio (persistierende Erosio corneae).
- **Trophisches Hornhautulkus bis Perforation** (◘ Abb. 12.22): Im weiteren Verlauf kommt es zum trophischen stromalen Gewebsuntergang. Bei einem tiefen Hornhautulkus droht die Perforation.
- **Hornhautinfiltrate**: Das Risiko einer Superinfektion mit Bakterien oder Pilzen ist deutlich erhöht.
- **Hornhautnarben und Vaskularisation**: Die häufig wiederkehrenden Epithel-und Stromaläsionen führen zur Bildung von vaskularisierten Hornhautnarben.

Weitere Keratopathien, die mit einer schweren Benetzungsstörung einhergehen, sind:

- **Neurotrophe Keratopathie:** Durch eine reduzierte oder fehlende Hornhautsensibilität (z. B. nach Herpes Keratitis, bei neurologischen

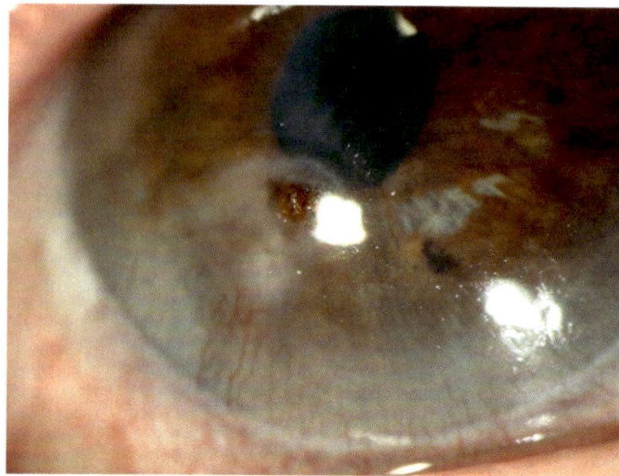

◘ **Abb. 12.22** Trophisches Hornhautulkus. Das trophische Hornhautulkus ist gekennzeichnet durch einen Gewebsuntergang durch eine trophische Oberflächenstörung ohne infektiöses Infiltrat

Erkrankungen mit Störung des 1. sensiblen Trigeminusastes) kann es zu Veränderungen analog zur Expositionskeratopathie kommen. Besonders wichtig sind unerkannte Verletzungen der Hornhaut und unerkannte Wundheilungsstörungen der Hornhaut.
- **Xerophthalmie**: Keratomalazie bei Vitamin A-Mangel, selten.

■ **Therapie**

Grundlage ist die Behandlung der Benetzungsstörung. Je nach Ausprägung des Lagophthalmus und der Hornhautschäden bestehen folgende Therapieoptionen:

- **Befeuchtung der Oberfläche**: Neben Tränenersatztropfen, Gelpräparaten kommen befeuchtende Salben zum Einsatz.
- **Therapeutische Kontaktlinsen** können das Austrocknen der Hornhaut verhindern. Es besteht jedoch das Risiko einer infektiösen Keratitis.
- Ein **Uhrglasverband** schützt das Auge vor Austrocknung.
- Bei dauerhafter Lidfehlstellung ist eine **Lidoperation** zur Verbesserung der Lidstellung notwendig (siehe Kapitel Liderkrankungen)
- Bei persistierenden Oberflächendefekten sind chirurgische Maßnahmen wie eine **Amniontransplantation** bis hin zu einer **Keratoplastik à chaud** bei Perforation notwendig.

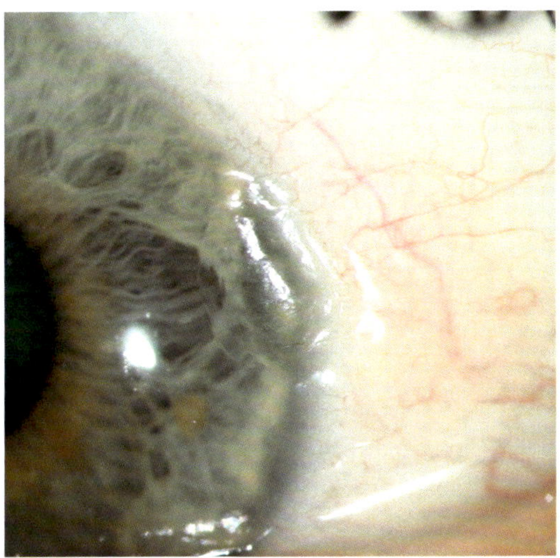

Abb. 12.23 Fuchs-Delle. Sie stellt eine lokale Austrocknung der Hornhaut ohne Epitheldefekt dar

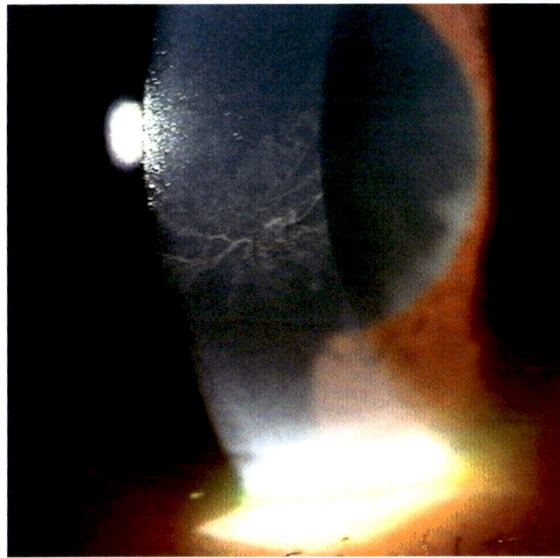

Abb. 12.24 Cornea verticillata. Die Cornea verticillata sind wirbelartige Trübungen im Hornhautepithel meist unter Amiodarontherapie. Die Veränderungen machen meist keine Beschwerden, ein Absetzen der systemischen Therapie ist nur erforderlich, wenn sich andere visusbedrohende Nebenwirkungen einstellen

Bei Epitheldefekten und einer Superinfektion (bakteriellen Keratitis, Pilzkeratitis) ist eine antibiotische Therapie notwendig.

12.9.2 Nicht-entzündliche Erkrankungen der peripheren Hornhaut

Marginale Terriensche Degeneration

Die Terrien-Degeneration ist eine seltene nichtentzündliche Ausdünnung des peripheren Hornhautstromas meist im Bereich des oberen Limbus. Das Epithel ist immer intakt, die gräuliche Trübung der Hornhaut ist nach peripher durch eine klare Zone der Hornhaut getrennt.

Fuchs-Dellen

Fuchs-Dellen (Abb. 12.23) sind rundliche Areale ausgedünnter Hornhaut meist in der Horizontale nasal oder temporal gelegen. Das Epithel ist intakt, die Hornhaut klar. Fuchs-Dellen entstehen durch lokalisierte Austrocknung der Hornhaut.

12.10 Hornhautveränderungen bei Stoffwechselstörungen und Pigmenteinlagerungen

Einlagerungen von Stoffwechselprodukten, Pigmenten oder Medikamenten können in der klaren Hornhaut durch die Spaltlampenuntersuchung identifiziert werden. Eine Sehstörung kann in Einzelfällen resultieren, wenn die Trübungen im Zentrum der Hornhaut auftreten.

- **Kayser-Fleischer-Kornealring bei M. Wilson (hepatolentikuläre Degeneration):** Die Kupferstoffwechselstörung mit Befall von Leber und Nervensystem zeigt einen grünbräunlichen Ring der peripheren Hornhaut.
- **Cornea verticillata** (Abb. 12.24): Die bräunlichen wirbelartigen oberflächlichen Trübungen der Hornhaut finden sich unter Amiodarontherapie (Antiarrhytmicum), unter Chloroquintherapie (Antimalariamittel) und bei Morbus Fabry (lysosomale Speicherkrankheit). Eine Visusminderung besteht nicht.
- **Krukenbergspindel:** Spindelförmiger Pigmentbeschlag am Hornhautendothel bei

Pigmentdispersionssyndrom und Pigmentglaukom (siehe dort).

- **Trübungen der Hornhaut** können bei Störungen des Kohlenhydratstoffwechsels (Mukopolysaccharidosen), Störungen des Proteinstoffwechsels oder Fettstoffwechsels auftreten.
- Exogene Einlagerungen von Silber (**Argyrose**), Kupfer (**Chalkose**), Eisen (**Siderose**) meist durch Fremdkörper.
- **Hämatocornea**: stromale Einlagerung von Hämoglobin bei andauerndem Hyphäma (Vorderkammerblutung).

12.11 Verletzungen der Hornhaut

Die Verätzungen und Verbrennungen des Auges werden im Kapitel Bindehaut (vgl. Kap. 11) dargestellt.

12.11.1 Hornhauterosio und Hornhautfremdkörper

Klinisches Bild

Die **Erosio corneae** ist ein Epitheldefekt und kann durch zahlreiche oberflächliche Mechanismen der Gewalteinwirkung resultieren (Fingernagel, Reiben, Kontaktlinsen, Fremdkörper, Verätzung, Verbrennung, Entropium mit Trichiasis). Die Erosio cornea ist sehr schmerzhaft und bei beidseitigem Auftreten kann durch den krampfhaften Lidschluss eine funktionelle Erblindung resultieren. Die Gabe von lokalen, anästhesierenden Augentropfen (z. B. Proparacain) führt zu einer zügigen Beschwerdefreiheit. Häufig kann dann erst eine Untersuchung an der Spaltlampe erfolgen. Der Epitheldefekt der Hornhaut wird durch das Einträufeln des Farbstoffes Fluoreszein mit Blaulicht sichtbar gemacht. Je nach Verletzungsmechanismus müssen weitere Verletzungsfolgen ausgeschlossen werden.

Hornhautfremdkörper (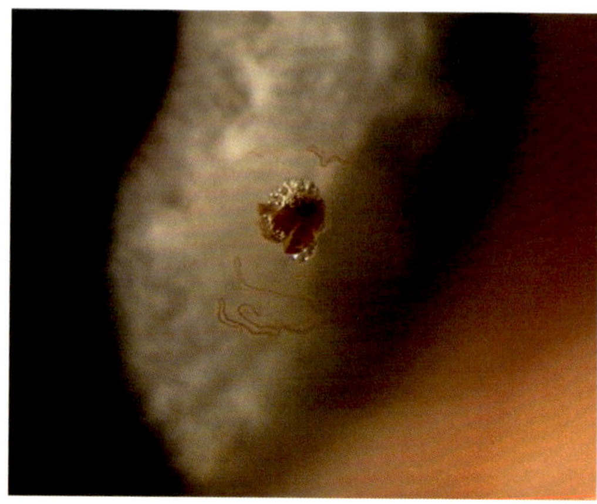 Abb. 12.25) sind häufig und können bei vielfältigen Tätigkeiten im privaten und beruflichen Umfeld (Bohren, Schleifen, Gartenarbeit) auftreten. Der häufige metallische Hornhautfremdkörper zeigt nach 1–2 Tage einen typischen Rosthof. Bei jedem Fremdkörperverdacht muss ein Ektropionieren des Lides erfolgen, um ein subtarsalen Bindehautfremdkörper auszuschließen.

■ **Abb. 12.25** Hornhautfremdkörper. Hornhautfremdkörper sind häufig und müssen unter meist lokaler Betäubung mit einer Lanzette entfernt werden. Hier liegt ein älterer intrastromaler Fremdkörper vor. Es hat sich bereits eine oberflächliche Hornhautvaskularisation gebildet

Selten kann durch eine erfolgte traumatische Hornhauterosio wegen einer Schwächung der Verbindung zwischen Bowmanmembran und Hornhautepithel eine rezidivierende Hornhauterosio resultieren.

> Der subtarsale Bindehautfremdkörper führt meist zu massiven Schmerzen aufgrund des Reibens auf der Hornhautoberfläche. In der Fluoreszeinanfärbung finden sich typischerweise vertikaler Kratzer. Der Hornhautfremdkörper kann hingegen mit relativ geringem Schmerz verbunden sein. Die Patienten melden sich manchmal erst nach einigen Tagen aufgrund der zunehmenden Oberflächenentzündung (rotes Auge) bei Augenarzt.

Therapie

Die Erosio corneae heilt in der Regel nach einigen Tagen ohne Narben ab. Benetzenden Augentropfen und Salben lindern die Schmerzen. Zur Verhinderung einer Hornhautinfektion ist die prophylaktische Gabe von antibiotischen Augentropfen notwendig. Bei großem Epitheldefekt kann eine therapeutische Kontaktlinse vorübergehend die Epithelialisierung fördern.

Die Therapie von rezidivierenden Erosiones der Hornhaut basiert auf einer intensiven Tränenersatztherapie, therapeutischen Kontaktlinsen und chirurgischen Maßnahmen wie einer Abrasio corneae oder einer phototherapeutischen Keratektomie, die die Verbindung von Epithel und Bowmannmembran verbessern sollen.

Hornhautfremdkörper werden nach Lokalanästhesie mit einer Fremdkörpernadel/-hebel entfernt. Bei einem Rosthof wird dieser mit einem Hornhautbohrer entfernt.

> **Eine schmerzlindernde Therapie der Hornhaut mit anästhesierenden Augentropfen ist wegen der Gefahr von weiteren Verletzungen der Hornhaut und einer Maskierung von Komplikationen (bakterielle Keratitis) streng kontraindiziert!**

12.11.2 Verblitzung, Keratopathia photoelectrica

■ **Klinisches Bild**

Das kurzwellige UV-Licht wird vom Epithel der Hornhaut absorbiert und führt bei massiver Bestrahlung zu Epithelschäden. Es resultiert die Keratitis punctata superficialis mit einer massiven Fluorescein-positiven Stippung der Hornhaut und ausgeprägten Schmerzen, vermehrtem Tränenträufeln (Epiphora) und Lichtscheu (Photophobie) für den Patienten (analog zum Sonnenbrand der Haut). Der beidseitige Lidkrampf kann zur funktionellen Erblindung führen. Die Schäden treten typischerweise mit einer Latenz von 6 Stunden auf. Häufige Ursachen sind das Schweißen und das Sonnenbad mit Höhensonne ohne sachgemäßen UV-Schutz für die Augen. Bei intensiver Sonneneinstrahlung im Schnee meist in großen Höhen werden die klinischen Symptome als Schneeblindheit bezeichnet.

Die Veränderungen heilen ohne Spätfolgen ab.

> **Die Verblitzung (Keratopathia photoelectrica) ist wegen der Latenz der Epithelschädigung von 6 Stunden ein typischer Notfall im Nachtdienst des Augenarztes.**

■ **Therapie**

Die Therapie besteht in der Gabe von Tränenersatztropfen und -salben. Die Aufklärung des Patienten steht im Vordergrund, da der Patient mit der Verblitzung beim Augenarzt nach der Gabe des Lokalanästhetikums zunächst schmerzfrei ist. Eine Abheilung und Schmerzfreiheit besteht meist nach 1–3 Tagen.

12.11.3 Hornhautpenetration, Hornhautperforation, Berstungsverletzung

■ **Klinisches Bild, Definitionen**

Die Hornhautpenetration bezeichnet das Eindringen eines Fremdkörpers in das Hornhautstroma. Die Hornhautperforation führt zu einer durchgreifenden Verletzung der Hornhaut von Epithel bis Endothel. Diese Definition ist zu unterscheiden von den Begriffen der Bulbuspenetration und Bulbusperforation.

■ **Begriffsklärung**

- **Hornhautpenetration**: Wunde reicht bis in die Hornhaut hinein
- **Bulbuspenetration**: Wunde reicht bis in das Augeninnere hinein
- **Hornhautperforation**: Verletzung führt zu einer vollständigen Eröffnung aller Hornhautschichten und damit zur Eröffnung des Auges
- **Bulbusperforation**: Die Verletzung führt zu einer Eintrittsöffnung in das Auge und einer Austrittsöffnung aus dem Auge heraus.

Eine Hornhautperforation bleibt meist eine Bulbuspenetration. Nur wenn die Verletzung nicht nur die Hornhaut durchtrennt, sondern auch zu einer Austrittswunde führt, liegt eine Bubusperforation vor.

Die Systematik dieser Verletzungen wird ausführlich in ▶ Kapitel 24 besprochen.

■ **Therapie**

Die Therapie richtet sich nach dem Ausmaß der Verletzungen:

- Intrastromale Hornhautfremdkörper müssen mit **Fremdkörperlanzette und Bohrer** entfernt werden.

- Sehr kleinlumige Hornhautperforationen (z. B. Nadel) können mit einer **therapeutischen Kontaktlinse** versorgt werden.
- Hornhautverletzungen, die nicht spontan adaptiert sind müssen chirurgisch mit **Hornhautnähten** versorgt werden.
- Selten ist bei Substanzverlust zur Deckung des Defekte eine notfallmäßige Hornhauttransplantation notwendig (**Keratoplastik à chaud**).

Eine lokale antibiotische Therapie ist bei allen Verletzungen der Hornhaut notwendig. Bei allen perforierenden Hornhautverletzungen erfolgt eine systemische (meist intravenöse) antibiotische Therapie zur Endophthalmitisprophylaxe.

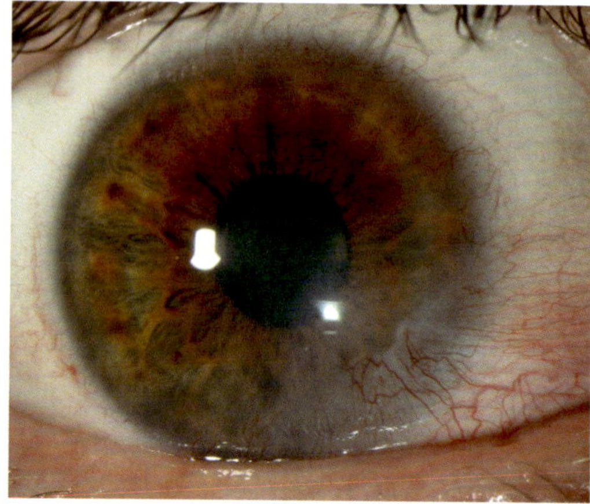

■ **Abb. 12.26** Limbusinsuffizienz. Bei der Limbusstammzellinsuffizienz kommt es zu rezidivierenden Hornhautheilungsstörungen und zu einer Konjunktivalisierung der Hornhaut

12.12 Limbusstammzellinsuffizienz

■ **Klinisches Bild**

Schwere, meist chronische Bindehaut- und Hornhauterkrankungen können zur Schädigung der Limbusregion führen (■ Abb. 12.26). Eine Limbusstammzellinsuffizienz kann z. B. auftreten nach Verätzungen und Verbrennungen, nach schwerer Keratitis, vielfachen Augenoperationen, kontaktlinseninduziert oder bei schweren Systemerkrankungen der Schleimhäute wie dem Stevens-Johnson-Syndrom und dem vernarbenden Pemphigoid.

Durch die partielle oder komplette Stammzellinsuffizienz kommt es zu Störungen der Regeneration des Hornhautepithels (persistierende Erosiones der Hornhaut). Dies beinhaltet einerseits die Gefahr tiefer Hornhautdefekte (Ulkus) und andererseits die Gefahr von rezidivierenden Infektionen der Hornhaut (Keratitis durch Bakterien oder Pilze).

Die gestörte Schrankenfunktion der Limbusstammzellinsuffizienz hat 2 typische klinische Befunde zur Folge:
- die **Konjunktivalisierung** der Hornhaut mit einem Überwuchern des Bindehautepithels auf die Hornhaut,
- die **Vaskularisierung** mit dem Einsprossen von pathologischen Gefäßen in die gefäßfreie Hornhaut.

Je nach Ausmaß der Limbusstammzellinsuffizienz kommt es zu einer vollständigen Eintrübung der gesamten Hornhaut mit massiver Reduzierung der Sehfunktion.

■ **Therapie**

Neben der Behandlung der Grunderkrankung besteht die Therapie in der optimierten Behandlung der Oberflächeninsuffizienz mit Tränenersatztropfen bis hin zu autologen Serumaugentropfen (Hergestellt aus Eigenblutspenden) und der dauerhaften Anwendung von therapeutischen Kontaktlinsen.

Persistierende Oberflächendefekte können mit Amnionmembrantransplantationen versorgt werden. Die auf die Hornhaut aufgenähte Amnionmembran (Gewinnung aus der Plazenta, Hergestellt durch Hornhautbanken) hat neben dem mechanischen Schutz der Hornhaut eine regenerative Wirkung auf die Limbusstammzellen.

Bei der Limbustransplantation (meist autolog vom gesunden Partnerauge) wird das gesunde Limbusgewebe in die erkrankte Limbusregion eingenäht und soll die Regeneration des Hornhautepithels ermöglichen. Bei der Limbuskeratoplastik erfolgt eine exzentrische Trepanation der Spenderhornhaut mit Limbusanteil und wird in den Empfänger transplantiert.

12.13 Grundlagen der Therapie von Hornhauterkrankungen

Die Methoden der refraktiven Hornhautchirurgie und die Optionen der Kontaktlinsenversorgung und ihrer Komplikationen werden im Kapitel Optik und Refraktion dargestellt.

12.13.1 Medikamentöse Therapie

Die wichtigsten Therapeutika, die bei Hornhauterkrankungen zum Einsatz kommen sind:

- **Benetzende Augentropfen, Gele und Salben**: Die ausreichende Befeuchtung ist bei vielen Erkrankungen der Hornhaut Grundlage für die Therapie und Heilung.
- **Antimikrobielle Lokaltherapie**: Augentropfen gegen Bakterien, Pilze, Viren und Akanthamöben stellen die Grundlage der Therapie von infektiösen Hornhauterkrankung dar. Bei längerfristiger Anwendung können sie das Epithel schädigen und die Epithelialisierung von Oberflächendefekte hemmen.
- Antientzündliche Therapie mit **steroidhaltigen Augentropfen**: Die Unterdrückung der Entzündungsreaktion ist im Heilungsverlauf von vielen Keratitiden wichtig. Die steroidhaltigen Augentropfen hemmen jedoch die Epithelialisierung und können eine infektiöse Keratitis verschlimmern bzw. auslösen.
- **Entquellende Augentropfen**: hyperosmolare Augentropfen und Salben unterstützen die Entquellung der Hornhaut bei Dekompensation nach Endothelschädigung.
- **Avastin-Augentropfen** (anti-VEGF): Die Vaskularisation spielt bei vielen chronischen Hornhauterkrankungen eine wichtige visuslimitierende Rolle. Analog zu den pathologischen Neovaskularisationen der Netzhaut und Aderhaut (z. B. proliferative diabetische Retinopathie, exsudative altersbedingte Makuladegeneration) spielt das Signalmolekül VEGF eine wichtige Rolle. Anti-VEGF-Präparate aus der Behandlung der neovaskulären altersbedingten Makuladegeneration können als Tropfenpräparate hergestellt werden.

> **❯** Lokalanästhetika dürfen niemals therapeutisch durch den Patienten angewendet werden, da ein hohes Risiko von Hornhautverletzungen und Infektionen besteht.

Wichtig für die Wirkung der Augentropfen im Hornhautstroma ist die Penetrationsfähigkeit der Moleküle durch das Epithel. Diese hängt von der Molekülgröße und Lipophilie ab. Eine therapeutische Abrasio der Hornhaut ist für eine Wirkstoffpenetration bei großen Molekülen ins Stroma notwendig.

Die Häufigkeit der Tropffrequenz hängt von der Floridität der Erkrankung ab und kann bis zu 15-minütlich bei schwersten Infektionen betragen. Bei mehreren Wirkstoffen werden diese dann im Wechsel appliziert.

12.13.2 Therapeutische Kontaktlinsen, Uhrglasverbände

Oberflächenstörungen können mit **therapeutischen Kontaktlinsen** versorgt werden. Es resultiert wie bei den refraktiven weichen Kontaktlinsen eine reduzierte Sauerstoffversorgung der Augenoberfläche, die wiederum die Wundheilung hemmen kann.

Bei fehlendem Lidschluss (Lagophthalmus) kann zum Schutz der Hornhaut ein **Uhrglasverband** aufgeklebt werden. Er schafft eine feuchte Kammer und schützt das Auge vor dem Austrocknen.

12.13.3 Hornhauttransplantation

- **Perforierende und lamelläre Keratoplastik**

Die Hornhauttransplantation (Keratoplastik) bezeichnet die Verpflanzung einer Spenderhornhaut auf einen Empfänger. Die Transplantation einer Hornhaut kann die gesamte Hornhautdicke als **perforierende Keratoplastik (PKP)** oder eine Schicht der Hornhaut als **lamelläre Keratoplastik (LKP)** umfassen.

Die Gewinnung von Spenderhornhäuten erfolgt durch Hornhautbanken nach den Regeln der Gewebespende und des Transplantationsgesetzes.

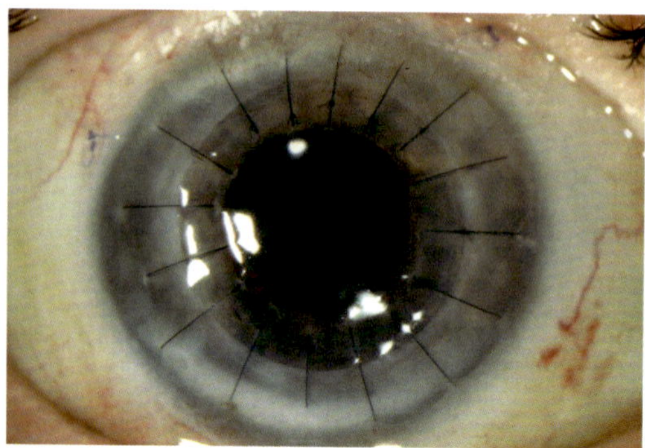

Abb. 12.27 Hornhauttransplantation. Perforierende Keratoplastik mit Einzelknopfnähten

Die Indikation zu einer Hornhauttransplantation kann folgende Zielsetzungen umfassen:

- **Optische Indikation**: Verbesserung des Visus.
- **Tektonische Indikation**: Wiederherstellung und Erhalt der Struktur von Auge und Hornhaut. Wird die Hornhauttransplantation als notfallmäßiger Eingriff (z. B. bei akuter Perforation eines Hornhautulkus) durchgeführt, wird dies als Keratoplastik à chaud bezeichnet.
- **Therapeutische Indikation**: Die Keratoplastik wird zur Entfernung eines krankhaften Prozesses der Empfängerhornhaut durchgeführt.
- **Kosmetische Indikation**: bei ausgedehnten Hornhautnarben oder stigmatisierenden Hornhauterkrankungen.

Perforierende Keratoplastik (PKP)

Bei Hornhauterkrankungen, die alle Schichten der Hornhaut umfassen, ist die durchgreifende Hornhauttransplantation (perforierende Keratoplastik, **Abb. 12.27**) notwendig. Die Spenderhornhaut wird durchgreifend mit kreisförmigen Stanzen von variablem Durchmesser (z. B. 7 mm) trepaniert (ausgestanzt). Die Exzision der Empfängerhornhaut erfolgt mit speziellen Ringtrepanen und Transplantationsscheren ohne andere Strukturen des Auges zu verletzen.

Die Fixierung der Spenderhornhaut in das Empfängergewebe erfolgt mit nicht-resorbierbaren Nylon 10-0 Nähten als Einzelknopfnaht oder fortlaufend. Die Nahttechnik ist relevant in Bezug auf den später resultierenden Astigmatismus (Hornhautverkrümmung).

Die Hornhautnaht wird im Regelfall nach 12 Monaten entfernt.

Lamelläre Keratoplastik (LKP)

Hornhauterkrankungen, die nicht die gesamte Hornhaut betreffen, können mit einer lamellären Keratoplastik versorgt werden. Vorteil der lamellären Keratoplastik ist das reduzierte Risiko einer Abstoßungsreaktion.

Prinzipiell gibt es zwei Methoden der lamellären Keratoplastik:

- **DMEK (descemet membrane endothelial keratoplasty)**: Es wird ausschließlich die Descemetmembran transplantiert. Die Operationsmethode kommt bei Erkrankungen des Endothels (z. B. Fuchs-Endotheldystrophie) zum Einsatz. Vorteil sind eine schnelle Visusrehabilitation bei niedriger Abstroßungsrate. Eine Variante ist die **DSAEK (descemet stripping automated endothelial keratoplasty)**, bei der die Descemetmembran mit dünner Stromalamelle mittels Keratom (Hornhautmesser) aus der Spenderhornhaut gewonnen wird.
- **DALK (deep anterior lammelar keratoplasty)**: Bei Erkrankungen des Hornhautstromas (z. B. Hornhautnarben) kann eine Stromalamelle ohne das Endothel transplantiert werden. Da die Descemetmembran des Empfängers intakt bleibt kommt es nicht zu einer Eröffnung des Auges mit geringerem Risiko von Komplikationen (z. B. Infektionen).

Abstoßungsreaktionen nach Keratoplastik

Die Hornhauttransplantation bedarf wegen des (relativ) geringen Risikos einer Abstoßung in der Regel keiner dauerhaften systemischen immunsuppressiven Therapie. Der Grund liegt in der Avaskularität der Hornhaut und dem sogenannten Immunprivileg des Auges. Das Risiko einer Abstoßungsreaktion liegt bei bis zu 30%, wobei die Mehrzahl der Reaktionen durch eine immunsuppressive Therapie abgewendet werden können und eine Eintrübung der Hornhaut verhindert wird (**Abb. 12.28**).

Folgende Formen der Abstoßung werden unterschieden:

- **Epitheliale Abstoßung**: Eine gräuliche fluoresceinpositive Linie demarkiert den Untergang

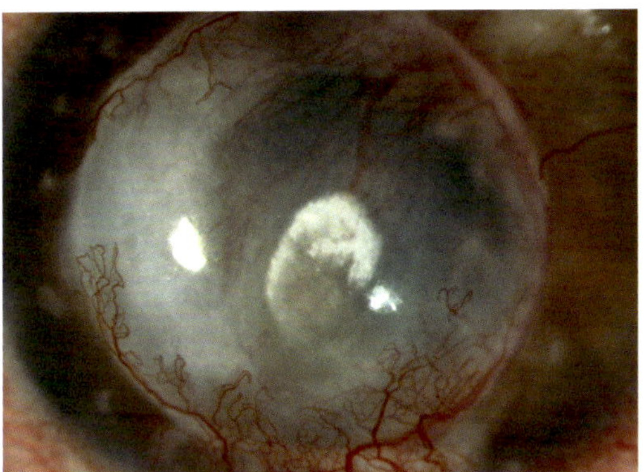

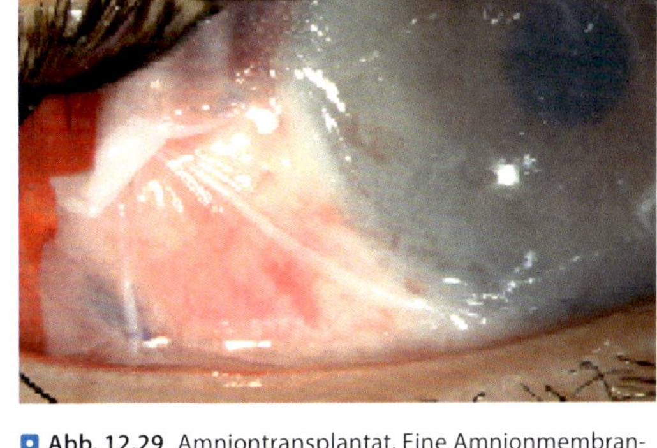

des Spenderepithels und den Ersatz durch Empfängerepithel von peripher.

- **Subepitheliale Infiltrate**: gräuliche immunologische Infiltrate im anterioren Stroma.
- **Stromale Abstoßung**: selten, intraokulare Entzündung mit diffuser Trübung, Schmerzen und Vorderkammerzellreiz.
- **Endotheliale Abstoßung**: häufigste Form der Abstoßungsreaktion, hohes Risiko für Transplantatsversagen. Endothelbeschläge und die sog. Khodadoust-Linie von peripher kommend zeigen die endotheliale Schädigung. Diese führt zu Epithelödem und später Stromaödem mit Descemetfalten.

Wenn Zeichen einer Abstoßungsreaktion auftreten muss eine intensive lokale und ggf. systemische immunsuppressive Therapie (1. Wahl Glukokortikoide) eingeleitet werden. Je nach klinischem Verlauf wird diese Therapie als vorübergehende Stoßtherapie oder als dauerhafte Immunsuppression durchgeführt.

12.13.4 Phototherapeutische Keratektomie (PTK)

Durch einen Excimerlaser (gepulster ablativer Laser der Hornhautchirurgie, siehe auch refraktive Hornhautchirurgie) erfolgt eine lamelläre, oberflächliche Abtragung von Hornhautgewebe. Es resultiert eine Erosio corneae, die nach dem Eingriff abheilen muss.

Die PTK ist indiziert bei rezidivierenden Erosiones, um eine verbesserte Grenzschicht zwischen neu wachsendem Epithel und Hornhautstroma zu erreichen. Weitere Einsatzmöglichkeiten sind irreguläre Astigmatismen (Hornhautverkrümmungen), epitheliale Hornhautdystrophien und oberflächliche subepitheliale stromale Hornhauttrübungen (z. B. zentrale Nummuli nach Keratokonjunctivitis epidemica).

12.13.5 Amniontransplantation, Limbustransplantation

Eine persistierende, behandlungsresistente Erosio corneae oder ein Hornhautulkus ohne Infiltrat kann mit einer **Amniontransplantation** operativ versorgt werden (Abb. 12.29). Die Amnionmembran wird auf das Auge mit resorbierbaren Nähten aufgenäht, die Membran fällt meist nach etwa 2 Wochen durch das Auflösen der Fäden ab. Unter dem Schutz des Amnions mit regenerierenden Faktoren wird eine Epithelialisierung gefördert. Die Amnionmembran wird durch eine Hornhautbank unter Berücksichtigung des Transplantationsgesetzes bereitgestellt.

Bei einer Limbusinsuffizienz mit fehlender Epithelialisierung der Hornhaut können Limbusstammzellen vom Partnerauge (autolog) transplantiert werden. Limbustransplantationen vom Spenderauge haben ein hohes Risiko für eine Abstoßung. Die Kultivierung und Transplantation von Limbusstammzellen wird derzeit in speziellen Zentren experimentell durchgeführt.

12.14   Erkrankungen der Sklera

12.14.1   Anatomische und physiologische Grundlagen

Die Sklera (Lederhaut) besteht aus Kollagenfasern unterschiedlicher Größe, die dem Auge seine Stabilität geben. Im Bereich des Sehnervs bildet die Sklera die Lamina cribrosa mit den Durchtrittsöffnungen für die Nervenfasern des N. opticus.

Die Episklera ist ein vaskularisiertes Gewebe in der Übergangszone zwischen Sklera und Tenonschicht.

Bei einer entzündlichen Gefäßinjektion der Episklera findet sich die maximale Rötung und Schwellung im Bereich von Episklera und Tenonschicht. Augentropfen mit vasokonstriktiver Wirkung (z. B. Phenylefrin Augentropfen) führen zu einem Sichtbarwerden der darunterliegenden Sklera.

Bei einer Skleritis kommt es zu einer infiltrativen Schwellung der Sklera selbst mit Gefäßerweiterung des tiefen Gefäßplexus. Die vasokonstriktiven Augentropfen zeigen hier kaum Effet, die Rötung bleibt bestehen.

12.14.2   Sklerenikterus

■   **Klinisches Bild**

Ein erhöhter Bilirubinspiegel im Blut (Ikterus, Gelbsucht) führt zu einer gelblichen Verfärbung von Sklera und Bindehaut. Der Sklerenikterus tritt auf ab einer Konzentration von 2 mg/dl Bilirubin im Serum.

■   **Therapie**

Die Diagnostik und Therapie erfolgt durch den Internisten, für das Auge ist die Veränderung harmlos und bildet sich nach Normalisierung der Serumspiegel zurück.

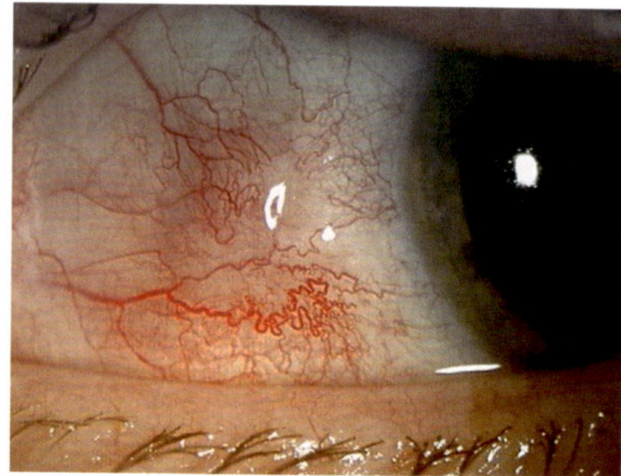

Abb. 12.30 Episkleritis. Die Episkleritis (meist als noduläre Form) ist eine gutartig verlaufende Entzündung des episkleralen Gewebes mit nur mäßigen Schmerzen

12.14.3   Episkleritis

■   **Klinisches Bild**

Die Episkleritis (Abb. 12.30) ist eine immunologische, nicht-infektiöse Entzündung die mit einer typischerweise sektoriellen episkleralen Gefäßinjektion einhergeht. Die Episkleritis betrifft meist junge Erwachsene und ist nur selten mit einer immunologischen Erkrankung aus dem autoimmunologisch-rheumatologischen Formankreis vergesellschaftet.

Die Patienten klagen über das gerötete Auge mit wenig Schmerzen. Klinisch zeigt sich eine meist einseitige, umschriebene, auf einen Sektor beschränkte deutliche Gefäßinjektion. Die umschriebene Rötung ist wichtig zur Abgrenzung zu einer Bindehautentzündung. Neben dieser nodulären Episkleritis gibt es auch eine (seltenere) diffuse Episkleritis. Eine Abgrenzung zur Skleritis kann durch die Gabe von vasokonstriktiven Augentropfen (z. B. Phenylefrin) erfolgen, die bei einer Episkleritis zu einer schnellen und deutlichen Reduktion der Rötung führen.

Die Episkleritis ist meist selbstlimitierend, kann jedoch über mehrere Monate persistieren. Bei rezidivierenden Formen ist eine systemische immunologische Abklärung zum Ausschluss einer systemischen Autoimmunerkrankung notwendig.

■   **Therapie**

Eine zügige Befundbesserung wird mit steroidhaltigen Augentropfen (Prednisolon, Dexamethason) und der Gabe von nicht-steroidalen Antiphlogistika erreicht. Ein zu schnelles Ausschleichen der Augentropfen führt zu typischen Rebound-Phänomenen. In seltenen Fällen ist eine systemische antiphlogistische Therapie notwendig.

12.14.4 Skleritis

■ **Klinisches Bild**

Die Skleritis ist eine seltene aber schwere granulomatöse, immunologische Entzündung. Der klinische Verlauf ist meist langwierig und kann über Jahre rezidivierend anhalten. Die Beschwerden der Patienten sind ausgeprägter als bei der Episkleritis, deutliche Schmerzen stehen im Vordergrund.

Bei etwa der Hälfte der Patienten liegt eine autoimmunologische Grunderkrankung (am häufigsten rheumatoide Arthritis) vor, so dass eine Abklärung bzw. der Ausschluss erfolgen muss. Eine interdispziplinäre Diagnostik und Therapie mit einem Immunologen/Rheumatologen ist notwendig.

Der klinische Verlauf für das Auge hängt von dem Auftreten von teilweise visusbedrohenden Komplikationen ab:
- Uveitis mit exsudativer Aderhautabhebung
- Makulaödem
- Glaukom
- Netzhautödem
- Sehnervenbeteiligung
- Motilitätsstörungen
- Lidödem

Die Skleritis wird entsprechend ihrer klinischen Verlaufsform eingeteilt:
- **Anteriore diffuse Skleritis**: diffuse Inflammation der vorderen Sklera (■ Abb. 12.31).
- **Anteriore noduläre Skleritis:** die Skleritis zeigt eine knotige, lokalisierte, nicht-verschliebliche (DD noduläre Episkleritis) Infiltration.
- **Nekrotisierende Skleritis mit Entzündung:** seltene schwerste Form mit hoher Erblindungsgefahr. Es imponiert die Skleraeinschmelzung mit durchscheinender Uvea. Komplikationen durch Hornhautbeteiligung, Vorderkammerinflammation und Glaukom sind häufig.
- **Skleritis ohne Entzündung (Skleromalazie):** keine Schmerzen. Es kommt zu einer Ausdün-

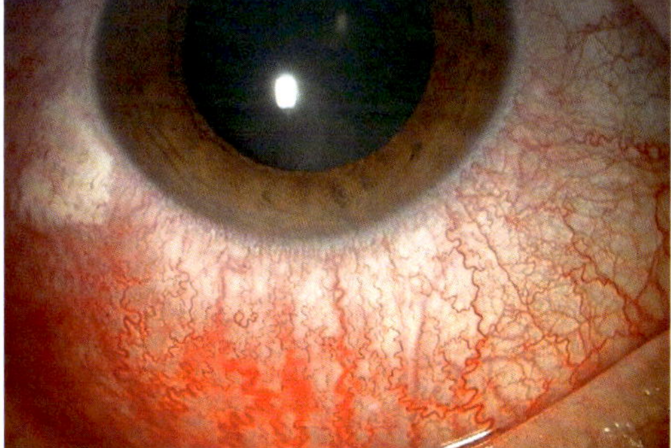

Abb. 12.31 Anteriore Skleritis. Die anteriore Skleritis ist eine deutlich schmerzhafte immunogene Entzündung. Häufig liegt eine autoimmunologische Erkrankung zugrunde

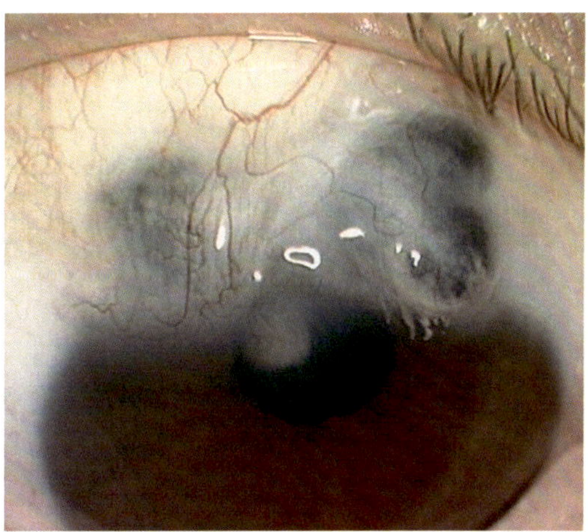

Abb. 12.32 Skleromalazie. Die Skleromalazie ist eine seltene nicht-entzündliche Ausdünnung der Sklera mit durchscheinender Uvea

nung der Sklera mit durchscheinender Uvea. Rupturen können auftreten (■ Abb. 12.32).
- **Posteriore Skleritis:** Die posteriore Skleritis zeigt eine entzündliche Verdickung der Sklera am hinteren Pol. Die Visusminderung erfolgt durch ein Makulaödem und chorioretinale Falten im Bereich der Makula. Eine exsudative Amotio ist möglich mit begleitender Uveitis.

■ **Therapie**

Die Therapie der Skleritis ist primär anitphlogistisch und immunsuppressiv. Basis der antiinflammatorischen Therapie sind die lokalen Glukokortikoidtropfen (z. B. Prednisolon, Dexamethason) und nicht-steroidale Antiphlogistika. Häufig ist eine systemische Immunsuppression zumindest vorübergehend notwendig, systemische Glukokortikoide (v. a. Prednisolon) stellen die erste Wahl dar. In milderen Verläufen sind systemische nicht-steroidale Antiphlogistika eine Therapieoption. Bei dauerhafter Therapie und fehlender bzw. unzureichender Wirkung der Glukokortikoide sind andere immunsuppressive Wirkstoffe indiziert. Im Falle einer bekannten Grunderkrankung muss diese konsequent und interdisziplinär mit einem Internisten/ Rheumatologen behandelt werden.

Insbesondere die Patienten mit nekrotisierender Skleritis haben wegen ihrer Systembeteiligung ein hohes Mortalitätsrisiko. Es ist immer eine konsequente immunsuppressive Behandlung notwendig.

> **Fallbeispiel**
>
> Ein 70-jähriger Patient wird vom niedergelassenen Augenarzt in die Klinik überwiesen mit einem nicht abheilenden Hornhautgeschwür. Der Patient berichtet über eine seit einigen Monaten bestehenden Sehminderung, in den letzten Wochen habe eine Verschlechterung stattgefunden. Vor Jahren wurde er wegen einer Hornhautentzündung behandelt. Schmerzen werden nicht angegeben. Die Spaltlampenuntersuchung zeigt ein tiefes Hornhautulkus mit einem Substanzdefekt auf 1/3 der ursprünglichen Hornhautdicke. Ein bakterielles Infiltrat ist nicht zu identifizieren. Die übrige Hornhaut zeigt flächige stromale Hornhautnarben. Die Hornhautsensibilität ist vollständig aufgehoben. Es wird die Diagnose eines trophischen Hornhautulkus bei Zustand nach stromaler Herpeskeratitis (metaherpetische Keratitis) gestellt. Wegen fehlender Besserung nach bereits erfolgter intensiver oberflächenpflegender Therapie wird eine Amnionmembrantransplantation durchgeführt. Nach 2 Wochen löst sich die Amnionmembran und das Ulkus ist epithelialisiert. Eine dauerhafte Therapie mit Tränenersatzpräparaten und regelmäßige Kontrollen werden eingeleitet.

Übungsfragen

1. Nennen Sie Erreger und klinisches Bild der hochinfektiöse Keratokonjunctivitis epidemica.
2. Nennen Sie die wichtigsten Risikofaktoren für eine bakterielle Hornhautinfektion (Hornhautinfiltrat).
3. Beschreiben Sie die Bedeutung der Cornea guttata in der Kataraktchirurgie.
4. Welche Bedeutung hat die Limbusregion für die Hornhaut?
5. Nennen Sie die Formen der Herpeskeratitis mit ihren klinischen Charakteristika.

Lösungen ▶ Kap. 28

Iris, Ziliarkörper, Uveitis

Peter Walter

13.1 Anatomische und physiologische Grundlagen – 194

13.2 Spezielle Diagnostik – 194

13.3 Fehlbildungen der Iris – 196
13.3.1 Kongenitale Aniridie – 196
13.3.2 Iriskolobom – 196

13.4 Entzündliche Erkrankungen der Iris und des Ziliarkörpers – 196
13.4.1 Uveitis anterior: Iritis, Iridozyklitis – 197
13.4.2 Uveitis intermedia – 198

13.5 Tumoren der Iris und des Ziliarkörpers – 199
13.5.1 Irismelanom, -zyste und -nävus – 199
13.5.2 Ziliarkörpermelanom – 200

13.6 Albinismus – 200

P. Walter, N. Plange, *Basiswissen Augenheilkunde*,
DOI 10.1007/978-3-662-52801-3_13, © Springer-Verlag Berlin Heidelberg 2017

Die klassische **Regenbogenhautentzündung** ist eine Entzündung der Iris (**Iritis**) ggf. mit Beteiligung des Ziliarkörpers (**Iridozyklitis**) und des vorderen Glaskörpers. Diese Entzündungen werden als **Uveitis anterior** zusammengefasst. Typische Symptome sind die Rötung des Auges, Schmerzen, Lichtempfindlichkeit, eine Reizmiosis, Sehverschlechterung, zelluläre Beschläge am Endothel, Tyndalleffekt des Kammerwassers und eine zelluläre Infiltration des vorderen Glaskörpers.

Bei chronischen oder chronisch rezidivierenden Verläufen kommt es zu Verklebungen zwischen der Irisrückfläche und der Linsenvorderfläche (**hintere Synechien**) und Linsentrübung (**Cataracta complicata**). Ursachen sind meist immunologische, rheumatologische oder granulomatöse Erkrankungen. Entsprechend erfolgt die Therapie meist immunsuppressiv.

Bei der **Uveitis intermedia** mit Beteiligung tieferer Abschnitte des Glaskörpers denkt man auch an demyelinisierende Erkrankungen wie die Multiple Sklerose denken.

Pigmentierte Tumoren der Iris können **Nävi**, **Iriszysten** oder **Irismelanome** sein. Klärung bringt die pathologisch-anatomische Begutachtung nach vollständiger Resektion des Befundes.

Die Iris kann von Geburt an unvollständig sein, wie beim **angeborenen Kolobom,** oder sekundär nach Verletzungen oder Operationen Defekte aufweisen. Sie kann von Geburt an vollständig oder fast vollständig fehlen, wie bei der angeborenen **Aniridie** Eine pigmentlose oder durchleuchtbare Iris findet sich beim **Albinismus**.

13.1 Anatomische und physiologische Grundlagen

Die Iris (Regenbogenhaut) bildet zusammen mit dem Strahlenkörper (Corpus ziliare) und der Aderhaut die Uvea. Die Iris besteht dabei aus einem vorderen Gewebsblatt, das dem Auge seine charakteristische Farbe vermittelt (zahlreiche pigmentierte Zellen im Stroma der Iris = braune Augenfarbe, nur wenige pigmenthaltige Zellen = blaue Augen) und einem hinteren Gewebsblatt, das aus pigmentierten melaninhaltigen Zellen besteht. Die innere Begrenzung der Iris bildet die Pupille. Die Iris fungiert als Blende des optischen Systems »Auge«. Der Ziliar-

körper bildet mit seinen vorderen Ausläufern die Irisbasis. Hier strahlen die sympathisch innervierten Fasern des *M. dilatator pupillae* ein, der die Pupillenerweiterung (Mydriasis) vermittelt und dort verläuft auch der *Circulus iridis major*, ein arterieller Gefäßkranz zur Gefäßversorgung der Iris. Im Bereich der Pupille finden sich die ringförmigen Muskelfasern des parasympathisch innervierten *M. sphincter pupillae*. Dieser Muskel verengt die Pupille beispielsweise in Form der direkten Pupillenreaktion, wenn Licht auf die Pupille fällt, aber auch bei der Pupillenverengung im Rahmen einer Konvergenzreaktion. An der Irisbasis setzt sich die Aderhaut als Ziliarkörper ringförmig nach hinten fort. Man unterscheidet einen faltenförmigen vorderen *Pars-plicata*-Anteil und einen flachen *Pars-plana*-Teil, der dann an der *Ora serrata* in die Aderhaut übergeht. Die *pars plicata* bildet die Ziliarkörperfortsätze, die mit ihren Zonulafasern die muskulärelastische Aufhängung der Linse bilden. Der Ziliarkörpermuskel vermittelt die Akkommodation: wird er angespannt, entspannen sich die Zonulafasern und die Linse kann sich entsprechend ihrer elastischen Eigenschaften etwas zusammenziehen. Damit erhöht sich die Brechkraft der Linse. Das Ausmaß der Akkommodation ist altersabhängig (▶ Kap. 14). Die pars plicata des Ziliarkörpers ist auch für die Produktion des Kammerwassers zuständig und damit Angriffspunkt für sekretionshemmende Pharmaka oder für Laserverfahren zur Reduktion der Kammerwassersekretion beim Glaukom. Über die pars plana erfolgt der Zugang für netzhautchirurgische Operationen im Rahmen der Pars-plana-Vitrektomie (ppV).

13.2 Spezielle Diagnostik

Normalerweise ist die Pupille bei Zimmerbeleuchtung 3–6 mm weit und kreisrund. Bei direkter Beleuchtung reagiert die Pupille prompt und seitengleich mit einer Engstellung (Miosis). Nach Gabe von Mydriatika wird die Pupille rasch seitengleich weit. Die Iris steht als vertikale Struktur in der vorderen Augenkammer. Sie ist normalerweise nicht nach vorne oder hinten verzogen und hat normalerweise eine homogene Färbung mit Krypten. Manchmal erkennt man pigmentierte Flecken (Irisnävi),

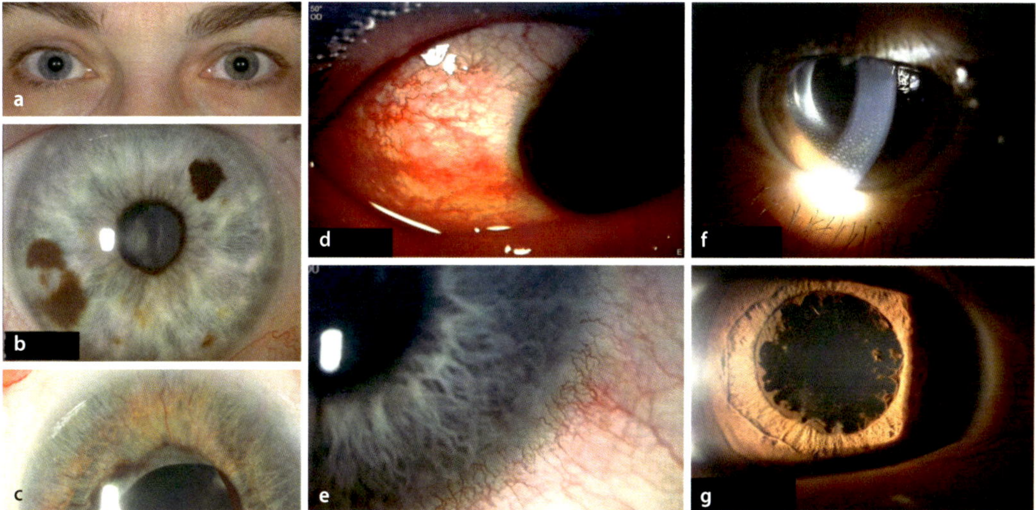

Abb. 13.1a–g Auffällige Befunde an der Iris. **a** Unterschiedliche Farben der Regenbogenhaut (Heterochromie). Der Befund kann harmlos oder mit einem Entzündungsbild assoziiert sein. **b** Irisnävi: gutartige pigmentierte Läsionen der Irisvorderfläche. **c** Rubeosis iridis: Neovaskularisation der Iris meist mit sehr hohen Augeninnendruckwerten verbunden. **d** Konjunktivale Injektion. Die Erweiterung der Blutgefäße beginnt erst hinter dem Limbus. **e** Ziliare Injektion: Hier ist der Schwerpunkt der Gefäßerweiterung direkt am Übergang der Sklera zur Hornhaut (Limbus). **f** Endothelpräzipitate im Arlt'schen Dreieck bei einer akuten granulomatösen Iridozyklitis. **g** Hintere Synechien als Verklebungen zwischen der Irisrückfläche und der Vorderfläche der Linse als Ausdruck einer chronischen oder rezidivierenden Iridozyklitis

die normalerweise keinen Krankheitswert haben. Bei sehr weiter Mydriasis kann man manchmal die Ziliarkörperzotten und die Zonulafasern sehen. Man beurteilt den **Pigmentierungsgrad** der Iris und insbesondere, ob **Irisgefäße** zu sehen sind (bei wenig pigmentierten Augen können die Irisgefäße durchscheinen). Von den Irisgefäßen sind **Neovaskularisationen** der Iris zu unterscheiden, die einen Hinweis auf eine **Ischämie** der Netzhaut geben. Sie treten bei einem schweren okulären Ischämiesyndrom auf oder auch bei der proliferativen diabetischen Retinopathie. Neovaskularisationen können auch im Kammerwinkel auftreten. Nach der Anwendung von Sympathomimetika zur diagnostischen Mydriasis sind diese pathologischen Gefäße wegen der adrenerg vermittelten Gefäßkontraktion nicht mehr zu sehen. Daher sollte der Untersucher zuerst immer bei unbeeinflusster Pupille die Spaltlampenuntersuchung durchführen. Gefäßneubildungen auf der Iris und im Kammerwinkel gehen oft mit einem deutlich erhöhten Augeninnendruck einher (**Neovaskularisationsglaukom**). Bei der Untersuchung achtet man auch

darauf, ob sich an der Iris knötchenförmige Erhebungen finden (granulomatöse Erkrankungen). Bei entzündlichen Veränderungen sieht man oft schon ohne Spaltlampe eine **Rötung** des Auges, nicht selten mit einer Engstellung der betroffenen Pupille. Die Iritis oder Iridozyklitis führt immer zu einer Erweiterung der limbalen Blutgefäße (**ziliare Injektion**). Man sieht um die Hornhaut einen roten Kranz durch diese Blutgefäße. Sind sowohl die konjunktivalen Gefäße als auch die limbalen Gefäße betroffen, spricht man von einer gemischten Injektion. **Abb. 13.1** zeigt einige auffällige Befunde, die sich an der Iris feststellen lassen.

Bei der sog. *Irisdiagnostik* handelt es sich um eine nicht-schulmedizinische Methode, bei der auch nicht-ophthalmologische Erkrankungen des Patienten durch die Betrachtung der Iris diagnostiziert werden sollen. Diese Technik entbehrt einer wissenschaftlichen Grundlage.

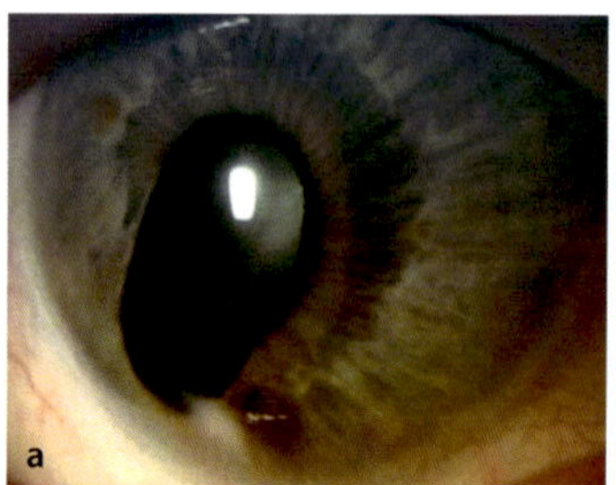
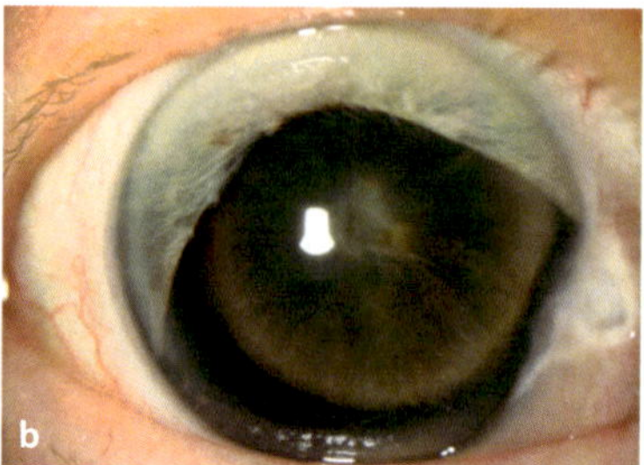
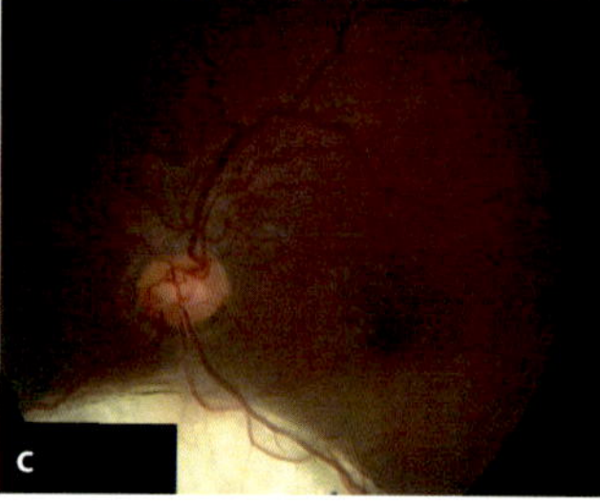

 Abb. 13.2a–c Spalten der Aderhaut. **a** Iriskolobom. Das angeborene Iriskolobom ist fast immer nach unten gerichtet. Man erkennt die ovale Pupille mit dem Irisdefekt unten. **b** Traumatische partielle Aniridie. Hier ist ein großer Teil der Iris durch eine Verletzung verloren gegangen. Man erkennt dahinter gut die bereits getrübte Linse. **c** Nicht selten findet sich bei einem angeborenen Iriskolobom auch ein Aderhautkolobom nach unten

13.3   Fehlbildungen der Iris

13.3.1 Kongenitale Aniridie

Bei der kongenitalen Aniridie fehlt die gesamte Iris. Manchmal kann man einen kleinen Stumpf zirkulär erkennen. Die Erkrankung fällt bereits nach der Geburt auf, weil die Neugeborenen keine Augenfarbe haben. Die Untersuchung zeigt dann das Fehlen der Iris. Man kann den Ziliarkörper, die Zonulafasern und den Linsenäquator sehen. Die betroffenen Kinder entwickeln ein sehr schwer beherrschbares Glaukom. Nicht selten besteht eine Amblyopie durch eine Makulahypoplasie und einen Nystagmus.

Es empfiehlt sich zunächst die Anpassung einer Kontaktlinse mit Iriszeichnung und später die Implantation einer künstlichen Iris sowie regelmäßige Kontrollen (Glaukomprophylaxe).

Die kongenitale Aniridie ist außerdem assoziiert mit dem Wilms-Tumor (Vorstellung Pädiater!).

> **Bei der kongenitalen Aniridie muss man immer ein Nephroblastom (Wilms Tumor) ausschließen!**

13.3.2 Iriskolobom

Das kongenitale Iriskolobom (Abb. 13.2a) ist eine angeborene Fehlbildung durch einen Defekt des Augenbecherschlusses. Es zeigt sich eine Öffnung der Iris nach unten. Das Iriskolobom kann einhergehen mit einem Aderhautkolobom, dass ebenfalls nach unten erscheint. Iriskolobome müssen nur dann operativ verschlossen werden, wenn sie sehr groß sind.

13.4   Entzündliche Erkrankungen der Iris und des Ziliarkörpers

Da die Iris und der Ziliarkörper neben der Choroidea zur *Tunica vasculosa bulbi* gezählt werden, werden auch die entzündlichen Erkrankungen der Iris und des Ziliarkörpers als Manifestationsformen der Uveitis (Entzündung der Aderhaut) verstanden. Die Entzündungen der verschiedenen Abschnitte der Uvea (Iris, Ziliarkörper und Aderhaut) werden nach ihrer Lokalisation eingeteilt (Tab. 13.1) und im Folgenden als getrennte Krankheitsbilder besprochen, wenngleich es fließende Übergänge zwischen den einzelnen Manifestationsformen gibt:

- **Uveitis anterior:** Iritis, Zyklitis, Iridozyklitis: Bei der typischen Regenbogenhautentzündung sind die Iris und/oder der Ziliarkörper betroffen, ggf. auch der vordere Teil des Glaskörpers.
- **Uveitis intermedia:** Pars planitis, hintere Zyklitis: Bei der intermediären Form der Uveitis ist die Pars plana und der hintere Abschnitt des Ziliarkörpers betroffen sowie der Glaskörper.
- **Uveitis posterior** (▶ Kap. 19)**:** Choroiditis, Chorioretinitis: Bei der posterioren Uveitis handelt es sich um eine Entzündung der Aderhaut im hinteren Augenabschnitt. Dabei kann die Entzündung auf die Aderhaut begrenzt sein oder aber auch Teile der Netzhaut betreffen.
- **Panuveitis:** Entzündung betrifft alle Sektoren

Tab. 13.1 Einteilung der Uveitisformen nach ihrer Lokalisation			
Einteilung nach dem Ort der Entzündung	**Uveitis anterior**	**Uveitis intermedia**	**Uveitis posterior**
Manifestationsformen	Iritis Zyklitis Iridozyklitis Panuveitis	Pars planitis Hintere Zyklitis	Chorioiditis Chorioretinitis Retinitis

Eine weitere Einteilung der Entzündungen der Aderhaut erfolgt nach ihrer Manifestationsform:
- **Granulomatöse Uveitis**: knötchenförmige Befunde.
- **Fibrinöse Uveitis**: Zelluläre Infiltrate und Exsudation.
- **Unspezifische Uveitis**: hier steht keine dieser Erscheinungsformen im Vordergrund.

In diesem Kapitel werden die Uveitisformen besprochen, die sich an der Iris und am Ziliarkörper manifestieren. Die Uveitisformen, die die Aderhaut und sekundär die Netzhaut betreffen, werden in ▶ Kapitel 19 näher behandelt.

13.4.1 Uveitis anterior: Iritis, Iridozyklitis

■ Pathogenese
Die typische Regenbogenhautentzündung oder Iritis /Iridozyklitis tritt als Folge einer Immunreaktion auf. Sie findet sich insbesondere bei
- Juveniler (rheumatoider) Arthritis,
- HLA B27 positive Arthritiden (z. B. M. Bechterew),
- M. Crohn,
- Colitis ulcerosa,
- Sarkoidose,
- M. Behcet,
- M. Reiter,

aber auch als Begleitreaktion bei Infektionskrankheiten wie
- Lues,
- Tuberkulose,
- Borreliose,
- Leptospirose,
- Herpes-Infektionen.

Eine Iridozyklitis kann auch postoperativ auftreten oder nach einem Trauma mit Kontusion/Penetration des Bulbus. In einer Reihe von Fällen kann man bei einer Iridozyklitis keine Ursache finden. Man spricht dann von einer idiopathischen Iridozyklitis.

■ Risikofaktoren und spezielle Diagnostik
Die Diagnostik hat immer zum Ziel, die zugrundeliegende Erkrankung zu identifizieren. Dazu ist eine ausführliche Anamnese und die Konsultation anderer Fachdisziplinen erforderlich. In besonderen Situationen kann eine Vorderkammerpunktion zum Nachweis spezifischer Antikörper gegen Herpesviren eingesetzt werden. Der HLA-Status sollte bestimmt werden, da HLA-B27-positive Uveitisformen therapeutisch spezifisch behandelt werden können. Wichtig ist die Serodiagnostik zum Ausschluss der o. g. Infektionskrankheiten.

■ Klinisches Bild
- Sehverschlechterung
- Schmerzen
- Engstellung der Pupille (Reizmiosis)
- Spaltlampenuntersuchung
  - Verwaschener Einblick in das Auge
  - Tyndallzeichen positiv
  - Zellen in der Vorderkammer, Endothelpräzipitate (oft in Form eines Dreiecks mit Basis unten: Arlt'sches Dreieck); sinken die Zellen nach unten ab, so bildet sich ein weißlicher Spiegel in der Vorderkammer, der als Hypopyon bezeichnet wird. Ein solches Hypopyon ist eines der Leit-

symptome einer schweren Uveitis oder auch einer akuten postoperativen Endophthalmitis

Rezidivierende Formen:
- Verklebungen der Irisrückfläche mit der Linse →Weittropfen der Augen → kleeblattartige Konfiguration der Pupille. Treten diese Verklebungen zirkulär auf, so kann das Kammerwasser nicht mehr aus der Hinterkammer nach vorne in den Kammerwinkel abfließen. Die Iris wölbt sich pilz- oder napfkuchenartig nach vorne (Iris bombata) → erhöhter Druck
- Hornhaut: Trübungszonen in der 3- und 9-Uhr-Position
- Sonderform: Bei der Fuchs'schen Uveitis anterior finden sich die Präzipitate fein über die gesamte Rückfläche der Hornhaut verteilt

■ **Therapie**

Am Auge erfolgt eine lokale Immunsuppression in Form von steroidhaltigen Augentropfen (z. B. Prednisolonacetat stündlich). Die Reizmiosis muss durch eine medikamentöse Mydriasis behandelt werden. Meistens können damit bereits die Schmerzen gut beherrscht werden. Allerdings sollte man den Patienten, die oft sehr lichtempfindlich sind, für die Zeit der therapeutischen Mydriasis eine entsprechende Lichtschutzbrille verordnen. Eine spezifische Therapie ist bei allen Formen der Iridozyklitis erforderlich, bei denen ein auslösendes Agens wie z. B. Herpesviren identifiziert werden konnten. Dann empfiehlt sich eine lokale und/oder systemische Aciclovirgabe. Bei besonders schweren Formen, wie beim M. Behcet oder einer Sarkoidose, ist eine systemische Immunsuppression erforderlich. Hier kommen in erster Linie Steroide (ca. 1–2 mg/ KG Körpergewicht), aber auch Interferon (beim M. Behcet) oder Ciclosporin, Mycophenolatmofetil, TNF-alpha Antagonisten wie Adalimumab oder Infliximab zum Einsatz. Bei den HLA-B27-positiven Formen, z. B. beim M. Bechterew, kann eine Therapie mit Sulfasalazin erfolgreich sein.

13.4.2 Uveitis intermedia

■ **Definition**

Bei der Uveitis intermedia handelt es sich um einen Entzündungsprozess des Ziliarkörpers und des anterioren und mittleren Glaskörpers.

■ **Pathogenese**

Eine Uveitis intermedia tritt im Rahmen von Immunerkrankungen auf. Sie findet sich als Begleiterkrankung bei einer Sarkoidose und einer Enzephalitis disseminata. Sie kann begleitend bei Vaskulitiden auftreten.

■ **Risikofaktoren und spezielle Diagnostik**

Da die Uveitis intermedia nicht selten mit Systemerkrankungen im Sinne von Autoimmunerkrankungen wie einer Autoimmunvaskulitis assoziiert sind, sind diesbezügliche Laboruntersuchungen zu veranlassen und entsprechende Fachdisziplinen in den diagnostischen Prozess einzubinden (z. B. Neurologie, Innere Medizin, Dermatologie). Nicht immer findet man eine Ursache der Uveitis intermedia.

■ **Klinisches Bild**

Die Patienten klagen über eine meist schmerzlose Sehverschlechterung mit zunehmenden Trübungen. Manchmal ist der Visus herabgesetzt oder es kommt zu Gesichtsfeldausfällen. Das Auge ist nur gering bis gar nicht gerötet. Man findet bei der Untersuchung einen nur geringen Reizzustand der Vorderkammer mit Zellen und Tyndall, aber eine oft deutliche zelluläre Infiltration des Glaskörpers. Dadurch wird der Einblick auf den Augenhintergrund verschlechtert. In der äußeren Peripherie erkennt man weißliche Infiltrate vor der Netzhaut (Pars planitis). Manchmal sieht man eine Papillenschwellung und ein Makulaödem.

■ **Therapie**

Die Therapie richtet sich nach der Grunderkrankung bzw. besteht in einer systemischen Immunsuppression bei Formen, bei denen eine Grunderkrankung nicht gefunden werden kann. Bei starken Glaskörpertrübungen kann es sinnvoll sein, eine Vitrektomie durchzuführen.

13.5　Tumoren der Iris und des Ziliarkörpers

Raumfordernde Prozesse der Iris oder des Ziliarkörpers sind selten, müssen aber unbedingt abgeklärt werden. Zur bildgebenden Diagnostik dieser Tumoren eignet sich die **Ultraschallbiomikroskopie** (◘ Abb. 13.3). Bei dieser Methode handelt es sich um eine Spezialtechnik der Ultraschalluntersuchung. Sie wird mit einem hochauflösenden 50–60-MHz-Schallkopf durchgeführt und erlaubt die Untersuchung der Iris und des Ziliarkörpers in Bereichen, die mittels Spaltlampenuntersuchung nicht mehr einzusehen sind.

13.5.1　Irismelanom, -zyste und -nävus

Das **Irismelanom** (◘ Abb. 13.4c) fällt als pigmentierter, oft unregelmäßig begrenzter Knoten der Iris auf. Oft ist die Pupille verzogen. Eine Retraktion des vorderen Irisblattes durch einen Tumor kann dazu führen, dass das dunkel pigmentierte hintere Irisblatt über den Pupillenrand auf die Vorderseite gezogen wird. Man spricht dann von einem **Ektropium uveae**. Manchmal erkennt man Blutgefäße auf der Oberfläche des Iristumors. Diese Gefäße können bluten und führen dann zu einer Vorderkammerblutung (**Hyphäma**), die je nach Ausmaß auch zu einer deutlichen Sehverschlechterung führen kann. Differenzialdiagnostisch müssen die meist harmlosen **Iriszysten** (◘ Abb. 13.4a) und **Nävi** abgegrenzt werden. Erstere lassen sich sehr gut mit der Ultraschallbiomikroskopie darstellen. Man

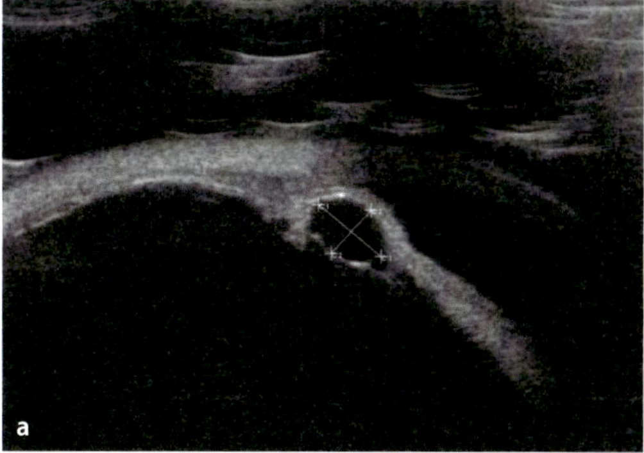

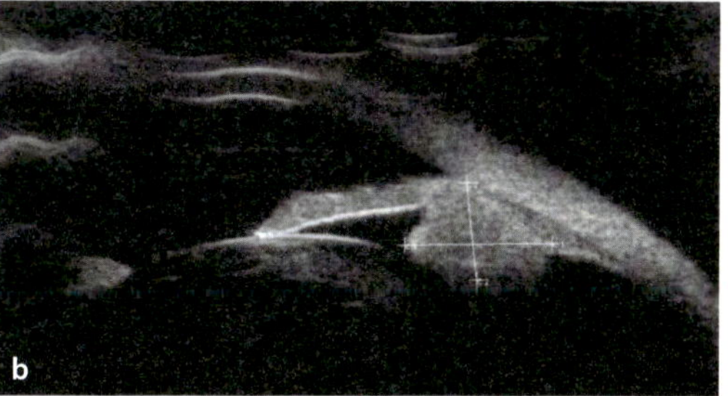

◘ **Abb. 13.3a,b** Beispiele für die Ultraschallbiometrie (UBM). Man erkennt tumoröse Befunde im Bereich des Ziliarkörpers. In **a** erkennt man eine typische Zyste des Ziliarkörpers mit echoarmer Binnenzone und glattwandiger Begrenzung. In **b** zeigt sich ein solider Tumor des Ziliarkörpers

kann leicht den flüssigkeitsgefüllten Hohlraum erkennen. Die Abgrenzung zwischen Irismelanomen und einem Irisnävus dagegen ist nicht immer eindeutig. Irisnävi wachsen nicht oder nur sehr langsam. Ebenfalls abzugrenzen sind die gut- und bösartigen Tumoren der Muskelzellen der Iris (**Leiomyome** und **Leiomyosarkome**). Zur Diagnose-

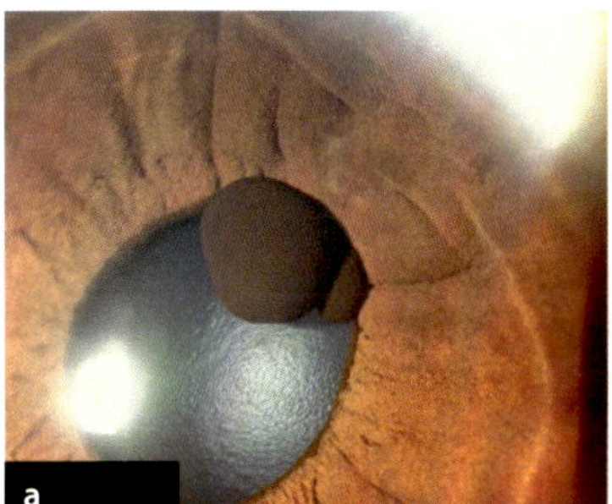

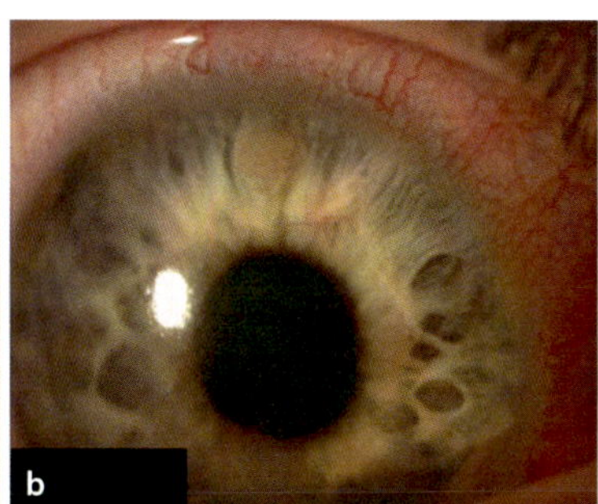

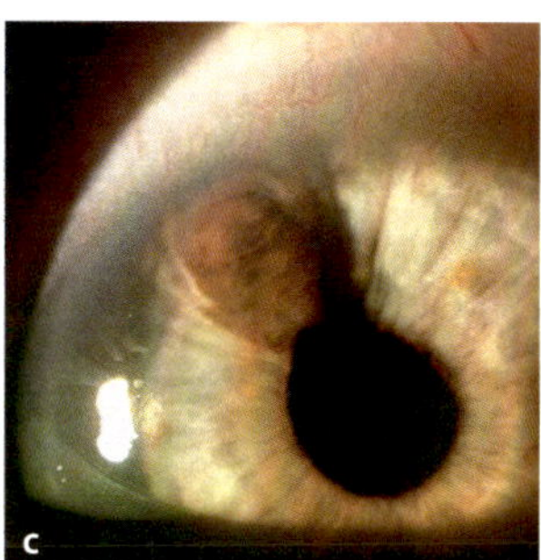

◘ **Abb. 13.4a–c** Prominente Läsionen der Iris. **a** Iriszyste ausgehend vom pigmentierten Epithel der Irsrückseite. Man erkennt die sehr runde und glatt begrenzte Form. **b** Sarkoidosegranulom der Iris. **c** Irismelanom. Im Gegensatz zur Iriszyste zeigt die Läsion eine deutliche Unregelmäßigkeit an der Oberfläche

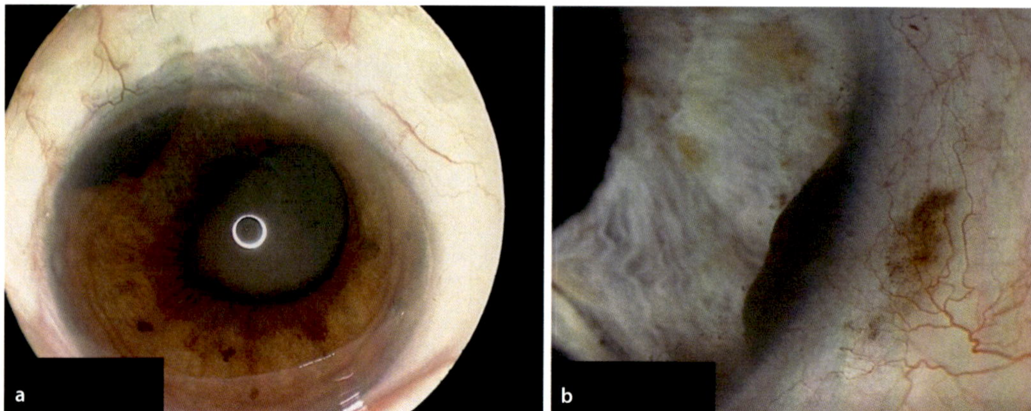

■ **Abb. 13.5** Beispiele eines Ziliarkörpermelanoms. Die Tumoren erscheinen aus dem Kammerwinkel heraus (**a**) und zeigen bereits lokale Tumornester in der Sklera (**b**)

sicherung ist eine Exzision des Befundes manchmal unausweichlich. Die Blockresektion des Tumors führt dann unausweichlich zu einem mehr oder weniger großen Irisdefekt, der dann mit einem entsprechenden Irisersatz (Blendenring oder einem Segment einer künstlichen Iris) gedeckt werden kann.

13.5.2 Ziliarkörpermelanom

Beim **Ziliarkörpermelanom** (■ Abb. 13.5) erfolgt die Diagnosestellung oft sehr viel später als beim Irismelanom, weil der Tumor nicht so rasch offensichtlich wird. Man erkennt manchmal eine Vorwölbung der Iris oder ein Verstreichen des Kammerwinkels. Die Gonioskopie kann wegweisend sein. Auch das Ziliarkörpermelanom kann in der Ultraschallbiomikroskopie gesehen werden. Als Therapie der Wahl kommt hier die Sektorzyklektomie in Betracht. Infiltriert der Tumor weiter hinten gelegene Anteile der Aderhaut, ist eine lamelläre Aderhautresektion ebenfalls erforderlich ggf. mit Nachbestrahlung mittels einer adjuvanten Brachytherapie mit einem Rutheniumstrahlenträger. Die Prognose des Ziliarkörpermelanoms ist oft ungünstig, weil es relativ lange unbemerkt wachsen kann. Das Ziliarkörpermelanom kann ringförmig den gesamten Ziliarkörper infiltrieren. Dann ist eigentlich immer eine Entfernung des Augapfels notwendig.

13.6 Albinismus

■ **Pathogenese**

Beim Albinismus liegt ein Enzymdefekt der Tyrosinkinase vor. Als Folge kann kein Melanin synthetisiert werden.

■ **Klinisches Bild**

Bei der generellen Form sind die Kinder blass, haben weiße Haare und weiße Wimpern. Weder im retinalen Pigmentepithel, noch im Pigmentepithel der Iris kann das Melanin gebildet werden. Die Iris ist durchleuchtbar, bei koaxialer Untersuchung fällt das Rotlicht durch die Iris zurück. Die Augenfarbe ist bläulich und sehr hell. Das Fundusbild ist ebenfalls sehr hell. Man kann die großen Aderhautgefäße durch die Netzhaut und durch das retinale Pigmentepithel hindurch sehen. Beim okulären Albinismus zeigen sich die Symptome nur am Auge, beim okulokutanen Albinismus an Auge und Haut. Oft haben die Patienten eine Hypoplasie der Makula mit sehr schlechter Sehschärfe. Die Sehbahnkreuzung ist anomal, was sich mit der Ableitung visuell evozierter Potentiale (VEP) nachweisen lässt und die Patienten haben einen Nystagmus mit sehr schlechter Sehschärfe.

■ **Therapie**

Eine Behandlung ist nicht möglich. Die Patienten müssen einen Blendschutz tragen (Sonnenbrille, Kantenfiltergläser), um die subjektive Beeinträchtigung durch die Blendung zu reduzieren und vergrößernde Sehhilfen, wie Lupen oder ein Bildschirmlesegerät einsetzen, um Sehinformationen im Alltag nutzen zu können.

Fallbeispiel

Ein 45-jähriger Mann kommt wegen Schmerzen und Sehverschlechterung zum Augenarzt. Die Anamnese ist unauffällig. Die Untersuchung ergibt eine Sehschärfe von rechts 0,6 und links 1,0. Der Augendruck beträgt rechts 12 und links 14 mmHg. Bei der Spaltlampenuntersuchung fallen endotheliale Präzipitate im sog. Arlt'schen Dreieck auf. In der Vorderkammer finden sich Zellen und das Tyndall-Phänomen ist positiv. Die Pupille ist rechts deutlich enger als links. Der Einblick auf den Fundus ist rechts verschwommen. Hier finden sich weiter keine Auffälligkeiten. Es wird korrekt die Diagnose einer akuten Iridozyklitis rechts gestellt. Die Behandlung erfolgt mit Augentropfen:
5 x Dexamethason und 2 x Atropin.
Unter dieser Therapie bessert sich die Situation deutlich, sie wird nach 2 Wochen abgesetzt. Der Visus beträgt 1,0 bds. und der Befund ist reizfrei. 8 Wochen später kommt der Patient erneut in die Sprechstunde und berichtet über die gleiche Problematik, jetzt am anderen Auge. Die Untersuchung ergibt auf dem linken Auge jetzt einen ähnlichen Befund wie vormals auf dem rechten Auge. Die Behandlung erfolgt in gleicher Weise. Der Patient berichtet, dass er inzwischen Gewicht verloren und Fieber bekommen habe. Es erfolgt die Überweisung zum Internisten, dessen Untersuchung folgende Befunde ergibt: BSG 30/65, CRP 14 mg/l, Röntgen-Thorax: bihiläre Lymphknotenvergrößerung, ACE hochpositiv. Es erfolgt ein CT und eine Bronchoskopie, mit der dann die Diagnose einer akuten Sarkoidose gestellt wird. Es wird eine systemische Prednisolontherapie eingeleitet, unter der die sich die Allgemeinsymptomatik rasch zurückbildet.

Übungsfragen

1. Nennen Sie wichtige Fehlbildungen der Iris.
2. Welches sind die typischen Symptome der »Regenbogenhautentzündung« (Iritis) und wie behandelt man?
3. Nennen Sie Komplikationen der chronisch rezidivierenden Uveitis anterior.
4. Welche Untersuchungsmethoden kommen bei einem dunklen Tumor der Iris zum Einsatz und an welche Diagnosen muss man vor allem denken?
5. Nennen Sie klinische Zeichen des okulokutanen Albinismus.

Lösungen ▶ Kap. 28

Linse

Niklas Plange

14.1   Anatomische und physiologische Grundlagen   – 204

14.1.1   Anatomie der Linse   – 204

14.1.2   Physiologie   – 204

14.1.3   Akkommodation   – 204

14.2   Diagnostik   – 204

14.2.1   Visusprüfung und Refraktion   – 204

14.2.2   Retinometervisus   – 205

14.2.3   Spaltlampe   – 205

14.3   Fehlbildungen der Linse   – 206

14.3.1   Linsenkolobom   – 206

14.3.2   Anomalien der Linsenform   – 206

14.3.3   Kongenitale Katarakt   – 206

14.4   Katarakt   – 207

14.4.1   Ätiologische Darstellung der Kataraktformen   – 207

14.4.2   Kindliche Katarakt   – 208

14.4.3   Kataraktoperation   – 209

14.4.4   Linsenimplantation   – 210

14.4.5   Biometrie   – 210

14.4.6   Intraokularlinsen (IOL)   – 211

14.4.7   Komplikationender Kataraktchirurgie   – 211

14.5   Linsenluxation und Zonulolyse   – 212

P. Walter, N. Plange, *Basiswissen Augenheilkunde*,
DOI 10.1007/978-3-662-52801-3_14, © Springer-Verlag Berlin Heidelberg 2017

Die Linse hat eine Brechkraft von 19 dpt und ist durch die Akkommodation in der Lage, ihre Brechkraft zu erhöhen, um ein scharfes Sehen in der Nähe zu ermöglichen.

Mit zunehmenden Alter entwickelt jede Linse Trübungen, die als Katarakt (grauer Star) bezeichnet werden. Neben dem Altersstar, gibt es viele weitere Ursachen, die zu einer fortschreitenden Linsentrübung führen können. Neben Augenerkrankungen (z. B. intraokularen Entzündungen) können Stoffwechselerkrankungen (z. B. Diabetes mellitus), Medikamente (Steroidkatarakt), Hauterkrankungen, syndromale Erkrankungen und Verletzungen des Auges zu einer Linsentrübung führen. Die Therapie ist die Kataraktoperation, bei welcher die Linse unter Erhalt der Kapsel entfernt und eine Kunstlinse implantiert wird. Die Kataraktoperation ist die häufigste Operation weltweit.

Bei der kindlichen Katarakt ist neben der Ursachenabklärung und der Kataratkoperation eine intensive orthoptische Therapie zur Verhinderung einer Amblyopie notwendig.

Linsenluxationen treten im Alter, bei Augenerkrankungen (PEX-Syndrom), nach Augenverletzungen und typischerweise bei jungen Menschen im Rahmen von systemischen Bindegewebserkrankungen (z. B. Marfan-Syndrom) auf.

14.1 Anatomische und physiologische Grundlagen

14.1.1 Anatomie der Linse

Die bikonvexe Linse besteht aus der Kapsel, der Rinde und dem Kern. Die Kapsel ist mit den Zonulafasern an der Pars plicata des Ziliarkörpers fixiert. Die Zonulafasern werden durch den M. ciliaris und der Eigenelastizität der Linse unter Spannung gehalten.

Im Bereich des Linsenäquators bilden sich lebenslang Linsenfasern aus dem Linsenepithel, wodurch die Linse mit zunehmenden Alter langsam wächst.

Die Linsenfasern stoßen an Vorder- und Rückfläche aneinander und bilden bei Neugeborenen einen dreistrahligen Stern (Linsennähte, vorne »Y«, hinten »Mercedesstern«). Beim Erwachsenen findet sich ein mehrstrahliger Stern.

14.1.2 Physiologie

Die Linse hat eine Brechkraft von 19 dpt und kann diese durch die Akkommodation um 14 dpt steigern (Kind).

Die Ernährung der Linse erfolgt über das Kammerwasser. In der Embryonalzeit wird die Linse über 2 Gefäßsysteme versorgt, die A. hyloidea im Glaskörperraum und die Tunica vasculosa lentis (Pupillarmembran). Diese bilden sich bis zur Geburt zurück.

Die Linse filtert das UV-Licht. Mit zunehmender Linsentrübung im Alter kommt es zu einer gelblichen Verfärbung der Linse, die das kurzwellige blaue Licht absorbiert. Die Farbwahrnehmung ändert sich.

14.1.3 Akkommodation

Die Kontraktion des M. ciliaris (parasympathische Fasern aus den N. Edinger-Westphal via N. oculomotorius und Ganglion ciliare) führt zu einem Spannungsverlust der Zonulafasern. Wegen der Eigenelastizität der Linse wird diese dicker und die Brechtkraft nimmt zu. Dieser Vorgang wird als Akkommodation bezeichnet und ermöglicht das scharfe Sehen in der Nähe. Die Differenz der Linsenbrechkraft in der Ferne zur Nähe wird als Akkommodationsbreite (in Dioptrien) bezeichnet. Mit zunehmendem Alter nimmt die Elastizität der Linse ab. Die Kontraktion des M. ciliaris mit Entspannung der Zonulafasern führt zu einer geringeren Zunahme der Brechkraft. Die Akkommodationsbreite nimmt so im Laufe des Lebens ab (Alterssichtigkeit, Presbyopie). Beim Kind liegt sie bei 14 dpt, im Alter von 50 Jahren liegt sie bei 2 dpt.

14.2 Diagnostik

14.2.1 Visusprüfung und Refraktion

Die Linsentrübung (Katarakt) führt zu einer Verschlechterung der Sehqualität durch:
- die Herabsetzung der Sehschärfe,
- vermehrte Blendung,

- eine Refraktionsänderung (Myopisierung bei Kernkatarakt),
- eine Veränderung der Farbwahrnehmung (Grauschleier, Abnahme der Blauwahrnehmung),
- Wahrnehmung von monokularen Doppelbildern.

Daher sind die Visusprüfung und die Bestimmung der Refraktion die wichtigsten Basisuntersuchungen. Die Anamnese der Sehbeeinträchtigung spielt eine besondere Bedeutung, da die subjektive Sehverschlechterung deutlich vom objektiven Befund an der Spaltlampe abweichen kann.

14.2.2 Retinometervisus

Der Retinometervisus oder Interferenzvisus beschreibt die retinale Sehschärfe, die mit einem sog. Retinometer gemessen werden kann. Ein schwacher Laserstrahl wird in zwei Teile aufgespalten und in das Auge geleuchtet. Diese Laserstrahlen bilden ein Interferenzmuster (Streifenmuster), welches in der Auflösung und Orientierung variiert werden kann. Dieses Interferenzmuster ist weitestgehend unabhängig von den brechenden Medien.

Bei unklarer Sehminderung und beginnender Katarakt kann mit dem Retinometer abgeschätzt werden, welche Sehschärfe die Netzhaut des Patienten erreichen kann. Ein niedriger Fernvisus bei einem Retinometervisus von 100% spricht für die Linsentrübung als Ursache der Sehminderung.

14.2.3 Spaltlampe

Die Transparenz der Linse wird an der Spaltlampe beurteilt. Eine Trübung der Linse wird als Katarakt (grauer Star) bezeichnet.

Folgende Zonen der Linsentrübungen können unterschieden werden (◼ Abb. 14.1):

- **Kerntrübung** (Cataracta nuclearis) (◼ Abb. 14.2): die Kerntrübung führt typischerweise zu einer Zunahme der Brechkraft (Myopisierung).
- **Rindentrübung** (Cataracta corticalis): die Rindentrübung hat zu Beginn eine vermehrte Blendung zur Folge.

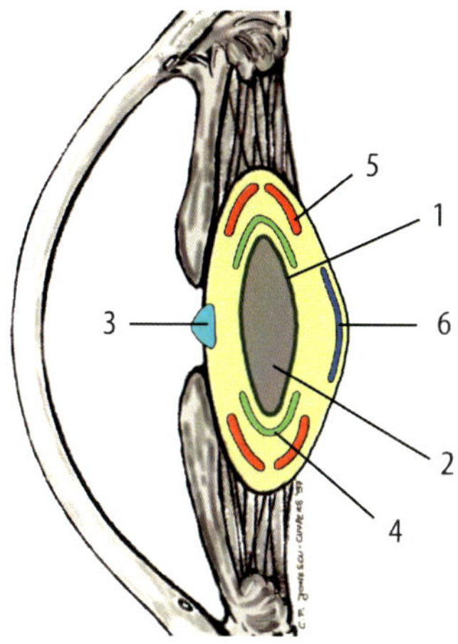

◼ **Abb. 14.1** Kataraktlokalisation. Die Lokalisation der Linsentrübung kann an der Spaltlampe erkannt werden. Kerntrübungen (1 und 2), vorderer Polstar (3), Rindentrübungen (4, 5) und subkapsuläre hintere Schalentrübunq. (Aus Krieglstein 2000)

- **Subkapsuläre hintere Schalentrübung** (Cataracta subcapsularis): meist im Bereich der hinteren Linsenkapsel können sich flächige Trübungen bilden. Diese können zu einer rasch progredienten Sehminderung führen und bei recht geringgradiger Trübung eine massive Beeinträchtigung der Sehqualität verursachen.

Die Linsentrübung kann zudem im regredienten Licht beurteilt werden (Beleuchtung des Auges, von der Netzhaut zurückfallendes Licht als Rotreflex, Linsentrübungen als dunkle Flecken). Die optische Wirkung der Linsentrübung wird deutlich. Bei Kindern kann die Linsentrübung so schnell und einfach untersucht werden.

> ❯ Ältere Patienten mit einer beginnenden Kerntrübung berichten häufig, dass sie wieder ohne Brille lesen können. Dies liegt an der Myopisierung der Kerntrübung.

Des Weiteren wird die Position der Linse beurteilt:

- Bei einer **Linsen(sub)luxation** ist die Linse wegen eine Insuffizienz der Zonulafasern nicht mehr zentriert. Bei der Subluxation ist die Linse entsprechend der Schwerkraft nach unten verlagert. Die luxierte Linse findet sich in der Vorderkammer oder im Glaskörperraum.

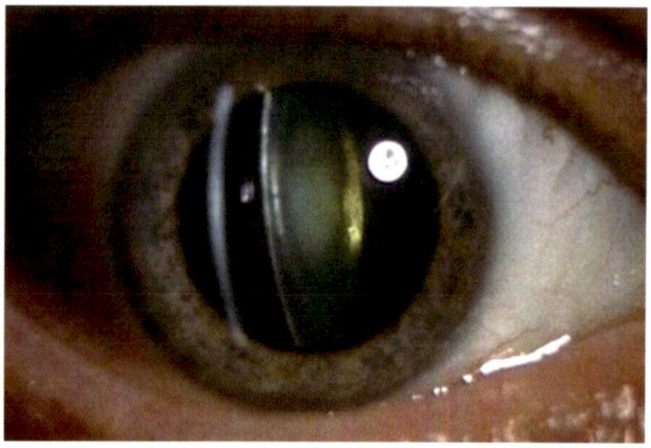

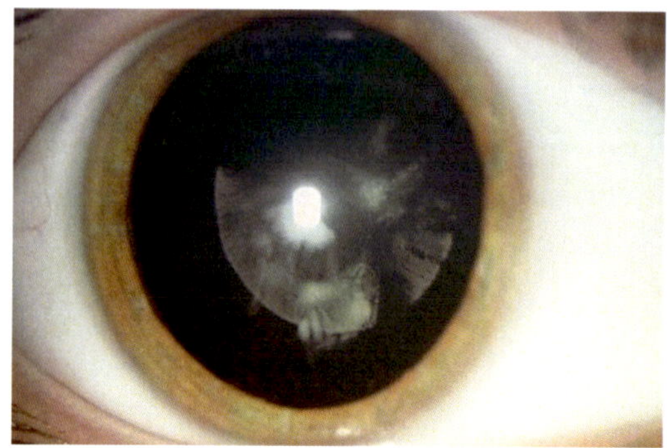

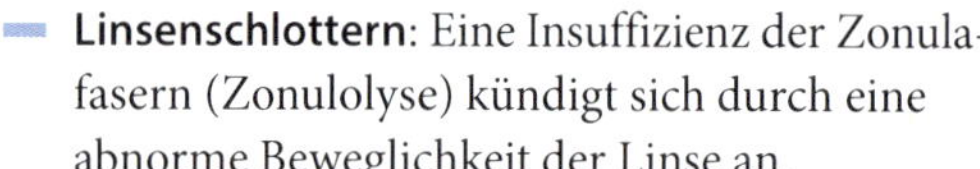

Abb. 14.2 Kerntrübung – Cataracta nuclearis. Bei der Trübung des Linsenkernes kommt es zur Myopisierung

Abb. 14.3 Angeborene Katarakt – Cataracta congenita. Die angeborene Linsentrübung kann sehr unterschiedlich ausfallen. Lamelläre Trübungen sind schichtartig angeordnet. Manchmal spricht man auch von einem Schichtstar

- **Linsenschlottern**: Eine Insuffizienz der Zonulafasern (Zonulolyse) kündigt sich durch eine abnorme Beweglichkeit der Linse an.

14.3 Fehlbildungen der Linse

14.3.1 Linsenkolobom

Linsenkolobome (Spaltbildung) sind selten und haben ihre Ursache in einem fehlenden Schluss der Augenbecherspalte in der Embryonalzeit. Linsenkolobome können mit anderen Kolobomen (z. B. Iriskolobom) vergesellschaftet sein. Die Behandlung erfolgt durch eine Kataraktoperation bei Vorliegen einer visusmindernder Trübung.

14.3.2 Anomalien der Linsenform

- **Klinisches Bild**

Anomalien der Linsenform sind selten. Folgende Linsenanomalien wurden beschrieben:
- Eine **Sphärophakie** beschreibt eine kugelförmige Linse mit höherer Brechkraft.
- Der **Lentikonus** ist eine kegelförmige Vorwölbung am vorderen oder hinteren Linsenpol. Ein lentikulärer Astigmatismus führt zu einer Stabsichtigkeit, die unabhängig vom Hornhautastigmatismus ist.
- Die **Mikrophakie** ist eine Linse mit kleinerem Durchmesser.

Anomalien der Linsenform können mit variablen Trübungen assoziiert sein.

- **Therapie**

Kataraktoperation bei Vorliegen von visusmindernder Trübung.

14.3.3 Kongenitale Katarakt

- **Definition**

Als kongenitale Katarakt (Abb. 14.3) wird jede Linsentrübung bezeichnet, die zum Zeitpunkt der Geburt vorhanden ist. Die Prävalenz liegt bei bis zu 10/10.000 Geburten.

- **Klinisches Bild**

Das Auftreten einer Linsentrübung in der frühen Kindheit führt zu einer Reduktion der Sehschärfe und zu einer Störung der visuellen Entwicklung (Entwicklung einer Deprivationsamblyopie, Schwachsichtigkeit).

Je früher die Katarakt auftritt, desto größer ist die Auswirkung auf die Entwicklung des Sehens. Daher ist bei einseitiger kongenitaler Katarakt eine frühe Operation kurz nach der Geburt notwendig um eine tiefe Amblyopie zu verhindern.

Das klinische Bild und die Ursachen der kongenitalen Katarakt werden wegen der Analogie der Behandlungsstrategien im Kapitel kindliche Katarakt dargestellt.

■ Therapie

Die Therapie der kongenitalen und kindlichen Katarakt beinhaltet zwei Kernaspekte:

- die Kataraktoperation mit Ausgleich des Refraktionsfehlers,
- die Okklusionstherapie der Amblyopie (Schwachsichtigkeit).

Die Therapie der kongenitalen Katarakt ist im ▶ Abschn. 14.4.2 dargestellt.

14.4 Katarakt

■ Definition

Eine Trübung der Linse wird als Katarakt (grauer Star) bezeichnet. Die Linsentrübung kann eingeteilt und klassifiziert werden:

- nach der **Ausprägung** der Trübung: beginnend (**Cataracta incipiens**), fortgeschritten (**Cataracta provecta**), vollständige Linsentrübung (**Cataracta matura**). Eine verflüssigte Rindentrübung mit in der Kapsel herabsinkenden braunen Kern wird als **Cataracta hypermatura** (Morgagni) bezeichnet.
- nach der **Lokalisation** der Trübung (◘ Abb. 14.1): Kernkatarakt (**Cataracta nuclearis**), Rindentrübung (**Cataracta corticalis**), subkapsuläre hintere Schalentrübung (**Cataracta subscapularis),** vorderer und hinterer **Polstar** (zentrale meist lokalisierte Linsentrübung von Kapsel und Rinde).
- nach der **Ursache** der Trübung: z. B. altersbedingt (**Cataracta senilis**), cataracta diabetica (bei Diabetes mellitus), **Cataracta traumatica** (nach Trauma).
- nach dem **zeitlichen Auftreten**: kongenitale Katarakt, juvenile Katarakt, Alterskatarakt.

14.4.1 Ätiologische Darstellung der Kataraktformen

Im Folgenden sind die wichtigsten Formen der Katarakt nach ihrer Ursache dargestellt:

- **Cataracta senilis** (Altersstar): Die altersbedingte Linsentrübung ist die häufigste Form der Linsentrübung und tritt bei jedem Menschen im Laufe des Lebens auf. Es kommt zu einer variablen Rinden- und Kerntrübung.
- **Cataracta diabetica**: Patienten mit Diabetes mellitus entwickeln früher eine Linsentrübung. Daneben kann ein variabler Quellungszustand der Linse durch hohe Schwankungen des Blutzuckerspiegels wechselnde Brechkraftveränderungen zur Folge haben.
- **Kortisonkatarakt** und andere medikamenteninduzierte Katarakte: Die Kortisonkatarakt (Steroidkatarakt) ist die wichtigste Form der medikamenteninduzierten Katarakt. Die Kortisonkatarakt führt typischerweise zu einer subkapsulären hinteren Schalentrübung. Die chronische Anwendung von drucksenkenden Augentropfen beim Glaukom führt ebenso zu einer früher auftretenden Linsentrübung.
- **Cataracta complicata**: Die Katarakt kann als Komplikation einer anderen Augenerkrankung auftreten (z. B. bei intraokularen Entzündungen, bei Retinitis pigmentosa, bei hoher Myopie). Nach einem Glaukomanfall finden sich typischerweise Glaukomflecken auf der Vorderkapsel.
- Nach **Augenoperationen** (insbesondere Netzhautoperationen mit Pars-plana-Vitrektomie) kommt es nahezu immer zu einer progredienten Kerntrübung.
- **Katarakt bei Pseudoexfoliatio lentis**: Die Pseudoexfoliation oder Exfoliationssyndrom beschreibt eine progressive Akkumulation von extrazellulärem Material unklarer Herkunft, vornehmlich im vorderen Augensegment. Die Linse zeigt eine charakteristische zentrale, scheibenförmige, klare Zone, umgeben von einem peripheren granulären Bereich. Des Weiteren findet sich eine Schwächung der Zonulafasern (Zonulainsuffizienz). Patienten mit Pseudoexfoliationssyndrom haben ein höheres Risiko für Augendruckschwankungen und für ein sog. PEX-Glaukom (▶ Kap. 15).
- Katarakt bei **metabolischen Erkrankungen:** verschiedene metabolische Erkrankungen können (neben Diabetes mellitus) zu einer Linsentrübung führen (z. B. Galaktosämie, Störungen des Calciumstoffwechsels).
- Katarakt bei **Syndromen** (z. B. Down-Syndrom).

- Katarakt bei **systemischen Erkrankungen**: eine vermehrte Kataraktbildung kann im Rahmen von Hauterkrankungen (z. B. Neurodermitis), Muskeldystrophien auftreten.
- **Cataracta traumatica**: Verschiedene Verletzungsmechanismen führen zu einer Linsentrübung. Neben einer Katarakt nach Contusio bulbi (**Kontusionskatarakt** mit Kontusionsrosette), führen eine **perforierende Verletzung** mit Linsenbeteiligung, **ionisierende Strahlung**, hohe **elektrische Spannung** (auch Blitzschlag) und Wärme und infrarotes Licht (**Glasbläserstar**) zu Linsentrübungen.

14.4.2 Kindliche Katarakt

- **Pathogenese**

Die kindliche Katarakt ist eine Linsentrübung, die vielfältige Ursachen haben kann:
- isolierte **hereditäre Katarakt**: meist autosomal-dominant, einseitig meist sporadisch.
- assoziiert mit **intrauterinen Infektionen**: ToRCH-Serologie (Toxoplasmose, other: Varizella zoster-Virus, Ebstein-Barr-Virus, Syphilis, Röteln, Cytomegalievirus, Herpes simplex-Virus).
- assoziiert mit **metabolische Erkrankungen**: Galaktosämie, Hypokalziämie, Hypoparathyreodismus, mütterlicher Diabetes mellitus.
- assoziiert mit **Syndromen und chromosomalen Aberrationen**: z. B. Down-Syndrom.
- assoziiert mit **okulären Fehlbildungen**: z. B. Peters-Anomalie (komplexe Fehlbildung von Iris, Hornhaut und Linse), persistierender hyperplastischer Glaskörper.
- **Idiopathisch.**

Die kindliche Katarakt kann zudem sekundär auftreten (z. B. nach Trauma, intraokularen Entzündungen, nach Steroidtherapie).

Die kindliche Linsentrübung führt zur Störung der Sehfunktion durch:
- einer vermehrten Blendung und Minderung der Sehschärfe.
- eine Störung der Entwicklung des Sehens (Deprivationsamblyopie). Das Ausmaß der Deprivationsamblyopie hängt von dem Beginn (kongenital), der Ausprägung der Trübung und der Dauer der Deprivation (Zeit bis zur Kataraktoperation) ab. Bei einseitiger Katarakt ist die Gefahr der tiefen Amblyopie höher.
- Begleitschielen (Strabismus comcomitans).
- unterentwickeltes Stereosehen.

> **Die kongenitale Katarakt bei Galaktosämie ist zu Beginn reversibel. Die Galaktosämie ist eine angeborene Stoffwechselstörung durch Fehlen des Enzyms Galaktose-1-Phosphat-Uridyltransferase mit schwerer Gedeihstörung und Leberschädigung. Die Therapie besteht in lebenslanger galaktosefreier Diät und Vermeidung von Milchprodukten.**

- **Klinisches Bild**

Die kindliche Katarakt kann nach dem zeitlichen Auftreten in kongenital, infantil (bis 6. Lebensjahr) oder juvenil (bis 15. Lebensjahr) eingeteilt werden.

Die Ausprägung der Katarakt kann sehr unterschiedlich sein von
- **lamellären Trübungen** in bestimmten Kern- und Rindenschichten.
- bis hin zur **vollständigen weißen Linsentrübung**.
- Die **Cataracta coronaria** (Kranzstar) ist eine typische Form der kongenitalen Katarakt. Es finden sich zarte Rindentürbungen um den Linsenkern herum wie eine Krone angeordnet. Eine Sehminderung liegt meist nicht vor.

Die Bedeutung der Linsentrübung für die Sehfunktion kann im regredienten Licht abgeschätzt werden. In etwa 50% der Fälle tritt die kindliche Katarakt ohne weitere systemische oder okuläre Fehlbildung auf. Bei einer kindlichen Katarakt ist eine interdisziplinäre Untersuchung und Ursachenabklärung mit einer Kinderklinik notwendig.

- **Therapie**

Wie bei der kongenitalen Katarakt muss die Therapie der kindlichen Katarakt zwei wesentliche Bestandteile haben:
- die Kataraktoperation mit Ausgleich des Refraktionsfehlers,
- die Okklusionstherapie der Amblyopie (Schwachsichtigkeit).

Die Kataraktoperation sollte möglichst früh nach der Diagnosestellung erfolgen. Eine tiefe Deprivationsamblyopie kann sich innerhalb weniger Wochen entwickeln. Bei beidseitiger Katarakt kann die Operation in einer Vollnarkose erwogen werden (Abwägung Endophthalmitisrisiko gegen »Sparen« einer zweiten Vollnarkose).

Die **Kataraktoperation des Kleinkindes** hat einige Besonderheiten im Vergleich zur konventionellen Kataraktoperation des Erwachsenen:

- Die Linsenentfernung kann durch einen **anterioren Zugang** (analog zur Kataraktoperation des Erwachsenen) erfolgen oder von **posterior** über die pars plana des Ziliarkörpers mit einem Vitrektom.
- Die **Linse des Kleinkindes ist weich** und kann ohne Phakoemulsifikation abgesaugt werden.
- Da alle Kinder einen Nachstar entwickeln, wird eine **hintere Kapsulotomie** durchgeführt (Eröffnung der Hinterkapsel).
- Zur Vermeidung eines Glaskörperprolapses sollte eine **anteriore Vitrektomie** mit dem Vitrektom (Cutter) erfolgen.
- Wegen des deutlichen Bulbuswachstums im Kleinkindalter wird meist auf eine **Kunstlinsenimplantation verzichtet** (Linsenlosigkeit: Aphakie). Bei primärer Linsenimplantation wird auf eine milde Hyperopie abgezielt um die wachstumbedingte Myopisierung auszugleichen.

Nach erfolgter Kataraktoperation erfolgt die Bestimmung der Refraktion des Auges durch Skiaskopie und eine Versorgung mit einer Kleinkind-Aphakie-Kontaktlinse. Des Weiteren wird die Okklusionstherapie zur Vermeidung/Behandlung der Amblyopie (vor allem bei einseitiger Katarakt) eingeleitet.

> **Eine wichtige Langzeitkomplikation nach Kataraktoperation im Kindesalter ist die Entwicklung eines Sekundärglaukoms.**

14.4.3 Kataraktoperation

Die Kataraktoperation gilt als häufigste Operation weltweit. Unabhängig von ihrer Ursache, der Ausprägung oder der Lokalisation der Linsentrübung ist der Ablauf der Katarakt standardisiert. Standard der Kataraktoperation ist die extrakapsuläre Kataraktoperation (Erhalt der Linsenkapsel) mit Phakoemulsifikation (Fragmentierung der Linse durch Ultraschall) und Implantation einer Intraokularlinse.

> **Die Kataraktoperation kann neben einer Vollnarkose sehr gut in lokaler Betäubung (Tropfanästhesie oder para- und retrobulbäre Anästhesie) durchgeführt werden.**

Die Kataraktoperation mit Phakoemulsifikation wird in folgenden Schritten durchgeführt:

- Legen der Zugänge: **Phakotunnel und Parazentesen**. Der Hauptzugang wird in der klaren Hornhaut (*clear cornea*) oder als sklerocornealer Tunnel präpariert. Über den Hauptzugang wird das Handstück mit der Phakoemulsifikationsspitze eingeführt und am Ende der Operation die (gefaltete) Intraokularlinse implantiert.
- Intrakamerale Gabe einer **viskoelastischen Substanz**: Das klare Gel wird in die vordere Augenkammer injiziert, damit die Vorderkammer stabil steht und nicht durch Abfluss des Kammerwassers aufgehoben ist.
- **Kapsulorhexis**: Eröffnung der vorderen Kapsel mit einer gebogenen Nadel oder Pinzette. Diese soll möglichst kreisrund sein, etwas kleiner als die Optik der Intraokularlinse.
- **Hydrodissektion und Hydrodelineation**: Mit Wasserdruck (Spritze mit kleiner Kanüle) werden die Kapsel von der Rinde und der Kern von der Rinde getrennt.
- **Phakoemulsifikation** des Linsenkerns: Das Phakoemulsifikationshandstück appliziert einerseits die Ultraschallenergie und verfügt über eine Saug-Spülvorrichtung. Diese saugt die Linsenfragmente ab während das Auge gleichzeitig über eine Infusion stabil gehalten wird. Zu Beginn wird eine zentrale Kerbe geschaffen und der Linsenkern in kleinere Teile gespalten (»*divide and conquer*«).
- **Irrigation und Aspiration**: Rindenreste werden nun mit zwei kleineren Handstücken (üblicherweise über die Parazentesen) abgesaugt (Aspiration). Auch hier wird das Auge über die Infusion stabil gehalten (Irrigation).

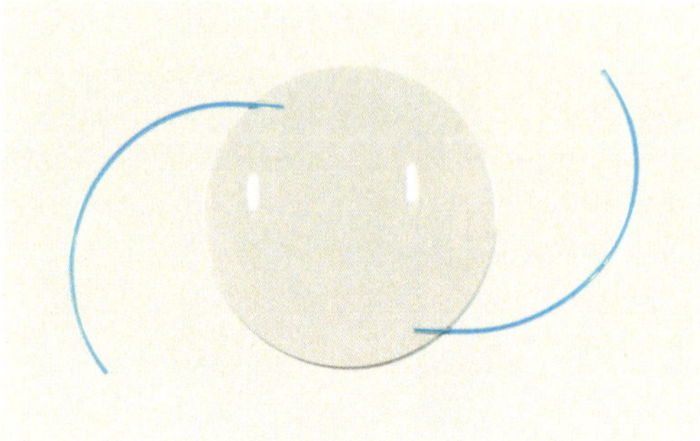

◘ Abb. 14.4 Intraokularlinse (IOL). Die bei der Kataraktoperation implantierte Kunstlinse besteht aus einem optischen Teil (Optik) und der Haptik (hier blaue Bügel), die die Kunstlinse im Kapselsack einspannt und zentriert

- **Implantation der Intraokularlinse** (◘ Abb. 14.4): Die Implantation erfolgt meist als gefaltete Linse mit einem Implantierhandstück (Shooter). Diese entfaltet sich dann im Auge und wird im Kapselsack lokalisiert.

Weitere Formen der Kataraktoperation sind:
- **Extrakapsuläre Kataraktoperation ohne Phakoemulsifikation:** Der Kern der Linse wird manuell aus dem Auge ohne Zertrümmerung entfernt.
- **Intrakapsuläre Kataraktoperation:** Die Linse wird komplett mit Kapsel entfernt. Eine intrakapsuläre Implantation einer Kunstlinse ist dann nicht mehr möglich.
- **Femtosekundenlaser-assistierte Kataraktextraktion:** Die Zugänge der Hornhaut, Kapsulorhexis und Fragmentierung der Linse erfolgt mit einem Laser. Diese moderne Form der Kataraktoperation ist derzeit noch mit einem hohen apparativen Aufwand verbunden.

Folgende Faktoren erschweren die Kataraktoperation und sollten vor der Operation identifiziert werden:
- **Dilatationsdefizit der Pupille:** Für den sicheren Ablauf der Kataraktoperation ist eine vollständige Pupillenerweiterung wichtig (Mydriasis). Bei enger Pupille (Dilatationsdefizit bei Irisatrophie, unter Einnahme von Prostatamedikamenten: V.a. Tamsulosin, Alpharezeptorenblocker) steigt das Risiko für intraoperative Komplikationen.

- **Flache Vorderkammer:** Eine flache Vorderkammer findet sich bei Hyperopie und bei fortgeschrittener Linsentrübung.
- **Fortgeschrittene Linsentrübung:** Folgen eines fortgeschrittenen Katarakt sind ein harter Kern (viel Ultraschallenergie zur Zertrümmerung notwendig) oder fehlendes Rotlicht in der Operation (schlechtere Sicht der Kontraste).
- **Zonulolyse:** Folge ist eine vermehrte Phakodonesis (Linsenschlottern) z. B. bei PEX-Syndrom.

> **Der Zeitpunkt der Kataraktoperation wird abhängig von Linsentrübung, Sehminderung und Beschwerden des Patienten terminiert. Es besteht ein sehr großes Zeitfenster, in dem die Kataraktoperation durchgeführt werden kann.**

14.4.4 Linsenimplantation

Die Kunstlinse (IOL) wird im Auge im Regelfall in der verbliebenen Linsenkapsel implantiert (intracapsulär). Wenn die Linsenkapsel defekt ist bestehen folgende Optionen einer Kunstlinsenimplantation:
- **Sulcusfixierte IOL:** die Kunstlinse wird vor die verbliebenen Kapselreste implantiert. Die Haptiken stabilisieren die IOL im Sulcus ciliaris.
- **Sklerafixierte IOL:** bei vollständigem Kapselverlust kann die IOL transskleral vernäht werden.
- **Irisfixierte IOL:** spezielle IOL Design ermöglichen der Fixation im Iristroma (sog. Iris-clip Linsen)
- **Vorderkammer-IOL:** Die IOL wird in der Vorderkammer plaziert, die Haptiken stabilisieren die IOL im Kammerwinkel.

14.4.5 Biometrie

Die Berechnung der Kunstlinsenstärke, die als Implantat im Auge zu einer bestimmten Brechkraft führt, wird als Biometrie bezeichnet. Neben der Bestimmung der Hornhautradien wird die Achsenlänge des Auges gemessen, ggf. auch die Vorderkammertiefe.

Diese Daten sind Grundlage für die Berechnung der für eine bestimmte Zielrefraktion benötigte Intraokularlinse. Diese Berechnung erfolgt nach verschiedenen Formeln (z. B. Haigis-Formel, SRK-II, SRK-T, Hoffer Q, Holladay) unter der Verwendung der kunstlinsenspezifischen A-Konstante.

Prinzipiell werden zwei Methoden der Achsenlängenmessung unterschieden:

- **Ultraschallbiometrie**
- **Optische Biometrie**

14.4.6 Intraokularlinsen (IOL)

Eine Intraokularlinse besteht aus einem optischen Bereich (**Optik**) und dem Haltebereich (**Haptik**), der die Linse im Kapselsack fixiert und zentriert.

Folgende Materialien werden in der Herstellung von Kunstlinsen verwendet:

- Acrylat (hydrophob und hydrophil): faltbar
- Silikon: faltbar
- PMMA (Polymethylmethacrylat, Plexiglas): nicht faltbar

Entsprechend der optischen Eigenschaften werden verschiedene Intraokularlinsen (IOL) unterschieden:

- Monofokale IOL: die IOL hat eine Brennweite
- Multifokale IOL: die IOL hat konzentrisch angeordnete refraktive Zonen, die zu mehreren Brennweiten führen. Ziel ist mit einer IOL in die Ferne, im Intermediärbereich und in der Nähe scharf zu sehen. Da dies durch Überlagerung mehrerer Bilder ermöglicht wird kann ein gewisser Kontrastverlust resultieren.
- Torische IOL: Die IOL hat eine unterschiedliche Brechkraft in zwei Achsen, um einen Astigmatismus auszugleichen.
- Additive IOL Add-on IOL, phake IOL: Linsen aus dem refraktiv-chirurgischen Bereich die vor die natürliche Linse implantiert werden.
- IOL mit Blaulichtfilter: diese IOL filtert das kurzwellige Licht, welches schädlich für die Makula sein soll. Das kurzwellige (blaue) Licht soll insbesondere bei Patienten mit altersbedingter Makuladegeneration einen gewissen Schutz vor zellulären Schaden bieten.
- Apshärische IOL: eine asphärische Optik gleicht sphärische Aberrationen aus.

14.4.7 Komplikationen der Kataraktchirurgie

Die möglichen Komplikationen der Kataraktoperation können intraoperativ oder postoperativ auftreten. Zu den wichtigsten **intraoperativen Komplikationen** gehören:

- **Auslaufende Rhexis**: die Kapsulorhexis kann nach peripher auslaufen. Wenn dieser Kapseldefekt über den Äquator die Hinterkapsel erreicht, kommt es zum Linsenverlust in den Glaskörperraum.
- **Hinterkapseldefekt**: Insbesondere bei der Phakoemuslifikation kann es zu einem Defekt der Hinterkapsel kommen, es droht der Linsenverlust in den Glaskörperraum.
- **Zonulolyse**: Während der Kataraktoperation kommt es zu einer Belastung der Zonulafasern, die zu einer lockeren Kapselaufhängung führen. Wenn eine IOL-Implantation noch möglich ist, kann diese im Auge vermehrt wackeln (IOL-Donesis).
- **Glaskörperdruck von hinten (vis a tergo)**: Während der Kataraktoperation kann es zu einer Druckerhöhung im Glaskörperraum kommen (vgl. auch malignes Glaukom). Die Vorderkammer wird flach und die Operation ist erschwert.
- **Expulsive Blutung**: Eine schwere, aber seltene Komplikation ist eine plötzliche Aderhautschwellung infolge der intraoperativen Druckerniedrigung. Ein sofortiger Verschluss aller Zugänge ist erforderlich um das Auge zu retten.

Insgesamt können intraoperative Komplikationen zwei unmittelbare Folgen aufweisen:

- Eine **primäre Implantation** der Kunstlinse in die Kapsel ist **nicht möglich.**
- Eine **Vitrektomie** ist erforderlich, wegen dem Verlust von Linsenfragmenten in den Glaskörperraum.

Zu den wichtigsten **postoperativen Komplikationen** gehören:

- **Postoperativer intraokularer Reizzustand:** nach jeder intraokularen Operation kommt es zu einem gewissen intraokularen Reizzustand.

In seltenen Fällen kommen aber massive Verläufe mit Fibrinbildung und/oder protrahiertem Verlauf vor.

- **Endophthalmitis**: Wichtigste und schwerste Komplikation der Kataraktoperation ist die bakterielle oder (seltener) fungale Endophthalmitis.
- **Pseudophakieamotio**: Das Risiko einer rhegmatogenen Amotio retinae ist nach Kataraktoperation erhöht. Die Patienten müssen über die Frühsymptome einer Netzhautablösung (Wahrnehmung von Blitzen, Rußregen, Schatten) aufgeklärt werden.
- **Hornhautödem**: Während der Kataraktoperation kommt es zu einem Endothelschaden der Hornhaut durch die Ultraschallenergie. Dies kann in einem (vorübergehenden) Hornhautödem münden.
- **Makulaödem**: Nach einer Kataraktoperation kann es (wahrscheinlich durch entzündliche Prozesse) zu einer Flüssigkeitsansammlung der Makula kommen (Irvine-Gass-Syndrom).
- **Nachstar**: Nach Kataraktoperation kann es zu einer Eintrübung der Hinterkapsel kommen. Der Nachstar kann mittels YAG-Laser behandelt werden (Yag-Nachstardiszision).

14.5 Linsenluxation und Zonulolyse

Die zentrierte Position der Linse in der optischen Achse ist von der Integrität der Zonulafasern abhängig. Diese verbinden die Linsenkapsel zirkuläre mit den Fortsätzen der Pars plicata des Ziliarkörpers. Eine Verlagerung der Linse aus ihrer Position wird als Ectopia lentis bezeichnet. Eine Zonulolyse (◘ Abb. 14.5) beschreibt einen partiellen Verlust dieser Zonulafasern. Dies führt zu einer lockeren Linsenaufhängung mit Linsenschlottern (Phakodonesis) bis hin zur Subluxation der Linse oder einer vollständigen Linsenluxation.

Eine Zonulolyse kann folgende Ursachen haben:
- **Altersbedingt**: mit zunehmenden Alter nimmt die Festigkeit der Zonulafasern ab.
- **Operationsbedingt**: Während der Kataraktoperation kommt es zu einer Belastung der Zonulafasern, die in einer Zonulolyse münden kann.

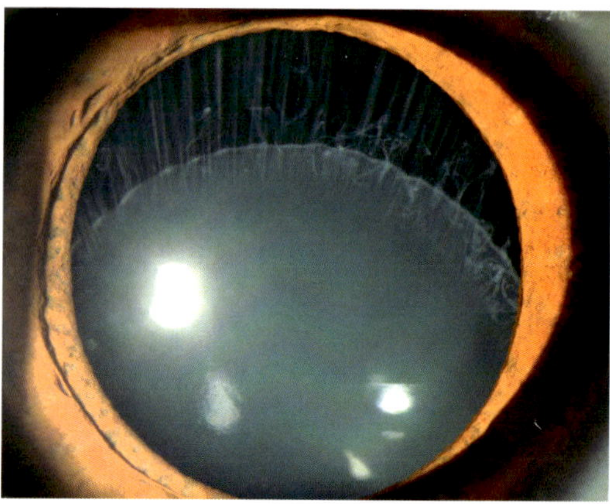

◘ **Abb. 14.5** Zonulolyse bei Homozystinurie. Eine Patientin mit Zonulolyse bei Homozystinurie. Man kann die subluxierte Linse und die geschädigten Zonulafasern identifizieren

- **Zonulolyse bei Pseuoexfoliatio lentis**: (siehe ätiologische Darstellung der Kataraktformen)
- **Zonulolyse bei Bindegewegserkrankungen**: Die wichtigsten Bindegewebserkrankungen mit primärer Zonulolyse sind das **Marfan-Syndrom**, das **Ehlers-Danlos-Syndrom**, das **Weill-Marchesani-Syndrom**.
- Zonulolyse bei **Stoffwechselerkrankungen**: Die **Homozystinurie** ist verursacht durch das Fehlen des Enzyms Zystathionin-Synthetase (Aminosäurestoffwechsel).

Eine 64-jährige Patientin wird mit der Bitte um eine Kataraktoperation in ein operatives Zentrum überwiesen. Die Anamnese ergibt, dass die Patientin keine Sehverschlechterung bemerkt hat, manchmal sei sie etwas geblendet, wenn die Sonne tief steht.
Die ophthalmologische Untersuchung zeigt eine Sehschärfe von rechts 0,8 und links 0,6. Die vorderen Augenabschnitte ergeben eine tiefe Vorderkammer mit beginnender Linsentrübung. Nach erfolgter Mydriasis zeigt sich eine Rindentrübung links mehr als rechts, die Netzhaut sieht unauffällig auf. Die Patientin wird über die Erkrankung Katarakt sowie über

die Möglichkeit einer Kataraktoperation mit Implantation einer Kunstlinse aufgeklärt. Eine Anpassung einer neuen Brille ist wegen der möglichen baldigen Kataraktoperation nicht sinnvoll. Wegen fehlendem Leidensdruck wird eine erneute Kontrolle in 6 Monaten verabredet. Nach 6 Monaten erklärt die Patientin, dass sie nun eine Sehverschlechterung wahrgenommen habe. Die Sehschärfe liegt rechts bei 0,6 und links bei 0,5. Nach erneuter Aufklärung wird eine Biometrie durchgeführt und zwei Termine zur Kataraktoperation an beiden Augen vereinbart. Nach erfolgter Operation sieht die Patientin an beiden Augen 1,0. Nach 6 Wochen werden eine geringgradige Fernbrille und eine Nahbrille angepasst.

Übungsfragen

1. Nennen Sie die wichtigsten Schritte der Kataraktoperation.
2. Nennen Sie die wichtigsten klinischen Befunde, die zu erschwerten Bedingungen für die Kataraktoperation führen.
3. Warum kann bei erfolgreicher Kataraktoperation bei kindlicher Katarakt eine schlechte Sehfunktion resultieren?
4. Beschreiben Sie die Bedeutung der Pseudoexfoliatio lentis (PEX-Syndrom) für die Kataraktoperation.
5. Welche Systemerkrankungen können zu einer primären Zonulolyse führen?

Lösungen ▶ Kap. 28

Glaukom

Niklas Plange

15.1 Definition – 216

15.2 Anatomische und physiologische Grundlagen – 216

15.3 Pathogenese und Risikofaktoren – 217

15.4 Spezielle Diagnostik – 218
15.4.1 Untersuchung des Sehnervens – 218
15.4.2 Augendruckmessung (Tonometrie) – 220
15.4.3 Gesichtsfelduntersuchung (Perimetrie) – 221
15.4.4 Weitere Glaukomdiagnostik – 221

15.5 Klassifikation der Glaukome – 223
15.5.1 Klinisches Bild – 223
15.5.2 Glaukom bei Uveitis – 226
15.5.3 Neovaskularisationsglaukom – 226

15.6 Therapie der Glaukome – 227
15.6.1 Grundlagen der Glaukomtherapie – 227
15.6.2 Medikamentöse Therapie – 228
15.6.3 Laser in der Glaukomtherapie – 229
15.6.4 Operative Therapie – 229
15.6.5 Spezielle Aspekte der Glaukomtherapie – 230

15.7 Hypotonie und Phtisis – 231

P. Walter, N. Plange, *Basiswissen Augenheilkunde*,
DOI 10.1007/978-3-662-52801-3_15, © Springer-Verlag Berlin Heidelberg 2017

Das Glaukom (früher »grüner Star«) ist eine der weltweit häufigsten Erblindungsursachen. Der wichtigste Risikofaktor ist der individuell zu hohe Augendruck, der zu einer glaukomatösen Exkavation des Sehnervenkopfes und zu entsprechenden Funktionsdefekten führt.

Das primäre Offenwinkelglaukom ist die häufigste Glaukomform und ist gekennzeichnet durch unauffällige Kammerwinkelstrukturen und eine schmerzlose Augendruckerhöhung.

Grundlage für die Diagnose der Glaukome ist die Erkennung der glaukomatösen Exkavation, die Messung des Augeninnendruckes und die Bestimmung des Gesichtsfeldes (Perimetrie).

Therapie aller Glaukome ist die medikamentöse oder (laser)chirurgische Augendrucksenkung. Ziel der Therapie ist der Erhalt des Gesichtsfeldes.

Der Glaukomanfall (Winkelblockglaukom) ist einer der wichtigsten Notfälle der Augenheilkunde. Durch eine akute Verlegung des Kammerwinkels kommt es krisenhaft zu einer massiven Augendrucksteigerung.

15.1   Definition

Das Glaukom ist definiert durch die glaukomatöse Sehnervenschädigung mit Vergrößerung der Exkavation als Folge von Nervenfaseruntergang durch individuell zu hohen Augendruck (Abb. 15.1). Der glaukomatöse Ganglienzellverlust führt zu korrespondierenden typischen Gesichtsfelddefekten bis hin zur irreversiblen Erblindung. Die Augendruckerhöhung ist meist schmerzfrei. Durch den langsam fortschreitenden Gesichtsfeldschaden von peripher wird das Glaukom durch den Patienten häufig erst in einem fortgeschrittenen Stadium erkannt (bei der Hälfte der Patienten), wenn das zentrale Gesichtsfeld und die Sehschärfe betroffen sind.

Die Glaukome gehören zu den häufigsten Erblindungsursachen weltweit. Man schätzt bis 80 Mio. Glaukomkranke weltweit bis zum Jahre 2020. Die Prävalenz über dem 40. Lebensjahr liegt bei 2–3%. Das Glaukom wird bei der Hälfte der Patienten erst in einem fortgeschrittenen Stadium erkannt. Man schätzt, dass bei etwa der Hälfte der Patienten, die Erkrankung unerkannt ist.

15.2   Anatomische und physiologische Grundlagen

Der Augendruck wird durch das Zusammenspiel von Kammerwasserproduktion, Kammerwasserzirkulation und Abfluss bestimmt (Abb. 15.2). Die Kammerwasserproduktion (ca. 2,5 µl/min) erfolgt im unpigmentierten Ziliarepithel der Ziliarfortsätze im Ziliarkörper (wichtigste Enzyme: Karboanhydrase, Natrium/Kalium-ATPase). Das Kammerwasser zirkuliert zwischen Iris und Linse in die Vorderkammer.

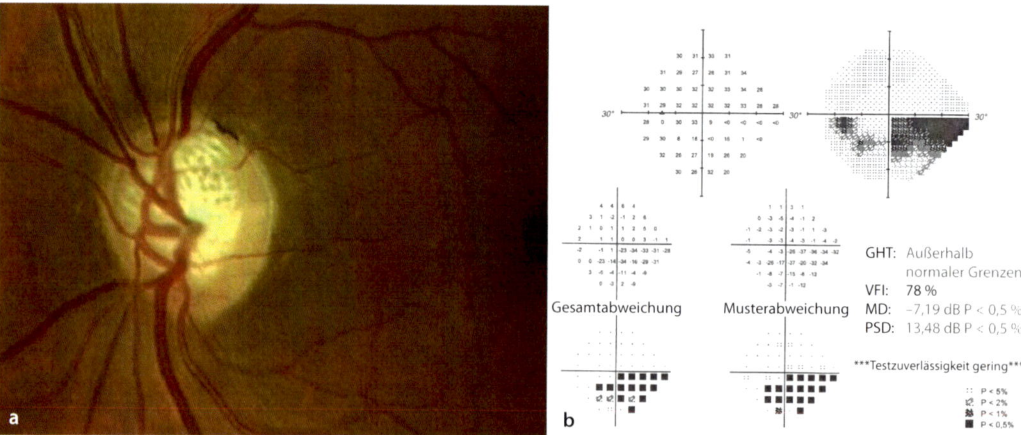

Abb. 15.1a,b Glaukomschaden. **a** Das Glaukom ist gekennzeichnet durch den glaukomatösen Sehnervenschaden mit Verlust an neuroretinalen Randsaum. In diesem Fall zeigt sich der Schaden im oberen Bereich des Sehnervens. **b** Ein Gesichtsfeldausfall im unteren Halbfeld ist die Folge

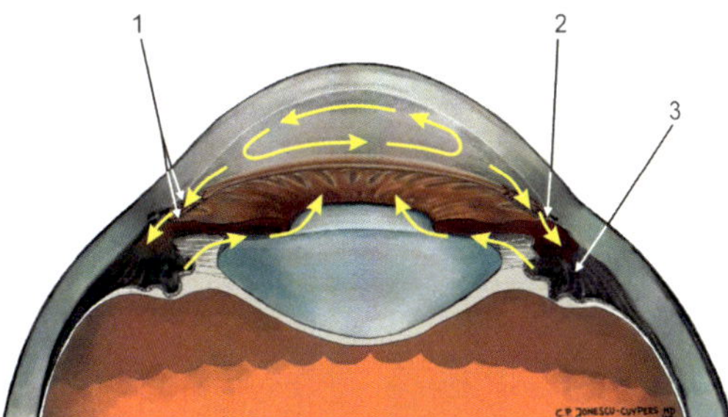

Abb. 15.2 Kammerwasserzirkulation. Schematische Darstellung der Kammerwinkelzirkulation. Das Kammerwasser wird im Ziliarkörperepithel produziert (3), zirkuliert dann zwischen Linse und Iris durch die Pupille in die Vorderkammer. Der Abfluss erfolgt vornehmlich über das Trabekelwerk (1) und zum kleineren Anteil (15%) als uveoskleraler Abfluss (2). (Aus Krieglstein 2000)

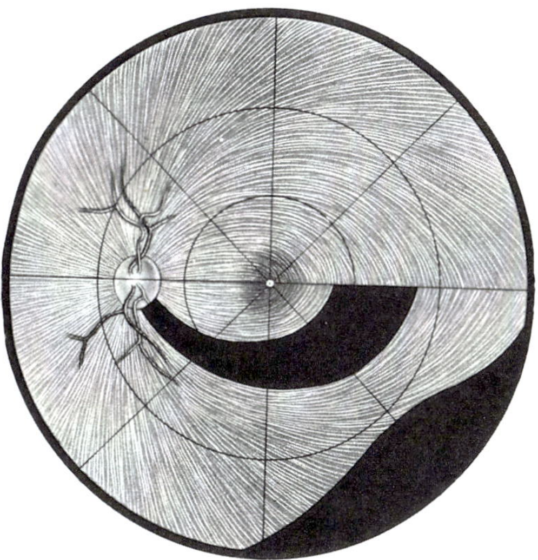

Abb. 15.3 Nervenfaserverlauf in der Retina. Schematische Darstellung des Nervenfaserverlaufs. Die horizontalen Nervenfasern überkreuzen im nasalen Bereich (rechts) nicht die Horizontale. (Aus Krieglstein 2000)

Der Kammerwasserabfluss erfolgt über drei Wege:

- über das **Trabekelwerk** in den Schlemm'schen Kanal, dann über Kollektorkanäle in die episkleralen Venen (Hauptabfluss >80%),
- als **uveoskleraler Abfluss** durch interstitielle Räume im Ziliarmuskel bis ins uveale Venensystem (ca. 15%),
- über **Irisgefäße** (gering).

Das Kammerwasser hat neben der Regulation des Augendruckes wichtige immunologische und metabolische Funktionen für die Versorgung von Hornhaut und Linse.

Die Nervenfasern der Ganglienzellschicht haben einen typischen bogenförmigen Verlauf zum Sehnerven (Abb. 15.3). Es besteht temporal eine Raphe, d. h. die Nervenfasern überkreuzen nicht die Horizontale. Dadurch entstehen typische asymmetrische Gesichtsfelddefekte im nasalen Bereich bezogen auf das obere im Vergleich zum unteren Halbfeld.

Der distale Anteil des N. opticus, der ophthalmoskopisch gut einsehbar ist, wird als Sehnervenkopf oder Papille bezeichnet. Der Sehnervenkopf ist aus den Nervenfasern zusammengesetzt (ca. 1.2 Mio.), die in der Ganglienzellschicht entspringen und über die Lamina cribrosa das Auge verlassen. Die Größe des Sehnervenkopfes liegt im Mittel bei etwa 2 mm^2 (1 bis 4 mm^2). Bei größerer

Papille findet sich eine physiologische Exkavation, die vom glaukomatösen Sehnervenschaden abgegrenzt werden muss. Die Nervenfasern bilden am Sehnervenkopf den neuroretinalen Randsaum.

Die Gefäßversorgung des Sehnervenkopfes erfolgt vornehmlich über die kurzen hinteren Ziliararterien, die den Zinn-Haller-Gefäßkranz um die Papille formieren. Kapillaren der zentralen Netzhautarterien versorgen die oberflächliche Region der Nervenfaserschicht.

15.3 Pathogenese und Risikofaktoren

Die Pathogenese des Glaukoms wird in eine mechanische (druckbedingte) und vaskuläre (durchblutungsbedingte) Schädigung des Sehnervens eingeteilt. Bei hohen Augendruckwerten spielt die mechanische Schädigung der Nervenfasern die Hauptrolle, beim Normaldruckglaukom wird der Durchblutungsschaden besonders bedeutsam. Der für die Versorgung des Sehnervens wichtige okuläre Perfusionsdruck berechnet sich aus dem mittleren Blutdruck minus dem Augendruck. Daher sind beide pathogenetischen Konzepte miteinander verbunden.

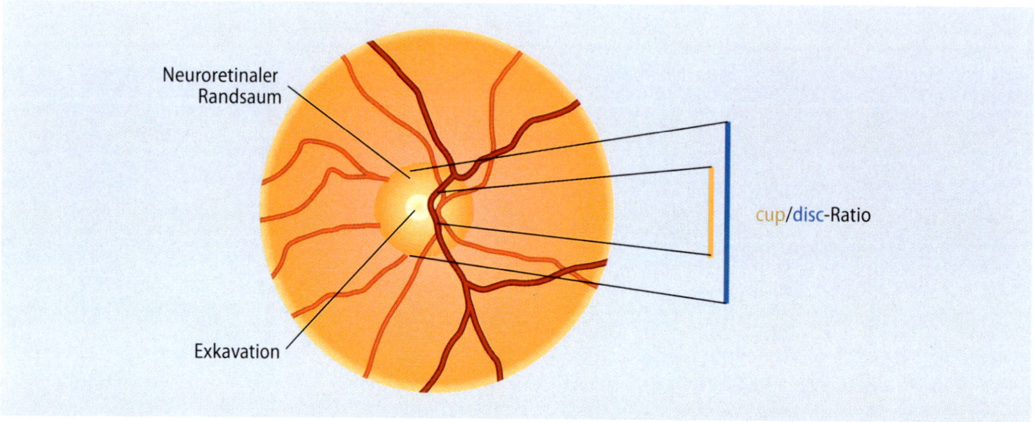

Abb. 15.4 Exkavation der Papille. Bei der Fundusuntersuchung des glaukomatösen Sehnerven werden der neuroretinale Randsaum und die Exkavation beurteilt. Die Größe der Exkavation wird als Cup-to-disc-Ratio angegeben (Verhältnis Exkavation zu Papillengröße)

Der Untergang der Nervenfasern führt zu korrespondierenden Gesichtsfeldausfällen. Der wichtigste Risikofaktor für das Glaukom ist der individuell erhöhte Augendruck.

Die wichtigsten Risikofaktoren für das Glaukom sind:

- Erhöhter Augendruck
- Alter
- Schwarze Rasse
- Myopie, dünne Hornhaut, Pseudoexfoliatio lentis (PEX)
- Positive Familienanamnese
- Vaskuläre Risikofaktoren

15.4 Spezielle Diagnostik

Die drei grundlegenden Basisuntersuchungen für das Glaukom sind:

- die Untersuchung des Sehnervens,
- die Augendruckmessung,
- die Gesichtsfelduntersuchung.

Die glaukomatöse Optikusneuropathie, d. h. die glaukomatösen Veränderungen des Sehnervens stellen das Diagnosekriterium dar. Der Augendruck ist wichtigster Risikofaktor und die Augendrucksenkung die Therapie aller Glaukomformen. Die Gesichtsfelduntersuchung stellt den funktionellen Schaden dar und der Erhalt des Gesichtsfeldes ist das wichtigste Therapieziel.

Grundsätzlich werden die Untersuchung bei Glaukompatienten **mindestens alle 6 Monate** durchgeführt, bei Verdacht auf eine Veränderung bzw. Fortschreiten eine erneute kurzfristige Kontrolle zur Bestätigung. Bei Fortschreiten des Glaukomschadens (Progression) ist eine Therapieanpassung notwendig.

Wenn der Sehnervenschaden nicht zum Gesichtsfeldschaden passt, sollte eine zerebrale Bildgebung erfolgen zum Ausschluss einer Raumforderung oder neurologischen Grunderkrankung als Ursache des Sehnervenschadens.

15.4.1 Untersuchung des Sehnervens

Die Untersuchung des Sehnervens ist die wichtigste Untersuchung zur Diagnose der Glaukome. Die Beurteilung des Sehnervens im Rahmen der Fundusuntersuchung kann bei frühem Glaukomschaden schwierig sein, bei fortgeschrittenem Glaukomschaden ist die glaukomatöse Exkavation eine Blickdiagnose.

Die wichtigsten Kriterien sind die Vergrößerung der Exkavation (**Abb. 15.4**, Aushöhlung des Sehnervens) und die Verschmälerung des neuroretinalen Randsaumes. Der neuroretinale Randsaum

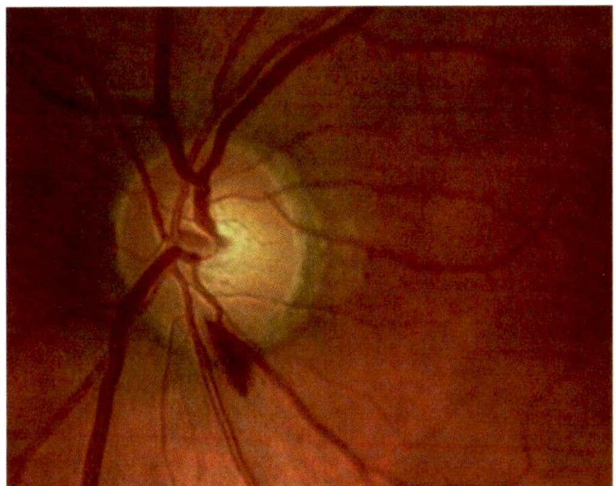

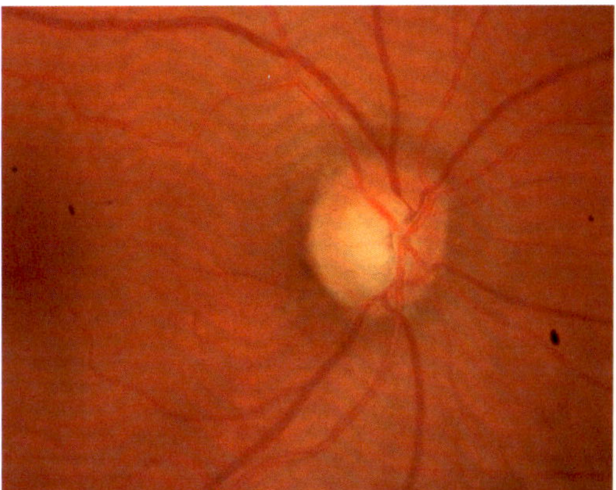

Abb. 15.5 Papillenrandblutung. Eine Papillenrandblutung ist bei Patienten mit Glaukom mit einem Risiko für
eine zukünftige Verschlechterung (Progression) verbunden.
In diesem Fall liegt ein frühes Glaukom vor. Bei genauer
Betrachtung erscheint der neuroretinale Randsaum nach
inferior – wo die Papillenrandblutung vorliegt – etwas
schmaler im Vergleich zum oberen Bereich. Der korrespon-
dierende Gesichtsfelddefekt ist nach superior zu erwarten

Abb. 15.6 Glaukomatöse Exkavation. Eine Verschmälerung des neuroretinalen Randsaumes mit Vergrößerung der
Exkavation ist das charakteristische Zeichen der glaukomatösen Optikusneuropathie. In diesem Fall zeigt sich der
neuroretinale Randsaum deutlich schmaler nach inferior
im Vergleich zu superior

entspricht den Nervenfasern der Ganglienzellen,
die das Auge über den Sehnerv verlassen. Die Exkavation wird als Cup-to-disc-Ratio beschrieben
(Verhältnis Exkavation zu Papillengröße). Ein größerer Sehnervenkopf hat physiologisch eine größere
Exkavation, da die Anzahl der Nervenfasern bei
verschiedenen Individuen annähernd gleichbleibt.
Eine Papillenrandblutung ist mit einem Fortschreiten des Glaukoms assoziiert.

Die wichtigsten Kriterien der Sehnervenbeur-
teilung für das Glaukom:

- **Vergrößerung der Exkavation** (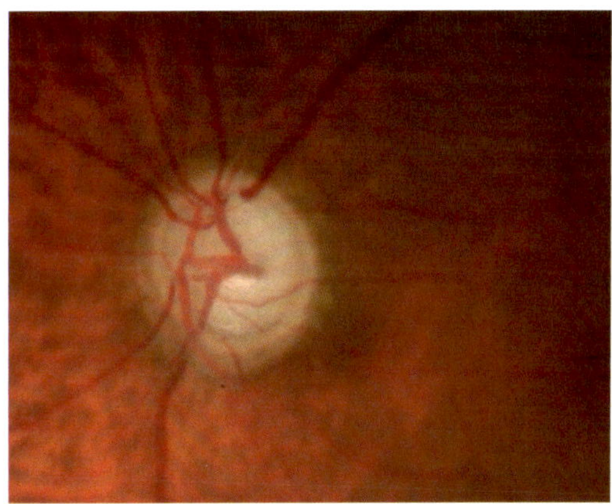 Abb. 15.6),
  Asymmetrie zwischen beiden Augen
- **Verschmälerung des neuroretinalen
  Randsaumes,** ggf. Kerbenbildung (lokaler
  Schaden)
- **Papillengröße**
- **Verlauf der Gefäße** (Bajonettform, Abknicken
  der Gefäße am Rand der Exkavation)
- **Papillenrandblutungen** (Abb. 15.5)
- Endstadium: **glaukomatöse Optikusatrophie**
  (Abb. 15.7)

Abb. 15.7 Glaukomatöse Optikusatrophie. Der vollständige Verlust der Nervenfasern führt zur glaukomatösen
Optikusneuropathie mit vollständiger Exkavation. Die Erblindung ist die Folge

> Die Abgrenzung einer physiologischen Ex-
kavation von einer glaukomatösen Exkavation
im Frühstadium kann schwierig sein. Wichtig
ist hier die Abschätzung der Papillengröße
(großer Sehnerv → große physiologische
Exkavation). Im Zweifel sind Kontrollen notwendig, da eine Veränderung der Exkavation
die Erkrankung Glaukom beweist.

Für die Verlaufsbeurteilung ist eine Dokumentation
notwendig. Neben Skizze, Photographie ermöglichen moderne diagnostische Verfahren eine
digitale Dokumentation des Sehnervens und der

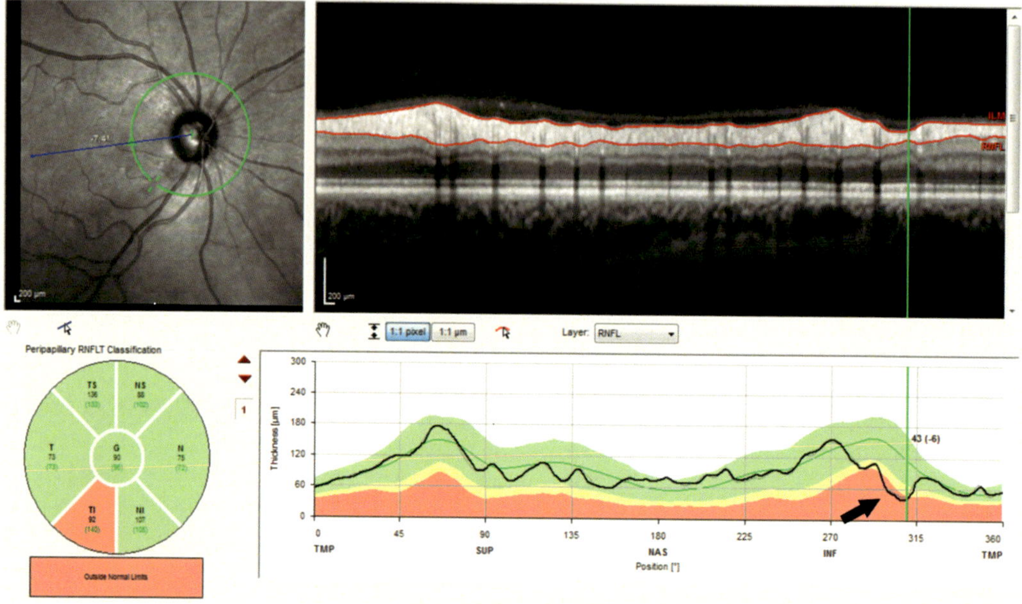

Abb. 15.8 Nervenfaser-OCT. In der optischen Kohärenztomographie (OCT) kann die Nervenfaserschichtdicke und damit der glaukomatöse Nervenfaserverlust gemessen werden. In diesem Fall liegt ein Nervenfaserverlust nach temporal inferior vor (roter Sektor bzw. Pfeilmarke)

Nervenfaserschichtdicke (■ Abb. 15.8, z. B. Heidelberg Retina Tomographie, optische Kohärenztomographie, Nervenfaserpolarimetrie).

15.4.2 Augendruckmessung (Tonometrie)

Der normale Augendruck ist eine statistische Beschreibung des Durchschnitts in der Bevölkerung und stellt daher kein Diagnosekriterium mehr dar. Das Niveau des Augendruckes ist jedoch wichtig für die Klassifizierung und die Therapie der Glaukome. Der normale Augendruck liegt zwischen 10 und 21 mmHg, im Mittel 16 ± 2,5 mmHg. Als normal gelten Druckschwankungen bis 5 mmHg im Tagesverlauf. Glaukompatienten zeigen häufig größere Augendruckschwankungen über den Tag. Bei Kindern ist der Augendruck niedriger (bei Geburt unter 10 mmHg, ca. 12 mmHg mit 12 Jahren).

Das Prinzip der Augendruckmessung (Tonometrie) ist das Verhältnis von Augendruck und der Kraft, die notwendig ist, um das Auge bzw. die Hornhaut zu verformen.

Der Goldstandard der Augendruckmessung ist die **Goldmann-Applanationstonometrie** (▶ Kap. 1). Eine einfache Methode, um einen deutlich erhöhten Augendruck (Glaukomanfall) abzuschätzen, ist die Augendruckpalpation. Die Impressionstonometrie nach Schiötz findet heute noch Anwendung am liegenden Patienten. Neue Verfahren der Augendruckmessung sind die Luftstoßtonometrie, die dynamische Kontourtonometrie und die Reboundtonometrie.

Alle Methoden messen den Augendruck indirekt und haben Einflussfaktoren, die zu Fehlern führen können. Veränderungen an der Hornhaut sind die wichtigste Fehlerquelle. Eine dicke Hornhaut ist mit falsch hohen Werten und eine dünne Hornhaut mit falsch niedrigen Werten in der Applanationstonometrie verbunden.

Jede Augendruckmessung stellt eine Einmalmessung und damit nur eine kurzfristige Charakterisierung der Drucksituation dar. Ein pragmatischer Ansatz, um die Schwankungen des Augendruckes zu erfassen, ist die Durchführung von Tagesdruckprofilen mit meist 5 Augendruckmessungen pro Tag.

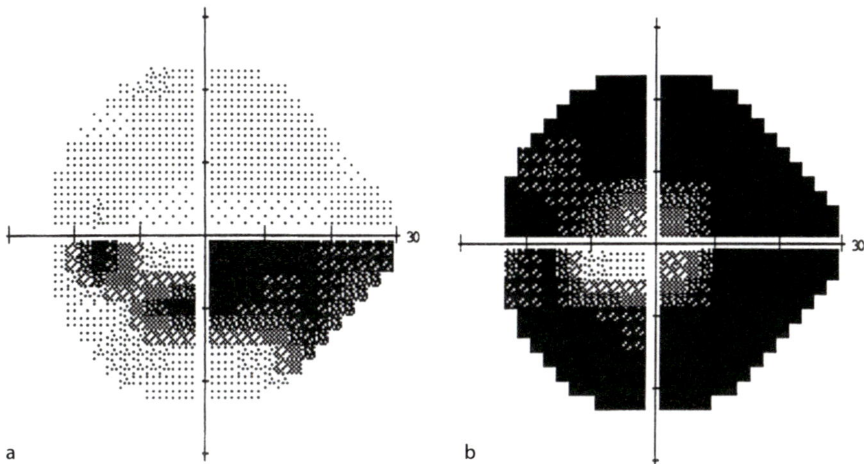

Abb. 15.9 Gesichtsfeld beim Glaukom. Der Gesichtsfeldschaden zeigt zu Beginn typischerweise eine Asymmetrie im oberen versus unterem Halbfeld (**a**). Bei fortgeschrittenem glaukomatösen Gesichtsfeldschaden bleib das Zentrum und damit die Sehschärfe zunächst noch erhalten (Restinsel)(**b**)

15.4.3 Gesichtsfelduntersuchung (Perimetrie)

Die wichtigste Untersuchung zur Darstellung des funktionellen Schadens beim Glaukom ist die Perimetrie (**Abb. 15.9**). Die glaukomatöse Sehnervenschädigung führt zu typischen Gesichtsfelddefekten, die sich meist von der Peripherie (Außengrenzen) nach zentral entwickeln. Typische Glaukomdefekte sind der asymmetrische Gesichtsfelddefekt nasal (**Rönne-Sprung**) und das **Bogenskotom** (bogenförmiger Verlauf des Gesichtsfeldausfalles). Erst im fortgeschrittenen Stadium wird das zentrale Gesichtsfeld betroffen und die Sehschärfe reduziert. Daher bleibt das Glaukom häufig anfangs für den Patienten unerkannt.

Die automatische Schwellenwertperimetrie liefert numerische Werte der vorhandenen Empfindlichkeit an verschiedenen Testorten im Gesichtsfeld. Diese Werte können einerseits im Verlauf ein einem individuellen Patienten beurteilt und auch im Vergleich zur Normalbevölkerung verglichen werden. Die mittlere Abweichung (MD, mean defect in dB) der Werte im Vergleich zur Normalbevölkerung ist ein wichtiger Parameter des durchschnittlichen Gesichtsfeldschadens.

Hauptproblem der Perimetrie ist die Abhängigkeit von der Mitarbeit des Patienten. Daher sind mehrere Gesichtsfelduntersuchungen notwendig, um ein Fortschreiten des Glaukomschadens zu entdecken (**Abb. 15.10**).

15.4.4 Weitere Glaukomdiagnostik

- **Gonioskopie**

Mittels Gonioskopie wird der Kammerwinkel untersucht. Nach Tropfanästhesie der Hornhaut wird ein Kontaktglas aufgesetzt. Über einen Spiegel im Kontaktglas kann der Kammerwinkel eingesehen werden. Durch das Drehen des Glases kann der Kammerwinkel über die 360° untersucht werden.

Folgende Kammerwinkelstrukturen können von der Hornhaut ausgehend identifiziert werden (**Abb. 15.11**):

- **Schwalbelinie**: entspricht dem Ende der Descemetmembran der Hornhaut.
- **Trabekelwerk**: erst unpigmentiert, dann pigmentiert, dahinterliegend der Schlemmkanal.
- **Skleralsporn**: anteriore Begrenzung der Sklera als lippenförmiger Ausläufer.
- **Ziliarkörperband**: Anteil des Ziliarkörpers vor Beginn der Irisinsertion.

Bei der Untersuchung des Kammerwinkels wird die Weite über die sichtbaren Strukturen beurteilt (z. B.

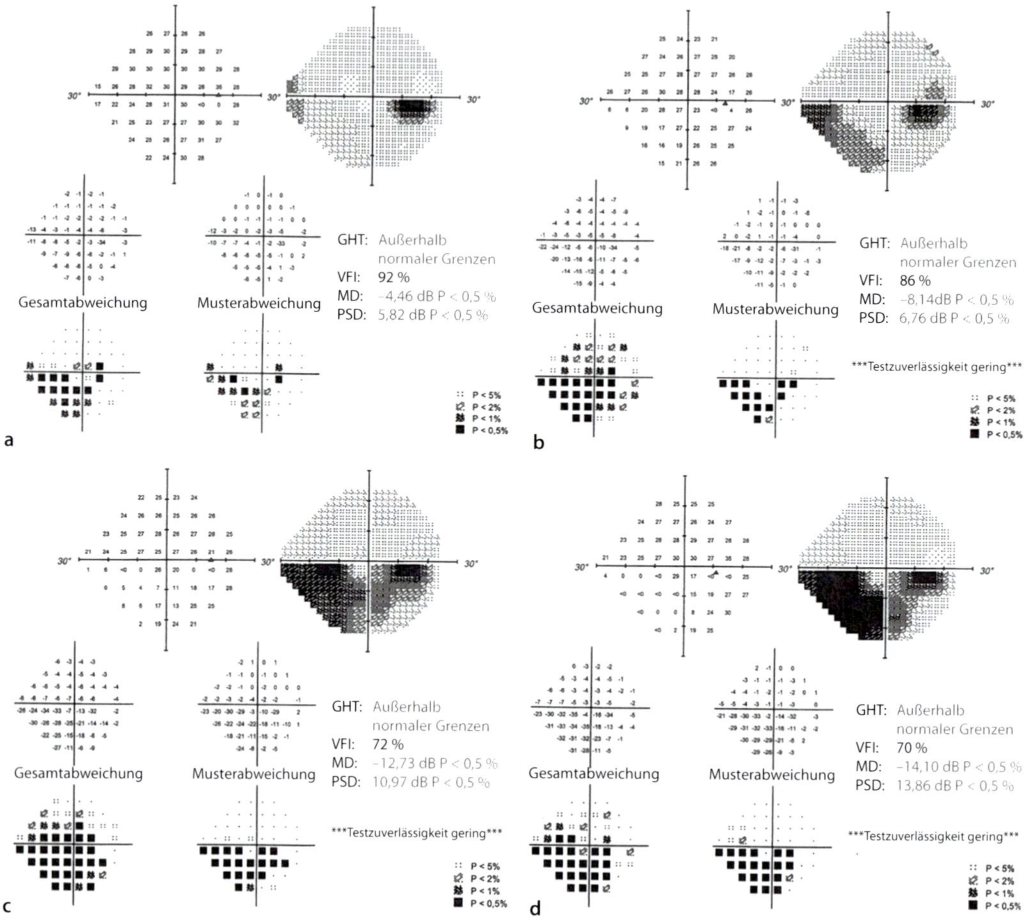

a

GHT: Außerhalb normaler Grenzen
VFI: 92 %
MD: −4,46 dB P < 0,5 %
PSD: 5,82 dB P < 0,5 %

Gesamtabweichung Musterabweichung

:: P < 5%
P < 2%
P < 1%
■ P < 0,5%

b

GHT: Außerhalb normaler Grenzen
VFI: 86 %
MD: −8,14 dB P < 0,5 %
PSD: 6,76 dB P < 0,5 %

Testzuverlässigkeit gering

Gesamtabweichung Musterabweichung

:: P < 5%
P < 2%
P < 1%
■ P < 0,5%

c

GHT: Außerhalb normaler Grenzen
VFI: 72 %
MD: −12,73 dB P < 0,5 %
PSD: 10,97 dB P < 0,5 %

Testzuverlässigkeit gering

Gesamtabweichung Musterabweichung

:: P < 5%
P < 2%
P < 1%
■ P < 0,5%

d

GHT: Außerhalb normaler Grenzen
VFI: 70 %
MD: −14,10 dB P < 0,5 %
PSD: 13,86 dB P < 0,5 %

Testzuverlässigkeit gering

Gesamtabweichung Musterabweichung

:: P < 5%
P < 2%
P < 1%
■ P < 0,5%

Abb. 15.10a–d Progression des Gesichtsfeldschadens. Bei unzureichender Augendrucksenkung kommt es zu einem Fortschreiten des Gesichtsfeldschadens (Progression) meist über Jahre. In diesem Fall nimmt der Gesichtsfeldausfall (Skotom) an Größe und Defekttiefe zu

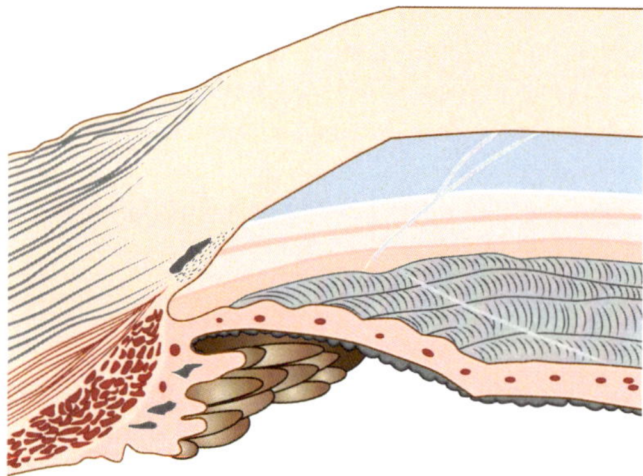

Abb. 15.11 Kammerwinkel. Der Kammerwinkel zeigt bei der Gonioskopie folgende Strukturen: Hornhaut (blau) – Schwalbe-Linie (weiss) – Trabekelwerk (unpigmentiert:rosa und pigmentiert:dunkelrosa). Skleralsporn (hellrosa) – Ziliarkörperband (dunkelrosa) – Iris (grau)

enger Kammerwinkel: nur Trabekelwerk, aber nicht Skleralsporn sichtbar). Die Weite kann zudem in Grad abgeschätzt werden (0° bis >40°, z. B. Einteilung nach Shaffer). Die Pigmentierung der Kammerwinkelstrukturen, anteriore Synechien (Verklebungen zwischen Iris und Hornhaut mit Verlegung des Kammerwinkels) und pathologische Gefäßneubildungen (Kammerwinkelrubeosis) werden dokumentiert.

Als Sampaolesi-Linie wird die pigmentierte Schwalbelinie bei PEX-Glaukom bezeichnet. Bei kongenitalem Glaukom finden sich undifferenzierte bzw. membranartige Kammerwinkelstrukturen (sog. Barkanmembran).

Die Weite des Kammerwinkels kann auch mit der Spaltlampe als periphere Vorderkammertiefe

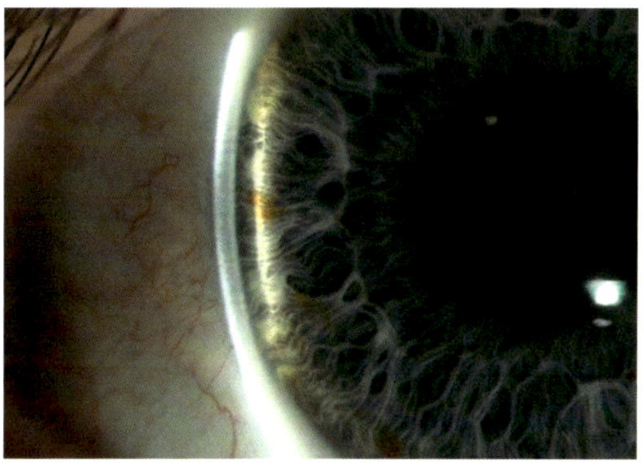

abgeschätzt werden (Van-Herick-Methode, ◻ Abb. 15.12). Dabei wird die Kammerwinkeltiefe als Anteil der Hornhautdicke abgeschätzt (z. B. Vorderkammertiefe als ¼ der peripheren Hornhautdicke = eng).

■ **Hornhautdicke**
Die zentrale Hornhautdicke ist ein wichtiger Einflussfaktor für die applanatorische Augendruckmessung: eine dicke Hornhaut führt zu falsch hohen Augendruckwerten (die notwendige Kraft für die definierte Abflachung steigt). Die normale Hornhautdicke liegt bei 550 µm, pro 50 µm Abweichung wird ein Messfehler von ca. 2 mmHg induziert. Zudem gilt eine geringe Hornhautdicke

als unabhängiger Risikofaktor für ein Fortschreiten des Glaukoms.

15.5 Klassifikation der Glaukome

Die Einteilung der Glaukome erfolgt nach Ursache (primär oder sekundär), nach der Kammerwinkelanatomie (Engwinkel- oder Offenwinkelglaukom), nach zeitlichem Auftreten (z. B. kongenital, juvenil), nach Schaden und nach dem Augendruckniveau (Normaldruck- und Hochdruckglaukom). Die primären Offenwinkelglaukome stellen hierbei die größte Gruppe mit >90% dar.

Die sekundären Glaukomformen zeigen entweder okuläre oder systemische Veränderungen als Ursache der Druckerhöhung, wie beim Exfoliationsglaukom, Glaukom bei Uveitis oder beim Neovaskularisationsglaukom nach ischämischen Erkrankungen des Auges. Jedes Trauma, intraokulare Chirurgie, Linsenlosigkeit oder okuläre Fehlbildungen und Syndrome können mit einem Glaukom assoziiert sein.

15.5.1 Klinisches Bild

Im Folgenden werden die wichtigsten Glaukomformen mit ihren klinischen Merkmalen dargestellt.

Primäres Offenwinkelglaukom, Normaldruckglaukom, okuläre Hypertension

Das primäre Offenwinkelglaukom ist die häufigste Glaukomerkrankung. Kennzeichen ist ein offener

◻ Tab. 15.1 Einteilung der Glaukomformen nach Ätiologie

Primäre Glaukome	Sekundäre Glaukome	
Kongenitales Glaukom, Glaukom bei kongenitalen Fehlbildungen		
Primäre Offenwinkelglaukome (pimäres Offenwinkelglaukom, Normaldruckglaukom, okuläre Hypertension)	Sekundäre Offenwinkelglaukome	Exfoliationsglaukom (PEX Glaukom), Pigmentglaukom, bei Entzündung, Blutung, Trauma, Steroidtherapie und andere
Primäres Winkelbockglaukom	Sekundärer Winkelblock	Linsenquellung, Neovaskularisationsglaukom, malignes Glaukom, durch Endotamponade nach Vitrektomie und andere

und gonioskopisch unauffälliger Kammerwinkel ohne Hinweis auf eine okuläre oder systemische Grunderkrankung als Ursache der Druckerhöhung.

Folgende Formen des Offenwinkelglaukoms werden unterschieden:

- **primäres Offenwinkelglaukom:** vorliegender Glaukomschaden am Sehnerv und Augendruck über 21 mmHg.
- **Normaldruckglaukom:** vorliegender Glaukomschaden am Sehnerv und Augendruck unter 22 mmHg, also im als »normal« definierten Augendruckbereich.
- **Okuläre Hypertension:** über 21 mmHg ohne Hinweis auf einen Glaukomschaden am Sehnerv.

Beim Normaldruckglaukom spielt die vaskuläre Pathogenese eine besondere Rolle (vaskuläre Risikofaktoren wie arterielle Hypertension oder Hypotension, Vasospasmen und Störungen der Durchblutungsregulation). Patienten mit okulärer Hypertension können zunächst beobachtet werden. Das 5-Jahresrisiko einer Konversion in ein primäres Offenwinkelglaukom liegt bei etwa 10%.

Exfoliationsglaukom und Pigmentglaukom

Das **PEX-Glaukom** (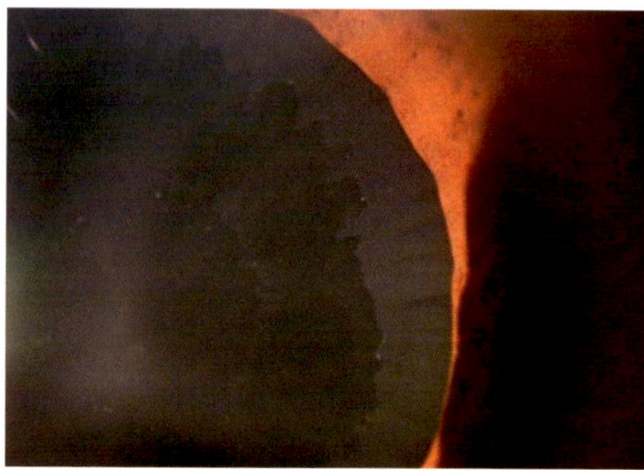 Abb. 15.13, Pseudoexfoliations- oder Exfoliationsglaukom) ist das häufigste sekundäre Offenwinkelglaukom.

Das **Exfoliationssyndrom** ist definiert durch eine progressive Akkumulation von extrazellulärem Material unklarer Herkunft vornehmlich im vorderen Augensegment. Die Linse zeigt eine charakteristische zentrale scheibenförmige klare Zone umgeben von einem peripheren granulären Bereich. Das PEX-Material findet sich auch im Trabekelmaschenwerk und in der Iris, v. a. am Pupillarsaum. Typisch ist eine Schwächung (Insuffizienz) der Zonulafasern mit ggf. lockerer Linse und einem Dilatationsdefizit der Pupille. In der Gonioskopie findet sich eine vermehrte Pigmentierung der Schwalbelinie, die sogenannte Sampaolesi-Linie.

Etwa 30% der Patienten mit Exfoliationssyndrom entwickeln in ihrem Leben eine Augendruckerhöhung und damit ein PEX-Glaukom. Patienten mit PEX-Glaukom zeigen höhere Augendruckschwankungen und eine schnellere Progres-

Abb. 15.13 Pseudoexfoliationsglaukom (PEX-Glaukom). Beim PEX-Glaukom finden sich charakteristische Veränderungen auf der Linsenoberfläche durch Akkumulation von extrazellulärem Material

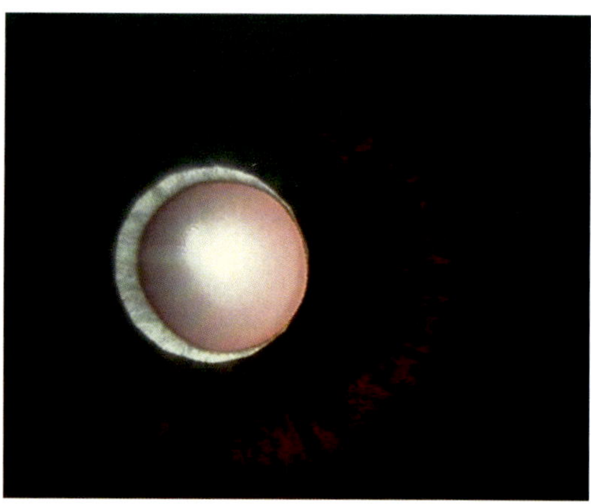

Abb. 15.14 Pigmentglaukom. Die Pigmentausschwemmung aus der Iris führt zum Kirchenfensterphänomen, das besonders gut im regredienten Licht sichtbar wird

sionsrate des Glaukomschadens. Eine PEX-Krise ist ein akuter und massiver Augendruckanstieg.

Beim **Pigmentglaukom** (Abb. 15.14) ist die Ursache der Druckerhöhung eine **Pigmentdispersion**, d. h. eine Ausschwemmung von Pigment aus dem Pigmentblatt der Iris in die Vorderkammer. Dadurch finden sich in der Iris Transilluminationsdefekte (Kirchenfensterphänomen) und ein spindelförmiger Niederschlag des Pigments am Hornhautendothel (Krukenbergspindel). Die Iris zeigt häufig eine atypische Konfiguration (Irisbasis nach posterior konkav gewölbt). Die Gonioskopie zeigt eine deutliche Pigmentüberlagerung aller Kammerwinkelstrukturen.

Das Pigmentglaukom tritt häufiger bei jungen, myopen Männern im 3. Lebensjahrzehnt auf.

Primäres Winkelblockglaukom (Glaukomanfall) und die dazugehörigen Differentialdiagnosen

Beim Winkelblockglaukom handelt es sich um eine akute, massive und schmerzhafte Augendruckerhöhung durch eine Irisanlagerung an das Trabekelmaschenwerk. Es handelt sich um einen der wichtigsten ophthalmologischen Notfälle (▶ Kap. 5).

Prädisponierend für ein Winkelblockglaukom sind ein eng dimensionierter Vorderabschnitt, ein kurzes Auge bei Achsenhyperopie und eine Zunahme der Linsendicke bei Katarakt. Eine physiologische Mydriasis der Pupille bei Dunkelheit oder auch eine medikamentöse Weitstellung kann dann einen Glaukomanfall auslösen. Neben dem akuten Winkelblockglaukom ohne spontane Rückbildung sind ein intermittierendes Winkelblockglaukom oder chronische Verlaufsformen möglich. Der enge oder aufgehobene Kammerwinkel wird durch die Gonioskopie (s. o.) ermittelt.

Der Pathomechanismus des Winkelblockglaukoms beinhaltet 4 Formen:

- **Pupillarblock**: Irisvorwölbung nach anterior durch Zunahme des Druckgradienten der Hinterkammer zur Vorderkammer.
- **Plateauiris**: atypische Iriskonfiguration mit Vorwölbung im Bereich der Irisperipherie und weiter vorne gelegenem Ziliarkörper.
- **Linsenobstruktion**: Vorwölbung der Iris durch dickere und weiter vorn sitzende Linse.
- Fehlleitung des Kammerwassers (**malignes Glaukom/ziliolentikulärer Block**): Fehlleitung des Kammerwassers in den Glaskörper führt zu einer Vorschiebung des Iris-Linsendiaphragmas.

Die klinischen Zeichen des Glaukomanfalls sind (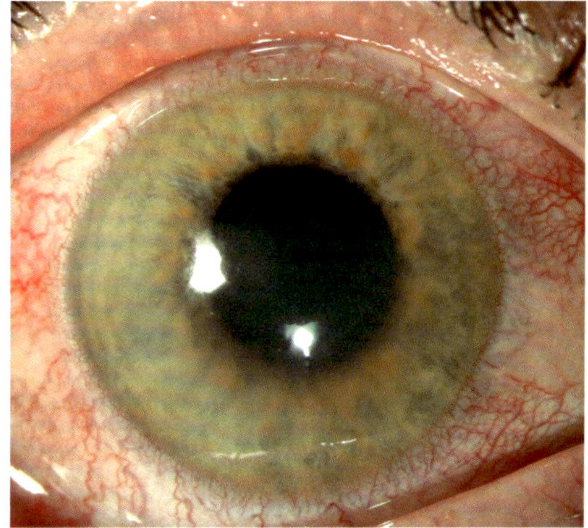 Abb. 15.15):

- **Massive Augendruckerhöhung** (harter Augapfel) **mit deutlicher Schmerzsymptomatik** (auch ausstrahlende z. B. abdominelle Schmerzen als Differentialdiagnose »Akutes Abdomen« möglich)

Abb. 15.15 Glaukomanfall. Das klinische Bild des Glaukomanfalls, zeigt ein gerötetes Auge, eine trübe Hornhaut (Hornhautödem), die entrundete Pupille und eine flache Vorderkammer

- **Übelkeit/Erbrechen**
- **Sehminderung**
- Ausgeprägte **Bindehautinjektion** (»rotes Auge«)
- **Hornhautödem**
- **Flache Vorderkammer** mit aufgehobenem Kammerwinkel
- entrundete, **lichtstarre Pupille**

Meist haben die Patienten noch ihre natürliche Linse, da die Kataraktoperation mit Implantation einer dünnen Intraokularlinse die engen Vorderabschnittsverhältnisse meist auflöst.

Beim intermittierenden Winkelblockglaukom können die Patienten durch das vorübergehende Hornhautödem Farbringe um Lichtquellen (»**Halos**«) wahrnehmen.

Der **Status glaukomatosus** stellt die chronifizierte Form des Glaukomanfalls dar, mit entrundeter Pupille, hohem Augendruck, Glaukomflecken (kleine subkapsuläre Trübungen der Linsenvorderfläche meist zentral), und einer Visusminderung bis zur irreversiblen Erblindung.

> Beim Glaukomanfall handelt es sich um einen der wichtigsten Notfälle der Augenheilkunde – es droht die irreversible Erblindung. Eine sofortige Vorstellung beim Augenarzt ist notwendig.

Zu den wichtigsten Differentialdiagnosen des primären Winkelblockglaukoms gehören:

- Dekompensiertes primäres Offenwinkelglaukom
- PEX-Krise bei PEX-Glaukom
- Sekundäre Glaukomformen (z. B. Glaukom bei Uveitis, Neovaskularisationsglaukom)
- Sekundäre Druckerhöhung nach Ophthalmolchirurgie (z. B. durch Endotamponaden nach Vitrektomie, sekundärer Pupillarblock durch hintere Synechien)

15.5.2 Glaukom bei Uveitis

Jede intraokulare Entzündung kann einen Augendruckanstieg zur Folge haben. Die akute Entzündung führt einerseits zur Ansammlung von Entzündungszellen und Fibrin im Trabekelwerk, zum anderen führt die Inflammation direkt am Trabekelwerk zu Dysfunktion und Schwellung der Trabekellamellen. Bei chronischer Uveitis sind Vernarbungsprozesse am Trabekelwerk mit dauerhafter Drucksteigerung möglich. Nach Normalisierung der intraokularen Entzündung ist eine Rückbildung der Augendruckerhöhung zu erwarten.

Neben der sekundären Druckerhöhung bei Uveitis sind folgende spezielle intraokulare Entzündungen differentialdiagnostisch zu berücksichtigen:

- Das **Posner-Schlossmann-Syndrom** ist eine akute Druckerhöhung bei Vorderkammerreizzustand, die ein sehr zügiges Ansprechen der krisenhaften Druckerhöhung auf lokale Kortisontropfen zeigt.
- Das **Fuchs-Uveitis-Syndrom** (Heterochromiezyklitis Fuchs) ist eine idiopathische entzündliche Augenerkrankung mit häufig schwer zu behandeln chronisch rezidivierenden Druckanstiegen.
- Die **Herpes-Iridozyklitis** ist unter den idiopatischen Iridozyklitiden mit Augendruckanstieg hervorzuheben, da neben der antiinflammatorischen Therapie eine kausale antivirale Therapie (Aciclovir) erfolgt.

15.5.3 Neovaskularisationsglaukom

Ischämische Erkrankungen der Netzhaut wie beim ischämischen Zentralvenenverschluss oder die proliferative diabetische Retinopathie können über die Freisetzung von VEGF als Botenstoff zu Gefäßneubildungen führen. Im vorderen Augensegment können die Gefäßneubildungen auf der Iris als **Rubeosis iridis** oder/und im Kammerwinkel auftreten. Der Augendruckanstieg erfolgt durch Überfrachtung von Vorderkammer und Trabekelwerk mit Blutbestandteilen. Durch posteriore Synechien (Verklebungen zwischen Iris und Linse) und anteriore Synechien (Verklebungen zwischen Iris und Hornhaut im Bereich des Kammerwinkels) kann ein **sekundäres Winkelblockglaukom** resultieren.

Häufig ist die Sehleistung bereits durch die Grunderkrankung deutlich limitiert. Voraussetzung für eine erfolgreiche Glaukomtherapie ist die Behandlung der Ischämie der Netzhaut mittels panretinaler Laserkoagulation.

Steroidglaukom

Eine wichtige und häufige Ursache einer sekundären Druckerhöhung ist das Steroidglaukom. Kortinsonhaltige Augentropfen und seltener eine systemische Therapie mit Glukokortikoiden können den Augendruck steigern. Der Augendruckanstieg unter Steroidtherapie wird als »Steroidresponse« bezeichnet. Etwa 30% der Bevölkerung sind Steroidresponder, 5% zeigen einen Augendruckanstieg über 15 mmHg (»high-responder«).

Die Ursache liegt in der Steroidwirkung auf das Trabekelwerk mit Akkumulation von extrazellulärem Material und vermindertem transtrabekulärem Abfluss. Nach Absetzen der Kortisontherapie normalisiert sich der Augendruck wieder.

Die antiglaukomatöse Therapie richtet sich nach der Notwendigkeit und Dauer der Steroidtherapie. Aufgrund der Häufigkeit der Anwendung von kortisonhaltigen Präparaten in der Augenheilkunde muss insbesondere bei längerfristiger Therapie der Augendruck kontrolliert werden.

Kongenitales Glaukom (Buphthalmus), Glaukom bei okulären Fehlbildungen

Das angeborene Glaukom ist eine seltene, aber wichtige Erkrankung die ein- oder beidseitig auftre-

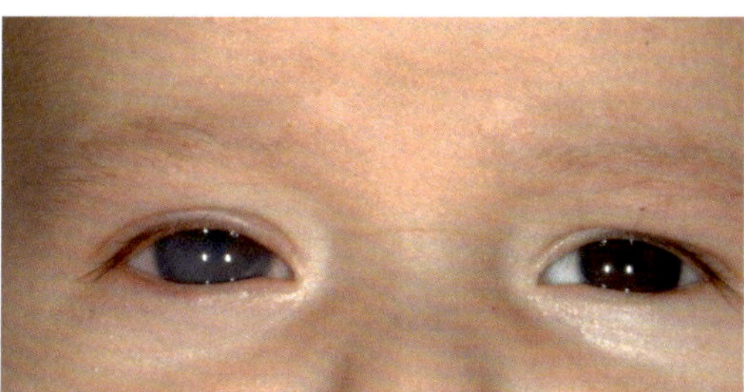

ten kann. Die Ursache der Augendrucksteigerung liegt in einer Fehlbildung der Kammerwinkelstrukturen (Kammerwinkeldysgenesie, ggf. membranartige Verlegung des Kammerwinkels: Barkan-Membran), die zu einem verminderten Kammerwasserabfluss führt. Die Folgen des hohen Druckes sind eine Vergrößerung des Augapfels (daher Buphthalmus = Stierauge, Ochsenauge, Abb. 15.16), eine Hornhauttrübung und die glaukomatöse Sehnervenschädigung.

Neben der Augendrucksenkung besteht die Therapie in der Vermeidung einer Amblyopie (Schwachsichtigkeit). Die Amblyopie entsteht wegen der eingeschränkten Funktion (Glaukomschaden, Hornhauttrübung) als Deprivationsamblyopie und wegen des Refraktionsunterschiedes (höhere Myopie wegen des größeren Auges) als Refraktionsamblyopie. Die Vererbung ist meist autosomal-rezessiv.

Die klinischen Zeichen eines kongenitalen Glaukoms sind:

- Bleparospasmus (Lidkrampf), Tränen, Lichtscheu
- Vergrößerung des Augapfels mit vergrößertem Hornhautdurchmesser (Buphthalmus)
- Haabsche Linien der Hornhaut (Wachstumsrisse in der Descemetmembran)
- Hornhauttrübungen
- Myopie
- Glaukomatöse Ekavation

Bei Verdacht auf ein kongenitales Glaukom muss eine detaillierte Untersuchung des Auges ggf. als Narkoseuntersuchung erfolgen. Folgende Befunde sind zu erheben:

- Augendruckmessung
- Detaillierte Untersuchung der vorderen Augenabschnitte (Hornhaut, Iris, Linse) zum Ausschluss weiterer Fehlbildungen
- Messung der Hornhautdurchmesser. Ein Hornhautdurchmesser >12 mm bei Neugeborenen oder Kleinkind ist hochverdächtig für ein kongenitales Glaukom.
- Gonioskopie des Kammerwinkels
- Fundusuntersuchung mit Beurteilung des Sehnervens
- Messung der Achsenlänge des Auges mittels Ultraschallbiometrie
- Skiaskopie zur Messung der Refraktion des Auges

Folgende Hornhaut-Kammerwinkel-Iris-Dysgenesien können mit einem Glaukom assoziiert sein:

- **Axenfeld-Anomalie**: Embryotoxon posterius (prominenter weißer Ring im peripheren Hornhautendothels als Begrenzung der Descemetmembran) mit mesodermalen Strängen von der Iris zum Kammerwinkel.
- **Rieger-Anomalie**: zusätzlich Irisstromaatrophie, verzogene Pupille und mesodermale Stränge von Iris zum Hornhautendothel.
- **Peters-Anomalie**: schwerste Fehlbildung mit zusätzlich zentrale Hornhauttrübung, Fehlen der Descemetmembran, vordere Synechien von Iris und Linse mit der Hornhaut.
- **Iridocorneoendotheliales Syndrom (ICE-Syndrom)**: Irisatrophie mit verzogener Pupille und Endotheldystrophie mit Hornhautödem.

Die Behandlung ist meist kompliziert und die Prognose eingeschränkt.

15.6 Therapie der Glaukome

15.6.1 Grundlagen der Glaukomtherapie

Das Prinzip jeder Glaukomtherapie ist die Augendrucksenkung. Die Augendrucksenkung kann mittels medikamentöser Tropftherapie, Laserverfahren oder operativer Glaukomtherapie erfolgen. Das Ziel der Glaukomtherapie ist der Erhalt des Gesichtsfeldes, eine Rückbildung des Glaukomschadens ist nicht möglich. Da das Glaukom eine chronisch fortschreitende Erkrankung ist, muss die Therapie dauerhaft erfolgen, eine Heilung ist nach heutigem Kenntnisstand nicht möglich.

Die Augendrucksenkung erfolgt nach dem **Konzept des individuellen Zieldruckes**. Das Zieldruckniveau wird unter Berücksichtigung der folgenden klinischen Befundkonstellationen festgelegt:

- Ausmaß des Glaukomschadens
- Augendruckniveau ohne Therapie (d. h. Augendruck unter welchem der Schaden entstanden ist)
- Progressionsrate (Verschlechterung in der Vergangenheit)
- Alters bzw. der Lebenserwartung des Patienten

Im Verlauf der Erkrankung muss der definierte Zieldruck immer wieder überprüft und angepasst werden.

Folgende Grundregeln gelten zur therapeutischen Augendrucksenkung bei Glaukom:

- Drucksenkung unter 21 mmHg und 20–40% Drucksenkung je nach Schadensausmaß
- Drucksenkung unter 18 mmHg bei fortgeschrittenem Glaukomschaden
- Bei okulärer Hypertension können Druckwerte bis 25 mmHg toleriert werden

Bei allen sekundären Glaukomformen ist die Therapie der Grunderkrankung die Voraussetzung für eine erfolgreiche Glaukomtherapie.

15.6.2 Medikamentöse Therapie

Der Beginn der Glaukomtherapie erfolgt meist mit drucksenkenden Augentropfen. Es stehen 5 Wirkstoffgruppen zur Verfügung, wobei mit einem Wirkstoff begonnen wird. Bei unzureichender Drucksenkung können mehrere Wirkstoffe miteinander kombiniert werden. Hauptprobleme der medikamentösen Glaukomtherapie sind die mangelnde Tropfzuverlässigkeit von Patienten und die Unverträglichkeit. Neben lokalen Nebenwirkungen (Brennen, Stechen, Tränen, trockenes Auge bis allergische Reaktionen) sind systemische Nebenwirkungen durch die Resorption insbesondere im Bereich der Nasenschleimhäute möglich. Die Aufklärung der Patienten und korrekte Tropfenapplikation mit Kompression der Tränenpunkte (1 min nach Augentropfengabe zur Verminderung der systemischen Resorption) ist für die erfolgreiche Dauertherapie besonders wichtig.

Im Folgenden sind die 5 Wirkstoffgruppen mit Tropffrequenz und wichtigsten Nebenwirkungen dargestellt:

- **Prostaglandinderivate** (Latanoprost und andere)
  - Einmal täglich, Drucksenkung (ca. 30%) durch Erhöhung uveoskleraler Abfluss
  - Nebenwirkungen: vermehrtes Wimpernwachstum, Veränderung Irispigmentierung, Makulaödem, intraokulare Entzündungen, selten systemische Nebenwirkungen
- **Betablocker** (Timolol und andere)
  - Meist 2× täglich, Drucksenkung (ca. 25%) durch Senkung der Kammerwasserproduktion
  - Nebenwirkungen: Bronchokonstriktion, Bradykardie, Hypotension, Rhythmusstörungen (AV-Überleitungsstörungen) und andere
- **Alpha-adrenerge Agonisten** (Brimonidin und andere)
  - Meist 3× täglich, Drucksenkung (ca. 25%) durch Senkung Kammerwasserproduktion und Verbesserung Kammerwasserabfluss
  - Nebenwirkungen: Hypotension, Müdigkeit, Schläfrigkeit, Allergie, trockener Mund, Kontraindikation bei Kindern: Gefahr von Apnoe-Anfällen
- **Carboanhydrasehemstoffe** (Dorzolamid und andere)
  - Meist 2× täglich, Drucksenkung (ca. 20%) durch Verminderung Kammerwasserproduktion
  - Nebenwirkungen: meist lokal, bitterer Geschmack, Kaliumverlust, Kontraindikation bei Sulfonamidallergie
- **Parasympathomimetika** (Pilokarpin und andere)
  - Heute Reservetherapeutikum, Mittel der Wahl beim Winkelblockglaukom

– Meist 3–4× täglich, Drucksenkung
(ca. 20–30%) durch Verbesserung Kammerwasserabfluss
– Nebenwirkungen: Bradykardie, Hypotension, Miosis, Akkommodationslähmung,
selten Amotio retinae

Bei Augendruckkrisen und beim Glaukomanfall ist
eine vorübergehende systemische drucksenkende
Therapie notwendig:

– Die systemische Gabe eines **Carboanhydrasehemmstoffes (Azetazolamid)** senkt den
Augendruck über eine Hemmung der Kammerwasserproduktion (siehe auch lokale
Carboanhydrasehemmstoffe). Intravenös
werden zur Drucksenkung 500 mg infundiert,
eine orale Therapie mit bis zu 3× 250 mg
Tabletten ist möglich. Eine Kaliumsubstitution
und Kontrolle des Kaliumspiegels im Blut ist
wegen des renalen Kaliumverlustes notwendig.
Die wichtigsten systemischen Nebenwirkungen sind kardiale Beschwerden, Magen-Darmbeschwerden, Geschmacksveränderungen,
Tremor, Entwicklung von Nierensteinen.
Kontraindikation ist eine bekannte Sulfonamidallergie.
– Eine weitere potente Augendrucksenkung
kann über die intravenöse Gabe eines **osmotischen Diuretikums** (z. B. 250 ml Mannitol
20%) zur Entwässerung des Glaskörpers erfolgen. Die wichtigsten Nebenwirkungen ergeben
sich aus der Herz-Kreislaufbelastung wegen
des Flüssigkeitsverlustes.

15.6.3 Laser in der Glaukomtherapie

Es stehen verschiedene Verfahren der Lasertherapie
mit spezifischen Indikationen der Glaukome zur
Verfügung:

– Bei der **Lasertrabekuloplastik** wird das
Trabekelwerk mittels Argonlaser (540 nm,
Argonlasertrabekuloplastik, thermischer
Schaden) oder einem YAG-Laser (frequenzver-
doppelt, 532 nm, selektive Lasertrabekulo-
plastik, kein thermischer Schaden) behandelt.
Die Lasertherapie führt zu einer Drucksen-
kung durch eine Verbesserung des Abflusses,

auch wenn der genaue Mechanismus ungeklärt
ist. Die zu erwartende Drucksenkung kann bis
zu 30% betragen. Es zeigt sich jedoch ein erheblicher Zeiteffekt, sodass die Erfolgsrate
nach 5 Jahren unter 50% liegt. Das Verfahren
ist sehr risikoarm und kann wiederholt werden. Das Ziel ist vornehmlich eine Reduktion
der Tropftherapie oder ein Hinauszögern einer
Glaukomoperation.

– Die **Cyclophotokoagulation** (meist Diodenlaser 810 nm, oder auch als Zyklokryotherapie)
kann von außen ohne Schnitt, aber auch von
intraokular als invasive Operation durchgeführt werden. Sie führt zu einer Destruktion
des kammerwassersezernierenden Ziliarkörperepithels. Die wichtigsten Nebenwirkungen
sind vorübergehende Vorderkammerinflammation mit Druckanstieg und eine partielle
Irisvernarbung mit Entrundung der Pupille.
Bei Übertherapie ist eine persistierende
Hypotonie bis zur Phtisis (Schrumpfung) des
Augapfels möglich. Zyklodestruktive Verfahren werden meist eingesetzt, wenn filtrierende
Glaukomoperationen nicht erfolgreich oder
möglich sind.
– Die **Laseriridotomie** (meist YAG-Laser) führt
durch eine Photodisruption zu einer kleinen
Öffnung in der Iris wodurch eine Kammerwasserzirkulation zwischen hinterer und
vorderer Augenkammer wiederhergestellt oder
verbessert wird. Die Laseriridotomie kommt
bei einem Glaukomanfall oder einem an-
fallsgefährdeten engen Kammerwinkel zum
Einsatz.

15.6.4 Operative Therapie

Die Indikation zur operativen Glaukomtherapie
besteht, wenn die medikamentöse Therapie nicht
erfolgreich oder möglich ist. Eine primäre Operationsindikation kann auch vorliegen bei hohem
Augendruck und fortgeschrittenem Glaukomschaden.

Es stehen verschiedene glaukomchirurgische
Verfahren zur Auswahl:

– Der Goldstandard der Glaukomchirurgie ist
die **Trabekulektomie** als filtrierende Operation

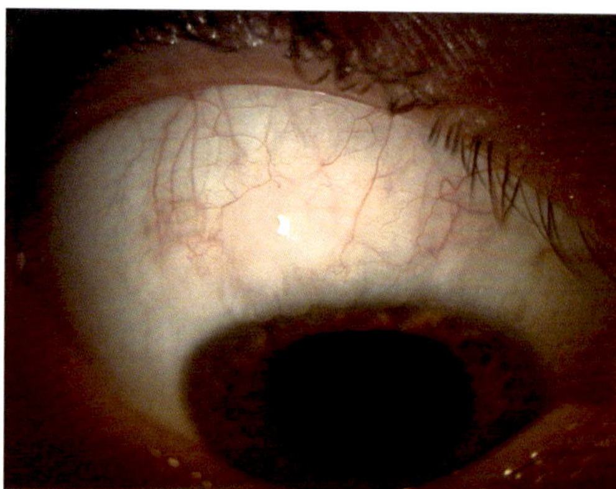

Abb. 15.17 Trabekulektomie. Die Trabekulektomie führt zu einem Kammerwasserabfluss unter die Bindehaut und damit zu der Bildung eines Filterkissens (Filtrationszone). (Aus Grehn 2011)

(**Abb. 15.17**). Bei der Trabekulektomie wird eine Eröffnung der Vorderkammer durch eine Exzision im Trabekelwerk erreicht. Das Kammerwasser filtriert durch die Öffnung unter einen Skleradeckel und dann weiter unter die Bindehaut. Diese bläht sich etwas auf und es entsteht eine Filtrationszone, das sog. Filterkissen. Die Hauptgefahren sind die Entwicklung einer Hypotonie mit Aderhautschwellung und Makulaödem bei einem Übereffekt und die Vernarbung des Filterkissens mit Operationsversagen. Durch die Eröffnung der Vorderkammer besteht das dauerhafte Risiko einer Endophthalmitis durch eine Keiminvasion ins Augeninnere. Zur Reduktion des Vernarbungsrisikos kommen Antimetaboliten zu Einsatz (Mitomycin-C und 5-Fluoruracil), die unter die Bindehaut appliziert werden. Voroperationen mit Bindehautvernarbungen oder chronische Bindehautentzündungen erhöhen die Wahrscheinlichkeit eines Versagens der Trabekulektomie durch ein höheres Vernarbungsrisiko.

- Neuere operative Verfahren sind die **nicht-penetrierende Glaukomchirurgie** (Vermeidung der Hypotonie), **Operationen am Schlemmkanal** mit Mikrokathetern (Kanaloplastik) und **Operationen am Trabekelwerk**.
- Alternativen bei Versagen der Trabekulektomie sind **Implantate**, die den Kammerwasserabfluss verbessern sollen.

- Die **chirurgische Iridektomie** führt zu einem Fenster in der Iris (Analog zur Laseriridotomie) und damit zur Wiederherstellung der Kammerwasserzirkulation zwischen Hinter- und Vorderkammer und wird bei engem Kammerwinkel bzw. Glaukomanfall durchgeführt.
- Die **Trabekulotomie oder Goniotomie** als Verfahren der Trabekelwerkseröffnung ist die Operation der Wahl bei kongenitalem Glaukom (s. o.).
- Die **Kataraktoperation** ist bei engem Kammerwinkel und kurzem Auge (Hyperopie) indiziert, um einen Glaukomanfall zu verhindern. Sie hat auch bei offenem Kammerwinkel eine geringgradige drucksenkende Wirkung von ca. 2 mmHg.

15.6.5 Spezielle Aspekte der Glaukomtherapie

Winkelblockglaukom

Die Therapie des Glaukomanfalls (Notfall!) beinhaltet zuerst die zügige medikamentöse Augendrucksenkung:

- Carboanhydrasehemmstoff, z. B. Azetazolamid (500 mg) und Mannitol 20%ig 250 ml intravenös
- Pilokarpin: Miosis mit Kammerwinkelerweiterung
- Schmerztherapie, Antiemetikum

Als zweiter Schritt ist die Wiederherstellung der Kammerwasserzirkulation zwischen Hinter- und Vorderkammer durch ein Fenster in der Iris (basale Iridektomie) notwendig. Bei phaken Patienten ist die kurzfristige Planung einer Kataraktoperation notwendig.

Beim Sonderfall des malignen Glaukoms (ziliolentikulärer Block mit Fehlleitung des Kammerwassers in den Glaskörper) zeigen diese Maßnahmen keine Wirkung, eine vollständige Entfernung des Glaskörpers im Rahmen einer Vitrektomie ist notwendig.

> Nach einem Glaukomanfall muss eine prophylaktische chirurgische Iridektomie oder Laseriridotomie am Partnerauge er-

folgen. Je nach Risiko eines Glaukomanfalls muss die Indikation zur Kataraktoperation früh gestellt werden (Platzschaffung in der Vorderkammer: natürliche Linsendicke ca. 4 mm – bei fortschreitender Linsentrübung zunehmend –, Dicke der intraokularlinse <1 mm)

Entzündliches Glaukom und Steroidglaukom

Grundlage der Therapie des entzündlichen Glaukoms ist die antinflammatorische Therapie. Da diese in der Regel mit lokalen steroidhaltigen Augentropfen erfolgt oder systemischen Glukokortikoiden ist differentialdiagnostisch immer an ein Steroidglaukom zu denken.

Kongenitales Glaukom

Wird die Diagnose kongenitales Glaukom gestellt wird als Therapie der ersten Wahl eine drucksenkende Operation als **Trabekulotomie** (◘ Abb. 15.17) oder **Goniotomie** durchgeführt. Hierbei wird das Trabekelwerk bzw. die anomalen Kammerwinkelstrukturen von der Vorderkammer aus bis zum Schlemmkanal eröffnet. Dies erfolgt bei der Trabekulotomie von außen und bei der Goniotomie von innen. Der Schlemmkanal kann auch mittels moderner Mikrokatheter sondiert werden.

> Werden zusätzliche drucksenkende Augentropfen angewendet, so ist das Risiko von systemischen Nebenwirkungen (z. B. durch Betablocker) deutlich höher als bei Erwachsenen. Brimonidin-Präparate sind beim Neugeborenen und Kleinkind streng kontraindiziert (Apnoe-Anfälle).

Die Verhinderung der Amblyopie ist die zweite Herausforderung in der Therapie des kongenitalen Glaukoms. Eine intensive orthoptische Betreuung mit Okklusionstherapie und regelmäßiger Überprüfung der Refraktion ist notwendig. Die Prognose ist insgesamt eingeschränkt, etwa die Hälfte der Glaukomkinder erreicht keine Sehschärfe über 0,4.

15.7 Hypotonie und Phtisis

■ **Klinisches Bild**

Eine Hypotonie (niedriger Augendruck) kann verursacht werden durch zu starken Kammerwasserabfluss oder eine zu geringe Kammerwasserproduktion des Ziliarkörpers. Ein zu niedriger Augendruck kann insbesondere bei chronischem Verlauf das Auge schwer schädigen. Der niedrige Augendruck führt wegen des fehlenden Gegendruckes zu einer Schwellung der gefäßreichen Aderhaut, die sich als große Blasen darstellt (**Aderhautamotio**) und von der Netzhautablösung abgegrenzt werden muss. Eine diffuse Schwellung der Makula führt zu einer Visusminderung und Metamorphopsien (Verzerrtsehen). Funduskopisch zeigen sich Netzhaut/Aderhautfalten am hinteren Augenpol und eine Schwellung des Sehnervenkopfes (Stauungspapille e vacuo). Im weiteren Verlauf kommt es bei niedrigen Druckwerten zu einer irreversiblen, teils schmerzhaften Schrumpfung des Auges (Phtisis bulbi).

■ **Therapie**

Die Therapie besteht in der Behandlung der Ursache, eine medikamentöse oder chirurgische Therapie zur Vermehrung der Kammerwasserproduktion gibt es nicht.

Bei Bulbushypotonie muss an folgende Erkrankungen gedacht werden:

- Verletzungen mit Eröffnung des Auges
- Contusio bulbi (meist vorübergehend durch Schädigung des Ziliarkörpers)
- Frühphase Postoperativ (undichte Inzisionen nach intraokularer Chirurgie oder gewollt nach Glaukomoperation (Kammerwasserfistel)
- Amotio retinae (vermehrte Drainage über die Aderhaut)
- Übertherapie mit Antiglaukomatosa
- Ziliarkörperabhebung (nach Trauma, bei massiver Aderhautamotio)
- Dauerhafte Hypotonie mit Phtisis bulbi (Schrumpfung des Auges) nach irreversibler Schädigung des Ziliarkörpers (chronischen intraokularen Entzündungen, schwerste Verletzungen, nach multiplen Voroperationen, Übertherapie mit ziliarkörperdestruktiven Verfahren bei Glaukom)

Fallbeispiel

Eine 64-jährige Patientin klagt über eine eingeschränkte Sehfähigkeit des linken Auges, die sich über die letzten Monate langsam entwickelt habe. Die Eigenanamnese ergibt keine relevanten Grunderkrankungen, die Patientin nimmt keine systemischen Medikamente ein. Sie hat eher Probleme mit zu niedrigem Blutdruck. Die Untersuchung des Auges ergibt eine volle zentrale Sehschärfe von 100% bei unauffälligem Vorderabschnittsbefund. Der Augendruck liegt rechts bei 18, links bei 21 mmHg. Die Fundusuntersuchung ergibt am linken Auge eine fortgeschrittene glaukomatöse Exkavation mit randständigem Nervenfaserverlust. In der Gesichtsfelduntersuchung findet sich am rechten Auge ein beginnender nasaler Sprung, am linken Auge ausgedehnte absolute Skotome mit einer noch bestehenden Restinsel.

Es wird die Diagnose eines Normaldruckglaukoms gestellt, links mit weit fortgeschrittenem Gesichtsfelddefekt. Es erfolgt eine ausführliche Aufklärung der Patientin über ihre Erkrankung und die Notwendigkeit von lebenslanger Therapie und Kontrollen, um ein Fortschreiten des Schadens zu verhindern. Wegen des Gesichtsfeldschadens links mehr als rechts wird ein Zieldruck von zunächst rechts <18, links <16 mmHg festgelegt und eine medikamentöse drucksenkende Therapie mit einem Prostaglandinderivat begonnen. Bei der kurzfristigen Kontrolle nach 2 Wochen zeigt sich ein beidseitiger Augendruck von 11 mmHg unter Therapie. Weitere dauerhafte regelmäßige Kontrollen werden mit der Patientin vereinbart.

Übungsfragen

1. Nennen sie die 3 wichtigsten Untersuchungen für die Diagnostik der Glaukome.
2. Grenzen Sie die Diagnosen primäres Offenwinkelglaukom, Normaldruckglaukom und okuläre Hypertension voneinander ab.
3. Wann muss eine operative Glaukomtherapie durchgeführt werden?
4. Beschreiben Sie das klinische Bild des Glaukomanfalls.
5. Woran müssen Sie denken, wenn Sie Neugeborenes mit auffällig großen Augen und etwas trüber Hornhaut sehen?

Lösungen ▶ Kap. 28

Netzhautablösung, Glaskörpererkrankungen

Peter Walter

16.1   **Zusammenfassung**   – 234

16.2   **Anatomische und physiologische Grundlagen**   – 234

16.3   **Spezielle Diagnostik**   – 235

16.4   **Erkrankungen des Glaskörpers**   – 235
16.4.1   Glaskörpertrübungen   – 235
16.4.2   Endophthalmitis   – 236
16.4.3   Glaskörperabhebung   – 237

16.5   **Netzhautablösung (Amotio retinae, Ablatio retinae)**   – 238
16.5.1   Rhegmatogene Netzhautablösung   – 238
16.5.2   Traktionsbedingte Netzhautablösung   – 242
16.5.3   Exsudative Netzhautablösung   – 243

16.6   **Retinoschisis**   – 243

P. Walter, N. Plange, *Basiswissen Augenheilkunde*,
DOI 10.1007/978-3-662-52801-3_16, © Springer-Verlag Berlin Heidelberg 2017

16.1   Zusammenfassung

Glaskörpertrübungen sind häufig und meist harmlos. **Infektionen des Augeninneren** nach Operationen, Verletzungen oder durch Streuung von einem endogenen Infektionsfokus führen zur **Endophthalmitis** mit Schmerzen, stark gerötetem Auge, massiver Sehverschlechterung, Leukozytenspiegel in der Vorderkammer (Hypopyon) und erheblich reduziertem Einblick auf den Augenhintergrund. Durch eine Nekrose der Netzhaut kann es zur Erblindung kommen. Die Behandlung besteht in der Vitrektomie und der intraokularen, ggf. zusätzlichen systemischen Gabe von Antibiotika und in der Beseitigung des Infektionsfokus. **Netzhautlöcher** können in Verbindung mit einer Glaskörperabhebung zu einer **rhegmatogenen Netzhautablösung (= Amotio, Ablatio retinae)** führen. Die Diagnose erfolgt mittels sorgfältiger Funduskopie. Die Behandlung erfordert den Lochverschluss, sei es durch eine episklerale Plombe in Verbindung mit einer Kryopexie oder nach Entfernung des Glaskörpers mittels Vitrektomie und Luft- oder Gasfüllung in Verbindung mit einer Laserkoagulation des auslösenden Loches. Die **proliferative Vitreoretinopathie (PVR)** ist eine Komplikation der Netzhautablösung. Sie besteht in einer traktivbedingten Ablösung der Netzhaut durch fibrovaskuläre Membranen.

16.2   Anatomische und physiologische Grundlagen

Der Glaskörper füllt den Augapfel vollständig aus (Abb. 16.1). Er bildet den Raum hinter der Linse und der Iris und grenzt an die Netzhaut, mit der er im Kindes- und jungen Erwachsenenalter eine feste Verbindung eingeht. Er besteht aus Wasser (98%) und Kollagen und ist völlig durchsichtig. In der Embryonalphase wird der primäre Glaskörper noch von der A. hyaloidea durchzogen, die von der Papille zum hinteren Pol der Augenlinse verläuft und die sich nach der Geburt zurückbildet. Bei Hemmungsfehlbildungen kann diese Arterie persistieren. Eine Persistenz des primären embryonalen Glaskörpers kann zu traktiven Netzhautablösungen und zu Fehlentwicklungen des Auges bis hin zur Erblindung führen. Mit zunehmendem Alter verflüssigt sich der Glaskörper und er löst sich zunehmend von der Netzhaut ab. Es treten dann vermehrt Glaskörpertrübungen auf, die als sich bewegende oder fliegende Schatten im Gesichtsfeld von Patienten stören können. Die Netzhaut selbst gliedert sich in die Neuroretina, die ein Netzwerk zentralnervöser Neurone durchsetzt von radiären Müller Zellen darstellt, und das retinale Pigmentepithel (RPE), eine einzellige Schicht pigmentierter Zellen, deren Basalmembran die Bruch'sche Membran darstellt.

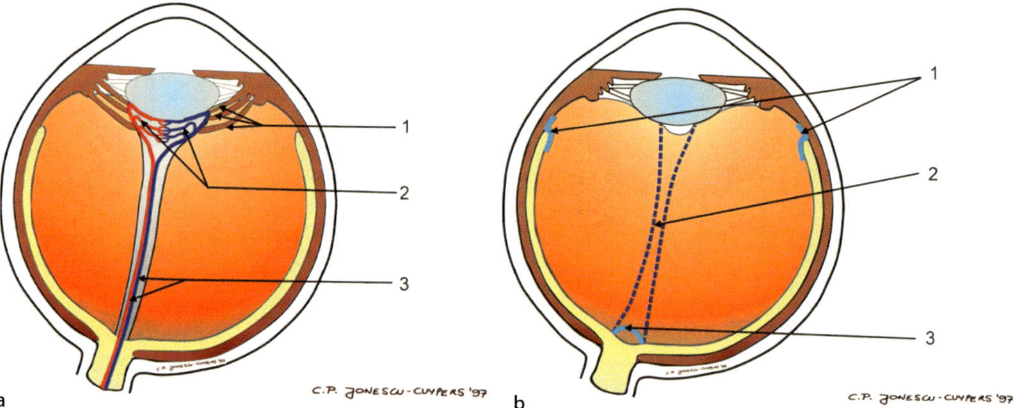

Abb. 16.1a,b Anatomie des Glaskörpers. **a** Fetales Gefäßsystem der A. hyaloidea, die von der Papille durch den primären Glaskörper zur Rückfläche der Linse zieht. **b** Anheftungszonen des Glaskörpers im Erwachsenenalter: Intensive Anheftungen zwischen der Rückfläche des Glaskörpers und dem angrenzenden Gewebe bestehen an der Papille und an der Glaskörperbasis in der Peripherie der Netzhaut. (Aus Krieglstein 2000)

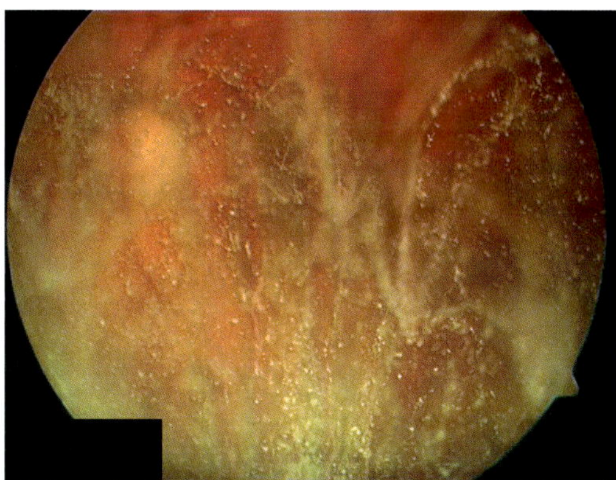

Abb. 16.2 Glaskörpertrübungen. Hier besonders auffälliger Befund einer Synchysis scintillans. Die weißlichen strang- und kugelförmigen Gebilde aus Cholesterinkristallen sind leicht beweglich und stören den Patienten selten

Die Endfüße der Müller-Zellen bilden die Lamina limitans interna, die die innere Netzhaut vom Glaskörper abtrennt. Die Photorezeptoren in der äußeren Netzhaut bilden eine funktionelle Einheit mit dem retinalen Pigmentepithel. Die Außenglieder der Stäbchen und Zapfen werden von Mikrovili des RPE umgeben. Das RPE vermittelt die Regeneration der membranhaltigen Außensegmente der Photorezeptoren und die Erneuerung von Sehpigmenten wie Rhodopsin und ist daher für die primäre Funktion der Photorezeptoren wichtig. Es besteht keine anatomisch feste Verbindung zwischen dem RPE und den Rezeptoren. Durch spezielle aktive Pumpensysteme und durch einen Osmolaritätsgradienten mit geringer Osmolarität im Glaskörper und hoher Osmolarität in der Extrazellulärmatrix der Choriokapillaris strömt ständig Flüssigkeit vom Glaskörperraum in die Aderhaut. Die Pumpenfunktion ist notwendig für das Aufrechterhalten der Anlage zwischen Rezeptoren und Pigmentepithel. Die Netzhaut wird durch das RPE und die Aderhaut ständig angesaugt. Bei Netzhautablösungen ist dieser Mechanismus durch eine Vielzahl von Krankheitsprozessen außer Kraft gesetzt, sie sind durch Flüssigkeitsansammlungen zwischen dem RPE und den Photorezeptoren gekennzeichnet.

16.3 Spezielle Diagnostik

Die wichtigste Maßnahme in der Diagnostik der Glaskörper- und Netzhauterkrankungen ist die Spiegelung des Augenhintergrundes (► Kap. 1). Meist wird sie als direkte oder indirekte Ophthalmoskopie durchgeführt. Dabei ist wichtig, die gesamte Netzhaut vom hinteren Pol bis zur Ora serrata einzusehen. Manchmal ist der Einblick aber durch Medientrübungen behindert. Besteht, wie im Fall der Glaskörperblutung, gar kein Einblick mehr auf die Netzhaut, so muss mittels Ultraschalldiagnostik geklärt werden, ob neben der Glaskörperblutung eine pathologische Veränderung an der Netzhaut vorliegt.

16.4 Erkrankungen des Glaskörpers

16.4.1 Glaskörpertrübungen

Glaskörpertrübungen sind häufig, meist aber harmlos, jedoch können sie bei manchen Betroffenen große Furcht auslosen. Sie machen sich als grauliche oder schwarze im Gesichtsfeld herumtreibende Partikel bemerkbar, die bei Augenbewegungen träge der Bewegung des Auges folgen. Daher werden sie auch als mouches volantes (»fliegende Mücken«) bezeichnet. Besonders gut sind sie bei hellem Licht und vor einer hellen Wand erkennbar. Sie bestehen aus zusammengeballten Kollagenfasern und sind besonders häufig bei Kurzsichtigen und nach einer Glaskörperabhebung nachweisbar. Sie sind eigentlich ohne Krankheitswert. Lediglich bei Patienten, die erheblich gestört sind, kann eine Vitrektomie erwogen werden. Da es sich meist um Augen mit ausgezeichnetem Visus handelt, muss man mit den Patienten besonders deutlich die Konsequenzen möglicher Komplikationen besprechen.

Besondere Formen der Glaskörpertrübungen sind die **asteroide Hyalose**, bei der sich im Glaskörper weißliche, wenig bewegliche kugelförmige Gebilde aus Kalziumablagerungen finden, und die **Synchysis scintillans**, bei der es sich um leicht bewegliche kugel- und strangförmige Cholesterinkristalle handelt (► Abb. 16.2). Die Patienten haben trotz der bei der Untersuchung sehr auffälligen Trübung relativ geringe Beschwerden.

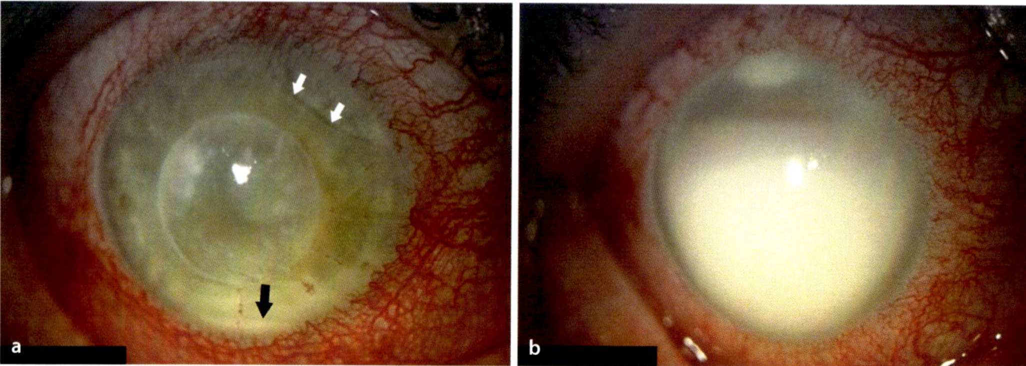

◘ Abb. 16.3a,b Spaltlampenbefund bei einer hochakuten postoperativen Endophthalmitis. **a** Postoperative Endophthalmitis mit hochrotem Auge, Fibrinmembran in der Vorderkammer (weiße Pfeile) und Hypopyon (Leukozytenspigel in der Vorderkammer, schwarzer Pfeil). Oft besteht kein Einblick auf den Augenhintergrund. **b** Extremform einer Endophthalmitis mit intraokularem Abszess

16.4.2 Endophthalmitis

■ Pathogenese

Die Endophthalmitis ist eine schwere akute oder perakute Entzündung des gesamten Augeninhaltes mit sehr ungünstiger Prognose, sowohl für das Sehen als auch für den dauerhaften Erhalt des Auges. Es handelt sich um eine infektiös bedingte Entzündung des Glaskörperraumes, die rasch auf die Netzhaut, die Aderhaut und den Ziliarkörper sowie die Vorderkammerstrukturen übergreift. Die Endophthalmitis entsteht:
- lokal im Rahmen einer bulbuseröffnenden Augenoperation (Kataraktoperation, intravitreale Medikamenteneingabe).
- durch penetrierende Verletzungen.

Von diesen Formen muss die septische Form der Endophthalmitis unterschieden werden. Hierbei geraten Erreger in Folge einer Septikämie über die Aderhaut oder die Netzhaut in den Glaskörper und beginnen sich zu vermehren und eine massive Entzündungsreaktion auszulösen. Derartige endogenen Endophthalmitiden treten typischerweise bei immunsupprimierten Patienten auf, im Rahmen einer Septikämie oder auch nach Darmoperationen. Die häufigsten Erreger bei einer postoperativen Endophthalmitis sind unten aufgelistet. Dabei kommen grampositive Erreger deutlich häufiger vor als gramnegative Bakterien. Inzwischen kann man sicher von einem Anstieg der Zahl multiresis-

tenter Keime als Auslöser einer Endophthalmitis ausgehen.

Häufige bakterielle Erreger einer postoperativen Endophthalmitis
- Staphylokokkus epidermidis
- Streptococcus viridans Arten
- Staphylococcus aureus
- Propionibacterium acnes
- Streptococcus pneumoniae
- Enterokokken
- Bacillus Arten
- Pseudomonas aeruginosa

Während bei der postoperativen Endophthalmitis bakterielle Infektionen an erster Stelle stehen, spielen bei den endogenen Endophthalmitiden nicht selten Pilzinfektionen eine Rolle. Dabei sind es meist Candida-, seltener Aspergillusinfektionen.

■ Klinisches Bild

Die Patienten melden sich bei der postoperativen Endophthalmitis oft am 3.–5. postoperativen Tag mit Schmerzen und Sehverschlechterung. Man erkennt ein hochrotes Auge mit oft erheblicher wässriger Schwellung der Bindehaut (Chemose), in der Vorderkammer sieht man einen massiven Zellreiz und als Leitsymptom einen Spiegel von Entzündungszellen (Hypopyon). Der Einblick in das Auge ist extrem schlecht. Details des Augenhintergrundes sind oft nicht erkennbar. In manchen Fällen lässt sich nicht mal mehr Fundusrotlicht erkennen (◘ Abb. 16.3).

Klinische Zeichen der Endophthalmitis
- Schmerzen
- Hochrotes Auge, gemischte Injektion
- Hypopyon, starker Zellreiz, schlechter Einblick, kaum oder keine Fundusdetails zu erkennen
- Chemose
- Erheblich verminderter Visus

❯ Schmerzen, Sehverschlechterung, Hypopyon, hochrotes Auge, Chemose = Endophthalmitis = dringender Notfall → Sofortige Materialgewinnung aus dem Auge (z. B. mittels diagnostischer Vitrektomie) + Erregerbestimmung + intraokulare Antibiose → Gezielte spezifische antiinfektiöse Nachbehandlung

■ **Therapie**

Die Behandlung ist immer eine dringende **Notfallbehandlung**. Sie besteht in der operativen Probeentnahme von Material aus dem Glaskörperraum zur Identifizierung der pathogenen Keime und in der Verabreichung von Antibiotika in den Glaskörperraum. Es hat sich bewährt, bei der Glaskörperbiopsie möglichst viel Glaskörper im Sinne einer Vitrektomie zu entfernen. Für die intraokulare Antibiotikatherapie empfiehlt sich eine Kombination von Vancomycin und Ceftazidin. Aufgrund des oft erheblichen sekundären Gewebeschadens durch die Entzündungsprozesse ist auch die Gabe von intraokularen Steroiden sinnvoll. Bei sehr schwerem Befund kann die Vitrektomie die Zahl der Erreger und der gewebstoxischen Entzündungszellen massiv reduzieren.

Aufgrund der sehr schlechten Prognose einer Endophthalmitis ist eine Prophylaxe wichtig. Daher sind entsprechende Hygiene- und Desinfektionsmaßnahmen bei allen Augenoperationen durchzuführen. Insbesondere gehört dazu das Ausspülen der Umschlagfalten der Bindehaut mit Polyvidoniodlösung (PVI) und die nachfolgende Desinfektion der Lidkanten und der Augenumgebung mit PVI-Lösung. Das Operationsfeld muss steril abgedeckt werden, wobei die Wimpern mit einer Inzisionsfolie aus dem OP-Feld gehalten werden. Während in den USA intravitreale Medikamentengaben durchaus als Praxisprozedur (*office procedure*) an der Spaltlampe durchgeführt werden, gilt in Deutschland die Notwendigkeit, solche Eingriffe in einem Operationssaal durchzuführen. Bei der Kataraktoperation verwenden viele Operateure inzwischen eine intraokulare Cefuroximgabe am Ende der OP als Prophylaxe. Bei intravitrealen Injektionen raten die Fachgesellschaften derzeit von einer generellen Verwendung prä-, intra- oder postoperativer Antibiotikatropfen ab.

16.4.3 Glaskörperabhebung

Im Kindes- und Jugendalter füllt der aus Kollagen und Wasser bestehende Glaskörper den Augapfel vollständig aus. Dabei ist er mit einer Matrix aus Laminin und Fibronectin fest an der inneren Netzhaut angeheftet. Im Laufe des Lebens verflüssigt sich der Glaskörper zunehmend und die Bindung zwischen der Glaskörperrinde und der inneren Netzhaut lockert sich. Die Anheftung ist besonders fest an der Papille und zirkulär knapp außerhalb des Äquators des Augapfels, einer Region, die auch als Glaskörperbasis bezeichnet wird. Der intermediäre Glaskörper löst sich relativ leicht von der Netzhaut ab. Die Glaskörperabhebung schreitet aber weiter voran, der Glaskörper löst sich von der Papille ab, oft erkennt man einen weißlichen schattenbildenden Ring bei der Funduskopie (Weiss-Ring). Die Abhebung des Glaskörpers kann mit visuellen Symptomen für den Betroffenen einhergehen. Nicht selten klagen sie über das Sehen eines Netzes wie ein Spinnennetz, schattenartigen Figuren und fliegenden Mücken. Hebt sich der Glaskörper an seiner Basis ab, kann es zu Zugwirkungen auf die periphere Netzhaut kommen. Solche Effekte werden vom Patienten manchmal als Lichtblitze wahrgenommen und sollten den Augenarzt veranlassen, immer die periphere Netzhaut auf Netzhautlöcher hin zu untersuchen. Die Glaskörperabhebung ist zwar einerseits ein physiologischer Alterungsprozess, gerade die symptomatische Glaskörperabhebung kann aber auch über die Begünstigung von Netzhautlöchern zur Netzhautablösung führen und gilt somit als Risikofaktor für das Auftreten einer Netzhautablösung. In manchen Fällen gelingt die physiologische Glaskörperabhebung nicht überall. Insbesondere, wenn in der Peripherie Adhäsionen verbleiben, können hier Löcher entstehen. Verbleiben die Adhäsionen in der Makula, entstehen hier sog. Interfaceerkrankungen wie eine epiretinale Gliose oder ein Makulaforamen (s. u.).

16.5 Netzhautablösung (Amotio retinae, Ablatio retinae)

16.5.1 Rhegmatogene Netzhautablösung

■ **Definition**

Netzhautablösungen werden nach ihrem Pathomechanismus eingeteilt in lochbedingte (rhegmatogene), zugbedingte (traktive) und exsudative Formen (◘ Abb. 16.4). Die größte Gruppe stellen die lochbedingten Netzhautablösungen dar. Netzhautablösungen sind gekennzeichnet durch eine Flüssigkeitsansammlung zwischen der neurosensorischen Netzhaut und dem retinalen Pigmentepithel. Sie sind deshalb visusbedrohende Erkrankungen, weil einerseits der Kontakt zwischen retinalem Pigmentepithel und Photorezeptoren aufgehoben ist und elementare Stoffwechselprozesse zwischen diesen beiden Zelltypen unterbrochen sind. Zum anderen ist die Diffusionsstrecke zwischen der Choriokapillaris und der äußeren Netzhaut deutlich verlängert, sodass die Sauerstoffversorgung der Photorezeptoren ebenfalls deutlich reduziert ist. Zwar ist die Toleranz von Photorezeptoren gegenüber einem Sauerstoffmangel geringer als beispielsweise der von retinalen Ganglienzellen. Dennoch kommt es bei länger bestehenden Netzhautablösungen zu Schäden an den Photorezeptoren. Netzhautablösungen sollten daher möglichst zügig einer Behandlung zugeführt werden. Im Fall der rhegmatogenen Netzhautablösung liegt eine Notfallsituation vor. Eine frühe Operation kann ein annähernd normales Sehvermögen erhalten, solange die Makula noch nicht abgelöst ist.

■ **Pathogenese – Risikofaktoren**

Das Auftreten einer lochbedingten Netzhautablösung wird durch verschiedene Risikofaktoren begünstigt.

- **Glaskörperabhebung** (s. o.)
- **Periphere Degenerationen**: Bei der Untersuchung der Netzhautperipherie erkennt man manchmal Veränderungen, die mit einem unterschiedlich hohen Risiko einer Netzhautablösung einhergehen. Solche peripheren Degenerationen (◘ Abb. 16.5) sind durch teils unregelmäßige Veränderungen des retinalen Pigmentepithels charakterisiert, wie bei sog. **Pflastersteindegenerationen**. Diese sind nicht mit einem erhöhten Risiko einer Netzhautablösung verbunden und bedürfen keiner besonderen Maßnahme. Gelegentlich und öfter bei Kurzsichtigen finden sich peripher Degenerationsareale, die aus weißlichen z. T. verzweigten Linien bestehen. Diese **Hirschgeweihdegenerationen** können Vorstufen von Netzhautlöchern sein, hier ist die Netzhaut oft weißlich (white without pressure). Drückt man bei der Untersuchung der Netzhautperipherie mit einem eindellenden Instrument (z. B. einem Wattetupfer) auf die Sklera, so färbt sich die Netzhaut in diesem Areal weißlich. Ebenfalls zu den peripheren Degenerationen werden Aufspaltungen der Netzhaut gerechnet, die meist seitengleich auftreten, symptomlos sind und typischerweise peripher begrenzt bleiben. Diese Schisisareale sind harmlos und fallen bei der Spiegelung dadurch auf, dass die Netzhaut sehr dünn ist und abgehoben erscheint. Sie ist im Gegensatz zur lochbedingten Netzhautablösung aber kaum mobil und man kann keine Alterationen des Pigmentepithels erkennen. Manchmal sieht man ein oder auch mehrere Netzhautlöcher. Diese sind nur in der inneren Netzhaut, nicht aber durchgreifend. Eine Therapie ist nicht erforderlich, da die Veränderungen nicht progredient sind.
- **Netzhautlöcher**: Anders verhält es sich mit peripheren Netzhautlöchern. Hier werden Rundlöcher von Hufeisenlöchern oder fischmaulartigen Rissen unterschieden. Rundlöcher sind kreisrunde Netzhautdefekte (◘ Abb. 16.6a). Man blickt durch die Löcher direkt auf das retinale Pigmentepithel und die durchscheinende Aderhaut. Im Gegensatz zu den meist harmlosen Rundlöchern müssen Löcher mit Hufeisen- oder fischmaulartige Einrissen mit hochstehendem Deckel mit einem sehr viel höheren Risiko für das Entstehen einer Netzhautablösung eingestuft werden. Diese Veränderungen müssen behandelt werden. Die

Typ	Befund	Hinweis
Lochbedingte = rhegmatogene Amotio	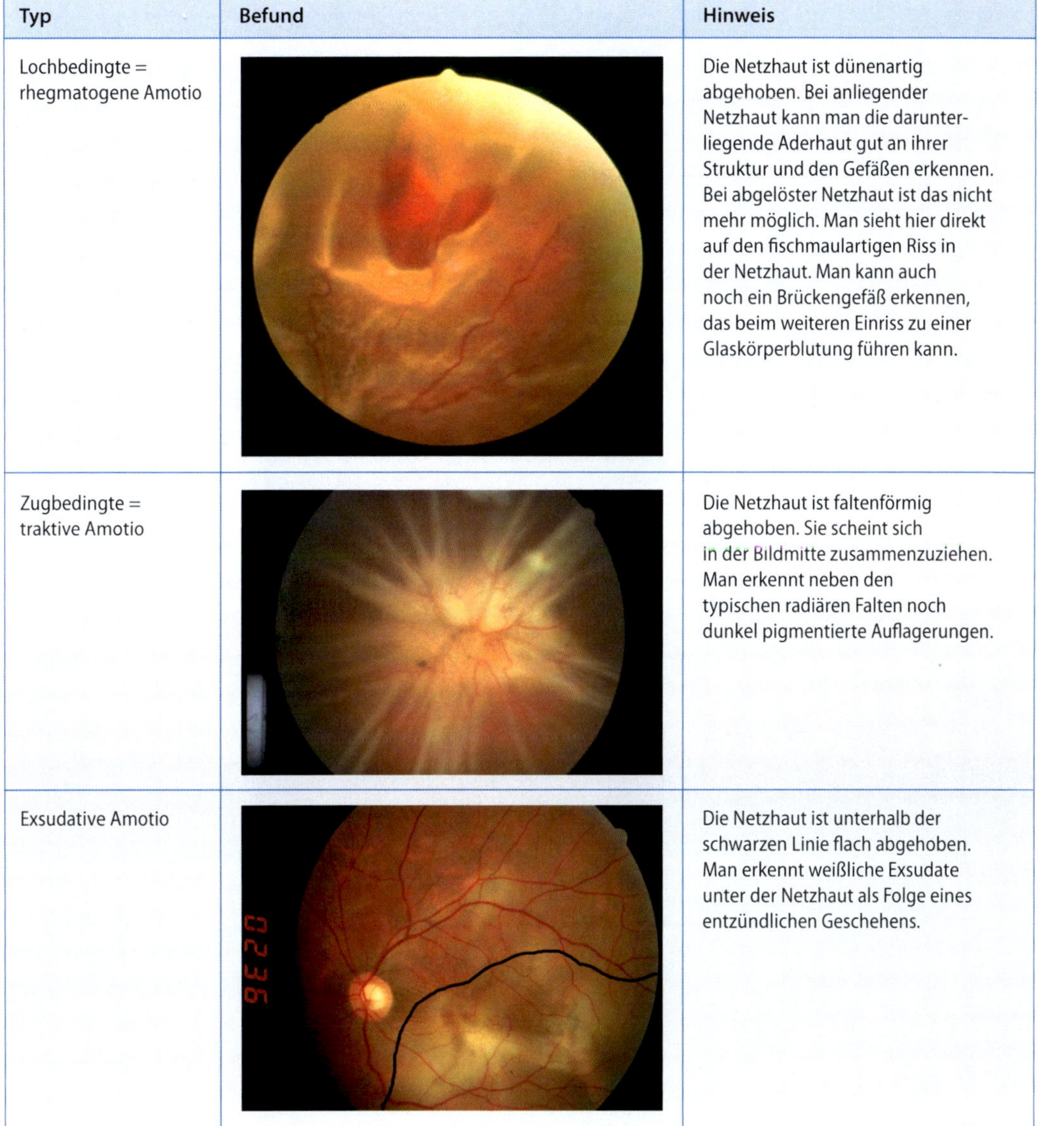	Die Netzhaut ist dünenartig abgehoben. Bei anliegender Netzhaut kann man die darunterliegende Aderhaut gut an ihrer Struktur und den Gefäßen erkennen. Bei abgelöster Netzhaut ist das nicht mehr möglich. Man sieht hier direkt auf den fischmaulartigen Riss in der Netzhaut. Man kann auch noch ein Brückengefäß erkennen, das beim weiteren Einriss zu einer Glaskörperblutung führen kann.
Zugbedingte = traktive Amotio		Die Netzhaut ist faltenförmig abgehoben. Sie scheint sich in der Bildmitte zusammenzuziehen. Man erkennt neben den typischen radiären Falten noch dunkel pigmentierte Auflagerungen.
Exsudative Amotio		Die Netzhaut ist unterhalb der schwarzen Linie flach abgehoben. Man erkennt weißliche Exsudate unter der Netzhaut als Folge eines entzündlichen Geschehens.

Abb. 16.4 Typen der Netzhautablösung. Oben: lochbedingte, rhegmatogene Ablatio (= Amotio). Mitte: zugbedingte, traktive Ablatio. Unten: Exsudative Amotio

Behandlung erfolgt mittels Laserkoagulation um das Loch herum (■ Abb. 16.6b). Eine mögliche Vorstufe solcher rissbedingten Veränderungen sind gittrige Degenerationen (s. o.). Eine besondere Form von Netzhautlöchern stellen die sog. Riesenrisse dar (■ Abb. 16.6c). Dabei handelt es sich um Einrisse, meistens entlang der Glaskörperbasis, die größer als drei Uhrzeiten sind. Netzhautablösungen durch Riesenrisse sind mit einem höheren Risiko für Komplikationen behaftet. Von den peripheren Netzhautrissen sind Oradialysen zu unterscheiden, bei denen die Netzhaut an der Ora serrata abgerissen ist. Bei der Funduskopie erkennt man dann nur den hochstehenden Rand der Dialyse, aber keine periphere Netzhaut

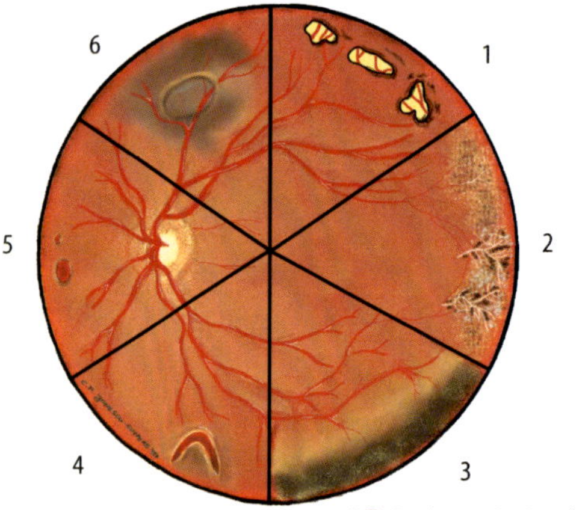

Abb. 16.5 Periphere Degenerationen. 1. Pflastersteindegenerationen. Es handelt sich um kleine, scharf begrenzte Atrophien des retinalen Pigmentepithels. Diese Veränderungen sind harmlos und benötigen keine Behandlung. 2. Hirschgeweihdegenerationen. In der Regel bedürfen diese Veränderungen keiner Behandlungen, es sei denn, es liegen zusätzliche Risikofaktoren vor. 3. Mikrozystische Degenerationen. Dabei liegen kleine, zum Teil konfluierende zystische Areale der inneren Netzhaut vor, die zu einer Retinoschisis werden können. Diese Veränderungen müssen kontrolliert werden, weil ihre Größe u. U. zunehmen kann. 4. Hufeisenforamen. Diese Löcher stellen ein erhebliches Risiko für das Auftreten einer Netzhautablösung dar und bedürfen einer Laserkoagulation. 5. Rundlöcher. Hier ist das Risiko für das Auftreten einer Netzhautablösung deutlich geringer, insbesondere dann wenn eine spontane Pigmentierung am Rand eingetreten ist. Bei zusätzlichen Risikofaktoren oder bei Symptomen kann einer Laserkoagulation durchgeführt werden. 6. Außenschichtlöcher bei einer Retinoschisis. Hier ist in der Regel nur die Beobachtung des Befundes angezeigt. (Aus Krieglstein 2000)

mehr. Die Unterscheidung ist deshalb wichtig, weil die Netzhautablösung durch Oradialysen meist sehr gut durch eine skleraeindellende Operation behandelt werden kann.

- **Kurzsichtigkeit**: Verlängert sich im Laufe des Lebens die Achsenlänge des Augapfels kommt es zu einer Überdehnung aller Schichten des Auges. Man erkennt bei der Untersuchung der Netzhaut Ausdünnungen des retinalen Pigmentepithels. Der Fundus ist meistens sehr viel heller als beim Normalsichtigen. Die Aufhellungen können diffus, sie können aber auch scharf und polyzyklisch begrenzt sein. Bei einer sehr ausgeprägten Kurzsichtigkeit kann man manchmal am hinteren Pol eine Kante erkennen, an der das Auge sich nach hinten ausbuchtet (Staphylom). Im Randbereich solcher Staphylome entstehen ebenfalls Netzhautlöcher, die dann zu einer Netzhautablösung führen. Diese Form der Netzhautablösung wird gelegentlich als Sprungtuchamotio bezeichnet. Die Netzhaut ist typischerweise im Amotiobereich sehr dünn und die Behandlung ist schwierig.
- **Kataraktoperationen**: Die Häufigkeit von Netzhautablösungen ist erhöht bei Patienten, die eine Kataraktoperation hatten.
- **Trauma**: Netzhautablösungen treten vermehrt nach Verletzungen des Auges auf.
- **Netzhautoperationen**: Netzhautablösungen können aber auch Komplikationen eines glaskörper- bzw. netzhautchirurgischen Eingriffs

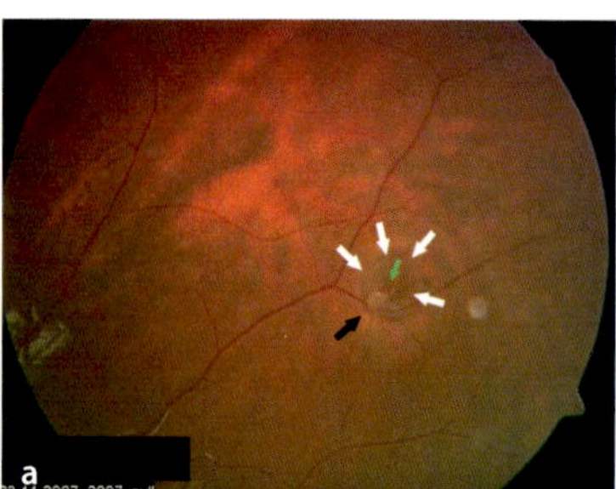
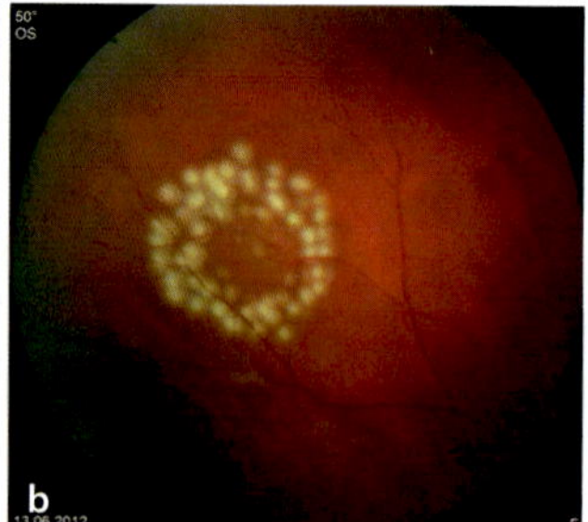
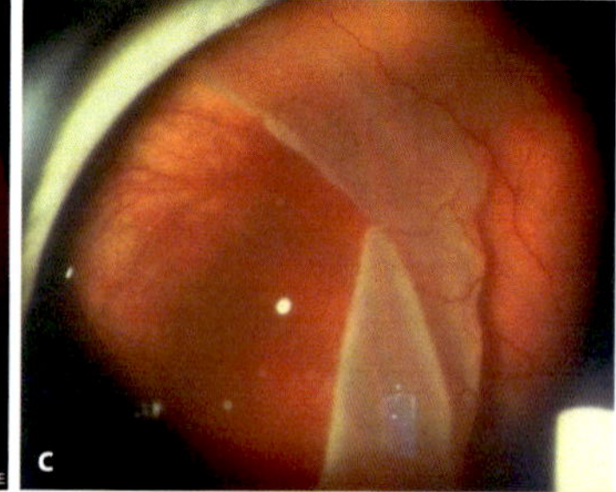

Abb. 16.6a–c Netzhautlöcher. **a** Kleines Rundloch (grüner Pfeil) mit ausgerissenem Deckel (schwarzer Pfeil) und umschriebener Amotio (weiße Pfeile). **b** Kleines Loch am Gefäß mit frischen Effekten nach Argonlaserkoagulation. **c** Riesenriss mit großem Netzhautdefekt

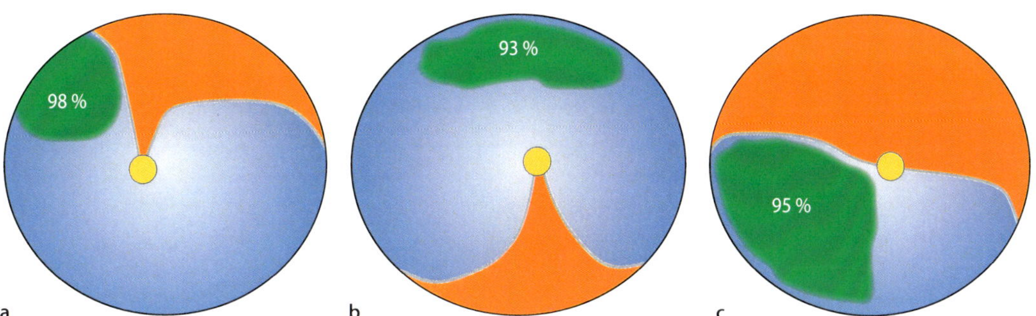

Abb. 16.7a–c Lincoff-Regeln zur Lochlokalisation bei Netzhautablösungen. **a** 98% der Netzhautlöcher bei einer Netzhautablösung temporal oder nasal liegen an der höchsten Stelle der Ablösung. **b** Bei einer Netzhautablösung oben, die sich sowohl nasal als auch temporal ausbildet, liegen 93% der Löcher nahe des 12-Uhr-Meridians. **c** Bei Netzhautablösungen unten finden sich 95% der Löcher zwischen dem 6-Uhr-Meridian und der höchsten Stelle der Abhebung

sein. Das gilt besonders für Erkrankungen, die eine operative Glaskörperentfernung (Vitrektomie) erforderlich machen, wie die Behandlung von Makulalöchern oder einer epiretinalen Gliose. Aber auch die operative Entfernung von Glaskörperblutungen beispielsweise beim Diabetiker führt zu einem erhöhten Netzhautablösungsrisiko.

- **Netzhaut-/Glaskörperdystrophien**: Manche seltene Netzhaut-/Glaskörperdystrophie kann mit einem erhöhten Risiko einer Netzhautablösung einhergehen. Das ist der Fall beim Stickler- oder beim Marfan-Syndrom.
- **Genetische Faktoren**: Neben der familiär gehäuft auftretenden Kurzsichtigkeit findet man Familien, in denen vermehrt Fälle einer Netzhautablösung auftreten ohne dass eine Myopie besteht.

■ **Epidemiologie**

Die Inzidenz von Netzhautablösungen in der europäischen Bevölkerung liegt bei 1:10.000. In Regionen, in denen die genannten Risikofaktoren häufiger vorkommen, ist die Inzidenz entsprechend höher. Mit einer zunehmenden Zahl von Kataraktoperierten Patienten kann man auch von einer zunehmenden Zahl von Netzhautablösungen ausgehen, da auch die Kataraktoperation das Risiko der Ablatio erhöht. Das gleiche gilt für die zunehmende Zahl von Vitrektomien wegen einfacher Glaskörpertrübungen.

■ **Klinisches Bild**

Patienten melden sich mit Prodromalsyndromen, wie vermehrt auftretenden **Glaskörpertrübungen**, **Lichtblitzen** (Photopsien), **Schattensehen** und **Sehverschlechterung**. Die Erkrankung ist schmerzlos. Die Sehverschlechterung beginnt in der Peripherie und schreitet dann nach zentral fort. Löst sich die Netzhaut oben ab, so ist der Sehverlust meistens schneller und durch einen Gesichtsfeldausfall unten charakterisiert. Löst sich die Netzhaut von unten ab, so dauert das Fortschreiten länger und der Ausfall macht sich im oberen Gesichtsfeld bemerkbar. Netzhautablösungen werden manchmal auch zufällig diagnostiziert. Die Sehschärfe ist meistens reduziert, insbesondere dann, wenn die zentrale Netzhaut abgelöst ist.

Die Diagnose wird mittels **Funduskopie** gestellt. Man erkennt im Glaskörperraum meistens pigmentierte Zellen und erkennt die abgelöste Netzhaut, die konvex und beweglich im Glaskörperraum sichtbar ist. Die abgelöste Netzhaut kann dünenartige Falten aufweisen. In der abgelösten Netzhaut erkennt man das auslösende Netzhautloch oft, aber nicht immer. Insbesondere, wenn die Pupille eng ist, das Loch klein ist und weit peripher liegt, ist eine eindeutige Lochdiagnose nicht immer möglich. Auch bei Augen, die bereits am grauen Star operiert worden sind, kann die Lokalisation des auslösenden Netzhautlochs nicht immer ganz einfach sein. Die Ausdehnung der Netzhautablösung kann einen Hinweis auf die Lokalisation des Netzhautloches liefern (**☐** Abb. 16.7).

■ Therapie

Die Behandlung der Netzhautablösung erfolgt immer durch den Verschluss der auslösenden Netzhautlöcher. Dazu kann man entweder von außen an der Position des Netzhautlochs auf die Sklera ein eindellendes Element aufnähen oder das Loch von innen mittels Vitrektomie verschließen (▶ Abschn. 4.5). Die Eindellung von außen wirkt der Traktionswirkung des Glaskörpers auf die Netzhaut und auf das Loch entgegen. Die Ränder des Netzhautlochs werden dann mit der darunterliegenden Aderhaut koaguliert, damit eine Vernarbung zwischen den Schichten auftritt und keine neue Flüssigkeit mehr zwischen Photorezeptoren und Pigmentepithel mehr laufen kann. Hierzu wird entweder eine Kryokoagulation (Kälteapplikation mit –80°C gekühlter Kontaktsonde) eingesetzt oder aber Laserverfahren. Je nach Lochkonfiguration können ganz unterschiedliche Elemente zum Eindellen der Sklera eingesetzt werden bis hin zu einer zirkulären Umschnürung des Augapfels mit einer Cerclage. Diese Plomben sind aus Silikonschaum oder Silikonkautschuk und bleiben permanent implantiert.

Als **Nebenwirkungen** sind Fremdkörperinfektionen beschrieben, Einschmelzungen der Bindehaut über der Plombe, Durchwandernden der Plombe in das Augeninnere, Anstieg des Augeninnendrucks, Bewegungsstörungen des Augapfels mit Doppelbildern und Veränderungen der Brillenkorrektur mit einem zum Teil erheblichen Astigmatismus.

Alternativ zur Behandlung der Netzhautlösung mit episkleralen Plomben hat sich mittlerweile die primäre Vitrektomie weitgehend durchgesetzt.

> **Basis der operativen Behandlung der Netzhautablösung ist die Identifikation aller Netzhautlöcher und der Verschluss dieser Löcher entweder mit eindellenden Plomben ab externo oder mittels Vitrektomie ab interno.**

■ Proliferative Vitreoretinopathie (PVR)

Bei unkomplizierten Netzhautablösungen gelingt die Wiederanlegung der Netzhaut mit diesen Techniken in ca. 75–90%.

Folgen der Netzhautablösung sind neben einer weiteren Sehverschlechterung vor allem die Bildung

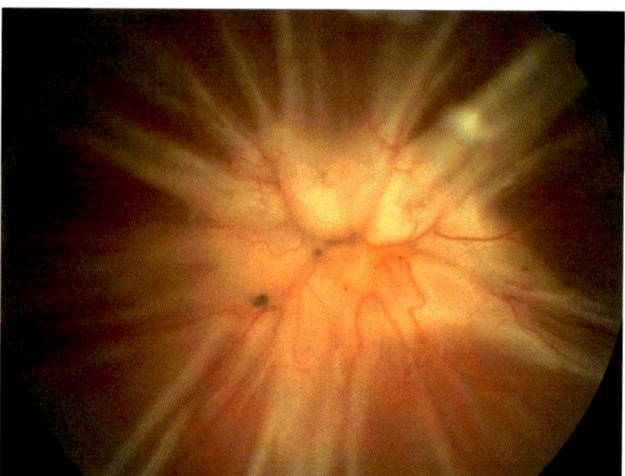

◘ Abb. 16.8 PVR-Amotio. Sternfaltenartige Netzhautablösung durch Membranen der proliferativen Vitreoretinopathie (PVR)

epiretinaler Membranen und traktionsbedingter Netzhautablösungen, der sog. proliferativen Vitreoretinopathie (◘ Abb. 16.8). Dabei geraten Pigmentepithelzellen aus dem Subretinalraum durch das Netzhautloch in den Glaskörperraum. Hier transdifferenzieren sich diese Zellen und entwickeln Eigenschaften von Fibroblasten und Myofibroblasten. Es entstehen kontraktile Membranen, die auf der Netzhautoberfläche und unter der Netzhaut wachsen können und die die Netzhaut wieder abziehen können. Diese Wiederablösung der Netzhaut kann noch mehrere Wochen oder sogar Monate nach der ersten Operation auftreten. Die Behandlung ist immer operativ mittels Vitrektomie, bei der alle traktiven Membranen entfernt werden müssen. Nicht selten ist es erforderlich, in diesen Fällen den Augapfel mit einem Polydimethylsiloxangel (PDMS) (»Silikonöl«) aufzufüllen. Dieses Öl muss nach einigen Wochen bzw. Monaten wieder entfernt werden, da es selbst auch wieder Komplikationen hervorrufen kann.

16.5.2 Traktionsbedingte Netzhautablösung

■ Pathogenese, Risikofaktoren

Netzhautablösungen durch Zugwirkung von fibrovaskulären Membranen können als Komplikationen einer ganzen Reihe von Erkrankungen auftreten. Gemeinsam ist allen, dass sie sich relativ langsam entwickeln. Traktionsbedingte Netzhautlösungen treten bei folgenden Erkrankungen auf: penetrierendes Trauma, lochbedingte Netzhautablösung, proliferative Erkrankungen wie diabetische Retinopathie oder Frühgeborenenretinopathie.

■ **Klinisches Bild**

Man erkennt Falten in der Netzhaut, nicht selten pigmentierte Zellen auf der Netzhautoberfläche, Faltensterne und die Ablösung ist häufig starr im Unterschied zur frischen lochbedingten Netzhautablösung.

■ **Therapie**

Die Behandlung der traktiven Netzhautablösung ist immer operativ mittels Vitrektomie und Entfernung aller Membranen. Das Auge muss dann wieder aufgefüllt werden.

16.5.3 Exsudative Netzhautablösung

■ **Pathogenese**

Bei diesen Ablösungen findet man weder ein Netzhautloch, noch findet man traktive Elemente. Diese Netzhautablösungen entstehen, wenn die Mechanismen, die zur Netzhautanlage führen, gestört sind. Die Netzhautanlage kann nur dann aufrechterhalten werden, wenn der physiologische Flüssigkeitsstrom vom Glaskörperraum durch die Netzhaut in die Aderhaut gewährleitet ist. Treibende Kräfte dieses Flüssigkeitsstromes sind der hohe onkotische Druck in der Extrazellulärmatrix der Aderhaut, aktive Pumpmechanismen im retinalen Pigmentepithel und die intakte Extrazellulärmatrix der Photorezeptoren (Interphotorezeptorenmatrix). Bricht der hohe osmotische Druckgradient zwischen Glaskörperraum und Aderhaut zusammen, beispielsweise bei bestimmten Nierenerkrankungen oder Intoxikationen, fehlt die Ansaugwirkung der Aderhaut auf die Netzhaut. Bei Erkrankungen des retinalen Pigmentepithels, wie bei der Chorioretinopathia centralis serosa (CRCS), sind die Pumpmechanismen im Pigmentepithel gestört, ebenso wie bei der starken Lipidisierung der Bruch'schen Membran bei bestimmten Formen der altersassoziierten Makuladegeneration. Bei entzündlichen Erkrankungen der Aderhaut oder der

Netzhaut können mehrere dieser Mechanismen gestört sein und es kommt zur Flüssigkeitsansammlung im Subretinalraum. Erkrankungen, die zu einer vermehrten Sekretion von Flüssigkeit in den Subretinalraum führen, können ebenfalls zur exsudativen Amotio führen. Das kommt beispielsweise beim Morbus Coats vor, bei einer schweren diabetischen Retinopathie und auch bei Tumoren der Netzhaut oder der Aderhaut. Eine besondere Form dieser Exsudation ist das uveale Effusionssyndrom, einer seltenen entzündlichen Erkrankung, die zu einer Abflussstörung der Flüssigkeit von der Aderhaut in die Vortexvenen führt. Bei starken Umschnürungen des Augapfels, beispielsweise durch eine zu stark angezogene Cerclage, kann es ebenfalls zum Abdrücken der Vortexvenen kommen mit einer massiven totalen Netzhautablösung.

■ **Klinisches Bild**

Die Patienten stellen sich vor mit einer meist progredienten Verschlechterung des Sichtfeldes mit Schattenbildung oder wenn die Abhebung das Zentrum erreicht hat mit einer deutlichen Sehverschlechterung. Manchmal stehen die Symptome der Grunderkrankung ganz im Vordergrund wie etwa bei der Eklampsie. Bei der Untersuchung des Augenhintergrundes erkennt man die Netzhautablösung, die typischerweise konvex geformt ist. Ein Netzhautloch und traktive Elemente finden sich nicht.

■ **Therapie**

Die Behandlung erfolgt immer durch die Therapie der Grunderkrankung. So ist der Behandlung der exsudativen Amotio infolge eines schweren arteriellen Hypertonus die Einstellung des Blutdrucks und wenn entzündliche Erkrankungen zur Amotio führen, muss antientzündlich behandelt werden. Die Netzhautablösung bildet sich zurück, wenn die Ursache beseitigt ist.

16.6 Retinoschisis

Von den verschiedenen Formen der Netzhautablösung muss eine Spaltbildung der Netzhaut unterschieden werden. Während bei der echten Netzhautablösung die Trennung der Schichten zwischen

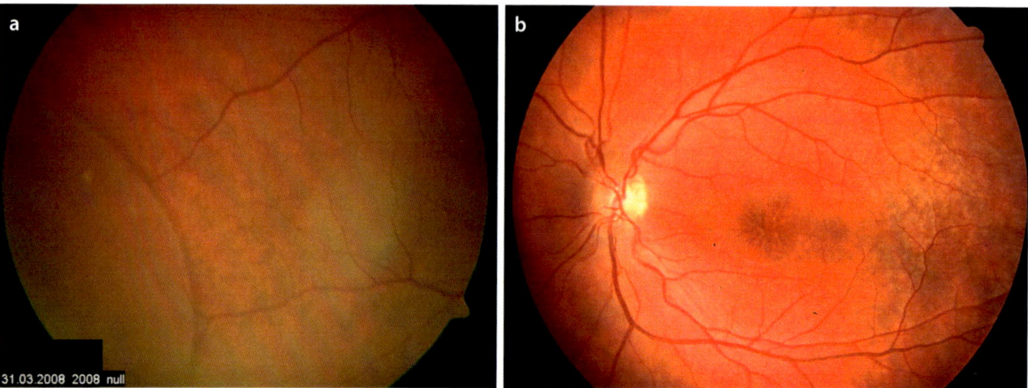

◘ Abb. 16.9a,b Retinoschisis. **a** Typische senile Retinoschisis. Der Befund ist meistens symmetrisch an beiden Augen nachweisbar. Eine Behandlung ist meist nicht erforderlich. **b** X-chromosomale Retinoschisis der Makula mit radiären feinen Falten in der Makula

Photorezeptoren und retinalem Pigmentepithel erfolgt, findet sich bei der Retinoschisis die Spaltbildung in den verschiedenen Netzhautschichten. Bei der altersbedingten Retinoschisis findet sich eine meist symmetrische Spaltbildung in der inneren plexiformen Schicht. Die in den Glaskörperraum vorgewölbte innere Netzhaut ist relativ starr und konvex geformt (◘ Abb. 16.9a). Sie ist dünn und nahezu durchsichtig. Die Schisisblase verändert sich über die Zeit nicht und obwohl im Bereich der Schisis ein Absolutskotom besteht, sind diese Veränderungen symptomlos. Manchmal kann man in der inneren Netzhaut auch Defekte erkennen. Diese sind harmlos, wenn nicht zusätzlich ein Loch in der äußeren Netzhaut dazukommt. Dann kann sich eine Schisisablatio entwickeln, die fortschreitend sein und auch das Netzhautzentrum bedrohen kann.

Von der senilen Schisis ist die juvenile Schisis zu unterscheiden, bei der man radiäre feine faltenförmige Linien in der Makula erkennt (◘ Abb. 16.9b). Die Diagnose kann heute gut mit der optischen Kohärenztomographie gestellt werden. Das innere Blatt der Netzhaut besteht nur aus Nervenfasern. Der Visus ist oft schlecht. Eine Therapiemöglichkeit besteht nicht. Die Erkrankung wird x-chromosomal rezessiv vererbt und betrifft daher fast ausschließlich Knaben. Die Sehverschlechterung manifestiert sich schon in der Jugend.

> **Fallbeispiel**
>
> Ein 65-jähriger Patient kommt in die Sprechstunde mit seit einer Woche bestehenden »Blitzen« auf dem linken Auge. Beide Augen seien früher kurzsichtig gewesen. Vor 2 Jahren sei auf beiden Augen eine Kataraktoperation durchgeführt worden. Die Sehschärfe liegt bei 1,0 bds. Der vordere Augenabschnitt zeigt eine normale Situation nach Kataraktoperation. Die Fundusuntersuchung ergibt auf dem rechten Auge eine normale Situation. Links erkennt man temporal oben peripher zwei größere Hufeisenforamina. Die beiden Löcher werden mit Laserherden umstellt. Der Patient wird zur weiteren Verlaufskontrolle wieder einbestellt. Bei der Verlaufskontrolle stellt man fest, dass an einem der beiden Löcher eine Netzhautablösung zentral des Foramens entstanden ist. Der Patient wird in die Klinik zur weiteren Versorgung geschickt. Hier wird eine Glaskörperabhebung und eine beginnende Netzhautablösung ausgehend von einem der beiden Hufeisenlöcher diagnostiziert. Die Untersuchung ergibt aber noch weitere Löcher nasal und unten, sodass dem Patienten empfohlen wird, eine Cerclageoperation durchführen zu lassen. Die Cerclageoperation kann ohne Komplikationen durchgeführt werden. Die Netzhaut liegt wieder an. Auf dem operierten Auge

beträgt die Refraktion jetzt aber –2,5 D sph comb. –1,5 D cyl A 180°, während auf dem nicht operierten Auge die Refraktion nur –0,5 sph beträgt. Nach erfolgter Brillenverordnung kommt der Patient gut zurecht. Der Refraktionsunterschied zwischen den Augen kann kompensiert werden.

Übungsfragen

1. Welche Symptome haben Patienten mit einer Netzhautablösung?
2. Welche Therapieverfahren stehen für die Behandlung der Netzhautablösung zur Verfügung?
3. Welches sind die wichtigsten Komplikationen nach Operation einer rhegmatogenen Amotio?
4. Was ist die häufigste Ursache einer Endophthalmitis und wie schnell muss die Behandlung in welcher Form erfolgen?
5. Welche Risikofaktoren können zur rhegmatogenen Amotio führen?

Lösungen ▶ Kap. 28

Diabetische Retinopathie, Gefäßerkrankungen der Netzhaut

Peter Walter

17.1 Anatomische und physiologische Grundlagen – 248

17.2 Spezielle Diagnostik – 248
17.2.1 Fluoreszenzangiographie, Indocyaningrünangiographie – 248

17.3 Diabetische Retinopathie – 249

17.4 Gefäßverschlüsse – 252
17.4.1 Nicht arteriitische arterielle Verschlüsse
(Zentralarterienverschluss, Astarterienverschluss) – 252
17.4.2 Arteriitischer Arterienverschluss – 254
17.4.3 Venöse Verschlüsse – 254

17.5 Arterielle Hypertonie – 255

17.6 Retinale Vaskulitis und Morbus Eales – 256

17.7 Andere proliferative Gefäßerkrankungen – 257

17.8 Retinale Hämangiome – 257

P. Walter, N. Plange, *Basiswissen Augenheilkunde*,
DOI 10.1007/978-3-662-52801-3_17, © Springer-Verlag Berlin Heidelberg 2017

Gefäßerkrankungen der Netzhaut sind aufgrund der Häufigkeit atherosklerotischer Veränderungen und der hohen Verbreitung des Diabetes mellitus in der Bevölkerung häufig.

Der Diabetes mellitus kann neben anderen Komplikationen am Auge zu einer Vaskulopathie an der Netzhaut führen, die als **diabetische Retinopathie** bezeichnet wird. Es ist eine nicht-proliferative von einer proliferativen Form zu unterscheiden. Je nach Stadium kommen Laserverfahren, intravitreale Injektionen und vitreoretinale chirurgische Verfahren in der Therapie zum Einsatz.

Beim **Zentralarterienverschluss** kommt es zu einer plötzlichen schmerzlosen Erblindung des betroffenen Auges. Neben der häufigen Form des atherosklerotisch bedingten Zentralarterienverschlusses ist ein Zentralarterienverschluss auf dem Boden einer Arteriitis immer auszuschließen. Die Prognose ist in beiden Fällen eher ungünstig. In manchen Fällen ist nicht die Zentralarterie vollständig betroffen, sondern nur ein Ast (**Astarterienverschluss**).

Beim **Verschluss der Zentralvene** oder eines Astes der Zentralvene (**Venenastverschluss**) ist der Visusverlust nicht so ausgeprägt. Es stehen verschiedene therapeutische Optionen zur Verbesserung des Visus zur Verfügung. In beiden Fällen ist eine Abklärung der Risikofaktoren von großer Bedeutung.

Die Erkennung von Gefäßkomplikationen der arteriellen Hypertonie ist wichtig. Nicht nur der Augenarzt sollte die verschiedenen Bilder des **Fundus hypertonicus** kennen.

Gefäßtumoren, wie das **kapilläre** Hämangiom, müssen zu einer weiterführenden Diagnostik führen, um ein **von Hippel-Lindau-Syndrom** auszuschließen, das heute molekulargenetisch diagnostiziert werden kann.

Andere proliferative Gefäßerkrankungen können bei der **Frühgeborenenretinopathie** oder bei der **Sichelzellanämie** auftreten.

17.1 Anatomische und physiologische Grundlagen

Die Durchblutung der Netzhaut erfolgt über zwei Systeme: Die Sauerstoffversorgung der äußeren Netzhaut (Photorezeptoren) wird per Diffusion aus der Kapillarschicht der Aderhaut (Choriokapillaris)

sichergestellt. Dagegen stammt die Versorgung der inneren Netzhaut mit Sauerstoff aus Ästen der A. centralis retinae, die mit dem Sehnerv in das Auge eintritt und die ihrerseits aus der A. ophthalmica, einem Ast der A. carotis interna entspringt. Die Äste der A. centralis retinae lassen sich exzellent mit der Fluoreszenzangiographie darstellen.

17.2 Spezielle Diagnostik

17.2.1 Fluoreszenzangiographie, Indocyaningrünangiographie

Die Fluoreszenzangiographie dient der Darstellung der retinalen und choroidalen Blutgefäße. Sie erfolgt nach intravenöser Bolusinjektion von Natriumfluoreszein bzw. Indocyaningrün (ICG). Während das Natriumfluoreszein die retinalen Blutgefäße darstellt, dient das ICG der Sichtbarmachung der Aderhautgefäße. Nach der Injektion werden Aufnahmen des Augenhintergrundes mit einer Funduskamera oder einem konfokalen Laserscanner durchgeführt. Anschließend erfolgt die Anregung der Fluoreszenz mit einem kurzwelligen Licht, die Aufnahmen werden mit einem entsprechenden Sperrfilter, der die Wellenlänge des anregenden Lichtes ausblendet und nur das langwelliger emittierte Licht hindurch lässt, gemacht. Fluoreszenzangiographien sind daher meistens Schwarz-weiß-Aufnahmen.

Man beschreibt bei der Fluoreszenzangiographie mehrere Phasen.

- Zunächst sieht man nur die Hintergrundfluoreszenz der Aderhaut, anschließend erscheinen die ersten papillennahen Äste der A. centralis retinae,
- dann wird das gesamte arterielle Gefäßnetz sichtbar.
- In den späteren Phasen zeigt sich dann auch die Fluoreszenz in den retinalen Venen, zuerst wandnah, dann im gesamten Lumen.

Die Zeit zwischen der Injektion und dem Erscheinen der arteriellen Fluoreszenz wird als **Arm-Retina-Zeit** festgehalten. Sie kann insbesondere bei arteriellen Durchblutungsstörungen deutlich verlängert sein. Die Zeit zwischen dem Auftreten der arteriellen Fluoreszenz und dem ersten Auftreten der venösen Fluoreszenz ist die **arteriovenöse Passagezeit**. Sie ist insbesondere bei venösen Durchblutungsstörungen verlängert.

Man unterscheidet verschiedene Phänomene in der Fluoreszenangiographie, die als Hyper- oder Hypofluoreszenz beschrieben wird. **Hyperfluoreszenz** – also die vermehrte Darstellung von Fluoreszein – findet sich bei allen Prozessen, bei denen Fluoreszein aus den retinalen Gefäßen austritt, z. B. bei entzündlichen Prozessen, bei Gefäßaussackungen oder exsudativen Prozessen, u. a. **Hypofluoreszenzen** entsprechen einer verminderten Darstellung von Fluoreszein. Das kommt beispielsweise bei Blutungen in der Netzhaut vor.

17.3 Diabetische Retinopathie

Vergleiche auch ▶ Kap. 7

▪ Pathogenese

Die diabetische Retinopathie ist Folge der Mikroangiopathie beim Diabetes mellitus. Es kommt zum Verlust von Perizyten, zur Verdickung von Basalmembranen und zur Ausdünnung von Endothelien, zu einer verstärkten Exsudation mit sichtbaren weißlichen oder gelblichen Einlagerungen in der Netzhaut, zu Blutungen, Gefäßaussackungen (Mikroaneurysmen) und durch die Ischämie schließlich zur Gefäßproliferation. Die Ischämie durch den Kapillarverlust führt über eine vermehrte Freisetzung von HIF (Hyopxieinduzierter Faktor) zu einer vermehrten Freisetzung von VEGF (vascular endothelial growth factor). Die Folge ist eine vermehrte Permeabilität der Gefäßwände mit Exsudaten und Blutungen, aber auch eine vermehrte Gefäßneubildung. Die Gefäßneubildung kann in der Netzhaut auftreten, wobei man zwischen Neovaskularisationen an der Papille (»*disk*«) (NVD) und Neovaskularisationen anderswo (»*elsewhere*«) in der Netzhaut (NVE) unterscheidet. Treten die Neovaskularisationen im Kammerwinkel auf, kann ein oft therapeutisch schwer zu beeinflussendes Sekundärglaukom auftreten. Je nachdem, ob Neovaskularisationen vorliegen, unterscheidet man eine nicht proliferative Form der diabetischen Retinopathie von einer proliferativen Form. Die Permeabilitätssteigerung der Gefäße kann in beiden Formen zu einem diabetischen Makulaödem führen.

▪ Epidemiologie

Der Diabetes mellitus ist eine der häufigsten Erblindungsursachen insbesondere in der Altersgruppe zwischen 20 und 65 Jahren. Das Risiko für das Auftreten einer diabetischen Retinopathie steigt mit der Diabetesdauer an und sinkt mit der Güte der Stoffwechseleinstellung.

Beim Typ-1-Diabetes erfolgt die erste Screeninguntersuchung 5 Jahre nach Erkrankungsbeginn, wenn keine Symptome vorliegen, oder ab dem 11. Lebensjahr einmal jährlich. Beim Typ-2-Diabetes erfolgt das Screening unmittelbar nach Diagnosestellung und dann jährlich. Das ist gerade deswegen besonders wichtig, weil die frühen Stadien der Erkrankung an der Netzhaut keinerlei Symptome machen, aber gut behandelbar sind. Finden sich bei der augenärztlichen Untersuchung Veränderungen, wird eine stadiengerechte Therapie eingeleitet und/oder es erfolgt eine Kontrolluntersuchung nach Maßgabe des Augenarztes.

> **Die diabetische Retinopathie ist eine der häufigsten Erblindungsursachen. Die Erblindung kann durch eine regelmäßige sorgfältige augenärztliche Untersuchung (Screening) und die stadiengerechte Therapie verhindert werden.**

▪ Klinisches Bild

In einer ersten Phase sind die Veränderungen völlig symptomlos. Treten Komplikationen auf, kommt es zu Sehverschlechterungen und Gesichtsfeldverlusten. Die Symptome können plötzlich auftreten, wie bei einer Glaskörperblutung, oder langsam, wie bei einem schleichenden Verlust von perifovealen Kapillaren.

Der Visus kann normal sein, wie bei einer beginnenden nicht-proliferativen diabetischen Retinopathie (◘ Abb. 17.1a). Betroffene Patienten können aber auch blind sein, wie bei einer zentralen Traktionsamotio oder einer dichten Glaskörperblutung. Manche Diabetiker entwickeln eine Abduzensparese, die zu Doppelbildern führen kann. Diese ist oft nur vorübergehend. Am vorderen

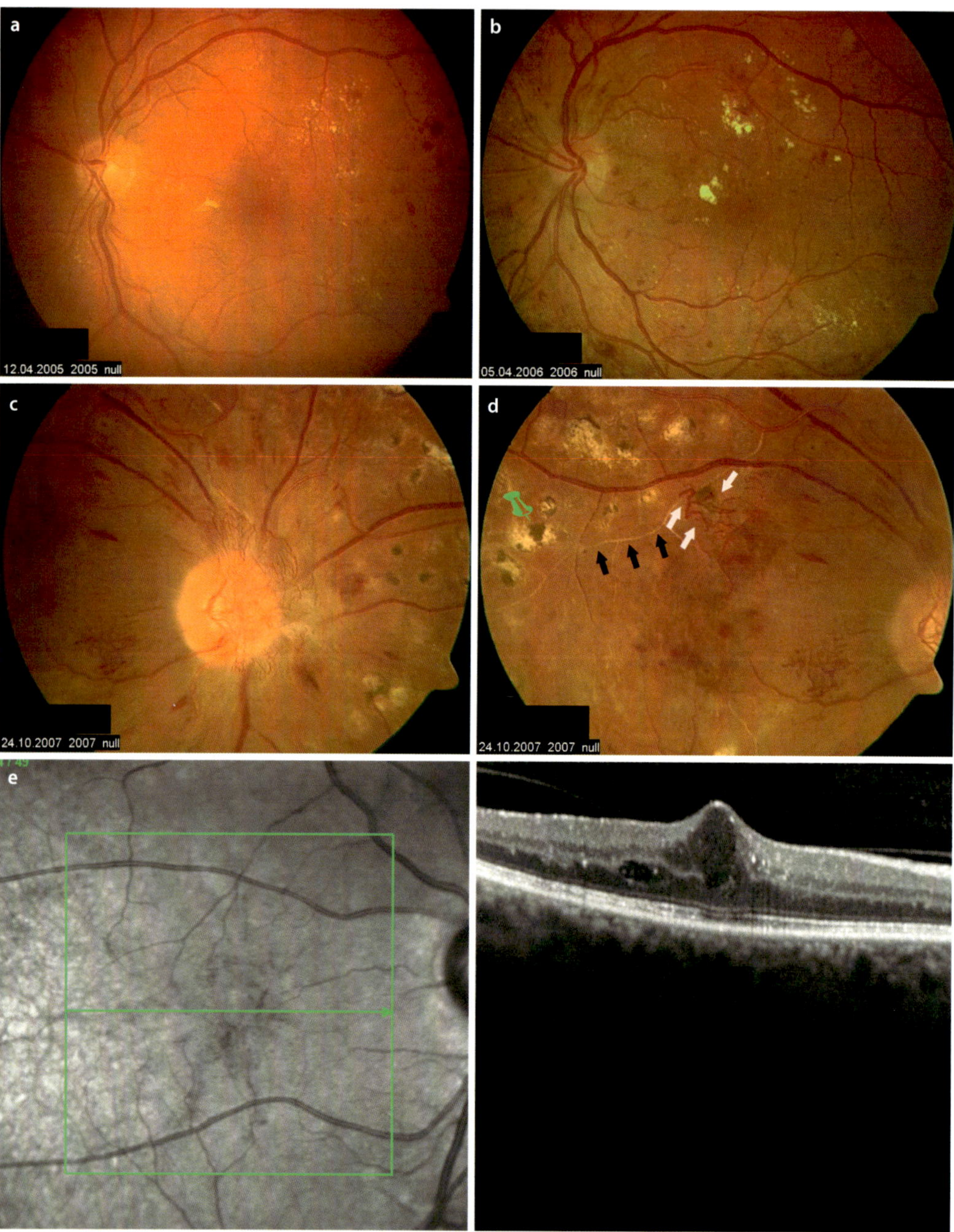

◻ Abb. 17.1a–e Diabetische Retinopathie. **a** Leichtere Form der nicht-proliferativen diabetischen Retinopathie mit harten Exsudaten, Kaliberschwankungen und Fleckblutungen. **b** Schwere Form der nicht-proliferativen diabetischen Retinopathie mit deutlich ausgeprägteren Veränderungen in allen vier Quadranten und Lipidexsudaten in der Makula. **c** Proliferative diabetische Retinopathie mit Gefäßneubildungen (Neovasularisationen) an der Papille (= NVD – neovascularisations at the disk). **d** Gefäßneubildungen außerhalb der Papille – NVE – neovascularisations elsewhere bei proliferativer diabetischer Retinopathie. Die schwarzen Pfeile markieren bereits okkludierte Gefäße, die weißen Pfeile markieren die Neovaskularisationen. Die grüne Marke zeigt auf eine Narbe nach Laserkoagulation. **e** Diabetisches Makulaödem. Die optische Kohärenztomographie eignet sich besonders; um das diabetische Makulaödem feststellen und quantifizieren zu können. Insbesondere kann die Behandlung mit Anti-VEGF-Wirkstoffen mit dieser Technik überwacht und gesteuert werden

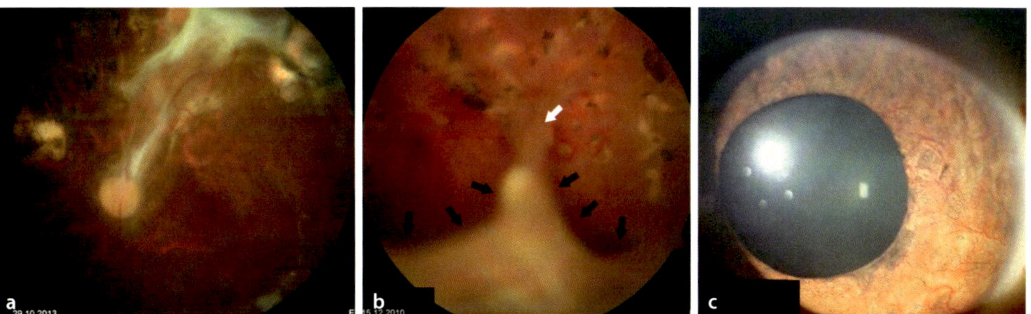

Abb. 17.2a–c Komplikationen bei proliferativer diabetischer Retinopathie. **a** Weitgehend avaskuläre fibröse Proliferationen nach ausgedehnter Laserkoagulation. **b** Endstadium einer nicht mehr behandelbaren geschlossenen trichterförmigen Netzhautablösung (schwarze Pfeile). Die Papille ist am weißen Pfeil zu suchen. In diesen Stadien sind die Patienten erblindet. **c** Ausgeprägte Gefäßproliferationen auf der Iris als Ausdruck einer erheblichen retinalen Ischämie. Meist besteht dann ein schweres Neovaskularisationsglaukom durch Gefäßneubildungen im Kammerwinkel

Augenabschnitt erkennt man nicht selten eine Linsentrübung (diabetische Katarakt). Am Augenhintergrund kann eine Blutung im Glaskörper vorliegen, sodass der Einblick auf die Netzhaut manchmal gar nicht mehr möglich oder deutlich behindert sein kann. An der Netzhaut erkennt man Punktblutungen, weißliche Exsudate, Gefäßneubildungen (■ Abb. 17.1a–d) und bei schweren Formen eine traktive Netzhautablösung (■ Abb. 17.2b) Eine wichtige Untersuchung ist die Fluoreszenzangiographie und die optische Kohärenztomographie. Mit der OCT-Technik kann das Makulaödem quantifiziert werden (■ Abb. 17.1b), was für die Therapie besonders wichtig ist. Bei der proliferativen Form kann eine Rubeosis iridis vorliegen (■ Abb. 17.2c). In diesen Fällen kann auch der Augeninnendruck variabel erhöht sein. Die Gefäßneubildung auf der Iris kann man besser in Miosis sehen. Man muss berücksichtigen, dass die Augentropfen, die die Pupille weit stellen, oft Epinephrin enthalten, was zu einer Engstellung dieser Gefäße führt.

■ **Therapie**

Die Therapie erfolgt in Abhängigkeit vom vorliegenden Krankheitsstadium (■ Abb. 17.3). Milde Veränderungen an der Netzhaut werden lediglich beobachtet. Bei Vorliegen schwerer Formen einer nicht-proliferativen diabetischen Retinopathie eignet sich eine lockere panretinale Laserkoagulation zur Stabilisierung des Befundes. Ziel dieser Behandlung ist es, das Fortschreiten der Erkrankung in ein proliferatives Stadium zu verhindern. Bei der Laserbehandlung in diesem Stadium werden ca. 800–1000 Laserherde disseminiert in der Netzhaut appliziert. Die Makula wird ausgespart, die Herde sind am hinteren Pol eher klein (100 μm Durchmesser), in der Peripherie größer (500 μm Durchmesser). Die Laserherde werden jeweils mit einem Abstand zueinander gesetzt. Die Laserbehandlung führt zu einer verminderten Freisetzung von VEGF und kann damit in den Pathomechanismus der diabetischen Retinopathie eingreifen, die Exsudation reduzieren (antiödematöser Effekt) und die Neovaskularisation verhindern (antiproliferativer Effekt). Liegen bereits Proliferationen vor, so ist eine intensivierte Laserkoagulation mit insgesamt ca. 2000 Herden erforderlich. Mittels Fluoreszenzangiographie können die avaskulären Areale identifiziert werden. Hier kann die Laserbehandlung dann gezielt eingesetzt werden.

Ein Makulaödem kann mit intravitreal injizierten Medikamenten behandelt werden. Dazu werden heute Anti-VEGF Präparate wie Ranibizumab, Bevacizumab und Aflibercept oder Steroide (Dexamethason oder Fluocinolon) in Form von Medikamententrägern eingesetzt. Die Erfahrungen mit diesen Präparaten zeigen, dass die Gabe der Anti-VEGF-Präparate alle 4–8 Wochen wiederholt werden muss. Bei einigen Patienten kann die Therapie unterbrochen werden, wenn das Makulaödem nicht mehr nachweisbar ist, bei anderen Patienten scheint eine solche Unterbrechung der Therapie kaum

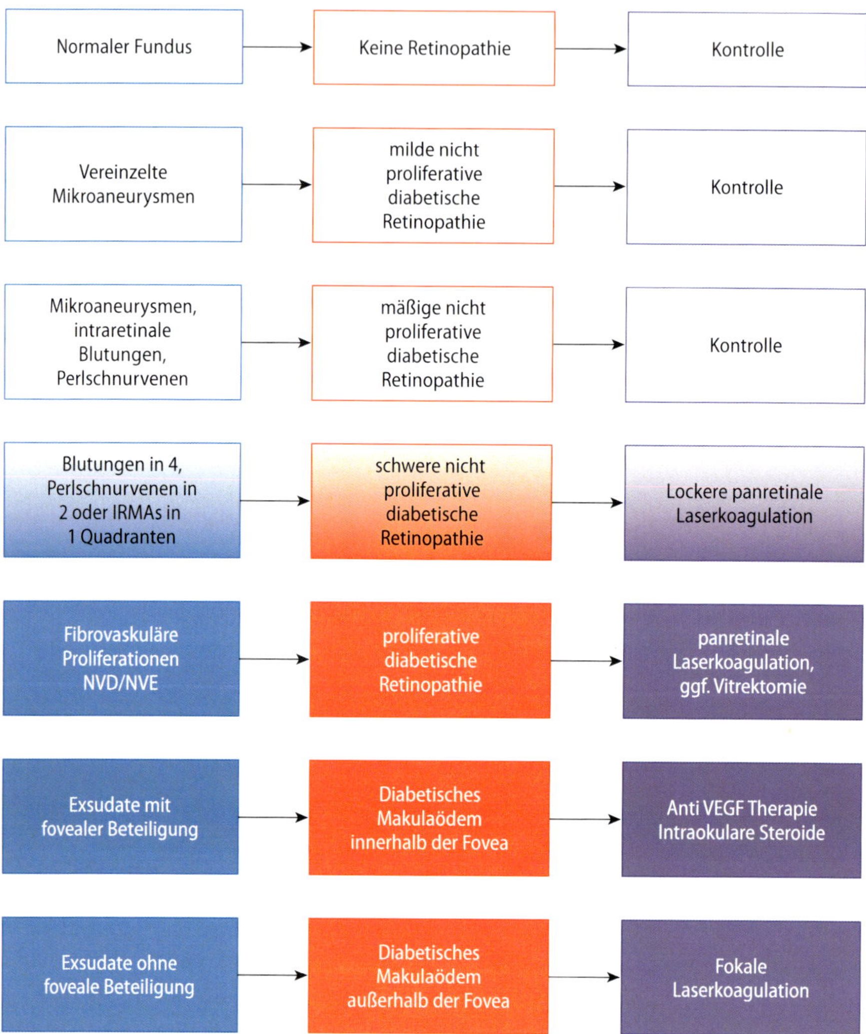

Abb. 17.3 Stadiengerechte Therapie der diabetischen Retinopathie

möglich. Die Steroide stellen insofern eine wichtige Alternative der Anti-VEGF-Therapie dar, weil sie eine längere Wirkzeit haben. Sie sind aber auch mit einem höheren Risiko hinsichtlich einer Kataraktentstehung und der Ausbildung eines Sekundärglaukoms verbunden.

Beim Auftreten von Glaskörperblutungen oder einer Traktionsamotio wird die Vitrektomie als operative Behandlung eingesetzt.

17.4   Gefäßverschlüsse

17.4.1 Nicht arteriitische arterielle Verschlüsse (Zentralarterienverschluss, Astarterienverschluss)

■ **Pathogenese**

Meist handelt es sich um atherosklerotisch bedingte Verschlüsse der Zentralarterie oder ihrer Äste. Seltener sind Embolien im Zusammenhang mit Herzrhythmusstörungen besonders bei der Arhythmia absoluta mit Vorhofflimmern oder bei Karotisplaques.

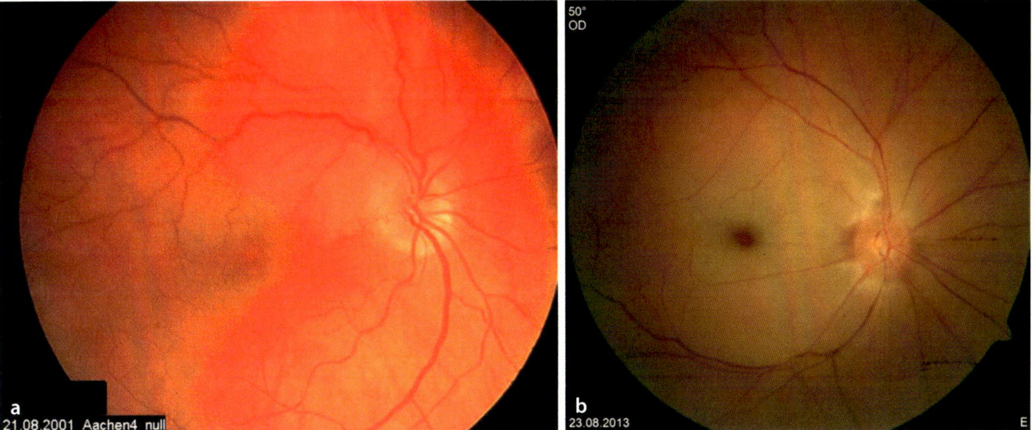

Abb. 17.4a,b Arterielle Verschlüsse. **a** Astarterienverschluss mit ischämischem Ödem in der oberen Hemisphäre.
b Typischer frischer Zentralarterienverschluss mit kirschrotem Fleck der Makula bedingt durch das ischämische Ödem

Klinisches Bild

Die Patienten schildern immer einen plötzlichen Verlust des Sehvermögens, der schmerzlos ist. Nicht selten wird der Sehverlust erst beim Aufstehen am Morgen bemerkt. Die allgemeine Anamnese ergibt die Risikofaktoren falls diese bekannt sind. So haben die Patienten nicht selten schon einen Herzinfarkt oder einen Schlaganfall hinter sich gebracht. Meistens besteht eine arterielle Hypertonie, und/oder ein Diabetes mellitus als Risikofaktoren. Die Visusprüfung ergibt eine deutlich reduzierte Sehschärfe, wenn der Perfusionsausfall die Makula betrifft. Astarterienverschlüsse ohne Beteiligung der Makula führen zu einem Gesichtsfelddefekt. Bei Zentralarterienverschluss beträgt der Visus oft nur noch Lichtscheinwahrnehmung oder Handbewegungen. Die Pupille ist meist weit und reagiert kaum auf Licht. Die Funduskopie ergibt eine weißliche Verfärbung der Netzhaut im Versorgungsbereich des ausgefallenen Arienastes (**Abb. 17.4a**). Beim Zentralarterienverschluss erkennt man den typischen kirschroten Fleck in der Makula, der durch das ischämische Ödem der Makula ausgelöst wird (**Abb. 17.4b**). In der Fovea scheint dann die Aderhaut durch. In manchen glücklichen Fällen wird die Makula zusätzlich durch eine zilioretinale Arterie aus der Papille versorgt. In diesen Fällen kann eine Restperfusion bestehen. Dadurch bleibt dann eine kleine zentrale Restinsel an Gesichtsfeld übrig.

Therapie

Eine effektive Behandlung des Zentralarterienverschlusses ist nicht bekannt. In der Notfallversorgung versucht man die Perfusion möglichst zu optimieren. Hierzu kann akut der Augendruck durch eine Punktion der vorderen Augenkammer gesenkt werden. Auch Massagen des Bulbus werden gelegentlich beschrieben. Durch eine Hämodilution sollte der Hämatokrit auf Werte unter 40% gesenkt werden. Auch eine notfallmäßige Sauerstoffüberdruckbeatmung kann u.U. die Prognose verbessern. Diese ist insgesamt aber sehr ungünstig. In manchen Fällen kommt es zu einer spontanen Reperfusion mit langsamer Erholung der Funktion.

Prognose

Insgesamt muss die Prognose der arteriellen retinalen Gefäßverschlüsse als sehr ungünstig eingestuft werden. Die Hypoxietoleranz der retinalen Ganglienzellen ist äußerst gering und nur in seltenen Fällen kommt es zu einer relevanten Verbesserung der Sehschärfe. Wesentlich ist die Identifikation der Risikofaktoren und eine entsprechende Versorgung, etwa eine antiarhythmische Therapie oder eine Antikoagulantientherapie. Patienten mit einem arteriellen Verschluss retinaler Gefäße haben ein höheres Risiko für andere kardiovaskuläre Ereignisse wie Myokardinfarkt oder Schlaganfall. Der Verschluss muss nicht immer vollständig sein. Dann kann es zu manchmal erstaunlichen Sehverbesse-

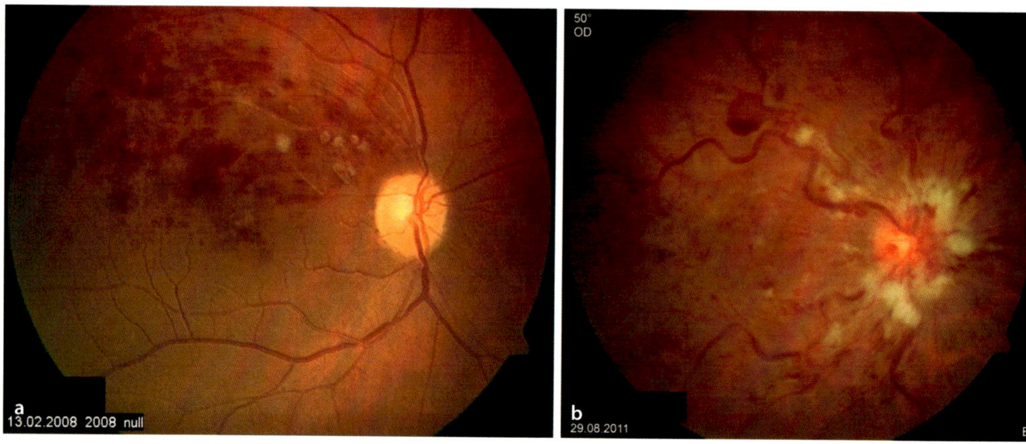

◻ Abb. 17.5a,b Retinale Venenverschlüsse. **a** Astvenenverschluss mit streifigen Blutungen im temporal oberen Quadranten entlang der temporal oberen Vene die langstreckig verschlossen ist. **b** Zentralvenenverschluss mit diffusen Fleck- und Streifenblutungen entlang der Nervenfasern. An der Papille erkennt man erhebliche Cotton-wool-Exsudate, die ischämische Nervenfaserinfarkte darstellen. Man findet sie häufig bei Patienten mit sehr schlecht eingestelltem hohen Blutdruck. Die Venen sind massiv erweitert und gestaut und zeigen deutliche Kaliberschwankungen

rungen kommen. Auch kann nur ein arterieller Ast betroffen sein. Das führt dann zu einem entsprechenden Gesichtsfeldausfall und einem entsprechend lokalisierten umschriebenen ischämischen Ödem bei der Funduskopie.

17.4.2 Arteriitischer Arterienverschluss

Seltener als der atherosklerotische Verschluss ist der Verschluss der Zentralarterie auf dem Boden einer Arteriitis temporalis (Morbus Horton). Diese Patienten geben zusätzlich zu dem Sehverlust des Zentralarterienverschlusses auch Kaubeschwerden und Kopfschmerzen an. Es handelt sich meist um sehr alte Patienten, bei denen die Temporalarterie nicht selten als verhärteter Strang an der Schläfe tastbar ist. Patienten mit einer Arteriitis temporalis haben deutlich erhöhte Entzündungswerte. Die Blutsenkungsgeschwindigkeit ist massiv erhöht, nicht selten über 100 mm in der ersten Stunde (sog. Sturzsenkung). Das CRP ist erhöht, ebenso wie das Fibrinogen als weitere wichtige serologische Entzündungsparameter. Die Diagnose wird durch eine Temporalisbiopsie bestätigt, die die histologische Untersuchung der Schläfenarterie erlaubt. Die Behandlung erfolgt durch eine antientzündliche

Therapie mittels Steroiden. Die Dosis wird je nach Verlauf der Entzündungsparameter angepasst.

17.4.3 Venöse Verschlüsse

■ Pathogenese und Risikofaktoren

Venöse Verschlüsse der Netzhautgefäße können die Zentralvene mit Veränderungen in der gesamten Netzhaut betreffen (Zentralvenenverschluss), die obere oder untere Stammvene oder nur einen Venenast mit entsprechend lokalisierten Veränderungen (◻ Abb. 17.6). Als Ursachen werden Wandveränderungen der Venen diskutiert, wie sie im Rahmen einer allgemeinen Atherosklerose z. B. bei Hypertonie vorkommen können, Veränderungen der rheologischen Eigenschaften bei zu hohem Hämatokrit oder einer zu starken Gerinnungsneigung des Blutes. Als okulärer Risikofaktor gilt das Glaukom. Der retinale Venenverschluss ist typischerweise eine Erkrankung des älteren Patienten. Bei jungen Frauen kann sich eine Venenthrombose aber auch durch die Einnahme hormoneller Kontrazeptiva entwickeln insbesondere dann, wenn noch ein Nikotinabusus besteht. Je nach Ausprägung der venösen Stase kann es zu Ischämien der Netzhaut mit Kapillarverlust und Neovaskularisation kommen. Entsprechend kann sich eine proliferative Retinopathie entwickeln mit Glaskörperblutungen, Traktionsamotio und Neovaskularisationsglaukom. In sehr ausgeprägten Fällen kann der venöse Verschluss auch mit einem arteriellen Verschluss kombiniert sein.

■ **Klinisches Bild**

Die Beschwerden können sehr variabel sein. Kleine Astvenenverschlüsse in der Peripherie können asymptomatisch sein. Ausgedehntere Verschlüsse führen zu einer plötzlichen schmerzlosen Sehverschlechterung. Bei Auftreten eines Sekundärglaukoms kann der Augeninnendruck sehr stark ansteigen, der Visus dann oft sehr stark vermindert und das Auge nicht selten schmerzhaft. Bei der Untersuchung erkennt man am vorderen Augenabschnitt lediglich dann Veränderungen, wenn sich bereits ein Neovaskularisationsglaukom entwickelt hat. Dann kann ein Hornhautödem bestehen, der Einblick ist reduziert, das Auge oft stark gerötet, es bestehen Blutgefäße auf der Iris und im Kammerwinkel. Am hinteren Augenabschnitt erkennt man fleck- und schweifförmige intraretinale Blutungen in der Nervenfaserschicht im jeweiligen Versorgungsgebiet der betroffenen Vene (■ Abb. 17.6). Die Papille kann geschwollen sein. Es kann ein ausgeprägtes Makulaödem bestehen. Initial sollte eine Fluoreszenzangiographie durchgeführt werden. Sie zeigt die Verlangsamung der retinalen Zirkulation an und den Kapillarverlust, ggf. auch Neovaskularisationen. Die optische Kohärenztomographie (OCT) wird benötigt, um das Makulaödem zu quantifizieren und die Therapie mit VEGF-Hemmern zu steuern.

■ **Therapie**

Die Therapie richtet sich einerseits darauf, Risikofaktoren zu identifizieren und ggf. zu behandeln. Es kann sinnvoll sein, bei einem hohen Ausgangshämatokrit eine Hämodilution durch Aderlass und Infusion eines Plasmaexpanders durchzuführen. Die Gabe von Thrombozytenaggregationshemmern wie Acetylsalicylsäure 100 mg ist umstritten. Eine kausale Therapie im Sinne einer Lyse oder Heparintherapie hat sich als nicht sinnvoll erwiesen. Man beschränkt sich auf die Behandlung der Komplikationen: Ein Makulaödem wird durch wiederholte intravitreale Injektionen eines VEGF-

■ **Tab. 17.1** Einteilung der Retinopathie bei arterieller Hypertonie

Stadium	Fundus hypertonicus
I	Papille normal, Arteriolen enggestellt, Tortuositas
II	Zusätzlich Kaliberschwankungen der Gefäße, harte Exsudate
III	Zusätzlich Papillenunschärfe, Gefäßspasmen, Cotton-wool-Exsudate
IV	Zusätzlich Stauungspapille und Netzhautödem

Hemmers oder von Steroiden, die Ischämie wird mittels Laserkoagulation avaskulärer Areale und die Glaskörperblutung mittels Vitrektomie behandelt.

17.5 Arterielle Hypertonie

(siehe auch ▶ Kap. 7)

Im Rahmen der arteriellen Hypertonie kommen spezifische Veränderungen an der Netzhaut vor. Der Augenarzt kann durch seine Untersuchung den Hausarzt bzw. Internisten unterstützen.

Beschwerden treten erst in fortgeschrittenen Stadien auf. Dann kann es zu Sehverschlechterung und Gesichtsfeldausfällen kommen. Typische Befunde an der Netzhaut sind eine vermehrte Füllung der Venen ggf. auch mit korkenzieherartiger Verformung der Venen (Tortuositas vasorum). Man erkennt an den Kreuzungsstellen von Arterien und Venen Verengungen des jeweils überkreuzten Gefäßes. Es kann zu weißlichen Einlagerungen in der Netzhaut vor allem am hinteren Pol kommen. Diese Exsudate sehen aus wie Kalkspritzer (Circinatafigur). Es gibt auch weißliche Veränderungen am hinteren Pol, die etwas unschärfer begrenzt sind und eher flauschig aussehen (■ Abb. 17.7). Man spricht von Cotton-wool-Herden, weil diese Veränderungen an Baumwolle erinnern. Es handelt sich dabei um ischämische Läsionen der Nervenfaserschicht. In späten Stadien findet man zusätzlich eine Engstellungen der Blutgefäße (■ Tab. 17.1). Gerade bei Diabetikern, die gleichzeitig an einem hohen Blut-

▣ Abb. 17.6a,b Retinaler Astvenenverschluss. **a** Fundusbild mit Engstelle an der Überkreuzung von Arterie und Vene in der temporal unteren Gefäßarkade (Pfeil). **b** Im OCT (Optische Kohärenztomographie) erkennt man das Makulaödem. Das OCT ist bei der Steuerung der Behandlung mit intravitrealer Gabe von Anti-VEGF-Präparaten maßgeblich

druck leiden, findet man nicht selten ein Mischbild der Fundusveränderungen aus Exsudaten und Blutungen. Manchmal ergeben sich auch Bilder wie bei Gefäßverschlüssen.

Besonders ausgeprägt können derartige Veränderungen auch bei der Präeklampsie oder Eklampsie bzw. der EPH-Gestose sein. Im Rahmen dieser Erkrankungen kommt es zu einer massiven Blutdruckerhöhung in der Schwangerschaft.

17.6 Retinale Vaskulitis und Morbus Eales

Eine isolierte primäre Entzündung der retinalen Blutgefäße ohne Beteiligung der Aderhaut ist eher selten. Meist kommen diese Vaskulitiden als sekundäre Gefäßentzündungen bei immunologischen Erkrankungen und bei der Sarkoidose, der Tuberkulose, der Borreliose, der Lues vor. Auch bei der multiplen Sklerose, beim Morbus Behçet und bei der Wegner'schen Granulomatose kann man eine retinale Vaskulitis beobachten. Sie ist gekennzeichnet durch weißliche Infiltrate neben den Blutgefäßen, meist neben den Venen als Periphlebitis. Als Komplikationen finden sich Netzhautblutungen, ein Makulaödem, Gefäßverschlüsse und retinale Neovaskularisationen. Die Behandlung richtet sich

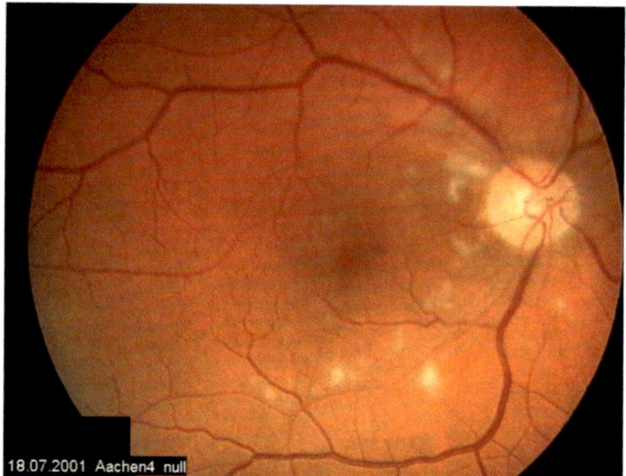

▣ Abb. 17.7 Fundus hypertonicus. Cotton-wool spots als Ausdruck ischämischer Nervenfaserinfarkte bei Fundus hypertonicus St. III

nach der Grunderkrankung. Eine besondere Manifestationsform der retinalen Vaskulitis ist der **Morbus Eales**, bei dem es sich um eine bilaterale Entzündung der retinalen Gefäße meist bei jungen männlichen Erwachsenen handelt, die zu Kapillarverschlüssen in der Peripherie der Netzhaut führt. Man beobachtet Shuntgefäße, die stark geschlängelt sind und perivaskuläre Infiltrate. Nicht selten kommt es zu Glaskörperblutungen und Neovaskularisationen. Die Behandlung besteht vor allem in der Laserkoagulation ischämischer Netzhautareale.

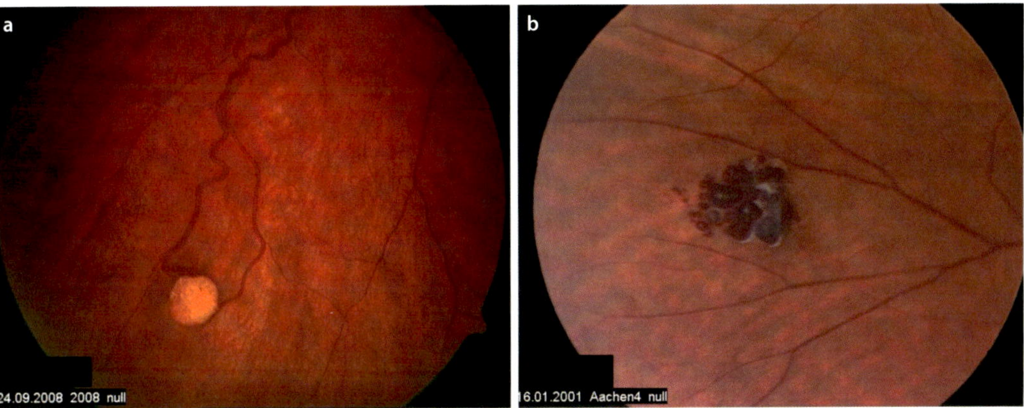

Abb. 17.8a,b Hämangiome der Netzhaut. **a** Kapilläres Hämangiom. Gefäßtumor mit erweitertem zu- und abführen dem Gefäß. Das kapilläre Hämangiom kann im Rahmen eines von Hippel Lindau Syndroms vorkommen. **b** Kavernöses Hämangiom, das isoliert oder im Rahmen zerebrovaskulärer Malformationen vorkommen kann

Die Blutung in den Glaskörperraum muss mittels Vitrektomie behandelt werden.

17.7 Andere proliferative Gefäßerkrankungen

Generell können alle Ischämien der Netzhaut zur Gefäßeinsprossung in die Netzhaut und in den Glaskörper hinein führen. Die Gefäßeinsprossung kann auch den Kammerwinkel und die Iris betreffen. Dann kann sich ein oft schwer zu behandelndes Neovaskularisationsglaukom durch Verlegung des Kammerwinkels ergeben. Eine andere Konsequenz der Gefäßeinsprossung aus der Netzhaut heraus in den Glaskörper ist einerseits die oft daraus resultierenden Blutungen in den Glaskörper und die Traktionsablatio, die dadurch entsteht, dass neben den eigentlichen Gefäßschläuchen auch Bindegewebe mit zum Teil kontraktilen Eigenschaften mit proliferiert.

Beispiele dieser proliferativer Erkrankungen sind die Retinopathie bei der Sichelzellanämie (▶ Kap. 25) oder bei der Frühgeborenenretinopathie (▶ Kap. 6). Therapeutisch muss stets der Proliferationsstimulus ausgeschaltet werden. Das geschieht in der Regel durch eine Laserkoagulation der ischämischen Netzhaut.

17.8 Retinale Hämangiome

Das **kapilläre** Hämangiom der Netzhaut ist durch ein sehr charakteristisches Bild gekennzeichnet. Es fällt durch einen roten Gefäßknoten in der Netzhaut auf mit sehr stark aufgetriebener zuführender Arterie und einer ebenfalls stark verdickten abführenden Vene. Das kapilläre Hämangiom macht nur dann Symptome, wenn es zu Blutungen oder einem Ödem kommt. Dann melden sich die Betroffenen wegen einer Sehverschlechterung. Häufiger wird es diagnostiziert, wenn Patienten mit bekanntem von-Hippel-Lindau Syndrom (VHL) beim Augenarzt zum Ausschluss solcher Angiome untersucht werden. Bei der VHL Erkrankung handelt es sich um eine dominant vererbte Erkrankung, bei der Angiome in der Netzhaut, dem Kleinhirn, dem Rückenmark, den Nieren und anderen Organen auftreten und zu entsprechenden Läsionen führen. Kapilläre Hämangiome können aber auch solitär auftreten ohne eine VHL Assoziation. Am ehesten kann die Diagnose durch Nachweis des VHL-Gens gestellt oder ausgeschlossen werden. Behandelt werden diese Angiome nur beim Auftreten von Komplikationen. In diesen Fällen kann eine Laser- oder Kryokoagulation oder eine fokale Strahlentherapie sinnvoll sein. Viel seltener als das kapilläre Hämangiom (**Abb. 17.8a**) ist das **kavernöse Hämangiom** (**Abb. 17.8b**), das wie ein traubenartiges Konvolut von Blutcysten aussieht und das im Rahmen von zerebrovaskulären Malformationen auftreten kann.

Fallbeispiel

Ein 36-jähriger Mann kommt zum ersten Mal in die Sprechstunde. Er wird vom Internisten überwiesen, der ihn wegen eines Diabetes mellitus Typ I kontrolliert und behandelt. Der HBA1c sei 8,4, der Blutdruck im Mittel 160/95 mmHg. Der Patient hat beim Sehen keine Probleme. Die Untersuchung ergibt folgende Befunde:

Visus re cc 0,8 li cc 1,0, Augendruck re 17 mmHg, li 15 mmHg. Vorderabschnitt: bds. geringfügige Linsentrübung, ansonsten unauffällig. Fundusbefund: Rechtes Auge: Papille vital, randscharf, nicht exkaviert. Blutgefäße geschlängelt, Kreuzungszeichen, fibrovaskuläre Proliferationen in der oberen Gefäßstraße. Netzhautanlage. Linkes Auge: Papille vital, randscharf, kleine physiologische Exkavation. Gefäße geschlängelt, Kreuzungszeichen, harte Exsudate außerhalb der Fovea, fibrovaskuläre Membranen und Proliferationen in der oberen Gefäßstraße. Die Netzhaut liegt an. Eine OCT-Untersuchung ergibt, dass derzeit kein Makulaödem vorliegt. Die Fluoreszenzangiographie zeigt größere avaskuläre Zonen in der Peripherie an und Leckagephänomene an den Proliferationen.

Der Netzhautbefund spricht für eine unzureichende Einstellung von Blutzucker und Blutdruck, was dem Internisten unbedingt mitgeteilt werden muss. Da eine proliferative diabetische Retinopathie noch ohne Netzhautablösung besteht muss unbedingt eine panretinale Laserkoagulation bds. erfolgen. Die Laserkoaguation wird in 4 Sitzungen pro Auge mit jeweils ca. 500 Herden pro Sitzung durchgeführt. Hierunter bilden sich im Verlauf von mehreren Monaten die Proliferationen langsam zurück. Im Anschluss an die Laserbehandlung erfolgt die weitere Kontrolle des Netzhautbefundes, zunächst in dreimonatigen Kontrollen, später in halbjährlichen Kontrollen.

Übungsfragen

1. Welches Untersuchungsverfahren eignet sich besonders gut, um die Blutgefäße der Netzhaut zu untersuchen?
2. Welche Formen der diabetischen Retinopathie werden unterschieden und welche therapeutischen Möglichkeiten werden eingesetzt?
3. Welche Komplikationen beobachtet man nach einem retinalen Venenverschluss?
4. Welche nicht-ophthalmologischen Untersuchungen sind bei einem arteriellen Gefäßverschluss der Retina unbedingt notwendig?
5. An welche Erkrankung denken Sie bei einem kapillären Hämangiom der Retina?

Lösungen ▶ Kap. 28

Altersbedingte Makuladegeneration, degenerative und infektiöse Netzhauterkrankungen

Peter Walter

18.1   Anatomische und physiologische Grundlagen   – 260

18.2   Spezielle Diagnostik   – 262
18.2.1   Amsler-Test   – 262
18.2.2   Optische Kohärenztomographie (OCT)   – 262
18.2.3   Autofluoreszenz   – 263
18.2.4   Elektrophysiologische Untersuchung   – 263

18.3   Altersbedingte Makuladegeneration (AMD)   – 265

18.4   Erbliche Makuladystrophien   – 269
18.4.1   Morbus Stargard (juvenile Makuladystrophie)   – 269
18.4.2   Morbus Best (Vitelliforme Makuladegeneration)   – 269
18.4.3   Musterdystrophien   – 270

18.5   Interfaceerkrankungen   – 270

18.6   Chorioretinopathia centralis serosa (CCS)   – 271

18.7   Diffuse Netzhautdystrophien - Retinitis pigmentosa (RP)   – 271

18.8   Entzündungen der Netzhaut   – 274
18.8.1   Akute Retinanekrose (ARN)   – 274
18.8.2   HIV-Retinopathie und CMV-Retinitis   – 274
18.8.3   Pilzretinitis   – 275
18.8.4   Lues   – 275
18.8.5   Nicht-infektiöse Retinitis   – 276

P. Walter, N. Plange, *Basiswissen Augenheilkunde*,
DOI 10.1007/978-3-662-52801-3_18, © Springer-Verlag Berlin Heidelberg 2017

Die Netzhaut besteht aus vertikal und horizontal organisierten Nervenzellverbänden. Licht führt zu einer Hyperpolarisation von Photorezeptoren (Stäbchen und Zapfen), die daraufhin weniger Glutamat an ihrer Synapse freisetzen, was zu spezifischen Signalen in den nachgeschalteten retinalen Interneuronen (Bipolarzellen, Horizontalzellen) führt und schließlich zu einer Aktivierung oder Hemmung retinaler Ganglienzellen. In der Makula ist die räumliche Auflösung am höchsten. Das Dämmerungssehen (**skotopisches Sehen**) wird hauptsächlich über Stäbchen in der Peripherie vermittelt, während das **photopische Sehen** und die Farbwahrnehmung über die Zapfen vermittelt wird.

Zur Diagnostik degenerativer Netzhauterkrankungen werden neben der Funduskopie und der Angiographie vor allem die optische Kohärenztomographie (OCT), die Autofluoreszenz und elektrophysiologische Techniken eingesetzt.

Die **altersbedingte Makuladegeneration (AMD)** ist die häufigste Erblindungsursache in den Industrieländern. Man unterscheidet frühe und späte Formen sowie eine trockene atrophische Form und eine neovaskuläre Form. Die neovaskuläre Form wird heute meist mit **Anti-VEGF-Präparaten**, die wiederholt in den Glaskörperraum injiziert werden, behandelt. Therapiemöglichkeiten der trockenen Formen bestehen (noch) nicht. Hier werden Sehverbesserungen über die Verordnung **vergrößernder Sehhilfen** erreicht.

Von den **erblichen Makuladystrophien** sind die häufigsten der **Morbus Stargardt**, der bereits im Jugendalter zu einer erheblichen Herabsetzung der Sehschärfe führt, und der **Morbus Best**, bei dem die Sehschärfe erst zu einem sehr späten Zeitpunkt schlecht wird.

An der Grenzfläche zwischen Netzhaut und Glaskörper kann es zu degenerativen Veränderungen kommen, was zu **epiretinaler Gliose** oder **Makulalöchern** führen kann. Diese Veränderungen werden meistens mit netzhautchirurgischen Verfahren behandelt.

Bei der **Chorioretinopathia centralis serosa** kommt es vorzugsweise bei jungen Männern zu einer subretinalen Flüssigkeitsansammlung in der Makula. Die Erkrankung hat eine gute spontane Rückbildungstendenz. Die Ursache ist unbekannt.

Durch Mutationen in den Schlüsselgenen von Photorezeptoren oder retinalem Pigmentepithel kann auch eine diffuse Netzhautdystrophie ausgelöst werden, die im Fall der **Retinitis pigmentosa (RP)** zunächst zu Nachtblindheit und konzentrischen Gesichtsfelddefekten und später bis hin zur Erblindung führen kann. **Entzündungen der Netzhaut** werden meist durch Viren verursacht. Häufig sind Viren der Herpesgruppe verantwortlich beispielsweise beim **akuten retinalen Nekrosesyndrom** oder bei der **CMV Retinitis bei AIDS**. Durch weitere Defekte der Immunabwehr können aber auch **Pilzinfektionen an der Netzhaut** vorkommen, so bei chronischer Steroidtherapie oder unter einer Chemotherapie.

18.1 Anatomische und physiologische Grundlagen

Die Netzhaut (◘ Abb. 18.1) selbst entwickelt sich aus dem Neuralrohr. Sie ist Teil des Zentralnervensystems und besteht aus neuronalen Zellen, die vertikal organisiert sind (Photorezeptoren → Bipolarzellen → Ganglienzellen) und in deren Synapsenlager horizontale Verschaltungselemente (Horizontalzellen und Amakrinzellen) vorhanden sind. Außerdem finden sich noch Müller-Zellen als vertikale gliale Stützelemente, die u. a. für den Ionentransport aus dem Extrazellulärraum wichtig sind. Die Photorezeptoren (Stäbchen und Zapfen) absorbieren die auftreffenden Lichtquanten und es kommt zu einer Potentialänderung an der Rezeptormembran im Sinne einer Hyperpolarisation. Die Photorezeptoren bilden synaptische Verbindungen mit Horizontalzellen und Bipolarzellen. Die Hyperpolarisation führt zur verminderten Freisetzung von Glutamat, was je nach dem Typ der postsynaptischen Glutamatrezeptoren an den nachgeschalteten Zellen zu hemmenden oder erregenden Signalen führen kann. Bipolarzellen dienen der vertikalen Erregungsübertragung. Sie bilden Kontakte mit Ganglienzellen und amakrinen Zellen. Ganglienzellen generieren Aktionspotentiale, die über die Axone des Sehnervens die höheren Zentren im visuellen System erreichen. Die horizontale Verarbeitung erfolgt über Horizontalzellen und über Amakrinzellen. Diese horizontale Zellkommunikation ermöglicht subjektiv wahrnehmbare Phänomene wie Kontrastverstärkung und Umfeldadaptation. Das menschliche Auge kann einen extrem großen

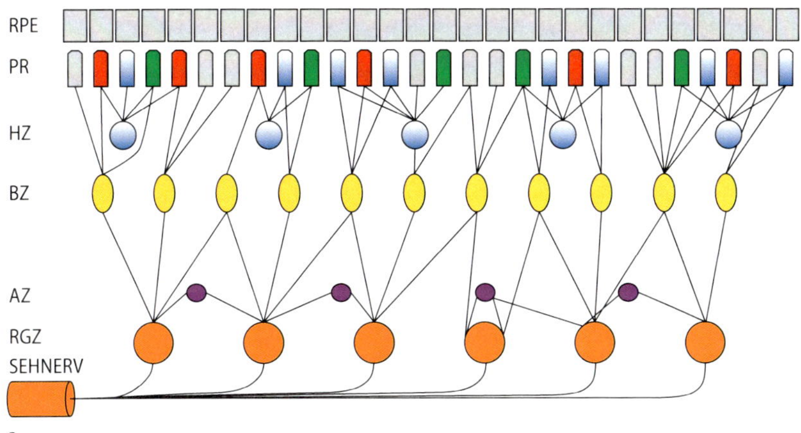

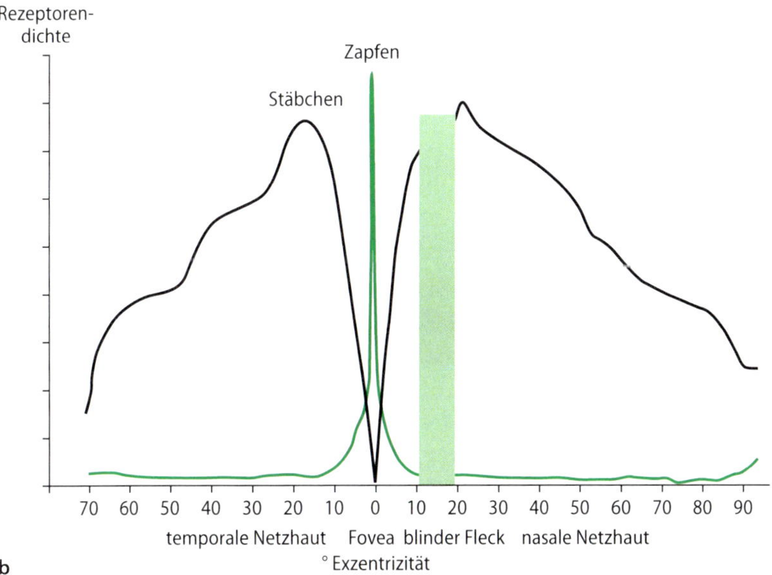

Abb. 18.1a,b Funktionelle Organisation der Netzhaut. **a** Verschiedene vertikale und horizontale Neuronenverbände in der Netzhaut: RPE = retinales Pigmentepithel, PR = Photorezeptoren: rot, grün, blau – Zapfen, grau – Stäbchen, HZ = Horizontalzellen, BZ = Bipolarzellen, AZ = Amakrinzellen, RGZ = retinale Ganglienzellen. **b** Verteilung der Photorezeptoren. Dichte von Stäbchen (schwarze Kurve) und Zapfen (grüne Kurve) entlang der Exzentrizität der Netzhaut. Die größte Zapfendichte ist in der Fovea. Sie fällt sehr schnell zur Peripherie hin ab. Die größte Stäbchendichte ist bei 25° Exzentrizität. Im blinden Fleck lassen finden sich keine Photorezeptoren

Leuchtdichtebereich verarbeiten, der vom Sternenlicht einer Neumondnacht (0,1 cd/m^2) bis hin zum strahlenden Sonnenlicht (10^9 cd/m^2) reichen kann. Dieser etwa 10 log-Einheiten umfassende Leuchtdichtebereich kann allerdings nicht zeitgleich gesehen werden. In jedem Adaptationszustand kann der Mensch etwa 3-4 log-Einheiten an Intensitätsunterschieden auflösen. Darüber hinaus sind wir entweder geblendet oder können nichts erkennen. Das Sehen in der Dämmerung wird über das System der Stäbchen (skotopisches Sehen) vermittelt. Die Stäbchen sind dabei so verschaltet, das 10.000nde solcher Rezeptoren auf eine einzelne Ganglienzelle konvergieren, was zwar zu einer hohen Lichtempfindlichkeit führt, nicht aber zu einer guten Ortsauflösung. Dadurch ist die Sehschärfe in der Dämmerung schlecht. Bei sehr hellen Lichtverhältnissen erfolgt die Aktivierung von Zapfen (photopisches Sehen). Zapfen sind mit einer besonders hohen Dichte in der Fovea centralis lokalisiert. In der Foveola sind einzelne Zapfen 1:1 mit Ganglienzellen verschaltet, was die extrem gute Sehschärfe in der Foveola erklärt.

Die Photorezeptoren bilden eine funktionelle und anatomische Einheit mit dem retinalen Pigmentepithel (RPE). Ausläufer der RPE-Zellen umfließen als Mikrovilli die Außenglieder der Rezeptoren, in denen sich die Membrankomplexe zur Absorption der Photonen befinden. Diese Membranscheibchen werden aus dem Photorezeptor heraus erneuert. Die äußersten Membranscheibchen werden abgeschnürt und vom RPE phagozytiert. Ein Verlust des retinalen Pigmentepithels führt immer auch zu einem Untergang der Photorezeptoren. Sie sind besonders dicht in der Makula und nochmal dichter in der Fovea angelegt. Diese Zellen können sich nicht mehr teilen. Während in der peripheren Netzhaut überwiegend Stäbchen vorhanden sind, die ein gutes Dämmerungssehen vermitteln, finden sich in der Makula hauptsächlich Zapfen. Diese benötigen mehr Licht und sind damit für das photopische Sehen zuständig. Aufgrund der besonderen Verschaltung dieser Zellen und ihrer farbspezifischen Pigmentausstattung ermöglichen Zapfen auch das Farbensehen. Der Verlust von Zapfen führt zum Verlust des Farbensehens und zu einer sehr stark störenden Lichtempfindlichkeit. Umgekehrt führt der Verlust von Stäbchen zur Nachtblindheit und zur Gesichtsfeldeinschränkung.

18.2 Spezielle Diagnostik

18.2.1 Amsler-Test

Der Amsler-Test besteht aus einer Testkarte, die ein rechtwinkliges Kästchenmuster mit einem zentralen Fixierpunkt zeigt (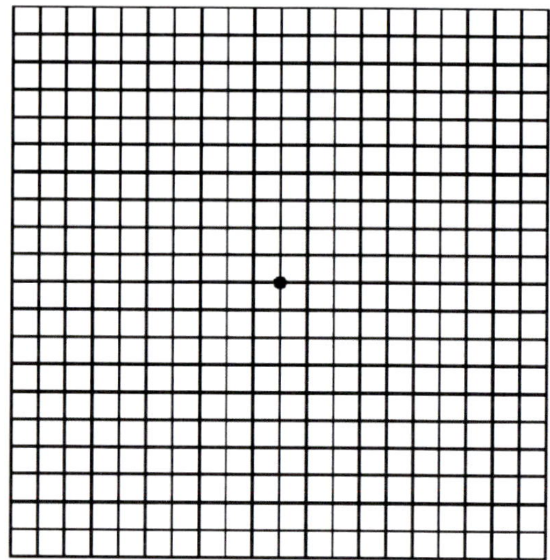 Abb. 18.2). Die Patienten betrachten die Testfigur mit einem Auge und der entsprechenden Nahkorrektur. Die Linien der Testfigur müssen rechtwinklig und gerade gesehen werden. Patienten mit degenerativen Makulaer-

◘ Abb. 18.2 Amsler-Test. »Rechteckmuster« mit zentralem Fixierpunkt, mit dem subjektive Verzerrungen als wichtiges Leitsymptom von Makulaerkrankungen erkannt werden können. Die Karte wird in Leseentfernung mit Nahkorrektur monokular vom Patienten betrachtet

krankungen beschreiben vielfach Abweichungen in Form von gewellten oder gezackten Linien oder auch Ausfällen des Musters.

18.2.2 Optische Kohärenztomographie (OCT)

Die optische Kohärenztomographie (◘ Abb. 18.3) ist ein modernes bildgebendes Verfahren des Augenhintergrundes und des vorderen Augenabschnitts. Das Prinzip besteht in einer Interferenzmessung eines in das Gewebe einstrahlenden Lasers und des anschließenden Vergleichs der Laufzeiten mit einem Referenzstrahl, der im Gerät realisiert ist. Die Bilder sind durchaus vergleichbar mit einer Ultraschalldarstellung anderer Gewebe, nur dass sie mit optischen Technologien gewonnen werden und nur bei klaren optischen Medien durchgeführt werden können. Man erhält Schnittbilder durch die Netzhaut oder durch die Hornhaut, in denen sich unterschiedliche Schichten analog zu histologisch bekannten Schichten darstellen lassen. Das OCT erlaubt eine sehr genaue Gewebsdarstellung in der Netzhaut und der Hornhaut, sodass biomikros-

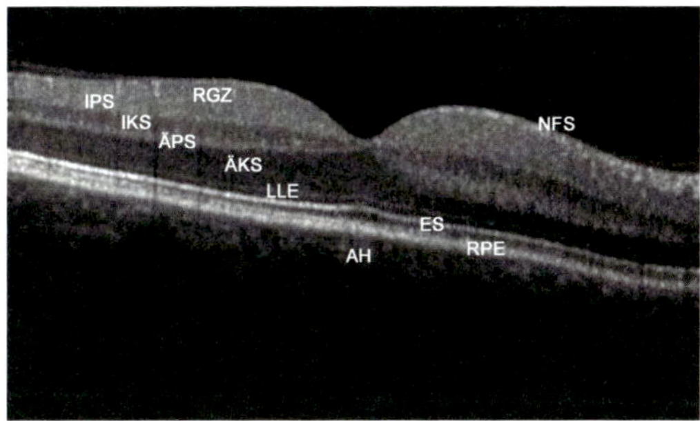

Abb. 18.3 Optische Kohärenztomographie (OCT). Die OCT Technik erlaubt quasi eine in-vivo histologische Untersuchung der Netzhaut. Die lichtmikroskopisch erkennbaren Schichten der Netzhaut lassen sich direkt beim Patienten erkennen: AH = Aderhaut, RPE = retinales Pigmentepithel, ES = elipsoide Zone, LLE = Lamina limitans externa, ÄKS = äußere Körnerschicht, ÄPS = äußere plexiforme Schicht, IKS = innere Körnerschicht, IPS = innere plexiforme Schicht, RGZ = retinale Ganglienzellen, NFS = Nervenfaserschicht

kopisch oder fluoreszenzangiografisch sichtbare Befunde weiter differentialdiagnostisch eingeordnet werden können. Das OCT hat sich beispielsweise bei der Beurteilung degenerativer Läsionen in der Netzhaut als Standardverfahren durchgesetzt. Inzwischen wird es auch als intraoperatives Hilfsmittel eingesetzt.

> **Neben der Fluoreszenzangiographie ist die optische Kohärenztomographie (OCT) ein besonders wichtiges Verfahren zur Einordnung klinischer Netzhautbefunde.**

18.2.3 Autofluoreszenz

Bei der Autofluoreszenzuntersuchung (■ Abb. 18.4) der Netzhaut nutzt man fluoreszierende Eigenschaften von bestimmten Pigmenten oder Chromophoren in der Netzhaut aus. Im Gegensatz zur Fluoreszenzangiographie (▶ Kap. 17) wird hier keine fluoreszierende Flüssigkeit injiziert. Die Netzhaut wird stattdessen mit kurzwelligem Licht angeregt. Bestimmte Fluorophore leuchten auf und können mit einem Laserscanner spezifisch registriert werden. So kann das makuläre Pigment bestimmt werden (Xantophyll), aber auch Fluorophore, die in Drusen eingelagert sind. So lassen sich mit dieser Technik besonders gut die Drusen der Papille darstellen, aber auch vermehrte oder verminderte Stoffwechselaktivität im retinalen Pigmentepithel (RPE) was besonders für die Diagnose von Atrophien des RPE, z. B. bei der geografischen Atrophie oder bei retinalen Dystrophien von Bedeutung ist (■ Abb. 18.4). Die Untersuchung ergänzt in diesen Fällen die funktionellen elektrophysiologischen Untersuchungen und die Perimetrie.

18.2.4 Elektrophysiologische Untersuchung

Mittels elektrophysiologischer Untersuchungen kann objektiv die Funktion auf verschiedenen Ebenen des Sehsystems erfasst werden.

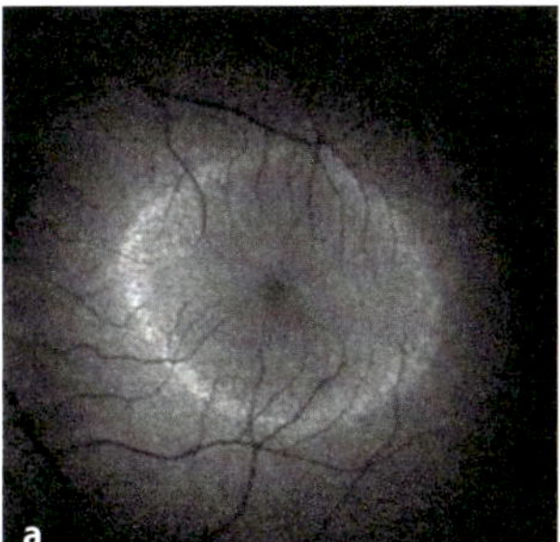
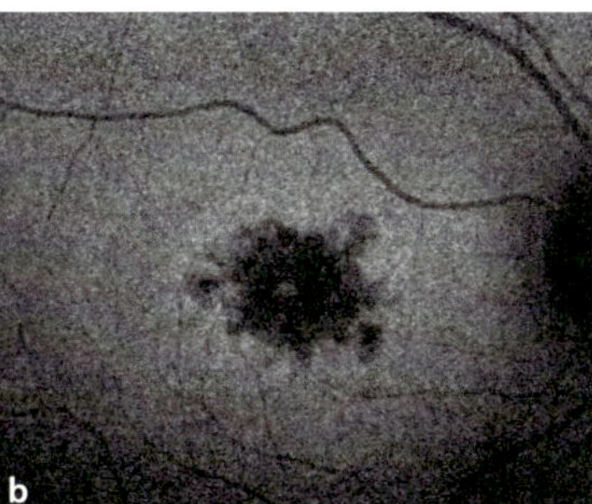
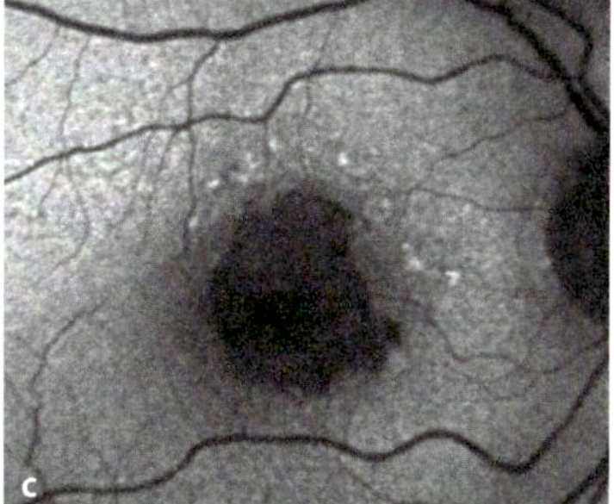

Abb. 18.4a–c Autofluoreszenzaufnahme. In der Netzhaut und insbesondere in der Makula finden sich Fluophore, die bei Anregung mit Licht langwelligeres Licht emittieren. Solche Fluoreszenzphänomene können mit entsprechenden Laserscanningsystemen erfasst werden und diagnostisch eingesetzt werden. Die Muster der Fluoreszenzphänomene geben diagnostische Hinweise. **a** Ringförmige Hyperfluoreszenz bei einer diffusen Rezeptorendystrophie. **b** Ausfall des Fluoreszenzsignals beim M. Stargardt. **c** Ausfall der Autofluoreszenz bei geographischer Atrophie im Rahmen der altersbezogenen Makulopathie

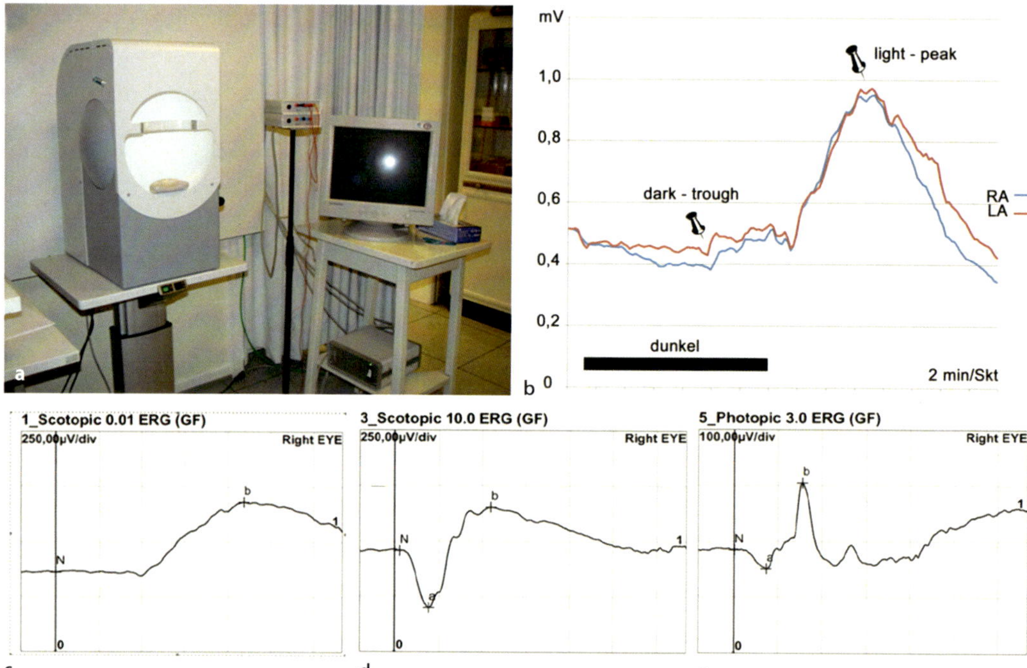

Abb. 18.5a–e Elektrophysiologische Untersuchungseinheit und Ergebnisse. **a** Stimulator mit Steuerrechner und Verstärkereinheit. **b** Elektrookulogramm (EOG) mit Darstellung des Verlaufs des Bestandspotentials des Auges in Dunkelheit und sein Anstieg bei Belichtung (light rise). **c–e** Elektroretinogramme (ERG) als elektrische Antwort der Netzhaut auf einen Lichtblitz unterschiedlicher Helligkeit. Man erkennt die dominierende positive Auslenkung als b-Welle. Sie kommt durch eine Depolarisation des Bipolarzellenlagers und die entsprechenden Ionenströme in den Müllerzellen zustande. In D und E geht der b-Welle eine negative Welle (a-Welle) als Ausdruck der Rezeptorhyperpolarisation voraus. **c** Skotopische, stäbchenvermittelte Antwort. **d** Gemischte Antwort von Stäbchen und Zapfen. **e** Photopische, zapfenvermittelte Antwort

■ Elektrookulogramm – EOG

Mit dem EOG wird das sog. Bestandspotential des Auges erfasst. Dieses Potential entspricht einem Dipol, der zur Hornhaut hin positiv geladen ist. Durch gezielte horizontale Augenbewegungen und mit seitlich an den Lidwinkeln angebrachten Elektroden kann die Amplitude dieses Bestandspotentials gemessen werden. Während einer Dunkeladaptationsphase kommt es zu einem Rückgang dieser Dipolamplitude bis hin zu einem sog. *dark trough*. Nach Helladaptation steigt diese Amplitude deutlich und erreicht ein Maximum im Hellen (*light peak*). Das Verhältnis von *light peak* zu *dark trough* wird als Arden-Quotient oder *light rise* beschrieben. Es sollte nach Helladaptation im *light peak* ungefähr zu einer Verdopplung des *dark trough* kommen. Aderhauterkrankungen wie bei einer Uveitis, Verletzungen und der M. Best, aber auch andere dege-

nerative Netzhauterkrankungen führen zu einer Verminderung des Arden-Quotienten. Auch die toxische Akkumulation von Medikamenten im retinalen Pigmentepithel wie etwa beim Chloroquin kann zu einer Verminderung des *light rise* führen (**■** Abb. 18.5b).

■ Elektroretinogramm – ERG

Beim ERG werden retinale Potentialänderungen die bei Belichtung der Netzhaut entstehen durch Elektroden abgeleitet, die entweder direkt auf die Hornhaut aufgesetzt werden oder die in den Bindehautsack eingelegt werden. Die Lichtreize werden im »Ganzfeld-ERG« auf die gesamte Netzhaut abgegeben. Nach Dunkeladaptation und Stimulation mit lichtschwachen Reizen lassen sich stäbchengetrigerte Antworten registrieren, die nur eine positive Welle zeigen, die mit der Reizintensität zunimmt.

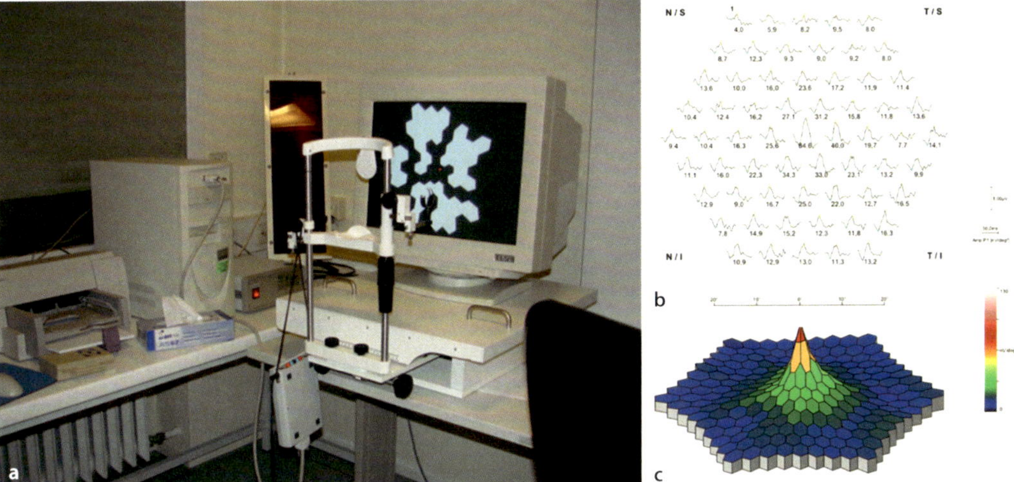

Abb. 18.6a–c Multifokales Elektroretinogramm. **a** Monitorbasierter Stimulator. Es werden wabenförmige Muster auf die Netzhaut projiziert. Aus der Summenantwort der Netzhaut werden die lokalen Antworten berechnet, die dann als **b** Einzelkurven oder **c** als 3D-Verteilung der Amplituden dargestellt werden können

Diese Welle wird als b-Welle bezeichnet und entsteht wahrscheinlich durch die Depolarisation von Bipolarzellen. Steigt die Lichtintensität weiter an, erkennt man vor der b-Welle eine negative Ablenkung des Signals, die als a-Welle bezeichnet wird. Diese Hyperpolarisation entsteht in den Photorezeptoren und ist Ausdruck der initialen Hyperpolarisation der Stäbchen und Zapfen. Bei ansteigender Reizintensität beobachtet man oszillatorische Potentiale im aufsteigenden Schenkel der b-Welle. Diese entstehen möglicherweise in der inneren Netzhaut. Sie lassen sich durch spezielle Filter besonders deutlich darstellen. Je nach Adaptationszustand lässt sich mit diesem Verfahren isoliert das Stäbchensystem (Dunkeladaptation, skotopisches Sehen) bzw. das Zapfensystem (Helladaptation, photopisches Sehen) untersuchen (■ Abb. 18.5c–e). Neben der Ganzfeld Elektroretinographie, die die Zellsysteme in der Netzhaut testet, können die Lichtreize auch in einer multifokalen Form angeboten werden. Das multifokale ERG erlaubt eine Zuordnung der Lichtantwort zum Ort der Netzhaut der gereizt wurde. Diese Untersuchung eignet sich bei umschriebenen Läsionen, um die Netzhautfunktion an dieser Stelle zu bestimmen (■ Abb. 18.6a–c).

18.3 Altersbedingte Makuladegeneration (AMD)

▪ Definition

Die altersbedingte Makuladegeneration (AMD) ist eine häufige degenerative Erkrankung der Makula, die in vielen Fällen zu einer signifikanten Minderung der Sehschärfe führt und erst nach dem 50. Lebensjahr auftritt. Die altersbedingte Makuladegeneration ist die häufigste Ursache für Erblindungen in den industrialisierten Ländern. Sie ist durch charakteristische funduskopisch gut erkennbare Veränderungen in der Makula gekennzeichnet.

> **Die altersbezogene Makuladegeneration ist in den Industrieländern die häufigste Erblindungsursache!**

▪ Pathogenese

Die Ursache der Erkrankung ist multifaktoriell. Der wichtigste Risikofaktor ist das **Alter**, jedoch sind **genetische Veränderungen** bekannt, die das Risiko für das Auftreten der Erkrankung deutlich erhöhen, wie z. B. eine Mutation im Komplement-H-Gen. Ein weiterer Risikofaktor für die Manifestation der Erkrankung ist der **Nikotinabusus**. Der genaue Mechanismus der Erkrankung ist nicht vollständig bekannt. Entzündungsprozesse scheinen ebenso eine Rolle zu spielen, wie oxidativer Stress. Es kommt zur Ansammlung toxischer Produkte des primären Sehvorgangs und bei der Außensegmentregeneration. Schließlich bilden sich kleine rundliche weißlich-gelbe Einlagerungen in der Makula, sog. Drusen. Die Bruch'sche Membran verdickt sich, der diffusionsbasierte Sauerstofftransport in die äußere Netzhaut verschlechtert sich, es kommt zu Verklumpungen des retinalen Pigmentepithels und zu kleinen fleckförmigen und später konfluierenden Atrophien des Pigmentepithels. Die Veränderungen sind meistens beidseits ausgebildet, möglicherweise aber mit unterschiedlich starker Ausprägung. Aus den frühen und intermediären Stadien der Drusen und Pigmentverklumpungen kann sich eine fortgeschrittene Form entwickeln, die sich entweder als sog. »trockene« Form im Sinne einer oft rundlichen oder polyzyklischen Atrophie des retinalen Pigmentepithels manifestiert oder aber als exsudative, neovaskuläre sog. »feuchte« Form. Bei der trockenen Form steht der Verlust des retinalen Pigmentepithels in Vordergrund. Bei der feuchten Form handelt es sich um eine subretinale Neovaskularisation. Diese Neovaskularisation führt zu einer Exsudation mit Ödem in der Netzhaut oder unter der Netzhaut. Bei den exsudativen Formen der AMD spielt der *vascular endothelial growth factor,* VEGF eine wichtige Rolle. Er scheint lokal überexprimiert zu werden, was dann die Gefäßneubildung und die Ödemneigung fördert. Daher sind Therapieansätze zur Blockade von VEGF sehr erfolgreich. Eine Sonderform der fortgeschrittenen AMD ist die Pigmentepithelabhebung. Die Diagnose erfolgt mittels Funduskopie, Fluoreszenzangiographie und optischer Kohärenztomographie.

■ Klinisches Bild
- Sehstörungen, vor allem in der Nähe
- Verzerrungen
- Später: Störungen im Fernvisus
- In Endstadien ist Lesen nicht mehr möglich, der Fernvisus kann bis auf Werte unter 5 % zurückgehen.

Die Patienten geraten in eine soziale Isolation und haben einen enormen Leidensdruck, weil im Alter das Lesen und Fernsehen oft als wichtige Alltagsbeschäftigung bleibt und die Mobilität aus Gründen von altersbedingten Erkrankungen des Bewegungsapparates sehr stark reduziert ist.

Am Augenhintergrund erkennt man die Drusen (■ Abb. 18.7a,c,d) und Läsionen des Pigmentepithels in variabler Größe. Die geographische Atrophie des Pigmentepithels ist meist langsam fortschreitend. Am Augenhintergrund erkennt man in der Makula rundliche, wie ausgestanzt wirkende Defekte, durch die die unter der Netzhaut liegende Aderhaut mit ihren Blutgefäßen zu erkennen ist (■ Abb. 18.7b). In der optischen Kohärenztomographie sieht man die Drusen als kugelige Vorwölbungen des retinalen Pigmentepithels (■ Abb. 18.7d) während die geographische Atrophie im OCT zu einer Aufhebung der äußeren Netzhautschichten führt. Unter der Netzhaut erkennt man einen scharf begrenzten »Schlagschatten« (■ Abb. 18.7g). In der Autofluoreszenzaufnahme zeigt sich die geographische Atrophie als erhebliche Minderung des Fluoreszenzsignals (■ Abb. 18.7e). Die »feuchten« Formen der altersbezogenen Makuladegeneration sind Ausdruck und Folge der Neovaskularisation der Aderhaut. Das Makulaödem ist funduskopisch als gräuliche Unschärfe der zentralen Netzhaut zu erkennen. Manchmal sieht man Blutungen unter der Netzhaut, die eine sehr variable Größe haben können. In manchen Fällen erkennt man auch eine kuppelförmige Auftreibung des Pigmentepithels, was als Pigmentepithelabhebung bezeichnet wird. In jedem Fall ist eine Fluoreszenzangiographie erforderlich, um die Neovaskularisation nachweisen zu können (■ Abb. 18.8). Die subretinale Gefäßneubildung erkennt man angiographisch an Leckagephänomenen in der Spätphase. Durch Austritt des Farbstoffs werden die Grenzen der Läsion unscharf (■ Abb. 18.9).

■ Stadieneinteilung
Eine Einteilung zeigt ■ Tab. 18.1. Während kleine Drusen als normale Altersveränderungen interpretiert werden und nicht zur AMD Diagnose führen, müssen mittlere und größere Drusen als Kennzeichen der AMD angesehen werden.

■ Therapie
Bei den trockenen Formen (Drusen, geographische Atrophie) ist derzeit keine Therapie bekannt. Es werden Präparate in klinischen Studien erprobt, die

◘ Tab. 18.1 Klassifikation der altersbezogenen Makuladegeneration (AMD)

Klassifikation	Charakteristika
Keine Altersveränderungen	Keine Drusen und keine Pigmentveränderungen
Normale Altersveränderungen	Kleine Drusen (< 63 μm) ohne Pigmentveränderungen
Frühe AMD	Drusen zwischen 63 und 125 μm Durchmesser ohne Pigmentveränderungen
Intermediäre AMD	Große Drusen (>125 μm) und/oder Pigmentveränderungen
Späte AMD	Geographische Atrophie oder neovaskuläre AMD

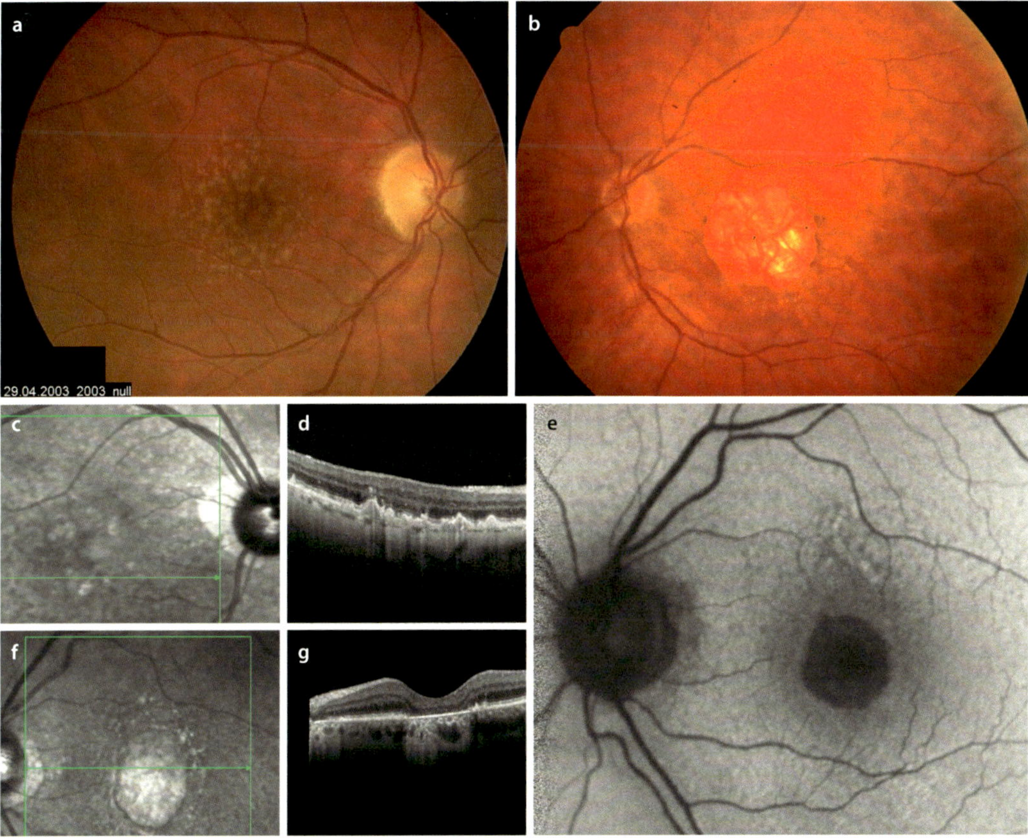

◘ Abb. 18.7a–g Altersbezogene Makuladegeneration (AMD). **a** Intermediäre Form mit Drusen und Pigmentveränderungen – Fundusbild. **b** Späte Form mit runder Atrophie des retinalen Pigmentepithels (geografische Atrophie) – Fundusbild. **c** Drusen – Infrarotaufnahme. **d** Drusen: OCT-Bild. Man erkennt die Drusen an den kleinen kuppelförmigen Anhebungen des retinalen Pigmentepithels. **e** Geographische Atrophie des retinalen Pigmentepithels mit Ausfall der Autofluoreszenz – Blauautofluoreszenz. **f** Geographische Atrophie – Infrarotaufnahme. **g** OCT der geographischen Atrophie. In der Atrophiezone scheint die Netzhaut nach unten gezogen zu sein. Die schmalen Signalbänder des RPE und der IS/OS Zone sind nicht mehr nachweisbar. Es entsteht das Bild eines signalreichen »Schlagschattens«

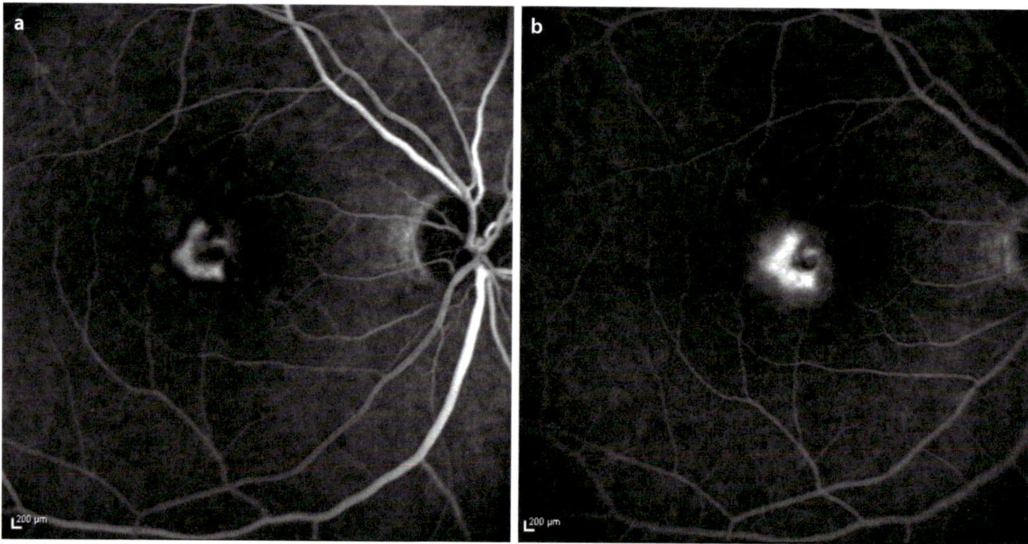

◼ **Abb. 18.8a,b** Fluoreszenzangiographie bei neovaskulärer AMD. **a** Frühphase der Angiographie mit lokaler Hyperfluoreszenz im Bereich der subretinalen Gefäßmembran. **b** Typisches Leckagephänomen in der Spätphase der Angiographie. Die Hyperfluoreszenz ist nach wenigen Minuten deutlich geringer abgrenzbar

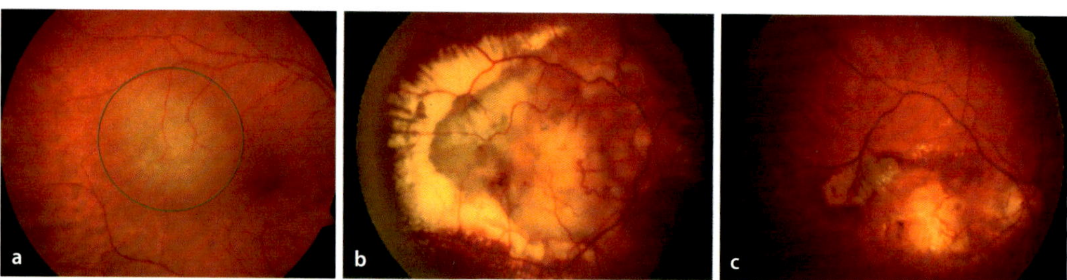

◼ **Abb. 18.9a–c** Spätformen der neovaskulären AMD. **a** Pigmentepithelabhebung. **b** Ausgeprägte subretinale Exsudation. **c** Einriss des Pigmentepithels

möglicherweise die Progression der Erkrankung verlangsamen. Man muss den Patienten die Versorgung mit **vergrößernden Sehhilfen** anbieten. Oft ist auch die Sicherstellung einer ausreichenden Beleuchtung am Leseplatz zu verbessern (► Kap. 8). In bestimmten Konstellationen kann die Einnahme von Nahrungsergänzungsmitteln nach der sog. AREDS-Formel zu einer Verzögerung des Krankheitsverlaufs führen.

Für die neovaskulären und exsudativen Formen besteht die Möglichkeit der intravitrealen Therapie mit Anti-VEGF-Präparaten. Bevacizumab, Ranibizumab und Aflibercept sind Pharmaka, die direkt in den Glaskörperraum injiziert werden, und die es bei wiederholter Anwendung (alle 4–8 Wochen) ermöglichen, den Visus zu verbessern und die Exsudation zu reduzieren. Bei intensiver Therapie kann bei einer Vielzahl von Patienten eine akzeptable Sehschärfe erhalten werden. Die Therapie ist solange fortzusetzen, solange man bei der Fundusuntersuchung oder in der Angiographie oder der OCT-Untersuchung Aktivitätszeichen wie Blutungen oder ein Ödem sieht. In manchen Fällen kann das bedeuten, dass Patienten lebenslang zu behandeln sind.

Ob die gleichzeitige Anwendung einer stereotaktischen Präzisionsbestrahlung einen zusätzlichen Nutzen bringt, ist derzeit noch nicht evident.

> Die Therapie der Wahl bei der neovaskulären AMD ist die wiederholte Injektion von Anti-VEGF-Wirkstoffen in den Glaskörperraum.

Prognose

Die atrophische Form der AMD führt langsam zu einer fortschreitenden Sehverschlechterung, während die exsudative Form oft einen schnelleren Verlauf zeigt. Mit einer konsequenten Anti-VEGF-Therapie der exsudativen AMD gelingt es in vielen Fällen, die Sehschärfe zunächst zu verbessern, oft bleibt der Effekt aber nicht länger als 2 Jahre bestehen. Ein Nachlassen in der Therapieintensität führt dann nicht selten zu einem weiteren Verlust der Sehschärfe. Anatomisch gehen die exsudativen Formen nicht selten in eine subretinale Fibrose mit atropischen Anteilen über, die therapierefraktär sind.

Komplikationen

Wichtigste Komplikation der feuchten Form der AMD ist die **Blutung unter die Netzhaut**. Diese Komplikation findet sich typischerweise bei Patienten, die ein insgesamt hohes Risikoprofil für kardiovaskuläre Erkrankungen mit sich bringen. Auch die prinzipiell mit einem niedrigeren Blutungsrisiko einhergehenden NOAK(neue orale Antikoagulantien)-Präparate wie Dabigatran oder Rivaroxaban können zu einer solchen Blutung führen. Die Behandlung der Blutung erfolgt durch eine Injektion von Gewebsplasminogenaktivator und Gas in den Glaskörperraum mit dem Ziel die Blutung nach unten zu verschieben. Alternativ kann über eine Vitrektomie der Gewebsplasminogenaktivator subretinal injiziert werden und das Auge vollständiger mit Gas gefüllt werden.

18.4 Erbliche Makuladystrophien

Hierbei handelt es sich um insgesamt relativ seltene Erkrankungen, die sich typischerweise im jugendlichen und jungen Erwachsenenalter manifestieren. Hauptsymptome sind Leseschwierigkeiten. Die Erkrankungen sind meist seitengleich ausgeprägt. Da in vielen Fällen keine spezifische Therapie möglich ist, bleibt oft nur die Versorgung mit vergrößernden Sehhilfen.

18.4.1 Morbus Stargard (juvenile Makuladystrophie)

Ursache der Stargardt'schen Dystrophie ist eine Mutation im ABCA4-Gen. Die Patienten leiden bereits früh an einem erheblichen Visusverlust. Man erkennt die Erkrankung funduskopisch anhand von sehr kleinen weißlichen punktförmigen Veränderungen in der Makula. Insgesamt sieht die Fovea metallisch glänzend aus. Fluoreszenzangiografisch erkennt man die punktförmigen Defekte des retinalen Pigmentepithes als sog. Fensterdefekte sowie eine insgesamt sehr reduzierte Fluoreszenz der Aderhaut (*dark choroid*). In der optischen Kohärenztomographie sieht man in der Makula die Defekte der Photorezeptoren, während die periphere Netzhaut normal erscheint. Sonderformen dieser Erkrankung können allerdings auch zu einer Beteiligung der peripheren Netzhaut führen. Man sieht dann fischschwanzförmige weißliche Flecken paramakulär bis hin in die Peripherie. Dann leiden die Patienten auch unter Gesichtsfeldeinschränkungen und unter Störungen der Dunkeladaptation. Die Erkrankung vererbt sich autosomal rezessiv, die Behandlung besteht bisher in der Verordnung vergrößernder Sehhilfen (◘ Abb. 18.10). In klinischen Studien wird überprüft ob gentherapeutische Ansätze oder die subretinale Applikation von Pigmentepithelzellen aus embryonalen Stammzellen oder pluripotenten Vorläuferzellen zu einer Verbesserung der Funktion führen können. Die bisher vorliegenden Ergebnisse sind noch sehr vorläufig und lassen noch keine endgültige Bewertung zu.

18.4.2 Morbus Best (Vitelliforme Makuladegeneration)

Bei der vitelliformen Makuladegeneration findet man typischerweise bilateral rundliche gelbe Blasen im Netzhautzentrum. Das Bild erinnert stark an ein Spiegelei (◘ Abb. 18.11). In diesem Stadium haben die Patienten oft eine gute Sehschärfe. Erst später sinkt die Einlagerung in der Blase nach unten ab. Man spricht von einem Pseudohypopyonstadium, anschließend kann die Blase platzen: vitelliruptives Stadium. Erst dann wird der Visus schlecht. Eine Behandlung ist nicht bekannt. Die Erkrankung kann

◻ **Abb. 18.10a–d** Morbus Stargardt. **a** Fundsbild mit kleinfleckigen Pigmentauffälligkeiten und metallischem Glanz der Fovea. **b** Periphere Variante mit fischschwanzförmigen Atrophien des retinalen Pigmentepithels in der mittleren Peripherie der Netzhaut. **c** Optische Kohärenztomographie mit Verlust der ES Schicht und starker Ausdünnung der äußeren Körnerschicht in der Fovea bei normalem OCT-Bild paramakulär. **d** Fluoreszenzangiographie mit Hyperfluoreszenzen ohne Leckage und geringer Hintergrundfluoreszenz (*dark choroid*)

sich aber durch die Ausbildung von subretinalen Neovaskularisationen komplizieren, Diese müssen dann wie die choroidalen Neovaskularisationen bei der AMD mit Anti-VEGF-Injektionen behandelt werden. Der Morbus Best wird autosomal dominant vererbt. Es gibt aber sehr variable Expressionsmuster. Ursache der Erkrankung ist eine Mutation im Bestrophin Gen (VMD-2). Differentialdiagnostisch muss die pseudovitelliforme Makuladegeneration abgegrenzt werden.

18.4.3 Musterdystrophien

Musterdystrophien werden meistens dominant vererbt. Sie sind durch bilaterale musterförmige Defekte des retinalen Pigmentepithels gekennzeichnet und haben meistens eine gute Prognose im Hinblick auf die Sehschärfe. Eine Therapie ist nicht bekannt.

Die Verordnung von vergrößernden Sehhilfen steht im Vordergrund.

18.5   Interfaceerkrankungen

Bei diesen Erkrankungen handelt es sich um Veränderungen an der Netzhautoberfläche in der Makula. Sie sind vermutlich relativ häufig, führen aber nur selten zu subjektiv wahrgenommenen Sehstörungen. Die im Folgenden beschriebenen Erkrankungen werden durch tangentiale und anterior-posteriore Traktionsphänomene des Glaskörpers hervorgerufen und führen bei den Betroffenen zu unterschiedlich stark ausgeprägten Störungen. Viele Betroffene sind oft auch asymptomatisch. Dann fallen die Patienten erst bei der OCT-Untersuchung auf. Das gilt insbesondere dann, wenn die Veränderung nicht auf dem dominanten

Auge auftritt und Beschwerden nur bei monokularer Prüfung erfasst werden können. Führen Traktionsphänomene des Glaskörpers zu anatomisch fassbaren Netzhautläsionen oder kommt es zu subjektiv wahrgenommenen Sehstörungen, so sollte die operative Versorgung erfolgen. Symptomatische Patienten klagen über Verzerrungen und Leseschwierigkeiten. Man unterscheidet folgende Entitäten, die aber fließende Übergänge zeigen:

- **vitreomakuläres Traktionssyndrom**
  - mit flächenhafter Adhäsion
  - mit punktueller Adhäsion
- **lamelläres Makulaloch** (Makulaschichtloch, *impending macular hole*)
- **durchgreifende Makulalöcher**
- **epiretinale Membranen** (epiretinale Gliose, Makula Pucker)

Die Diagnostik kann heute sehr genau mit der optischen Kohärenztomographie gestellt werden (◘ Abb. 18.11).

Es bestehen folgende Behandlungsoptionen:

- **Beobachtung:** Bei symptomlosen Befunden mit guter Sehschärfe und wenn die Netzhaut keine anatomisch erkennbaren Defekte in den äußeren Schichten zeigt kann den Patienten eine abwartende Haltung empfohlen werden. Die Patienten führen eine Selbstkontrolle mit dem Amsler-Test durch und werden mit der OCT-Technik regelmäßig kontrolliert. Vor allem das vitreomakuläre Traktionssyndrom hat eine gewisse Spontanheilungstendenz.
- **Ocriplasmin:** Bei zipfelförmigen Traktionssyndromen mit punktuellen Adhäsionszonen oder bei kleinen Makulalöchern ohne epiretinale Gliose kann durch eine intravitreale Injektion mit Microplasmin der Glaskörper verflüssigt und die Adhäsionen gelöst werden.
- **Vitrektomie (ppV):** Die Vitrektomie ist die Standardmethode zur Behandlung von Interfaceerkrankungen. Der Glaskörper als wesentlicher Bestandteil des Pathomechanismus kann dabei zuverlässig von der Netzhaut getrennt und vollständig entfernt werden. Mit modernen Farbetechniken gelingt es außerdem, epiretinale Membranen und die innere Grenzmembran zu identifizieren und atraumatisch mit Mikropinzetten von der Netzhaut abzu-

lösen. Vor allem bei der epiretinalen Gliose und bei durchgreifenden Makulaloch ermöglicht diese Technik Erfolgsquoten von 85–90%.

18.6 Chorioretinopathia centralis serosa (CCS)

Hierbei handelt es sich um eine pathogenetisch nicht geklärte Erkrankung, die typischerweise bei jungen Männern, manchmal in Phasen erhöhter Stressbelastung auftritt. Die Betroffenen klagen über Sehstörungen, vor allem in der Nähe, über Lesestörungen, Kleinersehen (Mikropsie) und Farbsinnstörungen. Der Visus kann unterschiedlich stark betroffen sein. Funduskopisch erkennt man ein Ödem am hinteren Pol im Sinne einer subretinalen Flüssigkeitsblase. Die Diagnose wird fluoreszenzangiografisch und mittels optischer Kohärenztomographie gestellt. Man sieht neben der neurosensorischen Abhebung der Netzhaut oft einen oder seltener mehrere Quellpunkte mit einer Extravasation von Fluoreszein in der retinalen Angiographie. Im OCT erkennt man neben der zentralen Abhebung der Netzhaut oft noch eine kleine Pigmentepithelabhebung. Die Prognose ist eher günstig und meistens bildet sich die Veränderung innerhalb von Wochen zurück. Hilfreich ist es, den Betroffenen aus der Stresssituation herauszunehmen (Arbeitsunfähigkeit). Möglicherweise kann man das Abheilen der Veränderungen durch die Gabe von Azetazolamid oder durch Aldosteronantagonisten wie Spironolacton oder Eblerenon beschleunigen. Zeigt sich ein Hyperkortisolismus (extern etwa bei Bodybuildern) oder intern bei Nebennierentumoren, so sind die Kortisolspiegel zu regulieren.

Bei Patienten, bei denen die Erkrankung rezidiviert, besteht die Gefahr der Entwicklung einer subretinalen Neovaskularisation. Diese ist dann so zu behandeln wie eine feuchte AMD.

18.7 Diffuse Netzhautdystrophien – Retinitis pigmentosa (RP)

- **Pathophysiologie**

Im Gegensatz zu den o. g. Makuladystrophien, die nur das Netzhautzentrum betreffen, führen die dif-

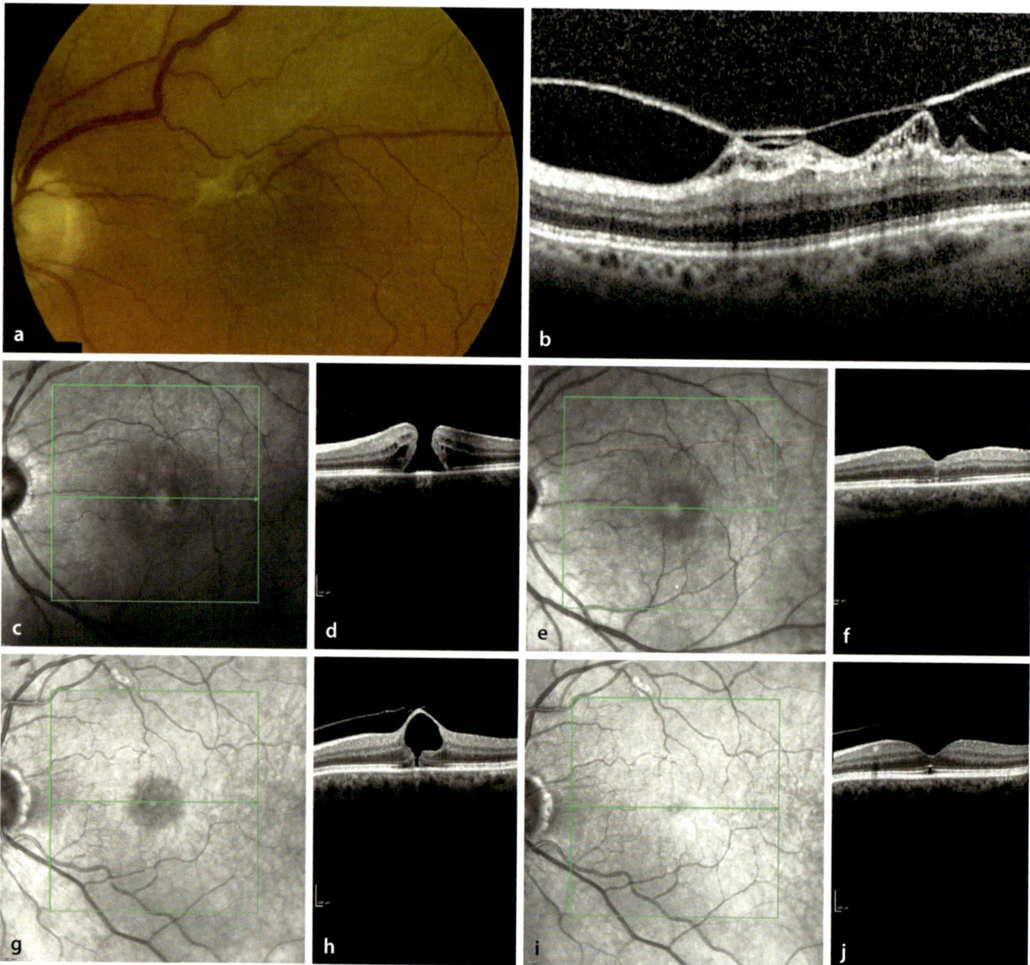

Abb. 18.11a–j Interfaceerkrankungen. Pathologien an der Grenzfläche zwischen innerer Netzhaut und Glaskörper. **a** Fundusbild einer epiretinalen Gliose (Makula pucker). **b** Zugehöriges OCT-Bild. **c–f** Makulaforamen. **c** und **e** Präoperatives Bild. Man erkennt vor allem in **d** den zentralen Defekt in der Netzhautmitte, **f** der sich nach Vitrektomie mit Gasfüllung schließt. **g–j** Vitreomakuläres Traktionssyndrom. **g,h** Präoperatives Bild mit Darstellung der Zugwirkung des Glaskörpers an der Netzhautmitte und Zystenbildung in der inneren Netzhaut. **j** Nach Injektion von Ocriplasmin in den Glaskörperraum löst sich die Adhäsion und die Netzhautanatomie normalisiert sich fast vollständig

fusen Netzhautdystrophien zu Systemausfällen der lichtempfindlichen Zellen in der gesamten Netzhaut. Als Folge dieser Erkrankungen kann es zur vollständigen Erblindung kommen, während die Makuladystrophien zu einem ausgeprägten zentralen Gesichtsfeldausfall führen.

Diffuse Netzhautdystrophien werden durch Mutationen in den Genen verursacht, die für Schlüsselfunktionen in den Sehprozessen verantwortlich sind. Derzeit sind etwa 160 solcher Muta-tionen beschrieben worden. Beispiele für betroffene Gene sind das RPE-65-Gen oder das Rhodopsin Gen.

Klinisches Bild

Klinisch lassen sich zwar verschiedene Formen der Netzhautdystrophien unterscheiden, in der Regel kann man aber vom Phänotyp nicht auf die zu-grundeliegende Mutation schließen. Die wichtigste klinische Erscheinungsform dieser Erkrankungen

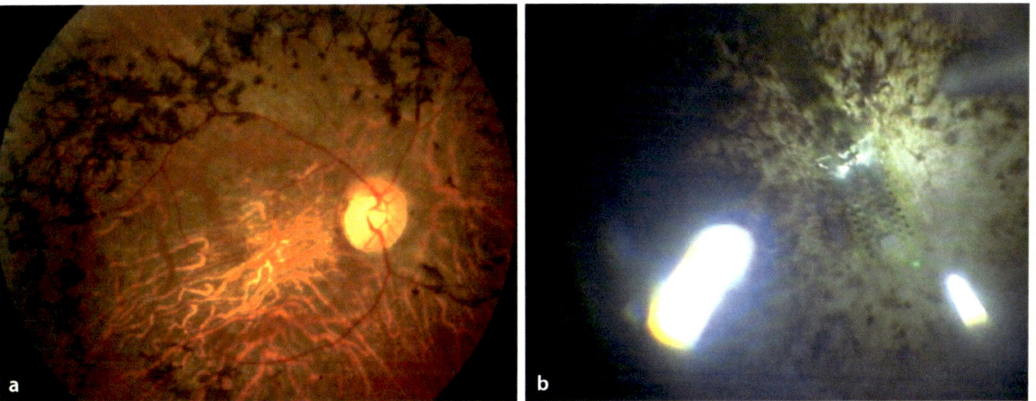

◻ **Abb. 18.12a,b** Retinitis pigmentosa (RP). **a** Fundusbild mit ausgeprägten knochenkörperchenartigen Pigmentverklumpungen, einer zentralen Atrophie des retinalen Pigmentepithels und einer sektoriellen Blässe des N. opticus. **b** Implantation einer elektronischen Sehprothese. Man erkennt das Multielektrodenarray des Elektrostimulators auf der Netzhautmitte

ist die Retinitis pigmentosa (RP, ◻ Abb. 18.12). Patienten sind typischerweise **nachtblind** und es kommt zu einer **fortschreitenden konzentrischen Einschränkung des Gesichtsfeldes** bis zuletzt nur noch ein »Flintenröhrengesichtsfeld« bleibt, das am Ende auch noch verschwinden kann. Die Sehschärfe ist selbst bei ausgeprägten Einschränkungen des Gesichtsfeldes noch recht gut. Der Verlust des Gesichtsfeldes führt allerdings zum Verlust der Orientierungsfähigkeit. Betroffene nutzen einen Blindenstock zum Erkennen von Hindernissen, können aber Zeitung lesen.

RP kann je nach ursächlicher Mutation autosomal-dominant, autosomal-rezessiv oder x-chromosomal vererbt werden. Bei der Untersuchung des Auges fällt oft eine sternartige Trübung des hinteren Linsenpols auf, gelegentlich sieht man Zellen im Glaskörper. Die Netzhaut liegt an, die Papille ist oft wächsern blassgelb, die Gefäße sind sehr eng und es zeigen sich knochenkörperchenartige Pigmentverklumpungen, insbesondere in der mittleren Peripherie (◻ Abb. 18.12a). Diese Veränderungen haben der Erkrankung den Namen gegeben. Der Grad der Pigmentierung kann zwischen einzelnen Patienten stark variieren. Typisch ist aber die **Engstellung**, vor allem der **Arteriolen**. Im Elektroretinogramm findet man eine deutliche Minderung der Lichtantworten. Betrifft die Mutation nur das Stäbchensystem oder nur das Zapfensystem, liegt eine Zapfen- oder eine Stäbchendystrophie vor. Sind die Stäbchen betroffen, sind die Patienten nachtblind und entwickeln deutliche Gesichtsfeldausfälle. Die zentrale Sehschärfe kann durch die zunächst erhaltenen Zapfen aber noch lange bestehen bleiben. Manchmal kommt es aber im Verlauf der Erkrankung dann auch zu einer Beteiligung der Zapfen → Visusminderung. Bei der Zapfendystrophie leiden die Patienten unter einem sehr ausgeprägten Zentralskotom mit Verlust der zentralen Sehschärfe, während das Gesichtsfeld zunächst noch recht gut erhalten ist. Die Patienten haben erhebliche Farnsinnstörungen und oft einen Nystagmus. Die Spiegelung des Augenhintergrundes zeigt dann eine Art Schießscheibenmakulopathie (*bulls eye*).

■ **Therapie**

Für diese Krankheiten gibt es keine Therapie. Derzeit laufen aber die ersten Studien zur Genersatztherapie für bestimmte Formen der Netzhautdystrophien. Für vollständig Erblindete kann man heute implantierbare Sehprothesen anbieten (◻ Abb. 18.12b), die ähnlich wie ein Schrittmacher verbliebene Nervenzellen in der Netzhaut elektrisch stimulieren. Mit solchen Systemen (Retina-Implantate) lassen sich bei vollständig erblindeten Patienten wieder rudimentäre Sehfunktionen herstellen. Bei fehlender Option der Visus- oder Gesichtsfeldverbesserung sind Rehabilitationsmaßnahmen wie ein Orientierungs- und Mobilitätstraining extrem wichtig sowie die Anpassung und Verordnung von vergrößernden Sehhilfen, ggf. auch von Blindenhilfsmitteln (▶ Kap. 8).

18.8 Entzündungen der Netzhaut

Reine Netzhautentzündungen sind eher selten. Viel häufiger ist dagegen eine Entzündung der Aderhaut mit Beteiligung der Retina als Komplikation. Das ist beispielsweise bei der **Toxoplasmosechorioretinitis** der Fall.

Innerhalb der Entzündungen werden infektiöse von nicht-infektiösen Formen der Entzündung unterschieden. Zu den infektiösen Retinitiden gehören die Virusretinitiden durch Herpesviren oder das Cytomegalovirus (CMV) und die Retinitis durch Pilze wie Candida.

18.8.1 Akute Retinanekrose (ARN)

Bei dieser fulminanten Netzhautentzündung kommt es von peripher nach zentral fortschreitend zu einer nekrotisierenden Vaskulitis mit Blutungen und Ödemen. Die Erkrankung schreitet rasch nach zentral fort. In dem betroffenen Areal können Netzhautdefekte mit nachfolgender Netzhautablösung auftreten. Bleibt die Netzhaut anliegend, entstehen großflächige Atrophien. Zunächst kommt es zu Gesichtsfelddefekten und dann zu einer erheblichen Visuseinschränkung. Das fatale an der ARN ist, dass kurz nach Beginn am ersten Auge auch das zweite Auge betroffen werden kann. Der Glaskörper ist oft nur wenig infiltriert, manchmal sieht man feine Endothelpräzipitate an der Rückfläche der Hornhaut. Man sollte unbedingt eine Vorderkammerprobe entnehmen und auf Viren der Herpesgruppe untersuchen. Meist findet man Herpesviren oder Zosterviren als auslösendes Agens. Die Therapie muss in Form einer systemischen hochdosierten antiviralen Therapie erfolgen, z. B. mit Acyclovir i.v. Die Therapie kann ergänzt werden durch intraokulare Gaben antiviraler Wirkstoffe. Bei einer Netzhautablösung muss die Indikation zu einer Vitrektomie mit Silikonölauffüllung gestellt werden. Die ARN kann sowohl bei immunkompetenten als auch bei immunsupprimierten Patienten vorkommen.

18.8.2 HIV-Retinopathie und CMV-Retinitis

Im Rahmen der HIV/AIDS-Erkrankung (*human immunodeficiency virus / acquired immune deficiency syndrome*) können in der Netzhaut mikrovaskuläre Auffälligkeiten entstehen, die einerseits Zeichen der HIV-Infektion sein können, aber auch Folge der intensivierten antiviralen Therapie und immunogen begründet sind. Man erkennt Mikroaneurysmen und kleine *Cotton-wool*-Exsudate am hinteren Pol der Netzhaut. Außer der Behandlung der HIV-Erkrankung benötigt dieses Krankheitsbild keine spezifische Behandlung (◻ Abb. 18.13a).

Im Gegensatz dazu findet man bei AIDS-Patienten auch die Manifestation opportunistischer Infektionen an der Netzhaut. Dazu gehört die Cytomegalievirus(CMV)-Retinitis und seltene Pilzretinitiden, wie eine Kryptokokkose.

Bei der CMV-Retinitis sieht man bei geringer Glaskörperinfiltration mittelperipher beginnend fleckförmige Blutungen und im gleichen Areal flächenförmige *Cotton-wool*-Exsudate (◻ Abb. 18.13b). Auch hier lassen sich manchmal feine Präzipitate am Hornhautendothel nachweisen. Dieses Krankheitsbild kann das erste Zeichen der AIDS-Erkrankung sein. Daher muss man dem Patienten bei Vorliegen dieser Netzhautveränderung empfehlen, einen HIV-Test zu machen.

Die Therapie sollte bei Verdacht begonnen werden. Sie besteht in einer antiviralen systemischen Therapie mit Ganzcyclovir, Cidofovir oder Foscavir. Bei zu starken Nebenwirkungen kann auch die Implantation eines Gancyclovir-Wirkstoffdepots in den Glaskörperraum durchgeführt werden.

HIV-Retinopathie, CMV-Retinitis und ARN sind manchmal Diagnosen, die dazu führen, dass der Augenarzt der erste Arzt ist, der bei dem Patienten eine HIV-Infektion diagnostiziert. Entsprechend sorgsam ist bei der Aufklärung des Patienten vorzugehen. Die Meldepflicht wird als nicht-namentliche Meldung durch das mikrobiologische Labor direkt an das Robert-Koch-Institut vorgenommen.

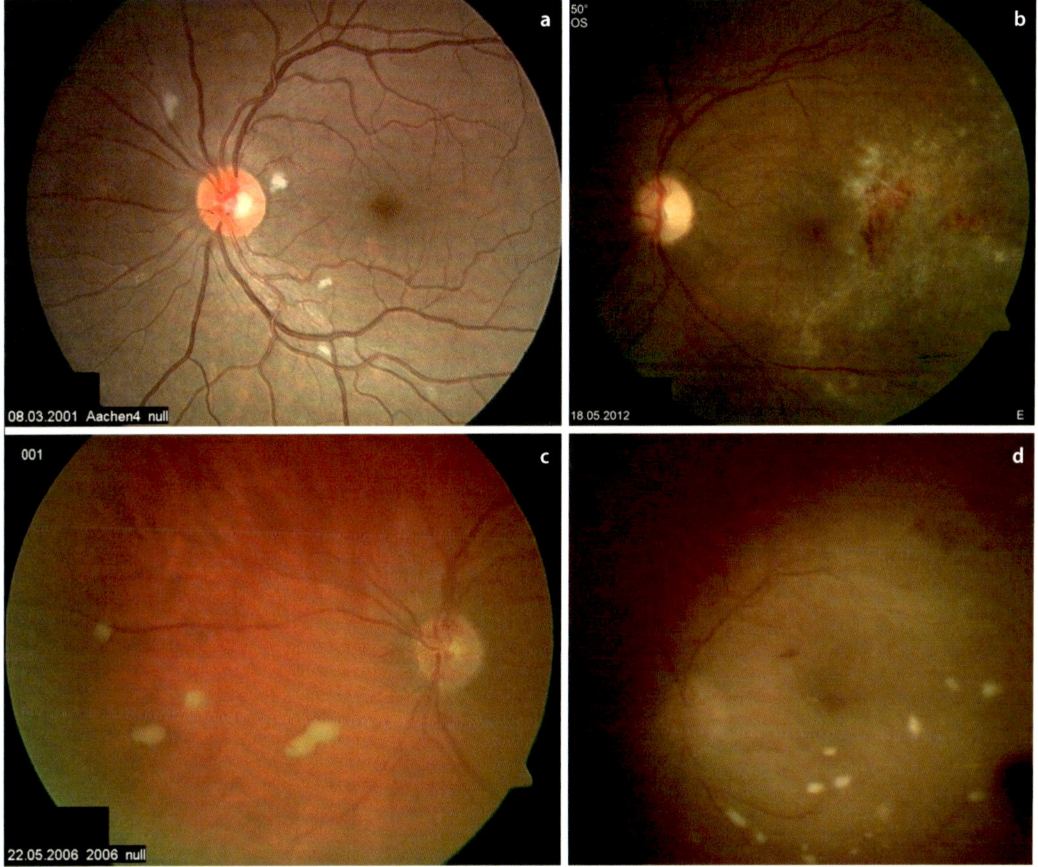

Abb. 18.13a–d Netzhautentzündungen. **a** HIV-Retinopathie mit Cotton-wool-Exsudaten ohne andere pathologische Zeichen. **b** CMV-Retinitis bei AIDS. **c** Pilzrentitis unter Chemotherapie. **d** Lues

18.8.3 Pilzretinitis

Eine Infektion der Netzhaut durch Pilze ist bei immunkompetenten Patienten extrem selten und tritt dann bei penetrierenden Verletzungen auf. Bei immunkompromittierten Patienten jedoch kann es im Rahmen einer Pilzsepsis zu einer retinalen Beteiligung kommen. Das tritt beispielsweise bei Patienten während einer Chemotherapie auf oder bei Patienten, die unter einer chronischen Steroid- oder sonstigen Immunsuppression stehen, z. B. nach Organtransplantationen. Die Erkrankung ist gekennzeichnet durch unspezifische Sehprobleme. Man erkennt bei der Spiegelung des Augenhintergrundes weißliche leicht erhabene Herde auf der Netzhaut mit einer Begleitvitritis (**Abb. 18.13c**).

Blutungen sind anders als bei den viralen Retinitiden sehr viel seltener. Die Diagnosestellung kann sehr problematisch sein. Ggf. kann man versuchen, die Diagnose durch eine Vorderkammerprobe zu gewinnen, eher wird der Nachweis aber über eine diagnostische Vitrektomie gelingen. Schon der Verdacht rechtfertigt eine antimykotische Therapie.

18.8.4 Lues

Treponema-pallidum-Infektionen nehmen wieder zu und so kommt es auch wieder zu Fällen mit einer Lues II, bei der in der Netzhaut viele weißliche stippchenförmige Herde auf der Netzhaut zu sehen sind (**Abb. 18.13d**). Das klinische Bild ist relativ typisch und die Laborbefunde bestätigen dann die Diagnose. Eine entsprechende Luestherapie mit Penicillin G muss systemisch eingeleitet werden. Bei Penicillin-Allergien kann auf Doxycyclin ausgewichen werden. Es besteht eine nicht-namentliche Meldepflicht beim Robert-Koch-Institut, die dem diagnostizierenden Labor obliegt. Sollte die Lues-Diagnose initial durch den Augenarzt erfolgt sein, muss der Patient an eine dermatologisch-venerologische Spezialambulanz vermittelt werden.

18.8.5 Nicht-infektiöse Retinitis

Zu den nicht-infektiösen Retinitiden gehören die immunogenen Vaskulitiden, die Folge von infektiösen Erkrankungen der Netzhaut sein können, aber auch primär durch immunogene Störungen auftreten. Laborchemisch fallen dann meist Erhöhungen antinukleärer Antikörper auf. Die Vaskulitiden erfordern die Gabe von Steroiden oder einer anderen Immunsuppression.

Fallbeispiel

Eine 76-jährige Patientin kommt wegen Verzerrungen auf dem linken Auge in die Augenarztpraxis. Sie könne seit etwa 4 Wochen nicht mehr lesen. Das rechte Auge habe sie wegen einer Durchblutungsstörung vor 10 Jahren schon verloren. Das sei blind.
Jetzt könne sie sich aber nicht mehr helfen, weil das Sehen auf dem letzten Auge so schlecht geworden sei. Bei der Untersuchung stellen Sie eine Optikusatrophie auf dem rechten Auge fest. Auf dem linken Auge sehen Sie Drusen in der Makula und ein gräuliches Areal mit etwas subretinaler Blutung. Der Visus beträgt auf diesem Auge 0,4. Sie führen eine Fluoreszenzangiographie durch und stellen eine frühe Hyperfluoreszenz in der Makula fest. In der Spätphase kommt es zu einem deutlichen Leckagephänomen. In der OCT-Untersuchung finden Sie neben sog. Drusen auch ein Ödem in der Netzhaut und eine subretinale Flüssigkeitsansammlung.

Sie stellen die Diagnose einer akuten neovaskulären Makuladegeneration auf dem linken Auge bei Unicussituation. Die Therapie der Wahl besteht hier in wiederholten Injektionen von ANTI-VEGF-Wirkstoffen in den Glaskörperraum.

Übungsfragen
1. Welches sind häufigsten Erblindungsursachen im Erwachsenenalter in Deutschland?
2. Welche Formen der altersabhängigen Makuladegeneration werden unterschieden? Welches sind die klinischen Zeichen dieser Formen?
3. Wodurch sind erbliche Makuladystrophien gekennzeichnet?
4. Wie sind die Symptome und klinischen Zeichen einer Retinitis pigmentosa?
5. Welche Infektionen können zu einer prognostisch ungünstigen flächenhaften retinalen Entzündung und Nekrose führen?

Lösungen ▶ Kap. 28

Aderhaut

Peter Walter

19.1   Anatomische und physiologische Grundlagen   – 278

19.2   Spezielle Diagnostik   – 278

19.3   Aderhautatrophien   – 279

19.4   Aderhautentzündungen   – 280
19.4.1   Toxoplasmose   – 280
19.4.2   Lues   – 282
19.4.3   Tuberkulose   – 282
19.4.4   POHS-Syndrom (presumed ocular histoplasmosis syndrome)   – 282
19.4.5   Sarkoidose   – 282
19.4.6   White-dot-Syndrome   – 283
19.4.7   Sympathische Ophthalmie   – 283

19.5   Aderhauttumoren   – 284
19.5.1   Aderhautnävus und kongenitale RPE-Hypertrophie   – 284
19.5.2   Aderhautmelanom   – 284
19.5.3   Aderhautmetastasen   – 287
19.5.4   Aderhauthämangiom   – 287
19.5.5   Okuläres Lymphom   – 287

19.6   Aderhautfehlbildungen   – 288
19.6.1   Aderhautkolobom   – 288

P. Walter, N. Plange, *Basiswissen Augenheilkunde*,
DOI 10.1007/978-3-662-52801-3_19, © Springer-Verlag Berlin Heidelberg 2017

Bei der **hohen Myopie** kommt es zu einer fleckförmigen Atrophie der Aderhaut und des retinalen Pigmentepithels, was zu einer erheblichen Visuseinschränkung führen kann. Seltener sind angeborene Formen der Aderhautdystrophie, wie bei der **Atrophia gyrata** oder der **Chorioideremie**.

Bei den **Aderhautentzündungen** muss man zwischen infektiösen Ursachen (Toxoplasmose, Lues, Tuberkulose u. a.) und nicht-infektiösen Ursachen (Sarkoidose, Birdshot-Retinopathie, u. a.) sowie dem **Lymphom** unterscheiden. Diese Unterscheidung ist essentiell, da die Therapien sich wesentlich unterscheiden. Während die Tuberkulose und die Toxoplasmose beispielsweise mit spezifischen Anti-Infektiva behandelt werden müssen, erfolgt die Behandlung der Sarkoidose eher unspezifisch mit Steroiden, was bei den vorgenannten infektiösen Erkrankungen sogar zu einer Progression führen kann.

Aderhautnävi sind sehr häufige Pigmentveränderungen am Augenhintergrund.

Das **Aderhautmelanom** kommt selten vor. Es imponiert als prominenter, meist aber nicht immer dunkel pigmentierter konvex geformter Tumor unter der Netzhaut, der nicht selten auch mit einer Ablatio retinae einhergeht. Die Behandlung erfolgt abhängig vom Stadium mit Brachytherapie, Protonenbestrahlung, Resektionsverfahren oder mittels Enukleation. Häufiger als ein Aderhautmelanom sieht man **Aderhautmetastasen**. Therapeutisch steht hier die Chemotherapie des primären Malignoms im Vordergrund, ggf. aber auch die Brachytherapie der lokalen Filia.

Das **okuläre Lymphom** kann als weißlicher, durchaus multilokulärer Tumor im Auge imponieren und mit einer Uveitis verwechselt werden. Eine Glaskörperzytologie oder eine Biopsie des verdächtigen Befundes kann Aufschluss über die Diagnose geben. Wichtig ist die bildgebende Diagnostik des ZNS mittels CT und MR zum zeitnahen Ausschluss eines zerebralen Lymphoms.

19.1 Anatomische und physiologische Grundlagen

Die Aderhaut bildet einen schwammartigen Gefäßkomplex hinter der Netzhaut. Die Aderhaut ist in Läppchen organisiert. Der arterielle Zufluss erfolgt über Äste der Ziliararterien, der venöse Abfluss wird über die Ampullen der Vortexvenen vermittelt, von denen es drei bis sechs gibt, wobei i. d. R. in jedem Quadranten eine solche Vortexvene zu finden ist. Über die Vortexvenen wird das Blut aus der Aderhaut abtransportiert. Zur Netzhaut hin grenzt sich die Aderhaut durch die Bruch'sche Membran als Basalmembran des retinalen Pigmentepithels ab. Dann folgt die Choriokapillaris als Kapillarschwamm, der die Sauerstoffversorgung der äußeren Netzhaut sicherstellt. Zur Lederhaut hin folgen größere Aderhautgefäße. Neben Blutgefäßen finden sich in der Aderhaut zahlreiche Melanozyten.

19.2 Spezielle Diagnostik

Die Aderhaut lässt sich bei der **Funduskopie** durch die Netzhaut hindurch ansehen. Insbesondere bei einem pigmentarmen Fundus, wie bei der hohen Myopie oder insgesamt wenig pigmentierten Patienten, lassen sich die großen Aderhautgefäße gut sehen. Tumoren der Aderhaut lassen sich sowohl an ihrem Pigmentierungsgrad als auch an ihrer Prominenz ausmachen. Sie wölben die Netzhaut nach vorne. Manchmal kommt es im Rahmen eines solchen Aderhauttumors auch zu einer exsudativen Netzhautablösung.

Die **Ultraschalluntersuchung** ist hilfreich, um Aderhautprozesse näher zu charakterisieren.

Bei pigmentierten Läsionen ist die Durchleuchtung des Befundes mit einer hellen Kaltlichtquelle hilfreich. Bei dieser **Diaphanoskopie** zeigt sich beispielsweise ein Aderhautmelanom als deutlicher Schatten auf der Sklera, während eine frische Blutung in der Aderhaut keinen Schatten bildet.

Eine besonders aussagekräftige Untersuchung ist die **Indozyaningrünangiographie**. Dabei handelt es sich um eine Modifikation der typischen Fluoreszeinangiographie. Allerdings wird als fluoreszeierender Farbstoff Indozyaningrün eingesetzt. Dieser Farbstoff färbt vor allem die Aderhautgefäße und deutlich weniger die retinalen Gefäße. Daher lassen sich Gefäßprozesse in der Aderhaut, wie bestimmte Formen der neovaskulären feuchten Makuladegeneration, relativ selektiv darstellen. Auch die optische Kohärenztomographie kann helfen, Aderhautprozesse besser charakterisieren zu können.

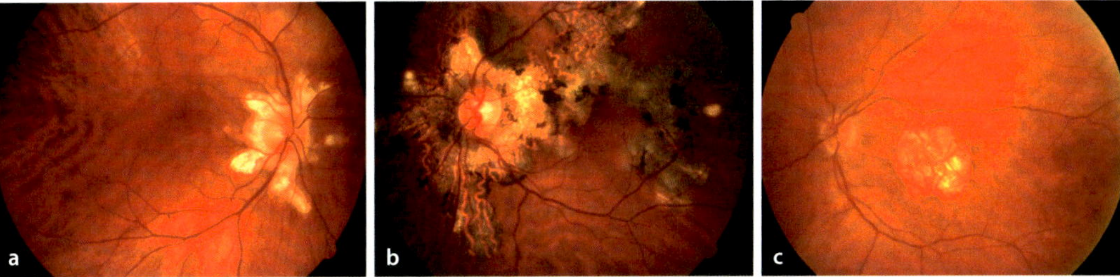

Abb. 19.1a–c Aderhautatrophien. **a** Peripapilläre Aderhautatrophie. **b** Serpiginöse Aderhautatrophie mit deutlichen Pigmentverklumpungen als Hinweis für eine entzündliche Genese. **c** Zentrale geografische Choroideadystrophie mit ausgestanztem Defekt in der Makula

19.3 Aderhautatrophien

Die Aderhautatrophie (Abb. 19.1) gehört zu den hereditären Erkrankungen des hinteren Augenabschnitts. Sie kann sich als peripapilläre Form manifestieren. Dann finden sich flammenartige, weißlich, z. T. unregelmäßig pigmentierte, von der Papille ausgehende scharf begrenzte Areale. Oft finden sich diese Formen einer peripapillären Atrophie bei sehr kurzsichtigen Augen. Die Erkrankung wird auch als **Chorioretinopathia serpiginosa** eingestuft. Es ist unklar, ob hier nicht möglicherweise auch eine entzündliche Komponente eine wesentliche Rolle spielt. Die Symptome sind unspezifisch und hängen vom Ausmaß der Atrophie ab (Abb. 19.1a,b).

Die Atrophie kann aber auch kreisrund sein und das Netzhautzentrum betreffen (Abb. 19.1c). Dann liegt eine geografische Atrophie der Aderhaut vor, oft kombiniert mit einer Atrophie des retinalen Pigmentepithels. Der Visus ist meist stark herabgesetzt. Die Erkrankung wird oft mit der geografischen Atrophie des retinalen Pigmentepithels im Rahmen einer trockenen altersbezogenen Makuladegeneration verwechselt (▶ Kap. 18). Bei dieser **zentralen Choroideadystrophie** sind die Patienten aber viel jünger, die Erkrankung ist immer bilateral und seitengleich ausgebildet. Eine Therapie ist nicht bekannt.

Die Atrophie kann auch vollkommen diffus sein und die gesamte Aderhaut betreffen. Dann liegt eine **Choriodermie** vor. Der Fundus ist praktisch hellgelb-weiß. Die Blutgefäße sind stark verengt. Es treten Pigmentverklumpungen auf. Der Visus ist stark reduziert, das Gesichtsfeld ist hochgradig eingeschränkt. Die Patienten sind nachtblind und werden im Laufe der Erkrankung mit hoher Wahrscheinlichkeit vollständig erblinden. Die Erkrankung wird x-chromosomal vererbt. Daher betrifft sie fast ausschließlich Knaben. Der Defekt liegt im Rab-Escort-Protein-1. Eine Therapie ist nicht bekannt.

Von der Chorioderemie abzugrenzen ist die **Atrophia gyrata**, eine Aderhautatrophie, bei der die atrophischen Areale polyzyklisch begrenzt sind. Die Veränderungen sind später konfluierend. Ursache ist eine Mutation des Gens der Ornithin-Aminotransferase. Die resultierende Hyperornithinämie kann laborchemisch nachgewiesen werden. Bestimmte Formen der Erkrankung müssen mit Pyridoxin oder mit einer besonders proteinarmen Diät behandelt werden.

Die häufigste Form der Aderhautatrophie tritt im Rahmen der **hohen Myopie** auf. Es kommt zu Ausdünnungen der Aderhaut und des retinalen Pigmentepithels mit entsprechenden weißlich-gelben groben Flecken am hinteren Pol des Fundus (Abb. 19.2). Durch die Überdehnung kann es zu Einrissen in der Bruch'schen Membran mit Blutungen und Neovaskularisationen kommen (Lacksprünge). Eine Behandlung der Kurzsichtigkeit gelingt nur im Sinne der refraktiven Korrektur. Die Überdehnung der Netzhaut und der Aderhaut kann nicht behandelt werden. Kommt es zu einer subretinalen Neovaskularisation, kann eine Behandlung mit Anti-VEGF-Wirkstoffen eingeleitet werden (▶ Kap. 18). Die Ursachen starker Kurzsichtigkeit sind nicht vollständig klar. Auffällig ist, dass die hohe Kurzsichtigkeit in Familien gehäuft vorkommt und besonders häufig in Südostasien zu finden ist.

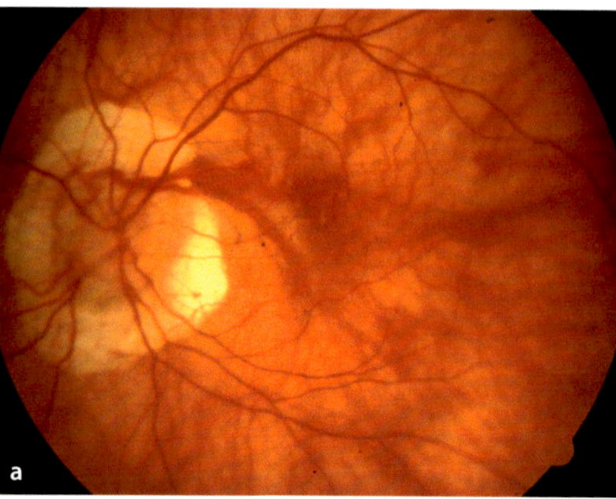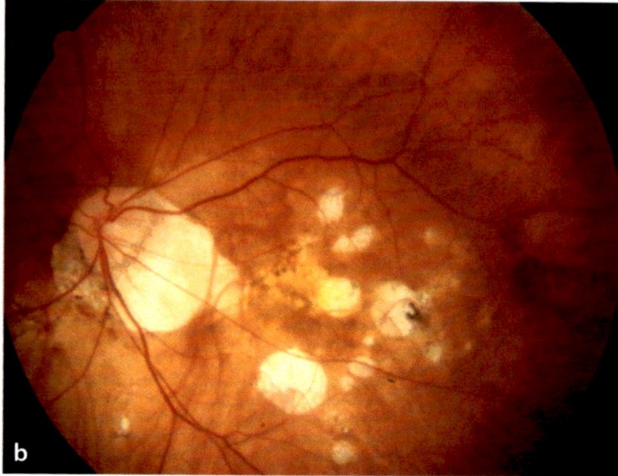

Abb. 19.2a,b Fundusveränderungen bei hoher Myopie. **a** Peripapilläre Atrophie der Aderhaut bei einem stark kurzsichtigen Auge. Man erkennt deutlich die großen Aderhautgefäße, die durch das ausgedünnte retinale Pigmentepithel durchscheinen. Auch insgesamt ist der Fundus sehr blass und die Aderhautgefäße sind sichtbar. **b** Myoper Fundus mit schrägem Sehnerveneintritt, peripapillärer nach temporal betonter Atrophie des Pigmentepithels und der Aderhaut sowie fleckförmigen Atrophien der Aderhaut und des Pigmentepithels

Formen der Aderhautatrophie

- Chorioretinopathia serpiginosa
- Zentrale Choroideadystrophie
- Atrophia gyrata
- Chorioderemie
- Hohe Myopie

> **Die hohe Myopie kann vor allem im Jugendlichen und jungen Erwachsenenalter progredient verlaufen. Bisher gibt es keine Methoden, diesen Verlauf aufzuhalten. Man kann lediglich die Refraktion korrigieren. Als wichtige Komplikation gilt die subretinale Neovaskularisation, die dann mit Anti-VEGF-Präparaten behandelt werden kann.**

Zu den Dystrophien der Aderhaut bzw. der Bruch'schen Membran gehören die *angioid streaks*, die entweder isoliert oder im Rahmen von Kollagenkrankheiten vorkommen können, wie beim Ehlers-Danlos-Syndrom oder dem Pseudoxanthoma elasticum (▶ Abb. 7,5b). Die Erkrankung lässt sich funduskopisch durch beidseitige radiäre gefäßähnliche Streifen erkennen, die von der Papille in der mittlere Netzhautperiphrie ziehen. Es handelt sich dabei nicht um Blutgefäße, sondern um Brüche in der Bruch'schen Membran. Ähnlich wie bei der hohen Myopie oder der traumatisch bedingten Aderhautruptur kann es zu subretinalen Neovaskularisationen kommen. Eine Behandlung kann dann durch eine thermische Laserkoagulation erfolgen, wenn die Läsion außerhalb der Fovea liegt oder durch wiederholten Injektionen von Anti-VEGF-Präparaten in den Glaskörperraum.

19.4   Aderhautentzündungen

Entzündungen der Aderhaut treten nur sehr selten ganz isoliert auf. Oft ist die Netzhaut mitbeteiligt. Die Aderhautentzündungen werden zur Uveitis posterior gerechnet. Man muss zwischen infektiösen und nicht-infektiösen Aderhautentzündungen unterscheiden (▣ Tab. 19.1), die in einer meist überschießenden Immunreaktion begründet sind. Die Unterscheidung ist besonders wichtig, weil die Therapie fundamental unterschiedlich ist. Von den echten Entzündungen sind Pseudoentzündungen zu unterscheiden. Eine solche Entzündung kann beispielsweise durch ein okuläres Lymphom vorgetäuscht werden.

> **Ein okuläres Lymphom kann eine Aderhautentzündung vortäuschen.**

19.4.1 Toxoplasmose

Die Toxoplasmose ist die häufigste Form der infektiösen Uveitis posterior. Toxoplasmen sind ein-

Infektiöse Choroiditis	**Nicht-infektiöse Choroiditis**	**Masquerade-syndrome**
Toxoplasmose	Sarkoidose	Okuläres Lymphom
Toxocara canis	White-dot-Syndrome	
Histoplasmose	Sympathische Ophthalmie	
Tuberkulose	Birdshot Chorio-retinopathie	
Lues		
Borreliose		

■ **Tab. 19.1** Wichtige Ursachen und Formen der Aderhautentzündungen

zellige Parasiten, die in der Bevölkerung weit verbreitet sind. Ihr eigentlicher Wirt sind Katzen, jedoch kommen sie auch bei vielen anderen Tierarten vor. Viele Menschen weisen Antikörper gegen Toxoplasma gondii auf.

Bei manchen Patienten kommt eine angeborene Toxoplasmose vor. Die typische erworbene Toxoplasmose-Chorioretinitis manifestiert sich als gelblicher Herd vorzugsweise am hinteren Pol entweder nahe der Papille oder in der Makula oder nahe der Makula. Die Patienten leiden über eine mehr oder weniger schnell eintretende schmerzlose Sehverschlechterung, die sehr erheblich sein kann. Der Einblick ist oft deutlich reduziert, weil es meist eine Begleitentzündung mit Trübung im Glaskörperraum kommt. Das klinische Bild ist sehr charakteristisch. In Zweifelsfällen kann eine Analyse des Antikörperprofils im Kammerwasser helfen. Dazu werden etwa 0,1–0,2 ml Kammerwasser durch eine sterile Punktion der Vorderkammer unter OP-Bedingungen gewonnen. Die Antikörperspiegel im Kammerwasser werden mit denen im Serum verglichen. Allerdings ist die Kammerwasseranalyse nicht immer positiv. Die Behandlung erfolgt mit Pyrimethamin initial 50 mg/die und einer Erhaltungsdosis von 25 mg/die kombiniert mit Sulfadiazin 4 g initial und anschließend 1 g/die. Die Therapie ist mit Folinsäure (z. B. Leucoverin 15 mg/Woche) zu ergänzen. Alternativ kann man auch mit Clindamycin behandeln. Steroide sollen erst nach einigen Tagen einer Antibiotikagabe hinzugenommen werden und nur dann, wenn die Makula oder der Sehnerv bedroht sind. Der Herd heilt innerhalb von wenigen Wochen ab und hinterlässt eine atrophische Narbe mit einem pigmentierten Saum. Die resultierende Sehschärfe hängt davon ab, wie stark der Schaden in der Makula ist. In Fällen eines Rezidivs kann sich der neue Herd unmittelbar an die alte Narbe anschließen (■ Abb. 19.3).

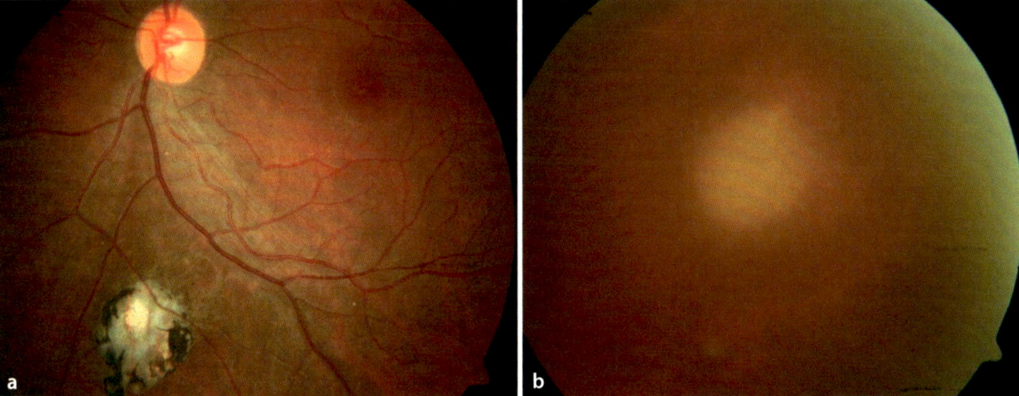

■ **Abb. 19.3a,b** Toxoplasmose. **a** Alte Narbe nach konnataler Toxoplasmose. **b** Typischer frischer weißlich flauschiger Toxoplasmoseherd, der wie eine »Laterne im Nebel scheint«. Man erkennt am schwammigen unscharfen Eindruck die sekundäre Glaskörpertrübung, die durch eine zelluläre Infiltration bedingt ist und die im Laufe der medikamentösen Therapie typischerweise aufklart

Abb. 19.4 Beispiel einer infektiösen Chorioretinitis. Tuberkulöses Granulom

19.4.2 Lues

Infektionen mit Treponema pallidum werden wieder häufiger registriert. Es gibt eine angeborene Form nach transplazentarer Infektion des Foeten, die sich ab dem 2.–3. Lebensjahr als Lues connata tarda mit der Hutchinson-Trias von Zahnveränderungen, Keratitis und Taubheit manifestieren kann. Am Augenhintergrund sieht man manchmal einen sog. Pfeffer- und Salz-Fundus, in dem sich weißliche Areale einer kleinfleckigen Atrophie mit kleinfleckigen Pigmentverklumpungen abwechseln. Bei der akuten erworbenen Lues (Lues II) sieht man ein ausgeprägtes Netzhautödem mit weißlichen disseminierten kleinen Herden in der Netzhaut und darunter (▶ Abb. 18.15d). Die Patienten klagen über eine erhebliche Sehverschlechterung. Die Diagnose wird serologisch gestellt. Die Therapie besteht in der Gabe von Penicillin. Die Patienten müssen dem Internisten und Venerologen vorgestellt werden (siehe auch ▶ Kap. 18).

19.4.3 Tuberkulose

Auch die Tuberkulose tritt wieder häufiger auf. Sie kann sich am Auge in verschiedener Form manifestieren: tuberkulöse Knoten am Lid, Keratitis, Uveitis anterior, Skleritis, Aderhautgranulome, posteriore Uveitis und Vaskulitis. Die Aderhautbeteiligung entsteht bei der Miliartuberkulose als Folge der hämatogenen Streuung. Man sieht einen oder mehrere gelblich-weiße Herde in der Aderhaut. Die Granu-

lome können eher klein sein. Bei einem tuberkulösen Granulom können diese Herde aber auch solitär sein und relativ groß werden (Abb. 19.4).

Die Diagnose wird serologisch und durch den Röntgenbefund des Thorax gestellt. Die Therapie erfolgt durch den Internisten mit einer tuberkulostatischen Mehrfachtherapie. Im Laufe der Therapie kann das Granulom nekrotisch zerfallen und einen akuten schweren Uveitisschub auslösen. Bei Patienten, bei denen eine okuläre Tuberkulose diagnostiziert wurde, muss man immer nach Ursachen einer möglichen Immunsuppression fahnden.

19.4.4 POHS-Syndrom (presumed ocular histoplasmosis syndrome)

Die Histoplasmose ist eine in den USA in bestimmten Mississippiregionen endemische Infektionskrankheit durch die Sporen von Histoplasma capsulatum, die hierzulande eigentlich nicht auftritt. Dennoch findet man gelegentlich vor allem bei jungen Fauen eine posteriore Uveitis, die histoplasmosetypische Veränderungen aufweist, bei der aber kein Erregernachweis gelingt. Daher spricht man vom »*presumed ocular histoplasmosis syndrome*«. Am Fundus sieht man eine choriodale Neovaskularisation meist subfoveal, was in der Akutphase zu einem Makulaödem führt und später in einer Atrophie mündet, mehrere weißliche Flecken am hinteren Pol, die als »*histo spots*« bezeichnet werden und einen pigmentierten Randsaum an der Papille. Behandelt wird die neovaskuläre Membran mit Anti-VEGF-Präparaten ggf. in Kombination mit Steroiden.

19.4.5 Sarkoidose

Von den infektiös bedingten Aderhautentzündungen sind die immunologisch-granulomatösen Entzündungen der Aderhaut abzugrenzen (Abb. 19.5). Die Abgrenzung ist deshalb wichtig, weil die Therapie grundsätzlich auf einer Immunsuppression basiert, was bei den infektiösen Aderhautentzündungen meist kontraproduktiv ist. Die häufigste Form der nicht-infektiösen Choroiditis ist die Sarkoidose. Es handelt sich um eine granulomatöse

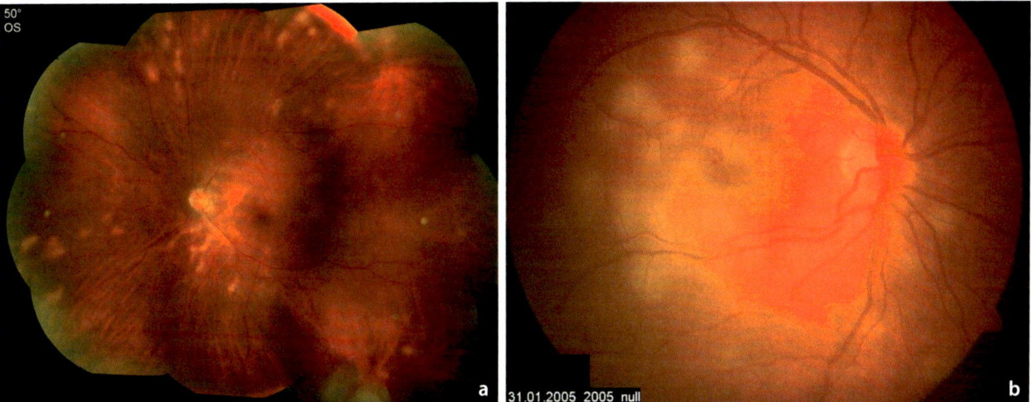

Abb. 19.5a,b Beispiele einer nicht-infektiösen Aderhautentzündung. **a** Multiple gelblich-weißliche Aderhautgranulome bei Sarkoidose. Die Sehschärfe hier ist normal. **b** Akute posteriore multifokale placoide Pigmentepitheliopathie (APMPPE) mit weißlich-gelblichen unscharf begrenzten subretinalen Infiltraten, z. T. konfluierend. Es besteht ein deutliches Makulaödem. Die Veränderungen finden sich vor allem am hinteren Pol. Der Visus ist erheblich reduziert

Erkrankung des Bindegewebes mit einer massiv übersteigerten Immunreaktion. In der Aderhaut kommt es zu multiplen weißlichen Knötchen. Nicht selten erkennt man auch Zeichen einer retinalen Vaskulitis. Die Erkrankung wird meist durch einen positiven Befund im Röntgen-Thorax und durch erhöhte ACE-Spiegel im Serum diagnostiziert. In unklaren Fällen kann eine Bronchiallavage und ggf. Biopsie notwendig sein. Die Therapie erfolgt primär mit einer steroidbasierten Immunsuppression.

19.4.6 White-dot-Syndrome

Ebenfalls zu den nicht-infektiös bedingten Aderhautentzündungen gehören die White-dot-Syndrome (■ Abb. 19.5). Dabei handelt es sich um weniger spezifisch erkennbare Aderhautentzündungen, die durch weißliche Flecken und Herde variabler Größe und Ausdehnung unter der Netzhaut charakterisiert sind.

Beispiele für White-dot-Syndrome
- Akute posteriore multifokale placoide Pigmentepitheliopathie (APMPPE)
- Multiple evanescent white dot syndrome (MEWDS)
- Birdshot-Retinopathie
- Multifocal inner chorioretinopathy (MIC)

Meist sind es selbstbegrenzende immunologisch bedingte Entzündungen, die zu multiplen Narben unterschiedlicher Größe führen können. Sofern die Fovea nicht betroffen ist, bleibt die Sehschärfe gut. Die Therapie besteht i. d. R. in einer Steroidtherapie oder in regelmäßigen Kontrollen ohne Therapie.

19.4.7 Sympathische Ophthalmie

Bei dieser seltenen Erkrankung handelt es sich um eine progredient verlaufende granulomatöse Panuveitis auf einem bis dahin gesunden Auge. Sie tritt nach schweren Verletzungen oder anderen, das Partnerauge erheblich beeinträchtigenden Erkrankungen auf. Als Frühsymptom wird eine Akkommodationsschwäche angegeben. Dann kommt es zu den uveitischen Veränderungen an allen Uveaabschnitten. Die Behandlung besteht einerseits in einer aggressiven Immunsuppression und in der Entfernung des Partnerauges, das in den meisten Fällen durch die Vorerkrankung funktionslos ist.

> Bei einer Entzündung am gesunden Auge nach Verletzung des Partnerauges muss man an eine sympathische Ophthalmie denken.

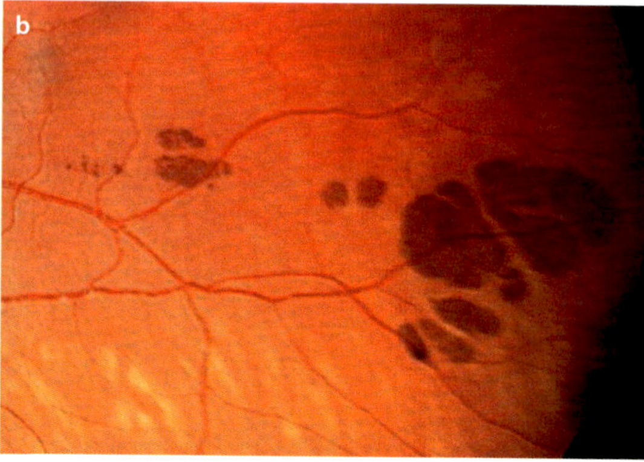

Abb. 19.6 Gutartige pigmentierte Aderhautläsionen. **a** Aderhautnävus. Man erkennt temporal oberhalb der Papille den scharf begrenzten bräunlichen Befund. Die temporal obere Gefäßstraße liegt deutlich oberhalb der Pigmentveränderung, der Befund liegt also unter der Netzhaut. Er ist nicht prominent. **b** Kongenitale Hypertrophie des retinalen Pigmentepithels. Typisch sind die Pigmentmuster, die an Schuhsohlen oder »Bärentatzen« erinnern

19.5   Aderhauttumoren

19.5.1 Aderhautnävus und kongenitale RPE-Hypertrophie

Nävi sind Ansammlungen pigmentierter Zellen, Melanozyten, die natürlicherweise in der Aderhaut vorkommen ( Abb. 19.6). Bei etwa 10–20% der Bevölkerung lassen sich pigmentierte Flecken in der Aderhaut finden. Sie sind meist scharf begrenzt, bräunlich und liegen i. d. R. im Niveau, können aber auch flach erhaben sein. In seltenen Fällen können solche Nävi zu Melanomen entarten. Daher sollten sie regelmäßig beobachtet werde. Sinnvoll ist eine fotografische Verlaufskontrolle, um ein Größenwachstum festzustellen. Die Prominenz der Läsion kann gut im Ultraschall bestimmt werden. Merkmale einer ungünstigen Prognose sind Drusen und orangefarbenes Pigment und Wachstum. Von einem Aderhautnävus sind die oft multiple auftretenden scharf begrenzten und immer im Niveau liegenden sowie stets gleich großen Hypertrophien des retinalen Pigmentepithels abzugrenzen. Diese erscheinen nicht selten in Form von bärentatzenartigen »Fußspuren« unter der Netzhaut (Abb. 19.6).

19.5.2 Aderhautmelanom

- **Definition**

Das Aderhautmelanom ist ein maligner Tumor, der von maligne transformierten Melanozyten der Aderhaut ausgeht. Er ist der häufigste primäre bösartige Tumor des Augeninneren beim Erwachsenen.

- **Pathogenese**

Das Aderhautmelanom kann sich aus einem Nävus entwickeln, jedoch ist das Risiko der Transformation eines Nävus in ein Melanom eher gering. Die 5-Jahresüberlebensrate liegt bei 50%. Die jährliche Inzidenz des Aderhautmelanoms liegt bei 1:100.000. Die Metastasierung kann trotz erfolgreicher Lokaltherapie und Tumorkontrolle auftreten, selbst Jahre nach einer Enukleation. Das Aderhautmelanom metastasiert vor allem in die Leber, seltener in die Lunge oder in andere Organe. Wenn es zu Lebermetastasen kommt, ist die Überlebenszeit deutlich reduziert. Nur 50% der Betroffenen überleben das erste Jahr nach der Diagnose von Lebermetastasen. Eine lebensverlängernde Therapie der Lebermetastasen ist bisher nicht bekannt. Die Notwendigkeit jährlicher Kontrolluntersuchungen der Leber und der Lunge wird kontrovers diskutiert, i. d. R. werden sie aber empfohlen. Das Aderhautmelanom ist im Gegensatz zum Irismelanom nicht verwandt mit dem kutanen Melanom. Die im Aderhautmelanom

Tab. 19.2 T-Stadien des Aderhautmelanoms

T-Stadium	Tumorbasis	Tumorhöhe
T1	< 9 mm	< 6 mm
	9-12 mm	< 3 mm
T2	< 9 mm	6-9 mm
	9-12 mm	3-9 mm
	12-15 mm	< 6 mm
	15-18 mm	< 3 mm
T3	3-9 mm	9-12 mm
	9-12 mm	9-15 mm
	12-15 mm	6-15 mm
	15-18 mm	3-12 mm
T4	12-15 mm	>15 mm
	15-18 mm	> 12 mm
	> 18 mm	jede Höhe

Tab. 19.3 Ergänzende Kriterien zum T-Stadium des Aderhautmelanoms

Zusatzkriterium	Ziliarkörperbeteiligung	Extraokuläres Wachstum
a	nein	nein
b	ja	nein
c	nein	< 5 mm Durchmesser
d	ja	< 5 mm Durchmesser
e	Nein oder ja	> 5 mm Durchmesser

Tab. 19.4 N/M Einteilung der Aderhautmelanome

N/M Bewertung	
N0	Keine regionalen Lymphknoten
N1	Regionale Lymphknoten betroffen
M0	Keine Metastasen
M1	Metastasen

gefundenen molekulargenetischen Signaturen finden sich nicht in gleicher Weise wie beim Hautmelanom.

- **Klinisches Bild**

Das Aderhautmelanom macht zunächst keine Symptome, lediglich wenn es zu einer exsudativen Abhebung der Netzhaut kommt bemerkt der Patient eine Gesichtsfeldeinschränkung bzw. eine Sehverschlechterung, wenn die Ablatio die Netzhautmitte betrifft (■ Abb. 19.7).

- **Klassifikation**

Die Einteilung der Aderhautmelanome erfolgt nach dem TNM-Schema (■ Tab. 19.2, ■ Tab. 19.3, ■ Tab. 19.4).

- **Diagnostik**

Die Diagnosestellung erfolgt mittels klinischer Untersuchung, insbesondere der Funduskopie. Man erkennt typischerweise einen solitären knoten- oder knollenförmig dunkelpigmentierten Tumor, der an jeder Stelle der Aderhaut vorliegen kann. Er wölbt die darüber liegende Netzhaut nach vorne. Bricht das Melanom durch die Bruch'sche Membran durch, so zeigt sich ein pilzartiges Bild. Differentialdiagnostisch müssen Aderhautblutungen, Hämangiome und Aderhautmetastasen abgegrenzt werden. Das Aderhautmelanom kann unterschiedliche Pigmentierungsgrade aufweisen. So gibt es beispielsweise auch völlig unpigmentierte Melanome (amelanotisches Melanom). Die Funduskopie wird ergänzt durch eine Sonographie und eine Diaphanoskopie. In unklaren Fällen kann eine Probebiopsie erfolgen, z. B. als Feinnadelbiopsie oder als Tumorbiopsie im Rahmen einer Vitrektomie. CT und NMR dienen der Behandlungsplanung.

- **Therapie**

Die Behandlung erfolgt abhängig von der Größe und Lokalisation des Tumors. Man strebt eine augenerhaltende Therapie an, auch wenn der Visus dabei sehr schlecht werden kann. Die Behandlung besteht in einer Zerstörung oder Entfernung des Tumors entweder mittels Brachytherapie mit Ruthenium- (Ru-106, β-Strahler) oder Iodkalotten (I-125, γ-Strahler), Resektion oder Protonenbestrahlung. Kleine Tumoren können ggf. auch mittels Laser koaguliert werden. Die Therapieplanung erfordert eine genaue Abschätzung der Größe des Aderhautmelanoms durch Ultraschall bzw. hochauflösende Kernspinaufnahmen. So können Tumo-

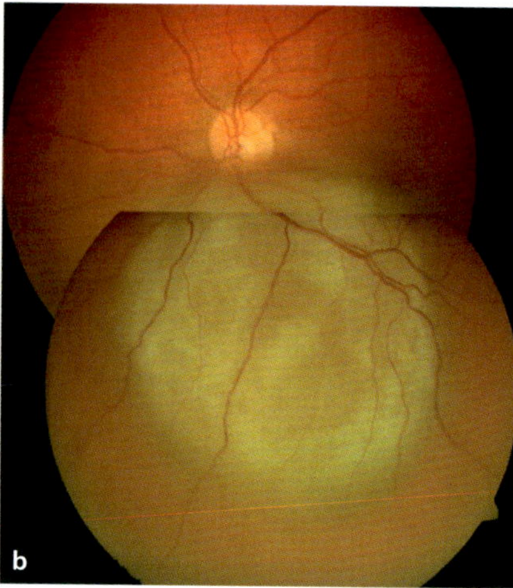

Abb. 19.7a,b Aderhautmelanome. **a** In diesem Fall hat sich das Melanom aus einem drusen-tragenden Nävus am temporalen Rand der Läsion entwickelt. **b** Optikusnahes Aderhautmelanom

ren nur dann sinnvoll mit einer Ru-Brachytherapie behandelt werden, wenn ihre Prominenz 6 mm nicht überschreitet. Andernfalls wird die Strahlendosis an der Sklera zu groß und es besteht das Risiko der Einschmelzung. Sind die Tumoren sehr groß und haben ggf. bereits die Augenwand durchbrochen, so muss das Auge in den meisten Fällen entfernt werden (Enukleation). Dabei wird der Augapfel von den Augenmuskeln und dem Sehnerv abgetrennt und durch einen intraorbitalen Platzhalter ersetzt, der an die Augenmuskeln angeschlossen wird. Später erfolgt über der bereits verheilten Bindehaut die Anpassung einer individuell angefertigten Skleralschale (»Glasauge«). In Fällen einer lokalen Invasion des Melanoms in die Orbita ist auch eine operative Ausräumung des gesamten Orbitainhaltes erforderlich (Exenteratio orbitae).

■ Prognose

Die Prognose eines Aderhautmelanoms hängt von der Größe des Tumors, seiner Lage und vom histologisch erkennbaren Differenzierungsgrad (Spindelzellen, Epitheloidzellen) ab. Neben diesen Faktoren sind aber ganz wesentlich seine zytogenetische und molekulargenetische Ausstattung. Große Tumoren und Tumoren mit Infiltration des Ziliarkörpers metastasieren häufiger als kleine Melanome und solche ohne Ziliarkörperbeteiligung. Tumoren mit einem ausdifferenzierten histologischen Zell-

bild in Form von Spindelzellen sind weniger aggressiv als undifferenzierte epitheloidzellige Tumoren. Tumoren mit einer Monosomie 3 im Tumor metastasieren wesentlich häufiger als solche mit einem normalen diploiden Chomosomensatz. Zur Prognoseabschätzung kann Tumormaterial in Form von Feinnadelbiopsien oder Biopsien mit einer Vitrektomie gewonnen werden und molekulargenetsich und zytogenetisch aufgearbeitet werden.

■ Komplikationen

Bei weit fortgeschrittenen Melanomen kann es neben der Metastasierung zu einer Einblutung in das Auge, zum rubeotischen Sekundärglaukom mit schmerzhafter Erblindung und zur Netzhautablösung kommen. Als Nebenwirkung der Strahlentherapie kann eine Strahlenretinopathie auftreten mit Makulaödem, Ischämien und Neovaskularisation sowie Optikusatrophie. Auch dann kann eine Erblindung auftreten.

> ❯ Aderhauttumoren wie Metastasen oder Melanome wachsen oft unbemerkt und werden dann zufällig festgestellt. Wenn sie Symptome verursachen, sind sie meistens schon relativ groß oder an ungünstiger Stelle gelegen.

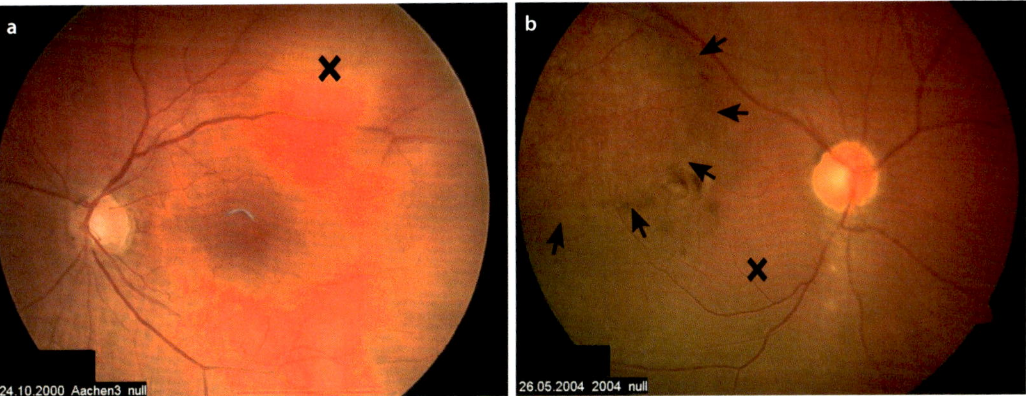

Abb. 19.8a,b Aderhauttumoren. **a** Aderhautmetastase bei einem Mammakarzinom. Das Kreuz markiert den eher wenig pigmentierten leicht prominenten Knoten in der oberen Gefäßstraße. **b** Aderhauthämangiom. Die Pfeile markieren den Rand des Tumors in der Aderhaut, der rotorange schimmert. Das Kreuz markiert die sekundäre Exsudationszone

19.5.3 Aderhautmetastasen

Aderhautmetastasen (Abb. 19.8) sind die häufigsten bösartigen intraokularen Tumoren beim Erwachsenen. Aderhautmetastasen treten meist beim Mammakarzinom und beim Bronchialkarzinom auf. Die Tumoren können völlig asymptomatisch sein, sie können aber auch je nach Lokalisation und je nach Ausmaß einer begleitenden exsudativen Amotio zu Sehverschlechterung und Gesichtsfeldausfällen führen. Man erkennt am Augenhintergrund einen Tumor unter der Netzhaut, der diese nach vorne in den Glaskörperraum buckelt. Die Metastasen sind kaum pigmentiert, angiografisch erkennt man manchmal tumoreigene Gefäße. Meist stellen sich die Patienten mit einem bekannten Primärtumor vor. Es kann sein, dass die Aderhautmetastase bei einer Routineuntersuchung des Augenhintergrundes auffällt und dann erst die internistische Untersuchung den Primärtumor ergibt. Dieser muss dann einer onkologischen Therapie zugeführt werden. Reagiert die Aderhautmetastase nicht auf die onkologische Systemtherapie so kann eine zusätzliche Bestrahlung erfolgen.

19.5.4 Aderhauthämangiom

Das Aderhauthämangiom (Abb. 19.8b) ist ein flach erhabener, die Netzhaut vorbuckelnder prinzipiell benigner Tumor der Aderhaut, der entsprechend seines Gefäßreichtums sehr rot imponiert. Er kann solitär auftreten oder im Rahmen eines **Sturge-Weber-Syndroms** als diffuses Aderhauthämangiom imponieren. In diesem Fall haben die Patienten meistens auch ein Hämangiom der Gesichtshaut (**Naevus flammeus**) oder Hämangiome an der Hirnhaut (▶ Kap. 7). Die Beschwerden sind abhängig von der Tumorgröße und seiner Lokalisation sowie der sekundären Exsudation in der Netzhaut. Die Diagnose erfolgt mittels Ultraschall und Angiographie. Charakteristisch ist die sehr frühe lokale Hyperfluoreszenz als Darstellung der Aderhautgefäße im Tumor. Therapiemöglichkeiten bestehen in der Verödung des Tumors mittels photodynamischer Therapie oder Rutheniumplaquebrachytherapie. Bei flachen Tumoren kann manchmal auch eine intensive Laserkoagulation ausreichend sein.

19.5.5 Okuläres Lymphom

Die intraokulären Lymphome (Abb. 19.9) gehen auf Proliferationen von B- oder T-Lymphozyten aus. Sie können ihren Ursprung in der Retina oder in der Aderhaut haben. Wesentlich ist, dass das okuläre Lymphom Teil eines ZNS-Lymphoms sein kann, sodass eine Fehleinschätzung des Augenbefundes möglicherweise zu einer folgenschweren

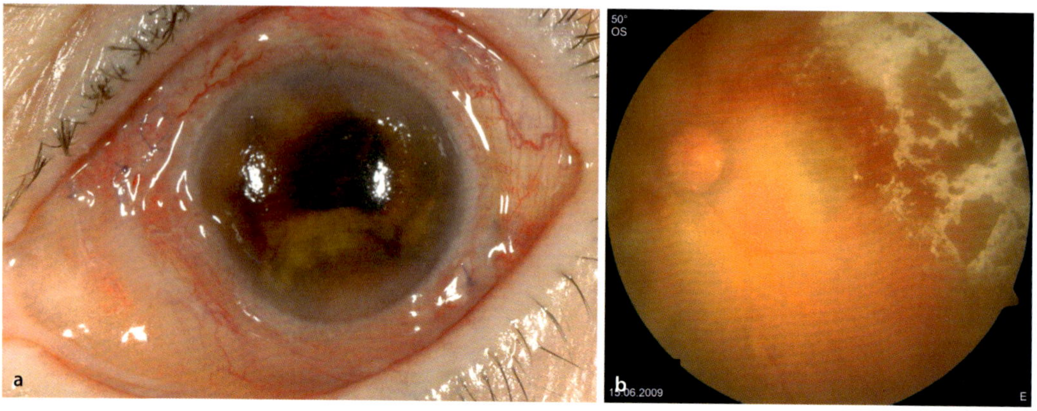

Abb. 19.9a,b Intraokulares Lymphom. **a** Irisbeteiligung mit pseudoentzündlichem Knoten und Reizzustand. **b** Subretinale Exsudation und vaskulitisches Erscheinungsbild. Das intraokulare Lymphom zeigt sich hier als schwere therapierefraktäre »Uveitis«, kann mit einer solchen verwechselt werden, was möglicherweise zu einer kritischen Verzögerung der richtigen Diagnose und Therapie führt

Verschleppung der eigentlichen Diagnose führen kann.

Das intraokulare Lymphom ist insgesamt selten und stellt nur etwa 1% der intraokularen Tumoren dar, jedoch haben 15–20 % der Patienten mit einem ZNS-Lymphom eine Augenbeteiligung. Meist handelt es sich um großzellige B-Zelllymphome.

Die Symptome bestehen in einer schmerzlosen Sehverschlechterung. Man findet bei der Untersuchung Glaskörpertrübungen oder andere Zeichen einer intermediären oder posterioren Uveitis. Manchmal findet man gelbliche knotenförmige Infiltrate unter der Netzhaut. Der Befund kann ein- oder beidseitig ausgeprägt sein. Da der Befund primär eher als Uveitis eingestuft wird, spricht man von einem Masqueradesyndrom. Die Diagnosesicherung gelingt am ehesten mit der Netzhaut-/Aderhautbiopsie, die im Rahmen einer Vitrektomie durchgeführt wird. Wichtig ist bei Verdacht auf ein okuläres Lymphom immer auch eine ZNS-Bildgebung einzuleiten, um eine Beteiligung des Gehirns auszuschließen. Die Therapie erfolgt über einen Onkologen bzw. Strahlentherapeuten mittels perkutaner Bestrahlung und/oder systemischer Chemotherapie.

19.6 Aderhautfehlbildungen

19.6.1 Aderhautkolobom

Das Aderhautkolobom ist Ergebnis eines fehlenden Schlusses des Augenbechers in der Embryonalentwicklung. Als Folge davon kann die Iris, aber auch die Aderhaut nicht vollständig geschlossen sein. Es verbleibt dann eine keilförmige Lücke im Gewebe, die als Kolobom sichtbar ist. Das Aderhautkolobom kann ganz unterschiedliche Ausmaße annehmen: es kann sehr peripher liegen und ist dann meist asymptomatisch; es kann aber auch bis an die Papille heranreichend. Dann kann der Visus eingeschränkt sein. Am Rand des Koloboms können manchmal Netzhautlöcher auftreten, die dann zu einer Amotio führen, die sehr schwer zu behandeln ist (► Abschn. 6.2.1).

> **Fallbeispiel**
>
> Ein 83-jähriger Patient kommt mit der Bitte um Verordnung einer neuen Lesebrille zum Augenarzt. Der stellt auch fest, dass die vorhandene Lesebrille nicht mehr den aktuellen Refraktionswerten entspricht und verordnet eine neue Lesebrille, bittet aber den Patienten noch einmal zur Untersuchung an die Spaltlampe. Hier fällt dem Augenarzt auf, dass die

Iris auf dem rechten Auge etwas verzogen ist und der Glaskörper zellig durchsetzt ist. Auch scheinen die episkleralen Blutgefäße rechts temporal etwas erweitert. Er bittet den Patienten eine Untersuchung des Augenhintergrundes durchzuführen, um diesen unklaren Befund besser einordnen zu können.

Bei der Fundusuntersuchung in Mydriasis fällt dann ein dunkler knotig konfigurierter Aderhauttumor temporal auf, der in den Ziliarkörper hineinzureichen scheint. Die Netzhaut liegt an. Der Tumor kann in der Ultraschalluntersuchung gut dargestellt werden. Unter dem dringenden Verdacht auf ein Aderhautmelanom erfolgt die Überweisung zur weiteren Abklärung und Versorgung in eine Augenklinik. Hier wird ein Aderhautmelanom mit einer Prominenz von 5 mm bei der Basis von 12 x 12 mm festgestellt, das in den Ziliarkörper eingebrochen zu sein scheint. Das Staging ergibt multiple Lebermetastasen. Der Patient verstirbt innerhalb von 3 Monaten.

Übungsfragen

1. Welche Infektionskrankheiten bzw. Erreger können zu einer Aderhautentzündung führen?
2. An welche Differentialdiagnose müssen Sie bei einem Bild einer therapierefraktären Uveitis posterior mit weißlichen chorioretinalen Infiltraten denken und welche Diagnostik müssen Sie einleiten?
3. Welche beiden bösartigen Aderhauttumoren sind beim Erwachsenen am häufigsten?
4. Welche Therapiemöglichkeiten bestehen beim malignen Melanom der Aderhaut?
5. Was sind die funduskopischen Kriterien eines malignen Melanoms der Aderhaut?

Lösungen ▶ Kap. 28

Sehnerv und Sehbahn

Niklas Plange

20.1   **Anatomische und physiologische Grundlagen**   – 292
20.1.1   Sehnervenkopf (Papille)   – 292
20.1.2   Anatomie der Sehbahn   – 293

20.2   **Spezielle Diagnostik**   – 294
20.2.1   Funduskopie des Sehnervs   – 294
20.2.2   Gesichtsfelduntersuchung   – 295
20.2.3   Pupillenreaktion   – 296
20.2.4   Farbsehen   – 296
20.2.5   Fluoreszenzangiographie   – 296
20.2.6   Visuell evozierte Potentiale (VEP)   – 297
20.2.7   Zerebrale Bildgebung (CT, MRT)   – 297

20.3   **Entwicklungsanomalien des N. opticus**   – 297

20.4   **Optikusatrophie**   – 299

20.5   **Heredodegenerative Erkrankungen des Sehnervs**   – 299

20.6   **Neuritis nervi optici**   – 300

20.7   **Ischämische Optikusneuropathie**   – 302

20.8   **Stauungspapille**   – 304

20.9   **Differentialdiagnose Papillenschwellung**   – 306

20.10   **Toxische Optikusneuropathie**   – 306

20.11   **Tumoren des Sehnervs**   – 307

20.12   **Verletzungen**   – 307

20.13   **Erkrankungen der Sehbahn, Topodiagnostik der Gesichtsfelddefekte**   – 307

P. Walter, N. Plange, *Basiswissen Augenheilkunde*,
DOI 10.1007/978-3-662-52801-3_20, © Springer-Verlag Berlin Heidelberg 2017

Erkrankungen des Sehnervs können isoliert oder als Manifestation einer neurologischen Grunderkrankung auftreten.

Die Optikusatrophie ist der möglich Endzustand vieler Erkrankungen des Sehnervs und ist mit ausgeprägten Sehdefekten bis zur Erblindung verbunden.

Die Neuritis nervi optici ist eine entzündliche Erkrankung des Sehnervs. Es zeigen sich Gesichtsfelddefekte, die sich über Monate zurückbilden. Es besteht eine Assoziation zur Multiplen Sklerose.

Die anteriore ischämische Optikusneuropathie (AION) ist eine akute Durchblutungsstörung der kurzen Ziliararterien. Wichtig ist die Abgrenzung der arteriitischen AION bei Arteriitis temporalis Horton.

Die Stauungspapille beschreibt eine beidseitige Papillenschwellung bei erhöhtem Hirndruck.

Läsionen im Bereich des Chiasma opticum (Kreuzung der nasalen Nervenfasern) führen zu heteronymen Gesichtsfelddefekten. Erkrankungen posterior des Chiasmas zu homonymen Gesichtsfelddefekten zur Gegenseite.

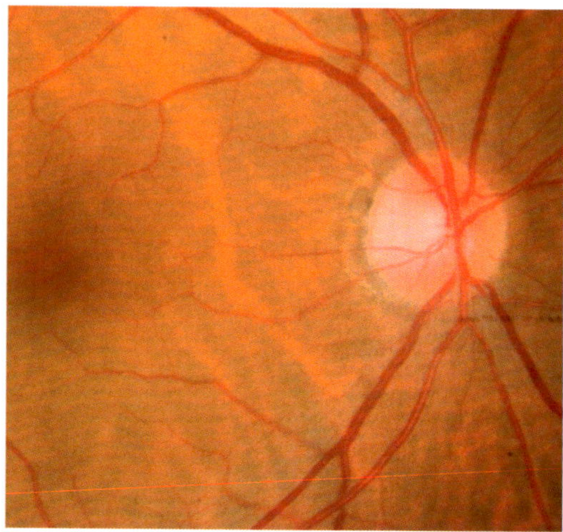

Abb. 20.1 Normales funduskopisches Bild des Sehnervens. Bei der Funduskopie zeigt der Sehnerv eine vitale rosa-orangene Farbe des neuroretinalen Randsaumes. Der Sehnerv liegt im Niveau der peripapillären Netzhaut, ist randscharf, die Gefäße der A. und V. centralis retinae befinden sich im Zentrum des Sehnervenkopfes

20.1 Anatomische und physiologische Grundlagen

20.1.1 Sehnervenkopf (Papille)

Der distale, in der Funduskopie sichtbare Anteil des N. opticus wird als Sehnervenkopf oder Papille bezeichnet (Abb. 20.1). Der Sehnervenkopf ist aus den Nervenfasern zusammengesetzt, die in der Ganglienzellschicht entspringen und über die Lamina cribrosa das Auge verlassen. Die Größe des Sehnervenkopfes liegt im Mittel bei etwa 2 mm^2 (1 bis 4 mm^2). Die Nervenfasern bilden am Sehnervenkopf den neuroretinalen Randsaum. Bei größerer Papille findet sich eine physiologische Exkavation (► Kap. 15).

> **Im Bereich der Papille fehlen die Photorezeptoren, wodurch im temporalen Gesichtsfeld der blinde Fleck resultiert.**

Der Sehnerv ist in der Orbita analog zu den Hirnhäuten von Bindegewebsschichten umgeben:

- der **Pia mater**, die den Sehnerv umgibt.
- die **Arachnoidea** folgt und bildet den **Subarachnoidalspalt** zur Pia mater. Der Subarachnoidalraum des Sehnervs kommuniziert mit dem des Gehirns, sodass eine intrakranielle Drucksteigerung auf den Sehnerv übertragen wird und eine Schwellung des Sehnervenkopfes (Papillenschwellung, »randunscharfe« Papille) resultiert.
- der **Dura mater.**

Die Gefäßversorgung des Sehnervenkopfes erfolgt vornehmlich über die kurzen hinteren Ziliararterieren, die den Zinn-Haller-Gefäßkranz um die Papille formieren. Kapillare der zentralen Netzhautarterien versorgen die oberflächliche Region der Nervenfaserschicht. Die A. centralis retinae aus der A. ophthalmica und V. centralis retinae verlaufen im Zentrum des Sehnervens.

Die V. centralis retinae zeigt häufig ein Pulsationsphänomen (spontaner Venenpuls). Der Venenpuls wird bestimmt vom Druckgradienten innerhalb des Auges zum Venenabflussdruck. Im Normalfall ist der Augendruck leicht höher als der Venendruck, sodass sich die Augendruckpulsationen auf die Vene übertragen (spontaner Venenpuls). Ist der Venenabflussdruck höher als der Augendruck, sistiert der Venenpuls.

Ein deutlich **erhöhter Venenabflussdruck** kann Hinweis sein auf:

- einen erhöhten Druckgradienten vor und hinter der **Lamina cribrosa** (z. B. bei Sehnervenschwellung, Glaukom);
- einen hohen **Hirndruck** (wegen des Durchtritts der V. centralis retinae durch den Subarachnoidalraum);
- einen hohen **Druck in der Orbita** (z. B. bei endokriner Orbitopathie).

Ein spontaner Puls der A. centralis retinae ist immer pathologisch. Er kann auftreten bei Zentralarterienverschluss oder massiv erhöhtem Augendruck (Glaukomanfall).

> ❯ Ein spontaner Venenpuls schließt einen erhöhten Hirndruck aus. Eine Pulsation der A. centralis retinae ist immer pathologisch.

20.1.2 Anatomie der Sehbahn

Die Sehbahn besteht aus vier Neuronen:

- 1. Neuron: **Photorezeptoren** (Stäbchen und Zapfen)
- 2. Neuron: **Bipolare Nervenzellen** der Netzhaut: Umschaltung und Weiterleitung der Impulse der Photorezeptoren zu den Ganglienzellen.
- 3. Neuron: **Ganglienzellen** der Netzhaut: Die Ganglienzellen bilden die Nervenfasern des Sehnervens (ca. 1,2 Millionen Nervenfasern), die das Auge über die Lamina cribrosa verlassen. Die Nervenfasern der Makula verlaufen im Zentrum des Sehnervens. Der N. opticus (markhaltige Nervenfasern nach Durchtritt durch Lamina cribrosa) tritt durch den Canalis opticus des Os sphenoidale in die Schädelhöhle ein und bildet mit dem kontralateralen N. opticus das Chiasma opticum an der Basis des Zwischenhirns. Im Chiasma opticum kreuzen die Nervenfasern der nasalen Netzhauthälfte und bilden den Tractus opticus (Nervenfasern der kontralateralen Gesichtsfeldhälfte). Der Tractus opticus enthält nun die Nervenfasern der korrespondierenden Netzhauthälften (d. h. rechter Tractus opticus enthält die Fasern der rechten Netzhauthälften beider Augen, was der

linken Gesichtsfeldhälfte entspricht) und erreicht im Corpus geniculatum laterale des Thalamus das 4. Neuron.

- 4. Neuron: Im Corpus geniculatum laterale erfolgt die Umschaltung auf **Geniculatumzellen**, die mit der Sehstrahlung (Radiatio optica) die Sehrinde des Okzipitalhirns erreichen.

Der Canalis opticus des Os sphenoidale ist eine runde Öffnung, durch die der Sehnerv in das Schädelinnere eintritt. Bei Schädelfrakturen mit Beteiligung des Canalis opticus besteht die Gefahr einer Kompression und Verletzung des Sehnervens durch Knochenfragmente. Eine Degeneration der Nervenfasern als Optikusatrophie kann resultieren.

Im Chiasma opticum an der Hirnbasis kreuzen die Nervenfasern der nasalen Netzhauthälfte. Der Traktus opticus ist der Teil der Sehbahn zwischen Chiasma und Corpus geniculatum laterale des Thalamus. Er enthält die Nervenfasern der kontralateralen Gesichtsfeldhälfte.

Die im Chiasma opticum kreuzenden Nervenfasern der nasalen Netzhauthälfte zeigen einen kurzen Verlauf zurück nach anterior, sodass eine Sehnervenläsion in der Nähe des Chiasmas einen temporalen Gesichtsfelddefekt des kontralateralen Auges zur Folge haben kann.

Einen schematischen Verlauf der Fasern des Sehnervens zeigt ▫ Abb. 20.2.

Die topographische Anatomie der Chiasmaregion ist wichtig für die Diagnose von möglichen Pathologien in diesem Bereich der Sehbahn. Es finden sich in Bezug auf das Chiasma folgende anatomische Strukturen:

- Nach inferior: Hypophyse
- Nach lateral: A. carotis interna, N. oculomotorius (III), N. abduzens (IV), N. ophthalmicus des Trigeminus (V1), N. maxillaris des Trigeminus (V2), Sympathikusfasern
- Nach posterior: III. Ventrikel
- Nach superior: A. cerebri anterior
- Perichiasmal: Sinucs cavernosus

> ❯ Im Chiasma opticum kreuzen die Nervenfasern der nasalen Netzhauthälfte, sodass im Tractus opticus die Nervenfasern der korrespondierenden Netzhauthälfte und damit der kontralateralen Gesichtsfeldhälfte zu finden sind.

Abb. 20.2 Verlauf der Fasern des Sehnervens. Die Nervenfasern der nasalen Netzhauthälften (d. h. jeweils temporales Gesichtsfeld) kreuzen im Chiasma opticum, es resultiert die bitemporale Hemianopsie (3). Eine Läsion der N. opticus führt zum einseitigen Sehverlust (1). Die Chiasma-nahe Läsion des Sehnervens kann wegen des kurzen Verlaufes von Nervenfasern nach anterior neben dem Sehverlust der betroffenen Seite auch einen temporalen Gesichtsfeldschaden am kontralateralen Auge zur Folge haben (2). (Aus Krieglstein 2000)

Die Sehrinde (visueller Cortex, Area striata, früher Area 17) findet sich am Okzipitalpol ober- und unterhalb der Fissura calcarina. Entsprechend der Kreuzung der Nervenfasern der nasalen Netzhauthälfte im Chiasma opticum ist die rechte Gesichtsfeldhälfte in der linken Gehirnhälfte repräsentiert und umgekehrt. Die Sehrinde ist retinotopisch organisiert, d. h. die Makularegion ist am Okzipitalpol dargestellt, die Netzhautperipherie weiter anterior. Die Makularegion nimmt entsprechend ihrer hohen Ganglienzelldichte eine größere Region ein. Die Fissura calcarina stellt eine horizontale Trennung dar: die obere Netzhauthälfte (d. h. untere Gesichtsfeldhälfte) ist oberhalb der Fissura calcarina repräsentiert. Die Sehrinde wird durch die A. cerebri posterior versorgt.

20.2   Spezielle Diagnostik

Neben der Visusprüfung und einer ausführlichen Organuntersuchung des Auges sind bei Erkrankungen des Sehnervens und der Sehbahn verschiedene neuroophthalmologische Untersuchungsmethoden

wichtig. Die weiterführende neuroophthalmogische Diagnostik ist im Kapitel Neuroophthalmologie dargestellt (▸ Kap. 23). Bei Verdacht auf neurologische Schädigungen der Sehbahn ist die konsiliarische Mitbehandlung durch die Neurologie notwendig.

Im Folgenden sind die wichtigsten Untersuchungen von Erkrankungen des Sehnervs und der Sehbahn dargestellt.

20.2.1 Funduskopie des Sehnervs

Bei der Funduskopie kann der Sehnervenkopf (Papille) beurteilt werden. Folgende Strukturen sollten untersucht und beschrieben werden:

- **Vitalität** der Papille: Die Papille ist bei Gesunden vital, d. h. orange-rosa gefärbt.
- **Randschärfe**: Der Sehnerv ist bei Gesunden randscharf, d. h. im Niveau gelegen.
- **Gefäße**: Im Zentrum finden sich die A. und V. centralis retinae mit ihren Aufzweigungen in die Netzhaut. Ein zilioretinales Gefäß kann als Abzweigung der A. centralis retinae aus dem neuroretinalen Randsaum entspringen. Das zilioretinale Gefäß versorgt das papillomakuläre Bündel der Nervenfasern und versorgt das Makula mit. Dies ist klinisch wichtig bei einem Zentralarterienverschluss mit Aussparung des Versorgungsgebietes des zilioretinalen Gefäßes. Hierdurch kann die zentrale Sehschärfe trotz der Durchblutungsstörung erhalten bleiben.
- **Neuroretinaler Randsaum**: Er bildet den Wall an vitalen Nervenfasern, die das Auge als Sehnerv verlassen.
- **Exkavation**: Zentral kann sich bei größeren Sehnerven eine physiologische Exkavation (Aushöhlung) befinden. Die Exkavation des Sehnervens wird klinisch als **Cup-to-disc-Ratio** (cup: Exkavation, disc: Größe des Sehnervenkopfes) angegeben (▸ Kap. 15).

Wichtige pathologische Veränderungen sind nun dargestellt:

- Eine **Papillenschwellung** zeigt ein Ödem des Sehnervens, die Papille ist nicht mehr randscharf, sondern prominent (**Abb. 20.3). Die

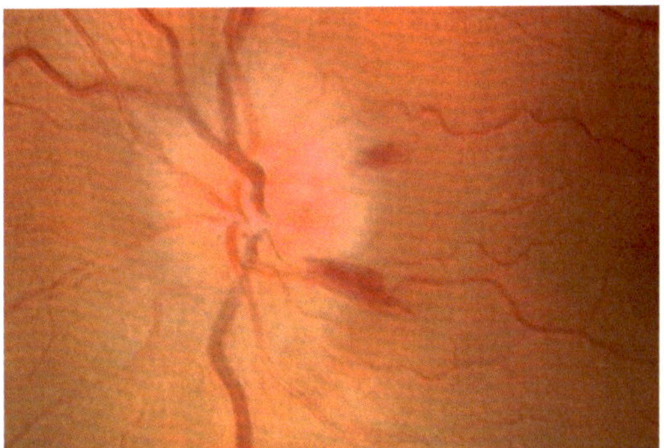

Abb. 20.3 Papillenschwellung. Eine Papillenschwellung zeigt einen randunscharfen Sehnervenkopf, d. h. der neuroretinale Randsaum ist wegen der Schwellung prominent. Papillenrandblutungen können auftreten. Der Begriff Papillenschwellung beschreibt einen klinischen Befund unabhängig von der Ursache

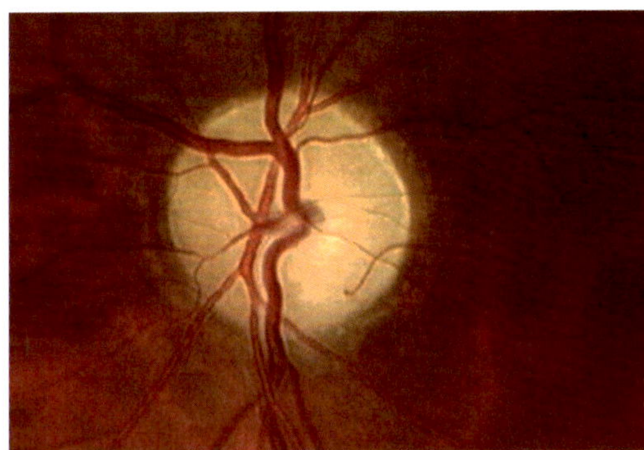

Abb. 20.4 Einfache Optikusatrophie. Bei der Optikusatrophie sieht man eine wachsgelbe blasse Papille. Es fehlt die rosa-orangene Farbe des vitalen neuroretinalen Randsaumes

häufigsten Ursachen einer isolierten Papillenschwellung ohne weitere pathologische Veränderungen am Auge sind der erhöhte Hirndruck (Stauungspapille), eine Entzündung (Papillitis) oder eine Durchblutungsstörung (anteriore ischämische Optikusneuropathie). Die Prominenz der Papille kann mittels direkter Ophtalmoskopie abgeschätzt werden. Das Ophthalmoskop wird auf die Papillenprominenz einerseits und die peripapilläre Netzhaut andererseits scharf eingestellt. Die Differenz der Dioptrien ergibt das Ausmaß der Prominenz (3 Dioptrien entsprechen 0,3 mm)

– Die **Optikusatrophie** (Abb. 20.4) mit einem wachsgelben blassen Sehnerv ist die Endstrecke vieler Erkrankungen des Sehnervens, wenn sie in einem vollständigen oder partiellen Untergang der Nervenfasern münden. Eine vollständige Optikusatrophie hat die Erblindung zur Folge.

– Die **glaukomatöse Exkavation** ist pathognomonisch für die glaukomatöse Optikusneuropathie (Abb. 20.5) und zeigt eine typische Aushöhlung des Sehnervenkopfes (▶ Kap. 15)

20.2.2 Gesichtsfelduntersuchung

Die Gesichtsfelduntersuchung ist eine der wichtigsten Basisuntersuchungen, um eine Schädigung des

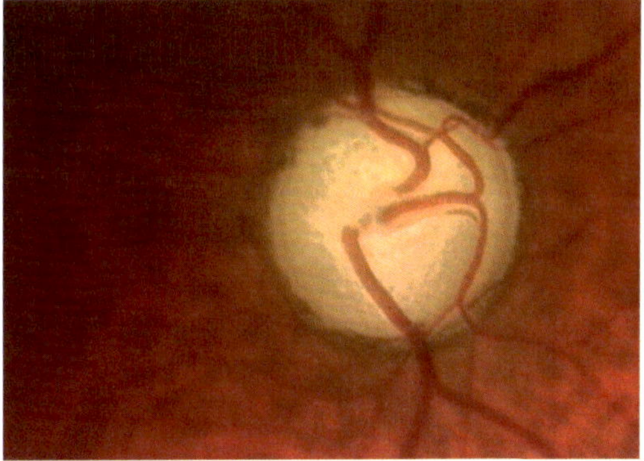

Abb. 20.5 Glaukomatöse Optikusatrophie. Die glaukomatöse Optikusatrophie ist gekennzeichnet durch eine tiefe Exkavation, d. h. Aushöhlung des Sehnervenkopfes. Bei der fortgeschrittenen glaukomatösen Exkavation sind typischerweise die Poren der Lamina cribrosa sichtbar. Diese Exkavation tritt nur beim Glaukom auf, muss jedoch von einer physiologischen Exkavation bei großem Sehnervenkopf abgegrenzt werden

Sehnervens oder der Sehbahn zu diagnostizieren. Die automatische Perimetrie kann mit den verfügbaren Teststrategien die Defekttiefe und das Ausmaß der Funktionsstörung quantifizieren. Die zentralen 30° des Gesichtsfeldes spielen hier eine besondere Rolle. Die Diagnose von Gesichtsfelddefekten der Sehbahn (neurologische Gesichtsfeld defekte) bedarf zusätzlich einer Gesichtsfelduntersuchung mittels dynamischer Goldmann-Perimet-

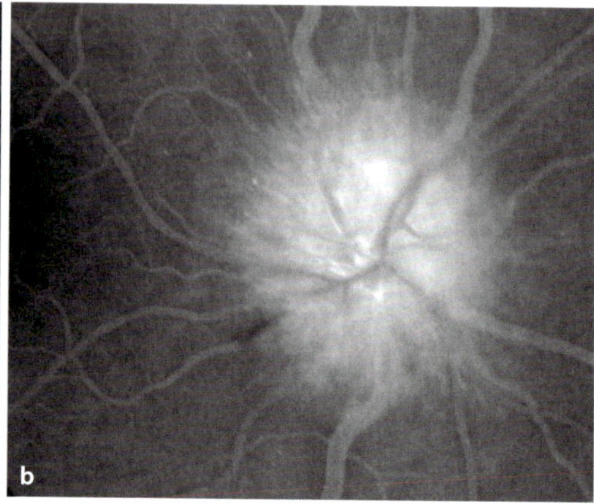

Abb. 20.6a,b Angiographie des Sehnervens. **a** Normales Fluoreszenzmuster des Sehnervens ohne Leckagephänomen. **b** Die Fluoreszenz-Angiographie stellt die erhöhte Permeabilität der Gefäße

rie, da die Außengrenzen besonders gut zur Darstellung kommen.

20.2.3 Pupillenreaktion

Die Untersuchung der Pupillenreaktionen ist essentieller Bestandteil der Diagnostik von Sehnervenerkrankungen. Jede Erkrankung des Sehnervens kann zu einer verzögerten Reaktion auf dem betroffenen Auge führen. Der wechselseitige Beleuchtungstest (*Swinging-flashlight-Test*) deckt ein relatives afferentes Defizit durch eine verzögerte Pupillenkonstriktion des betroffenen Auges auf (siehe auch Kapitel Untersuchungsmethoden). Ein relatives afferentes Defizit ist besonders typisch bei allen entzündlichen Sehnervenerkrankungen (Neuritis nervi optici).

20.2.4 Farbsehen

Sehnervenerkrankungen führen typischerweise zu Farbsinnstörungen. Diese können mit verschiedenen Farbsehtests diagnostiziert werden (▸ Kap. 1).

Entzündliche Erkrankungen des Sehnervens (z. B. Neuritis nervi optici) führen zu einer Abschwächung der Rotwahrnehmung auch bei noch gut erhaltener zentraler Sehschärfe. Eine einfache klinische Methode ist der Vergleich eines Objektes mit roter Farbe durch das betroffene und nicht-betroffene Auge des Patienten. Der Patient berichtet über die blasse Farbe bzw. gräuliche Wahrnehmung der roten Farbe auf dem betroffenen Auge.

20.2.5 Fluoreszenzangiographie

Die Fluoreszenzangiographie (▸ Abb. 20.6) stellt die Durchblutungssituation und die Dichtigkeit der Gefäße am Augenhintergrund (▸ Kap. 17) und am Sehnerv dar. Der Farbstoff Fluoreszein-Natrium wird in die Vene injiziert, anschließend wird die Verteilung des Farbstoffs und ein möglicher Austritt aus den Gefäßen bei erhöhter Permeabilität durch Einzelaufnahmen oder als Film aufgenommen. Fluoreszenz beschreibt das Phänomen der Emittierung des Lichts längerer Wellenlänge nach Anregung von kurzwelligem Licht. Fluoreszein hat sein Absorptionsmaximum im blauen Licht (Wellenlänge 490 nm) und emittiert im grünen Spektrum (530 nm). Erkrankungen des Sehnervs können mit einer erhöhten Permeabilität der Gefäße verbunden sein (z. B. Papillenschwellung), dies lässt sich mit einer vermehrten Fluoreszeinleckage des Sehnervs darstellen. Eine Durchblutungsstörung (ischämische Optikusneuropathie) kann als Hypofluoreszenz (keine Gefäßdarstellung) auffallen.

20.2.6 Visuell evozierte Potentiale (VEP)

Die Erfassung von visuell evozierten Potentialen (■ Abb. 20.7) misst die Leitungsfähigkeit des Sehnervens. Bei dieser elektrophysiologischen Methode wird ein Lichtreiz präsentiert (Blitz oder Schachbrettmuster), Elektroden am Okzipitalpol messen ein Summenpotential aus dem visuellen Kortex. Das VEP-Signal besteht aus der Abfolge mehrerer Wellen, wobei vor allem die P100-Amplitude und Latenz betrachtet wird. Eine reduzierte Amplitude deutet auf einen Sehnervenschaden hin (geringere Stärke des Signals, z. B. bei anteriore ischämischer Optikusneuropathie). Eine verlängerte Latenz zeigt eine Leitungsverzögerung an (typischerweise bei Neuritis nervi optici). Bei einer Optikusatrophie ist das Signal ausgelöscht.

20.2.7 Zerebrale Bildgebung (CT, MRT)

Die zentrale Bildgebung ist bei jedem Defekt der Sehbahn notwendig, um zerebrale Erkrankungen (z. B. Tumoren, Blutungen, Ischämie, Trauma) zu diagnostizieren. Die Kernspintomographie (MRT) stellt insbesondere Weichteilläsionen des Gehirns dar, die zerebrale Computertomographie (CCT) hat für knöcherne Läsionen eine hohe Auflösung. Die Darstellung von Veränderungen im Bereich der Orbita, des Canalis opticus und des Chiasma sollte als Feinschichtung mit hoher Auflösung erfolgen.

20.3 Entwicklungsanomalien des N. opticus

■ **Klinisches Bild**

Angeborene Anomalien des Sehnervens stellen häufig einen Zufallsbefund dar und sind mit variablen und zum Teil nur geringen Gesichtsfelddefekten oder Sehminderungen verbunden. Sie können ein- oder beidseitig auftreten. Eine Herausforderung stellt jedoch die Diagnose einer zusätzlichen Sehnervenerkrankung bei bestehender Sehnervenanomalie dar. Daher sollte eine Sehnervenanomalie ausführlich dokumentiert werden.

Im Folgenden sind die wichtigsten Entwicklungsstörungen des Sehnervens dargestellt:

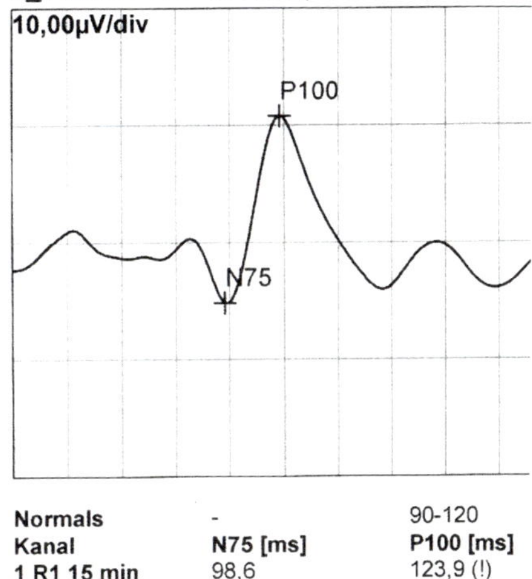

Normals	-	90-120
Kanal	N75 [ms]	P100 [ms]
1 R1 15 min	98,6	123,9 (!)

■ **Abb. 20.7** Visuell evozierte Potentiale (VEP). Mit dem VEP lässt sich die Funktion des Sehnervens anhand einer typischen Wellenform der Antwort auf Blitzreize oder auf Schachbrettmusterumkehrreize messen. Es wird typischerweise die Latenz und die Amplitude der P100-Komponente des VEP bestimmt. Die Latenz liegt normalerweise bei ca. 100 ms, die Amplitude zeigt deutliche interindividuelle Schwankungen

— **Makropapille und Mikropapille**: anomale Größe des Sehnervenkopfes, meist ohne funktionelle Defekte. Eine Makropapille ist mit einer physiologischen Exkavation (Aushöhlung des Sehnervens) verbunden und muss von einer glaukomatösen Exkavation abgegrenzt werden (► Kap. 15).

— **Hypoplasie und Aplasie des Sehnervens**: Unterentwicklung bzw. fehlende Anlage des Sehnervens, sehr selten. Es bestehen variable Gesichtsfelddefekte und Sehstörungen. Assoziation mit Anomalien von zentralem Nervensystem und Auge möglich.

— **Kolobome** (Spaltbildungen) des Sehnervens (■ Abb. 20.8): unvollständiger Schluss der Augenbecherspalte. Kolobome können neben dem Sehnervend auch als Netzhaut und Aderhautkolobome auftreten. Es bestehen variable Gesichtsfelddefekte und Sehstörungen. Assoziation mit Anomalien von zentralem Nervensystem und Auge möglich. Eine Maximalform stellt die **Morning-glory-Papille** dar, die mit erheblicher Visusminderung verbunden ist.

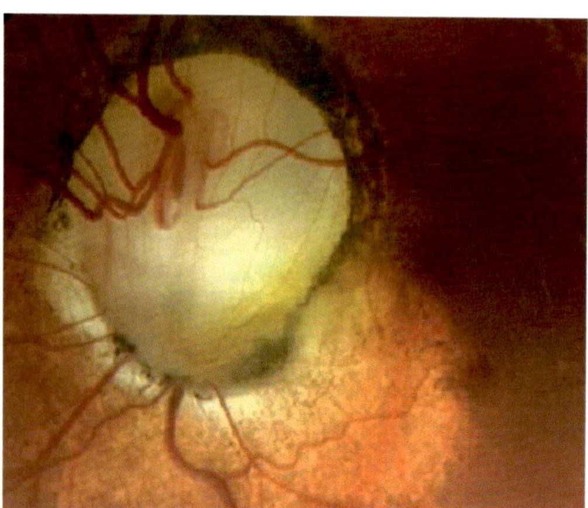

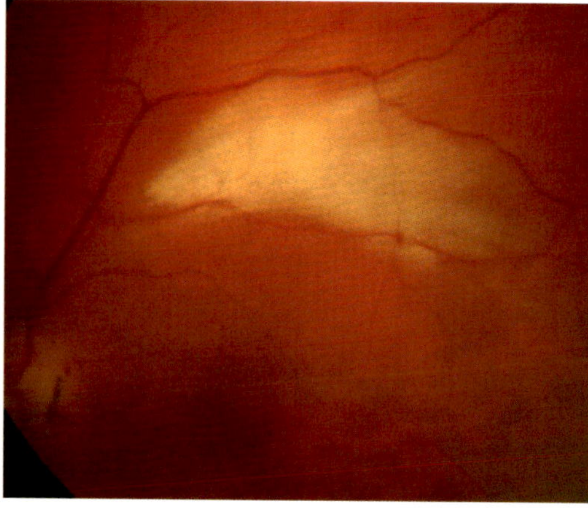

■ **Abb. 20.8** Sehnervkolobom. Das Kolobom des Sehnervens zeigt einen deutlich atypischen Sehnervenkopf, der Verlauf der Gefäße und der neuroretinale Randsaum ist klinisch schwer zu beschreiben. Es bestehen variable, meist ausgeprägte Gesichtsfelddefekte

■ **Abb. 20.9** Striae medullares – markhaltige Nervenfasern. Die Striae medullares sind markhaltige Nervenfasern die sich am Augenhintergrund eindrucksvoll darstellen. Gesichtsfelddefekte bestehen meist nicht

— Die **Grubenpapille** (englisch: *pit of the optic disc*) stellt sich als gräuliche Vertiefung am Rand des Sehnervens dar. Eine seröse Abhebung der Netzhaut und choroidale Neovaskularisation sind möglich.

— **Markhaltige Nervenfasern** (Striae medullares, ■ Abb. 20.9): Die Nervenfasern sind normalerweise ab der Lamina cribrosa mit Myelinscheiden versehen. Markhaltige Nervenfasern im Augeninnern stellen sich als weiße, streifenartige, lokalisierte Trübungen dar. Die auffällige Veränderung ist nicht mit funktionellen Defekten assoziiert.

— **Schräger und gedrehter (englisch: tilted optic nerve head) Sehnerv**: Der Sehnerv ist hierbei schräg bzw. gedreht mit dem Auge verbunden. Die häufige Veränderung kommt meist bei Myopie und größerem Bulbus vor. Die Bewertung des neuroretinalen Randsaums (▶ Kap. 15) ist erschwert. Gesichtsfelddefekte sind möglich. Die Veränderungen sind häufig mit einem **Konus**, einer peripapillären halbmondförmigen Atrophiezone mit Pigmentanomalien verbunden.

— **Drusenpapille**: Es handelt sich um kalzifizierte Hyalinkörperchen, die im Sehnervenkopf eingelagert sind. Die Veränderungen sind meist beidseitig und autosomal-dominant vererbt.

Die Drusen zeigen sich im Fundus als glasige, körnige Veränderungen im neuroretinalen Randsaum. Die Diagnose erfolgt durch die Darstellung der Autofluoreszenz der Drusen und eines einer Hyperreflektivität mit Schallschatten in der Ultraschalluntersuchung. In der Kernspintomographie (MRT) kommen die Drusen als hyperintense Strukturen im Sehnerven zur Darstellung. Gesichtsfelddefekte sind möglich, in seltenen Fällen fortschreitend durch eine Druckatrophie der Nervenfasern.

> **Die Drusenpapille ist eine wichtige Differentialdiagnose der Papillenschwellung. Die ophthalmologische Diagnose der Drusenpapille kann aufwendige neurologische Untersuchungen vermeiden (Ausschluss Stauungspapille) (■ Abb. 20.10).**

— **Bergmeisterpapille**: posteriores Residuum der A. hyloidea. Die A. hyloidea ist ein embryonales Gefäß des Glaskörpers, das sich normalerweise vollständig zurückbildet. Keine Gesichtsfelddefekte.

■ **Therapie**

Eine Therapieoption der Entwicklungsanomalien des Sehnervs besteht nicht. Meist sind die funk-

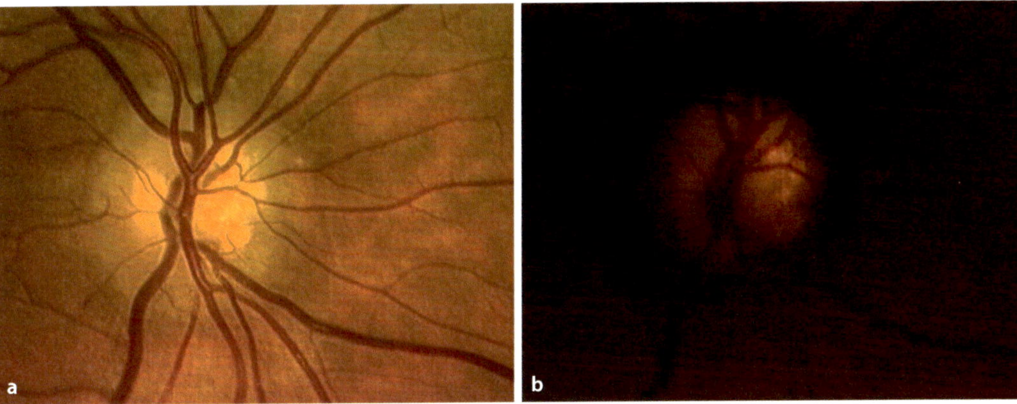

Abb. 20.10a,b Drusen des Sehnervens. **a** Drusen des Sehnervs können als Papillenschwellung imponieren und müssen von dieser abgegrenzt werden. **b** In der Autofluoreszenzaufnahme leuchten die Drusen deutlich auf

tionellen Defekte nicht fortschreitend. In einzelnen Fällen kann bei Verschlechterung der Gesichtsfelddefekte eine Augendrucksenkung auf niedrig normale Werte zur Verbesserung der Durchblutungssituation sinnvoll sein.

20.4 Optikusatrophie

■ **Klinisches Bild**

Der blasse, wachsgelbe Sehnerv ist das funduskopische Bild der Optikusatrophie. Bei vollständiger Optikusatrophie besteht ein Verlust Lichtwahrnehmung. Eine partielle Optikusatrophie ist ein lokalisierter bzw. teilweise stattgehabter Untergang der Nervenfasern des Sehnervs. Es besteht eine restliche Sehfunktion, die dem Ausmaß der Schädigung entspricht. Die Optikusatrophie ist die mögliche Endstrecke von allen Erkrankungen des Sehnervs und erlaubt i. d. R. keinen Rückschluss auf die Ursache. Diese muss als klinische Diagnose unter Berücksichtigung der Anamnese gestellt werden. Die glaukomatöse Optikusatrophie mit der pathognomonischen vollständigen Exkavation erlaubt hingegen als einzige Optikusatrophie eine eindeutige Blickdiagnose (siehe Kapitel Glaukom).

Eine sekundäre Optikusatrophie kann vorkommen als:

- **Aufsteigende Optikusatrophie** bei Netzhauterkrankungen (z. B. nach Zentralarterienverschluss, bei Retinitis pigmentosa)
- **Absteigende Optikusatrophie** bei Schädigung des Sehnervens und der Sehbahn durch Kompression (z. B. Blutung, Tumor), neurologischen Erkrankungen, und Trauma.

■ **Therapie**

Die Therapie richtet sich nach der Ursache der Optikusatrophie. Bei einer partiellen oder vollständigen Optikusatrophie ist der jeweilige funktionelle Defekt keiner Therapie zugänglich. Jede Therapie zielt auf eine Vermeidung eines zusätzlichen Nervenfaserschadens ab.

20.5 Heredodegenerative Erkrankungen des Sehnervs

■ **Klinisches Bild**

Angeborene Degenerationen des Sehnervs sind selten und beruhen auf einen genetischen Defekt. Sie treten meist bilateral auf. Die Optikusatrophie ist verbunden mit einer meist deutlichen Sehminderung. Es besteht eine Assoziation zu neurologischen Erkrankungen, Speicherkrankheiten, Syndromen.

Folgende heredodegenerative Optikusatrophien sind (entsprechend der Erbgänge) möglich, die hereditäre Leber-Optikusneuropathie ist besonders wichtig:

- **Autosomal-dominante Optikusatrophie** (nach Kjer, juvenile Optikusatrophie)
- **Autosomal-rezessive Optikusatrophie**

- **X-chromosomal-rezessive Optikusatrophie**
- **Optikusatrophie bei Neurodegenerationen bzw. mit systemischer Beteiligung** (z. B. Friedreich Ataxie, Wolfram-Syndrom, Behr-Syndrom)
- **Hereditäre Leber-Optikusneuropathie**: Die seltene, bilaterale Optikusatrophie wird durch Mutationen der mitochondrialen DNA verursacht. Die mitochondriale DNA wird ausschließlich durch die Mutter vererbt, sodass die Mutter die Erkrankung an alle Nachkommen weitergibt, die Männer können die Erkrankung nicht vererben. 3 Punktmutationen (MTND4, 6, und 1) sind für die meisten Erkrankungen verantwortlich, die Penetranz liegt bei Männern bei 50%, bei Frauen bei 10%. Am meisten sind daher junge Männer betroffen. Das klinische Bild zeigt akut eine Papillenschwellung mit Teleangiektasien (Gefäßerweiterungen) ohne Leckage in der Fluoreszeinangiographie. Das zweite Auge ist meist innerhalb von Wochen betroffen. Es resultiert einen Optikusatrophie mit einer Visusminderung auf 0,1.

> Bei einer beidseitigen Papillenschwellung mit Optikusatrophie (klinisches Bild einer beidseitigen Neuritis nervi optici) bei jungen Männern muss an eine hereditäre Leber-Optikusneuropahtie gedacht werden.

- **Diagnostik**

Die Diagnostik umfasst neben den Untersuchungen, die bei allen Erkrankungen des Sehnervens notwendig ist, insbesondere eine interdisziplinäre Abklärung inklusive Neurologie, sowie eine Familienanamnese mit Erstellung eines Stammbaumes und molekulargenetische Untersuchungen (Humangenetik).

- **Therapie**

Ein therapeutischer Ansatz besteht in der Gabe von Idebenone, einem Wirkstoff, der in den oxidativen Stoffwechsel in Mitochondrien eingreift. Die genetische Beratung ist bei Wunsch der Betroffenen wichtig.

20.6   Neuritis nervi optici

- **Klinisches Bild**

Eine Entzündung des Sehnervs (Neuritis nervi optici) kann klinisch in 3 Formen auftreten:

- als **Retrobulbärneuritis** ohne Fundusveränderungen und einem unauffälligem Sehnerv.
- als **Papillitis** mit Papillenschwellung, wenig peripapilläre Blutungen.
- als **Neuroretinitis** mit Makulastern (intraretinale Exsudate) und Papillitis.

Die Neuritis nervi optici tritt auf bei Patienten meist im Alter von 10 bis 45 Jahren, in 2/3 der Fälle sind Frauen betroffen. Rezidive sind möglich, klinisch wichtig ist die mögliche Assoziation mit der Multiplen Sklerose.

Die typischen klinischen Symptome der Neuritis nervi optici sind:

- eine plötzliche, meist einseitige Visusminderung,
- Augenbewegungsschmerzen, periorbitale Schmerzen,
- herabgesetztes Farbsehen,
- positive visuelle Phänomene,
- Uthoff-Phänomen: Visusherabsetzung bei Erhöhung der Körpertemperatur (z. B. Anstrengung),
- Pulfrich-Stereophänomen: Störung der Tiefenwahrnehmung.

- **Pathogenese**

Folgenden Ursachen einer Neuritis nervi optici sind möglich:

- Idiopathisch
- Assoziation mit Multipler Sklerose
- Bei Autoimmunerkrankungen, Vaskulitiden, Sarkoidose
- Infektiöse Genese: Syphilis, Borreliose, Tbc, Virusinfektionen (Herpesviren, Masern, Mumps, Röteln), Pilzinfektionen. Eine Neuritis kann als immunologisches Phänomen parainfektiös ablaufen.
- Entzündungen der Nasennebenhöhlen, Orbita, Meningen (z. B. Wegener-Granulomatose, fortgeleitete Infektionen)
- Intraokulare Entzündungen
- Leukämie, Lymphome

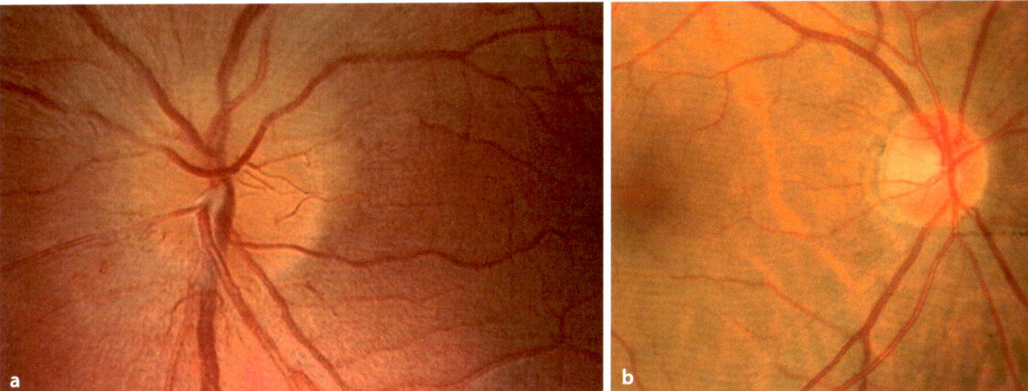

Abb. 20.11a,b Papillitis. Bei einer Papillitis findet man eine Papillenschwellung, hingegen findet sich bei der Retrobulbär-neuritis ein unauffälliger Sehnervenbefund

Diagnostik

Neben der ausführlichen ophtalmologischen Diagnostik und Anamnese sind folgende Untersuchungen notwendig (**Abb. 20.11**):

- **Visus und Gesichtsfeld**: Es zeigt sich eine Visusuminderung auf meist 0,1 bis 0,5, die sich über wenige Tage entwickelt hat. Variable Gesichtsfelddefekte sind möglich, als geringgradige relative Defekte über ausgedehnte absolute Skotome (z. B. Zentrozökalskotom → papillemakuläres Bündel, altitudinale Defekte, Bogendefekte).
- **Farbsehen**: Typisch ist die Abschwächung der Rotwahrnehmung bei Neuritis nervi optici.
- **Fundusuntersuchung**: Bei einer Retrobulbärneuritis zeigt sich ein unauffälliger Fundusbefund, bei einer Papillitis findet man eine Papillenschwellung mit meist wenig Blutungen, bei einer Neuroretinitis zeigen sich einen Papillenschwellung und ein Makulastern mit tiefen, kristalloid imponierenden retinalen Exsudaten.
- **Visuell evozierte Potentiale** (VEP): Das VEP zeigt eine Latenzverzögerung als Zeichen der entzündlich bedingten Leitungsstörung.
- **Optische Kohärenztomographie (OCT)**: Die Dicke der neuroretinalen Nervenfaserschichtdicke (RNFL retinal nerve fiber layer) ist nach einer Neuritis um ca. 20% vermindert.
- **Neuroophthalmologische Diagnostik**: Je nach klinischem Bild sind weiterführende neuro-ophthalmologische Untersuchungen mit Darstellung der Motilität mit der Frage Paresen (N. III, IV, VI) und supranukleäre Motilitätsstörungen (▶ Kap. 23) notwendig. Die neuroophtalmologische Diagnostik zielt auf weitere Manifestationen der Multiplen Sklerose ab.
- **Magnetresonanztomographie (MRT)**: Bei jeder Neuritis sollte eine zentrale Bildgebung mittels MRT erfolgen. Besonderes Augenmerk liegt auf der Identifizierung von MS-typischen Läsionen (Entmarkungsherde).
- **Labordiagnostik**: Die Labordiagnostik umfasst einerseits immunologische Parameter (CRP, BSG, ANA, ANCA, RhF, anti-CCP, ACE, ILII, Proteinelektrophorese), Differentialblutbild (Ausschluss Leukämie), den Ausschluss einer Tuberkulose (Quantiferon-Test), Serologische Untersuchungen (immer Borrelien, Lues, weitere Erreger nach Klinik/Einzelfall) und Virologische Untersuchungen.
- **Neurologie**: Eine interdisziplinäre Mitbeurteilung durch die Neurologie mit Bildgebung und ggf. Liquorpunktion muss bei jeder Neuritis nervi optici erfolgen.

> Bei der Retrobulbärneuritis findet sich eine Visusminderung bei unauffälligem Fundusbefund (»Patient sieht nichts, Arzt sieht nichts«).

▪ Neuritis nervi optici bei Kindern

Die Neuritis tritt meist als Papillitis auf und häufiger beidseitig. Als Ursache ist die Neuritis mit einem vorausgegangenen fieberhaften Infekt (Masern, Mumps, Röteln, Ebstein-Barr-Virus, Pertussis = Keuchhusten) assoziiert.

▪ Neuritis nervi optici und Multiple Sklerose (MS)

Es besteht eine wichtige Assoziation einer Neuritis nervi optici (meist Retrobulbärneuritis) mit der Multiplen Sklerose (MS, Encephalitis disseminata). Die möglichen neuroophthalmologischen Befunden neben der Neuritis nervi optici sind im Kapitel Neuroophthalmologie dargestellt. Nach klinischen Kriterien liegt das Risiko an einer MS zu erkranken bei einer Neuritis nervi optici bei 50% nach 15 Jahren. Bei einer Neuritis mit unauffälligem MRT liegt das Risiko bei 25%, bei auffälligem MRT bei 70% nach 15 Jahren.

Bei etwa 25% der Patienten mit MS ist die Neuritis nervi optici das erste Symptom.

▪ Neuritis und Neuromyelitis optica, Devic-Syndrom

Die Neuromyelitis optica ist gekennzeichnet durch Optikusneuritiden und Myelitiden infolge langstreckiger Rückenmarksläsionen, die mit milden Symptomen bis hin zur Tetraplegie verbunden sind. Die Erkrankung erfolgt schubweise. Die Optikusneuritiden treten meist beidseitig auf, mit schlechtem Visus und zeigen eine schlechte Rückbildung und hohe Rezidivneigung. In der Blutuntersuchung können Aquaporin-4-Antikörper nachgewiesen werden. Die Diagnose und Therapie erfolgt interdisziplinär in Zusammenarbeit mit der Neurologie.

▪ Therapie

Die Therapie der Neuritis nervi optici besteht in einer Hochdosissteroidtherapie (1 g Methylprednisolon täglich über 3 Tage, dann Ausschleichen). Eine niedrigdosierte Steroidtherapie erhöht das Risiko von Rezidiven. Ohne Therapie ist das funktionelle Endergebnis nach 1 Jahr gleich, unter Hochdosissteroidtherapie ist die Rehabilitation schneller. Bei fehlender Visusverbesserung unter Hochdosissteroidtherapie ist eine Plasmapherese möglich. Die

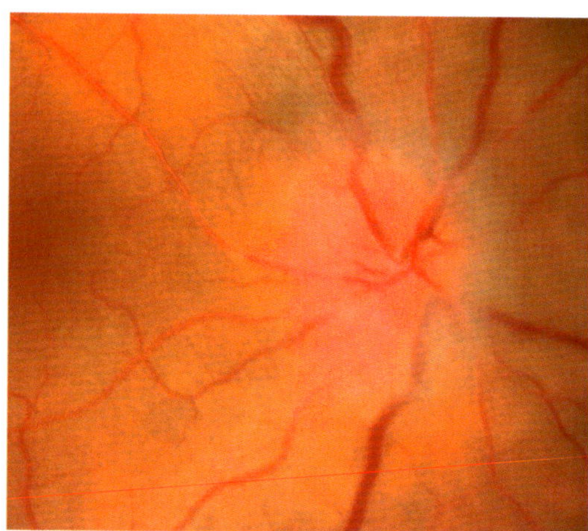

◘ Abb. 20.12 Anteriore ischämische Optikoneuropathie (AION). Die anteriore ischämische Optikusneuropathie ist gekennzeichnet durch eine blasse Papillenschwellung, die sich häufiger asymmetrisch (oben versus unten) darstellt

Plasmapherese ist eine Austauschbehandlung, bei der Plasmaproteine vom Plasma des Patienten abfiltriert werden.

▪ Prognose

Die Visusprognose einer erstmaligen Neuritis nervi optici ist gut, die deutliche bis fast vollständige Rückbildung der Visus- und Gesichtsfelddefekte erfolgt über Monate. Bei den meisten Patienten zeigt sich jedoch bereits nach 2 Wochen mit und ohne Therapie eine Visusbesserung. Bei den meisten Patienten persistieren Defekte des Farb- und Kontrastsehens. Rezidivierende Neuritiden können zur Optikusatrophie führen.

20.7   Ischämische Optikusneuropathie

▪ Definition

Die anteriore ischämische Optikusneuropathie (AION) ist eine akute Durchblutungsstörung des Sehnervs, die auf eine Insuffizienz bzw. Verschluss der kurzen hinteren Ziliararterien zurückgeführt wird (◘ Abb. 20.12). Die Durchblutungsstörung führt zu einer Papillenschwellung verbunden mit einer Visusminderung bzw. Gesichtsfeldschaden.

Die ischämische Optikusneuropathie kann in 2 Formen auftreten:

- als **nicht-arteriitische (arteriosklerotische) AION,**
- als **arteriitische AION**: im Rahmen einer Riesenzellarteriitis (A. temporalis Horton).

■ Klinisches Bild

Die anteriore ischämische Optikusneuropathie führt zu einer Papillenschwellung, die sich typischerweise sektoriell betont darstellt mit streifigen Blutungen. Die ischämische Papillenschwellung ist mit einem Gesichtsfelddefekt (typischerweise horizontal begrenzt) und einer meist erheblichen Visusminderung verbunden. Im Verlauf führt die ischämische Optikusneuropathie zu einer partiellen oder vollständigen Optikusatrophie. Seltener kann die ischämische Optikusneuropathie als posteriore ischämische Optikusneuropathie ohne Papillenschwellung auftreten.

■ Risikofaktoren

Die ischämische Optikusneuropathie ist eine Gefäßerkrankung, die sich auf die kleinen Gefäße bezieht (»small vessel disease«). Die arteriosklerotische AION wird durch vaskuläre Risikofaktoren verursacht (arterielle Hypertonie, Diabetes mellitus, erhöhte Blutfette, Nikotinabusus, nächtliche Hypotension). Die arteriitische AION wird durch die Riesenzellarteriitis, M. Horton verursacht. Ein erhöhtes Risiko für eine AION besteht zudem neben den systemischen vaskulären Risikofaktoren bei:

- **Papillenanomalien** wie Mikropapillen, Drusenpapillen
- **Papillenschwellung** anderer Ursache
- **Erhöhtem Augeninnendruck**
- **Retrobulbäranästhesie, orbitale Drucksteigerungen**

■ Diagnostik

Neben der ausführlichen ophtalmologischen Diagnostik und Anamnese sind folgende Untersuchungen notwendig:

- **Visus und Gesichtsfeld**: Die Patienten haben meist eine erhebliche Visusminderung und ausgedehnte absolute Skotome im Gesichtsfeld. Der typische Gesichtsfeldbefund ist ein altitudinaler Gesichtsfelddefekt der oberen oder unteren Hemisphäre.

- **Fundusuntersuchung**: Die AION zeigt einer blasse, häufig asymmetrische, sektorförmige Papillenschwellung mit Blutungen.
- **Fluoreszeinangiographie**: Es zeigt sich eine frühe sektorielle Hypofluoreszenz mit zügiger massiver Gefäßleckage des Sehnervs aufgrund des Gefäßschadens. Die Passagezeiten sind verlängert.
- **Visuell evozierte Potentiale** (VEP): Das VEP zeigt typischerweise eine verminderte Amplitude.
- **Labordiagnostik**: Im Vordergrund der ersten Labordiagnostik steht der Ausschluss bzw. die Identifizierung einer Arteriitis temporalis mittels BSG und CRP. Weitere Laboruntersuchungen beziehen sich auf die vaskulären Risikofaktoren (HBA1c, Blutzucker, Blutfette, Differentialblutbild)
- **Arteria-temporalis-Biospie**: Bei der Verdacht auf eine Arteriitis sollten einer Biopsie der Temporalarterie (Schläfe) erfolgen. Diese kann in Lokalanästhesie als kleiner chirurgischer Eingriff realisiert werden. Wichtig ist ein Biopsat von mindestens 2 cm Länge, da die Entzündung segmental abläuft. **Eine negative Biopsie schließt eine Arteriitis nicht aus!**
- **Abklärung vaskulärer Risikofaktoren:** Blutdruckmessung, EKG, Röntgen-Thorax, ggfs. UKG.
- Eine **Doppleruntersuchung der hirnversorgenden Arterien** muss bei jedem arteriellen Gefäßverschluss des Auges erfolgen.
- **Neurologie**: Eine interdisziplinäre Mitbeurteilung durch die Neurologie ggfs. mit cerebraler Bildgebung sollte erfolgen.
- **Internistische Mitbeurteilung**: Die langfristige Optimierung der vaskulären Risikofaktoren sollte in Zusammenarbeit mit dem Internisten erfolgen.

> **Bei jeder ischämischen Optikusneuropathie mit der Ausschluss bzw. die Identifizierung einer Arteriitis temporalis erfolgen.**

■ Ischämische Optikusneuropahtie und Arteriitis temporalis

Die Arteriitis temporalis Horton (Riesenzellarteriitis) ist die Ursache der arteriitischen AION. Es handelt sich um eine granulomatöse Entzündung im Versorgungsbereich der A. carotis interna. Betroffen sind meist ältere Frauen, es besteht eine deutliche Assoziation zur Polymyalgia rheumatica, einem entzündlichen Schmerzsyndrom (v. a. Schulter- und Beckengürtel). Eine normochrome normozytäre Anämie ist häufig.

Die Diagnosekriterien der Arteriitis temporalis Horton sind (3 von 5 Kriterien):

- Neu aufgetretene lokalisierte **Kopfschmerzen**
- Alter **>50 Jahre**
- **Abnorme Temporalarterie** (verdickt, schmerzhaft, pulslos)
- **Erhöhte BSG** (>50 in der ersten Stunde)
- **Positive Biopsie der A. temporalis**

Neben einer Hirnbeteiligung (Neurologie) kann die Arteriitis temporalis am Auge zu folgenden Pathologien führen:

- Anterioren oder posterioren ischämischen Optikusneuropathie
- Zentralarterienverschluss
- Doppelbilderwahrnehmung (Muskelischämie, Paresen)
- Okuläres Ischämiesyndrom

> **Bei einer Arteriitis temporalis ist eine langjährige bis lebenslange Therapie mit Glukokortikoiden notwendig, um vaskuläre Komplikationen zu verhindern.**

▪ Therapie

Die Therapie der nicht-arteriitischen ischämischen Optikusneuropathie ist nicht standardisiert. Basis der Therapie ist die Optimierung der vaskulären Risikofaktoren und die Gabe von ASS 100 mg als supportive Maßnahme. Es bestehen folgende Therapieoptionen der akuten ischämischen Optikusneuropathie:

- **Hämodilutionstherapie:** mittels Flüssigkeitsinfusionen und Aderlässen wird der Hämatokrit auf Werte unter 0,40 gesenkt, um die rheologischen Eigenschaften des Blutes zu verbessern.
- **Systemische Glukokortikoide:** Die abschwellende Wirkung zielt auf eine Verbesserung der Mikrozirkulation durch den verbesserten Perfusionsdruck ab.

- **Hyperbare Sauerstofftherapie** (Druckkammer) in ausgewählten Zentren

Die Therapie der arteriitischen Optikusneuropathie besteht in der zügigen Einleitung der Hochdosisisteroidtherapie bereits bei klinischem Verdacht. Die Therapie mit Glukokortikoide erfolgt als:

- **Hochdosissteroidtherapie** mittels intravenöser Gabe von 500–1000 mg Methylprednisolon über 3–5 Tage,
- gefolgt von einer oralen langsamen Dosisreduktion auf eine **lebenslange Erhaltungsdosis**.

▪ Prognose

Die Prognose hängt von der Erkrankungsursache und dem schnellen Beginn der adäquaten Therapie ab:

Bei der arteriosklerotische AION besteht innerhalb von 5 Jahren ein Risiko von 20% eine AION am zweiten Auge zu erleiden. 30% der Patienten haben einen endgültigen Visus kleiner als 0,1. Bei 40% zeigt sich eine Besserung des Funktionsschadens in den ersten 6 Monaten.

Bei der arteriitischen AION ist ohne Therapie das 2. Auge innerhalb von Tagen in 60% der Fälle betroffen, mit Hochdosissteroidtherapie bei 10%.

> **Bei einer unbehandelten anterioren ischämischen Optikusneuropathie im Rahmen einer Arteriitis temporalis besteht das Risiko einer akuten, beidseitigen Erblindung! Bei klinischem Verdacht ist die sofortige Therapieeinleitung einer Hochdosissteroidgabe notwendig.**

20.8 Stauungspapille

▪ Definition

Eine Papillenschwellung infolge eines erhöhten Hirndruckes wird als Stauungspapille bezeichnet. Die Übertragung des Hirndrucks auf den Sehnerven erfolgt wegen der anatomischen Verbindung von zerebralem Subarachnoidalraum und Subarachnoidalraum des Sehnervs.

◼ Ätiologie

Eine Stauungspapille kann folgenden Ursachen haben:

- **Erhöhter Hirndruck** durch Tumor, Blutung, Hirnödem, Trauma
- Kompression des Sehnervs durch **erhöhten Druck der Orbita** (z. B. Tumor, Blutung, endokrine Orbitopathie)
- **Pseudotumor** cerebri und orbitae (idiopathisch erhöhter Hirndruck)
- **Stauungspapille e vacuo** (bei Bulbushypotonie)

◼ Klinisches Bild

Die Stauungspapille (◼ Abb. 20.13) zeigt sich als meist beidseitige, deutliche Papillenprominenz, Papillenrandblutungen sind möglich. Der neuroretinale Randsaum erscheint hyperämisch, die Netzhautvenen sind wegen der Stauung dilatiert.

Die Stauungspapille zeigt nur geringgradige Gesichtsfelddefekte, bei chronischem Verlauf kann jedoch eine Optikusatrophie mit Visusminderung resultieren.

Der zeitliche Zusammenhang von Stauungpapille und erhöhtem Hirndruck ist komplex:

- Eine Stauungspapille kann sich je nach Hirndruckniveau über **Tage bis Wochen entwickeln** oder gar nicht
- Eine **Rückbildung** einer Stauungspapille **kann mehrere Wochen** dauern.

> Eine Stauungspapille beweist einen stattgehabten erhöhten Hirndruck ohne eine Aussage über den aktuellen Hirndruck. Der Ausschluss einer Stauungspapille schließt einen erhöhten Hirndruck nicht aus.

Das **Foster-Kennedy-Syndrom** beschreibt eine ausbleibende Papillenschwellung bei Optikusatrophie. Es sind keine vitalen Nervenfasern mehr vorhanden, die anschwellen können. Dies muss insbesondere bei einseitiger Papillenschwellung in der Differentialdiagnose berücksichtigt werden.

◼ Diagnostik

Neben der ausführlichen ophthalmologischen Diagnostik und Anamnese sind folgende Untersuchungen notwendig:

- **Visus und Gesichtsfeld**: Die Patienten haben meist keine erhebliche Visusminderung. Im

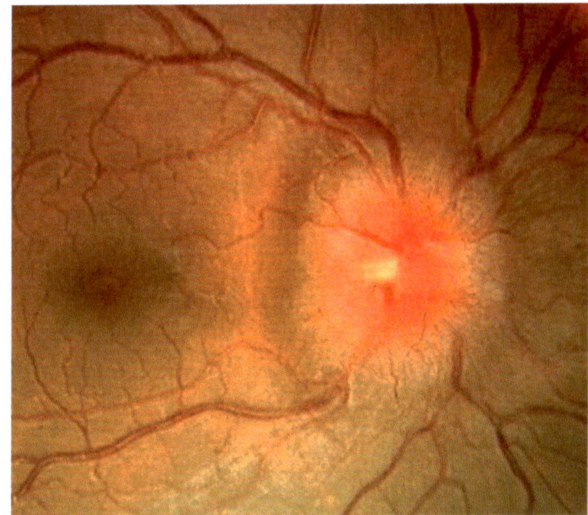

◼ **Abb. 20.13** Stauungspapille. Die Stauungspapille ist meist beidseitig und weist eine sehr deutliche Schwellung des Sehnervenkopfes auf. Der neuroretinale Randsaum erscheint hyperämisch

Gesichtsfeld zeigen sich keine oder geringe Defekte. Typisch ist ein vergrößerter blinder Fleck.

- **Fundusuntersuchung**: Es zeigt sich eine meist beidseitige, deutlich Papillenprominenz mit wenig Blutungen. Die retinalen Venen können wegen der Stauung dilatiert sein.
- **Fluoreszeinangiographie**: Es zeigt sich eine beidseitige, moderate Papillenleckage.
- **Neurologie**: Bei Verdacht auf eine Stauungspapille steht die Mitbeurteilung durch die Neurologie im Vordergrund.
- **Liquorpunktion**: Ein erhöhter Liquordruck bei der Liquorpunktion durch die Neurologie beweist den erhöhten Hirndruck.
- **Zerebrale Bildgebung:** Die Ursachenabklärung besteht neben der neurologischen und neuroophtalmologischen Diagnostik in der zerebrale Bildgebung (MRT, CT).
- **Venenpulsation:** Eine nicht-invasive Hirndruckmessung ist durch die Erfassung des Venenflussdruckes unter Erfassung der Venenpulsation möglich. In der klinischen Realität wird dies jedoch kaum eingesetzt.

> Ein spontaner Venenpuls schließt einen erhöhten Hirndruck aus.

◻ Tab. 20.1 Synopsis der Sehnervendiagnostik bei Papillitis, anteriorer ischämischer Optikusneuropathie (AION) und Stauungspapille

	Visus	Gesichtsfeld	Fundus	VEP	Prognose
Papillitis	Variabel	Variable Defekte	Moderate Papillenschwellung mit wenig Blutungen	Latenzverzögerung	Rückbildung der Defekte über Monate
AION	Oft erheblich herabgesetzt	Typischer horizontaler Defekt einer Gesichtshälfte	Blasse Papillenschwellung, Streifenblutungen	Amplitudenminderung	Nur geringe Rückbildungstendenz der Defekte
Stauungspapille	Normal	Geringe Defekte, vergrößerter blinder Fleck	Deutliche Papillenprominenz, meist beidseitig	Nicht wegweisend	Rückbildung nach Hirndrucksenkung

■ Therapie

Die Therapie richtet sich nach der Grunderkrankung und erfolgt meist durch die Neurologie und Neurochirurgie.

20.9 Differentialdiagnose Papillenschwellung

Die Papillenschwellung beschreibt die Randunschärfe des Sehnervenkopfes ohne Beschreibung der Ursache.

Die 3 Kardinalursachen für einen Papillenschwellung sind (◻ Tab. 20.1):

- **entzündlich**: Neuritis nervi optici, **Papillitis**
- **vaskulär: anteriore ischämische Optikusneuropathie**
- **druckbedingt: Stauungspapille**

Weitere Ursachen einer Papillenschwellung sind:

- **Vaskuläre Papillenschwellung**: bei arterieller Hypertonie (hypertensive Entgleisung, Fundus hypertonicus IV), diabetische Optikusneuropathie (diabetische Papillopathie durch Mikroangiopathie)
- **Infektionen**: Toxoplasmose (Chorioiditis juxtapapillaris Jensen), Borreliose, Syphilis
- **Infiltration des Sehnervs** durch entzündlich/immunologische Erkrankungen (siehe auch Neuritis nervi optici), Malignome (Lymphome, Leukämie)
- **Sehnerventumoren** (Optikusgliome, Optikusscheidenmeningeom, Hämangiome, Astrozytome)

- **Toxisch-metabolische Optikusneuropathie** (z. B. Tabak-Alkohol-Amblyopie, Strahlung u. a.)
- **Hereditäre Leber-Optikusneuropathie**

Das Pseudopapillenödem beschreibt eine scheinbare Papillenschwellung bei:

- **Hyperopie und Mikropapille**: der kleine Sehnervendurchmesser bei kurzem, hyperopem Auge führt zu einem wulstigen neuroretinalen Randsaum besonders nasal.
- **Drusenpapille**: Drusen des Sehnervens führen zu einer Papillenprominenz und müssen von einer echten Papillenschwellung abgegrenzt werden.
- **Papillenanomalien**: verschiedene Papillenanomalien können eine Papillenschwellung imitieren oder die Diagnose erschweren.

20.10 Toxische Optikusneuropathie

■ Klinisches Bild

Verschiedene toxische Substanzen können zu einer schleichenden Optikusschädigung bis hin zur Optikusatrophie führen. Neben der Visusminderung bestehen vor allem Farbsinnstörungen und variable Gesichtsfelddefekte. Typisch ist das bilaterale Zentrozökalskotom, ein Gesichtsfelddefekt im papillomakulären Bündel.

Zu Beginn kann eine Papillenschwellung imponieren, später resultiert der blasse Sehnerv bei Optikusatrophie.

Folgende Substanzen/Einwirkungen können typischerweise eine toxische Optikusschädigung verursachen:

- **Tabak-Alkohol-Amblyopie**: Optikusatrophie durch exzessiven Alkohol und Tabakgebrauch, häufig in Kombination mit Vitaminmangel-syndrom
- **Ethambutol, Isnoniazid** (Tuberkulose-mittel)
- **Streptomycin, Chloramphenicol, D-Penicillin** (Antibiotika)
- **Chloroquin** (Malariamittel)
- **Digitalis, Amiodaron** (Herzmedikamente)
- **5-Fluoruracil** (Chemotherapeutikum)
- **Ciclosporin A** (Immunsuppressivum)
- **Schwermetalle, Toluene** (Klebstoffschnüffler)
- **Bestrahlung**

· Diagnostik

In der Anamnese muss gezielt nach möglichen toxischen Substanzen gefahndet werden. Neben der Erfassung des Tabak- und Alkoholkonsums ist vor allem die Medikamentenanamnese wichtig. Viele Substanzen haben eine kumulative Gesamttoxizität, sodass bei der Anamnese die Dauer und Dosierung ermittelt werden muss.

Im Labor sollte bei Verdacht auf eine toxische Optikusschädigung der Vitamin B_1 (Thiamin), Vitamin B_{12} und Folsäurespiegel untersucht werden. Farbsinnprüfungen und ein rot-weißes Gesichtsfeld können frühe funktionelle Defekte aufdecken, ebenso wie die VEP-Untersuchung.

· Therapie

Die Therapie besteht in der Vitaminsubstitution bei nachgewiesenem Mangel und in der Vermeidung der toxischen Substanzen. Eine langsame Erholung ist bei frühen Defekten möglich.

20.11 Tumoren des Sehnervs

Tumoren des Sehnervens sind selten und können im Rahmen von Phakomatosen (neurektodermale Erkrankungen mit Hamartomen, d. h. Fehlbildungen embryonalen Ursprungs) oder isoliert auftreten. Bei Kompression der Optikusfasern können Gesichtsfelddefekte bis zur Erblindung resultieren. Die häufigsten Tumoren sind:

- **Optikusscheidenmeningeom** (gutartig, von Arachnoidea ausgehend)
- **Optikusgliome** (von Neuroglia ausgehend) bei Neurofibromatose v. Recklinghausen
- **Astrozytome der Papille** (von Neuroglia ausgehend) bei Neurofibromatose v. Recklinghausen, Tuberöse Sklerose
- **Hämangiome der Papille** (gutartiger Gefäßtumor) bei M. Hippel-Lindau
- **Melanozytom** (dunkel pigmentierter gutartiger Tumor, kein Wachstum, DD Aderhautmelanom) der Papille

Die Therapie ist meist nur sehr eingeschränkt möglich da eine Optikusschädigung droht. Bei einer Kompression im Bereich des Canalis opticus ist eine neurochirurgische Erweiterung des Kanals möglich.

20.12 Verletzungen

Verletzungen des Sehnervs können durch vielfältige Gewalteinwirkungen auf das Auge und den Kopf entstehen. Ein Sehnervabriss (Avulsio nervi optici) kann zu einer Luxation des Bulbus vor die Orbita führen, die Erblindung ist die Folge. Optikus-scheidenhämatome führen zu einer Kompression des Sehnervs. Ein Schädel/Hirntrauma kann eine Fraktur im Bereich des Canalis opticus mit Einklemmung des Sehnervs verursachen.

Kompressionen des Sehnervens können in der akuten Phase mit Glukokortikoiden zur Ödemreduktion behandelt werden (intravenöse Hochdosissteroidtherapie). Eine operative Versorgung bei Schädel/Hirntrauma (Erweiterung des Canalis opticus, Entfernung von Knochenfragmenten) erfolgt i. d. R. durch die Neurochirurgie.

20.13 Erkrankungen der Sehbahn, Topodiagnostik der Gesichts-felddefekte

Die möglichen Erkrankungen, die Schäden der Sehbahn hervorrufen können sind vielfältig (z. B.

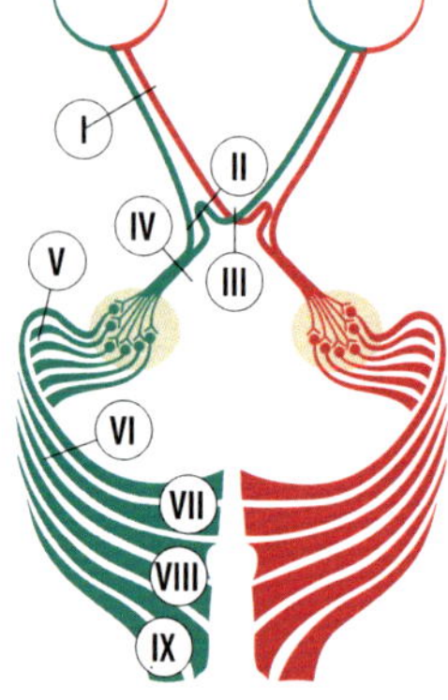

Ort des Schadens		Art des Gesichtsfeldausfalles
I	N. opticus links	Amaurose links
II	Sehnerv nahe dem Chiasma links	Amaurose links, temporale Hemianopie rechts
III	Chiasma medial	bitemporale Hemianopie
IV	Tractus opticus links	homonyme Hemianopie nach rechts (stärker inkongruente Ausfälle sprechen für Läsion im Traktus)
V	vordere Schleife der Sehstrahlung links	inkongruente obere Quadrantenausfälle nach rechts
VI	innerer Teil der Sehstrahlung links	inkongruente untere Quadrantenausfälle nach rechts
VII	vorderer Teil der Calcarina links	Ausfall der temporalen Gesichtsfeldsichel rechts
VIII	mittlerer Teil der Calcarina links	genau kongruente Hemianopie nach rechts mit Erhaltenbleiben der temporalen monokularen Sichel
IX	Okzipitalpol links	genau kongruentes rechtsseitiges hemianopisches Zentralskotom

Abb. 20.14 Topodiagnostik der Gesichtsfeldausfälle. Darstellung der Topographie des Schadens in der Sehbahn und des korrespondierenden Gesichtsfeldschadens. Die Genauigkeit der Kongruenz (Übereinstimmung) der homonymen Gesichtsfelddefekte nimmt zu, je näher der Schaden am Okzipitallappen ist. (Aus Grehn 2011)

Tumoren, vaskuläre Erkrankungen/Ischämien, Trauma, Blutungen u. a.). Die weiterführende Diagnostik erfolgt i. d. R. durch die Neurologie. Neben der Gesichtsfelduntersuchung ist eine vollständige neuroophthalmologische Diagnostik notwendig (► Kap. 23). Eine zerebrale Bildgebung (MRT, CT) ist bei allen Läsionen der Sehbahn zwingend erforderlich.

> **Das Erkennen von neurologischen Gesichtsfelddefekten durch den Augenarzt kann der erste Schritt für die Diagnose einer neurologischen Erkrankung sein.**

Schädigungen im Bereich der Sehbahn führen zu typischen Gesichtsfelddefekten (■ Abb. 20.14), die eine topographische Zuordnung des Gesichtsfeldschadens zum Ort der Schädigung zulassen:

- Eine einseitige Schädigung des N. opticus führt zu einem einseitigen Gesichtsfelddefekt (I).
- Eine Chiasma-nahe Läsion des N. opticus (z. B. Tumor) kann neben dem Gesichtsfelddefekt des betroffenen Auges zu einem Ausfall des temporalen Gesichtsfeldes des zweiten Auges führen durch die Schädigung der rückläufigen, kreuzenden Fasern der kontralateralen nasalen Netzhauthälfte (II).
- Schädigungen im Bereich des Chiasma opticum führen zu heteronymen Gesichtsfelddefekten. Typisch ist das Scheuklappengesichtsfeld (bitemporale Hemianopsie) bei Hypophysenläsion (z. B. Hypophysenadenom) durch Schädigung der kreuzenden Fasern der nasalen Netzhauthälften (III).

- Schädigungen posterior des Chiasma opticum (Traktus opticus, Radiatio optica, Sehrinde) führen zu homonymen (gleichsinnigen) Gesichtsfelddefekten der Gegenseite (A. cerebri posterior Infarkt links mit homonymen Gesichtsfelddefekt nach rechts) (IV bis IX).
- Eine Läsion des Traktus opticus führt zu einer homonymen Hemianopsie zur Gegenseite (IV).
- Läsionen der Sehstrahlung führen zu homonymen Hemi- oder Quadrantenanopsien zur Gegenseite (V, VI).
- Erkrankungen des Okzipitallappens (z. B. Infarkt der A. cerebri posterior) führen je nach Lokalisation zu homonymen Defekten. Erkrankungen, die den Okzipitalpol der Sehrinde betreffen führen zu Läsionen im zentralen Gesichtsfeld (Makularegion) (VI, VIII, IX). Schädigungen oberhalb der Fissura calcarina führen zu homonymen Gesichtsfelddefekten nach inferior.

> **Homonyme (= gleichsinnige) Gesichtsfelddefekte finden sich bei Sehbahnläsionen hinter dem Chiasma opticum.**

Die Bedeutung der genauen topographischen Zuordnung der zerebralen Läsion durch die Gesichtsfelddefekte hat durch die Verfügbarkeit der zerebralen Bildgebung (MRT und CT) an Bedeutung verloren. Dennoch hat das Erkennen eines neurologischen Gesichtsfelddefektes durch den Augenarzt insbesondere bei atypischer Ausprägung große Bedeutung im klinischen Alltag.

Fallbeispiel

Eine 83-jährige Patientin stellt sich beim Augenarzt mit einer seit einigen Tagen bestehenden Sehverschlechterung des rechten Auges vor. Daneben bestehen seit etwa 2 Wochen vermehrte Kopfschmerzen. Der Fernvisus liegt bei 10%, die Gesichtsfelduntersuchung ergibt ausgeprägte absolute Skotome rechts bei unauffälligem Gesichtsfeld links. In der Fundusuntersuchung wird eine blasse Schwellung des Sehnervens identifiziert. Bei genauer Nachfrage gibt die Patientin auch deutliche Kauschmerzen an. An vaskulären Risikofaktoren besteht eine bekannte arterielle Hypertonie, die medikamentös gut eingestellt ist.

Es wird die Diagnose der anterioren ischämischen Optikusneuropathie mit Verdacht auf Arteriitis temporalis Horton gestellt. Die Patientin wird stationär aufgenommen und eine Hochdosissteroidtherapie (500 mg Prednisolon intravenös täglich) wird eingeleitet. Die Labordiagnostik ergibt ein erhöhten CRP-Wert und eine Sturzsenkung (Blutsenkungsgeschwindigkeit BSG erste Stunde 80 mm). Die Biopsie der A. temporalis bestätigt die Riesenzellarteriitis. Nach einigen Tagen ist die BSG deutlich normalisiert. Die Prednisolondosis wird unter Kontrolle der Entzündungswerte im Blut (CRP, BSG) langsam über Monate auf eine lebenslange Erhaltungsdosis unterhalb der Cushing-Schwelle (<10 mg Prednisolon/Tag) reduziert.

Übungsfragen

1. Nennen Sie die 3 wichtigsten Ursachen einer Papillenschwellung.
2. Beschreiben Sie das typische klinische Bild der Retrobulbärneuritis! Mit welcher Systemerkrankung ist die Neuritis assoziiert?
3. Welcher Blutwert muss bei jeder anterioren ischämischen Optikusneuropathie untersucht werden und warum?
4. Ein Patient ist an einem Hypophysentumor erkrankt. Mit welchem Gesichtsfelddefekt muss gerechnet werden?
5. Welche Gesichtsfelddefekte werden bei Läsionen vor dem Chiasma opticum, im Bereich des Chiasma und posterior des Chiasma hervorgerufen?

Lösungen ▶ Kap. 28

Orbita

Niklas Plange

21.1   Anatomische und physiologische Grundlagen   – 313
21.1.1   Knöcherne Orbita   – 313
21.1.2   Nerven der Orbita   – 314
21.1.3   Gefäße der Orbita   – 315
21.1.4   Tränendrüse   – 315
21.1.5   Topographische Anatomie der Orbita   – 316

21.2   Spezielle Diagnostik   – 316
21.2.1   Anamnese   – 316
21.2.2   Exophthalmus   – 316
21.2.3   Motilität   – 317
21.2.4   Visus, Gesichtsfelduntersuchung und Pupillenreaktionen   – 317
21.2.5   Spaltlampenuntersuchung   – 318
21.2.6   Fundusuntersuchung   – 318
21.2.7   Bildgebung   – 318
21.2.8   Orbitale Biopsien   – 318

21.3   Fehlbildungen der Orbita   – 318

21.4   Endokrine Orbitopathie   – 319
21.4.1   Definition   – 319
21.4.2   Pathogenese   – 319
21.4.3   Klinisches Bild   – 319
21.4.4   Diagnose   – 320
21.4.5   Therapie   – 320

21.5   Orbitaphlegmone   – 320
21.5.1   Definition   – 320
21.5.2   Klinisches Bild   – 321
21.5.3   Diagnostik   – 321
21.5.4   Therapie   – 321

P. Walter, N. Plange, *Basiswissen Augenheilkunde*,
DOI 10.1007/978-3-662-52801-3_21, © Springer-Verlag Berlin Heidelberg 2017

21.6 Pseudotumor orbitae, idiopathische orbitale Entzündung – 321

21.7 Dakryoadenitis – 322

21.7.1 Infektiöse Dakryoadenitis – 322

21.7.2 Spezifische und unspezifische nicht-infektiöse Dakryoadenitis – 322

21.8 Tumoren der Orbita – 323

21.8.1 Vaskuläre Tumoren und vaskuläre Anomalien der Orbita – 323

21.8.2 Neurogene Tumoren der Orbita – 324

21.8.3 Lymphoproliferative Tumoren der Orbita – 324

21.8.4 Dermoidzyste – 325

21.8.5 Rhabdomyosarkom – 325

21.8.6 Tränendrüsentumoren – 325

21.8.7 Mukozele – 326

21.8.8 Metastasen und fortgeleitete Tumoren – 326

21.9 Orbitafrakturen – 326

Die Orbita beinhaltet das Auge mit dem Sehnerv, die extraokularen Muskeln, die Tränendrüse, Fettgewebe und Nerven wie auch Gefäße. Die wichtigsten klinischen Befunde von Orbitaerkrankungen sind der Exophthalmus (Hervortreten des Bulbus), Motilitätseinschränkungen mit Doppelbildern und Visusminderung mit Gesichtsfelddefekten.

Die endokrine Orbitopathie ist eine wichtige entzündliche Orbitaerkrankung, die im Rahmen der Autoimmunthyreoditis Basedow auftritt. Sie ist gekennzeichnet durch Lidretraktion, Exophthalmus, Motilitätseinschränkung und Doppelbilder. Die wichtigste Komplikation ist eine Optikuskompression durch den erhöhten orbitalen Druck bei aktiver Erkrankung.

Die Orbitaphlegmone ist eine das Sehen bedrohende Infektion der Orbita, meist durch Bakterien. Sie entsteht häufig durch eine fortgeleitete Infektion der Nasennebenhöhlen, der Lider oder der Tränenwege.

Das Säuglingshämangiom ist der häufigste benigne Orbitatumor im Kindesalter, das orbitale Lymphom die häufigste maligne Orbitaerkrankung des Erwachsenenalters.

Die Orbitabodenfraktur ist eine knöcherne Verletzung der Orbita mit Enophthalmus, Motilitätseinschränkung und vertikalen Doppelbildern.

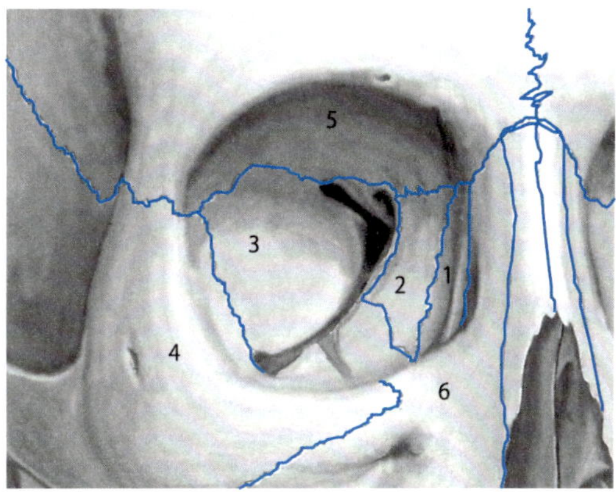

Abb. 21.1 Knöcherne Orbita. Darstellung der knöchernen Orbita: 1 Os lacrimale, 2 Os ethmoidale, 3 Os sphenoidale, 4 Os zygomaticum, 5 Os frontale, 6 Os maxillare. Das Os palatinum liegt am posterioren Ende des Os maxillare. (Aus Krieglstein 2000)

- **Os frontale** (Stirnbein)
- **Os sphenoidale** (Keilbein)
- **Os ethmoidale** (Siebbein)
- **Os maxillare** (Oberkiefer)
- **Os lacrimale** (Tränenbein)
- **Os palatinum** (Gaumenbein)
- **Os zygomaticum** (Jochbein)

Die jeweiligen knöchernen Begrenzungen werden von folgenden Knochen gebildet:
- **Orbitadach:** Os frontale, Os sphenoidale
- **Mediale Orbitawand:** Os lacrimale, Os ethmoidale, Os sphenoidale
- **Laterale Orbitawand:** Os zygomaticum, Os sphenoidale
- **Orbitaboden:** Os maxillare, Os zygomaticum, Os palatinum

Die Nasennebenhöhlen haben unmittelbare Nachbarschaft zur Orbita. Daher können entzündliche Prozesse (z. B. Sinusitis), Tumoren und Traumata bzw. Frakturen der Nasennebenhöhlen die Orbita mit betreffen. Die 4 Nasennebenhöhlen sind:
- **Sinus frontalis** (Stirnhöhle) oberhalb des Orbitadaches
- **Sinus ethmoidalis** (Siebbeinhöhle) angrenzend zur medialen Orbitawand, begrenzt mit einer sehr dünnen Knochenlammelle (Lamina papyracea)

21.1 Anatomische und physiologische Grundlagen

21.1.1 Knöcherne Orbita

In der knöchernen Orbita sind der Bulbus oculi mit dem Sehnerven, die 6 äußeren Augenmuskeln, der M. levator palpebrae, die Tränendrüse sowie Nerven und Gefäße im Fettgewebskörper (Orbitafett, Corpus adiposum orbitae) eingebettet. Nach anterior ist die Orbita über das Septum orbitale und die Lider begrenzt.

Die Augenmuskeln und Bindegewebssepten bilden den sog. Konus, der seine Spitze im Bereich des Canalis opticus hat. Veränderungen innerhalb des Konus (d. h. Nähe zum N. opticus) werden als intrakonal bezeichnet, außerhalb als extrakonal.

Die knöcherne Orbita (**Abb. 21.1**) hat die Form einer vierseitigen Pyramide mit der Spitze am Canalis opticus. Sie wird von 7 Knochen gebildet:

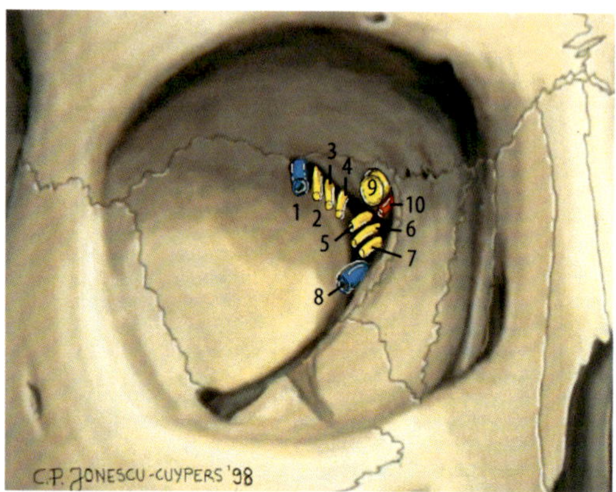

Abb. 21.2 Leitungsbahnen der Fissura orbitalis superior.
1 V. ophthalmica superior, 2 N. lacrimalis, 3 N. frontalis,
4 N. trochlearis, 5. N. abducens, 6 N. nasociliaris, 7 N. oculomotorius, 8 V. ophthalmica inferior, 9 N. opticus, 10 A. ophthalmica. (Aus Kriegstein 2000)

- **Sinus maxillaris** (Kieferhöhle) unterhalb des
  Obritabodens
- **Sinus sphenoidalis** (Keilbeinhöhle) im Corpus
  des Os sphenoidale jeweils medial der Orbitaspitze

Die knöcherne Orbita hat verschiedene Öffnungen,
durch die die Nerven und Gefäße in die Orbita ein-
bzw. austreten (Abb. 21.2).
Im hinteren Bereich der Orbita sind dies:
- **Canalis opticus**: N. opticus, A. ophthalmica
- **Fissura orbitalis superior** (vom Os sphenoidale
  gebildet): N. frontalis und N. lacrimalis des
  N. opththalmicus (N. V$_1$), N. trochlearis
  (N. IV), V. ophthalmica superior. Dann
  weiter medial N. oculomotorius (N. III),
  N. nasociliaris (aus N. V$_1$), N. abduzens
  (N. VI)
- **Fissura orbitalis inferior**: N. infraorbitalis und
  N. zygomaticus (aus N. V$_2$), V. ophthalmica
  inferior

Im medialen Bereich des Orbita sind dies:
- **Foramen ethmoidale anterior**: N. ethmoidalis
  anterior (aus N. nasociliaris) und A. ethmoidalis anterior
- **Foramen ethmoidale posterior**: N. ethmoidalis posterior (aus N. nasociliaris) und A. ethmoidalis posterior

- **Canalis nasolacrimalis** für die Verbindung des
  Ductus nasolacrimalis in die Nase (Concha
  nasalis inferior)

Am Boden der Orbita sind dies:
- **Canalis infraorbitalis**: N. infraorbitalis (aus
  N. V$_2$, verlässt die Orbita Richtung Wange)
- **Foramen zygomaticoorbitale**: N. zygomaticus
  aus N. infraorbitalis (aus N. V$_2$)

Vorne im Bereich des Orbitadaches ist es:
- **Foramen supraorbitale**: N. supraorbitalis des
  N. frontalis (aus N. V$_1$)

21.1.2 Nerven der Orbita

Der **N. opticus** hat intraorbital einen geschlängelten
Verlauf und verlässt die Orbita durch den Canalis
opticus. Daher führt eine Vorwärtsverlagerung des
Bulbus (Exophthalmus) zunächst nicht zu einer
Dehnung des N. opticus.

Der **N. oculomotorius** (motorisch und para-
sympathisch) erreicht die Orbita durch die Fissura
orbitalis superior und versorgt motorisch folgende
Muskeln:
- M. rectus superior
- M. rectus medialis
- M. rectus inferior
- M. obliquus inferior
- M. levator palpebrae superioris

Die parasympathischen Fasern (aus Ncl. Edinger-
Westphal) bilden das **Ganglion ciliare** oberhalb
des N. opticus.

Der motorische **N. trochlearis** erreicht die
Orbita durch die Fissura orbitalis superior und
innerviert den M. obliquus superior.

Der sensible **N. ophthalmicus** ist ein Ast des
N. trigeminus (N. V) und teilt sich auf in 3 Haupt-
äste:
- Der N. **lacrimalis** verläuft lateral oben zur
  Tränendrüse und zur Haut des lateralen Lid-
  winkels. Der N. lacrimalis nimmt parasympa-
  thische sekretorische Fasern des N. zygoma-
  ticus (aus N. V$_2$) für die Innervation der
  Tränendrüse auf (Tränendrüsenanastomose).
- Der N. **frontalis** verläuft unter dem Dach der
  Orbita und teilt sich in den N. supratrochlearis

(Versorgung der Haut medialer Augenwinkel) und N. supraorbitalis (Versorgung der Haut Oberlider, Bindehaut, Stirn) auf. Der N. supraorbitalis verlässt die Orbita durch das Foramen supraorbitale.

– Der N. **nasociliaris** verläuft medial und versorgt mit seinem Endast, dem N. infratrochlearis, den medialen Augenwinkel. Er gibt folgende Äste ab: Ramus communicans cum Ganglion ciliare (sensible Fasern), Nn. ciliares longi (zum Augapfel), N. ethmoidalis aterior und posterior (Nasenhöhle und Siebbeinzellen).

Der **N. infraorbitalis** des N. maxillaris (aus N. trigeminus, NV_2) erreicht die Orbita über die Fissura orbitalis inferior. Er verläuft am Orbitaboden im Canalis infraorbitalis und versorgt sensible die Wange.

Der **N. zygomaticus** des N. maxillaris (aus N. trigeminus, NV_2) erreicht die Orbita über die Fissura orbitalis inferior. Er verläuft in der lateralen Wand der Orbita und verlässt die Orbita über das Foramen zygomaticoorbitale (sensible Versorgung von Haut der Schläfe und des Jochbogen). In der Orbita werden parasympathische sekretorische Fasern (ursprünglich aus Ggl. pterygopalatinum) an den N. lacrimalis für die Innervation der Tränendrüse abgegeben (Tränendrüsenanastomose).

Der motorische **N. abducens** erreicht die Orbita über die Fissura orbitalis superior und versorgt motorisch den M. rectus lateralis.

Das **Ganglion ciliare** liegt lateral im Bereich des Sehnervens. Es erhält seine parasympathischen Fasern aus dem N. oculomotorius (M. ciliaris → Akkommodation und M. sphincter pupille → Miosis). Die sympathischen Fasern entspringen aus dem Rückenmark (C8 bis Th2) und werden im Plexus caroticus umgeschaltet, bevor sie das Ganglion erreichen (M. dilatator pupille → Mydriasis). Sensible Fasern erhält das Ganglion ciliare aus dem N. nasociliaris. Das Auge erreichen die Fasern als Nervi ciliares breves, die durch die Sklera in den Bulbus einmünden.

21.1.3 Gefäße der Orbita

Die arterielle Versorgung des Auges und der Orbita erfolgt über die A. ophthalmica, die aus der A. carotis interna entspringt. Sie erreicht die Orbita mit dem N. opticus durch den Canalis opticus. Die wichtigsten Äste der A. ophthalmica sind:

– **A. centralis retinae**: Sie verläuft im Sehnerv und versorgt die die inneren Netzhautschichten
– **A. lacrimalis** (Tränendrüse)
– **Ae. ciliares** posteriorese breves et longae, anteriores (Choroidea, Iris)
– **Ae. ethmoidales** anteriores und posteriores (Siebbeinzellen)
– **A. dorsalis nasi** mit Anastomose über A. angularis (medialer Lidwinkel) zur A. facialis
– **A. supratrochlearis** (medial) und **supraorbitalis** (lateral): zur Stirn

> ❯ Bei Verschluss oder hochgradiger Stenose der A. carotis interna kann es zu einer Strömungsumkehr über die Aa. supraorbitalis und supratrochlearis und auch über die A. temporalis kommen. Die Blutversorgung von Hirn und Auge erfolgt dann über die A. carotis externa.

Der venöse Abfluss der Orbita erfolgt vornehmlich über die V. ophthalmica superior, die die Orbita über die Fissura orbitalis superior verlässt. Die kleinere V. ophthalmica inferior verlässt die Orbita über die Fissura orbitalis inferior. Die Vena ophthalmica superior mündet in den Sinus cavernosus. Im Bereich des medialen Lidwinkels besteht eine Anastomose der V. ophthalmica über die Vena angularis zur Vena facialis, die in die Vena jugularis interna mündet.

> ❯ Infektionen der Lider und der Orbita können zu einer Sinus-cavernosus-Thrombose führen.

21.1.4 Tränendrüse

Die seröse Tränendrüse liegt lateral oben in der Orbita und wird von der Levatoraponeurose in die kleinere Pars palpebralis und in die größere Pars orbitalis getrennt. Die Ausführungsgänge der tubuloalveolären Drüse münden in den oberen lateralen Fornix der Bindehaut. Die Tränendrüse produziert den wässrigen Anteil des Tränenfilms. Im konjunktivalen Gewebe liegen zudem kleinere akzessorische Tränendrüsen (vor allem Krause-Drüsen). Die arterielle Versorgung erfolgt durch die A. lacrimalis.

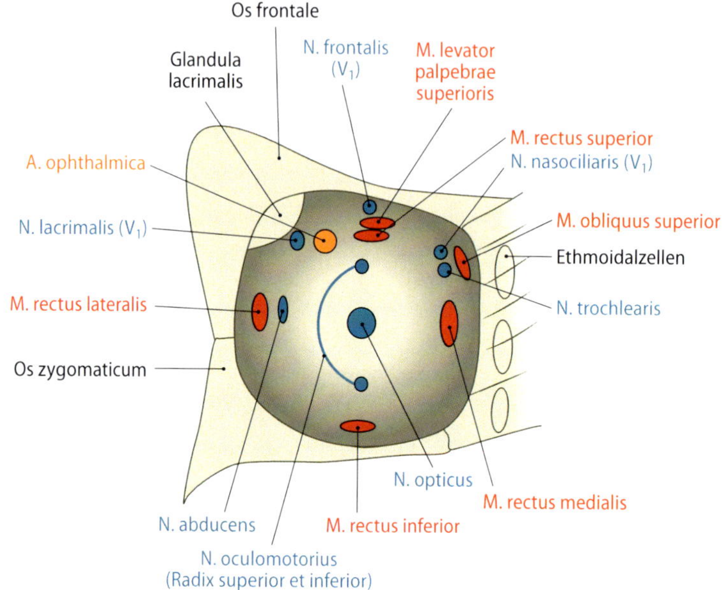

☐ Abb. 21.3 Skizze axialer Schnitt. Die topographische Anatomie der wichtigsten Strukturen der Orbita sind schematisch im axialen Schnitt dargestellt

Die sekretorisch-parasympathische Innervation erfolgt durch die Tränendrüsenanastomose: N. facialis, Ggl. pterygopalatinum, N. zygomaticus, R. communicans cum N. lacrimale, N. lacrimalis. Die sensible Innervation erfolgt durch den N. lacrimalis. Die sympathische Innervation erfolgt durch Fasern des Halssympathikus die mit der A. lacrimalis verlaufen.

21.1.5 Topographische Anatomie der Orbita

☐ Abb. 21.3

21.2 Spezielle Diagnostik

21.2.1 Anamnese

Die Anamnese in Bezug auf Orbitaerkrankungen sollte folgende Symptome erfassen:

- **Schmerzen** (typisch bei entzündlichen Orbitaerkrankungen): Verlauf, Augenbewegungsschmerzen
- **Exophthalmus**: zeitlicher Verlauf, beidseitig/einseitig
- **Schilddrüsenerkrankungen**
- Systemische **Tumorerkrankungen**
- **Orbitales Trauma**
- **Erkrankungen und Operationen der Nasennebenhöhlen**

21.2.2 Exophthalmus

Eine Volumenvermehrung in der Orbita kann zu einem Exophthalmus führen. Je nach Stabilität des Septums orbitale kommt es eher zu einer Druckerhöhung in der Orbita mit wenig Exophthalmus oder zu einem ausgeprägtem Exophthalmus und (zunächst) geringerer Druckerhöhung.

> **Die orbitale Druckerhöhung birgt die Gefahr einer Kompression des N. opticus mit dauerhafter Erblindung. Daher ist bei jeder Orbitaerkrankung die regelmäßige Kontrolle von Visus und Gesichtsfeld essentiell.**

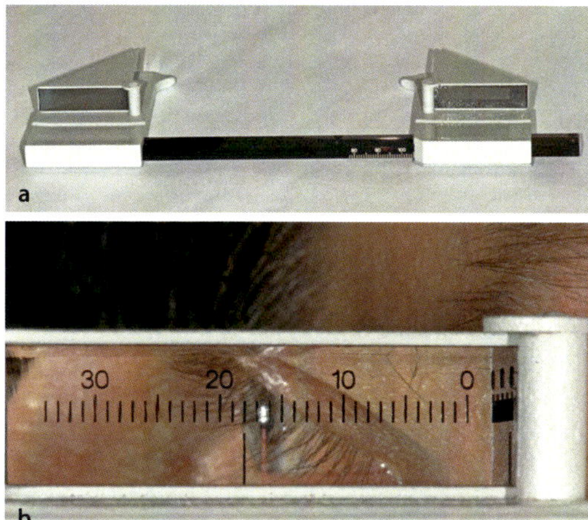

Abb. 21.4a,b Hertel-Exophthalmometrie. **a** Hertel Messlehre zur Bestimmung des Exophthalmus. **b** Die Messung mit dem Hertel Exophthalmometer ermöglicht die Quantifizierung des Exophthalmus. Auf einer Skala wird die Prominenz des Hornhautscheitels in mm abgelesen. Der Hertel-Exophthalmometer wird auf die Orbitakanten aufgesetzt

Die wichtigsten Ursachen eines Exophthalmus sind:
- **Endokrine Orbitopathie**
- Benigne und maligen **Tumoren der Orbita**
- **Entzündliche Orbitaerkrankungen** (z. B. Orbitaphlegmone)
- **Vaskulär bedingter Exophthalmus**: Orbitavarizen (dann intermittierend), arterielle Aneurysmen (dann pulsierend), Orbitahämatom (nach Trauma, unter Antikoagulation), Sinuscavernosus-Thrombose
- **Fehlbildungen**
- **Pseudoexophthalmus**: bei Enophthalmus des Partnerauges, anomaler großer Bulbus (z. B. exzessiver Myopie, angeborenes Glaukom)

Der Exophthalmus wird mittels Exophthalmometrie nach Hertel quantifiziert (**Abb. 21.4**). Dabei wird das Exophthalmometer jeweils auf der lateralen Orbitakante aufgesetzt und das Ausmaß des Exophthalmus abgelesen.

Ein Volumenverlust der Orbita kann zu einem Zurücksinken des Bulbus führen, dem **Enophthalmus**. Die wichtigsten Ursachen für einen Enophthalmus sind:
- **Fettgewebsatrophie** im Alter und Dehydratation (meist symmetrisch)

- **Orbitafrakturen**: meist Orbitabodenfraktur
- **Lähmungen der Augenmuskeln**
- **Pseudoenophthalmus**: bei Phtisis bulbus (Schrumpfung des Auges) oder Mikrophthalmus, bei anomal großem Bulbus der Gegenseite (asymmetrische exzessive Myopie, einseitiger Buphthalmus)

Neben dem Exophthalmus und dem Enophthalmus können Orbitaerkrankungen zu verschiedenartigen Verlagerungen des Bulbus führen.

21.2.3 Motilität

Erkrankungen der Orbita gehen häufig mit einer Einschränkung der Motilität einher. Der Patient nimmt bei intakter visueller Funktion Doppelbilder wahr. Die weitergehenden Untersuchungen der Motilität und Doppelbilder sind im Kapitel Strabismus dargestellt (▶ Kap. 22, v. a. Untersuchung mit der Harmswand). Folgende orientierende Untersuchungen können jedoch jederzeit (auch am Bett) durchgeführt werden:
- Die einfachste Erfassung von **binokularen Doppelbildern und einer Motilitätseinschränkung** erfolgt mit einem Fixationsobjekt. Bei Geradeausblick wird in Primärposition das Fixationsobjekt (z. B. Stift) jeweils in alle 9 Blickrichtungen bewegt. Der Untersuchung beobachtet die Symmetrie der Augenbewegungen. Bei Doppelbildwahrnehmung muss der Patient dies angeben.
- Die einfachste Basisuntersuchung zur **Quantifizierung einer Motilitätseinschränkung** ist die Erfassung der monokularen Bewegungsstrecken mit einem Lineal (**Limbustest**). Hierbei wird das Ausmaß der Limbusbewegung jeweils von der Primärposition aus in alle 9 Blickrichtungen gemessen.

21.2.4 Visus, Gesichtsfelduntersuchung und Pupillenreaktionen

Bei Orbitaerkrankungen ist die Erfassung der Sehfunktion wichtig, um eine mögliche Schädigung des Sehnervs zu erfassen. Die wichtigsten Basisuntersuchungen sind hierbei:

- **Visusbestimmung**
- **Gesichtsfelduntersuchung**: automatische Perimetrie und Goldmann-Perimetrie mit Erfassung der Aussengrenzen des Gesichtsfeldes
- **Pupillenreaktionen**: Swinging-Flashlight-Test zur Erfassung eines relativen afferenten Defizites

21.2.5 Spaltlampenuntersuchung

Bei einem vorliegenden Exophthalmus oder einer Orbitaerkrankung ist bei der Spaltlampenuntersuchung insbesondere zu achten auf:

- **Lidschluss**: vollständig oder nicht?
- **Ausmaß des trockenen Auges**
- **Schädigung der Hornhaut**: Keratopathia e lagophthalmo?
- **Bell'sches Phänomen** (nach oben Wenden des Auges bei Lidschluss)
- **Ptosis**
- Vermehrte asymmetrische **Gefäßstauung** der Bindehaut, **Chemosis**

21.2.6 Fundusuntersuchung

Bei jeder Orbitaerkrankung muss auch eine Fundusuntersuchung erfolgen. Wichtig ist zu achten auf:

- **Aderhautfalten**: idiopathisch, bei orbitalem Druck, Skleritis posterior, Hypotonie des Bulbus
- **Papillenschwellung und Optikusatrophie**
- **Zeichen einer venösen Stauung**: dilatierte Venen, Fleckblutungen

21.2.7 Bildgebung

Die bildgebende Diagnostik ist essentiell in der weiteren Beurteilung und Diagnose von orbitalen Erkrankungen:

- Die **Röntgenuntersuchung der Orbita** in 2 Ebenen gibt Aufschluss über Frakturen der Orbita und der Nasennebenhöhlen.
- Die **CT-Untersuchung** der Orbita kann Blutungen, Tumoren und insbesondere Frakturen und Knochenveränderungen mit hoher Genauigkeit darstellen. Ein wesentlicher Nachteil besteht in der Strahlenbelastung.
- Die **Kernspin-(MRT)Untersuchung** ist wichtig bei allen Erkrankungen der orbitalen Weichteile und zur weiteren Differenzierung von Tumorerkrankungen der Orbita.
- **Ultraschalluntersuchung**: Spezielle Fragestellungen von Orbitaerkrankungen (z. B. Volumenverdickung der Muskeln bei Myositis oder endokriner Orbitopathie) können durch einen erfahrenen Untersucher erfolgen.

> **Zur Darstellung von mitunter geringgradigen Veränderungen der Orbita, insbesondere im Bereich des Canalis opticus mit fraglicher Kompression des Sehnervs ist eine Feinschichtung notwendig. Dieser Bedarf einer besonders hohen Auflösung, muss mit dem Radiologen kommuniziert werden.**

21.2.8 Orbitale Biopsien

Bei Verdacht auf eine Tumorerkrankung unklarer Dignität muss zur Diagnosesicherung eine Biopsie erfolgen. Dies kann als Feinnadelbiopsie oder als operativer Eingriff der Orbita stattfinden.

21.3 Fehlbildungen der Orbita

Die Fehlbildungen des Schädels sind häufig mit orbitalen Fehlbildungen vergesellschaftet. Ein vergrößerter Abstand der Orbitae wird als **Hypertelorismus** bezeichnet.

Eine interdisziplinäre Diagnostik zur Darstellung weiterer Fehlbildungen und einer syndromalen Erkrankung muss mit der Kinderklinik erfolgen. Häufig liegen zusätzliche Schielerkrankungen vor, die eine intensive Betreuung durch die Sehschule bzw. Abteilung für Orthoptik und Neuroophthalmologie bedürfen.

21.4 Endokrine Orbitopathie

21.4.1 Definition

Die endokrine Orbitopathie ist eine Autoimmunerkrankung des Binde- und Muskelgewebes der okulären Adnexe und tritt meist in Zusammenhang der Autoimmunthyreoditis Basedow auf. Die endokrine Orbitopathie ist gekennzeichnet durch Entzündung, Umbau und Volumenvermehrung des Binde-und Muskelgewebes der Orbita.

21.4.2 Pathogenese

Die endokrine Orbitopathie tritt meist auf im Rahmen der Autoimmunthyreoditis Typ Basedow, seltener bei der Hashimoto-Thyreoiditis oder als isolierte Erkrankung.

Eine zentrale Rolle spielt die Stimulation von Orbitafibroblasten durch Anti-TSH-Rezeptor-Autoantikörper (TRAK). Dies führt zu vermehrter:

- Entzündungsreaktion
- Fibrose durch Proliferation der Orbitafibroblasten
- Adipogenese

Des Weiteren kommt es zu entzündlichen Hypertrophie der extraokulären Muskeln, zunächst mit Muskelödem, später Fibrose und Retraktion.

> Morbus Basedow: Struma, Exophthalmus, Tachykardie (Merseburger-Trias)

21.4.3 Klinisches Bild

Die endokrine Orbitopathie ist gekennzeichnet durch ein aktives entzündliches Stadium (aktive oder floride endokrine Orbitopathie) gefolgt von einem inaktiven Stadium der Defektheilung. Die endokrine Orbitopathie kann zeitlich vor der Hyperthyreose, in zeitlichen Zusammenhang oder unabhängig von ihr auftreten. Folgende klinischen Symptome und Befunde können erhoben werden:

- **Schmerzen**, Bewegungsschmerzen
- **Lidödeme/Rötung**
- **Bindehautrötung, Chemosis**

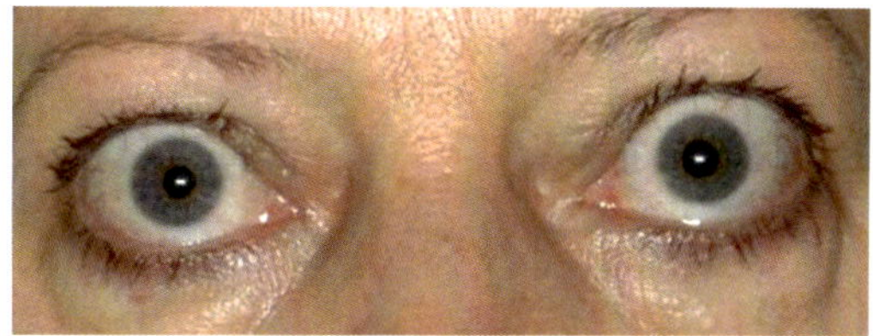

Abb. 21.5 Exophthalmus bei endokriner Orbitopathie. Die floride endokrine Orbitopathie ist gekennzeichnet durch die entzündliche Volumenvermehrung der Orbita. Neben den Lidveränderungen führt dies zu einem Exophthalmus

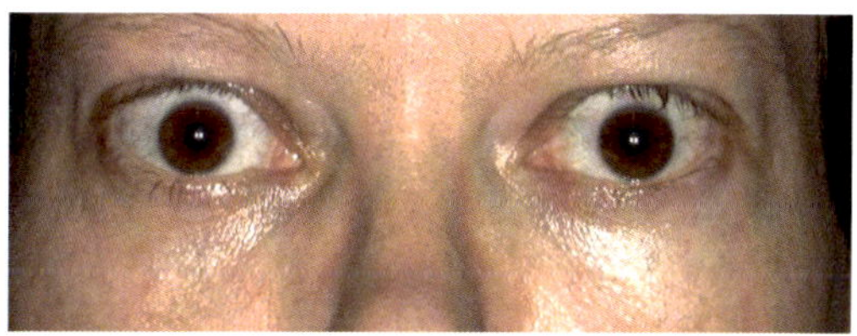

Abb. 21.6 Lidretraktion. Die Oberlidretraktion ist das typische Lidzeichen (Dalrymple-Zeichen) bei endokriner Orbitopathie. Die Oberlidrektraktion kann mit und ohne Exophthalmus auftreten

- **Exophthalmus:** akut durch entzündliche Infiltration der Orbita und Muskelödeme, später durch Adipogenese (Abb. 21.5)
- **Einschränkung der Motilität**, Doppelbilder, Konvergenzschwäche (**Möbius-Zeichen**)
- **Konjuncitivitis sicca**, seltener Lidschlag (**Stellwag-Zeichen**), Lagophthalmus mit Expositionskeratopathie
- **Lidretraktion (Dalrymple-Zeichen)**, Zurückbleiben des Oberlides bei Abblick (**Graefe-Zeichen**): Die Lidretraktion kann entstehen durch erhöhten Sympathikotonus, fibrotische Verkürzung der Oberlidretraktoren oder M.-rectus-inferior-Fibrose mit Überfunktion des M. rectus superior und Levator (Abb. 21.6).
- **Optikuskompression**
- **Visusminderung** (durch Optikuskompression oder Expositionskeratopathie)

In der klinischen Beurteilung spielt die Erfassung der Aktivität der endokrinen Orbitopathie eine zentrale Rolle. Der Schweregrad wird eingeteilt in:

- milde endokrine Orbitopathie,
- moderat schwere endokrine Orbitopathie: Lidretraktion>2mm, moderate Weichteilentzündung, Exophthalmus>3 mm, Motilitätseinschränkung, Reduktion Wohlbefinden/Leistungsfähigkeit,
- visusbedrohende endokrine Orbitopathie: Optikuskompression, Expositionskeratopathie.

> **Rauchen ist ein wichtiger Risikofaktor für das Auftreten und die Schwere des Verlaufes der endokrinen Orbitopathie.**

Folgende Faktoren sind mit einer negativen Prognose der endokrinen Orbitopathie verbunden:
- Nikotinabusus
- Hohe TRAK-Werte
- Hyperthyreose
- Radiojodtherapie ohne Steroidschutz

21.4.4 Diagnose

Bei bekannter Autoimmunthyreoditis Basedow ist die endokrine Orbitopathie eine meist eindeutige Diagnose basierend auf den klinischen Befunden. Die Labordiagnostik umfasst folgende Schilddrüsenwerte:
- TSH, fT3, fT4
- Mikrosomale Antikörper (MAK)=Thyreoperoxidase (TPO) Antikörper: Hashimoto-Thyreoiditis, M. Basedow
- Thyreoglobulin-Antikörper (TAK): Hashimoto-Thyreoiditis
- TSH Rezeptor-Antikörper (TRAK); M. Basedow

Der Exophthalmus wird mittels Exophthalmometrie nach Hertel quantifiziert.

Die visuelle Funktion (Ausschluss Optikuskompression, Doppelbilder) wird erfasst durch:
- Visusprüfung
- Gesichtsfelduntersuchung
- Pupillenreaktionen, relatives afferentes Defizit?
- Orthoptischer Status: Erfassung der Motilitätseinschränkung und der Doppelbilder

Eine Bildgebung mittels MRT (auch CT) ist notwendig bei Auftreten oder Zunahme von Gesichtsfelddefekten bzw. bei Verdacht einer Optikuskompression.

21.4.5 Therapie

Die internistische Basistherapie erfolgt mit dem Ziel der euthyreoten Stoffwechsellage (Prognosefaktor der endokrinen Orbitopathie). Als ophthalmologische Basistherapie ist eine kontinuierliche Therapie der Konjunctivitis sicca notwendig.

Bei **aktiver endokriner Orbitopathie** bestehen folgende Therapieoptionen:
- **systemische hochdosierte Stoßtherapie mit Glukokortikoiden bei moderat schwerer endokriner Orbitopathie**: intravenös 250–500 mg Methylprednisolon 1x pro Woche über 6–12 Wochen, je nach Befund auch höhere Dosierung, maximale Gesamtdosis 8 g), ggf. auch Immunsuppression;
- bei Optikuskompression trotz Hochdosistherapie mit Glukokortikoiden (Gefahr der Erblindung) muss eine **knöcherne Dekompression** durch HNO-Klinik bzw. Neurochirurgie zur Druckentlastung erfolgen;
- **Orbitaspitzenbestrahlung** ist eine Therapieoption bei Unverträglichkeit oder fehlender Wirkung der Glukokortikoide mit Motilitätseinschränkung;
- bei **milder endokriner Orbitopathie** sollte eine **Supplementation mit Selen** (Natriumselenit 200 µg/Tag über 6 Monate) erfolgen.

Bei **inaktiver endokriner Orbitopathie** sind verschiedene chirurgische Maßnahmen zur Rehabilitation möglich:
- Augenmuskeloperationen
- Lidoperationen
- Orbitachirurgie mit Orbitafettresektion, knöcherner Dekompression

21.5   Orbitaphlegmone

21.5.1 Definition

Die Orbitaphlegmone ist eine akute, diffuse Entzündung des Orbitainhaltes. Es handelt sich um einen Notfall, der das Auge und die Sehfunktion bedroht. Lebensgefährdende Komplikationen sind möglich. Abzugrenzen ist der orbitale Abszess, eine abgekapselte Eiterhöhle.

21.5.2 Klinisches Bild

Die Orbitaphlegmone (◘ Abb. 21.7) wird meist durch Bakterien (meist Streptokokken, Staphylokokken, bei Kindern auch Hämophilus influenzae), selten durch Pilze (orbitale Mykose) verursacht.

Als Ursache einer Orbitaphlegmone kommt in Betracht:

- Fortgeleitet bei akuter Sinusitis (am häufigsten)
- Fortgeleitet durch Infektionen benachbarter Strukturen (z. B. Dakryozystitis, Lidphlegmone, Gesichtsphlegmone, Furunkel)
- Nach orbitalem Trauma, z. B. mit orbitalem Fremdkörper
- Postoperativ nach Operation am Auge, der Augenmuskeln, der Tränenwege, nach HNO-Operationen
- Selten Systeminfektionen (z. B. Sepsis)

Das klinische Bild der Orbitaphlegmone ist gekennzeichnet durch die akute und massive Entzündung. Es zeigen sich folgende klinische Befunde:

- Intraorbitale Druckerhöhung mit Exophthalmus
- (massive) Lidschwellung und Bindehautchemosis
- Einschränkung der Motilität
- Visusminderung, Gesichtsfelddefekte durch Optikuskompression und Infektion
- Schmerzen, Krankheitsgefühl und Fieber

❯ **Klinisch bedeutsam ist die Abgrenzung der präseptalen Lidphlegmone von der Orbitaphlegmone mit akuter Bedrohung des Sehens.**

Die Orbitaphlegmone kann zu folgenden Komplikationen führen:

- Optikusschädigung bis Optikusatrophie
- Massive Augendruckerhöhung
- Zentralarterienverschluss, Zentralvenenverschluss
- Intrakranielle Komplikationen: Sinus-cavernosus-Thrombose, Meningitis, Hirnabszess

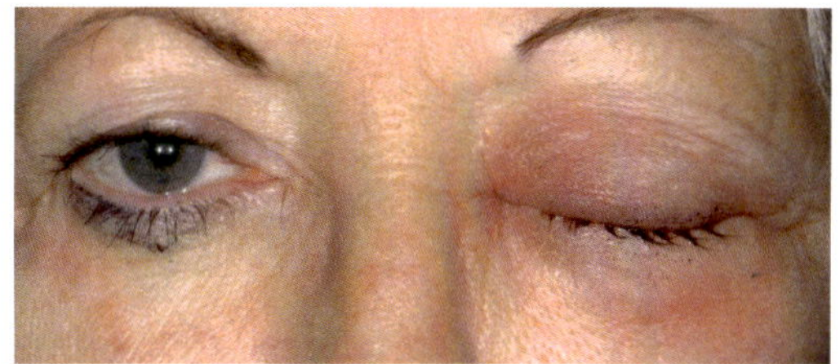

◘ **Abb. 21.7** Orbitaphlegmone. Die Orbitaphlegmone ist eine lebensbedrohliche Erkrankung. Die meist durch Bakterien verursachte Infektion muss von der präseptalen Lidphlegmone abgegrenzt werden

21.5.3 Diagnostik

Bei Verdacht auch eine Orbitaphlegmone sollte eine Bildgebung, möglichst mittels MRT erfolgen. Die wichtigsten klinischen Verlaufsuntersuchungen sind:

- Visus, Gesichtsfeld
- Pupillenreaktionen: relatives afferentes Defizit?
- Motilitätsprüfung, Doppelbilder?

Daneben ist eine konsiliarische Mitbeurteilung durch die HNO-Abteilung zum Ausschluss einer Sinusitis notwendig.

21.5.4 Therapie

Die Therapie erfolgt stationär mit intravenöser Gabe eines Breitspektrumantibiotikums. Ein Keimnachweis ist meist nicht möglich. Bei vorliegender akuter eitriger Sinusitis ist ggf. eine notfallmäßige operative Sanierung durch die HNO-Abteilung notwendig.

21.6 Pseudotumor orbitae, idiopathische orbitale Entzündung

Der Pseudotumor orbitae ist eine idiopathische entzündliche orbitale Raumforderung unklarer Genese. Der Pseudotumor orbitae stellt eine Ausschlussdiagnose dar. Er tritt meist einseitig bei Patienten mittleren Lebensalters auf. Das klinische Bild wird bestimmt durch die akute Entzündung und der (schmerzhaften) Volumenvermehrung mit Lidschwellung, Chemosis und Exophthalmus. Der Pseudotumor orbitae kann entsprechend der Gewebebeteiligung eingeteilt werden in:

- **Anteriore und apikale Form** (vornehmliche Beteiligung der Orbitaspitze)
- **Dakryoadenitis**
- **Myositis**
- **Diffuse Form** (vornehmliche Beteiligung des Fettgewebes)

Die Therapie erfolgt nach interdisziplinärem Ausschluss einer immunologischen Grunderkrankung mit Glukokortikoiden und Immunsuppression.

21.7 Dakryoadenitis

- **Definition**

Die Dakryoadenitis ist eine Entzündung der Tränendrüse, die akut oder chronisch verlaufen kann. Es wird die infektiöse Dakryoadenitis von der nicht-infektiösen unterschieden. Die spezifische nicht-infektiöse Dakryoadenitis ist assoziiert mit einer immunologischen Grunderkrankung. Die unspezifische nicht-infektiöse Dakryoadenitis ist eine Ausschlussdiagnose und eine Sonderform des Pseudotumor orbitae.

21.7.1 Infektiöse Dakryoadenitis

- **Klinisches Bild**

Die (seltene) akute Dakryoadenitis tritt typischerweise bei Kindern auf und wird meist durch Viren (Masern, Mups, Influenza, Herpesviren u. a.) oder Bakterien (Gonkokken, Staphylokokken, Streptokokken u. a.) verursacht. Selten gibt es chronische Verläufe einer infektiösen Dakryoadenitis bei Tuberkulose oder Syphilis (granulomatöse Infektionserkrankungen). Klinisch zeigt sich eine akute schmerzhafte Schwellung im temporalen oberen Lidwinkel mit charakteristischer Paragraphenform des Oberlides (Abb. 21.8).

- **Therapie**

Eine akute Dakryozystitis sollte mit einem oralen Antibiotikum behandelt werden. Bei bekannter

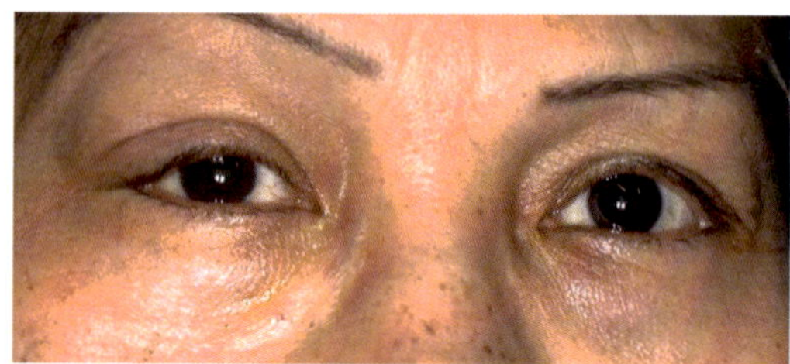

Abb. 21.8 Paragraphenkonfiguration des Lides. Die Paragraphenform der Lider ist das typische klinische Zeichen der Dakryoadenitis. Es besteht eine meist druckschmerzhafte Schwellung in der temporalen äußeren oberen Orbita

viraler Grunderkrankung symptomatische Therapie (Schmerzlinderung, Kühlung). Bei Verdacht auf eine Herpesinfektion antivirale systemische Therapie mit Aciclovir.

21.7.2 Spezifische und unspezifische nicht-infektiöse Dakryoadenitis

- **Klinisches Bild**

Die spezifische nicht-infektiöse Dakryoadenitis zeigt eine meist schmerzlose derbe Schwellung im Bereich des temporal oberen Oberlides bzw. der Orbita. Es handelt sich meist um die Beteiligung im Rahmen einer systemischen Autoimmunerkrankung:

- **Sarkoidose** (granulomatöse Autoimmunerkrankung, vor allem Lungenbeteiligung, Augenbeteiligung: Uveitis, Neuritis, Dakryoadenitis)
- **M. Wegener** (nekrotisierende granulomatöse Erkrankung der oberen Luftwege)
- **Sjögren-Syndrom** (Autoimmunerkrankung mit Atrophie der Tränen-und Speicheldrüsen)
- **M. Basedow** (vgl. endokrine Orbitopathie)

Ist keine Grunderkrankung bekannt, handelt es sich um eine unspezifische nicht-infektiöse Dakryoadenitis (idiopathische Dakryoadenitis, Pseudotumor orbitae) als Ausschlussdiagnose.

Das **Tolosa-Hunt-Syndrom** ist eine seltene Unterform, bei der die Entzündung die Orbitaspitze, die Fissura orbitalis superior und den Sinus cavernosus betrifft (schmerzhafte Ophthalmoplegie).

- **Therapie**

Diagnose und Therapie (Glukokortikoide, Immunsuppression) erfolgen interdisziplinär in Zusammenarbeit mit dem Internisten, der Rheumatologie/Immunologie und HNO-Klinik.

21.8 Tumoren der Orbita

Neben dem klinischen Bild basiert die Diagnose der Orbitatumoren meist auf der Bildgebung mittels MRT. Bei unklarer Dignität ist eine operative Biospie bzw. eine exzisionelle Biopsie durch einen Orbitachirurgen notwendig.

21.8.1 Vaskuläre Tumoren und vaskuläre Anomalien der Orbita

Kapilläres (kindliches) Hämangiom, Säuglingshämangiom

- **Klinisches Bild**

Das kapilläre Hämangiom (Säuglingshämangiom, 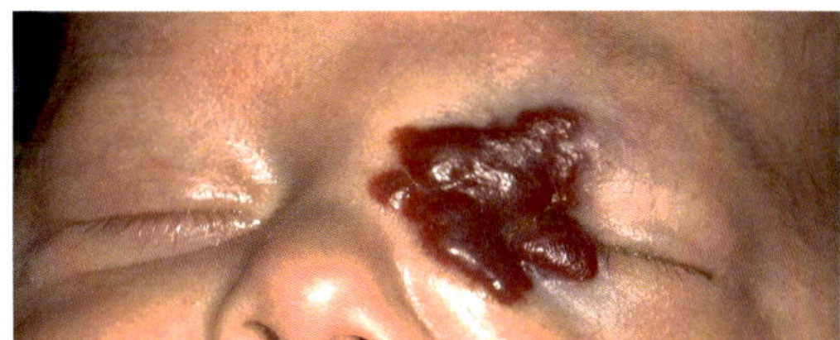 Abb. 21.9) ist der häufigste Orbitatumor im Kindesalter. Die gutartige Gefäßneubildung (Hamartom: tumorartige Fehlbildung der Embryonalzeit) tritt meist kurz nach der Geburt in Erscheinung. Sie zeigt ein Wachstum in den ersten 12 Monaten, gefolgt von einer Regression meist in den ersten 5 bis 7 Lebensjahren.

Säuglingshämangiome können im Lidbereich auftreten oder hinter dem Septum orbitale. Im Lidbereich handelt es sich um eine Blickdiagnose. Orbitale Hämangiome fallen durch eine Lidschwellung, Bulbusverlagerung und Exophthalmus auf. Selten Komplikationen sind Einblutungen oder Thrombosen.

- **Therapie**

Wegen der Regressionstendenz ist ein beobachtendes Abwarten möglich. Eine Therapie ist notwendig bei Amblyopiegefahr (Deprivationsamblyopie, Entwicklung einer Schwachsichtigkeit) und einer Kompression des N. opticus. Säuglingshämangiome sprechen gut an auf die systemische Gabe von Betablockern (Propanolol 2 mg/kg KG, Wirkmechanismus unklar) oder oralen oder intraläsionalen Glukokortikoiden.

Abb. 21.9 Säuglingshämangiom. Das Säuglingshämangiom ist der häufigste gutartige Orbitatumor beim Kind. Die kapillären Hämangiome haben eine spontane Regressionstendenz

Abzugrenzen ist der Naevus flammeus. Der Naevus flammeus (Feuermal) ist ein flacher, scharf begrenzter, flammend-roter Hautfleck, der ebenfalls im Säuglingsalter auftritt. Er findet sich meist am Kopf im Bereich einer Gesichtshälfte und wird durch eine Erweiterung der Hautkapillaren (teleangiektatisches Angiom) verursacht. Es handelt sich nicht um eine Gefäßneubildung.

Kavernöses Hämangiom

- **Klinisches Bild**

Das kavernöse Hämangiom ist der häufigste gutartige Orbitatumor des Erwachsenen. Er tritt meist zwischen dem 40. bis 60. Lebensjahr in Erscheinung und liegt intrakonal häufig hinter dem Bulbus. Ursache ist möglicherweise eine angeborene venöse Malformation. Das kavernöse Hämangiom zeigt schwammartige Hohlräume, z. T. thrombosiert und ist von der Gefäßversorgung meist abgeschnitten. Das klinische Bild ist bestimmt durch die langsam wachsende orbitale Raumforderung:

- Exophthalmus und Doppelbilder,
- Aderhautfalten und Hyperopisierung: Wegen der häufigen Lage direkt hinter dem Bulbus kommt es gehäuft zu den Aderhautfalten und zu einer Achsenhyperopie durch den Druck von hinten.

- **Therapie**

Eine chirurgische Entfernung des Hämangioms ist bei symptomatischer Raumforderung indiziert.

Orbitale Varizen

- **Klinisches Bild**

Die Erweiterung der klappenlosen Orbitavenen führt zu einem typischerweise intermittierenden

Exophthalmus bei Valsalva-Manöver (Husten, Pressen etc.). Die Ursache liegt am ehesten in einer angeborenen Schwäche der Venenwand. Eine Therapie ist i. d. R. nicht erforderlich.

Lymphangiome
- **Klinisches Bild**

Lymphangiome sind vaskuläre Hamartome (tumorartige Fehlbildung der Embryonalzeit), da in der Orbita physiologisch keine Lymphgefäße vorkommen. Es handelt sich um diffus wachsende gutartige Tumoren, die verschiedene Kompartimente der Orbita betreffen können (extra/intrakonal, prä/postseptal). Lymphangiome treten vor allem im Kinder- und Jugendalter auf. Wegen des diffusen Wachstums ist eine vollständige chirurgische Entfernung meist nicht möglich. Bei Progredienz oder Visusbedrohung erfolgt eine orbitachirurgische Maßnahme zur Volumenreduktion.

21.8.2 Neurogene Tumoren der Orbita

Optikusgliom
- **Klinisches Bild**

Das Optikusgliom ist ein benigner Tumor des prächiasmalen N. opticus (juveniles pilozytisches Astrozytom, WHO Grad I) der in der überwiegenden Mehrheit vor dem 20. Lebensjahr auftritt, in 50% vor dem 5. Lebensjahr. Die Gliome haben ihren Ursprung in den Astrozyten (Gliazellen: Stützgewebe des ZNS) und werden nach der WHO gemäß ihrer Malignität in Grad I bis IV eingeteilt. Im MRT zeigt sich eine spindelförmige Auftreibung des Sehnervens. Die funktionelle Beeinträchtigung wird beeinflusst von der Größe und Lage des Optikyglioms (Lage zum Canalis opticus, Chiasma, beidseitiger Befund).

> **Das Optikusgliom ist assoziiert mit der Neurofibromatose Typ I, eine entsprechende neuropädiatrische Abklärung ist erforderlich. Die Neurofibromatose Typ I als autosomal-dominante Erkrankung (Phakomatose: genetisch bedingte neuroektodermale Entwicklungsstörung) zeichnet sich durch multiple Neurofibrome der Haut, Café-au-lait-Flecken, ZNS-Tumore, Beteiligung des Skelettsystems und innerer Organe aus. Am Auge treten charakteristische Lisch-Knötchen (kleine braun-gelbe Hamartome) der Iris und Optikusgliome auf.**

- **Therapie**

Die Therapie ist schwierig und erfolgt interdisziplinär. Regelmäßige Kontrollen der Funktion (Gesichtsfeld, Visus) und mittels MRT sind erforderlich um eine Größenzunahme zu bestimmen. Eine stereotaktische fraktionierte Bestrahlung gilt derzeit als Therapie der ersten Wahl.

Optikusscheidenmeningeom
- **Klinisches Bild**

Meningeome sind langsam wachsende gutartige Tumoren, die von der Arachnoidea ausgehen. Optikusscheidenmeningeome können über den Canalis opticus bis in das Chiasma wachsen. Betroffen sind typischerweise Frauen im Alter von 35 bis 50 Jahren.

Klinisch manifestiert sich das Meningeom mit langsam fortschreitender Visusminderung und Gesichtsfelddefekte aufgrund der Kompression des Sehnervens.

- **Therapie**

Bei stabilem Visus und Gesichtsfeldbefund erfolgen Kontrollen mindestens alle 6 Monate. Eine Therapieindikation besteht bei nachgewiesener Zunahme des Gesichtsfelddefektes, Bedrohung des Chiasma oder des Sehnervs des Partnerauges. Eine stereotaktische fraktionierte Bestrahlung gilt derzeit als Therapie der ersten Wahl.

21.8.3 Lymphoproliferative Tumoren der Orbita

- **Klinisches Bild**

Leukämien und Lymphome können mit einer Beteiligung von verschiedenen Strukturen der Orbita und des Auges (Bindehaut, Lider, Auge/Uvea, Orbita, Tränendrüse, N. opticus) vergesellschaftet sein. Lymphoproliferative Neoplasien sind beim Erwachsenen der häufigste Grund für eine orbitale Raumforderung:
- **Akute und chronische Leukämien** können alle Strukturen der Orbita infiltrieren.

- **Lymphome der Orbita** können im Rahmen einer okulären Beteiligung eine systemischen Manifestation oder als primäres okuläres Lymphom auftreten. Es handelt sich in den meisten Fällen um ein extranodales Marginalzonen-B-Zell-Lymphom vom MALT-Typ (sog. indolentes Lymphom). Indolente Lymphome sind langsam wachsende niedrig-malignen Lymphome meist älterer Patienten. Prinzipiell kann jedoch jedes Lymphom in der Orbita auftreten.

Klinisch zeigt sich eine meist schmerzlose orbitale Raumforderung mit Exophthalmus, Lidschwellung, Ptosis und/oder Doppelbilder.

- **Diagnose**

Die Diagnosesicherung erfolgt im Rahmen einer exzisionellen Biopsie in der Orbita. Eine orbitale und zerebrale Bildgebung (MRT) ist notwendig.

Ein Tumorstaging durch die Onkologie/Hämatologie muss eingeleitet werden.

- **Therapie**

Die Therapieplanung erfolgt in Zusammenarbeit mit der Onkologie. Wird eine systemische Chemotherapie eingeleitet, werden die Lymphome der okulären Adnexe und leukämische Infiltrationen begleitend beobachtet.

Bei indolenten Lymphomen ohne Symptomatik kann ein abwartendes Beobachten indiziert sein (watch-and-wait). Lymphome der Bindehaut und der Orbita sprechen gut auf eine lokale fraktionierte Bestrahlung an.

21.8.4 Dermoidzyste

- **Klinisches Bild**

Die Dermoidzyste (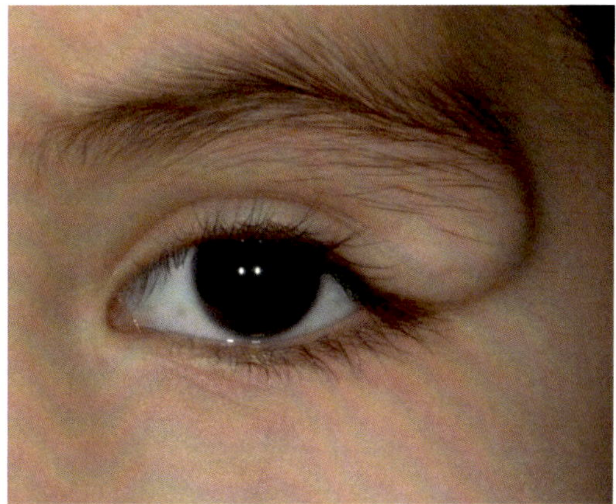 Abb. 21.10) ist ein benignes Choristom, das aus einer embryonalen Gewebsversprengung des Ektoderms entsteht. Der Tumor besteht aus einer derben Wand und kann verschiedene Hautanhangsgebilde (Haare, Schweißdrüsen, Talgdrüsen mit Sekret, selten Zähne) beinhalten. Der prallelastische Tumor liegt meist temporal oben anterior oder posterior des Septums orbitale und zeigt ein langsames Wachstum. Tiefe Dermoidzysten können mit Knochendefekten verbunden sein.

◘ Abb. 21.10 Dermoidzyste. Die Dermoidzyste ist ein langsam wachsender, nicht schmerzhafter Tumor meist im temporalen Bereich der Orbita

- **Therapie**

Die Behandlung erfolgt chirurgisch.

21.8.5 Rhabdomyosarkom

- **Klinisches Bild**

Das seltene Rhabdomyosarkom ist der häufigste primäre, maligne Orbitatumor bei Kindern. Der Ursprung liegt in der quergestreiften Muskulatur. Histologisch werden ein embryonaler Typ, ein alveolärer Typ und der anaplastische (pleomorphe) Typ (beste Prognose) unterschieden. Klinisch zeigt sich ein schnell progredienter Exophthalmus, der mit einem entzündlichen Prozess verwechselt werden kann.

- **Therapie**

Radiochemotherapie.

21.8.6 Tränendrüsentumoren

Tränendrüsentumoren sind selten. Folgende benigne und maligen Tumoren müssen differentialdiagnostisch bei Raumforderungen der temporalen oberen Orbita berücksichtigt werden:

- **Pleomorphes Adenom**: häufigster benigner epithelialer Tumor
- **Adenokarzinom** der Tränendrüse
- **Lymphoproliferative Erkrankungen** (Lymphome, Leukämien)

21.8.7 Mukozele

- **Klinisches Bild**

Eine Mukozele ist eine langsam wachsende zystische Auftreibung mit Mukusansammlung aus den Nasennebenhöhlen (meist Sinus frontalis oder ethmoidalis). Die knöcherne Begrenzung ist meist ausgedünnt. Das klinische Bild (Exophthalmus, Doppelbilder) wird bestimmt vom Ausmaß der Vorwölbung der Mukozele in die Orbita.

Ursachen sind eine chronische Sinusitis, Tumoren oder Narben (z. B. nach mehrfachen Operationen der Nasennebenhöhlen) mit Sekretstau.

- **Therapie**

Chirurgisch je nach klinischem Bild.

21.8.8 Metastasen und fortgeleitete Tumoren

Fortgeleitete maligen Tumoren können aus allen benachbarten Strukturen (Nasennebenhöhlen, intrakranielle Malignome, Lidtumoren, Malignome des Auges) stammen. Metastasen der Orbita sind selten und entstehen durch hämatogene Streuung.

21.9 Orbitafrakturen

- **Klinisches Bild**

Verschieden Verletzungsmechanismen können zu Frakturen der knöchernen Orbita und des Jochbeins führen. Häufig sind Rohheitsdelikte (z. B. Faustschlag) mit einer Orbitabodenfraktur (Blowout-Fraktur, 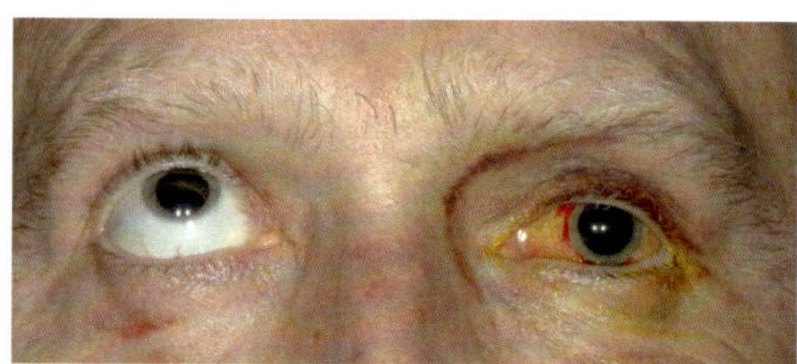 Abb. 21.11). Neben der häufigsten Orbitabodenfraktur sind auch Frakturen des Orbitadaches, der medialen und lateralen Wand möglich. Neben der Anamnese (Verletzungsmechanismus) sind folgende klinischen Befunde möglich:

- **Enophthalmus** durch Volumenverlust in den Sinus maxillaris
- **Lidhämatom**: Monokelhämatom, Brillenhämatom
- **Motilitätseinschränkung mit vertikalen Doppelbildern** meist durch Einklemmung des M. rectus inferior bei Orbitabodenfraktur

Abb. 21.11 Orbitafraktur. Die Orbitabodenfraktur ist eine häufige Erkrankung nach Rohheitsdelikten (z. B. Faustschlag). Bei einer Einklemmung von Orbitainhalt durch den Brichspatl in den Sinus maxillaris kann eine Motilitätseinschränkung resultieren. Der Auf-und Abblick ist dann eingeschränkt. Bei diesem Patienten (hier Aufblick) wurden die Pupillen zu diagnostischen Zwecken dilatiert

- **Lidemphysem** (Luftansammlung in den Lidern mit Krepitationsgeräuschen) bei medialer Orbitawandfraktur
- **Einblutung in die Orbita**, subperiostales Hämatom (insbesondere unter Antikoagulation)
- **Hypästhesie des N. infraorbitalis:** Sensibilitätsschwäche von Unterlid, Wange, Zähne

> **Der Ausschluss einer Verletzung des Auges (Contusio bulbi bis Bulbusberstung) muss im Rahmen jeder Orbitafraktur erfolgen. Die Untersuchung des Auges kann bei massiver Lidschwellung schwierig sein. Insgesamt ist eine Bulbusberstung wegen der Druckentlastung durch die knöcherne Fraktur eher untypisch.**

- **Therapie**

Die Versorgung der Orbitafrakturen erfolgt chirurgisch nach Diagnosesicherung der knöchernen Verletzung durch die Radiologie. Eine absolute Operationsindikation besteht bei Motilitätseinschränkung und Doppelbilderwahrnehmung i. d. R. bei Orbitabodenfraktur. Die operative Versorgung erfolgt meist nach Abschwellung des Lokalbefundes.

Fallbeispiel

Eine 47-jährige Patientin stellt sich in der Notaufnahme vor und berichtet über zunehmendes verschleiertes Sehen auf beiden Augen. Nach kurzer Zeit habe sie Schwierigkeiten mit dem Lesen. Die Patientin macht einen sehr nervösen Eindruck und hat nicht viel Zeit. Zudem habe sich ihr Gesichtsausdruck in den letzten Wochen verändert, sie hat den Eindruck immer angespannt zu sein. Die Anamnese ergibt keine bekannten Grunderkrankungen, keine Einnahme von systemischen Medikamenten.

Die augenärztliche Untersuchung ergibt eine Sehschärfe von 0,8 auf beiden Augen, eine vermehrte Hornhautstippung bei sonst unauffälligem Organbefund. Es fällt eine Lidretraktion rechts mehr als links auf, bei Abblick zeigt sich das Graefe-Zeichen (Zurückbleiben des Oberlides). Die Exophthalmometrie nach Hertel ergibt einen moderaten Exophthalmus von 22 mm rechts und 21 mm links (Basis 118 mm). Es wird der Verdacht auf eine floride endokrine Orbitopathie gestellt. Die Laboruntersuchung bestätigt den Verdacht mit deutlich erhöhten Schilddrüsen- und TRAK-Werten. Eine Vorstellung beim Internisten zur Therapie der Hyperthyreose bei V. a. M. Basedow wird kurzfristig vermittelt.

Übungsfragen

1. Nennen Sie die Nerven, die die Orbita durch die Fissura orbitalis superior erreichen.
2. Welche typischen Veränderungen der Lidstellung finden sich bei der endokrinen Orbitopathie?
3. Durch welche klinischen Untersuchungen kann die Lidphlegmone von der Orbitaphlegmone abgegrenzt werden?
4. Nennen Sie die häufigste Ursache einer orbitalen Raumforderung beim Erwachsenen.
5. Beschreiben Sie die typische Motilitätseinschrankung nach einer Orbitabodenfraktur.

Lösungen ▶ Kap. 28

Strabismus

Niklas Plange

22.1 **Anatomische und physiologische Grundlagen** – 331

22.1.1 Sensorik des Binokularsehens – 331

22.1.2 Motorik des Binokularsehen – 331

22.2 **Spezielle Diagnostik** – 332

22.2.1 Prismen – 332

22.2.2 Untersuchung der Motorik – 332

22.2.3 Untersuchung der Sensorik – 336

22.3 **Grundlagen der Störungen des Binokularsehens** – 338

22.3.1 Latentes und manifestes Schielen – 338

22.3.2 Konfusion und Diplopie – 339

22.3.3 Suppression und Fixierpunktskotom – 340

22.3.4 Anomale Netzhautkorrespondenz – 340

22.3.5 Subjektiver und objektiver Schielwinkel – 340

22.3.6 Refraktion und Akkommodation beim Strabismus – 341

22.3.7 Exzentrische Fixation – 341

22.3.8 Pseudostrabismus – 341

22.4 **Heterophorie (latenter Strabismus) und Asthenopie** – 341

22.5 **Heterotropie (manifester Strabismus)** – 342

22.5.1 Erworbenes Innenschielen – 342

22.5.2 Frühkindliches Innenschielen – 343

22.5.3 Außenschielen – 343

22.5.4 Mikrostrabismus – 344

22.5.5 Obliquusstörungen – 344

22.6 **Amblyopie** – 344

P. Walter, N. Plange, *Basiswissen Augenheilkunde*,
DOI 10.1007/978-3-662-52801-3_22, © Springer-Verlag Berlin Heidelberg 2017

22.7   Akkommodationsstörungen   – 345

22.8   Therapie des Strabismus   – 347
22.8.1   Brillenverordnung   – 347
22.8.2   Prismen   – 347
22.8.3   Schieloperation   – 347
22.8.4   Orthoptische Schulung   – 348
22.8.5   Okklusionstherapie   – 348

Als Strabismus werden die Störungen des beidäugigen Sehens bezeichnet. Das Begleitschielen (Strabismus concomitans) ist durch einen konstanten Schielwinkel in allen Blickrichtungen gekennzeichnet. Es
werden das Innenschielen (Esotropie), das Außenschielen (Exotropie) sowie vertikale Schielformen
und die Zyklotropie unterschieden. Das manifeste
Schielen mit einem dauerhaften Abweichen eines
Auges wird vom latenten Schielen (Heterophorie) abgegrenzt, bei welchen ein Parallelstand der Augen
durch den Fusionsreiz erreicht wird.

Beim manifesten Schielen kommt es zu einer Einschränkung der Binokularfunktion und zur Amblyopie.
Als Amblyopie wird eine Schwachsichtigkeit eines
Auges bezeichnet, die beim Schielen, bei Refraktionsfehlern oder als Deprivationsamblyopie bei Organerkrankungen des Auges auftreten kann. Die Amblyopie
wird behandelt mit einer Okklusionstherapie des gesunden Auges. Die Therapie des Strabismus besteht
neben dem Ausgleich des Refraktionsfehlers und der
Amblyopietherapie in einer Augenmuskeloperation.

22.1 Anatomische und physiologische Grundlagen

22.1.1 Sensorik des Binokularsehens

Das Binokularsehen (beidäugige Sehen) wird in
3 Stufen eingeteilt:

- Das **Simultansehen** bezeichnet das gleichzeitige Wahrnehmen von zwei Bildern mit beiden Augen.
- Die **Fusion** beschreibt das Verschmelzen der
  beiden Bilder zu einem Seheindruck. Die
  Wahrnehmung von einem Bild wird als
  binokulares Einfachsehen bezeichnet.
- Die **Stereopsis** (dreidimensionales Sehen) als
  höchste Stufe des beidäugigen Sehens dient der
  Tiefenwahrnehmung

Als **Horopter** wird ein imaginärer Sehkreis bezeich-
net (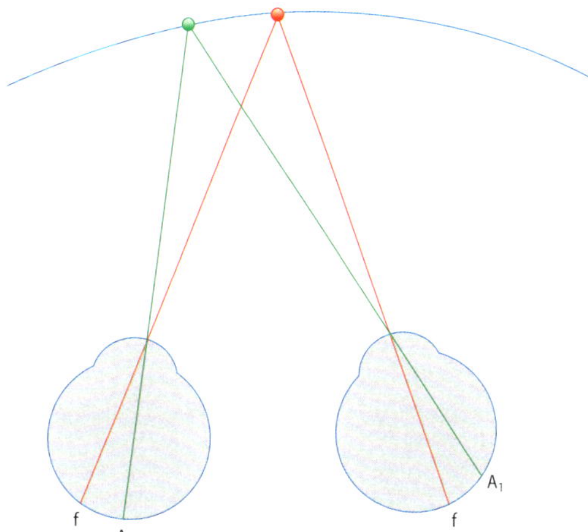 Abb. 22.1). Alle Punkte auf dem Horopter
werden auf jeweils **korrespondierenden Netzhaut-
stellen** abgebildet. Auf der Fovea beider Augen wird
der identische Punkt abgebildet. Die nicht-fovealen
Bildpunkte des Horopters werden in Bezug zur
Fovea örtlich identisch lokalisiert.

Abb. 22.1 Der Horopter beschreibt einen imaginären
Sehkreis. Alle Punkte auf dem Horopter werden auf korrespondierenden Netzhautstellen abgebildet

Für die dreidimensionale Wahrnehmung (Stereopsis) sind zusätzlich folgende **Phänomene der
Querdisparation** (Abbildung von Bildpunkten auf
nicht-korrespondierenden Netzhautstellen) Voraussetzung:

- Die Bildpunkte, die nicht auf dem Horopter
  liegen, werden auf nicht-korrespondierenden
  Netzhautstellen wahrgenommen und daher
  doppelt gesehen (**physiologische Doppelbilder**). Diese werden vom Gehirn gehemmt
  und fallen nur bei Konzentration auf.
- Der **Panum'sche Raum** beschreibt einen
  kleinen querdisparaten Bereich dicht an korrespondierenden Netzhautstellen, der zu einem
  Netzhautbild verschmolzen wird (noch keine
  Doppelbildwahrnehmung). Die Größe des
  Panum'schen Raumes nimmt zur Netzhautperipherie zu.

22.1.2 Motorik des Binokularsehen

Das beidäugige Sehen setzt eine Koordination der
Bewegungen beider Augen voraus. Prinzipiell
werden folgende Formen der Augenbewegung unterschieden:

- Die Bewegungen des einzelnen Auges werden
  als **Duktionen** bezeichnet (z. B. Abduktion und
  Adduktion).

- **Versionen** sind gleichsinnige Bewegungen beider Augen (z. B. Blick nach links).
- **Vergenzen** beschreiben gegenläufige Augenbewegungen (**Konvergenz** bei Akkommodation, **Divergenz** bei Desakkommodation). Vergenzbewegungen sind Grundlage der Stereopsis (dreidimensionales Sehen) durch die Einordnung eines Objektes im Raum.

Als Primärstellung wird die gerade Körper- und Kopfhaltung mit Blick geradeaus bezeichnet.

Die anatomischen Grundlagen der Augenmuskeln, ihrer Innervation, nukleäre und supranukleäre Organisation sind im Kapitel Neuroophthalmologie (▶ Kap. 23) dargestellt.

22.2 Spezielle Diagnostik

22.2.1 Prismen

Ein Prisma führt zur Beugung des Lichtstrahles zur Basis des Prismas (◘ Abb. 22.2). Mit einem Prisma können daher Fehlstellung der Augen (Schielstellungen) ausgeglichen werden. Dies wird diagnostisch (Quantifizierung des Schielwinkels mit dem Prismencover-Test) und therapeutisch (Prismenfolie oder Einschleifen eines Prismas in die Brille zum Ausgleich einer Schielstellung) genutzt.

Die optische Wirkung wird in Prismendioptrien definiert (1 pdpt: Ablenkung eines Lichtstrahles um 1 cm in 1 m Entfernung, 2 pdpt entsprechen einer Ablenkung von etwa 1° [genau: $\tan\alpha = 10\,cm/5m = 1{,}145°$]).

Das Lichtspektrum wird zudem durch ein Prisma in seine einzelnen Wellenlängen aufgeteilt, wobei das kurzwellige blaue Licht stärker gebrochen wird als das längerwellige rote Licht.

22.2.2 Untersuchung der Motorik

Der Auf- und Abdecktest (Cover-Test)

Der Cover-Test (◘ Abb. 22.3, ◘ Abb. 22.4) ist die wichtigste strabologische Basisuntersuchung. Mit dem Cover-Test kann das **manifeste Schielen (Tropie)** und das **latente Schielen (Phorie)** unterschieden werden. Eine Quantifizierung erlaubt die

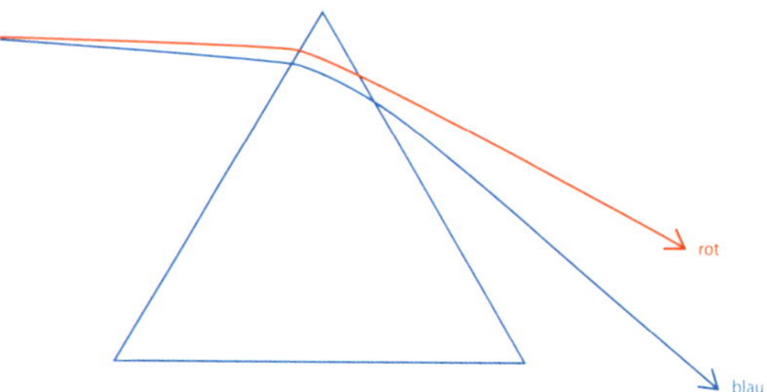

◘ **Abb. 22.2** Ein Prisma bricht die Lichtstrahlen zur Basis. Es wird das kurzwellige blaue Licht dabei stärker gebrochen als das längerwellige rote Licht

Verwendung von Prismen (alternierender und simultaner Prismencover-Test).

Folgende Befunde können mit dem Cover-Test erhoben werden:

- Mit dem **Abdecktest (Cover-Test) wird ein manifestes Schielen (Tropie)** sichtbar gemacht. Es wird dabei auf eine Einstellbewegung des nicht abgedeckten Auges beachtet. Die Einstellbewegung ist der Schielstellung entgegengesetzt (z. B. Exotropie =Auswärtsschielen= Einstellbewegung nach innen).
- Mit dem **Aufdecktest wird beobachtet, welches Auge dominant** ist: Wird das nichtschielende Auge abgedeckt, übernimmt das schielende Auge die Fixation, man beobachtet die Einstellbewegung. Das abgedeckte Auge nimmt die Schielstellung ein. Nach dem Aufdecken kann das jetzt fixierende Auge die Fixation halten (alternierender Strabismus) oder das dominante Auge übernimmt direkt wieder die Fixation. Beim latenten Schielen entsteht nach dem Aufdecken eine langsame Einstellbewegung zur Fusionsaufnahme.
- Der **wechselseitige Abdecktest unterbricht die Fusion**: Daher wird ein **latentes Schielen** durch die Beobachtung der Einstellbewegung sichtbar. Liegt gleichzeitig ein manifestes Schielen vor, kommt der maximale Gesamtwinkel zur Darstellung (manifester plus latenter Schielwinkel).
- Mit dem **Prismencover-Test** kann der **Schielwinkel quantifiziert** werden: Es werden während des einseitigen Abdecktestes (**simultaner Prismencover-Test=manifester Schielwinkel**)

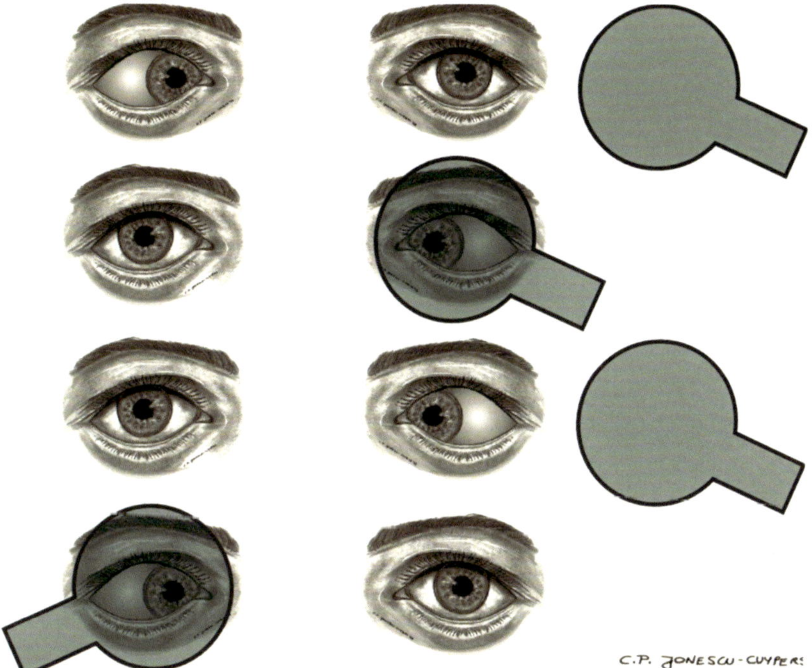

■ **Abb. 22.3** Abdecktest bei alternierender Esotropie. Nach Abdecken des linken Auges kommt es zur Einstellbewegung des linken Auges und Fixationsaufnahme des rechten Auges. Nach Aufdecken des linken Auges hält das rechte die Fixation. (Aus Krieglstein 2000)

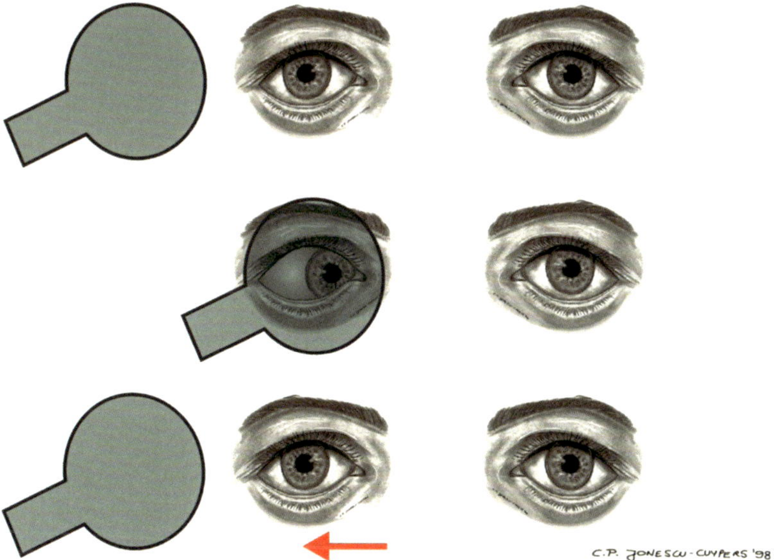

■ **Abb. 22.4** Abdecktest bei Heterophorie: Unter Fusionsbedingungen besteht Parallelstand. Nach Abdecken weicht das rechte Auge nach innen ab (Esophorie). Nach Aufdecken findet sich eine Einstellbewegung. (Aus Krieglstein 2000)

und während des wechselseitigen Abdecktestes (**alternierender Prismencover-Test= manifester und latenter Schielwinkel**) solange Prismen in aufsteigender Stärke vor ein Auge gehalten, bis keine Einstellbewegung mehr sichtbar ist

Messung der monokularen Beweglichkeit

Um ein Begleitschielen vom Lähmungsschielen zu differenzieren, ist die Darstellung der monokularen Beweglichkeit notwendig. Beim Lähmungsschielen ist die monokulare Beweglichkeit entsprechend des Nervenausfalls eingeschränkt. Bei Begleitschielen ist die monokulare Beweglichkeit frei.

Die wichtigste Untersuchungsmethode zur Darstellung der monokularen Beweglichkeit ist der **Limbustest nach Kestenbaum:** Mit einem Lineal wird die Bewegung des Limbus von der Primärposition aus gemessen. Die Senkung, Ab- und Adduktion von der Primärposition aus liegt normalerweise bei 9–10 mm, die Hebung bei 5–7 mm.

Tangententafel nach Harms

Die wichtigste subjektive Methode zur Identifizierung eines inkomitanten Schielwinkels (bei Lähmungsschielen, siehe Neuroophthalmologie) ist die Untersuchung mit der **Tangententafel nach Harms.** In allen 9 Blickrichtungen werden die Horizontaldeviation, Vertikaldeviation und Zyklodeviation ausgemessen. Bei Lähmungsschielen liegen wegen der eingeschränkten Motilität unterschiedliche Schielwinkel je nach Blickrichtung vor.

Bei der Untersuchung an der **Harmswand** wird ein Dunkelrotglas vor das fixierende nicht-paretische Auge gehalten (Unterdrückung der Fusion). Das Fixierlicht erreicht das paretische Auge an einem anderen Netzhautort, welcher durch den Patienten (subjektives Verfahren, Konfusion) mit einem Markierungslicht an der Harmswand angezeigt wird. Die Abweichung wird dokumentiert. Die Zyklodeviation (Verkippung) wird mit einem Lichtband ausgemessen. Dies wird in Primärposition durchgeführt und in verschiedenen Blickrichtungen. Ändert sich der Schielwinkel in verschiedenen Blickpositionen, so liegt ein inkomitanter Schielwinkel vor (▶ Kap. 23). Beim Begleitschielen ändert sich der Schielwinkel nicht.

Hornhautreflexbilder nach Hirschberg

Eine manifeste Schielstellung kann unter Beobachtung der Hornhautreflexbilder untersucht werden. Dabei wird die Lage des Hornhautreflexbildes einer Lichtquelle zur Pupillenmitte beurteilt. Der Untersucher muss dabei in der Beleuchtungsrichtung stehen. Die relative Veränderung der Reflexbilder zueinander wird beobachtet. Beim Lähmungsschielen verschieben sich die Reflexbilder relativ zueinander in verschiedenen Blickrichtungen. Beim Begleitschielen sind folgende Befunde möglich:

- Bei **Parallelstand (keine Tropie= kein manifestes Schielen)** liegen die Hornhautreflexbilder symmetrisch im Bezug zur Pupillenmitte.
- Bei **manifesten Schielen** zeigt das schielende Auge eine **Verschiebung des Hornhautreflexbildes.**

Eine Quantifizierung des manifesten Schielwinkels erfolgt durch das Vorsetzen von Prismen vor das führende Auge bis die Hornhautreflexbilder symmetrisch sind (nach Krismky).

> **Die Fovea liegt normalerweise etwas temporal von der optischen Achse (Projektionsachse, die durch das Zentrum der brechenden Medien – Hornhaut und Linse – verläuft). Daher sind die Hornhautreflexbilder an beiden Augen etwas nasal von der Pupillenmitte lokalisiert. Diese Abweichung der Sehachse von der optischen Achse wird als Winkel Kappa bezeichnet.**

Brückner-Test

Der Durchleuchtungstest nach Brückner erlaubt eine orientierende Untersuchung, ob ein manifester Schielwinkel vorliegt. Der Untersucher blickt durch ein Ophthalmoskop mit einer Lichtquelle und beobachtet das vom Augenhintergrund reflektierte Licht (rotes Reflexbild). Beim manifesten Schielen oder Refraktionsdifferenz ist die Farbe des Pupillenleuchtens ungleich.

Messung des subjektiven Schielwinkels

Die Messung des subjektiven Schielwinkels erfolgt durch das **Maddox-Kreuz** oder die **Tangententafel nach Harms** unter Fixation des zentralen Fixierlichtes:

- Durch **Vorhalten eines Dunkelrotglases** vor das fixierende Auge wird die Fusion blockiert. Durch **Konfusion** wird ein weißer Punkt (schielende Auge) und ein roter Punkt (fixierendes Auge) in der jeweiligen Fovea wahrgenommen. Der Abstand zwischendiesen Punkten ist der Schielwinkel. Gemessen wird so der **manifeste mit dem latenten Teil des Schielwinkels**.
- Durch das **Vorhalten eines Hellrotglases** vor das schielende Auge wird die Fusion nicht blockiert. Es werden **Doppelbilder** wahrgenommen. Der Abstand des weißen Punktes (fixierendes Auge Auge) und des roten Punktes (schielende Auge) ist der Schielwinkel. Gemessen wird nur der **manifeste Schielwinkel**.

> Bei einem Außenschielen (Exotropie) liegen gekreuzte Doppelbilder vor. Bei einem Innenschielen (Esotropie) liegen ungekreuzte Doppelbilder vor.

Messung der Heterophorie

Die Messung des latenten Schielwinkels erfolgt durch Auflösung der Fusion indem der Seheindruck beider Augen voneinander getrennt wird.

Die Messung des **Heterophoriewinkels** kann erfolgen durch:
- den **alternierenden Prismencover-Test** (objektiver Schielwinkel);
- **Vorsetzen eines Dunkelrotglases** mit Fixation des Lichtpunktes am Maddox-Kreuz: Werden ein roter und ein weißer Punkt wahrgenommen, liegt eine Heterophorie vor. Die Schielwinkelgröße kann am Maddox-Kreuz abgelesen werden;
- **Pola-Test nach Haase**: Die Trennung der Bildeindrücke erfolgt durch Polarisationsgläser.

> Eine Heterophorie findet sich bei bis zu 80% der Bevölkerung. Ein Ausgleich der Heterophorie durch Prismen ist nur bei asthenopischen Beschwerden sinnvoll.

Messung der Akkommodation und Strabismus

Um die Bedeutung der Akkommodation auf das Schielen zu beurteilen, müssen folgende Untersuchungen durchgeführt werden:

- **Messung der objektiven Refraktion beider Augen:** Liegt eine Hyperopie vor? Wurde der Refraktionsfehler korrekt ausgeglichen? Prinzipiell werden alle Schielwinkelmessungen mit der korrekten Refraktion durchgeführt.
- **Messung der Akkommodationsbreite**: Bei reduzierter Akkommodationsbreite kann ein Konvergenzexzess vorliegen (größerer Innenschielwinkel in der Nähe). Wegen der Kopplung von Akkommodation und Konvergenzreaktion kann so ein vermehrter Akkommodationsreiz zu einem Innenschielen führen. Um eine maximale mögliche Akkommodation zu erreichen kommt es zu einer übermäßigen Konvergenzreaktion.
- **Messung des Schielwinkels in der Ferne und in der Nähe**

Die Bedeutung der Akkommodation für den Schielwinkel ist im Abschnitt Grundlagen von Störungen des Binokularsehens dargestellt.

Prismenadaptationstest

Mit dem Prismenadaptationstest werden langsame tonische Veränderungen des Schielwinkels ausgemessen. Ziel ist jeweils die Erfassung des größten stabilen Schielwinkels, der dann mit einer Operation ausgeglichen werden soll. Wird im Prismenadaptationstest ein stabiler Ausgleich des Schielwinkels erzielt, ist die Prognose der operativen Therapie günstiger.

Der **Ablauf des Prismenadaptationstest** ist wie folgt:
- **Messung des objektiven Schielwinkels** (mit alternierendem Prismencover-Test) und **Ausgleich des objektiven Schielwinkels** mit auf der Brille aufgeklebten Prismen

Nach 1 Stunde erneute Messung (mit alternierendem Prismencover-Test):
- Bei **anomaler Netzhautkorrespondenz wird der Anomaliewinkel nachgestellt**. Dieser Effekt wiederholt sich bei jeweils weiterem Ausglich des Anomaliewinkels.
- Bei **normaler Netzhautkorrespondenz** und Ausgleich des latenten Schielwinkels erfolgt **kein Nachstellen** und keine Doppelbildwahrnehmung.

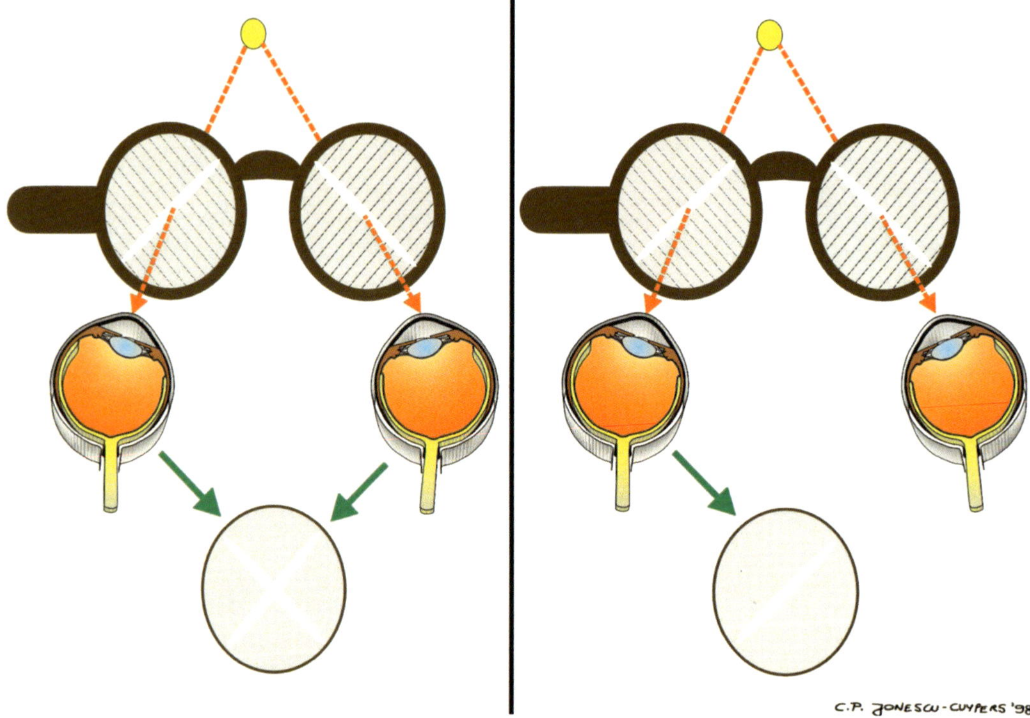

☐ Abb. 22.5 Die Bagolini-Brille erlaubt die Testung von Fusion, Suppression und Diplopie. Rechts besteht normale Fusion, links eine Suppression des rechten Auges. (Aus Krieglstein 2000)

— Bei **Exophorie und intermittierender Exotropie** muss ein **langer Prismenadaptationstest** durchgeführt werden (über 2 Tage) um den maximalen Schielwinkel zu erreichen. Durch den Prismenadaptationstest soll die fusionale Konvergenz durchbrochen werden, da sonst eine hohe Rezidivneigung vorliegt.

Des Weiteren wird nach Ausgleich des Schielwinkels das Auftreten von Doppelbildern kontrolliert (Bagolini-Lichtschweiftest), um eine Überkorrektur zu vermeiden.

22.2.3 Untersuchung der Sensorik

Bagolini-Lichtschweiftest, Simultansehen

Die Streifengläser nach Bagolini verfügen über jeweils von innen oben nach außen unten verlaufende zarte Glasstreifen. Ein präsentierter Lichtpunkt wird durch die Bagolini-Brille (☐ Abb. 22.5) als Steifen wahrgenommen (90° zu den Glassteifen orientiert). Mit dem Bagolini-Lichtschweiftest wird das beidäugige Sehen (vor allem das Simultansehen) untersucht.

Die Raumwahrnehmung wird kaum reduziert, sodass das beidäugige Sehen unter natürlichen Bedingungen getestet wird:

— Der **Normalbefund** zeigt zwei Linien, die sich als **Kreuz im Lichtpunkt treffen** (intaktes Simultansehen)

— Bei einer **Suppression wird nur ein Streifen** wahrgenommen

— Bei der **Exklusion besteht in einem Strich eine zentrale Lücke (Fixierpunktskotom)** beim Mikrostrabismus.

— Bei **Doppelbildern** (Tropie) werden **2 Lichtpunkte** wahrgenommen, die **Linien sind gegeneinander** verschoben.

> Der Bagolini-Lichtschweiftest ist eine wichtige Basisuntersuchung der sensorischen Binokularfunktion. Es werden die Simultansehen, Suppression und Doppelbildwahrnehmung überprüft.

Messung der Fusion

Durch die Fusion kann ein latentes Schielen ausgeglichen werden, es wird nur ein Bild wahrgenommen (▶ Abschn. 22.4). Die Fusionsbreite kann durch das Vorhalten von Prismen quantifiziert werden. Es werden Prismen in aufsteigender Dosierung so lange vor ein Auge gehalten, bis Doppelbilder gesehen werden.

Die **Fusionsbreite** kann zur Differenzierung eines dekompensierten Schielens versus eine Parese herangezogen werden:

- Eine **große Fusionsbreite** liegt bei einer älteren Phorie vor (der Patient hat über lange Zeit die Fusion geübt).
- Eine **normale Fusionsbreite zeigt sich bei der Parese.**

Untersuchung des Stereosehens

Die Untersuchung des Stereosehens als höchste Form des Binokularsehens kann mit verschiedenen Methoden erfolgen. Die Tests beruhen auf haploskopischer Bildtrennung, die dem rechten und linken Auge jeweils querdisparate Bilder präsentiert wodurch ein 3-dimensionaler Eindruck entsteht. Die Bildtrennung erfolgt durch verschiedene optische Methoden (Spiegel, Farben, Polarisation, Blenden, Prismen ua).

- **Treffversuch nach Lang:** Der Patient hat die Aufgabe mit einem Stiftende von oben das Ende eines zweiten Stiftes (von Untersucher gehalten) zu treffen. Der Test untersucht das Stereosehen im natürlichen Raum!
- **Stereotest I und II nach Lang**: Nach dem sog. Zylinderrasterverfahren werden auf einer Karte mit Zufallspunkten Bilder präsentiert. Diese Bildpunkte zeigen eine systematische Querdisparation (horizontale Verschiebung), die nur bei vorhandenen Stereosehen wahrgenommen wird. Im Lang-II-Test ist zusätzlich ein Stern dargeboten, der auch ohne Stereosehen wahrgenommen wird (Abb. 22.6).

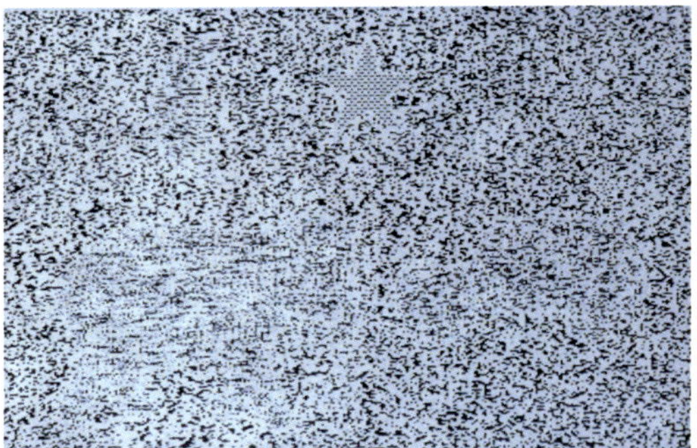

Abb. 22.6 Der Lang-Test erlaubt die Untersuchung des Stereosehens (Random-dot-Prinzip). Im Lang-II-Test ist ein Stern dargestellt, der auch ohne Stereosehen wahrgenommen werden kann

- **Titmus-Test:** Die Objekte sind durch Polarisationsfolien getrennt. Präsentiert werden eine Fliege, Tierbilder und Ringe. Die Bilder erlauben eine Quantifizierung der Stereopsis.
- **TNO-Test**: beim TNO-Test werden die Bilder durch Rot-Grün-Folien voneinander getrennt. Nachteil dieses Tests ist die ungleiche Stimulation beider Augen durch verschiedene Farben.

Untersuchung der Doppelbildwahrnehmung mit dem Hellrotglas

Die Doppelbildwahrnehmung kann mit dem Hellrotglas und dem Maddox-Kreuz quantitativ untersucht werden. Die Fusion bleibt erhalten, es wird der manifeste Schielwinkel ohne die Heterophorie gemessen. Das Hellrotglas wird vor das schielende Auge gehalten und der Patient fixiert den Lichtpunkt:

- Bei einer Exotropie liegen gekreuzte Doppelbilder vor
- Bei einer Esotropie liegen ungekreuzte Doppelbilder vor
- Der subjektive Schielwinkel kann quantifiziert werden durch das Vorsetzen von Prismen, bis die Doppelbildwahrnehmung verschwindet. Alternativ wird der Schielwinkel am Maddox-Kreuz abgelesen.

Farbhaploskopie

In der Farbhaploskopie (sog. Anaglyphenmethode, griech. »aufeinander dargestellt«) erfolgt die Bildtrennung durch die Präsentation von roten und grünen Symbolen unter Vorsetzen eines Hellrotglases vor das rechte und eines Hellgrünglases vor das linke Auge. Durch das Hellrotglas kann ein grünes Objekt und durch das Hellgrünglas das rote Objekt nicht wahrgenommen werden.

Folgende Untersuchungsmethoden werden eingesetzt, um Fusion, Suppression (fehlende Wahrnehmung einer Farbe) und Doppelbilder zu prüfen:

- **Worth-Test:** Präsentiert werden ein oberes rotes, in der Mitte 2 grüne und unten ein weißes Rautenförmiges Licht.
- **Schober-Test:** präsentiert werden ein rotes Kreuz umgeben von 2 grünen Ringen. Beachtet wird die Zentrierung des roten Kreuzes innerhalb der grünen Ringe.

Überprüfung der fovealen Fixation

Die **foveale Fixation** wird mit einem Ophthalmoskop untersucht, womit ein kleines Sternchen auf die Netzhaut projiziert wird. Der Patient wird aufgefordert, das Sternchen zu fixieren, dabei wird die Lokalisation des Sternchens auf der Netzhaut beurteilt:

- Bei fovealer Fixation liegt das Sternchen in der Fovea.
- Bei exzentrischer Fixation liegt das Sternchen extrafoveal.

Eine extrafoveale Fixation kann bei Mikrostrabismus zu einer fehlenden Einstellbewegung führen.

Schielwinkeldiagnostik mit Haploskopen

Haploskope bieten jedem Auge ein getrenntes Bild an. Die Bildtrennung erfolgt durch verschiedene optische Methoden (Spiegel, Farben, Polarisation, Blenden, Prismen u. a.). Die Geräte (z. B. Synoptophor, Polarisations-und Phasendifferenzhaploskop) erlauben die Messung von:

- Objektivem und subjektivem Schielwinkel
- Simultansehen, Fusion und stereoptisches Sehen (Querdisparation)

Die genauere Funktionsweise kann der Spezialliteratur entnommen werden.

Messung des Anomaliewinkels

Ein Anomaliewinkel liegt vor, wenn der objektive Schielwinkel grösser als der subjektive ist.

Wenn nach Ausgleich des objektiven Schielwinkels (mit einem Prisma) eine Doppelbildwahrnehmung vorliegt, besteht eine anomale Netzhautkorrespondenz (dh ein Anomaliewinkel).

Der **Anomaliewinkel kann nach Ausgleich des objektiven Schielwinkels** gemessen werden mit dem **Maddox-Kreuz und einem Dunkelrotglas** (vor das nicht-schielende Auge). Folgende Befunde sind prinzipiell möglich:

- der **rote Punkt liegt auf dem weißen Punkt:** subjektiver Schielwinkel entspricht dem objektiven Schielwinkel. Es besteht **kein Anomaliewinkel.**
- der **rote Punkt liegt nicht auf dem weißen Punkt:** der objektive Winkel ist größer als der subjektive Winkel, es liegt eine **anomale Netzhautkorrespondenz** vor (Anomaliewinkel).

22.3 Grundlagen der Störungen des Binokularsehens

22.3.1 Latentes und manifestes Schielen

Eine Abweichung der Sehachsen wird als Schielen bezeichnet. Das fixierende Auge steht in der richtigen Sehachse, das nicht-fixierende Auge weicht ab. Es werden zwei grundsätzliche Formen des Schielens (Strabismus) unterschieden:

- Das **latente Schielen (Heterophorie)** wird durch die Fusion, die zentrale Verschmelzung der simultanen Bilder beider Augen unterdrückt. Bei Aufhebung der Fusion wird der Schielwinkel manifest. Eine Heterophorie kann bei Störung der Fusion (z. B. reduzierte Sehschärfe durch eine Augenerkrankung) in ein manifestes Schielen übergehen. Es entsteht eine dekompensierende oder **dekompensierte Phorie.**
- Das **manifeste Schielen (Heterotropie)** ist permanent vorhanden und kann durch die Fusion nicht aufgehoben werden. Beim manifesten Schielen wird das konkomitante (nicht-paretische Begleitschielen) vom inkomitanten (paretische Lähmungsschielen) Strabismus unterschieden.

Grundsätzlich können beide Schielformen kombiniert auftreten. Es liegt dann eine Heterotropie vor mit latenter Komponente (phorischer Komponente) vor.

> **Das konkomitante Begleitschielen ist gekennzeichnet durch das Auftreten in der Kindheit, eine Doppelbildwahrnehmung liegt selten vor. Das inkomitante Lähmungsschielen ist meist später erworben, Doppelbilder treten meist auf.**

Es werden entsprechend der Bewegungsoptionen des Bulbus folgende Formen des Begleitschielens unterschieden:

- **Horizontalschielen**: Innenschielen (Esotropie) und Außenschielen (Exotropie).
- **Vertikalschielen** bei Störung der **geraden Vertikalmuskeln**: Der Schielwinkel (Vertikaldeviation VD) bleibt in jeder Blickrichtung nahezu gleich.
- **Vertikalschielen** bei Störung der **schrägen Augenmuskeln**: In Adduktion findet sich eine große Vertikaldeviation bei kleiner Zyklodeviation, bei Abduktion eine große Zyklodeviation bei kleiner Vertikaldeviation. Der Strabismus sursoadduktorius (schielende Auge weicht in Adduktion nach oben ab durch eine relative M.-obliquus-superior-Unterfunktion) wird vom Strabismus deorsoadduktorius (schielende Auge weicht in Adduktion nach unten ab durch eine relative M.-obliquus-interior-Unterfunktion) unterschieden.

Das manifeste Schielen kann zudem in Bezug zum betroffenen Auge auftreten als:

- **Einseitiges, monokulares Schielen**: Es gibt ein klares Führungsauge, das die Fixation stets übernimmt. Beim Kind besteht ein hohes Risiko der Amblyopieentwicklung des schielenden Auges.
- **Alternierendes Schielen**: Die Fixation kann von beiden Augen aufrechterhalten werden. Das Risiko einer Amblyopie ist geringer, da beide Augen in der Sinneswahrnehmung gleichwertig sind.

> **Beim Begleitschielen ist der Schielwinkel in allen Blickrichtungen nahezu gleich. Es besteht keine Einschränkung der Motilität. Beim Lähmungsschielen ist die Motilität des betroffenen Auges eingeschränkt. Je nach Blickrichtung ändert sich der Schielwinkel.**

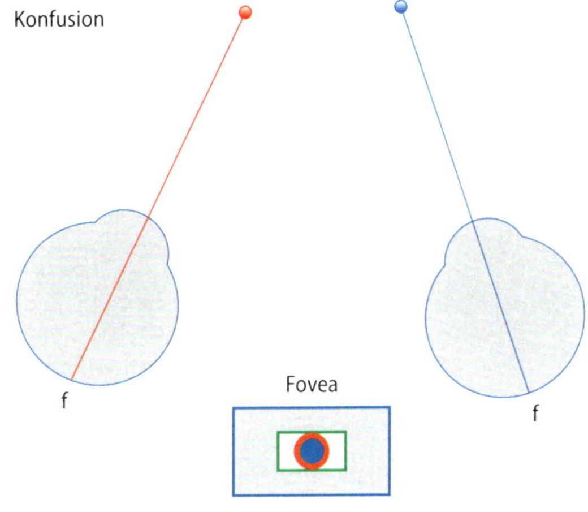

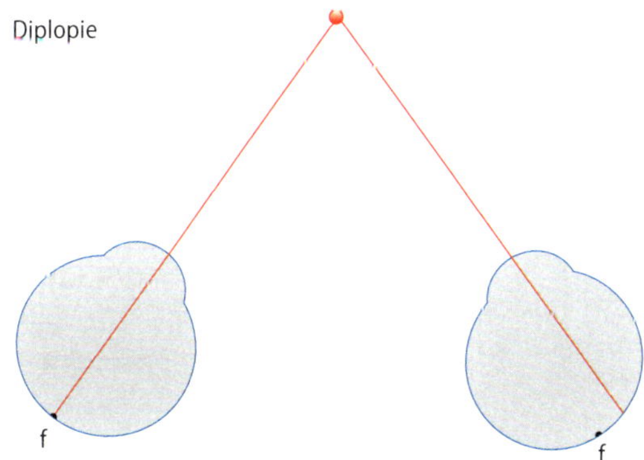

Abb. 22.7 Bei der Konfusion kommen auf der Fovea beider Augen jeweils unterschiedliche Bildpunkte zur Abbildung. Bei der Diplopie wird ein Bildpunkt auf nicht-korrespondierenden Netzhautstellen abgebildet

22.3.2 Konfusion und Diplopie

Wenn Schielen neu auftritt entstehen Probleme der binokularen Sensorik. Der Patient nimmt Doppelbilder wahr. Folgende zwei Störungen werden unterschieden:

- Die **Konfusion** beschreibt den Effekt, dass bei manifestem Schielen die rechte und linke Fovea von unterschiedlichen Bildern stimuliert werden (**Abb. 22.7**).

- Die Wahrnehmung eines Objektes an unterschiedlichen Netzhautstellen des rechten und linken Auges wird als **Diplopie** (Doppelbildwahrnehmung) bezeichnet.

> Bei Innenschielen entstehen ungekreuzte Doppelbilder, bei Außenschielen gekreuzte Doppelbilder.

Eine Sonderform der Diplopie sind Störungen der Fusion (**Horror fusionis**). Es besteht ein frustraner Fusionszwang, d. h. eine Fusion ist nicht möglich. Horror fusionis können nach Schieloperationen und Übungsbehandlungen auftreten.

22.3.3 Suppression und Fixierpunktskotom

Beim kindlichen Begleitschielen wird das schielende Auge supprimiert, damit keine Doppelbilder wahrgenommen werden. Die Suppression ist ein Adaptationsvorgang des zentralen Nervensystems.

Das einseitige Schielen führt zur Suppression des schielenden Auges, bei alternierenden Strabismus (wechselseitiges Schielen) erfolgt die Suppression ebenfalls wechselseitig.

Die Suppression resultiert bei Kind in der Amblyopieentwicklung (Schwachsichtigkeit) des schielenden Auges. Bei wechselseitigem Schielen ist das Risiko einer Amblyopieentwicklung geringer.

Die **Suppression des schielenden Auges ist am stärksten**:

- in der Makula des schielenden Auges und führt dort zum Zentralskotom.
- am Netzhautort des schielenden Auges, der das Bild der Makula des fixierenden Auges empfängt (Fixierpunktskotom).

22.3.4 Anomale Netzhautkorrespondenz

Die anomale Netzhautkorrespondenz beschreibt das binokulare Phänomen des (kindlichen) schielenden Auges, bei dem die korrespondierenden Netzhautstellen entsprechend eines Schielwinkel verschoben sind damit **keine Doppelbilder** wahrgenommen werden.

Der subjektive Blick geradeaus projiziert im schielenden Auge dann extrafoveolar in einer Pseudomakula (mit geringerer Sehschärfe).

Die Netzhautkorrespondenz hat Einfluss auf den Schielwinkel:

- Bei **anomaler Netzhautkorrespondenz** liegt **ein subjektiver Schielwinkel vor, der sich vom objektiven Schielwinkel unterscheidet.** Der Unterschied ist der Anomaliewinkel (Anomaliewinkel = objektiver Winkel − subjektiver Winkel). Bei der harmonischen anomalen Netzhautkorrespondenz entspricht der Anomaliewinkel dem objektiven Schielwinkel.
- Bei **normaler** Netzhautkorrespondenz **entspricht der subjektive Schielwinkel dem objektiven Schielwinkel.**

> Der Begriff der anomalen Netzhautkorrespondenz muss abgegrenzt werden von der exzentrischen Fixation. Die anomale Netzhautkorrespondenz tritt nur unter binokularen Bedingungen auf. Bei einer exzentrischen (nicht-fovealen) Fixation findet bei kleinem Schielwinkel (Mikrostrabismus) keine Einstellbewegung im Prismencover-Test statt. Die exzentrische Fixation liegt auch monokular vor. Bei Mikrostrabismus (Schielwinkel<5°, Amblyopieentwicklung, subnormales Binokularsehen) ist die anomale Netzhautkorrespondenz mit einem Anomaliewinkel ein obligater Befund.

22.3.5 Subjektiver und objektiver Schielwinkel

Für die Untersuchung des objektiven und subjektiven Schielwinkels gilt Folgendes:

- Die **Messung des objektiven Schielwinkels** basiert auf der Untersuchung von **Einstellbewegungen (Cover-Test) oder Hornhautreflexbildern**. Der objektive Schielwinkel kann jeweils mit dem Vorsetzen von Prismen quantifiziert werden.
- Der **Messung des subjektiven Schielwinkels** basiert auf der **subjektiven Lokalisation**, die der Patient angibt. Die Schielwinkelmessung erfolgt entweder nach dem **Prinzip der**

Doppelbildwahrnehmung (d. h. ein Punkt wird auf zwei unterschiedlichen Netzhautorten abgebildet) oder nach dem **Prinzip der Konfusion** (auf den Foveae beider Augen werden unterschiedliche Bilder abgebildet.

> Liegt eine normale Netzhautkorrespondenz vor (d. h. kein Anomaliewinkel), so sind die Ergebnisse der objektiven und subjektiven Schielwinkelmessung gleich.

22.3.6 Refraktion und Akkommodation beim Strabismus

Der Akkommodationsreflex ist gekoppelt mit der Konvergenz beider Augen.

Die Akkommodation kann folgende Einflüsse auf den Schielwinkel haben:

- **Akkommodatives Innenschielen durch unkorrigierte Hyperopie**: Die Akkommodation zum Erreichen der Emmetropie führt zu einem Innenschielwinkel.
- **Konvergenzexzess mit größerem Schielwinkel in der Nähe als in der Ferne** durch die Akkommodation
- **Hypoakkomodativer Konvergenzexzess durch Akkommodationsschwäche**: Ein größerer Nahwinkel entsteht durch die frustrane Akkommodation mit stärkerer Konvergenzreaktion.
- **Nichtakkomodativer Konvergenzexzess**: Der größere Nahwinkel ist unabhängig vom Akkommodationsmechanismus.

Beim akkomodativen Konvergenzexzess mit größerem Innenschielwinkel in der Nähe kann durch ein Nahteil (Lesebrille) vermindert werden.

> Bei jeder Schielform muss ein Refraktionsfehler vollständig ausgeglichen werden. Die gilt wegen der Optimierung der visuellen Entwicklung bei der Amblyopietherapie und wegen des Einflusses der Refraktion auf den Schielwinkel.

22.3.7 Exzentrische Fixation

Die Fixation findet normalerweise in der Fovea statt, dem Ort in der Netzhaut mit der besten Auflösung. Diese foveale Fixation liegt i. d. R. beim Führungsauge, wie auch bei schielenden Auge vor. Daher kommt es bei Abdecken des nicht-schielenden Auges zu einer Einstellbewegung (Cover-Test). Die exzentrische Fixation ist definiert durch die Fixationsaufnahme an einem anderen (exzentrischen, extrafovealen) Ort der Netzhaut. Die exzentrische Fixation liegt unter monokularen Bedingungen vor.

Insbesondere beim Mikrostrabismus kann eine exzentrische extrafoveale Fixation vorliegen, wodurch ein kleiner Schielwinkel nicht zu einer Einstellbewegung führt. In solchen Fällen muss die foveale Fixation überprüft werden.

22.3.8 Pseudostrabismus

Als Pseudostrabismus wird ein scheinbares Schielen bezeichnet. Der Pseudostrabismus kann folgende Ursachen haben:

- **Epikanthus** (nasale Hautfalte): durch die nasale Hautfalte wird ein Innenschielen vorgetäuscht.
- **Hypertelorismus**: durch einen besonders großen Augenabstand kann ein Innenschielen vorgetäuscht werden.
- **Großer Winkel Kappa**: Der Winkel Kappa beschreibt ein Abweichen der optischen Achse beider Augen von der Sehachse (siehe Abschnitt Hornhautreflexbilder nach Hirschberg). Ein großer Winkel Kappa kommt z. B. vor bei Verlagerung der Fovea nach temporal bei der Frühgeborenenretinopathie vor.

22.4 Heterophorie (latenter Strabismus) und Asthenopie

- **Klinisches Bild**

Die Heterophorie bezeichnet eine Schielstellung der Augen, die auftritt, wenn die Fusion unterdrückt oder gestört wird. Eine Heterophorie liegt bei bis zu 80% der Bevölkerung meist ohne Beschwerden vor, als Orthophorie bezeichnet man das Fehlen eines latenten Schielens.

Analog zum manifesten Strabismus können horizontale Phorien (Exo- und Esophorie), vertikale Phorie und Zyklophorien unterschieden werden.

Die Heterophorie steht in Wechselwirkung mit der Akkommodation:

- Bei einer **Exophorie** kann der **Fernvisus durch die Akkommodation reduziert** sein, die notwendig ist um die Fusion aufrechtzuerhalten
- Bei einer **Esophorie meidet der Patient das Nahsehen** um besseres Binokularsehen zu erreichen.

Heterophorien können assoziiert sein mit **astheno-pischen Beschwerden** (bis etwa 10%, Missempfindung unter visueller Belastung):
- Müdigkeit und Kopfschmerzen
- Verschwommensehen bis Doppelbilder
- Augenschmerzen, rote Augen
- Schwindel

Asthenopische Beschwerden können vielfältige **Ursachen** haben:
- Heterophorie, Heterotropie, Lähmungsschielen
- Unkorrigierte Refraktionsfehler
- Konjunktivitis sicca, Organerkrankungen des Auges
- Endokrine Orbitopathie
- Erkrankungen der Nasenebenhöhlen (z. B. chronische Sinusitis)
- Neurologische, psychosomatische, psychische Erkrankungen

Bei zusätzlichem Auftreten von Faktoren, die die Fusion stören (z. B. reduzierter Visus bei einer Organerkrankung des Auges) kann die Phorie dekompensieren, es resultieren intermittierende bis persistierende Doppelbilder.

- **Therapie**

Die Therapie richtet sich nach den Ursachen der asthenopischen Beschwerden. Eine ausführliche Anamnese ist Grundlage für die Ursachenforschung der meist unspezifischen Beschwerden.

Bei einer vorliegenden Heterophorie ist (nach der Brillenkorrektur) die Versorgung mit Prismen zur Entlastung der binokularen Motorik möglich.

Bei größeren Phoriewinkeln kann eine Augenmuskeloperation sinnvoll sein.

22.5   Heterotropie (manifester Strabismus)

Das zeitliche Auftreten des kindlichen Schielens ist für die Diagnostik, Therapie und Prognose von großer Bedeutung.

> Je früher ein manifestes Schielen auftritt, desto gravierender sind der Einfluss auf die Entwicklung des Sehens und der Binokularfunktion (Stereosehen). Je später das Schielen auftritt, desto eher besteht eine normale Netzhautkorrespondenz.

22.5.1 Erworbenes Innenschielen

- **Klinisches Bild**

Das erworbene Innenschielen wird nach seinem zeitlichen Auftreten eingeteilt. Es bestehen jeweils unterschiedliche klassische klinische Charakteristika. Bei allen Formen des Innenschielens muss der Schielwinkel in der Ferne und in der Nähe, die Refraktion und die Akkommodation bestimmt werden, um die Bedeutung der Akkommodation für den Innenschielwinkel zu bemessen (**akkommodativer Strabismus convergens**).

Folgende Formen des erworbenen Innenschielens werden unterschieden:
- **Schielbeginn im Alter der sensorischen Formbarkeit**: Der Schielbeginn liegt im Alter von 1–3 Jahren. Es besteht ein erheblicher Einfluss auf die Entwicklung der Sehfunktion. Der **Schielwinkel ist meist konstant** bei einseitigem Schielen, es entwickelt sich eine **Schielamblyopie** (Schwachsichtigkeit) wegen der Suppression des schielenden Auges und es besteht eine **anomale Netzhautkorrespondenz**. Die **Binokularfunktion (Stereosehen)** ist **schlecht**.
- **Normosensorisches Spätschielen**: Der Schielbeginn liegt nach dem 3. Lebensjahr (Vorschulalter). Es hat sich bereits eine Binokularfunktion entwickelt, daher besteht eine akute

Wahrnehmung von **Doppelbildern**. Bei ausbleibender Therapie kommt es zum Verlust der vorhandenen Binokularfunktion.

- **Akutes Innenschielen des Erwachsenen:** Das akute Innenschielen des Erwachsenen kann als **dekompensierte Esophorie** (dekompensiertes latentes Schielen mit Doppelbildern) auftreten. Eine Abduzensparese (einseitig oder beidseitig) muss ausgeschlossen werden. Des Weiteren kann ein **Strabismus convergens des Seniums** auftreten (Doppelbilder). Wegen des meist kleinen Schielwinkels kann hier eine Prismenversorgung (Basis außen) ausreichen.

> **❯** Das normosensorische Spätschielen ist ein strabologischer Notfall. Es besteht der Verlust der Binokularfunktion. Eine sofortige Prismenversorgung (Vermeidung von Doppelbildern) und zügige Planung einer Augenmuskeloperation ist notwendig. Bei neu aufgetretenem Innenschielen des Erwachsenen muss eine Abduzensparese (Lähmungsschielen, kein konstanter Schielwinkel je nach Blickrichtung) ausgeschlossen werden.

22.5.2 Frühkindliches Innenschielen

- **Klinisches Bild**

Das frühkindliche Innenschielen (kongenitale Esotropie, frühkindliches Schielsyndrom) ist durch das sehr frühe Auftreten schon nach den ersten Lebenswochen bzw. innerhalb des ersten Lebensjahres charakterisiert. Es kann eine gekreuzte Fixation vorliegen (crossed fixation), d. h. beim Blick nach rechts fixiert das linke Auge, beim Blick nach links das rechte. Bei einer gekreuzten Fixation (beide Augen gleichwertig, kein Führungsauge) kann eine Amblyopie geringgradig sein. Eine Binokularfunktion liegt nicht vor, da sich die Blickfelder beider Augen kaum überschneiden.

Das **frühkindliche Innenschielen** ist durch **5 klinische Befunde** charakterisiert:

- **Großer** konstanter bis variabler **Innenschielwinkel** mit Fixation in Adduktion.
- **Nystagmus latens:** Der beidseitige Nystagmus tritt nach Abdecken eines Auges auf. Die schnelle Phase schlägt jeweils nach temporal.

- **A/V-Inkomitanzen (Alphabetsymptome):** Es bestehen relative Über- bzw. Unterfunktionen der schrägen Augenmuskeln. Wegen der unterschiedlichen Wirkung der schrägen Augenmuskeln in Ab- und Adduktion besteht kein typisches Begleitschielen mit konstantem Schielwinkel in allen Blickrichtungen. Der Strabismus sursoadduktorius beschreibt die relative Unterfunktion des M. obliquus superior, der Strabismus deorsoadduktorius die relative Unterfunktion des M. obliquus inferior (▶ Abschn. 22.5.45).
- **Dissoziierte Vertikaldivergenz** (DVD, dissoziiertes Höhenschielen): Bei Lichtentzug weicht das abgedeckte Auge nach oben ab. Wird das andere Auge abgedeckt sieht man eine Einstellbewegung von oben. Die dissoziierte Vertikaldivergenz tritt beidseitig auf.
- **Kopfzwangshaltung:** Wegen der Fixation in Adduktion besteht eine Kopfzwangshaltung zur Schulterseite des führenden Auges

22.5.3 Außenschielen

- **Klinisches Bild**

Die Exotropie betrifft 20% der Schielenden. Folgenden Formen der Exotropie werden unterschieden:

- **Strabismus divergens intermittens:** Das intermittierende Außenschielen tritt zeitweise auf, wegen der Suppression besteht keine Doppelbildwahrnehmung. Der Schielwinkel in der Nähe und Ferne kann unterschiedlich sein.
- **Konstant manifeste Exotropie:** Das dauerhafte Außenschielen ist selten und tritt meist alternierend mit großem Schielwinkel auf. Es besteht dann ein sogenanntes Panoramasehen. Eine späte Augenmuskeloperation kann bei Parallelstand der Augen zur Doppelbildwahrnehmung führen.
- **Dekompensierende Exophorie:** Das dekompensierte Außenschielen ist die häufigste Form der Exotropie bei Erwachsenen. Doppelbilder werden wahrgenommen.

> **❯** Bei konstant manifester Exotropie des Kleinkindes muss wegen der Assoziation mit neurologischen Syndromen eine neuropädiatrische Abklärung erfolgen.

22.5.4 Mikrostrabismus

■ **Klinisches Bild**

Als Mikrostrabismus wird ein kleiner Schielwinkel von 0,5° bis 5° bezeichnet der im Alltag nicht auffällt. Wegen des manifesten kleinen Schielwinkels besteht eine obligate anomale Netzhautkorrespondenz mit Entwicklung einer Amblyopie (alle Schweregrade möglich). Es besteht meist eine Esotropie, das Schielen ist einseitig. Der kleine Schielwinkel kann zu einer exzentrischen Fixation führen.

Es zeigen sich folgende klinischen Befunde:

- **Abdecktest:** Der Cover-Test zeigt eine **kleine Einstellbewegung** entsprechend des Schielwinkels. Bei exzentrischer Fixation oder tiefer Amblyopie kann diese fehlen.
- **Subnormales Binokularsehen:** Der Mikrostrabismus führt zur eingeschränkte Binokularfunktion (schlechte Stereopsis).
- Bei **exzentrischer Fixation** besteht eine **tiefe Amblyopie**

22.5.5 Obliquusstörungen

■ **Klinisches Bild**

Es bestehen relative Über- bzw. Unterfunktionen der schrägen Augenmuskeln. Wegen der unterschiedlichen Wirkung der schrägen Augenmuskeln in Ab-und Adduktion besteht kein typisches Begleitschielen mit konstantem Schielwinkel in allen Blickrichtungen. Wegen des Bewegungsmusters beider Augen bei Blickführung nach oben und unten werden die Obliquusstörungen auch als Alphabetsymptome bezeichnet. **Alphabetsymptome** treten typischerweise bei frühkindlichen Schielsyndrom auf. Es besteht eine kombinierte Störung jeweils beider Obliquusmuskel mit relativer Über- und Unterfunktion.

Klinisch bedeutsam ist die Abgrenzung des dekompensierten Strabismus sursoadduktorius mit neu aufgetretenen Doppelbildern beim Erwachsenen von einer Trochlearisparese. Bei beiden Störungen findet sich eine Unterfunktion des M. obliquus superior. Beim Strabismus sursoadduktorius liegt (im Gegensatz zur Trochlearisparese) ein konstanter vertikaler Schielwinkel in Adduktion oben und unten vor. Die vertikale Fusionsbreite ist bei der angeborenen Obliquusstörung wegen des langjährigen Fusionstrainings im Gegensatz zur Trochlearisparese vergrößert.

22.6 Amblyopie

■ **Definition**

Unter Amblyopie versteht man eine Schwachsichtigkeit ohne organischen Fehler des Auges. Die Häufigkeit der Amblyopie liegt bei 5%.

Prinzipiell kann eine Amblyopie entstehen durch zwei Mechanismen:

- **Deprivation:** die Netzhaut eines Auges erhält kein oder ein schlechteres Bild.
- **Suppression:** die Bilder auf der Netzhaut liegen auf nicht korrespondierenden Netzhautstellen, zur Vermeidung von Doppelbilder wird ein Auge supprimiert. Diese kann beim Schielen vorliegen oder bei Anisometropie bei hohen Refraktionsdifferenzen.

■ **Klinisches Bild**

Folgende Formen der Amblyopie können vorliegen:

- **Schielamblyopie.**
- **Refraktionsamblyopie**, Amblyopie bei Anisometropie: Eine hohe Amblyopiegefahr besteht bei einer Anisometropie (unterschiedliche Refraktion beider Augen), die nicht korrigiert wurde. Eine Refraktionsamblyopie kann auch beidseitig vorliegen, wenn eine Ametropie in der Kindheit nicht ausgeglichen wurde.
- **Deprivationsamblyopie** durch Organerkrankungen des Auges (z. B. Katarakt).

Die Amblyopie kann unterschiedliche Ausprägungen aufweisen (Wahrnehmung von Handbewegungen bis 1.0 p). Eine hochgradige Schwachsichtigkeit wird als tiefe Amblyopie bezeichnet. Die Amblyopie kann einseitig oder beidseitig (z. B. bei nicht korrigierten Refraktionsfehlern) auftreten.

Die **Tiefe der Amblopie** hängt ab von folgenden Faktoren:

- **Alter des Kindes:** Schwerste Amblyopie treten auf bei einer Deprivation in der ersten sensitiven Phase (in den ersten Lebensmonaten). Eine Amblyopieentwicklung nach dem 12. Lebensjahr ist selten.

- **Ausmaß der Deprivation oder der Suppression**
- **Exzentrische Fixation:** bei exzentrischer Fixation außerhalb der Fovea entwickelt sich eine tiefe Amblyopie.

Für die **Diagnose einer Amblyopie** sind folgende Untersuchungen wichtig:

- **Messung der Sehschärfe:** Neben der konventionellen Sehschärfeprüfzug mit Einzeloptotypen wird eine Leseprüfung mit Reihenoptotypen durchgeführt. Reihenoptotypen sind dichter aneinander. Dadurch wird das sog. **Crowding-Phänomen** (Trennschwierigkeit, ▫ Abb. 22.8) untersucht. Die führt besonders zu Problemen bei Lesen.
- Messung der **Refraktion** der Augen
- **Orthoptische Schieldiagnostik:** Ausschluss Schielen, Ausschluss Mikrostrabismus
- **Fixationstestung**
- **Testung der Binokularfunktion:** Eine gute Binokularfunktion schließt keine Amblyopie aus.

❯ **Bei einer Amblyopie besteht ein 3-fach erhöhtes Risiko das gesunde Auge zu verlieren!**

- **Therapie**

Die Therapie der Amblyopie hat folgende Grundlagen:

- **Ausgleich des Refraktionsfehlers**
- **Okklusionstherapie**, Atropinisierung, Penalisation: Die Dauer der Okklusionstherapie hängt von Alter des Kindes und der Tiefe der Amblyopie ab. Die Okklusionstherapie ist im Abschnitt Therapie des Strabismus dargestellt.
- **Behandlung der Deprivation:** Insbesondere in der frühen sensitiven Phase (erste Lebensmonate) ist eine schnelle Behandlung einer Deprivation (z. B. Kataraktoperation) notwendig um eine tiefe Ambyopie zu verhindern.
- **Schieloperation:** beim normosensorischen Spätschielen (strabologischer Notfall) ist eine kurzfristige Schieloperation notwendig um eine Amblyopie zu verhindern und die Binokularfunktion zu erhalten.

Beim alternierenden Schielen oder bei gekreuzter Fixation ist keine Okklusionstherapie indiziert, da beide Augen gleichwertig sind.

❯ **Bei Kleinkindern sollten wegen der Ambylopiegefahr keine Augensalben angewendet werden.**

22.7 Akkommodationsstörungen

- **Klinisches Bild**

Da der Akkommodationsmechanismus neben der Erhöhung der Linsenbrechkraft und einer Pupillenverengung auch eine Konvergenzreaktion zeigt, haben Störungen der Akkommodation einen möglichen Einfluss auf einen Schielwinkel. Eine nicht korrigierte Hyperopie kann wegen des Akkommodationsmechanismus in einem Innenschielen resultieren. Die Akkommodation kann durch die Messung der Akkommodationsbreite quantifiziert werden. Die Akkommodation ist im Kapitel Optik und Refraktion dargestellt.

Eine Störung der Akkommodation kann folgende Ursachen haben:

- **Presbyopie** (alterbedingtes Nachlassen der Akkommodation durch Verlust der Linsenelastizität)
- **Innere Okkulomotoriusparese** (Beteiligung des Ncl. Edinger-Westphal) und andere **neurologische Erkrankungen**, Enzephalitis
- **Diagnostische Zykloplegie**
- **Vergiftungen** (z. B. Atropin (Tollkirsche, Stechapfel), Blei, Mutterkorn, Alkohol ua, siehe auch Pupillenstörungen im Kapitel Neuroophthalmologie)
- **Augenerkrankungen mit Ziliarkörperbeteiligung** (z. B. Zyklitis)
- **Hypoakkommodation** (oder Dysakkommodation): juvenile Akkommodationsstörung wegen unzureichender Ziliarkörperinnervation.

- **Therapie**

Die Therapie hängt von der Ursache ab. Nach Ausschluss einer neurologischen Ursache (sofern erforderlich) erfolgt eine Korrektur mit einer Nahaddition als Lesebrille.

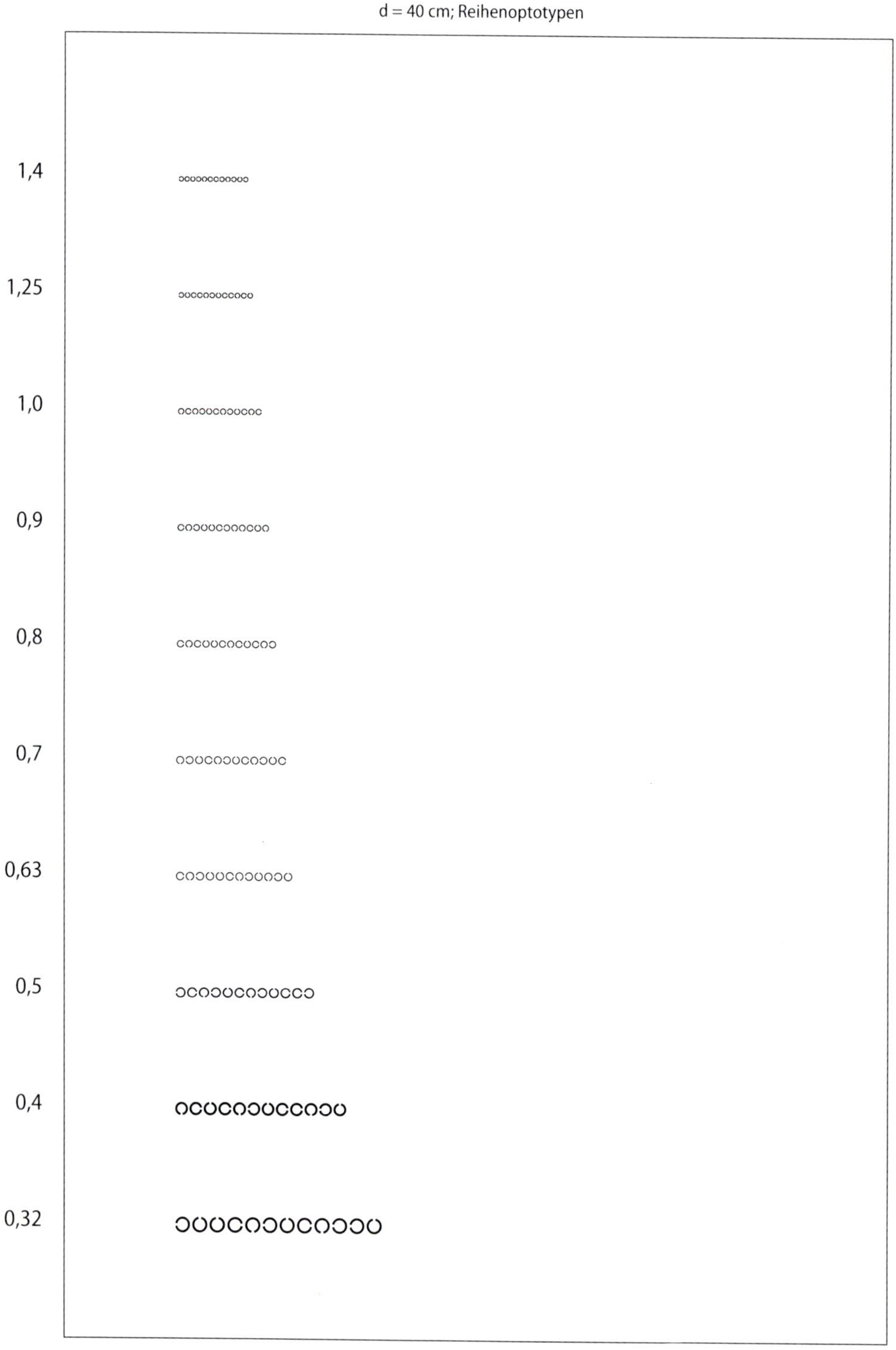

d = 40 cm; Reihenoptotypen

1,4

1,25

1,0

0,9

0,8

0,7

0,63

0,5

0,4

0,32

Abb. 22.8 Das Crowding-Phänomen wird mit Reihenoptotypen getestet. Die Lesezeichen (hier Landoltringe) stehen nah beieinander (Abstand 2,6 Bogenminuten). Der Test ist besonders geeignet zur Erkennung einer Amblyopie

22.8 Therapie des Strabismus

22.8.1 Brillenverordnung

Bei allen Schielformen ist der Ausgleich eines Refraktionsfehlers eine Basismaßnahme. Die Brillenwerte sollten bei schielenden Kind halbjährlich kontrolliert werden. Die Bestimmung der Brillenwerte beim Kind erfolgt unter Zykloplegie (Ausschaltung der Akkommodation) mit Bestimmung der objektiven Refraktion (Skiaskopie). Die Brillenverordnung hat folgende Ziele:

- Herstellung des optimalen Visus, Ausgleich einer Anisometropie
- Ausschaltung eines refraktionsbedingten Schielwinkels (Akkommodationskonvergenz bei nicht korrigierter Hyperopie)

22.8.2 Prismen

Eine Prismenversorgung kann als prismatische Brillengläser in Kombination mit sphärischer und zylindrischer Korrektur erfolgen oder als Fresnel-Prismenfolien, die (als vorübergehende Lösung) auf ein Brillenglas aufgeklebt werden.

In der Operationsplanung haben Prismen ihre Bedeutung in der Feststellung ob es sich um einen stabilen Winkel handelt, ob Doppelbilder auftreten oder ob sich der Schielwinkel nach Ausgleich steigert (Prismenadaptationstest).

Eine Primsenverordnung bei der Heterophorie ist nur bei asthenopischen Beschwerden sinnvoll, da bis zu 80% der Bevölkerung ein latentes Schielen aufweisen.

22.8.3 Schieloperation

Die Augenmuskelchirurgie zum Ausgleich eines Schielwinkels kann als Frühoperation im 2. Lebensjahr oder im Vorschulalter stattfinden. Als Standard gilt die Operation im Vorschulalter, da die Bestimmung des Schielwinkels bei besserer Kooperation der Kinder verlässlicher ist. Zudem ist das Bulbuswachstum weitestgehend abgeschlossen. Ziel der Frühoperation ist eine verbesserte Binokularfunktion. Es sind jedoch häufiger Zweiteingriffe notwendig. Eine Operation bei älteren Kindern birgt ein erhöhtes Diplopierisiko.

Beim normosensorischen Spätschielen ist eine zügige Augenmuskeloperation notwendig, um den Verlust der Binokularfunktion zu verhindern (strabologischer Notfall).

Prinzip der Augenmuskelchirurgie ist die Verstärkung oder Schwächung der jeweiligen Muskelfunktion. Da die Augenmuskeln jeweils Antagonisten haben (z. B. M. rectus medialis und lateralis), können bei manchen Schielstellungen Operationen an dem einen oder anderen oder an beiden Muskeln notwendig werden. Das Ausmaß der Verlagerung eines Augenmuskels hängt von Schielwinkel ab.

Für die Dosierung der Augenmuskeloperation werden folgenden Befunde des Schielwinkels erhoben:

- Schielwinkel in der Nähe und in der Ferne (Konvergenzexzess?)
- Messung des größten Schielwinkels (alternierender Prismencover-Test: Tropie mit Phorie)
- Messung des kleinsten Schielwinkels (simultaner Prismencover-Test: nur Tropie)
- Anomaliewinkel bzw. anomale Netzhautkorrespondenz
- Liegen Winkelschwankungen vor?
- Prismenadaptationstest (insbesondere bei Exoptropie): Stabilität des Schielwinkels

Folgende Augenmuskeloperationen werden bei Strabismus eingesetzt:

- **Verlagerung von Augenmuskeln**: Die jeweiligen Augenmuskeln werden vom Augapfel getrennt und an anderer Stelle wieder fixiert (Rücklagerung zur Schwächung eines Muskels).
- **Faltung oder Resektion**: Da die Augenmuskeln nicht weiter nach anterior verlagert werden können, ist dann eine Verstärkung über eine Muskelresektion oder eine Faltung möglich.
- **Fadenoperationen**: Eine dynamische Wirkung kann erreicht werden, wenn der Augenmuskel weiter posterior an den Bulbus fixiert wird. Die hemmende Wirkung wird stärker, je mehr der Augenmuskel kontrahiert wird.

Die Planung von Augenmuskeloperationen kann sehr komplex werden und wird meist von auf die Gebiete Orthoptik und Neuroophthalmologie spezialisierten Ophthalmochirurgen durchgeführt.

Bei Paresen im Erwachsenenalter werden Augenmuskeloperationen bei Doppelbildwahrnehmung erst nach Monaten durchgeführt, da sich die Schielwinkel im Zeitverlauf erheblich zurückbilden können.

22.8.4 Orthoptische Schulung

Ziel der Orthoptik ist die Verbesserung der Binokularfunktion durch beidäugige Stimulation. Die Pleoptik versucht mittels fovealer Stimulation eine Amblyopie zu verringern.

Es bestehen verschiedene Techniken der orthoptischen und pleoptischen Schulung (z. B. Fusionstraining, Fixationstraining, Konvergenzübungen u. a.), die jedoch sehr aufwendig sind.

Alle Ansätze einer orthoptischen oder pleoptischen Schulung müssen von einer geeigneten Okklusionsbehandlung begleitet werden.

22.8.5 Okklusionstherapie

Grundlage der Okklusionstherapie ist die Stimulation des schlechteren Auges durch Abkleben des besseren Auges.

Ziel der Okklusionstherapie ist die **Verringerung und Vermeidung der Amblyopie.**

> **Je tiefer die Amblyopie und je älter das Kind, desto länger muss die Okklusion des schlechten Auges pro Tag erfolgen.**

Die Okklusionstherapie kann erfolgen als:

- **Vollokklusion** über mehrere Tage bei exzentrischer Fixation.
- **Teilzeitokklusion** (mit Okklusionspflaster) je nach Alter und Schweregrad der Amblyopie (z. B. 2 Jahre altes Kind mittelschwere Amblyopie: 4 h Okklusion pro Tag)

Andere Methoden mit geringerer Wirkung als die Okklusionstherapie sind:

- **Atropinisierung des Führungsauges:** durch atropinhaltige Augentropfen kommt es am Führungsauge zur Akkommodationslähmung und zur Verschlechterung des Sehens in der Nähe.

- **Penalisation:** Atropinisierung des Führungsauges und hyperope Überkorrektur des amblyopen Auges (Stärkung der Nahsicht).

> **Grundlage für den Erfolg der Okklusionstherapie ist die ausführliche Aufklärung der Eltern, die die Therapie Zuhause durchsetzen müssen.**

Fallbeispiel

Ein Kind zeigte mit 14 Monaten ein manifestes Innenschielen von +20 pdpt. Die Refraktion ergab eine Hyperopie von 4 dpt bds. Nach Ausgleich des Refraktionsfehlers zeigte sich ein Parallelstand der Augen (keine Einstellbewegung im Cover-Test). Es zeigte sich mit Brille kein Konvergenzexzess (größerer Innenschielwinkel) in der Nähe.

Es wurde eine Brille verschrieben, eine Amblyopie entwickelte sich in den folgenden Jahren nicht. Im Alter von 6 Jahren kam es zu einer Dekompensation mit erneutem Innenschielen von +15 pdpt in der Ferne und +40 pdpt in der Nähe mit der Wahrnehmung von Doppelbildern (normosensorisches Spätschielen, Konvergenzexzess). Es wurde eine kurzfristige Augenmuskeloperation (beidseits Fadenoperation des M. rectus internus wegen Konvergenzexzess) durchgeführt. Postoperativ zeigte sich ein Mikrostrabismus von +3 pdpt mit Rechtsführung. Es wurde eine Teilzeitokklusion eingeleitet. Nach 3 Jahren zeigt sich ein Parallelstand beider Augen ohne Amblyopie. Das Binokularsehen ist subnormal.

Übungsfragen

1. Beschreiben Sie die Bedeutung der Akkommodation bei Strabismus!
2. Warum kann sich eine Amblyopie entwickeln?
3. Wie wird eine Amblyopie behandelt?
4. Nennen Sie die klinischen Zeichen des frühkindlichen Schielsyndroms!
5. Wann ist eine Prismenkorrektur bei einem latenten Schielen sinnvoll?

Lösungen ▶ Kap. 28

Neuroophthalmologie

Niklas Plange

23.1 Anatomische und physiologische Grundlagen – 351
23.1.1 Augenmuskeln und ihre Wirkung – 351
23.1.2 Supranukleäre Organisation der Augenbewegungen – 352
23.1.3 Physiologie der Augenbewegungen – 353
23.1.4 Anatomie und Physiologie der Pupillenreaktionen – 353
23.1.5 Bell-Phänomen – 355

23.2 Spezielle Diagnostik – 355
23.2.1 Sehschärfe und Gesichtsfeld – 355
23.2.2 Akkommodationsbreite – 355
23.2.3 Vordere Augenabschnitte und Iris – 356
23.2.4 Funduskopie des Sehnervs – 356
23.2.5 Untersuchung der Pupillenweite – 356
23.2.6 Untersuchung der Pupillenreaktion – 356
23.2.7 Pupillendiagnostik bei Anisokorie – 357
23.2.8 Untersuchung der Sensorik und der Okulomotorik – 357
23.2.9 Analyse supranukleärer Bewegungsstörungen – 358
23.2.10 Nystagmus – 359
23.2.11 Visuell evozierte Potentiale – 359
23.2.12 Zerebrale Bildgebung
(CT, MRT) und neurologische Untersuchung – 359

23.3 Störungen der Pupillenreaktion und Anisokorie – 359
23.3.1 Einfache Anisokorie – 359
23.3.2 Amaurotische Pupillenstarre – 359
23.3.3 Pupillotonie, Holmes-Adie-Pupille – 359
23.3.4 Horner-Syndrom – 359
23.3.5 Okulomotoriusparese – 360
23.3.6 Reflektorische Pupillenstarre – 360
23.3.7 Angstpupillen – 360
23.3.8 Vergiftungen – 360

P. Walter, N. Plange, *Basiswissen Augenheilkunde,*
DOI 10.1007/978-3-662-52801-3_23, © Springer-Verlag Berlin Heidelberg 2017

23.4   Paresen des N. oculomotorius, N. trochlearis und N. abducens   – 360
23.4.1   Abduzensparese   – 361
23.4.2   Okulomotoriusparese   – 362
23.4.3   Trochlearisparese   – 363

23.5   Fehlinnvervationssyndrome   – 363
23.5.1   Mandibulopalpebrale Dyskinesie (Marcus-Gunn-Phänomen)   – 363
23.5.2   Retraktionssyndrom nach Stilling-Türk-Duane   – 364

23.6   Supranukleäre Motilitätsstörungen   – 364
23.6.1   Störungen von horizontalen Augenbewegungen   – 364
23.6.2   Störungen von vertikalen Augenbewegungen   – 364

23.7   Multiple Sklerose   – 365

23.8   Myasthenie, Myopathien und Myositis   – 366
23.8.1   Myasthenia gravis   – 366
23.8.2   Chronisch progressive externe Ophthalmoplegie (CPEO)   – 367
23.8.3   Myositis   – 367

23.9   Differentialdiagnose akute Diplopie   – 368

23.10   Migräne   – 368

23.11   Pseudotumor cerebri, idiopathische intrakranielle Hypertension   – 369

23.12   Sinus-cavernosus-Thrombose und Sinus-cavernosus-Fistel   – 369

23.13   Phakomatosen   – 369
23.13.1   Neurofibromatose von Recklinghausen   – 369
23.13.2   Tuberöse Sklerose, Bourneville-Pringle-Syndrom   – 370
23.13.3   Sturge-Weber-Syndrom, meningofaciale Angiomatose   – 370
23.13.4   Von-Hippel-Lindau-Syndrom, retinocerebelläre Angiomatose   – 370
23.13.5   Ataxia teleangiectasia, Louis-Bar-Syndrom   – 370

23.14   Nystagmus   – 370
23.14.1   Physiologischer Nystagmus   – 371
23.14.2   Kongenitaler Nystagmus   – 371
23.14.3   Nystagmus latens   – 371
23.14.4   Pathologischer Vestibulärer Nystagmus   – 371
23.14.5   Blickrichtungsnystagmus (Blickhalteschwäche)   – 371
23.14.6   Up-beat-Nystagmus und Down-beat-Nystagmus   – 371
23.14.7   Spasmus nutans   – 371

Die Erkrankungen, die unter dem Begriff Neuroophthalmologie zusammengefasst werden stellen einen interdisziplinären Übergang zwischen der Augenheilkunde und der Neurologie dar. Entsprechend erfolgt die Diagnose und Therapie der meisten Krankheitsbilder durch beide Fachdisziplinen. Für das Verständnis ist die Kenntnis der Neuroanatomie grundlegend. Die Anisokorie ist das Leitsymptom der efferenten Pupillenstörung. Die pharmakologische Pupillenprüfung erlaubt die Differenzierung einer Läsion des N. oculomotorius (Pilokarpin-Test) vom Sympatikusschaden (Kokain-Test). Die Paresen von N. oculomotorius, N. trochlearis oder N. abducens sind charakterisiert durch ein inkomitantes Schielen mit blickrichtungsabhängigem Schielwinkel.
Supranukleäre Motilitätsstörungen stellen komplexe Veränderungen von Bewegungsabläufen dar. Klinisch bedeutsam sind die neuroophthalmologischen Veränderungen bei der Multiplen Sklerose und der Myasthenie.

23.1 Anatomische und physiologische Grundlagen

23.1.1 Augenmuskeln und ihre Wirkung

Die äußeren Augenmuskeln haben entsprechend ihrer Anatomie verschiedene Wirkungen auf die Beweglichkeit des Bulbus. Prinzipiell ist eine Adduktion (Wendung nach innen), eine Abduktion (Wendung nach außen) und eine Inzyklorotation bzw. Exzyklorotation (Verdrehung) möglich. Im Einzelnen haben die 6 Augenmuskeln folgende Wirkungen (■ Abb. 23.1):
- M. rectus medialis: **Adduktion**
- M. rectus lateralis: **Abduktion**
- M. rectus superior: **Hebung**, Inzyklorotation, Adduktion
- M. rectus inferior: **Senkung**, Exzyklorotation, Adduktion
- M. obliquus superior: Senkung, **Inzyklorotation**, Abduktion
- M. obliquus inferior: Hebung, **Exzyklorotation**, Abduktion

Folgende periphere Nerven sind an der Innervation der äußeren Augenmuskeln beteiligt:

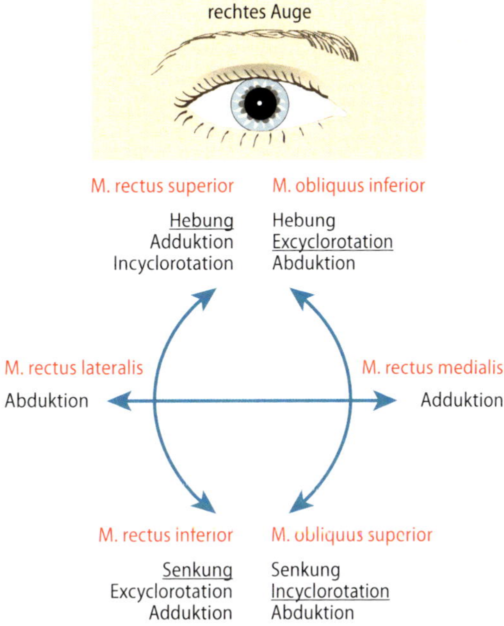

■ **Abb. 23.1** Schema für die Wirkungen der 6 äußeren Augenmuskeln. Die Pfeile geben jeweils die Bewegungsrichtungen an. Die Wirkung der schrägen Augenmuskeln erklärt sich aus dem schrägen Verlauf und dem Ansatz hinter dem Äquator des Bulbus. Die Hauptwirkung der Muskeln ist unterstrichen

- **N. oculomotorius** (N. III): M. rectus medialis, M. rectus superior, M. rectus inferior, M. obliquus inferior. Des Weiteren wird der M. levator palpebrae innerviert.
- **N. trochlearis** (N. IV): M. obliquus superior
- **N. abducens** (N. VI): M. rectus lateralis

Die motorischen Hirnnervenkerne des N. oculomotorius, der N. trochlearis und des N. abducens liegen im Hirnstamm in der Nähe der Mittellinie:
- Der **Nucleus N. oculomotorii** liegt auf der Höhe der Colliculi superiores im Bereich des Mittelhirns. Medial befindet sich der parasympathische **Ncl. Edinger-Westphal**.
- Der **Nucleus N. trochlearii** liegt tiefer auf der Höhe der Colliculi inferiores. Seine Fasern treten als einzige dorsal aus und kreuzen über dem Aquädukt des Ventrikelsystems.
- Der **Ncl. N. abducentis** liegt am tiefsten auf der Höhe der Pons. Das innere Knie des N. facialis

23

läuft um den Abduzenskern herum bevor der Fazialisnerv den Hirnstamm verlässt.

23.1.2 Supranukleäre Organisation der Augenbewegungen

Verschiedene Schaltstrukturen sind für die Koordination beider Augen wichtig. Es besteht eine enge Verbindung zum Gleichgewichtssystem. Die den Hirnnervenkernen übergeordneten neuronalen Strukturen werden als supranukleäre Zentren bezeichnet. Die komplexen Bewegungsstörungen bei Erkrankungen dieser neuronalen Strukturen werden als supranukleäre Motilitätsstörungen bezeichnet.

Folgende anatomischen Strukturen des zentralen Nervensystems sind an der supranukleären Steuerung der Augenbewegungen beteiligt (◻ Abb. 23.2):

- **Ncl. nervi abducentis:** Der Kern des N. abducens nimmt eine zentrale Rolle in der horizontalen Blickbewegung ein. Neben den Motoneuronen für den ipsilateralen M. rectus lateralis bestehen Interneurone, die zur Gegenseite kreuzen und über den Fasciculus longitundinalis medialis zum Kerngebiet des kontralateralen N. oculomotorius ziehen. Dies ermöglicht die konjugierten **horizontalen Augenbewegungen**.
- **Fasciculus longitundinalis medialis:** Das mediale Längsbündel ist ein Fasersystem des Hirnstammes, das verschiedene Hirnnervenkerne miteinander verbindet. Es bestehen Verbindungen der Augenmuskelkerne (N. III, N. IV, N. VI) mit dem Vestibularapparat und dem extrapyramidalen System. Der Fasciculus longitudinalis medialis kreuzt im Hirnstamm oberhalb der Abduzenskerne und ist für **horizontale Augenbewegungen** wichtig.
- Der **rostrale interstitielle Kern des Fasciculus longitudinalis medialis (riMLF)** im Bereich des Mittelhirns ist für **vertikale und torsionelle Sakkaden** sowie rasche Nystagmusphasen zuständig. Es bestehen vor allem Verbindungen zu den Kerngebieten des N. oculomotorius und N. trochlearis.
- Der **Ncl. intersitialis Cajal** ist eine Schaltstelle des Fasciculus longitudinalis medialis im Mit-

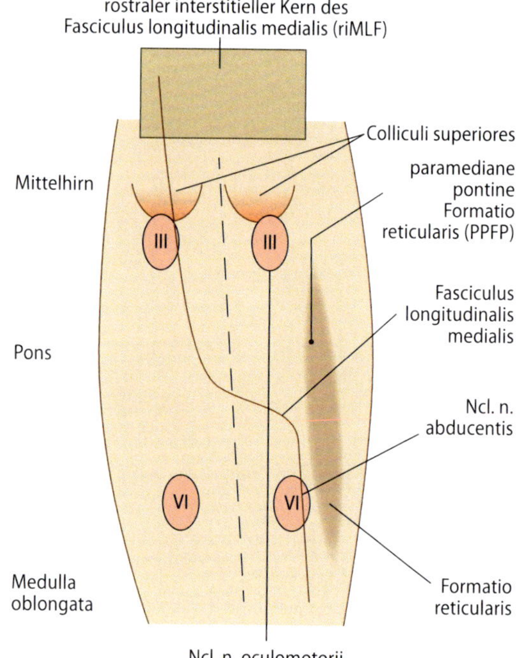

◻ **Abb. 23.2** Schema der supranukleären Organisation der Augenbewegungen

telhirn und wichtig für **vertikale Augenbewegungen**.
- Die **Commissura posterior** ist eine Faserverbindung zwischen beiden Hirnstammseiten auf der Höhe des Mittelhirns in der Nähe der Area praetectalis und der Colliculi superiores. Neben Verbindungen, die für die **Pupillomotorik** wichtig sind, ist die Commissura posterior bedeutsam für **vertikale Augenbewegungen**.
- **Paramediane pontine Formatio retikularis (PPRF):** Die Formatio reticularis ist ein System verstreuter Nervenzellen des Hirnstammes mit Afferenzen aller Sinnesqualitäten. Es bestehen Verbindungen zu beiden Abduzenskernen. Die PPRF ist für **horizontale Sakkaden** und für die Kordination von schnellen horizontalen und vertikalen Augenbewegungen zuständig.
- **Medialer Vestibulariskern und Nukleus praepositus hypoglossi:** Es handelt sich um 2 Kerngebiete des Hirnstammes in der Nähe des Nucleus N. abducentis die bei **vestibulären Augenbewegungen** und **Folgebewegungen**,

sowie bei der tonischen Innervation der Augenmuskeln (**Blickhalten**) bedeutsam sind.

- **Gravizeptive Bahnen**: Das Innenohr (Bogengänge, Utriculus und Sacculus) ist über den N. vestibularis und die Vestibulariskerne mit den Augenmuskelkernen verbunden. Die drei Bogengänge reagieren auf Drehbeschleunigungen, der Otolithenapparat (Utriculus, Sacculus) auf lineare Beschleunigung, d.h. Orientierung im Raum.
- **Höhere kortikale Zentren, obere Vierhügel und Kleinhirn: willkürliche Bewegungsabläufe** und Sakkaden werden in der Großhirnrinde generiert. Die Colliculi superiores sind ein wichtiges Integrationszentrum von visuellen und motorischen Signalen. Das Kleinhirn hat besondere Bedeutung für die Okulomotorik. Eine Efferenzkopie der ermöglicht Korrekturen im Bewegungsablauf.

23.1.3 Physiologie der Augenbewegungen

Folgende Augenbewegungstypen können unterschieden werden und dienen der Koordination beider Augen und ihrer Bewegungsabläufe. Die komplexen Augenbewegungen werden von supranukleären Zentren koordiniert.

- **Versionen** sind gleichsinnige Bewegungen beider Augen.
- **Vergenzen** beschreiben gegenläufige Augenbewegungen (Konvergenz bei Akkommodation, Divergenz). Vergenzbewegungen sind Grundlage der Stereopsis (dreidimensionales Sehen) durch die Einordnung eines Objektes im Raum.
- **Sakkaden** sind schnelle, willkürliche Augenbewegungen, die der Fixation eines Objektes dienen.
- **Folgebewegungen und optokinetischer Nystagmus** dienen der fovealen Fixierung eines Objektes in Bewegung (Folgebewegung = langsame Phase des optokinetischen Nystagmus).
- **Vestibuläre Augenbewegungen** dienen der Stabilisierung des Seheindruckes bei Drehbeschleunigung (kurzfristige Veränderung der Lage des Kopfes).

23.1.4 Anatomie und Physiologie der Pupillenreaktionen

Die Pupille (Irisblende) regelt die auf die Netzhaut einfallende Lichtmenge und die Abbildungsschärfe. Bei enger Pupille (Miosis) nimmt die Tiefenschärfe zu. Die Pupillenerweiterung wird als Mydriasis bezeichnet. Die Pupillenweite wird durch den parasympathisch innervierten M. sphincter pupillae (zirkuläre Muskelfasern um die Pupille angeordnet) und den sympathisch innervierten M. dilatator pupillae (radiäre Muskelfasern der Irisperipherie) der Iris reguliert. Die parasympathische Miosis wird über den Neurotransmitter Acetylcholin, die Mydriasis über den Neurotransmitter Noradrenalin vermittelt. Die Pupillenweite wird beeinflusst durch den Lichtreflex und die Konvergenzreaktion.

Lichtreflex

Die Pupillenreflexbahn (Lichtreflex) wird in einen afferenten und efferenten Teil gegliedert.

Die afferente Pupillenreflexbahn verläuft über:

- Sehnerv, Chiasma opticum und Tractus opticus.
- Bis zur Area praetectalis und Colliculi superiores des Hirnstammes (gekreuzt und ungekreuzte Fasern). Beide Nuclei praetectales principales sind über die Commissura epithalamica (=Commissura posterior) miteinander verbunden.
- Die Area praetectalis ist mit den beiden Nuclei Edinger Westphal (parasympathischer Kern des N. oculomotorius) verbunden. Durch die gekreuzten Nervenfaserverbindungen wird die konsensuelle Lichtreaktion erklärt.

Die efferente parasympathische Pupillenreflexbahn (Miosis) verläuft wie folgt:

- Von **Ncl. Edinger Westphal** (parasympathischer Kern des N. oculomotorius)
- zum **Ganglion ciliare** (lateral des Sehnervens in hinteren Bereich der Orbita)
- Als **Nn. ciliares breves** erreichen die parasympathischen Nervenfaser den **M. sphincter pupillae**

Die efferente sympathische Pupillenreflexbahn (Mydriasis, Wirkung über α1-Rezeptor) verläuft:

- vom **Hypothalamus** ausgehend zum
- **Centrum ciliospinale** des Rückenmarkes (Segmente C8 bis Th2).
- Die Fasern des Centrum ciliospinale erreichen den **Grenzstrang** bis zum **Ganglion cervicale superior.**
- Die Sympathikusfasern verlaufen mit den Arterien (A. carotis interna, A. ophthalmica) bis zum **Ganglion ciliare** und erreichen den **M. dilatator pupillae.**

> Der Lichtreflex der Pupille tritt auf als direkte Lichtreaktion (Miosis des beleuchteten Auges) und als indirekte oder konsensuelle Lichtreaktion (Miosis des nicht-beleuchteten, kontralateralen Auges).

Konvergenzreaktion

Die Konvergenzreaktion (Akkommodationsreflex, Naheinstellungsreaktion) besteht aus:
- der **Verstärkung der Linsenkrümmung** (Kontraktion des Ziliarmuskels),
- der **Konvergenzreaktion der Sehachsen** (beidseitige Abduktion durch Kontraktion der Mm. recti mediales),
- und der **Pupillenverengung.**

Die Reflexbahnen der Konvergenzreaktion verlaufen über den okzipitalen Kortex (Reflexzentrum). Verschaltungen zur Area praetectalis, Colliculi superiores sind wohl beteiligt.

> Die Lichtreaktion und Konvergenzreaktion der Pupille verlaufen über unterschiedliche Reflexbahnen. Bei einer gestörten/fehlenden Lichtreaktion der Pupille kann die Konvergenzmiosis intakt sein (Licht-Nah-Dissoziation).

Medikamentöse Beeinflussung der Pupillenweite

Verschiedene Substanzen mit Wirkung auf das vegetative Nervensystem können eine Miosis (Miotika) oder eine Mydriasis (Mydriatika) hervorrufen.
Eine medikamentöse **Miosis** entsteht durch:
- **Parasympathomimetika (Cholinergika):** direkte Parasympathomimetika wirken durch Acetylcholin-Rezeptorstimulation (Acetylcholin, Carbachol, Pilokarpin), indirekte Para-

sympathomimetika durch Hemmung der Acetylcholinesterase (reversibel, Physostigmin, Neostigmin, Pyridostigmin). Irreversible Hemmstoffe der Cholinesterase (Alkylphosphate) wurden als Schädlingsbekämpfungsmittel und Nervengase entwickelt.
- **Sympatholytika** (Hemmung der α1-Rezeptor vermittelten Mydriasis): Mutterkornalkaloide (Ergotamin), Guanethidin (Hemmung der Freisetzung von Noradrenalin aus den Nervenendigungen). β-Blocker führen nicht zu einer Miosis.
- **Opiate**: Morphin, Fentanyl, Diamorphin (Heroin)

Eine medikamentöse **Mydriasis** entsteht durch:
- **Parasympatholytika** (Antagonisierung der Wirkung von Acetylcholin): Atropin (Wirkung einige Tage, auch in Tollkirsche (Atropa belladonna), Bilsenkraut, Stechapfel), Scopolamin, Tropicamid (Wirkung einige Stunden), Cyclopentolat (Wirkung einige Stunden).
- **Sympathomimetika**; direkte Sympathomimetika wirken durch Rezeptorstimulation (Adrenalin, Noradrenalin, Phenylefrin, Neosynephrin), indirekte Sympathomimetika wirken durch Freisetzung von Noradrenalin aus den Nervenendigungen (Amphetamine, Ephedrin, Pholedrin). Die α-Sympathomimetika Oxymetazolin und Xylometazolin haben vorwiegend vasokonstriktive Eigenschaften. In der Glaukomtherapie werden die α-Sympathomimetika Clonidin, Apraclonidin und Brimonidin eingesetzt.
- **Kokain**: Verstärkung der Noradrenalinwirkung durch Hemmung der Aufnahme vom synaptischen Spalt in die Nervenendigung.

> Parasympatholytika bewirken eine Mydriasis und eine Hemmung der Akkommodation durch Blockade der Kontraktion des Ziliarkörpermuskels (Zykloplegie).

In der Augenheilkunde werden verschiedene Wirkstoffe als Augentropfen zu therapeutischen und diagnostischen Zwecken der Pupillenbeeinflussung eingesetzt:
- Für die **medikamentöse Mydriasis** zur Funduskopie werden Augentropfen eingesetzt,

deren Wirkstoffe wenige Stunden wirken (Tropicamid, Phenylefrin).

- Für die **therapeutische Mydriasis** z. B. bei Vorderkammerreizzuständen (Ruhigstellung der Iris als »innerer Verband«) ist eine längere Wirkung erwünscht, die durch Atropin und Scopolamin erreicht wird.
- Für die **Zykloplegie** (Lähmung des Ziliarkörpers, Ausschaltung der Akkommodation und medikamentöse Mydriasis) zur objektiven Refraktion des Auges wird meist Tropicamid und Cyclopentolat eingesetzt.
- Eine **maximale medikamentöse Mydriasis** kann durch die Kombination von mehreren Wirkstoffgruppen erreicht werden (»Weitserie«): Atropin, Tropicamid, Phenylefrin, Neosyncphrin. Eine therapeutische Mydriasis zur Lösung von hinteren Synechien (Verklebungen zwischen Iris und Linse) kann als »Sprengspritze« durch die subkonjunktivale Injektion von Noradrenalin (1/1000) und Atropin erreicht werden.
- Die **therapeutische Miosis** durch Pilokarpin wird zur Erweiterung des Kammerwinkels beim akuten Glaukomanfall eingesetzt.

> **Die medikamentöse Mydriasis kann beim anfallsgefährdeten engen Kammerwinkel einen Glaukomanfall auslösen. Vor jedem »Weittropfen« ist daher die Untersuchung der vorderen Augenabschnitte und der Vorderkammertiefe obligat.**

23.1.5 Bell-Phänomen

Beim Lidschluss werden der M. orbicularis oculi (N. facialis) und der M. levator palpebrae (M. oculomotorius) gegensinnig innerviert. Des Weiteren besteht eine Koppelung des M. rectus superior mit der Innervation des M. levator palpebrae: Bei Auf- und Abblick bewegt sich das Oberlid entsprechend mit. Das **Bell-Phänomen** beschreibt die physiologische Aufwärtsrollung der Augen bei forciertem Lidschluss. Bei Fazialisparese ist das Bell-Phänomen deutlich sichtbar, da der Lidschluss auf dem betroffenen Auge nicht möglich ist. Bei nicht vorliegendem Bell-Phänomen und Fazialis-

parese besteht die Gefahr des Austrocknens der Hornhaut.

23.2 Spezielle Diagnostik

23.2.1 Sehschärfe und Gesichtsfeld

Die Untersuchung der Sehschärfe und des Gesichtsfeldes gehören zu den Basisuntersuchungen jeder neuroophthalmologischen Diagnostik. Die Gesichtsfelddefekte bei Läsionen der Sehbahn sind im Kapitel Sehnerv und Sehbahn dargestellt.

23.2.2 Akkommodationsbreite

Die Akkommodationsbreite wird neben der Linsenelastizität (Abnahme im Alter) von der Funktion des parasympathisch innervierten (aus Ncl. Edinger-Westphal, über N. oculomotorius) Ziliarmuskels bestimmt. Die Akkommodationsbreite nimmt mit dem Alter ab (Presbyopie, Alterssichtigkeit) und wird in Dioptrien gemessen Sie liegt beim 20-jährigen bei 10 dpt und beim 60-jährigen bei 1 dpt. Bei neuroophthalmologischer Fragestellung wird die Symmetrie der Akkommodation zwischen beiden Augen und der Absolutwert im Vergleich zur erwarteten Altersreferenz beurteilt.

Folgende Erkrankungen können zu einer Akkommodationslähmung führen:

- Eine **Okulomotoriusparese** führt neben der Motilitätseinschränkung, der Ptosis und der Anisokorie (Mydriasis des betroffenen Auges) zur Akkommodationslähmung.
- **Läsion im Ganglion ciliare** der Orbita
- **Medikamentös** bedingte Akkommodationslähmung durch parasympatholytisch wirksame Substanzen: Atropin, Antidepressiva, Neuroleptika
- **Entzündliche und infektiöse Erkrankungen** des ZNS (Enzephalitis)
- **Bakterientoxine: Botulismus, Diphterie**
- Frühphase der **sympathischen Ophthalmie** (schwere granulomatöse Entzündung nach Trauma des kontralateralen Auges)

23.2.3 Vordere Augenabschnitte und Iris

Vor jeder Überprüfung der Pupillenweite und der Pupillenreaktion im Rahmen der neuroophthalmologischen Untersuchung müssen strukturelle Veränderungen der Iris und der vorderen Augenabschnitte ausgeschlossen werden. Die Reaktion der Pupille wird an der Spaltlampe nach kurzer Intensivierung der Beleuchtung beobachtet (gleichmäßige, schnelle Konstriktion der gesamten Iris mit nachfolgender Dilatation). Häufige Veränderungen, die die Pupillenweite und Reaktion beeinflussen, sind:

- **Anteriore und posteriore Synechien** (Verklebungen zwischen Iris und Hornhaut bzw. Iris und Linse) durch stattgefundene Vorderkammerreizzustände
- **Irisatrophien** nach Herpesinfektion, nach ophthalmologische Operationen (z. B. Kataraktoperation, Glaukomoperation) oder bei PEX-Syndrom (▶ Kap. 15)
- **Schädigung des M. dilatator und/ oder sphincter pupillae nach Trauma**
- Wurmartige Kontraktionen bei **Pupillotonie** (siehe unten)
- **Irisnävi und Iristumoren**
- Angeborene **Irisanomalien**

Des Weiteren muss auf die **Lidstellung** geachtet werden:
- Eine **Ptosis** liegt bei einer Okulomotoriusparese vor. Die Differentialdiagnose der Ptosis ist im Kapitel Liderkrankungen dargestellt.
- Eine **Oberlidretraktion** kann bei erhöhtem Sympathikotonus vorliegen.
- **Ektropium und Lagoophthalmus** finden sich bei der Fazialisparese.

23.2.4 Funduskopie des Sehnervs

Bei jeder neuroophthalmologischen Fragestellung muss eine Funduskopie mit Untersuchung des Sehnervs erfolgen. Folgende Veränderungen des Sehnervs müssen diagnostiziert bzw. ausgeschlossen werden:

- die **Randunschärfe der Papille** (Papillenschwellung, Stauungspapille?)
- eine **Abblassung des Sehnervs** (partielle oder vollständige Optikusatrophie)

Die neuroophthalmologischen Erkrankungen des Sehnervs und der Sehbahn sind im Kapitel Sehnerv und Sehbahn dargestellt.

23.2.5 Untersuchung der Pupillenweite

Die Untersuchung der Pupillenweite gehört zu den neuroophthalmologischen Basisuntersuchungen. Das Ausmessen der Pupillenweite in mm erfolgt mittels Referenztafeln, die neben die Pupille des rechten und linken Auges gehalten werden. Die Pupillenweite wird unter hellen Bedingungen (maximale Miosis, Funktion von Parasympathikus, M. spincter pupillae) und im Dunklen (maximale Mydriasis, Funktion von Sympathikus, M. dilatator pupillae) bestimmt.

> **Die Anisokorie (ungleiche Pupillenweite zwischen beiden Augen) ist das Leitsymptom der efferenten Störung.**

23.2.6 Untersuchung der Pupillenreaktion

Die Untersuchung der Pupillenreaktion erfolgt in 3 Schritten:
- **Prüfung der direkten Lichtreaktion** jedes Auges (Lichtreflex, Prüfung der Afferenz)
- **Prüfung der indirekten, konsensuellen Lichtreaktion** jedes Auges (konsensuelle Reaktion intakt trotz Erblindung eines Auges)
- **Swinging-Flashlight-Test** (Wechselseitiger Beleuchtungstest): Ziel ist die Identifizierung eines relativen afferenten Defizites. Eine relative afferente Störung (typischerweise verzögerte Leitfähigkeit des Sehnervens bei Neuritis nervi optici) führt zu einer verzögerten Lichtreaktion des betroffenen Auges im Vergleich zum gesunden Auge. Dies erfolgt durch die wechselseitige Beleuchtung der Augen (etwa Sekun-

denrhythmus). Beim gesunden Auge ist die Pupillenerweiterung nach erfolgter konsensueller Miosis durch die Beleuchtung abrupt unterbrochen. Beim erkrankten Auge kommt es zunächst zu einer weiteren Pupillenerweiterung, bevor der Miosis-Reflex einsetzt.

23.2.7 Pupillendiagnostik bei Anisokorie

Es werden 2 Formen der efferenten Störung unterschieden:
- **Sympathikusschädigung** (Horner-Syndrom): Störung der Mydriasis, Anisokorie mehr im Dunklen,
- **Parasympathikusschädigung** (N. oculomotorius): Störung der Miosis, Anisokorie mehr im Hellen.

Anisokorie bei Sympathikusschaden

Bei Verdacht auf ein Horner-Syndrom wird der **Kokain-Test** (5–10%ig, 1–2 mal Tropfen in das Auge mit engerer Pupille, Pupillenbeurteilung nach 30–60 min.) durchgeführt. Kokain blockiert die Wiederaufnahme von Noradrenalin in die Nervenendigung, dadurch entsteht eine sympathomimetische Wirkung durch Akkumulation von Noradrenalin im synaptischen Spalt, die aber nur wirkt, wenn der Sympathikus intakt ist:
- Die **Aniskokorie verschwindet** nach Kokain-Tropfen: **einfache Anisokorie** ohne Krankheitswert.
- Die **Anisokorie bleibt bestehen**: **Horner-Syndrom**, weitere neurologische Abklärung

Bei Bestätigung des Horner-Syndroms kann eine weitere Differenzierung in eine prä- oder postganglionäre Störung erfolgen. Die Gabe eines indirekten Sympathomimetikums (Hydroxyamphtetamin-Augentropfen oder Pholedrin-Augentropfen, Freisetzung von Noradrenalin aus den Nervenendigungen, wenn das Neuron intakt ist) führt zur Mydriasis, wenn das letzte (postganglionäre) Neuron intakt (d. h. präganglionäre Störung) ist. Bei postganglionärer Störung (letztes Neuron Defekt) persistiert die Miosis.

> Nach ophthalmologischer Diagnose eines Horner-Syndroms (klassische Trias Miosis, Ptosis, Enophthalmus) erfolgt die weitere neurologische Abklärung meist mit Bildgebung (MRT, CT). Es ist darauf zu achten, dass der sympathische Grenzstrang des Zentrum ziliospinale von C8 bis Th2 reicht. Eine zerebrale Bildgebung reicht daher zur Abklärung nicht aus.

Anisokorie bei Parasympathikusschaden

Bei Verdacht auf eine Störung des Auges mit engerer Pupille wir ein Test auf Hyperreaktivität **mittels Pilokarpin 0,1%** durchgeführt (diese Verdünnung führt bei Gesunden zu keiner Miosis):
- **Pupille wird eng**: **Pupillotonie** (Holmes-Adie-Pupille, Denervierungsüberempfindlichkeit, s. u.)
- **Pupille wird nicht eng**: Testung mit Pilokarpin 1%-Augentropfen

Bei Verdacht auf eine Störung des Parasympathikus (über N. oculomotorius) wird der Test auf anticholinerge Blockade mit **Pilokarpin-1%-Augentropfen** durchgeführt:
- Die **Pupille wird eng** auf Pilokarpin 1%: Okulomotoriusparese (Parasymapthikus-Störung)
- Die **Pupille wird nicht eng** auf Pilokarpin 1%: andere Stoffe (Atropin, Vergiftungen) haben zu einer Mydriasis geführt.

23.2.8 Untersuchung der Sensorik und der Okulomotorik

Die Untersuchung des Binokularsehens (Sensorik und Motorik) ist Grundlage für die Identifizierung des Lähmungsschielens (paretisches Schielen). Die Methoden der Untersuchung des Binokularsehens sind im Detail im Kapitel Strabismus dargestellt.

Die Abweichung des paretischen, gelähmten Auges vom fixierenden nicht-paretischen Auge wird als Deviation bezeichnet. Die Deviationen werden in der Primärposition und weiteren 8 Hauptblickrichtungen beschrieben. Entsprechend der möglichen Bewegungsrichtungen des Auges werden 3 Deviationen unterschieden:

- Die **Horizontaldeviation** (HD): Abweichung in der horizontalen Bewegung. Als +HD wird ein Innenschielen (Esotropie), als −HD wird ein Auswärtsschielen (Exotropie) bezeichnet.
- Die **Vertikaldeviation** (VD): Abweichung der vertikalen Bewegung. Das Vorzeichen bezieht sich auf die Relativposition des rechten Auges (−VD rechtes Auge tiefer, +VD rechtes höher).
- **Zyklodeviation** (ZD): Verrollung des Auges. Das Vorzeichen bezieht sich auf die Exzyklorotation (negativ oder Verrollung nach außen) bzw. Inzyklorotation (positiv oder Verrollung nach innen).

Folgende Untersuchungen werden eingesetzt um das Lähmungsschielen zu diagnostizieren und zu quantifizieren:

- Orientierende **Motilitätsprüfung mit Fixierlicht**: Der Patient wird aufgefordert ein Licht zu fixieren, welches in die Hauptblickrichtungen geführt wird. Das Zurückbleiben jedes Auges im Vergleich zum kontralateralen Auge wird dokumentiert.
- **Limbustest nach Kestenbaum** (Messung der monokularen Beweglichkeit): Mit einem Lineal wird die Bewegung des Limbus in den Hauptblickrichtungen in mm gemessen (Normalwerte: Abduktion, Adduktion, Senkung 9–10 mm, Hebung 5–7 mm).
- **Alternierender Prismen-Covertest in 9 Blickrichtungen**: objektive Ausmessung des Schielwinkels ohne Fusion (maximaler Schielwinkel).
- **Tangententafel nach Harms**: Ausmessung von Horizontaldeviation, Vertikaldeviation und Zyklodeviation in 9 Blickrichtungen. Die Untersuchung mit der Tangententafel wird im Kapitel Strabismus dargestellt (▶ Kap. 12).
- **Fusionsblickfeld** an Harmswand: Ausmessung des Blickfeldes in dem Binokulares Einfachsehen (keine Doppelbildwahrnehmung) vorliegt.
- **Kopfneigetest nach Bielschowski bei Trochlearisparese**: Die Vertikaldeviation nimmt bei Kopfneigung zur betroffenen Seite zu. Die Kopfneigung zur betroffenen Seite fordert eine maximale Inzyklorotation, die der gelähmte

M. obliquus inferior nicht durchführen kann. Der M. obliquus inferior ist jedoch auch ein Senker, sodass das betroffen Auge nach oben abweicht.

> **Die Untersuchungen beim Lähmungsschielen erfolgen stets mit Fixation des gesunden Auges. Es wird der primäre, kleinere Schielwinkel vermessen.**

23.2.9 Analyse supranukleärer Bewegungsstörungen

Die neuroophthalmologische Diagnostik umfasst zudem die Analyse komplexer Augenbewegungen:

- **Sakkaden:** Die Prüfung der Blickzielbewegung kann mit der Präsentation von 2 Fixierpunkten in etwa 1 m Abstand erfolgen. Der Patient wird aufgefordert das linke und rechte Fixierobjekt nach Aufforderung abwechselnd zu fixieren. Geachtet wird auf die Geschwindigkeit, die Zielsicherheit und Symmetrie der Sakkaden.
- **Folgebewegungen (Pursuit):** Die langsamen Folgebewegungen werden mit einem Fixationsobjekt geprüft, das in 1 m Abstand gleichmäßig in der Horizontalen bewegt wird. Geachtet wird auf die glatte, ruckfreie Blickfolge.
- **Optokinetischer Nystagmus, OKN:** Die Prüfung des optokinetischen Nystagmus erfolgt mit einer Steifentrommel (schwarz-weiß) in Rotation. Der Nystagmus wird nach der schnellen Phase beschrieben. Ein Ausfall des optokinetischen Nystagmus kann bei Läsionen des Großhirns, des Kleinhirns oder des Hirnstammes auftreten.
- **Vestibulookulärer Reflex, VOR (Puppenkopfphänomen):** Der vestibulookuläre Reflex ermöglich die Blickstabilisierung bei Kopf- oder Körperbewegung. Der horizontale VOR wird durch rasche horizontale Kopfbewegungen des Patienten durch den Untersucher geprüft. Beachtet wird auf die Fähigkeit ein Objekt zu fixieren (keine Korrektursakkaden).
- **Fixation:** Der vestibulookuläre Reflex kann unter visueller Kontrolle (Fixation) unterdrückt werden. Die Prüfung auf diese Fixationssup-

pression kann durch einen Drehstuhl erfolgen. Der Patient liest eine Leseprobe während des sich um die Vertikale dreht. Bei Unfähigkeit die Leseprobe zu lesen liegt eine Störung der Fixationssuppression vor.

- **Konvergenz:** Die Konvergenzreaktion wird geprüft mit einem Fixierungsobjekt in der Nähe. Geachtet wird auch die Fähigkeit der Fusion (Konvergenztrias: Konvergenzreaktion, Akkommodation, Miosis).

23.2.10 Nystagmus

Der Nystagmus beschreibt oszillierende Augenbewegungen (Augenzittern) die bei Erkrankungen des Auges, des Vestibularorgans oder des zentralen Nervensystems auftritt.

Die physiologischen und pathologischen Nystagmusformen sind im entsprechenden Kapitel dargestellt. Die Untersuchung auf das Vorliegen eines pathologischen Nystagmus ist Bestandteil jeder neuroophthalmologischen Diagnostik.

23.2.11 Visuell evozierte Potentiale

Die Erfassung von visuell evozierten Potentialen (VEP) misst die Funktionsfähigkeit des Sehnervens und höherer visueller Zentren sowie der Sehbahn. Die VEP-Untersuchung und ihre Bedeutung ist im Kapitel Sehnerv und Sehbahn dargestellt.

23.2.12 Zerebrale Bildgebung (CT, MRT) und neurologische Untersuchung

Die neurologische Untersuchung und die zentrale Bildgebung mittels CT oder MRT ist bei jeder neuroophtalmologischen Fragestellung notwendig (▶ Kap. 20). Die meisten neuroophthalmologischen Erkrankungen erfordern eine interdisziplinäre Diagnostik und Therapie.

23.3 Störungen der Pupillenreaktion und Anisokorie

23.3.1 Einfache Anisokorie

Die einfache Anisokorie ist ohne Krankheitswert und stellt eine Ausschlussdiagnose dar. Eine Pupillentestung zum Ausschluss des Horner-Syndroms und einer Parasympathikus-Störung muss vorher erfolgen.

23.3.2 Amaurotische Pupillenstarre

Bei höhergradiger Sehminderung oder Erblindung eines Auges (Störung der Afferenz) findet sich ein positiver Swinging-Flashlight-Test bzw. keine direkte Pupillenreaktion, die konsensuelle Reaktion ist intakt. Es besteht eine Licht-Nah-Dissoziation.

> **Die afferente Störung führt nie zu einer Anisokorie.**

23.3.3 Pupillotonie, Holmes-Adie-Pupille

Die Pupillotonie ist gekennzeichnet durch wurmartige, sektorförmige Kontraktionen des Irissphinkters bei eingeschränkter Lichtreaktion des betroffenen Auges. Die Pupille ist meist leicht entrundet und mittelweit. Die idiopathische Pupillotonie findet sich vor allem bei Frauen wird durch eine Schädigung des Ganglion ciliare oder der Ziliarnerven verursacht. Es resultiert eine Denervierungsüberempfindlichkeit mit einer Miosis nach Pilokarpin-0,1%-Augentropfengabe. Eine geringgradige Störung der Akkommodation ist möglich. Eine Therapie muss nicht erfolgen, eine weitergehende neurologische Abklärung ist nicht erforderlich.

23.3.4 Horner-Syndrom

- **Klinisches Bild**

Das Horner-Syndrom stellt eine Sympathikusschädigung dar und ist klinisch charakterisiert durch die

Trias Miosis, Ptosis, Enophthalmus. Die Ptosis findet sich häufig, der Enophthalmus selten. Das Horner-Syndrom wird durch den Kokain-Test (persistierende Anisokorie) nachgewiesen. Bei vorliegendem Horner-Syndrom muss eine weitere neurologische Abklärung erfolgen. Mögliche Ursachen eines Horner-Syndroms sind:

- Läsionen und Raumforderungen im Hirnstamm, Halswirbelsäule (C8 bis Th2), Hals (Struma) und Mediastinum
- Vena-subclavia-Thrombose
- Erkrankungen des Sinus cavernosus
- Carotis-Dissektion
- Neurologische Syndrome

- **Therapie**

Die Therapie erfolgt in Abhängigkeit der Grunderkrankung.

23.3.5 Okulomotoriusparese

▶ Abschn. 23.4.

23.3.6 Reflektorische Pupillenstarre

- **Klinisches Bild**

Die seltene reflektorische Pupillenstarre ist gekennzeichnet durch die beidseitig fehlende direkte und konsensuelle Pupillenreaktion aber normaler Sehschärfe. Die Naheinstellungsmiosis ist vorhanden (Licht-Nah-Dissoziation). Ursachen sind Läsionen im Mittelhirn (Ncl. Edinger-Westphal, Area praetectalis). Die reflektorische Pupillenstarre tritt in zwei Formen auf:

- Die seltene **Argyll-Robertson-Pupille** zeigt eine enge Pupille und tritt auf bei ZNS-Erkrankungen wie Neurolues, Neuroborreliose, Sarkoidose, MS, Enzephalitis, Diabetes mellitus u. a.
- Das **Parinaud-Syndrom** ist gekennzeichnet durch mittelweite Pupille. Bei Parinaud-Syndrom finden sich zusätzlich **vertikale Blickparese**, Lidretraktion, Nystagmus, Stauungspapillen. Das Parinaud-Syndrom wird typischerweise durch einen Pinealistumor des ZNS verursacht.

23.3.7 Angstpupillen

Hierunter versteht man beidseitig weite Pupillen, die schlecht auf Licht und Naheinstellungsreaktion reagieren. Die Ursache ist eine übersteigerte Sympathikusaktivität.

23.3.8 Vergiftungen

Verschiedene Substanzen können nach systemischer Einnahme die weite der Pupille beeinflussen. Prinzipiell ist über eine Inokulation (meist über die Finger) auch eine Anisokorie möglich:

- Eine **Mydriasis** findet sich bei: Kokain, Amphetamine, Atropin (Stechapfel, Tollkirsch), Scopolamin (Behandlung von Darmerkrankungen, Koliken, Spasmolyse), Antiparkinsonmittel, medikamentöse Mydriasis vom Augenarzt.
- Eine **Miosis** findet sich bei: Opiatmissbrauch, Narkose, Schmerzmittel (Opiate, z. B. Fentanyl), Pilzvergiftung.

23.4   Paresen des N. oculomotorius, N. trochlearis und N. abducens

- **Klinisches Bild**

Die Parese des N. oculomotorius, des N. trochlearis oder des N. abducens führt zur Einschränkung der monokularen Beweglichkeit. Das **Lähmungsschielen (paretische Schielen)** ist charakterisiert durch 3 klinische Symptome:

- Das Leitsymptom des paretischen Schielens ist **die Inkomitanz**, d. h. die Änderung des Schielwinkels in Abhängigkeit von der Augenstellung. Das nichtparetische Schielen (▶ Kap. 22) ist hingegen charakterisiert durch einen konstanten Schielwinkel bei freier Motilität eines jeden Auges.
- Das Lähmungsschielen führt zur **Doppelbildwahrnehmung** (Diplopie) in Abhängigkeit von der Blickrichtung.
- Die Patienten nehmen eine **Kopfzwangshaltung** zur Vermeidung dieser Doppelbildwahrnehmung ein. Diese Kopfzwangshaltung ist der Wirkung der gelähmten Muskeln entgegengesetzt.

Der Schielwinkel ist bei Fixation mit dem gesunden, nicht-paretischen Auge kleiner (primärer Schielwinkel) als bei Fixation mit dem paretischen Auge (sekundärer Schielwinkel). Bei Fixation mit dem paretischen Auge vergrößert sich der Schielwinkel wegen zusätzlicher Impulse der Synergisten des kontralateralen Auges.

> **Bei Verdacht auf eine Parese eines Hirnnervens muss eine mechanische oder muskuläre Bewegungsstörung ausgeschlossen werden.**

■ **Ätiologie**

Die Paresen können durch vielfältige neurologische Erkrankungen verursacht werden. Zu den häufigsten Ursachen gehören:

- **Vaskuläre Paresen** (Diabetes mellitus, arterielle Hypertonie)
- **Tumoren** und Gefäßerkrankungen (Aneurysma)
- **Entzündliche Erkrankungen** (Multiple Sklerose)
- Erkrankungen des **Sinus cavernosus**
- **Infektionen** (z. B. Lues)
- **Trauma, Blutungen**, Intoxikationen

Spezifische Ursachen, die sich aus dem Verlauf des Nervs ergeben sind im jeweiligen Kapitel dargestellt.

■ **Therapie**

Die Therapie richtet sich nach der neurologischen Ursache der Parese. Insbesondere die häufigen vaskulären Paresen zeigen eine Regressionstendenz. Die neuroophthalmologische Therapie unabhängig von der Ursache der Parese hat folgende Optionen:

- **Okklusion** des paretischen Auges als Sofortmaßnahme.
- **Prismenversorgung** zur Vermeidung von Doppelbildern.
- **Augenmuskeloperation** mit Verlagerung der Muskeln um die Zone des Binokularen Einfachsehens in die Primärposition (Blick geradeaus) zu verlagern (Vermeidung der Kopfzwangshaltung). Die Augenmuskeloperation wird meist frühestens nach 1 Jahr durchgeführt.

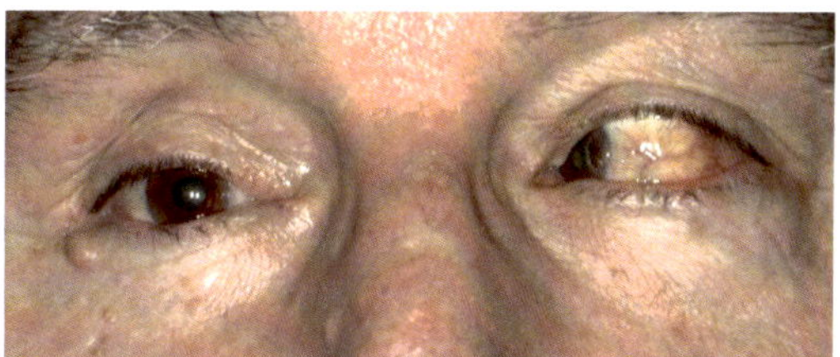

■ **Abb. 23.3** Abduzensparese. Patient mit Abduzensparese links. In Primärposition zeigt sich die deutliche Adduktionsstellung des linken Auges

> **Die Okklusion erfolgt meist am paretischen Auge (Ausnahme Visusminderung) und soll nicht gewechselt werden, da dies zu Orientierungsschwierigkeiten führt. Es besteht beim Erwachsenen keine Amblyopiegefahr!**

23.4.1 Abduzensparese

■ **Pathogenese**

Die neurologischen Störungen im Zusammenhang mit einer Abduzensparese (■ Abb. 23.3) und ihre möglichen Ursachen erklären sich aus dem Verlauf des N. abducens:

- Der **Ncl. nervi abducentis** liegt auf Höhe der Pons im Hirnstamm unter der Kernen des N. oculomotorius und N. trochlearis.
- Der N. **facialis läuft um den Abducenskern herum** (inneres Fazialisknie).
- Der N. abducens läuft durch die **Pyramidenbahn** im Hirnstamm.
- Durch den **Sinus cavernosus.**
- Und erreicht die Orbita durch die **Fissura orbitalis superior.**

■ **Klinisches Bild**

Die periphere Abduzensparese (M. rectus lateralis) ist gekennzeichnet durch folgende klinische Symptome:

- **Einschränkung der Abduktion** mit größtem Schielwinkel in Abduktion
- Die **Doppelbildwahrnehmung zeigt eine vertikale Grenze** (Binokulares Einfachsehen beim Blick zur Gegenseite)
- Die **Kopfzwangshaltung zeigt eine Wendung zur betroffenen Seite.**

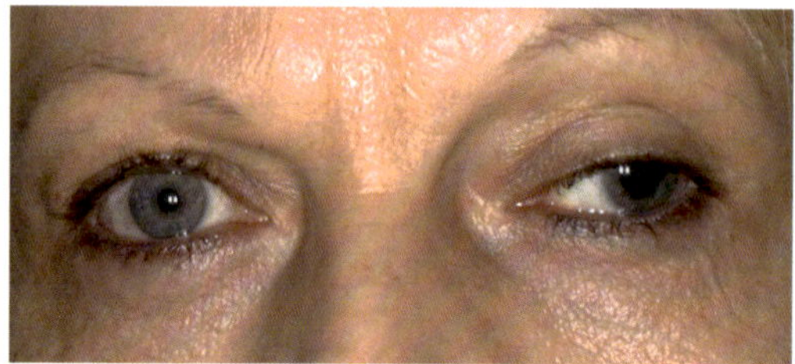

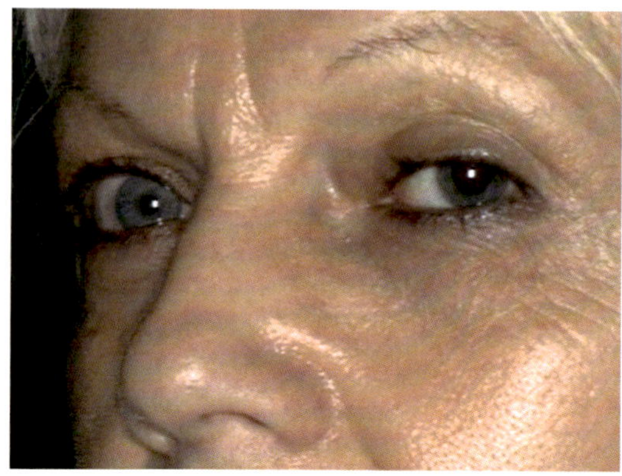

Abb. 23.4 Okulomotoriusparese. Patient mit Okulomotoriusparese links in Primärposition. Das linke Auge steht
außen unten. Man beachte die Mydriasis und die Ptosis

Abb. 23.5 Kopfzwangshaltung zur Vermeidung von Doppelbildern. Okulomotoriusparese links. Es besteht eine Kopf-
wendung zur Gegenseite und Kinnhebung

Die nukleäre Abduzensparese zeigt dagegen:
- eine Abduktionseinschränkung der Läsionsseite
- und eine Störung der Adduktion der Gegenseite (Interneurone zum M. rectus medialis),
  d. h. eine horizontale Blickparese
- eine ispilaterale Fazialisparese ist möglich.

Typische **Ursachen der Abduzensparese** sind
neben den allgemeinen neurologischen Erkran-
kungen:
- Akustikusneurinom
- Nasopharynxtumoren
- Schädelbasisfrakturen
- Erhöhter intrakranieller Druck

23.4.2 Okulomotoriusparese

▪ Pathogenese

Die neurologischen Störungen im Zusammenhang
mit einer Okulomotoriusparese und ihre möglichen
Ursachen erklären sich aus dem Verlauf des N. oculomotorius:
- Der **Ncl. nervi oculomotorius** liegt oberhalb
  des Ncl. nervi abducentis auf Höhe der
  Colliculi superiores.
- Der N. oculomotorius läuft durch den
  Ncl. ruber (extrapyramidales System) und
  durch die **Pyramidenbahn**
- oberhalb der **Klivuskante des Schädels**
- durch den **Sinus cavernosus**
- und erreicht die Orbita durch die **Fissura
  orbitalis superior.**

▪ Klinisches Bild

Die Okulomotoriusparese (M. rectus superior, in-
ferior, medialis, M. obliquus inferior, M. levator
palpebrae, parasympathische Fasern zum Ganglion
ciliare) ist gekennzeichnet durch folgende klini-
sches Symptome:
- **Divergenz**, Umschlag der Vertikaldeviation bei
  Blick nach unten, **Inzyklotropie**
- **Ptosis**
- **Mydriasis**
- **Störung der Akkommodation**
- Es besteht eine erhaltene Zone des binokularen
  Einfachsehens an der Läsionsseite unten
- Die **Kopfzwangshaltung** (▪ Abb. 23.5) zeigt
  eine **Wendung zur Gegenseite und Kinn-
  hebung**. Das paretische Auge steht bei Blick
  Geradeaus zur betroffenen Seite unten
  (M. rectus lateralis und M. obliquus superior
  intakt).

Die externe Okulomotoriusparese betrifft die
Augenmuskellähmungen, die interne Okulomotoriusparese die Störungen der Pupillomotorik und
Akkommodation. Eine vollständige Okulomotoriusparese mit Ausfall aller Funktionen ist selten.

Typische **Ursachen der Okulomotoriusparese**
(▪ Abb. 23.4) sind neben den allgemeinen neuro-
logischen Erkrankungen:
- **Klivuskantensyndrom** (Kompression des
  N. oculomotorius durch intrakranielle
  Druckerhöhung)

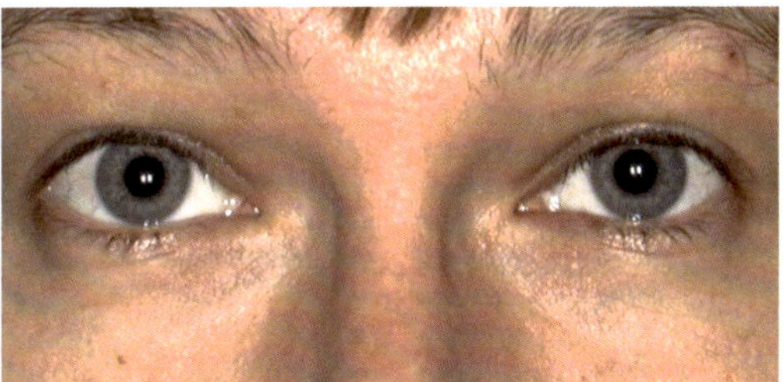

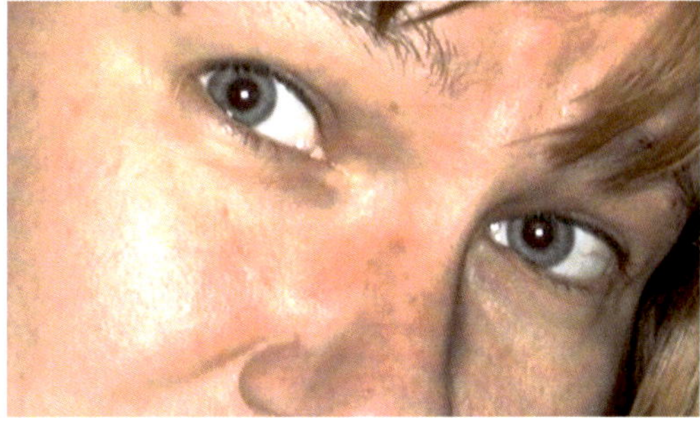

Abb. 23.6 Trochlearisparese. Patient mit Trochlearisparese rechts. In Primärposition zeigt sich ein diskreter Höherstand und Adduktion des rechten Auges (siehe Hornhautreflexbilder). Die Exzyklorotation ist ohne orthoptische Untersuchung (Harmswand) nicht zu sehen

Abb. 23.7 Trochlearisparese. Kopfzwangshaltung bei
Trochlearisparese rechts. Es besteht eine Kopfneigung und
Wendung zur Gegenseite sowie eine Kopfsenkung

— Aneurysma der A. communicans posterior
und A. carotis interna

23.4.3 Trochlearisparese

■ **Pathogenese**

Die neurologischen Störungen im Zusammenhang
mit einer Trochlearisparese und ihre möglichen Ursachen erklären sich aus dem Verlauf des N. trochlearis:

— Der **Ncl. nervi trochlearis** liegt auf Höhe der
Colliculi inferiores unterhalb der Kerne des
N. oculomotorius.

— Der N. **trochlearis kreuzt hinter dem
Aquäduct zur Gegenseite und tritt dorsal aus**
dem Hirnstamm aus,

— verläuft durch den **Sinus cavernosus**

— und erreicht die Orbita durch die **Fissura
orbitalis superior.**

■ **Klinisches Bild**

Die Trochlearisparese (■ Abb. 23.6, M. obliquus
superior) ist gekennzeichnet durch folgende klinische Symptome:

— **Höherstand** des betroffenen Auges, **Konvergenz und Exzyklorotation.**

— Die Doppelbildwahrnehmung zeigt eine Zone
des binokulare Einfachsehens auf der Läsionsseite oben.

— Die **Kopfzwangshaltung** (■ Abb. 23.7) zeigt
eine **Kopfneigung zur Gegenseite, Kopf-
wendung zur Gegenseite, und Senkung**.

> Typisch für die Trochlearisparese ist die
> Zunahme des Höherstandes des paretischen
> Auges bei Neigung zur betroffenen Seite
> (Bielschowski-Kopfneige-Phänomen). Bei
> einer beidseitigen Trochlearisparese findet sich
> keine (oder einer geringe) Vertikaldeviation,
> während sich die Exzyklodeviation addiert!

Von der Trochlearisparese muss das Jaensch-Brown-
Syndrom (Obliquus-inferior-Pseudoparese) abgegrenzt werden, bei dem eine Verdickung der Sehne
des M. obliquus superior ein widerstandsfreies Glei-
ten durch die Trochlea verhindert. Es resultiert wie
bei der Trochlearisparese eine mangelnde Hebung in
Adduktion. Das Jaensch-Brown-Syndrom tritt ange-
boren und erworben (z. B. nach Trauma) auf.

Typische **Ursachen der Trochlearisparese** sind
neben den allgemeinen neurologischen Erkrankungen:

— **Schädelhirntauma** (häufig bilaterale Parese
des N. trochlearis)

— **Kongenitale Läsionen des N. trochlearis**

23.5 Fehlinnvervationssyndrome

23.5.1 Mandibulopalpebrale Dyskinesie (Marcus-Gunn-Phänomen)

Die mandibulopalpebrale Dyskinesie ist gekennzeichnet durch eine Hebung des Augenlides bei
Mundöffnung. Sie wird verursacht durch eine ange-

borene, innervatorische Kopplung des M. levator palpebrae mit dem ipsilateralen M. pterygoideus lateralis (Kaumuskulatur).

23.5.2 Retraktionssyndrom nach Stilling-Türk-Duane

Das Retraktionssyndrom nach Stilling-Türk-Duane ist gekennzeichnet durch eine gleichzeitige Innervation des M. rectus lateralis bei Adduktion (Innervation des M. rectus medialis). Es resultiert eine Bulbusretraktion mit Verengung der Lidspalte bei versuchter Adduktion. Eine Abduktion ist nicht möglich. Das Retraktionssyndrom wird verursacht durch ein angeborenes Fehlen des N. abducens und eine Ko-Innervation des M. rectus lateralis durch den N. oculomotorius.

> **Wegen der fehlenden Abduktion kann das Retraktionssyndrom Stilling-Türk-Duane eine Abduzensparese imitieren.**

23.6 Supranukleäre Motilitätsstörungen

Im Folgenden sind typische supranukleäre Bewegungsstörungen mit ihren Läsionsorten dargestellt. Die Diagnose erfordert meist eine komplexe Analyse der Augenbewegungsstörung in einem Zentrum für Neuroophthalmologie. Es können Störungen der vorwiegend horizontalen Augenbewegungen von vertikalen Augenbewegungsstörungen unterschieden werden.

23.6.1 Störungen von horizontalen Augenbewegungen

Horizontale Blickparese

Läsionen der **paramedianen pontinen Formatio reticularis (PPRF)** führen zur horizontalen Blickparese, d. h. einer Störung der beidäugigen horizontalen Bewegung. Sakkaden in Richtung der Läsion über die Mittellinie sind nicht möglich.

Internukleäre Ophthalmoplegie (INO)

Die internukleäre Ophthlamoplegie wird verursacht durch eine Schädigung der im **Fasciculus longitudinalis medialis verlaufenden Interneurone des Ncl. n. abducentis zu** kontralaterale Ncl. n. oculomotorius (M. rectus medialis). Die INO ist charakterisiert durch:

- Adduktionsschwäche
- Besserung der Adduktion bei Konvergenz
- Dissoziierter Abduktionsnystagmus kontralateral

Durch Schädigung von Fasern die für vertikale Augenbewegungen zuständig sind kann eine vertikale Schielstellung (skew deviation) und ein vertikaler Blickrichtungsnystagmus (Blickhalteschwäche) resultieren. Die INO tritt auf bei **Multipler Sklerose** (meist beidseitig) und Durchblutungsstörungen.

Eineinhalb-Syndrom

Eine Läsion der pontinen paramedianen Formatio reticularis (PPFR) und des Fasciculus longitudinalis medialis führt zu einem kombinierten klinischen Bild:

- **horizontale Blickparese** (Abduktion ipsilateral und Adduktion kontralateral gestört),
- **internukleäre Ophthalmoplegie** (Adduktion ispilateral gestört).

Durch die Motilitätseinschränkung ist nur die Abduktion auf dem kontralateralen Auge möglich. Es resultiert im Geradeausblick eine Exotropie (parapontine paralytische Exotropie).

23.6.2 Störungen von vertikalen Augenbewegungen

Dorsales Mittelhirnsyndrom, Parinaudsyndrom, Heberparese

Das dorsale Mittelhirnsyndrom wird verursacht durch eine Beeinträchtigung der vorwiegen vertikalen Okulomotorik durch Läsionen des **rostralen interstitielle Fasciculus longitudinalis medialis (riMLF), des Ncl. intersitialis Cajal und der Commisura posterior.** Es zeigt folgende Symptome:

- Reflektorische Pupillenstarre
- Vertikale Blickparese

— Nystagmus
— Lidretraktion (abnorme Levatorinnervation: Collier-Zeichen)

Das Parinaudsyndrom kann durch einen Pinealistumor und andere Hirnstammläsionen ausgelöst werden.

Skew deviation

Die Skew deviation beschreibt eine vertikale Schielstellung bei supranukleärer oder vestibulookulärer Störung. Bei Kopfneigung nach rechts kommt es zum Tieferstand des rechten und Höherstand des linken Auges (vgl. auch ocular tilt reaction).

Selten kann die Skew deviation alternieren (Schaukelnystagmus, See-saw-Nystagmus).

Ocular tilt reaction

Die Ocular tilt reaction (▣ Abb. 23.8) wird ausgelöst durch eine Störung der gravizeptiven Bahnen (Orientierung im Raum) des Innenohrs (Bogengänge: Drehbeschleunigungen, Utriculus und Sacculus: Linearbeschleunigung). Eine Läsion im Bereich des rechten **Utriculus und Sacculus** führt zum Überwiegen der Signale der linken Seite und zur Suggestion einer Kopfneigung nach links (**Kippung der subjektiven Vertikalen**). Es resultieren:
— eine kompensatorische Kopfneigung zur Läsionsseite (hier nach rechts).
— eine Rollung beider Augen zur Läsionsseite (d.h. in die Gegenrichtung der physiologischen Rollbewegung).
— eine vertikale Schielstellung (Skew deviation).

Sakkadenstörungen

Sakkaden sind willkürliche schnelle Bewegungen hin zu einem Fixationsobjekt. Folgende Sakkadenstörungen können auftreten:
— **Ocular flutter**: unwillkürliche Sakkaden in horizontaler Richtung
— **Opsoklonus**: unwillkürliche Sakkaden in alle Richtungen
— **Square wave jerks**: kurze Mikrosakkaden vom Fixationsobjekt weg
— **Sakkadendysmetrie**: zu lange oder zu kurze Sakkaden
— **Initiationsstörung** von Sakkaden
— **Inadäquate Sakkadengeschwindigkeit**

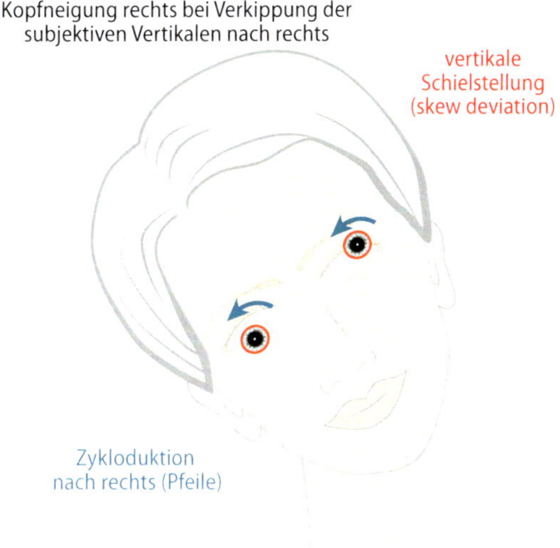

▣ **Abb. 23.8** Ocular tilt reaction. Die ocular tilt reaction entsteht durch Verkippung der subjektiven Vertikalen. Alle Veränderungen gehen in die gleiche Richtung

— **Okulomotorische Apraxie**: Unfähigkeit Sakkaden auszuführen

Sakkadenstörungen können auftreten z. B. bei Läsionen des Kleinhirns, Enzephalitis, neurodegenerativen Erkrankungen, Vergiftungen oder paraneoplastisch.

23.7 Multiple Sklerose

▪ Definition

Die Multiple Sklerose (Encephalomyelitis disseminata) ist eine chronische demyelinisierende Erkrankung des zentralen Nervensystems (Hirn und Rückenmark). Es finden sich multiple immunvermittelte entzündliche Entmarkungsherde mit Schädigung der Myelinscheiden und der Axone.

▪ Klinisches Bild

Die Multiple Sklerose zeigt meist einen schubförmigen Verlauf und ist die häufigste chronische ZNS-Erkrankung junger Menschen. Sie kann je nach Lokalisierung der Entmarkungsherde vielfältige neurologische Symptome verursachen (Frühsymptome: Gangunsicherheit, Sensibilitätsstörungen, einseitige Optikusneuritis). Die Charcot-Trias (Schädigung des Kleinhirns) ist definiert durch Nystagmus, skandierende (abgehackte) Sprache und Intentionstremor.

Am Auge können folgende neuroophthalmologische Symptome auftreten:
- **Neuritis nervi optici**: Die Neuritis (typischerweise Retrobulbärneuritis, siehe Kapitel Sehnerv) gilt bei 25% der Patienten als Erstsymptom, bei 70% der Patienten tritt sie im Verlauf der Erkrankung auf. 50% der Patienten mit einer Neuritis nervis optici entwickeln im Verlauf eine Multiple Sklerose.
- **Motilitätsstörungen: Paresen** und supranukleäre Motilitätsstörungen (typisch: beidseitige **internukleäre Ophthalmoplegie**, ◻ Abb. 23.9)
- **Nystagmus**
- Störungen der **Lidmotorik**
- Entzündliche Beteiligung des Auges: **Uveitis intermedia** und retinale Vaskulitis (perivaskuläre Gefäßeinscheidungen)

- **Diagnose**

Die neurologische Diagnose der Multiplen Sklerose erfolgt durch:
- Klinisch durch die örtliche und zeitliche Disseminierung der neurologischen Symptome
- den Nachweis von Entmarkungsherden im MRT
- den Nachweis von oligoklonaler Banden in Liquor (intrathekale Antikörperproduktion)

Die neuroophthalmologische Diagnostik bei Multipler Sklerose umfasst insbesondere:
- einen neuroophthalmologischen Status: Motilitätsstörungen?
- die Gesichtsfelduntersuchung und die Erfassung visuell evozierter Potentiale (VEP): Neuritis nervi optici?
- Nervenfaserdickemessung der Netzhaut mittels optischer Kohärenztomographie (OCT)

- **Therapie**

Die Therapie der Multiplen Sklerose erfolgt durch die Neurologie und beinhaltet:
- eine immunmodulatorische Basistherapie (ß-Interferone, Glatirameracetat),

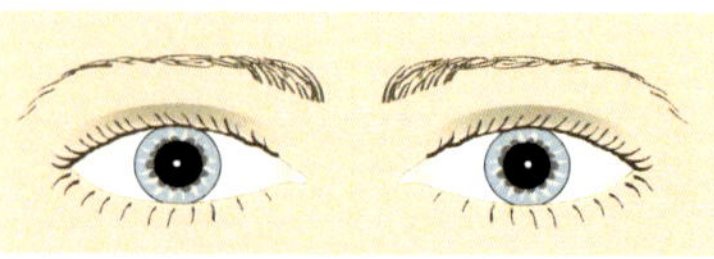

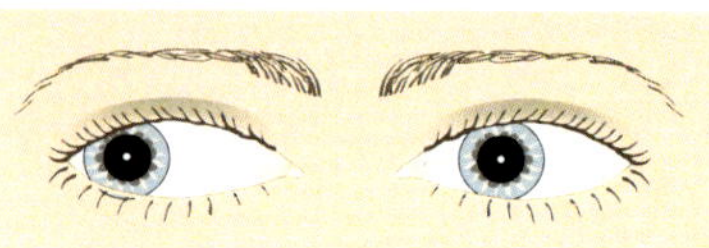

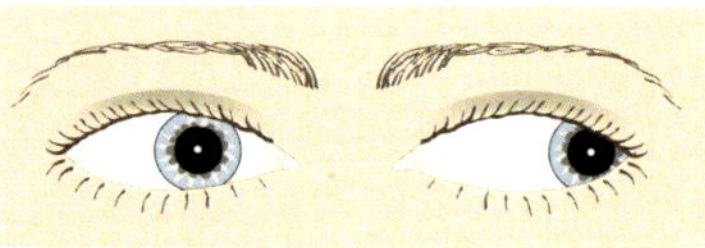

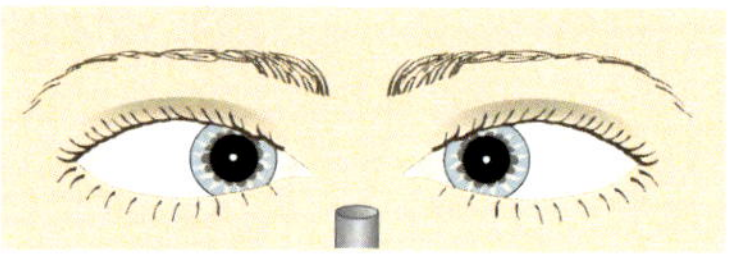

◻ **Abb. 23.9** Internukleäre Ophthalmoplegie (INO). Bei der beidseitigen internukleärer Ophthalmoplegie ist bei Blick nach außen jeweils die Adduktion gestört, die Konvergenzreaktion ist intakt. Des Weiteren besteht ein dissoziierter (d. h. asymmetrisch zwischen beiden Augen) Nystagmus des abduzierten Auges

- eine Eskalationstherapie (selektive Immunsuppressiva: Fingolimod, Natazilumab; unselektive Immunsupression: Mitoxantron),
- und die Therapie des Schubes durch hochdosierte intravenöse Gabe von Glukokortikoiden (500–1000 mg Prednisolon über 3–5 Tage) oder Plasmapherese.

23.8 Myasthenie, Myopathien und Myositis

23.8.1 Myasthenia gravis

- **Definition**

Die Myasthenie ist eine autoimmunologische Erkrankung bei der die Acetylcholinrezeptoren der Muskelfasern zerstört werden. Es resultiert eine Störung der neuromuskulären Übertragung. Der Thymus spielt eine wichtige Rolle in der Pathogenese. Die Antikörper werden gegen Oberflächenstrukturen des Thymus gebildet, die den Acetylcholinrezeptoren ähneln.

▪ Klinisches Bild

Die Myasthenie ist durch eine Verschlechterung der Beschwerden bei Belastung gekennzeichnet (Ermüdbarkeit der quergestreiften Muskulatur). Die Myasthenie gravis ist mit einem vermehrten Auftreten eines Thymoms assoziiert. Die klinischen Befunde ergeben sich aus der Funktionsbeeinträchtigung der betroffenen Muskelsysteme:

- Gesichtsmuskulatur: Störungen der Mimik
- Darmmuskulatur
- Kau- und Schluckstörungen
- Funktionsbeeinträchtigung der Atemmuskulatur

▪ Okuläre Myasthenie

Die Myasthenie kann am Auge den M. levator palpebrae, die Augenmuskeln und die Gesichtsmuskulatur betreffen. Die Hälfte der Patienten haben zunächst okuläre Symptome. Typische klinische Befunde sind daher:

- Belastungsabhängige Ptosis.
- Variable Doppelbilder, die Paresen vortäuschen können. Alle Augenmuskeln können betroffen sein.

▪ Diagnose

- **Simpson-Test**: Der Patient wird aufgefordert etwas 1 Minute nach oben zu sehen. Die myasthenische Ermüdbarkeit zeigt sich in einer zunehmenden Ptosis.
- **Tensilon-Test**: Die intravenöse Gabe des Acetylcholinesteraseinhibitors (1mg intravenös, Anästhesiebereitschaft wegen kardiovaskulärer Nebenwirkungen) erhöht die Konzentration des Acetylcholins im synaptischen Spalt, die Beschwerden bessern sich.
- Labordiagnostik: **Acetylcholinrezeptor-Antikörper** (bei rein okulärer Mysthenie nur bei 50% der Patienten erhöht); MuSK-Antikörper (muskelspezifischer Tyrosinkinase-Antikörper); Antikörper gegen Titin (Protein der quergestreiften Muskulatur, selten).
- **Computertomographie des Thorax** zum Ausschluss eines Thymoms.

▪ Therapie

- Die Therapie erfolgt durch die orale Gabe eines **Acetylcholinesteraseinhibitors** (Mestinon (Pyridostigmin) in einschleichender Dosierung). Die Tagesdosis wird nach Verträglichkeit und therapeutischem Effekt ermittelt.
- **Glukokortikoide** (Autoimmunerkrankung!): Der Therapiebeginn erfolgt mit 1mg/kg Körpergewicht ausschleichend auf eine Erhaltungsdosis. Bei okulärer Myasthenie ist eine ausschließliche Therapie mit Glukokortikoiden möglich.
- Die **chirurgische Thymektomie** hat eine günstige Wirkung auf den Verlauf der Myasthenie.
- Eine Versorgung mit **Prismen** kann die Doppelbilder reduzieren. Problematisch in der Prismenversorgung ist die Variabilität der Muskelfunktionsstörung.

23.8.2 Chronisch progressive externe Ophthalmoplegie (CPEO)

Die chronisch progressive externe Ophthalmoplegie ist eine chronisch progressive Lähmung aller äußeren Augenmuskeln und des M. levator palpebrae beider Augen. Pupille und Akkommodation sind nicht betroffen. Ursache ist eine Störung der Mitochondrienfunktion (Bereitstellung von Energie, ATP). Es kann eine lebensbedrohliche Reizleitungsstörung des Herzens vorliegen (Kearns-Sayre-Syndrom). Eine effektive Therapie ist nicht bekannt.

23.8.3 Myositis

Eine Myositis beschreibt die entzündliche Veränderung und Verdickung von äußeren Augenmuskeln mit entsprechender Funktionsbeeinträchtigung. Daneben bestehen klinische Zeichen einer Entzündung (Rötung, Schwellung, Schmerzen) im Bereich der Lider und der Orbita. Die **klinischen Symptome** zeigen typischerweise:

- eine Diplopie mit Schmerzen,
- Bindehautinjektion, Chemosis und Lidschwellung,
- ggf. Exophthalmus.

Als Ursache kommen neben idiopathischen Formen vor allem Autoimmunerkrankungen und seltener Infektionserkrankungen in Betracht. Die Therapie richtet sich nach der Erkrankungsursache.

23.9 Differentialdiagnose akute Diplopie

Die Differentialdiagnose der akuten Doppelbildwahrnehmung erfordert eine ausführliche ophthalmologische Untersuchung inklusive Refraktion und eine neuroophthalmologische Diagnostik. Eine neurologische Abklärung und Bildgebung wird bestimmt von der Verdachtsdiagnose und ist nicht in jedem Fall erforderlich. Vor jeder neuroophthalmologischen Diagnostik muss eine monokulare Doppelbildwahrnehmung ausgeschlossen werden. Als Ursachen einer monokularen Doppelbildwahrnehmung kommen Störungen des gesamten optischen Systems (meist Hornhauterkrankungen, Linsenerkrankungen), der Augenoberfläche (Keratokonjunctivitis sicca) oder der Netzhaut in Frage. Monokulare Doppelbilder persistieren nach Abdecken des nicht betroffenen Auges.

Folgende Differentialdiagnosen müssen bei akuten binokularen Doppelbildern berücksichtigt werden:

- **Paresen des N. oculomotorius, N. trochlearis, N. abducens**: Einschränkung der monokularen Beweglichkeit
- **Dekompensierende Phorie**: Dekompensation eines latenten Schielens, konkomitierender Strabismus, monokulare Beweglichkeit normal
- **Erkrankungen der Orbita und des Sinus cavernosus**: Exophthalmus, Entzündung, Stauung
- **Störungen der neuromuskulären Übertragung**: Myasthenie und andere Muskelerkrankungen: belastungsabhängige Symptomatik
- **Knöchernes Trauma** der Orbita und Schädel-Hirn-Trauma
- **Störung von Bewegungsabläufen, supranukleäre Störungen**: Komplexe Störungen der Augenmotilität
- **Normosensorisches Spätschielen**: strabologischer Notfall (siehe Kapitel Strabismus), akut aufgetretene Esotropie (Innenschielen) beim Kind

- **Postoperative Diplopie**: Operationen an Auge (Plombenchirurgie bei Amotio!), Augenmuskeln oder der Orbita, neurochirurgische Operationen
- **Doppelbilder bei exzessiver Myopie** (Motilitätsstörungen aufgrund eines übergroßen Bulbus)

23.10 Migräne

▪ Klinisches Bild

Die Migräne ist die zweithäufigste Ursache (etwas 10% der Bevölkerung) für Kopfschmerzen und tritt häufiger bei Frauen auf. Es handelt sich um einen anfallsartigen, meist halbseitigen bohrenden, klopfenden Kopfschmerz. Es besteht eine ausgeprägte Lichtempfindlichkeit und häufig Übelkeit. Der Migräneanfall dauert folgende typische klinische Zeichen:

- der Migräneanfall ist häufig mit **Prodromi** (Appetitlosigkeit, Verstimmung u. a.) vergesellschaftet;
- er dauert **mindestens 4 Stunden** bis maximal 3 Tage;
- die **Aura ist meist halbseitig** und geht dem Kopfschmerz voraus. Sie kann 5–60 Minuten andauern;
- wenn sich die Aura als Flimmerskotom (Wahrnehmung von Zacken) darstellt, spricht man von der **Migraine ophthalmique**. Diese kann auch ohne Kopfschmerzen auftreten.

In der Pathogenese der Migräne spielt eine genetische Prädisposition, Serotonin, vasoaktive Substanzen und eine Trigeminusreizung eine Rolle. Der Pathomechanismus ist noch nicht genau verstanden.

▪ Therapie

Die Therapie der Migräne erfolgt meist in Zusammenarbeit mit dem Neurologen.

Die Anfallsbehandlung umfasst die Therapie der Übelkeit (Metoclopramid oder Domperidon) und der Kopfschmerzen (Aspirin, Parazetamol, Ibuprofen, Diclofenac). Triptane als selektive Serotonin-5HT1-Agonisten werden eingesetzt, wenn einfache Analgetika nicht ausreichen.

Im Einzelfall kann eine Anfallsprophylaxe erfolgen.

23.11 Pseudotumor cerebri, idiopathische intrakranielle Hypertension

■ Klinisches Bild

Der Pseudotumor cerebri ist eine idiopathische Erkrankung mit erhöhtem intrakraniellem Druck. Er tritt häufiger bei jungen, adipösen Frauen auf. Die typischen klinischen Symptome sind:

- **Kopfschmerzen**
- Vorübergehende **Sehstörungen**
- **Stauungspapille:** Die Differentialdiagnosen der Papillenschwellung müssen beachtet werden (siehe Kapitel Sehnerv und Sehbahn). Bei längerem Bestehen können eine Optikusatrophie mit entsprechenden Gesichtsfelddefekten persistieren.

Die Diagnose erfolgt über eine Liquorpunktion durch die Neurologie nach Ausschluss anderer Ursachen eines erhöhten Hirndruckes.

■ Therapie

Die Diagnostik und Therapie erfolgt interdisziplinär, aber vornehmlich durch die Neurologie. Sie beinhaltet:

- Gewichtsreduktion
- Systemische Therapie mit Carboanhydrasehemmstoffen (Verminderung der Liquorproduktion)
- Therapeutische Liquorpunktionen, liquordrainierende Shunts

23.12 Sinus-cavernosus-Thrombose und Sinus-cavernosus-Fistel

■ Pathogenese

Erkrankungen des Sinus cavernosus haben eine besondere Bedeutung für die Neuroophthalmologie, da der N. oculomotorius, der N. trochlearis und der N. abducens durch den Sinus hindurchziehen. Des Weiteren resultieren Veränderungen am Auge durch die venöse Kongestion.

■ Klinisches Bild

Sinus-cavernosus-Thrombose Die Sinus-cavernosus-Thrombose ist ein akutes und schweres Krankheitsbild. Die Thrombose wird typischerweise verursacht durch eine Infektion der Nachbarschaft (Orbitaphlegmone, Lidphlegmone, Infektionen der Nasennebenhöhlen). Neben den klinischen Zeichen einer Infektion (Fieber, Krankheitgefühl) bestehen folgende okuläre Symptome:

- Chemosis und gestaute episklerale Venen
- Exophthalmus
- Ophthalmoplegie durch Parese von N. oculomotorius, N trochlearis und/pder N. abducens
- Retinale Gefäßstauung und Papillenschwellung

Sinus-cavernosus-Fistel Bei der Sinus-cavernosis-Fistel besteht eine Kommunikation zwischen der A. carotis und der venösen Sinus cavernosus (z. B. nach Schädelhirntrauma oder spontaner Ruptur eines Aneurysmas). Es zeigt sich meist ein plötzlicher Beginn der klinischen Symptome, Allgemeinsymptome fehlen. Typisch ist der pulsierende Exophthalmus (Stethoskop auf die Orbita!)

■ Therapie

Die Therapie erfolgt durch die Neurologie, Neurochirurgie und interventionelle Radiologie.

23.13 Phakomatosen

Phakomatosen sind genetisch bedingte neuroektodermale Erkrankungen mit dem Auftreten von Hamartomen (Fehlbildungen embryonalen Gewebes). Die Phakomatosen umfassen Erkrankungen mit Veränderungen des ZNS, der Haut und der Augen.

23.13.1 Neurofibromatose von Recklinghausen

Die wichtigste Neurofibromatose Typ I ist eine autosomal-dominante Erkrankung zeigt folgende klinische Befunde:

- **Neurofibrome** der Haut
- **Café-au-lait-Flecken** der Haut
- **Tumore des zentralen Nervensystems** (Gliome)

- Beteiligung des Skeletts und innerer Organe
- Am Auge treten auf: **Lisch-Knötchen der Iris** (kleine braune Hamartome), **Optikusgliome**

23.13.2 Tuberöse Sklerose, Bourneville-Pringle-Syndrom

Die seltene tuberöse Sklerose ist eine autosomal-dominante Erkrankung und zeigt folgende klinische Befunde:

- **Adenoma sebaceum** der Haut (Angiofibrome des Gesichts)
- **Eschenblattflecken** (Pigmentstörungen) und **Chagrinlederflecken** (lederartige Veränderungen) der Haut
- **Tumore des zentralen Nervensystems**
- **Epilpesie und kongitive Beeinträchtigung**
- Am **Auge** treten auf: **retinale Astrozytome**

23.13.3 Sturge-Weber-Syndrom, meningofaciale Angiomatose

Das seltene Sturge-Weber-Syndrom ist verursacht durch somatische Mutationen ohne familiäre Häufung, zeigt einen fortschreitenden Verlauf und ist gekennzeichnet durch:

- Angiome des Gesichts (**Naevus flammeus**)
- und **Angiome des zentralen Nervensystems** (Meningen),
- **Epilpesie und kongitive Beeinträchtigung.**
- Am **Auge** treten auf: sekundäres **Glaukom** (erhöhter episkleraler Venendruck, auch Buphthalmus), Hämangiome der Aderhaut.

23.13.4 Von-Hippel-Lindau-Syndrom, retinocerebelläre Angiomatose

Das seltene Von-Hippel-Lindau-Syndrom ist eine autosomal-dominante Erkrankung und zeigt folgende klinische Befunde:

- **Hämangoblastome** in Kleinhirn, Hirnstamm und Rückenmark
- Beteiligung innerer Organe (Niere, Pankreas, Leber u. a.), z. T. Malignome

- Am Auge finden sich: **multiple Hämangiome der Netzhaut**

23.13.5 Ataxia teleangiectasia, Louis-Bar-Syndrom

Die seltene Ataxia teleangiectasia ist eine autosomal-rezessive Erkrankung und zeigt folgende klinische Befunde:

- Progressive **zerebelläre Ataxie** durch Kleinhirnatrophie
- Kutane **Teleangiektasien**
- **Geistige Behinderung**
- Am Auge finden sich: neuroophthalmologische **Motilitätseinschränkungen**, Teleangiektasien der Bindehaut

23.14 Nystagmus

- **Definition**

Als Nystagmus werden rhythmische Oszillationen (Augenzittern) bezeichnet.

Folgende **Nystagmusformen** werden unterschieden:

- **Pendelnystagmus**: gleiche Geschwindigkeit in beide Richtungen.
- **Rucknystagmus**: langsame Phase und schnelle Phase, die Bezeichnung des Rucknystagmus erfolgt nach der schnellen Phase.
- **Dissoziierter Nystagmus**: Unterschied zwischen rechtem und linken Auge (z. B. bei internukleärer Ophthalmoplegie).
- **Horizontaler, vertikaler oder torsioneller Nystagmus**
- **Fixationsnystagmus**: Der Nystagmus wird durch Fixation nicht unterdrückt.

Ein Nystagmus kann auftreten bei Erkrankungen des Auges, des Verstibularorgans und des zentralen Nervensystems (Hirnstamm, Kleinhirn).

Die Therapie richtet sich nach der Grunderkrankung.

23.14.1 Physiologischer Nystagmus

■ Optokinetischer Nystagmus

Der physiologische optokinetische Nystagmus ist ein okulomotorischer Reflex und wird durch die Präsentation eines gemusterten Objektes in Bewegung ausgelöst (bewegende Streifentrommel, Eisenbahnnystagmus).

Ein vorhandener optokinetische Nystagmus spricht für eine vorhandene Sehfunktion (Prüfung bei Säuglingen, Simulation). Störungen des optokinetischen Nystagmus treten bei supranukleären Läsionen auf.

■ Endstellungsnystagmus

In extremen Blickpositionen findet sich ein feiner physiologischer Rucknystagmus.

■ Vestibuläre Nystagmus

Der vestibuläre Nystagmus wird durch eine Reizung des Vestibularapparates ausgelöst:

- Die **kalorische Prüfung** erfolgt durch Spülung des Ohres mit warmen oder kalten Wasser (warmes Wasser rechts: Rucknystagmus rechts; kaltes Wasser rechts: Rucknystagmus links).
- Der **Drehnystagmus** kann auf einem Drehstuhl ausgelöst werden. Er entsteht durch die Strömung der Endolymphe im Labyrinth.

23.14.2 Kongenitaler Nystagmus

Der kongenitale Nystagmus kommt als horizontaler Pendelnystagmus oder mit wechselnder abnormer Schlagform vor. Der kongenitale Nystagmus ist gehäuft bei angeborenen Augenerkrankungen (okulärer Albinismus, Makulaaplasie).

Der zentrale Visus ist meist schlecht, Oszillopsien (wackelnde Bilder) werden nicht wahrgenommen. Meist besteht eine »ruhige Zone« mit geringerer Ausprägung des Nystagmus (Kopfzwangshaltung).

23.14.3 Nystagmus latens

Der Nystagmus latens ist ein Rucknystagmus und findet sich beim frühkindlichen Begleitschielen (siehe Strabismus).

Die schnelle Phase schlägt bei Fixation des rechten Auges nach rechts und bei Fixation des linken Auges nach links (Umkehr der Schlagrichtung).

23.14.4 Pathologischer Vestibulärer Nystagmus

Ein vestibulärer Nystagmus ist ein Rucknystagmus und tritt auf bei Erkrankungen des Vestibularorgans, des N. vesitbularis oder seiner Kerne im Hirnstamm.

23.14.5 Blickrichtungsnystagmus (Blickhalteschwäche)

Der Blickrichtungsnystagmus (Blickhalteschwäche) entsteht aus einer Störung der tonischen Innervation der Augenmuskeln. Diese ist notwendig um nach einer Sakkade (phasische Innervation) das fixierte Objekt in der Fovea zu halten.

Ursachen eines Blickrichtungsnystagmus sind Läsionen im Hirnstamm und Kleinhirn, verschiedene zentralnervös wirkende Medikamente und Substanzen (z.B. Alkohol).

23.14.6 Up-beat-Nystagmus und Down-beat-Nystagmus

Ein vertikaler Nystagmus mit der schnellen Phase nach oben (Up-beat-Nystagmus) oder nach unten (Down-beat-Nystagmus) wird durch Erkrankungen von Hirnstamm oder Kleinhirn (vaskulär, Multiple Sklerose, Intoxikationen u. a.) ausgelöst.

23.14.7 Spasmus nutans

Der Spasmus nutans ist ein seltener Fixationsnystagmus des Kleinkindes mit hoher Frequenz und kleiner Amplitude. Die Ursache ist unbekannt, er verschwindet nach 1–2 Jahren wieder. Häufig liegt ein Kopfnicken vor (nutare= nicken).

Fallbeispiel

Ein 25-jähriger Patient wird in die Augenklinik überwiesen mit der Diagnose Anisokorie rechts > links und der Bitte um neuroophthalmologischer Abklärung und zerebraler Bildgebung.

Bei der Untersuchung des besorgten Patienten zeigt sich ein Fernvisus von 1,0 und ein unauffälliges Gesichtsfeld. Die Pupille des rechten Auges ist grösser als die des linken Auges. Der Organbefund inklusive Fundusuntersuchung ist sonst unauffällig.

Die Pupillenprüfung zeigt eine unauffällige Pupillenreaktion rechts bei eingeschränkter Reaktion links. Die Anisokorie ist im Dunkeln grösser. Zum Ausschluss eines Horner-Syndroms wird ein Kokain-Test durchgeführt, es zeigt sich am linken Augen keine Pupillenerweiterung.

Die Spaltlampenuntersuchung der Iris ergibt den Verdacht auf eine Pupillotonie bei wurmartigen Kontraktionen der Irismuskulatur. Der Test auf Denervierungsüberempfindlichkeit (Pilokarpin 0,1%) zeigt eine Miosis des linken Auges.

Es wird die Diagnose einer Pupillotonie gestellt, weiterer Handlungsbedarf besteht nicht. Eine neurologische Abklärung oder zerebrale Bildgebung ist nicht notwendig.

Übungsfragen

1. Ein Patient stellt sich mit neu aufgetretenen Doppelbildern vor. Beschreiben Sie den Ablauf der ophthalmologischen Diagnostik!
2. Mit welchem Pupillentest schließen Sie ein Horner-Syndrom aus?
3. Beschreiben Sie die klinischen Veränderungen bei externer und interner Okulomotoriusparese.
4. Benennen Sie die mögliche Augenbeteiligung bei Multipler Sklerose.
5. Beschreiben Sie die Motilitätsstörung bei einer nukleären Abduzensparese! Warum kann gleichzeitig eine Fazialisparese vorliegen?

Lösungen ▶ Kap. 28

Verletzungen des Auges

Peter Walter

24.1 **Allgemeines** – 374

24.2 **Spezielle Diagnostik** – 375

24.3 **Systematik der Augenverletzungen** – 376
24.3.1 Lidverletzungen, Tränenwegsverletzungen – 376

24.4 **Orbitaverletzungen** – 377
24.4.1 Bulbusverletzungen – 377

P. Walter, N. Plange, *Basiswissen Augenheilkunde*,
DOI 10.1007/978-3-662-52801-3_24, © Springer-Verlag Berlin Heidelberg 2017

Verletzungen des Auges und der Augenanhangsgebilde erfordern in der Diagnostik und Therapie Spezialwissen. Die Diagnostik muss der Schwere der Verletzung angemessen sein und es müssen **zeitliche Aspekte** berücksichtigt werden. So bedarf die Verätzung des Auges beispielsweise einer sofortigen notfallmäßigen Spültherapie. Bei vielen Verletzungen des Auges ist die Versorgung in einem spezialisierten Zentrum sinnvoll.

Verletzungen werden eingeteilt in Verletzungen der Augenanhangsgebilde (Lider, Tränenwege), Verletzungen der Orbita (z. B. Orbitabodenfraktur) und Verletzungen des Bulbus. Bei den Verletzungen des Bulbus unterscheidet man zwischen bulbuseröffnenden und nicht-bulbuseröffnenden Verletzungen.

Lidverletzungen und Verletzungen der Tränenwege sind nach anatomischen Gesichtspunkten korrekt chirurgisch zu versorgen. Die Versorgung der **Orbitabodenfraktur** ist eine interdisziplinäre Aufgabe (HNO, Kieferchirurgie). Aus augenärztlicher Sicht ist eine operative Versorgung nur dann erforderlich, wenn eine Bewegungsstörung durch Einklemmung von orbitalen Strukturen im Wundspalt besteht. **Verletzungen der Bulbuswand mit oder ohne intraokularen Fremdkörper** erfordern i. d. R. zunächst einen anatomisch korrekten Wundverschluss im Sinne der Rekonstruktion der Augenwände, erst in einem zweiten Eingriff wird ein eventueller Fremdkörper entfernt und die innere Rekonstruktion des Augeninhalts angestrebt. **Prellungsverletzungen des Auges** führen zu Blutungen, Ödemen oder Rissen im Auge, die teilweise konservativ, teilweise aber auch operativ versorgt werden müssen. **Physikalische und chemische Noxen** können zu schweren Verletzungen führen (z. B. Verätzung, Verbrennung, Elektrounfall). Die Prognose von Augenverletzungen hängt von der Schwere der Verletzung und ihrer Lokalisation ab sowie von dem Umstand, ob eine intraokulare Infektion vorliegt oder nicht. Schwere Verletzungen können zum Verlust des Auges führen und in seltenen Fällen durch eine sympathische Ophthalmie auch zu einer schweren granulomatösen Uveitis des nicht verletzten Auges.

24.1 Allgemeines

Verletzungen des Auges werden nach den auslösenden Faktoren, nach dem Mechanismus und nach der Tiefe der Verletzung eingeteilt (◘ Abb. 24.1).

Verletzungen des Auges treten in allen Altersgruppen auf, wobei verschiedene Verletzungsmechanismen für verschiedene Altersgruppen typisch sind. So kommen bei Kindern öfter Lidverletzungen durch gebogene Objekte vor, die sich in die Umschlagfalte einhaken. Ein gutes Beispiel hierfür sind die Haken von Bügeln. Bei Jugendlichen und jungen Erwachsenen sind es tätliche Auseinandersetzungen und Sportverletzungen, die zu Augenverletzungen führen und bei älteren Erwachsenen führen Unfälle im beruflichen Umfeld oder bei häuslichen Handwerksarbeiten zu Traumata. Bei Senioren spielen die Unfälle durch Stürze die wichtigste Rolle. Hier kommt es nicht selten zu Berstungen des Augapfels durch den Sturz auf ein Möbelstück. Die Unfallmechanismen hängen auch vom kulturellen Umfeld ab. So kommen in den USA beispielsweise Schussverletzungen wesentlich häufiger vor als in Mitteleuropa. Explosionsverletzungen mit größeren Zerreißungen im Gesichtsbereich und im Auge sind typische Verletzungen in Kriegsgebieten. Hierzulande ist die Zahl der Augenverletzungen glücklicherweise rückläufig, insbesondere ist die Zahl der gewerblichen Unfälle durch die konsequente Umsetzung von Unfallverhütungsmaßnahmen der Berufsgenossenschaften zurückgegangen. Die Einführung der Anschnallpflicht im Auto im Jahre 1976 hat zu einer erheblichen Reduktion der Zahl der Windschutzscheibenverletzungen mit Zerschneidungen des Gesichts und der Augen geführt. Verletzungen des Auges stellen aber in der Gruppe der Erwachsenen zwischen 30 und 50 Jahren immer noch eine wichtige Erblindungsursache dar. Aus augenärztlicher Sicht ist die konsequente Einhaltung von Schutzmaßnahmen im beruflichen und handwerklichen Bereich sowie im Verkehr (Sicherheitsgurt) zu fordern.

Neben den exogenen Ursachen von Augenverletzungen ist das Auge nicht selten das Zielorgan autoaggressiven Verhaltens. Geistig Behinderte schlagen sich auf das Auge und Patienten mit einer Psychose führen Stichverletzungen gegen ein oder beide eigenen Augen aus oder versuchen sich die Augen mit oder ohne Hilfsmittel zu entfernen.

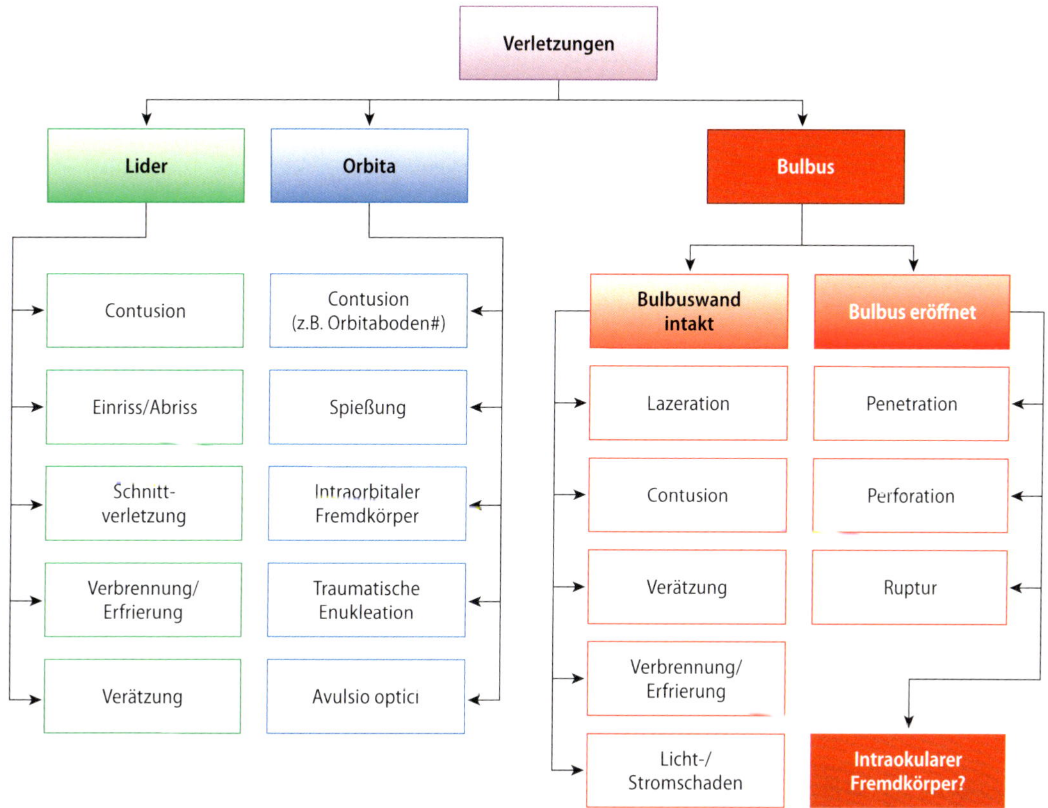

■ **Abb. 24.1** Einteilung der Verletzungen des Auges. Man unterscheidet Verletzungen der Lider und der Orbita von den Verletzungen des Bulbus. Bei den Lidverletzungen ist entscheidend, wie die Situation der Lidkanten und des Tarsus ist und ob die Tränenwege intakt oder durchtrennt sind. Bei Verletzungen der Orbita steht die Frage nach der knöchernen Integrität im Vordergrund, ob beispielsweise Muskeln in die Bruchspalten eingeklemmt sind und ob der N. opticus durch Knochenfragmente oder Knochenverschiebungen in der Orbitaspitze verletzt ist. Besondere Formen der Orbitaverletzungen sind traumatische Enukleationen und der Ausriss des Sehnervens aus dem Bulbus (Avulsio optici). Bei den Bulbusverletzungen ist zu prüfen, ob der Bulbus intakt ist oder ob die Bulbuswand eröffnet ist. Ist die Bulbuswand einfach eröffnet wie bei einer typischen Hammer-/Meißelverletzung oder einer Spießung, spricht man von **Penetration**, ist die Bulbuswand doppelt verletzt mit Eintrittspforte und Austrittspforte, spricht man von **Perforation**. Zu prüfen ist auch, ob sich nach der Verletzung noch ein Fremdkörper im Auge oder in der Orbita befinde

> ● **Augenverletzungen bedürfen der Beurteilung und Versorgung durch spezialisierte Zentren.**

24.2 Spezielle Diagnostik

Mittels herkömmlicher Röntgendiagnostik der Orbita in zwei Ebenen lässt sich bereits prüfen, ob bei einem stumpfen Trauma eine knöcherne Verletzung der Orbita vorliegt. Meist reicht die herkömmliche Orbitaübersichtsaufnahme auch aus, um einen metalldichten Fremdkörper in der Orbita zu identifizieren. Um abzuklären, ob ein solcher Splitter im Augapfel oder in der Orbita liegt, benötigte man früher die Röntgenaufnahme nach *Comberg*, die eine Rekonstruktion der Fremdkörperlage mittels Markierungen auf einer röntgendichten Ringschale erlaubte, die auf das Auge aufgesetzt wurde. Heute wird die Lokalisationsdiagnostik mit dem CT durchgeführt. Schließlich kann auch die Ultraschalldiagnostik helfen, die Lage eines metalldichten Fremdkörpers zu bestimmen. Für die weitere Planung der Behandlung ist wichtig, ob der Fremd-

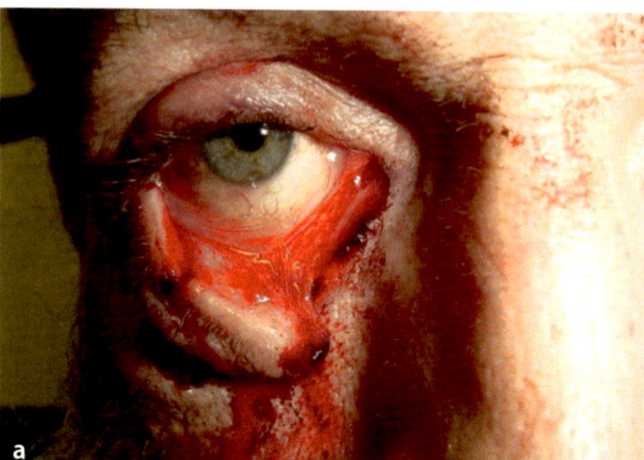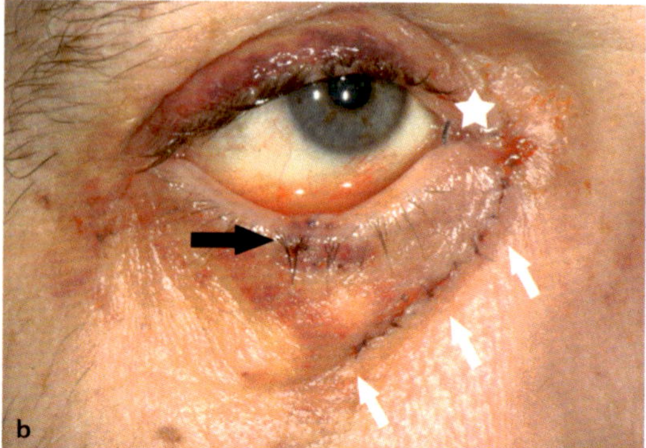

▫ Abb. 24.2a,b Rissverletzung des Unterlids. **a** Präoperative Situation mit Zerreissung des Unterlids, vertikaler Durchtrennung des Unterlidtarsus und Zerreißung der Canaliculi. **b** Postoperatives Ergebnis mit direkter Naht des Unterlideinrisses (schwarzer Pfeil), Naht des Hautrisses (weiße Pfeile) und Schienung der Kanalikuli mit einem Siliastikröhrchen (Stern)

körper diesseits oder jenseits der Sklera liegt. Verletzungen mit offenen Wunden bedürfen der Überprüfung einer bestehenden Tetanusimpfprophylaxe und im Bedarfsfall der Simultanprophylaxe.

24.3 Systematik der Augenverletzungen

24.3.1 Lidverletzungen, Tränenwegsverletzungen

■ Mechanismus

Verletzungen der Lider entstehen meistens durch stumpfe Gewalt, oft nachdem sich bogenförmige Objekte in der oberen oder unteren Umschlagfalte verhakt haben und dann meist vom Patienten selbst weggezogen werden. Dazu gehören auch Verletzungen durch die Krallen von Tierpfoten von z. B. Katzen oder Hunden. Eine Sonderform der Lidverletzungen tritt bei Tierbissen auf. Hier sind Hundebisse und Bisse durch Menschen die am weitesten verbreitete Form der Verletzung. Bei Verletzungen durch Tierbisse muss man stets an ein hohes Infektionsrisiko denken.

■ Klinisches Bild, Therapie

Lidverletzungen können in oberflächlichen Lazerationen der Lider und Abschürfungen der Haut bestehen oder in Schnittverletzungen, beispielsweise nach einer Brillenzersplitterung durch einen Sturz.

Bei oberflächlichen Lazerationen reicht i. d. R. das mehrfach tägliche Auftragen einer antibiotischen Augensalbe. Bei Zerschneidungen oder Zerreißungen des Lides ist eine Naht erforderlich. Dabei ist besonders auf die korrekte Widerherstellung der Tarsusplatte und der Lidkante zu achten. Hier sind Stufen in jedem Fall zu vermeiden. Zerreißungen der Lider können auch zu größeren Substanzdefekten führen. In solchen Fällen ist eine primäre Readaptation der Wundränder oft nicht mehr möglich. Hier ist dann ggf. der Gewebeverlust durch Verschiebeplastiken von der gleichen Seite oder durch freie Transplantate von der Gegenseite zu decken. Bei einer Verletzung des nasalen Lidwinkels muss man immer mit einer Durchtrennung der Tränenwege rechnen. Daher ist hier eine sorgfältige Inspektion erforderlich, meist mit einer Sondierung der Tränenwege sowohl über das obere als auch über das untere Tränenpünktchen. Auch eine Spülung der Tränenwege mit einem fluoreszierenden Farbstoff kann Klarheit bringen. Sollten die Tränenkanäle durchtrennt sein, müssen sie primär mikrochirurgisch readaptiert werden. Anschließend sind die Tränenkanäle für mehrere Monate mit einem Silikonschlauch zu schienen (▫ Abb. 24.2).

■ Komplikationen

Lidverletzungen und Verletzungen der Tränenwege können zu Komplikationen führen. Es kann zu Unregelmäßigkeiten der Lidkanten kommen, die dann zu Oberflächenproblemen der Hornhaut führen können. Eine Vernarbung kann zu einer Auswärts- (Narbenektropium) oder seltener zu einer Einwärtskippung (Entropium) der Lidkante führen ggf. mit einem Lidschlussdefekt. Die Beteiligung der Kanalikuli kann eine Stenose der abfließenden Tränenwege mit sehr störender Epiphora (Tränenträufeln) zur Folge haben. Solche Komplikationen sind in den meisten Fällen sekundär durch entsprechende operative Maßnahmen zu behandeln.

Bei Verbrennungen, Verätzungen oder Erfrierungen der Lider kann es zusätzlich zu einem nahezu vollständigen Verlust der akzessorischen Tränendrüsen mit der Folge einer extremen Form eines trockenen Auges kommen, was dann wieder zu erheblichen Hornhautproblemen führen kann.

24.4 Orbitaverletzungen

- **Mechanismus**

Bei direkter Gewalteinwirkung auf die knöcherne Augenhöhle beispielsweise durch einen Faustschlag oder stumpfe Gegenstände kann es zu knöchernen Verletzungen der Augenhöhle kommen. Diese können je nach Gewalteinwirkung unterschiedlichen Ausmaßes sein.

- **Klinisches Bild, Therapie**

Die typische Verletzung ist die Orbitabodenfraktur (*Blow-out*-Fraktur), bei der das Dach der Kieferhöhle bricht. Die Fraktur ist radiologisch zu diagnostizieren. Aus augenärztlicher Sicht ist nur dann eine Intervention nötig, wenn die Motilität des Augapfels durch eine Einklemmung des M. rectus inferior im Wundspalt eingeschränkt ist. Klinisch bestehen dann oft eine Schielstellung nach unten und eine Einschränkung der vertikalen Blickbewegungen. Der Aufwärtsblick kann entsprechend reduziert sein. Selten sind Einblutungen in die Orbita oder Frakturen der anderen knöchernen Wände der Orbita. Diese kommen nur im Rahmen größerer Schädel-Hirn-Traumata vor. Dann kann es allerdings zu Einklemmung und Kompression des Sehnerven mit akuter Erblindungsgefahr kommen. In diesen Fällen ist eine möglichst rasche Dekompression der Orbita nötig. Bei großer axial einwirkender oder stark tangential das Auge verrollender Gewalteinwirkung auf die Orbita kann es auch zu

einem Ausriss des Sehnerven (Avulsio optici) kommen. In Extremfällen kann es zu einer traumatischen Enukleation eines Auges kommen. Eine solche Enukleation kann bei Eindringen scharfkantiger Gegenstände in die Orbita auftreten. Eine besondere Form dieser Verletzung ist die Enukleation, die Patienten mit einem Autoaggressionssyndrom selbst an sich vornehmen. Derartige Enukleationen findet man bei Patienten mit Psychosen wie einer Schizophrenie. Bei entsprechendem Aggressionspotential gelingt den Patienten die Selbstenukleation auch ohne jegliche Hilfsmittel alleine mit den Fingern. Kommt dieses an einem Auge vor, so muss man immer damit rechnen, dass auch das zweite Auge betroffen sein kann. Daher müssen diese Patienten unbedingt einer psychiatrischen Behandlung zugeführt werden. Eine funktionelle Rekonstruktion solcher Fälle ist nicht möglich.

24.4.1 Bulbusverletzungen

Bei den Bulbusverletzungen werden solche mit und ohne Eröffnung der Wand des Augapfels unterschieden. Ausgelöst werden sie durch exogene Faktoren wie mechanisch einwirkende Gewalt, chemische, elektrische, thermische oder Lichtnoxen.

- **A. Nicht bulbuseröffnende Verletzungen**
- *Erosio corneae.* Eine Hornhauterosio kommt meistens unbeabsichtigt vor. Sie entsteht, wenn ein Objekt tangential über die Hornhaut schabt und dabei das Hornhautepithel ablöst. Solche Verletzungen können aus vielerlei Gründen immer dann entstehen, wenn der Lidschlussreflex zu spät kommt: beim Reiben des Auges, beim Versuch eine Kontaktlinse zu entfernen, wenn der Finger des Säuglings in das Auge der Mutter gerät, wenn man sich schnell umdreht und dabei in die Blätter einer Palme läuft etc. Nach kurzer Zeit kommt es bei dem Betroffenen zu starken Schmerzen und einem erheblichen Tränenfluss. Die Diagnose ist leicht an der Spaltlampe zu stellen. Die Erosio kann mittels Anfärbung mit einer fluoreszierenden Lösung sehr genau identifiziert werden (◘ Abb. 24.3a). Die Behandlung besteht in der Verabreichung von antibiotischen Salben und

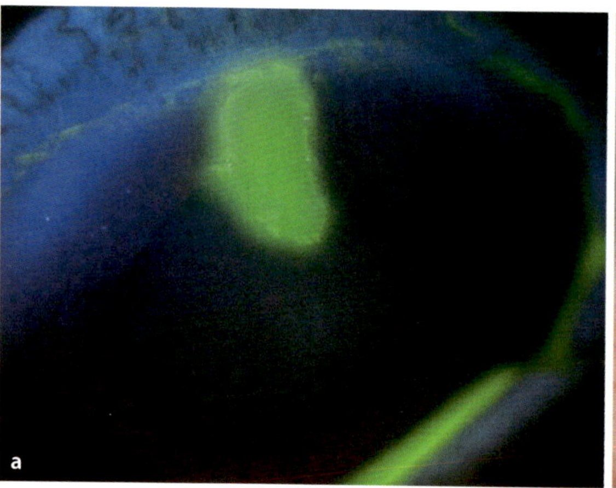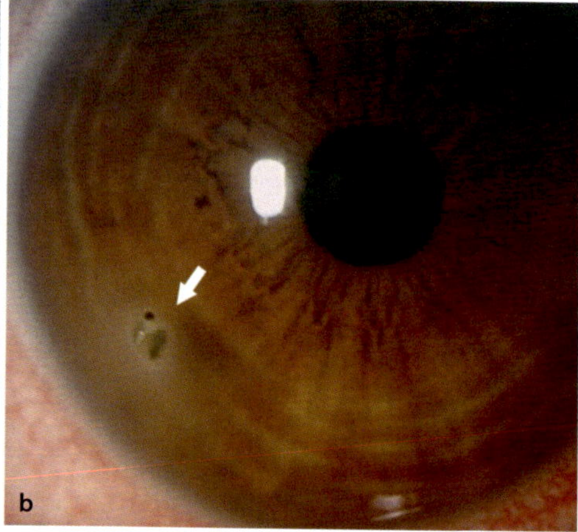

◘ Abb. 24.3a,b Oberflächliche Hornhautverletzungen. **a** Erosio. Nach Applikation von fluoreszeinhaltigen Augentropfen erkennt man im blauen Licht der Spaltlampe sehr gut den Bereich des kornealen Epithelverlustes. **b** Typischer kornealer Fremdkörper nach Metallarbeiten (z. B. Schleifen etc.) (Pfeil). Man erkennt ein umschriebenes periläsionales Hornhautödem

Gleitmitteln. Da der Defekt nur das Epithel der Hornhaut betrifft, das sich beim Gesunden sehr gut regeneriert, bleibt nur selten eine Narbe in Form einer lokalisierten Hornhauttrübung. Bei manchen Patienten kann die Erosio später immer wieder auch ohne Anlass auftreten. Man spricht dann von einer rezidivierenden Erosio. Die Behandlung besteht in der Verordnung einer weichen Kontaktlinse und in der konsequenten Nutzung von Tränenersatzmitteln, ggf. auch in einer phototherapeutischen Keratektomie (PTK) mit einem Excimer Laser (▶ Kap. 12).

— *Bindehautruptur.* Der gleiche Mechanismus, der zu einer Hornhauterosio führt, kann auch, wenn er die Bindehaut trifft, zu einer Ruptur der Bindehaut führen. Je nach Ausmaß der Läsion ist eine primäre Naht anzustreben. Kleine Läsionen heilen unter einer antibiotischen Salbe problemlos auch ohne Naht ab. In jedem Fall ist sorgfältig nachzusehen, dass sich keine Fremdkörper unter der Bindehaut befinden und dass die darunterliegende Sklera unverletzt ist. Tückisch sind beispielsweise Holzsplitter, die bei der herkömmlichen Röntgenuntersuchung und beim CT nicht auffallen.

— *Bindehaut-, Hornhautfremdkörper.* Gerade bei Fräs- oder Schleifarbeiten ohne Schutzbrille kann es dazu kommen, dass kleine Fremd-

körperpartikel gegen das Auge fliegen. Insbesondere metallische Partikel können dann erhitzt sein und brennen sich in das Gewebe ein. Sie erzeugen hier nach wenigen Stunden z. T. erhebliche Beschwerden im Sinne von Schmerzen, Kratzgefühlen und Tränenfluss. Je länger ein solcher Metallsplitter auf der Hornhaut ruht, desto eher findet sich ein Rosthof und ein juxtaläsionales Ödem. Manchmal verstecken sich solche Splitter aber auch in den Umschlagfalten der Lider, gerne auch auf der Rückseite des Oberlidtarsus. Dann kann er nur nach Ektropionieren gesehen werden (▶ Abschn. 1.2.2). Diese Splitter werden mit Spateln und Fremdkörpernadeln an der Spaltlampe entfernt. Findet man einen Rosthof, so ist dieser mit einem Bohrer zu entfernen. Anschließend behandelt man mit antibiotischer Salbe und Gleitmitteln (◘ Abb. 24.3b) (▶ Kap. 12).

— *Bulbuskontusion* (◘ Abb. 24.4). Stumpfe Gewalt kann in vielerlei Hinsicht auf den Augapfel einwirken. Eine besondere Form der Bulbuskontusion tritt bei Kriegsspielen wie Paintball auf, bei der die Beteiligten Gelatinekugeln auf Mitspieler abfeuern. Ein anderer typischer Mechanismus ist das Abrutschen eines Expandergummis oder -seils und das Auftreffen des daran befindlichen Kunststoff- oder Metall-

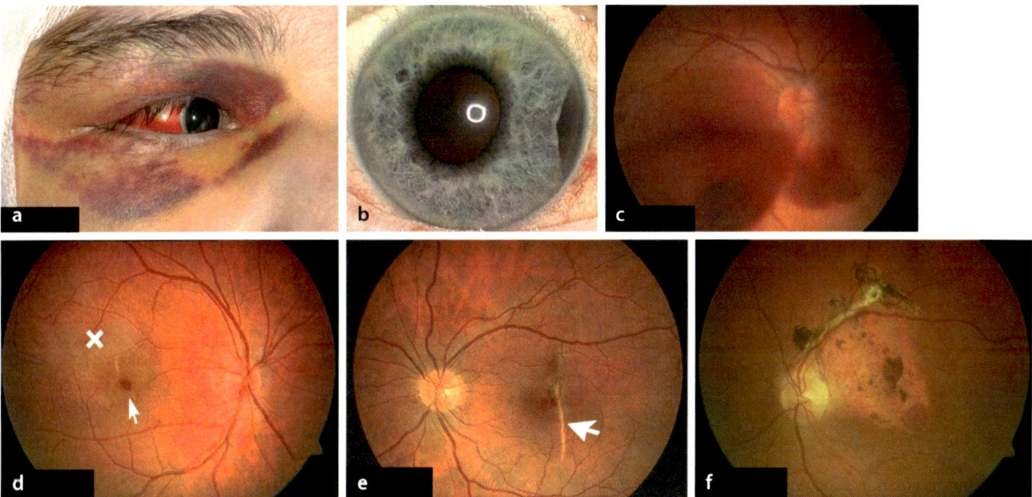

Abb. 24.4a–f Contusio bulbi. **a** Typisches »blaues Auge« nach Prellung des Augapfels. Man erkennt die Einblutung in Ober- und Unterlid, das Hyposphagma und eine traumatische Mydriasis durch eine contusionsbedingte Lähmung des M. sphincter pupillae. **b** Iridodialyse. Die Pupille ist entrundet und am Rand erkennt man das Abriß der Irisbasis. Durch diese Öffnung kann man die Ziliarkörperzotten, Zonulafasern und den Lindenäquator sehen. **c** Prellungsbedingte Blutung neben der Papille. **d** Berlin-Ödem nach Contusio bulbi mit Makulaforamen (weißer Pfeil). Das Berlin-Ödem ist durch die hellere Fundusfärbung direkt neben der Makula erkennbar (x). **e** Aderhautruptur nach Contusion. **f** Makulaatrophie und Aderhautruptur mit Vernarbung mehrere Jahre nach schwerer Bulbuscontusion

hakens auf dem Auge. Der Schaden, der dadurch entsteht, ist abhängig von der Energie, die mit der Prellung vermittelt wird. Akute Folgen einer Bulbuskontusion können neben der Erosio corneae (s. o.) sein:

- *Vorderkammerblutungen*. Sie entstehen durch das Zerreißen von kleinen Gefäßen im Kammerwinkel. Man sieht dann einen Blutspiegel in der vorderen Augenkammer (Hyphäma). Im Extremfall kann die ganze vordere Augenkammer mit Blut gefüllt sein.
- *Abriss der Irisbasis (Iridodialyse)*. Es entsteht eine zweite exzentrische Pupille. Durch diese Öffnung kann man an der Spaltlampe den Linsenäquator und die Zonulafasern und den Ziliarkörper sehen. Eine solche zweite Pupille kann dann zu entsprechenden monokularen Doppelbildern führen. In diesen Fällen sollte man den Defekt chirurgisch durch Refixation der Iris verschließen.
- *Linsentrübungen*. Jede Bulbuskontusion kann zu einer Katarakt führen. Typisch werden sog. Kontusionsrosetten beschrieben.

Die Trübungen sind irreversibel. Sie führen zu Sehverschlechterung, Blendphänomenen und Nebelsehen. Eine derart getrübte Linse kann mittels Kataraktoperation entfernt und durch eine Intraokularlinse ersetzt werden. Dabei muss berücksichtigt werden, dass durch die Kontusion möglicherweise der Zonulaapparat geschwächt ist. Intraoperative und postoperative Komplikationen sind nach solchen Prellungen dementsprechend häufiger.

- *Linsenluxation*. Fällt die Linse vollständig in den Glaskörperraum, so spricht man von einer Luxation. Die Patienten sehen sofort schlechter. Man sieht die fehlende Linse bei der Spaltlampenuntersuchung, wenn das Auge nicht gleichzeitig eingeblutet ist. Die Linse muss aus dem Auge entfernt werden, weil sie hier zu Entzündungen (phakogene Uveitis) oder zu einem Sekundärglaukom (phakolytisches Glaukom) führen kann. Bei der Subluxation ist die Linse aus der optischen Achse meist nach unten verrutscht. Sehverschlechterung und monokulare

Doppelbilder können die Folgen sein. Ist die Subluxation symptomatisch muss eine Kataraktoperation mit Implantation einer Intraokularlinse erfolgen. Bei defektem Zonulaapparat muss die Intraokularlinse entweder transskleral fixiert werden oder an der Iris angebracht werden.

— *Glaskörperblutungen.* Durch die Gewalteinwirkung kann es zu Glaskörperblutungen kommen, die sofort zu einer Sehverschlechterung führen. Wenn man den Augenhintergrund wegen der Blutung nicht mehr beurteilen kann, muss man mittels Ultraschalluntersuchung sicherstellen, dass die Netzhaut nicht abgelöst ist. Resorbiert sich die Blutung nicht innerhalb weniger Wochen, so muss eine Vitrektomie durchgeführt werden. Haben betroffene Patienten vor der Verletzung bereits das andere Auge verloren, würde man die spontane Resorption des Blutes nicht abwarten, sondern wenn keine Ablatio besteht innerhalb von 7–10 Tagen das Blut operativ mittels Vitrektomie entfernen um möglichst rasch eine funktionelle Rehabilitation zu erreichen. Bei zu früher Operation erhöht sich das Risiko der Nachblutung.

— *Netzhautrisse und Ablatio.* Insbesondere bei Menschen mit höherer Kurzsichtigkeit und vorbestehenden Netzhautdegenerationen aber auch ohne Vorerkrankungen kann es zu Einrissen der Netzhaut kommen. Diese Risse können sehr groß werden. Es können auch Abrisse der Ora serrata auftreten (Oradialysen) oder Abrisse der Glaskörperbasis. Die Netzhautrisse können dann zu einer Ablatio führen, die entsprechend operativ versorgt werden muss. Hierzu werden skleraeindellende Verfahren, die Vitrektomie oder Kombinationen dieser Verfahren eingesetzt.

— *Netzhautödem (Berlin-Ödem).* Die Kontusion kann zu einem Ödem der Netzhaut führen. Trifft der Impuls axial auf das Auge so entsteht das Ödem am hinteren Pol. Im Berlin-Ödem kann auch ein traumatisches Netzhautloch entstehen. Ein derart entstandenes Makulaforamen kann sich sogar spontan wieder verschließen.

— *Aderhautruptur.* Bei erheblicher Gewalteinwirkung kann es zu Einrissen der Aderhaut meistens im Bereich der Papille kommen. Es kann zu Einblutungen unter der Netzhaut kommen. Aus solchen Aderhautrupturen kann es zu subretinalen Neovaskularisationen kommen.

— *Optikusatrophien.* Die Stoßwelle kann zu Zerreißungen kleiner Gefäße des Sehnervens führen. Es resultiert eine kontusionsbedingte Optikopathie, die zu einer Optikusatrophie führen kann. In der Akutphase kann man dem Sehnerv kaum etwas ansehen, erst später entwickelt sich die typische Blässe der Papille. Die Patienten sehen oft sehr schlecht, es kommt zu erheblichen Gesichtsfelddefekten. Eine Therapie ist nicht bekannt.

▪ Typische Folgen von Bulbusprellungen
- Bindehauteinblutung (Hyposphagma)
- Bindehautriss
- Erosio corneae
- Vorderkammerblutung (Hyphäma)
- Glaukom
- Iridodialyse
- Zyklodialyse
- Linsen(sub)luxation
- Katarakt
- Glaskörperblutung
- Netzhautödem (Berlin Ödem)
- Netzhautblutungen
- Netzhautlöcher, Makulaloch, Oradialyse, Riesenrisse
- Netzhautablösung
- Gliose, Traktionssyndrom
- Aderhautruptur

Neben den akuten Folgen einer Bulbuskontusion können auch noch nach Jahren Spätfolgen der Verletzung entstehen. Dazu gehören vor allem das Glaukom durch Synechierungen des Kammerwinkels, die Katarakt, die Netzhautablösung und Störungen des Interface zwischen Netzhaut und Glaskörper was zur epiretinalen Gliose, zum Makulaforamen oder zum vitreomakulären Traktioyndrom führen kann. Entsprechend sind konkrete Aussagen zum endgültigen Schadensausmaß nach einer Verlet-

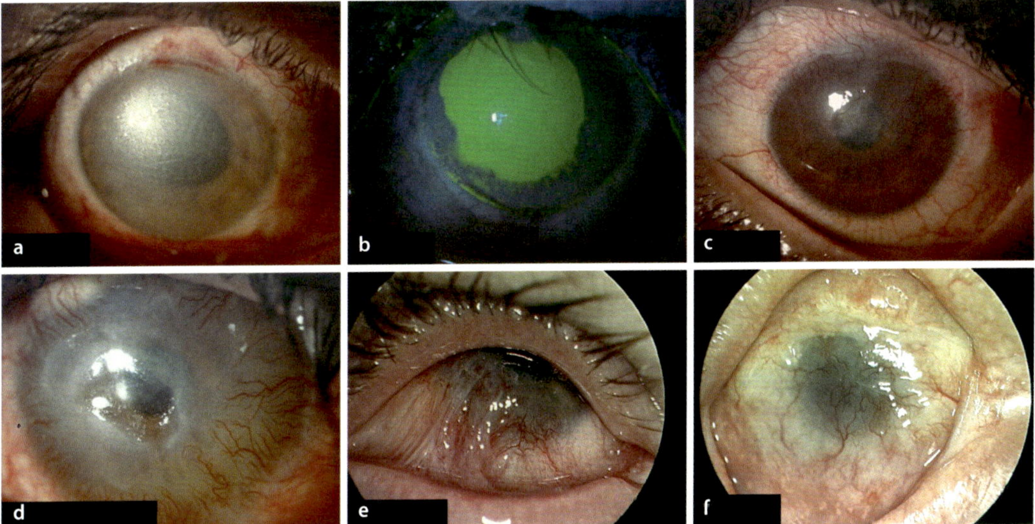

○ Abb. 24.5a–f Verätzung. **a** Schwerste Verätzung mit Gefäßabbrüchen, Quellung und Transparenzverlust der Hornhaut. **b** Die Fluoreszeinfärbung zeigt den korrespondierenden Epitheldefekt. **c** Zustand nach oberflächlicher Verätzung mit oberflächlicher Vaskularisation der Hornhaut. **d** Zirkuläre tiefe Neovaskularisation der Hornhaut mit Einschmelzung der zentralen Hornhaut und akuter Perforationsgefahr. **e** Ausgeprägtes Symblepharon als Narbenstadium. **f** Vollständige Konjunktivalisation der Augenoberfläche als Spätstadium nach einer Verätzung

zung, wie sie in Rentengutachten gefordert werden, manchmal schwer zu machen. In jedem Fall empfiehlt es sich, Patienten mit solchen Verletzungen regelmäßig augenärztlich zu kontrollieren.

> **Bulbusprellungen können zu Spätkomplikationen am Auge führen.**

– *Verätzung.* Verätzungen treten im beruflichen Umfeld, aber auch in privaten Haushalten auf. Sie können aber auch Folge eines tätlichen Angriffs sein. Säuren und Laugen führen dabei zu unterschiedlichen Gewebsschäden. Während die **Säuren** eher zu einer **Koagulation** des Gewebes führen, kommt es bei **Laugen** zu einer **Kolliquation** mit Erweichung des Gewebes und starker Ausbreitung der Schädigung. Als Sofortmaßnahme ist der Kontakt mit dem ätzenden Agens zu unterbrechen. Dazu gehört die Entfernung sämtlicher ätzender Substanzen von der Körperoberfläche. So müssen beispielsweise Kalkbröckchen aus den Umschlagfalten entfernt werden. Die zweitwichtigste Maßnahme ist die Verdünnung des ätzenden Agens. Dazu dürfen in der Notfallsituation sämtliche Flüssigkeiten eingesetzt werden, die

zur Verfügung stehen. Spülen mit Wasser ist besser als kein Spülen. In einem bekannten Gefährdungsumfeld beispielsweise Laborarbeitsplätzen stehen Augenduschen mit entsprechenden neutralisierenden Lösungen zur Verfügung. Entsprechende Einrichtungen existieren auch auf dem Rettungswagen. Die Spülung muss solange fortgesetzt werden, bis der Patient zu einer Augenklinik gebracht worden ist. Am Unfallort muss geklärt werden, womit die Verätzung erfolgt ist und die anzufahrende Klinik muss darüber vor dem Eintreffen informiert werden. Hier wird die Spülung dann mit spezifischen neutralisierenden Lösungen fortgesetzt. Verätzungen am Auge betreffen die Lider, die Bindehaut und die Hornhaut. Die Folgen von Verätzungen und Verbrennungen sowie ihre Behandlung werden ausführlich in den ▶ Kapiteln 11 und 12 besprochen (○ Abb. 24.5).

– *Lichtschaden.* Eine besondere Form der Verletzung ist der retinale Lichtschaden. Solche Verletzungen treten bei akzidentellen Blendungen beispielsweise beim Arbeiten mit Lasereinrichtungen auf. Sie können aber auch Folge

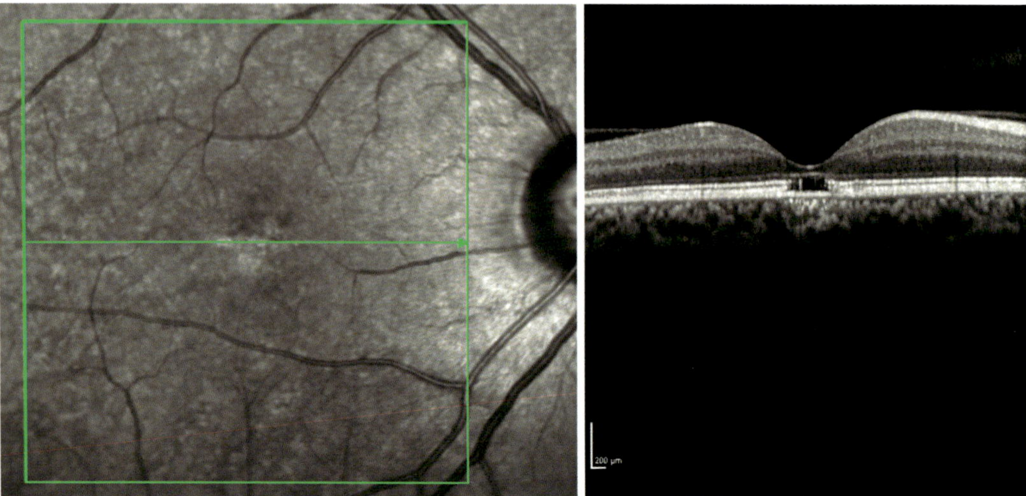

Abb. 24.6 Lichtschaden der Netzhaut. Infrarotaufnahme und OCT eines Patienten nach Sungazing-Yoga. Hierbei schauen die Teilnehmer der Übung ungeschützt mehrere Minuten in die Sonne. Das OCT zeigt den Defekt in der Photorezeptorenschicht und die Ausdünnung der äußeren Körnerschicht. Ähnliche Schäden treten auch beim ungeschützten Ansehen einer Sonnenfinsternis auf

eines tätlichen Angriffes sein, beispielsweise mit Laserpointern, die nicht den EU-Normen entsprechen. Auch der zu lang anhaltende Blick in die Sonne kann zu einem Lichtschaden führen. Solche Verletzungen treten beispielsweise beim Betrachten einer Sonnenfinsternis ohne ausreichendes Schutzglas auf. Ein anderer eher seltener Mechanismus ist das *sun-gazing* (**Abb. 24.6**), wie es bei bestimmten Formen des Yoga eingesetzt wird. Man sieht bei den Betroffenen eine herabgesetzte Sehschärfe. Der vordere Augenabschnitt ist normal. Am Fundus erkennt man eine kleine zunächst depigmentierte Läsion in der Fovea. Hier kann es später zu Pigmentverklumpungen kommen. Im OCT sieht man typischerweise einen ausgestanzten Defekt der Photorezeptoren. Eine erfolgreiche Therapie ist nicht bekannt. Kleine Läsionen können spontan abheilen.

> **Die wichtigsten Sofortmaßnahmen nach einer Verätzung sind die Entfernung aller ätzenden Substanzen aus dem Auge und die ausführliche Spülung mit allen am Unfallort zur Verfügung stehenden Flüssigkeiten sowie die notfallmäßige Überstellung des Patienten an ein ophthalmo-traumatologisches Zentrum.**

Neben dem retinalen Lichtschaden ist eine häufige im Notdienst auftretende Verletzung die Verblitzung (Keratitis photoelectrica) beispielsweise durch den ungeschützten Gebrauch von Schweißgeräten oder die unsachgemäße Nutzung der Sonnenbank in entsprechenden Körperpflegeeinrichtungen. Die UV-Anteile der Lichtstrahlung sind toxisch für das Oberflächenepithel der Hornhaut. Es kommt zu kleinen Defekten der Oberfläche, die sehr schmerzhaft sein können. Man spricht von einer Verblitzung. Solche Veränderungen treten auch bei fehlendem Sonnenschutz im Hochgebirge oder im Wintersport auf. Die Therapie besteht in der Gabe von Benetzungsmitteln (künstliche Tränen) über mehrere Tage. Meist ist es hilfreich, die Betroffenen auf den notwendigen Schutz der Augen bei entsprechenden Aktivitäten hinzuweisen.

■ B. Bulbuseröffnende Verletzungen

Bulbuseröffnende Verletzungen (**Abb. 24.7**) können als Folge eines stumpfen Traumas in Form einer Berstung oder einer Ruptur des Augapfels vorkommen. Sie können aber auch durch scharfe Gegenstände entstehen, wie bei einer Schnittverletzung oder einer Spießung. In diesen Fällen findet man oft keinen Fremdkörper mehr im Auge. Bei kleineren Splittern, wie sie typischerweise bei Hammer-

Meißel-Verletzungen auftreten, bei Geschossen oder Explosionsverletzungen, finden sich dann noch ein einzelner oder auch mehrere Fremdkörper im Auge. Ist der Impuls, mit dem der Fremdkörper in das Auge eindringt, hoch und der Splitter entsprechend scharf genug, kann er auch wieder an anderer Stelle aus dem Auge austreten. Dann liegt eine Perforation vor. Gibt es nur eine Eintrittswunde, spricht man von Penetration.

— *Spießung.* Spießungen des Augapfels treten durch scharfe Gegenstände auf. Beispiele sind eine Verletzung durch Wurfpfeile (*Darts*), eine akzidentelle Bulbusperforation oder -penetration mit einer Nadel bei der Lokalanästhesie vor Augenoperationen. Der Schaden ist abhängig vom Ort der Penetration. Erfolgt die Penetration durch die Hornhaut, entsteht hier eine Narbe, ggf., auch ein Verlust der Linse. Bei tiefer Penetration kann es zu einem Anschlag des Gegenstandes an der Netzhaut kommen. Hierdurch können Löcher in der Netzhaut und Blutungen entstehen, aber auch eine Netzhautablösung mit PVR-Reaktion. Tritt der Gegenstand dagegen seitlich in das Auge ein, etwa durch die pars plana, und ist die Eintrittspforte klein, so ist der Schaden manchmal begrenzt.

— *Intraokularer Fremdkörper.* Tritt ein intraokularer Fremdkörper durch die Öffnung ein und verbleibt im Auge verkompliziert sich die Situation durch die Toxizität des Fremdkörpers. Eisenhaltige oder kupferhaltige Fremdkörper können zu einer spezifischen Schädigung führen (Kupfer: Chalkosis) (Eisen: Siderosis). Der Kupfersplitter muss möglichst sofort entfernt werden. Die Wirkung des Eisens ist langsamer. Hier kann eine sekundäre Entfernung des Splitters bis zu 10 Tage nach der Verletzung angestrebt werden. In jedem Fall sollte die Position des Splitters lokalisiert werden. Hierzu können Röntgenübersichtsaufnahmen der Orbita angefertigt werden. Manchmal ist aber ein CT heranzuziehen. Bei nicht metallischen Fremdkörpern, die im Röntgenbild nicht sicher auffallen – wie beispielsweise Holz- oder Glassplitter – kann eine Kernspintomographie sinnvoll sein. Bei magnetischen Fremdkörpern wie dem typischen Eisensplitter nach Hammer-Meißel-Verletzung ist sie aber kontraindiziert, da das starke Magnetfeld des Scanners zu Lageveränderungen des Splitters im Auge führen kann und es dadurch zu sekundären Verletzungsfolgen kommen kann.

— *Ruptur.* Bei der Berstung des Augapfels ist die Energie der Prellwirkung so groß, dass der pulsartig entstehende massive Anstieg des Intraokulardrucks zu einem Einriss der Hüllen des Auges führt. Da die Sklera ein sehr derbes und festes Gewebe ist, geht einer Berstung immer eine massive Gewalteinwirkung voraus. Die Rupturen entstehen gerne an Operationszonen beispielsweise am Hornhautschnitt älterer Cataractoperationen oder im Bereich der Muskelansätze. Manchmal ist die Ruptur von intakter Bindehaut bedeckt (gedeckte Ruptur), so dass man den Einriss nicht sofort bei der orientierenden Untersuchung sieht. Der Verdacht entsteht bei der entsprechenden Anamnese und wenn bei der Untersuchung die Bindehaut chemotisch geschwollen ist. Dann muss im Operationssaal exploriert werden. Dazu wird die Bindehaut kontrolliert eröffnet und die Sklera darunter inspiziert. Bei solchen Berstungen können auch knöcherne Begleitverletzungen des Schädels vorliegen. Daher ist immer auch eine entsprechende Röntgendiagnostik zu veranlassen. Die Ruptur geht außerdem nicht selten mit dem Verlust intraokularer Strukturen einher. Es finden sich Linsen, Anteile der Iris oder der Aderhaut und der Netzhaut außerhalb des Auges (■ Abb. 24.7).

Die Therapie der bulbuseröffnenden Verletzungen besteht zunächst in einer operativen Primärversorgung der Bulbusöffnung mit Wundverschluss, Reposition oder Abtragung der vorgefallenen Bestandteile des Auges und einer antibiotischen Abdeckung zur Prophylaxe einer akuten posttraumatischen Endophthalmitis. Das weitere Vorgehen hängt vom weiteren Schaden ab.

Wichtige Komplikationen der bulbuseröffnenden Verletzungen (■ Abb. 24.8)

— Hornhautnarben

— Katarakt, Aphakie, Linsenluxation

— Irisverlust, Iridodialyse

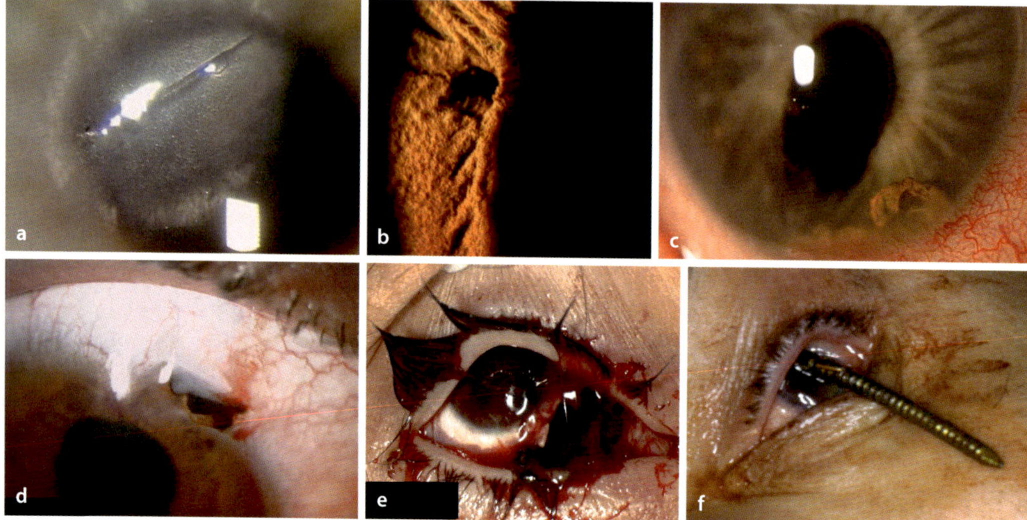

Abb. 24.7a–f Bulbuseröffnende Verletzungen. **a** Hornhautschnittverletzung, z. B. nach Windschutzscheibenverletzung oder Explosion einer Glasflasche. **b** Durchtritt eines Fremdkörpers durch die Iris. **c** Alter rostiger Fremdkörper im Kammerwinkel. **d** Umschriebene Ruptur des Bulbus am Limbus. **e** Berstung des Augapfels nach Sturz auf ein Möbelstück. Der Bulbus ist sichtbar über 4 Uhrzeiten nasal eingerissen. Glaskörper, Aderhaut und Netzhaut sind im Wundspalt sichtbar. Der Einriss der Sklera setzt sich unter der Bindehaut weiter fort. **f** Bulbusperforation mit einer Schraube, wobei der Schraubenkopf tief im Auge liegt. Der Patient hat reflexartig versucht sich die Schraube aus dem Auge herauszuziehen, was nicht gelungen ist. Wesentlich kontrollierter ist die Fremdkörperentfernung im Operationssaal unter dem OP-Mikroskop

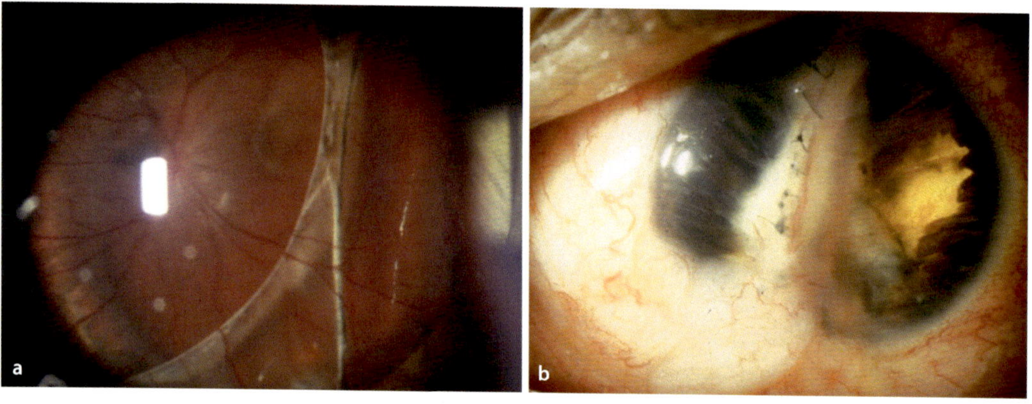

Abb. 24.8a,b Späte Komplikationen nach schweren Bulbusverletzungen. **a** Typische subretinale Strangbildung, die zu einer traktiven Netzhautablösung führt (proliferative Vitreoretinopathie, PVR). **b** Vollständige Verwachsung des vorderen Augenabschnitts

- Ziliarkörperabriß, Ziliarkörperinsuffizienz
- Hypotonie
- Sekundärglaukom
- Netzhautablösung
- Proliferative Vitreoretinopathie
- Endophthalmitis
- Aderhautblutung
- Aderhauteinriss
- Optikusatrophie
- Sympathische Ophthalmie
- Erblindung
- Bulbusschrumpfung (Phtisis bulbi)

Als besonders schwere aber sehr seltene Komplikation bulbuseröffnender Verletzungen gilt die **sympathische Ophthalmie** (▶ Abschn. 19.5.5). Hierbei handelt es sich um eine schwere, nicht selten therapierefraktäre granulomatöse Panuveitis des Partnerauges. Daher ist nach Verletzungen immer auch das Partnerauge anzusehen. Frühsymptom einer sympathischen Ophthalmie ist die Akkommodationsschwäche. Die Behandlung besteht neben einer intensiven Immunsuppression in einer Enukleation des verletzten Auges.

Nach bulbuseröffnenden Verletzungen kommt es nicht selten zu einer PVR-Reaktion. Bei dieser proliferativen Vitreoretinopathie entstehen fibröse Stränge, die sich auf der Netzhaut in Form von Faltensternen oder flächenhaften Membranen darstellen oder die unter der Netzhaut zu wäscheleinenartigen Strängen führen, die die Netzhaut dann abheben können. Diese Stränge haben oft eine Verbindung zur primären Eintrittspforte eines Fremdkörpers oder zu einer Anschlagstelle. PVR-Reaktionen müssen operativ versorgt werden vor allem dann, wenn sie zu einer Netzhautablösung führen oder wenn der Ziliarkörper überwachsen wird. Die Operation der PVR Amotio ist immer komplex. Sie besteht in einer vollständigen Entfernung aller traktiven Membranen auf der Netzhaut und unter der Netzhaut und in einer sehr ausführlichen Säuberung des Ziliarkörpers mit Entfernen epiziliaren fibrösen Strukturen. In vielen Fällen ist eine Auffüllung des Augapfels mit Silikonöl erforderlich (◘ Abb. 24.8).

Die Prognose solcher Verletzungen ist sehr variabel.

❯ **Verletzungen, bei denen die Augenwand eröffnet ist, werden mehrzeitig versorgt: Akut erfolgt die Darstellung und Säuberung der Wunde sowie der anatomisch korrekte Wundverschluss. Erst 5–10 Tage nach dem Primäreingriff erfolgt die sekundäre Intervention mit der Rekonstruktion des Augeninnern. Bei Infektionen und Netzhautablösungen im Verlauf muss die Sekundärintervention sofort erfolgen.**

Ein 12-jähriger Junge wird von seinem Vater, der sehr aufgeregt ist, in die Ambulanz gebracht. Der Junge habe aus nächster Nähe einen Fußball auf das Auge bekommen und könne jetzt nichts mehr sehen. Die Untersuchung ergibt eine insgesamt gerötete Gesichtshaut mit geschwollenen Lidern. Die Sehschärfe beträgt rechts 1,0 und links 0,4. Es bestehen keine Hinweise für knöcherne Verletzungen. Die Motilität beider Bulbi ist intakt. Die Pupillen sind isocor und reagieren gleich auf Licht. Die Hornhaut links zeigt eine Erosio. Die Vorderkammer ist reizfrei. Bei der Fundusuntersuchung zeigt sich ein zentrales Makulaödem links. Die periphere Netzhaut scheint in Ordnung. Der Vater wird angewiesen, viermal täglich eine benetzende und eine antibiotische Augensalbe ins Auge zu geben. Bei der Kontrolle nach einer Woche ist die Hornhaut abgeheilt, es zeigt sich aber bei der Funduskopie ein Makulaforamen. Der Visus ist jetzt auf 0,2 abgefallen. Bei den folgenden Kontrollen schließt sich das Foramen spontan wieder und die Sehschärfe beträgt nach 3 Monaten wieder 0,8.

Übungsfragen

1. Mit welchen Verletzungsfolgen müssen Sie nach einem kräftigen Faustschlag auf das Auge rechnen?
2. Mit welcher Komplikation rechnet man bei einem Einriss des nasalen Lidwinkels?
3. Warum muss bei einer penetrierenden Verletzung mit einem intraokularen metallischen Fremdkörper dieser entfernt werden?
4. Worin besteht die wichtigste Akutmaßnahme bei einer Verätzung des Auges?
5. Nennen Sie wichtige Komplikationen penetrierender Verletzungen.

Lösungen ▶ Kap. 28

Tropenophthalmologie

Peter Walter

25.1 **Allgemeines** – 388

25.2 **Katarakt** – 389

25.3 **Trachom** – 389
25.3.1 Epidemiologie – 389
25.3.2 Pathogenese – 389
25.3.3 Klinisches Bild, Klassifikation – 390
25.3.4 Prophylaxe und Therapie – 390

25.4 **Virusinfektionen** – 391
25.4.1 HIV/AIDS – 391
25.4.2 Ebola – 392
25.4.3 Zika-Virus – 392
25.4.4 Dengue-Virus – 392
25.4.5 Chikungunya-Virus – 392
25.4.6 Rift-Valley-Virus – 392

25.5 **Filiariosen** – 393
25.5.1 Onchozerkose - Flußblindheit – 393
25.5.2 Loa-Loa – 393

25.6 **Xerophthalmie** – 393

25.7 **Sichelzellanämie** – 394

25.8 **Vision 2020: *The Right to Sight* – Initiative** – 394

P. Walter, N. Plange, *Basiswissen Augenheilkunde*,
DOI 10.1007/978-3-662-52801-3_25, © Springer-Verlag Berlin Heidelberg 2017

In den Entwicklungsländern, insbesondere in den Tropen kommen besonders viele Fälle von Augenerkrankungen und Erblindungen vor. Die Ursachen liegen einerseits in dem regional spezifischen Vorkommen von Erregern von Infektionserkrankungen und andererseits in strukturellen Problemen in den Gesundheitssystemen dieser Länder. Die Hälfte aller Erblindungsfälle weltweit ist durch eine **Katarakt** bedingt. In den Tropen kommt die Katarakt schon bei jüngeren Patienten vor. Eine typische tropische Infektionskrankheit ist das **Trachom**, eine durch Chlamydia trachomatis hervorgerufene chronisch rezidivierende Bindehauterkrankung, die zu erheblichen Lid- und Bindehautvernarbungen führen kann und über die resultierende Hornhauttrübung zur Erblindung. Virusinfektionen wie **HIV/AIDS, Ebola, Zika** und andere führen zu einerseits völlig unspezifischen andererseits aber auch zur charakteristischen Augenbeteiligung. Andere typische Tropenerkrankungen sind die Infektionen durch Fadenwürmer, wie die **Onchozerkose** und die **Mikrofiliariose** (z. B. durch Loa loa). Vitamin-A-Mangel kann zur **Xerophthalmie** mit Austrocknung der Bindehaut und der Hornhaut mit entsprechender Trübung führen. Die **Sichelzellanämie** ist in den Tropen häufiger als in den Industrienationen, weil die Träger eine spezielle Malariaresistenz entwickeln. Die Sichelzellanämie kann aufgrund einer peripheren Ischämie zu einer **proliferativen Retinopathie** führen. Die Behandlung besteht neben der Behandlung der Anämie in der Laserkoagulation der avaskulären Areale. Von Seiten der WHO und der Fachverbände werden verschiedene Anstrengungen in Form von Gastdozenturen, Praktika und Ausbildungsprogrammen sowie in Form allgemeiner Hygieneverbesserungen unternommen um die allgemeine Lebenssituation zu verbessern und um die schwierige augenärztliche Versorgungssituation in den Tropen zu verbessern.

25.1 Allgemeines

In den Tropen treten einerseits Erkrankungen durch spezielle regional begründete Krankheitsursachen auf (◘ Abb. 25.1). So kommen etwa bestimmte Erreger von Infektionserkrankungen nur in den feuchtwarmen Gebieten der Tropen vor. Andererseits führen Erkrankungen, die in den entwickelten industrialisierten Regionen der Welt kaum zu Problemen führen, zu vermeidbarer Er-

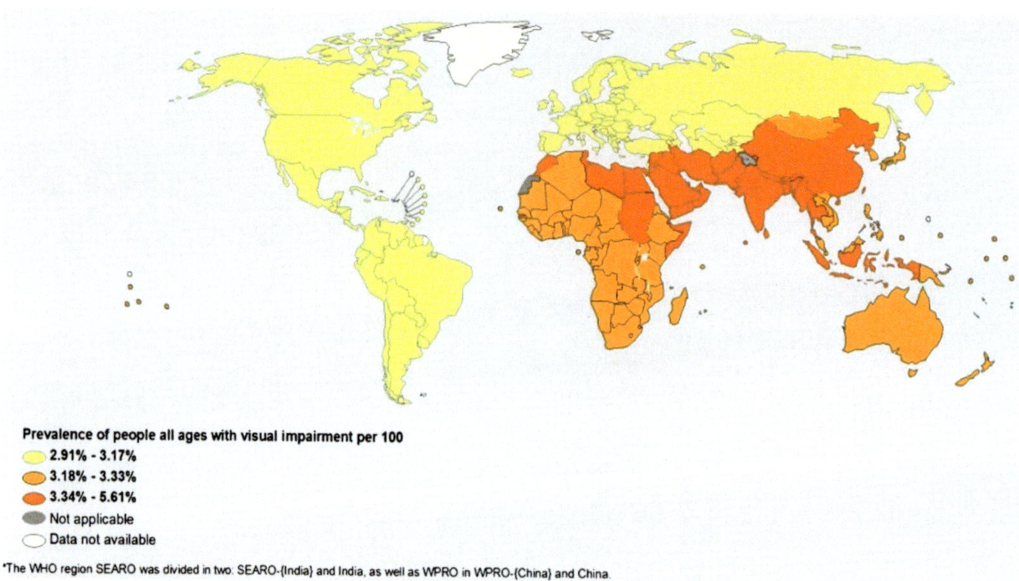

◘ **Abb. 25.1** Globale Verteilung der Prävalenz der Sehbehinderung. Man erkennt, dass gerade in den Tropen Sehbehinderung deutlich häufiger vorkommt, als in den industrialisierten Ländern der Erde. Vor allem betroffen ist die Nilregion, der nahe und mittlere Osten sowie China. (Quelle: WHO)

blindung. Die Gesundheitssysteme in den Tropen sind unzureichend finanziert und ausgestattet. Von den weltweit 40 Mio Mio Blinden leben 6 Mio in Afrika, 8 Mio in Indien und 8 Mio in China. Dagegen leben im westlichen Europa nur 2,7 Mio blinde Menschen. Ähnlich ist die Situation, wenn man die Statistik auf die Sehbehinderung ausdehnt.

Grundkenntnisse in der Tropenophthalmologie sind deshalb nicht nur für den Spezialisten wichtig, sondern für jeden Mediziner, weil einerseits durch die gesteigerte Mobilität der Menschen weltweit sich vermehrt Patienten aus den Tropenregionen dieser Welt hier zur medizinischen Versorgung einfinden und andererseits, weil durch eine vermehrte Reiseaktivität von Menschen aus der industrialisierten Welt Rückkehrer aus diesen Regionen gelegentlich entsprechende Erkrankungen mitbringen. Darüber hinaus kommen durch weltweite Flüchtlingsbewegungen mehr Menschen aus den Verbreitungsgebieten der Tropenerkrankungen in die entwickelten Länder.

Zu berücksichtigen ist auch, dass in den Tropen nicht nur spezifische Erkrankungen wie das Trachom oder die Onchozerkose auftreten (s. u.), sondern auch Erkrankungen, die in den Industrienationen vorkommen, aufgrund des verminderten Zugangs zu einer adäquaten Therapie in den Entwicklungsländern aber in einer sehr viel schwereren Verlaufsform auftreten. Ein Beispiel dafür sind die fortgeschrittenen Retinoblastomfälle in den Entwicklungsländern, die bei Diagnosestellung dann bereits eine infauste Prognose haben, während sie hierzulande durch eine adäquate Versorgung eine deutlich bessere Prognose haben. Ein anderes Spezifikum betrifft genetische Faktoren. So kommt die hohe Myopie mit den Folgen auch der myopiebedingten Netzhautablösung in Südostasien sehr viel häufiger vor als in Europa.

25.2 Katarakt

Weltweit ist die Trübung der Augenlinse die häufigste Erblindungsursache. Nach Angaben der WHO aus 2010 sind 51% aller Erblindungsfälle weltweit durch eine Katarakt bedingt. Typischerweise findet man in den Tropen häufiger als in Europa eine Katarakt bei jüngeren Menschen, ins-

besondere auch bei Kindern. Die Katarakt ist häufig sehr viel weiter fortgeschritten als hierzulande. Während die Kataraktoperation in Deutschland meistens bereits dann durchgeführt wird, wenn der Visus mäßiggradig herabgesetzt ist und der Einblick auf die Netzhaut noch gut besteht, so werden in den Entwicklungsländern Kataraktoperationen zumeist bei einer sog. maturen Katarakt mit weißer Linse durchgeführt. In diesen Fällen sind die Betroffenen tatsächlich bereits erblindet. Da die einzige Behandlungsmöglichkeit in der Operation besteht, ist die Verfügbarkeit von Operationszentren und Chirurgen in diesen Ländern der begrenzende Faktor. Die Operation erfolgt i. d. R. auch als Phakoemulsifikation mit Einsetzen einer Intraokularlinse. Jedoch werden auch noch andere Techniken angewendet, bei der die Linse über einen größeren Hornhautschnitt exprimiert wird oder bei der die Linse vollständig mit der Kapsel entfernt wird und keine Intraokularlinse eingesetzt wird. Die WHO und die internationalen augenärztlichen Organisationen streben eine deutliche Verbesserung der Versorgung dieser Länder mit Möglichkeiten zur Kataraktoperation an, jedoch ist die Umsetzung nicht selten aufgrund der schwierigen lokalen Verhältnisse kompliziert.

25.3 Trachom

25.3.1 Epidemiologie

Die WHO schätzt, dass ca. 6 Mio Erblindungen durch das Trachom bedingt sind und ca. 150 Mio Menschen weltweit von der Erkrankung betroffen sind und eine Behandlung benötigen. Es handelt sich um eine der **häufigsten vermeidbaren Erblindungsursachen** weltweit und die häufigste Ursache einer Erblindung durch eine Infektion.

25.3.2 Pathogenese

Ursache ist eine Infektion des Auges durch Chlamydia trachomatis. In den Entwicklungsländern kann diese Infektion durch mangelhafte hygienische Bedingungen, durch die Rolle traditioneller Heilmethoden und durch die unzureichende Verfügbar-

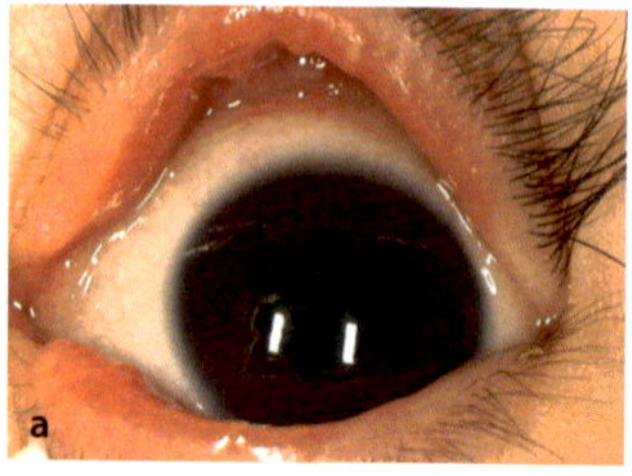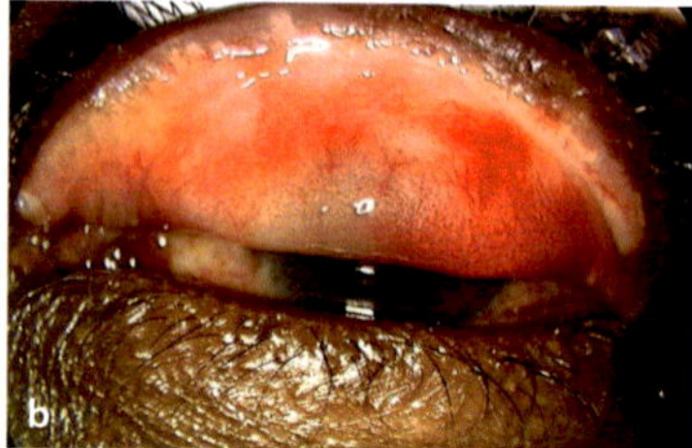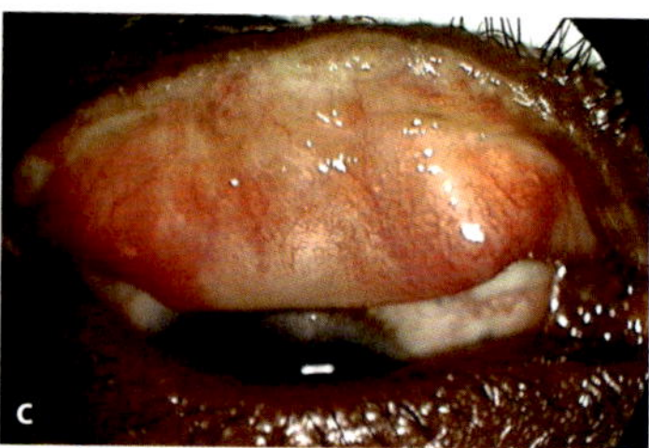

Abb. 25.2a–c Trachom. **a** Kindliche Form mit follikulärer Konjunktivitis des Oberlidtarsus (TF-Stadium). **b,c** Narben unterschiedlichen Ausmaßes an der Konjunktiva des Oberlides, hier gut erkennbar nach Ektropionieren des Oberlides. TS-Stadium

keit moderner Antibiotika zu desaströsen Vernarbungen der Bindehaut mit konsekutiven Hornhautnarben führen. Dagegen ist eine Chlamydieninfektion der Bindehaut hierzulande durch die Gabe von antibiotischen Augentropfen leicht zu behandeln.

25.3.3 Klinisches Bild, Klassifikation

Das Trachom führt zu unterschiedlichen klinischen Bildern, die einem entsprechenden WHO-Stadium zugeordnet werden können (■ Abb. 25.2):

- **Stadieneinteilung (nach WHO)**

TF: Follikuläre Konjunktivitis vor allem des oberen Tarsus. Diese Follikel können konfluieren und/oder aufplatzen. Dabei entleert sich ansteckendes da erregerhaltiges Sekret über das Auge. Das Aufplatzen der Follikel führt zu entsprechenden Vernarbungen des Tarsus.

TI: Entzündung der Conjunctiva tarsi. Der zunächst multifokale Entzündungsprozess kann sich im gesamten Bereich des Lides ausbreiten und zu einer diffusen sehr massiven Inflammation führen.

TS: Strichförmige Narben oder Fibrose der Bindehaut am oberen Tarsus als Folge des chronischen Entzündungsprozesses. Als Folge dieser Narben kommt es zu einer Einwärtswendung des Oberlides mit der Folge des Dauernden Schleifens der Wimpern auf der Hornhautoberfläche.

TT: Trichiasis. Als Folge der Einwärtswendung des Oberlides kommt es zu rezidivierenden Erosiones und Ulzera der Hornhaut. Die Folge ist ein weißlicher Pannus auf der Hornhautoberfläche der auch vaskularisiert sein kann.

CO: Hornhauttrübung. Die Hornhauttrübung ist dann das zur Erblindung führende Endstadium.

Eine klinische Einteilung des Trachoms in verschiedene Stadien ergibt sich wie folgt:
- **Stadium 1:** follikuläre Bindehautentzündung mit seröser Sekretion
- **Stadium 2:** gelbweiße Follikel des Oberlides mit rauem Aspekt der Oberfläche (daher agytische Körnerkrankheit, Trachom griech. rau). Ptosis trachomatosis (Herabhängen des Oberlides). Pannus trachomatosis (Vaskularisation der Hornhaut)
- **Stadium 3:** Einschmelzen der Follikel mit subkonjunktivaler Narbenbildung (Symblepharon).
- **Stadium 4:** Spätfolgen mit Narbenentropium, Trichiasis, rezidivierende Hornhautulzerationen, Hornhautnarben.

25.3.4 Prophylaxe und Therapie

Zunächst sind die hygienischen Bedingungen in den betroffenen Ländern zu verbessern. Hierzu gehört der Zugang zu sauberem Wasser, die Reduktion von Fliegenbrutplätzen. Fliegen gehören zu den Hauptüberträgern der Chlamydien. Das regelmäßige Waschen mit sauberem Wasser gehört zu den wichtigsten Vorbeugemaßnahmen. Im Stadium TF und TI muss eine antibiotische Therapie eingeleitet werden, wobei Tetrazycline in Betracht kommen oder Azithromycin. In Fällen von TT kann eine operative Auswärtswendung der Lidkante das Scheuern der Wimpern auf der Hornhaut verhindern. Im Fall der Pannusbildung und Hornhauttrübung ist eine Hornhauttransplantation selten erfolgreich.

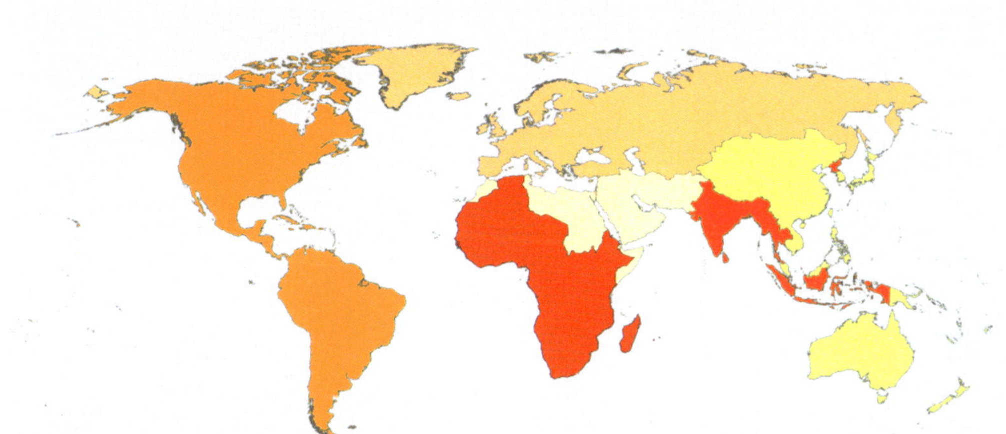

Abb. 25.3 Verbreitung von HIV Infektionen. Angaben über die Zahl der mit HIV-infizierten Menschen im Jahr 2013 geordnet nach WHO Regionen. Man erkennt, dass in Afrika mit 24,7 Mio Betroffenen die weltweit größte Zahl von HIV/AIDS Patienten lebt. (Quelle: WHO)

Das SAFE-Programm der Weltgesundheitsorganisation wurde 1996 initiiert mit dem Ziel Erblindungen durch das Trachom bis zum Jahr 2020 zu verhindern:

S - **S**urgery (Lidchirurgie bei Entropium und Vernarbung)

A - **A**ntibiotika

F - **F**acial cleanliness: Waschen des Gesichtes, Vermeidung der Schmierinfektion

E - **E**nvironmental improvement: Verbesserung der hygienischen Verhältnisse

> Relevant ist das Risiko der Reinfektion nach erfolgter antibiotischer Therapie, sofern die hygienischen Verhältnisse nicht verbessert wurden.

25.4 Virusinfektionen

25.4.1 HIV/AIDS

Der weltweiten HIV/AIDS-Pandemie sind nach Angaben der WHO (Factsheet No. 360, Nov, 2015) inzwischen 34 Mio Menschen zum Opfer gefallen (Abb. 25.3). Ende 2014 sind 39 Mio Menschen HIV infiziert. In 2014 hat es 2 Mio Neuinfektionen gegeben. In Afrika südlich der Sahara leben die meisten HIV-Infizierten (25 Mio = 64%). Während die globale Prävalenz für HIV in der Altersgruppe zwischen 15 und 49 bei 0,8% liegt, liegt sie in Afrika bei 4,5%. Während in 2013 global 1,5 Mio Menschen an HIV gestorben sind, waren es in Afrika 1,1 Mio. HIV-Infizierte nach WHO-Schätzungen. Von den weltweit fast 40 Mio HIV Infizierten erhalten nur 15,8 Mio Betroffene eine anti-retrovirale Therapie. Die WHO geht davon aus, dass nur ca. 54% aller HIV-Infizierten ihren Status als HIV-Infizierte kennen. Entsprechend dieser Zahlen kommen die okulären Komplikationen von HIV und AIDS wie CMV-Retinitis, akutes retinales Nekrosesyndrom und die HIV-Retinopathie in den betreffenden Ländern besonders häufig vor.

25.4.2 Ebola

Das Ebola-Virus führt zu einem lebensbedrohlichen hämorrhagischen Fieber. Im Zusammenhang mit der Ebola-Epidemie in Westafrika in 2014 wurde die Augenbeteiligung bei dieser lebensbedrohlichen Virusinfektion intensiver beobachtet. Zwar gibt es keine gut gesicherten Daten zur Augenbeteiligung im akuten Stadium, weil hier die lebensbedrohlichen Symptome im Vordergrund stehen. Eine Konjunktivitis gehört wie bei einer Grippe zu den wenig spezifischen Frühsymptomen, im Spätstadium kann die Konjunktivitis mit Blutungen in und unter der Bindehaut einhergehen. Überleben die Patienten, kann später noch eine hämorrhagische Uveitis auftreten, die möglicherweise durch intraokular verbliebene Virusreste ausgelöst wird. Sie spricht gut auf Steroide an.

25.4.3 Zika-Virus

Mücken der Gattung Aedes übertragen das Zika-Virus aber auch die Erreger des Dengue-Fieber, Gelbfieber und Chickungunya-Fieber. Zurzeit (2015/2016) findet ein massiver Ausbruch der Zika-Virus-Erkrankung in Brasilien und Kolumbien und auf den Kapverden statt. Während die Infektion üblicherweise relativ mild verläuft, werden bei dem aktuellen Ausbruch viele Neugeborene mit einer Mikrozephalie und entsprechenden mentalen Retardierungen beobachtet, wenn sich die Schwangere infiziert hat. Die Infektion verläuft wie eine milde Virusgrippe mit Fieber, Hautrötung, Gelenkschmerzen und Konjunktivitis. I. d. R. bilden sich die Symptome nach 5–7 Tagen wieder zurück. Die wichtigste prophylaktische Maßnahme ist der Schutz vor Mückenstichen.

25.4.4 Dengue-Virus

Ebenfalls durch Mücken wird der Erreger des Dengue-Virus übertragen. Es kommt zu einer grippeartigen Erkrankung mit hohem Fieber, Muskel und Gelenkschmerzen und Meningismus. Bei schweren Verlaufsformen kann es zu einem hämorrhagischen Fieber kommen mit einer schweren Thrombopenie, die am Auge zu Blutungen am vorderen und hinteren Augenabschnitt führen kann. Eine spezifische Behandlung ist nicht bekannt. Die Symptome am Auge bilden sich meist innerhalb von vier Wochen wieder zurück.

25.4.5 Chikungunya-Virus

Das Chikungunya-Virus wird durch den Stich der Anophelesmücke übertragen, die auch in der Übertragung von Malaria eine entscheidende Rolle spielt. Es kommt plötzlich zu einer hochfieberhaften Erkrankung mit einem wenige Tage anhaltenden Exanthem, schmerzaften Arthralgien, Myalgien und Kopfschmerzen. Am Auge kann es zu einer anterioren Uveitis, einer Episkleritis, Keratitis, Retinitis und Optikusneuritis kommen. Nach Abklingen der akuten allgemeinen Symptome können die genannten Augenkomplikationen aber weiter bestehen. Eine spezifische Behandlung ist nicht bekannt. Die Augenkomplikationen werden symptomatisch mit Steroiden behandelt.

25.4.6 Rift-Valley-Virus

Die Erkrankung wird durch ein Virus ausgelöst, das im Bereich des großen Grabenbruchs (Rift Valley) in Ostafrika vorkommt und eigentlich Schafe befällt. Es kann aber direkt durch Inhalation oder durch Mücken auf den Menschen übertragen werden. Die Erkrankung beginnt grippeähnlich mit Fieber, Arthralgien und Myalgien. Bei einer kleinen Gruppe von Patienten verläuft die Erkrankung durch eine schwere Hepatitis oder eine schwere Meningitis tödlich. Am Auge kann eine nekrotisierende beidseitige Retinitis auftreten. Auch hier ist eine spezifische Therapie nicht bekannt.

25.5 Filiariosen

25.5.1 Onchozerkose - Flußblindheit

Es handelt sich bei der »Flußblindheit« um eine parasitäre Erkrankung, die durch den Wurm Onchozerkus volvulus ausgelöst wird. Nach Schätzungen der WHO sind 37 Mio Menschen infiziert, wobei der allergrößte Teil in West-/Zentral- und Ostafrika lebt. Die Übertragung erfolgt über Mücken, die die Larve des Wurmes beim Biss übertragen. Die Larven entwickeln sich dann im Subkutangewebe des Menschen und wandern hier umher. Dabei führen sie zu erheblichen Entzündungsreaktionen. An der Haut treten verschiedene exanthem- und knötchenartige Veränderungen auf, die stark juckend sind. Die Mikrofilarien können daher auch in die Vorderkammer eindringen, insbesondere dann, wenn die Bissstelle nah im Kopf/Halsbereich liegt. Knoten im Kopf-/ Halsbereich sollten deshalb chirurgisch entfernt werden. Die Entzündungsreaktionen im Auge führen zu einer schweren Uveitis, Keratitis oder Skleritis, zu einer chorioretinalen Atrophie oder einer Optikusatrophie und letztendlich zur Erblindung. Die Programme zur Beherrschung der Onchozerkose basieren einerseits auf einer flächendeckenden Zerstörung der Mücken durch Insektizide und der Gabe von Ivermectin bei betroffenen Patienten. Die Behandlung ist eine ausgesprochene Langzeitbehandlung: Das Medikament wird einmal jährlich über 10–15 Jahre gegeben.

25.5.2 Loa-Loa

Dabei handelt es sich um einen größeren Wurm, der durch die Bindehaut in den gut verschieblichen Subkonjunktivalraum eindringen kann (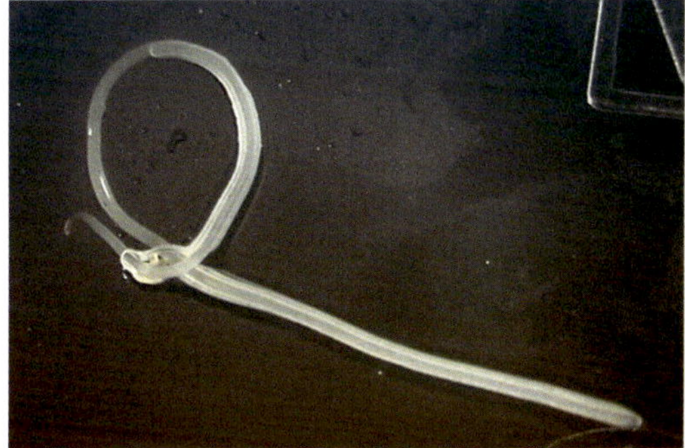 Abb. 25.4). Er kann hier eine unangenehme chronische Entzündung in Form einer Episkleritis hervorrufen. Der Wurm ist unter der Bindehaut erkennbar und muss gepackt und durch einen kleinen Schnitt in der Bindehaut herausgezogen werden.

Abb. 25.4 Loa-Loa-Wurm. Der Wurm zeigt sich unter der Bindehaut und muss hier entfernt werden. Dazu muss die Bindehaut eröffnet und der Wurm mit einer Pinzette herausgezogen werden (was nicht immer einfach ist)

25.6 Xerophthalmie

Während manifeste Vitaminmangelerscheinungen in den industrialisierten Ländern eher selten sind, finden sich manifeste Vitaminmangelerkrankungen in den Entwicklungsländern mit z. T. lebensbedrohlichen Ausprägungen. Der Vitamin-A-Mangel kann zu erheblichen Veränderungen am Auge mit dem Risiko der Erblindung führen. Vitamin A ist Bestandteil des Rhodopsins. Vitamin A kann vom Organismus nicht selbstständig synthetisiert , sondern muss in der Nahrung zugeführt werden. Fehlt das Vitamin A wird zu wenig Rhodopsin gebildet. Es entwickelt sich eine Nachtblindheit. Vitamin A ist außerdem für die Tränenfilmbildung erforderlich. Ein Fehlen des Vitamin A führt zu einer besonderen Form eines trockenen Auges mit Metaplasie des Bindehautepithels. Es resultieren schwerwiegende Hornhauttrübungen, ggf. aber auch eine Einschmelzung der Hornhaut. Im Lidspaltenbereich erkennt man dreieckige Ablagerungen von Keratin in den Bitotflecken. Die Behandlung erfolgt mit systemischer Substitution von Vitamin A z. B. als intramuskuläre Injektion von 100.000 IE Vitamin A oder als perorale Gabe. Als unterstützende Maßnahmen müssen Durchfallerkrankungen behandelt werden und eine Maserninfektion verhindert werden, da beide Situationen den Ausbruch oder die Verschlechterung der Xerophthalmie begünstigen.

25.7 Sichelzellanämie

Zwar ist die Sichelzellanämie keine originäre Tropenerkrankung, sondern eine erbliche Hämoglobinopathie. Da die Träger der Mutation aber eine gewisse Resistenz gegenüber der Malaria haben, hat sich die Sichelzellanämie in den Malariagebieten relativ weit ausgebreitet.

■ Pathogenese

Ursächlich ist eine Mutation im Gen, das für die β-Kette des Hämoglobins kodiert. Die Mutation liegt auf Chromosom 11. Bei homozygoten Genträgern kommt es zu einer sichelförmigen Verformung der Erythrozyten und zur Hämolyse. Insbesondere kleine Gefäße können sich verschließen, dadurch können in verschiedenen Organen Ischämien und Nekrosen auftreten. Typisch sind ein Nierenversagen in der Kindheit durch eine Glomerulosklerose, aber auch Infarkte in anderen Organen.

■ Klinisches Bild

Die betroffenen Patienten sind bei homozygoter Situation oft schwer krank. Am Augenhintergrund erkennt man Gefäßabbrüche und Neovaskularisationen, Papilleninfarkte wie bei einer ischämischen Optikoneuropathie oder auch arterielle Verschlüsse. Normalerweise treten diese Krankheitsbilder ja bei Patienten mit einem entsprechenden kardiovaskulären Risikoprofil auf und meist auch in höherem Lebensalter. Treten solche Gefäßverschlüsse aber bereits bei Jugendlichen oder jungen Erwachsenen auf, muss man an eine Hämoglobinopathie denken und die entsprechende Diagnostik mittels Hämoglobinelektrophorese einleiten. Besonders wahrscheinlich ist die Diagnose, wenn der betroffene Patient aus einem Malariagebiet kommt (■ Abb. 25.5).

■ Therapie

Neben der hämatologischen Therapie ist am Auge die Therapie der Ischämiefolgen erforderlich. Man wird eine Angiographie durchführen müssen und großflächige Ischämien der Netzhaut müssen dicht mit dem Laser koaguliert werden. Ggf. kann auch eine Anti-VEGF-Therapie durchgeführt werden, um vor der Laserkoagulation eine Beruhigung der Situation herbeizuführen.

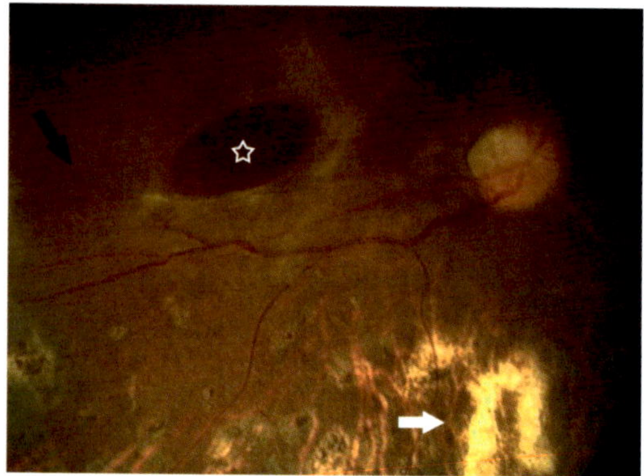

■ Abb. 25.5 Proliferative Retinopathie als Folge der Sichelzellanämie. Man erkennt am Fundus zarte Gefäßproliferationen (schwarzer Pfeil) als Konsequenz aus der retinalen Ischämie. In diesem Fall ist bereits eine Laserkoagulation durchgeführt worden, was an den Narben erkannt werden kann (weißer Pfeil). Die runde Struktur in der Netzhautmitte (Stern) wird als Pseudoforamen bezeichnet, weil es zwar wie ein Loch in der Netzhaut aussieht, aber keines ist. Der Eindruck kommt durch die steilen Kanten der fibrösen Wucherungen um die Fovea herum zustande

25.8 Vision 2020: *The Right to Sight – Initiative*

In 1999 hat die Weltgesundheitsorganisation WHO gemeinsam mit der Internationalen Agentur zur Verhinderung von Blindheit (IAPB) ein strategisches Programm aufgelegt, um einerseits vermeidbare Erblindungen bis zum Jahr 2020 auszurotten und andererseits zu verhindern, dass sich die Zahl der Sehbehinderungen in den Jahren 1990–2020 verdoppelt. Bis heute haben 107 Mitgliedstaaten nationale Komitees zur Umsetzung des Plans gegründet und in 91 Mitgliedsstaaten gibt es nationale Aktionspläne, um die Ziele umzusetzen. Die internationalen Augenarztorganisationen unterstützen diese Aktionspläne u. a. durch Ausbildungsprogramme, Auslandseinsätze erfahrener Augenärzte in den Entwicklungsländern und durch Dozenturen in diesen Ländern. Die Vision-2020-Initiative ist durch die Resolutionen 56.26 und 59.25 der Vollversammlung der WHO vorgegeben. Ihre Ziele sind im Einklang mit den Milleniumzielen der WHO zu sehen.

Fallbeispiel

Ein 8-jähriges Mädchen aus dem Kongo wird mit starken Unterleibsschmerzen und blutigem Urin in der Kinderklinik vorgestellt. Bei der Durchuntersuchung fällt u. a. auch eine reduzierte Sehschärfe auf. Die Sehschärfe liegt bei 0,5 bds. Die Untersuchung des vorderen Augenabschnitts ergibt einen regulären Befund. Am Augenhintergrund finden sich peripher avaskuläre Zonen und Gefäßabbrüche sowie retinale Neovaskularisationen und ein Makulaödem. Die Labordiagnostik ergibt den Befund einer Sichelzellanämie. Es erfolgt eine retinale Laserkoagulation der avaskulären Zonen sowie eine allgemeine Behandlung der Sichelzellanämie mit Transfusionen und einer Behandlung der Eisenüberlastung. Das Makulaödem bildet sich zurück. Der Gesundheitszustand bessert sich dramatisch.

Übungsfragen

1. Warum ist die Beschäftigung mit tropischen Augenerkrankungen auch für den in Deutschland arbeitenden Mediziner von Bedeutung?
2. Was unterscheidet die Katarakt in den Industrienationen von der Katarakt in den Entwicklungsländern?
3. Wie kommt es beim Trachom letztendlich zur Erblindung?
4. Warum kommen in den Tropen so viele Fälle von Sichelzellanämie vor?
5. Wie behandelt man die Onchozerkose?

Lösungen ▶ Kap. 28

Prüfungsteil

Kapitel 26   MC-Fragen und -Antworten   – 399
Peter Walter, Niklas Plange

Kapitel 27   Klinische Fälle   – 407
Peter Walter, Niklas Plange

Kapitel 28   Lösungen zu den Übungsfragen   – 421
Peter Walter, Niklas Plange

MC-Fragen und -Antworten

Peter Walter, Niklas Plange

26.1 MC-Fragen   – 400

26.2 MC-Antworten   – 403

P. Walter, N. Plange, *Basiswissen Augenheilkunde*,
DOI 10.1007/978-3-662-52801-3_26, © Springer-Verlag Berlin Heidelberg 2017

26.1   MC-Fragen

1. **Zwischen welchen Netzhautschichten entsteht während der Embryogenese ein physiologischer Spalt?**
   A. Retinales Pigmentepithel und Photorezeptoraussensegmenten
   B. Innere und äußere Körnerschicht
   C. Pigmentepithel und Bruch'sche Membran
   D. Ganglienzellschicht und innere Körnerschicht
   E. Ganglienzellen und Photorezeptoren

2. **Welche ist die Therapie der Wahl bei der proliferativen diabetischen Retinopathie?**
   A. Intravitreale Gabe von anti-VEGF-Wirkstoffen
   B. Panretinale Laserkoagulation
   C. Fokale Laserkoagulation
   D. Intravitreale Steroidinjektion
   E. Photodynamische Therapie

3. **Was zählt nicht zu den Komplikationen der diabetischen Retinopathie?**
   A. Glaskörperblutungen
   B. Chorioidale Neovaskularisationen
   C. Traktive Netzhautamotiones
   D. Sekundärglaukome
   E. Makulaödeme

4. **Der glaukomatöse Sehnervenschaden ist gekennzeichnet durch**
   A. eine Papillenschwellung
   B. die Bildung von Drusen
   C. die Ausbildung einer Exkavation
   D. Neovaskularisationen des Sehnervenkopfes
   E. eine vermehrte Pigmentierung der Lamina cribrosa

5. **Welche Aussage zur endokrinen Orbitopathie ist am wenigsten wahrscheinlich?**
   A. Es handelt sich um eine Autoimmunerkrankung
   B. Die TRAK-Antikörper sind erhöht
   C. Es findet sich häufig ein Enophthalmus
   D. Es kann eine Kompression des Sehnervs entstehen
   E. Es finden sich häufig Lidödeme

6. **Welche Aussage über die infektiöse Keratitis ist am wenigsten wahrscheinlich?**
   A. Formstabile Kontaktlinsen sind eine typische Infektionsquelle für Akanthamöben.
   B. Die Pilzkeratitis tritt nach Verletzungen mit pflanzlichem Material auf.
   C. Das Tragen von »Monatslinsen« ist ein Risikofaktor für eine bakterielle Keratitis.
   D. Eine Dendritica-Figur der Hornhaut ist hinweisend auf eine Herpesinfektion.
   E. Eine Pseudomonaskeratitis zeigt einen foudroyanten Verlauf.

7. **Welches ist der häufigste bösartige Tumor des Auges im Kindesalter?**
   A. Malignes Melanom
   B. Plattenepithelkarzinom der Bindehaut
   C. Intraokulares Lymphom
   D. Retinoblastom
   E. Optikusgliom

8. **Welche Aussage zur Papillenschwellung ist am wenigsten wahrscheinlich? Eine Papillenschwellung…**
   A. kann bei erhöhtem Hirndruck auftreten.
   B. kann bei einer Optikusatrophie besonders deutlich sein.
   C. kann bei einer ischämischen Optikusneuropathie auftreten.
   D. findet sich regelmäßig bei einem Zentralvenenverschluss.
   E. kann mit streifigen Blutungen am Sehnerven einhergehen.

9. **Welches Symptom ist für eine rhegmatogene Amotio retinae am wenigsten wahrscheinlich?**
   A. Lichtblitze
   B. Schatten
   C. Schmerzen
   D. Sehverschlechterung
   E. Gesichtsfeldausfall

10. **Welche Aussage zum frühkindlichen Schielen ist am wahrscheinlichsten?**
A. Es werden meist keine Doppelbilder wahrgenommen, ein Auge kann amblyop warden.
B. Mit einer intensiven orthoptischen Schulung kann meist ein volles Stereosehen erreicht werden.
C. Die Augenmuskeloperation sollte in der frühen sensitiven Phase durchgeführt werden.
D. Nach der Augenmuskeloperation ist meist keine Okklusionstherapie mehr notwendig.
E. Es muss in der Regel keine Brille verordnet werden.

11. **Welche Schicht der Hornhaut ist für ihren entquollenen Zustand und damit ihre Transparenz verantwortlich?**
A. Das Epithel
B. Die Bowman-Lamelle
C. Die Keratozyten des Stroma
D. Die Deszemet-Membran
E. Das Endothel

12. **Welche funduskopischen Veränderungen sind bei der trockenen altersbedingten Makuladegeneration am wenigsten wahrscheinlich zu finden?**
A. Makulablutung
B. Drusen
C. Fokale Hyperpigmentierungen
D. Pigmentepithelatrophie
E. Geographische Atrophie

13. **Welche Aussage zur Hyperopie trifft am wahrscheinlichsten zu?**
A. Das Auge ist in Relation zu seiner Brechkraft zu kurz.
B. Ein Punkt auf der Netzhaut wird als Strich abgebildet.
C. Es können sich ausgedehnte Narben im Bereich der Makula finden.
D. Der Brennpunkt liegt vor der Netzhaut.
E. Es liegt meist eine Hornhautverkrümmung vor.

14. **Welche der folgenden Veränderungen können am wahrscheinlichsten im Rahmen eines Zentralvenenverschlusses auftreten?**
A. Exsudative Netzhautablösung
B. Makulaödem
C. Aderhautblutung
D. Kirschroter Fleck der Makula
E. Pupillotonie

15. **Für welche Lidfehlstellung ist eine Epiphora am wenigsten wahrscheinlich?**
A. Ptosis
B. Entropium
C. Lagophthalmus
D. Ektropium
E. Distichiasis

16. **Welches ist keine Therapieoption der exsudativen altersbedingten Makuladegeneration?**
A. Photodynamische Therapie
B. Intravitreale Injektion von anti-VEGF-Wirkstoffen
C. Makularotation
D. Enukleation
E. submakuläre Chirurgie

17. **Welche Aussage zur Augenlinse trifft am wenigsten zu?**
A. Eine einseitige Katarakt in Kleinkindesalter ist meist behandlungspflichtig.
B. Bei Naheinstellung werden die Zonulafasern entspannt.
C. Wichtigste Komplikation der Kataraktoperation ist die Endophthalmitis.
D. Das PEX-Syndrom ist mit einer Zonulolyse assoziiert.
E. Die Kerntrübung führt zur Hyperopisierung.

18. **Welche Veränderungen finden sich am wahrscheinlichsten bei einer Parese des N. oculomotorius am rechten Auge?**
A. Eine homonyme Hemianopsie nach links
B. Eine Pupillenverengung rechts
C. Motilitätseinschränkung des rechten Auges beim Rechtsblick
D. Lagophthalmus des rechten Auges
E. Eine Störung der Akkommodation

19. Welche Komplikation einer penetrierenden Augenverletzung ist am wenigsten wahrscheinlich?

A. Sekundärglaukom

B. Katarakt

C. Parasympathische Ophthalmie

D. Netzhautablösung

E. Aderhautblutung

20. Welche Erkrankung oder Operation beinhaltet kein Risiko für eine Endophthalmitis?

A. Sepsis

B. Kataraktoperation

C. Penetrierende Verletzung

D. Kontusionsverletzung

E. Glaukomoperation

26.2 MC-Antworten

1. **Richtige Antwort A.** Der physiologische Spalt zwischen retinalem Pigmentepithel und Photorezeptoraussensegmenten entsteht in der Embryogenese währen der Bildung des Augenbechers, der sich einstülpt. Klinisch bedeutsam ist dies für die Entwicklung einer rhegmatogenen Amotio retinae. Durch ein Netzhautforamen kann intraokulares Wasser zwischen beide Schichten gelangen und so zu der Abhebung führen, da beide Schichten nicht fest miteinander verbunden sind.

2. **Richtige Antwort B.** Die panretinale Laserkoagulation ist die Therapie der Wahl bei der proliferativen diabetischen Retinopathie. Ziel ist die Reduktion des retinalen Sauerstoffverbrauches und die Ischämie zu reduzieren. Anti-VEGF-Wirkstoffe werden in der Therapie des diabetischen Makulaödems eingesetzt. Daneben auch bei der exsudativen Makuladegeneration und bei Makulaödemen nach venösen Gefäßverschlüssen der Netzhaut. Eine fokale Laserkoagulation dient der lokalisierten Behandlung einer Netzhautischämie, um ein klinisch signifikantes Makulaödem zu reduzieren. Die intravitreale Gabe von Steroidpräparaten dient ebenfalls der Reduktion eines Makulaödems. Die photodynamische Therapie wird in der Behandlung von choroidalen Neovaskularisationen eingesetzt.

3. **Richtige Antwort B.** Chorioidale Neovaskularisationen (aus der Aderhaut) treten bei der exsudativen Makuladegeneration auf. Bei der proliferativen diabetischen Retinopathie entstehen retinale Neovaskularisationen wegen der Netzhautischämie. Glaskörperblutungen sind Komplikationen von retinalen Neovaskularisationen. Traktive Netzhautablösungen entstehen durch Narbenzug der Neovaskularisationen, die sich kontrahieren. Bei einer rhegmatogenen Netzhautablösung hingegen kommt es durch Glaskörperzug zu einem Netzhautloch (keine Narbe!). Das diabetische Makulaödem kann in jedem Stadium der diabetischen Retinopathie auftreten.

4. **Richtige Antwort C.** Die glaukomatöse Sehnervenschädigung führt zu der Ausbildung einer glaukomatösen Exkavation durch den Verlust an neuroretinalen Randsaum. Eine Papillenschwellung kann entzündlicher Genese sein, ischämisch oder durch erhöhten Hirndruck auftreten. Die Drusenpapille ist eine wichtige Differentialdiagnose der Papillenschwellung und durch die Ablagerung von Hyalinkörperchen im Sehnervenkopf gekennzeichnet. Neovaskularisationen am Sehnerv entstehen durch eine Ischämie der Netzhaut, typischerweise bei der proliferativen diabetischen Retinopathie. Eine vermehrte Pigmentierung der Lamina cribrosa spielt beim Glaukom keine Rolle.

5. **Richtige Antwort C.** Die endokrine Orbitopathie ist eine Autoimmunerkrankung, die durch eine Erhöhung der TRAK-Autoantikörper gekennzeichnet ist. Lidödeme sind häufig bei einem akuten entzündlichen Stadium der Erkrankung. Die eine Druckerhöhung in der Orbita, die im Rahmen einer entzundlichen Schwellung der Augenmuskeln oder durch die Adipogenese auftritt, kann zu einer Kompression des Sehnerven führen. Bei einer Kompression des Sehnervens besteht Erblindungsgefahr. Für das Vollbild der endokrinen Orbitopathie im Rahmen eines M. Basedow ist ein Exophthalmus, ein hervortreten des Bulbus typisch. Ein Enophthalmus findet sich z. B. nach einer Orbitabodenfraktur.

6. **Richtige Antwort A.** Formstabile Kontaktlinsen haben grundsätzlich ein geringes Infektionsrisiko. Die Akanthamöbenkeratitis entsteht typischerweise nach Tragen von weichen Monatslinsen ohne adäquate Hygiene. Selten sind Infektionen nach Tageslinsen, wenn diese nach einem Tag auch verworfen werden. Eine Pilzkeratitis kann bei einer Verletzung mit pflanzlichen Material auftreten und zeigt typische Satelliteninfiltrate. Die Dendritica-Figur ist pathognomonisch für die epitheliale Herpeskeratitis. Eine Keratitis durch Pseudomonas aeruginosa führt zu einem rasch fortschreitenden Krankheitsbild mit einem Ringinfiltrat und einer Einschmelzung der Hornhaut.

7. **Richtige Antwort D.** Das Retinoblastom ist der häufigste bösartige Tumor im Kindesalter. Das maligne Aderhautmelanom ist der häufigste bösartige Augentumor des Erwachsenen. Plattenepithelkarzinome der Bindehaut sind selten und kommen fast nur bei älteren Patienten vor. Das intraokulare Lymphom ist eine wichtige, aber insgesamt seltene Differentialdiagnose einer chronischen Uveitis. Ein Optikusgliom ist ein seltener Tumor des Sehnervs und kann bei Phakomatosen (Neurofibromatose) vorkommen.

8. **Richtige Antwort B.** Bei einer Optikusatrophie kommt es typischerweise nicht zu einer Papillenschwellung, da die atrophen Nervenfasern nicht mehr anschwellen können. Die wichtigsten Differentialdiagnosen der Papillenschwellung sind die Stauungspapille bei erhöhtem Hirndruck, die ischämische Papillenschwellung bei der anterioren ischämischen Optikusneuropathie und die entzündliche Papillenschwellung bei der Papillitis. Bei einem Zentralvenenverschluss komm es wegen der Stauung regelmäßig zu einer Papillenschwellung.

9. **Richtige Antwort C.** Die Netzhautablösung ist nie von Schmerzen begleitet. Die Kardinalsymptome der rhegmatogenen Netzhautablösung sind die Wahrnehmung von Blitzen (durch den Glaskörperzug an der Netzhaut), die Wahrnehmung eines Schattens (durch die Netzhautablösung). Die Schattenwahrnehmung kann sich auch als Gesichtsfelddefekt darstellen, bzw. besonders wenn das Zentrum betroffen ist in einer Sehverschlechterung.

10. **Richtige Antwort A.** Bei frühkindlichen Schielen werden meist keine Doppelbilder wahrgenommen. Es kommt zur Suppression eines Auges, das dann im Verlauf amblyop (schwachsichtig) wird. Das Ziel der orthoptischen Therapie ist die Behandlung der Amblyopie und die Verbesserung der Binokularfunktion. Ein volles Stereosehen kann in der Regel nicht erreicht werden. Augenmuskeloperationen werden meist im Vorschulalter durchgeführt, dann die Schielwinkelmessung verlässlicher ist und Revisionsoperationen seltener. Die Okklusionstherapie ist notwendig, solange eine Amblyopie vorliegt und eine Verbesserung der Sehfunktion möglich ist (bis zum Alter von 12–14 Jahren). Eine wichtige Grundlage der Behandlung des Schielens ist die Verordnung der korrekten Brille.

11. **Richtige Antwort E.** Das Hornhautendothel als innerste Schicht ist für die Entquellung der Hornhaut wichtig. Verschiedene Erkrankungen können zu einer Endothelschädigung führen. Bei einer Endothelzelldichte unter 1000 Zellen pro Quadratmillimeter kann es zur Dekompensation der Hornhaut kommen, sodass durch die Stromaquellung zu einem Verlust der Transparenz führt.

12. **Richtige Antwort A.** Die Makulablutung ist ein typisches klinisches Zeichen der exsudativen altersbedingten Makuladegeneration. Sie entwickelt sich aus der chorioidalen Neovaskularisation und ist meist auch mit einem Netzhautödem vergesellschaftet. Im Gegensatz zu der exsudativen (feuchten) Makuladegeneration zeigt die trockene Form Veränderungen durch den Untergang der Photorezeptoren und des Pigmentepithels, dh Drusenbildung, fokale Hyperpigmentierungen und Pigmentepithelatrophie. Wenn diese ausgedehnt ist wird sie als geographische Atrophie bezeichnet (Maximalform der trockenen altersbedingten Makuladegeneration).

13. **Richtige Antwort A.** Bei einer Hyperopie (d. h. Weitsichtigkeit) ist die Brechkraft des Auges im Verhältnis zu seiner Länge zu gering. Die Brennweite liegt hinter der Netzhaut, der Bulbus ist zu kurz. Beim Astigmatismus infolge einer Hornhautverkrümmung wird ein Punkt als Strich abgebildet. Makulanarben finden sich bei vielen Netzhauterkrankungen, u. a. aber auch bei der pathologischen Myopie (Kurzsichtigkeit). Das weitsichtige Auge zeigt meist keine Fundusveränderungen. Es kann jedoch eine scheinbare Papillenschwellung vorliegen. Bei der Kurzsichtigkeit ist das Auge zu lang, der Brennpunkt liegt vor der Netzhaut. Eine Hornhautverkrümmung kann unabhängig von einer Myopie oder Hyperopie auftreten.

14. **Richtige Antwort B.** Der Zentralvenenverschluss ist gekennzeichnet durch die Fundusveränderungen infolge der gestauten Venen. Es kommt zu Fundusblutungen, weichen Exsudaten und zu ausgedehnten Netzhautödemen, auch im Zentrum als Makulaödem. Die exsudative Netzhautablösung ist eine typische Komplikation des Aderhautmelanoms oder von entzündlichen Augenerkrankungen. Aderhautblutungen können als expulsive Blutungen im Rahmen von Operationen auftreten, unter Antikoagulation oder nach Trauma oder Hypotonie anderer Genese. Der kirschrote Fleck ist eine Fundusveränderung bei Zentralarterienverschluss. Das ischämische Netzhautödem der Nervenfasern findet sich nicht in der Fovea. Diese erscheint dann deutlicher rot. Die Pupillotonie ist einer Erkrankung der Iris, die meist keinen Effekt auf die Sehfunktion hat. Sie ist eine wichtige Differentialdiagnose der Anisokorie.

15. **Richtige Antwort A.** Die Ptosis bezeichnet ein Herabhängen des Oberlides, welches als senile Ptosis, durch eine Okulomotoriusparese oder bei Horner-Syndrom, bei Muskelerkrankungen oder mechanisch auftreten kann. Eine vermehrte Reizung der Augenoberfläche besteht meist nicht. Das Entropium bezeichnet das Einwärtsdrehen des Lides, der Lagophthamus ein fehlender Lidschluss. Das Ektropium ist die Auswärtsdrehung des Lides, die Distichiasis eine zweite Wimpernreihe, die zur Trichiasis, einem Scheuern der Wimpern auf der Augenoberfläche führen kann. All diese Veränderungen können zu einer vermehrten Reizung der Augenoberfläche, und damit zu einem vermehrten Tränen (Epiphora) führen.

16. **Richtige Antwort D.** Die Enukleation bezeichnet die operative Entfernung eines Auges. Dies ist medizinisch indiziert bei einem schmerzhaften Auge ohne Sehfunktion oder unter Umständen bei einem Tumorleiden. Die exsudative altersbedingte Makuladegeneration wird primär durch die intravitreale Gabe von anti-VEGF Wirkstoffen behandelt (als Spritze in den Glaskörperraum). Die photodynamische Therapie stellt ein Ersatzverfahren in Einzelfällen dar. Insbesondere Bei ausgedehnten submakulären Blutungen können chirurgische Verfahren wie die submakuläre Netzhautchirurgie oder eine Makularotation indiziert sein.

17. **Richtige Antwort E.** Die Kerntrübung der Augenlinse im Rahmen der Katarakt führt typischerweise zu einer Zunahme der Brechkraft, und damit zur Myopisierung, d. h. das Auge wird kurzsichtiger. Die einseitige Katarakt im Kleinkindesalter muss meist zügig operiert werden, da ein hohes Risiko einer Deprivationsamblyopie besteht. Bei der Akkommodation kommt es zur Kontraktion des M. ciliaris, wodurch sich die Zonulafasern entspannen und die Linse wegen ihrer Eigenelastizität an Brechkraft gewinnt. Eine Endophthalmitis ist eine Infektion des Augeninneren, die nach einer Kataraktoperation auftreten kann. Die schwerwiegende Komplikation führt häufig zu einer gravierenden Verschlechterung der Sehfunktion trotz aller therapeutischen Maßnahmen. Das PEX-Syndrom (Pseudoexfoliatio lentis) beschreibt die Ablagerung von extrazellulärem Material im vorderen Augenabschnitt. Das PEX-Syndrom ist mit einer Zonulolyse (lockere Linsenaufhängung) und einem erhöhten Risiko für ein Glaukom assoziiert.

18. **Richtige Antwort E.** Die Okulomotoriusparese führt zu einer Störung der Akkommodation, da die parasympathischen Fasern aus dem Ncl. Edinger-Westphal betroffen sind, die den M. ciliaris innervieren. Die Okulomotoriusparese führt zu einer Pupillenerweiterung am betroffenen Auge, da die Miosis gestört ist. Eine Hemianopsie beschreibt einen neurologischen Gesichtsfeldschaden, der durch Läsionen in der Sehbahn auftritt. Bei einer Abduzensparese zeigt sich eine Abduktionseinschränkung, bei der Okulomotoriusparese sind die M. rectus superior, medialis, inferior und der M. obliquus inferior gestört. Der N. oculomotorius innerviert auch den M. levator palpebrae und kann dadurch zu einer Ptosis, einem Herabhängen des Lides führen. Der Begriff Lagophthalmus beschreibt eine vergrößerte Lidspalte.

19. **Richtige Antwort C.** Eine penetrierende Augenverletzung kann zu dem seltenen, aber schweren Krankheitsbild der sympathischen Ophthalmie führen. Es handelt sich um eine schwere granulomatöse Entzündung des (gesunden) Partnerauges nach penetrierender Verletzung oder nach Operation. Je nach Verletzungsausmaß können die Folgen vielfältig sein: Sekundärglaukom, Katarakt, Netzhautablösungen oder Aderhautblutungen sind möglich.

20. **Richtige Antwort D.** Eine Endophthalmitis ist eine schwere Infektion des Augeninneren, die bei jeder Bulbuseröffnung, d. h. penetrierender Verletzung oder Operation auftreten kann. Kein Risiko für eine Endophthalmitis besteht bei einer Kontusionsverletzung, d. h. bei einer Prellung des Auges. Selten kann eine Sepsis durch Bakterien oder Pilze zu einer endogenen Endophthalmitis führen.

Klinische Fälle

Peter Walter, Niklas Plange

27.1   Makulablutung   – 408

27.2   Iritis   – 409

27.3   Multiple Sklerose   – 409

27.4   Amotio   – 410

27.5   Venenthrombose   – 412

27.6   Unfallfolgen am Auge   – 413

27.7   Glaukomanfall   – 415

27.8   Papillenschwellung   – 416

27.9   Kontaktlinsenkeratitis   – 417

27.10   Katarakt bei Pseudoexfoliatio lentis   – 418

P. Walter, N. Plange, *Basiswissen Augenheilkunde*,
DOI 10.1007/978-3-662-52801-3_27, © Springer-Verlag Berlin Heidelberg 2017

27.1 Makulablutung

Ein 78-jähriger Patient kommt wegen einer plötzlichen Sehverschlechterung auf einem Auge zu Ihnen. Die Sehverschlechterung sei vor 2 Tagen aufgetreten. Er ist bereits auf beiden Augen vor 5–10 Jahren am grauen Star operiert worden. Danach seien die Augen wieder gut gewesen. Der Druck war immer normal gewesen. Insgesamt sei er ziemlich krank. Er hatte 2 Herzinfarkte und mehrere Stents sowie einen Schlaganfall. Deshalb nehme er ASS 100 und Marcumar. Seit mehreren Jahren hat er auch Diabetes, da sei er aber mit Medikamenten gut eingestellt.

Sie finden eine Sehschärfe von Handbewegungen auf dem rechten Auge und 0,5 auf dem linken Auge. Der Augeninnendruck beträgt 12 mmHg bds. und die Spaltlampenuntersuchung ergibt einen regelrechten Befund nach Kataraktoperation. Bei der Untersuchung des Augenhintergrundes finden Sie am linken Auge Drusen, am rechten Auge können Sie die Netzhaut nicht erkennen (□ Abb. 27.1).

❓ 1. Welche Untersuchungen müssen Sie zur weiteren Abklärung durchführen?
2. Was ist Ihre Diagnose?
3. Wie gehen Sie weiter vor?

✓ 1. Ultraschalluntersuchung und Gerinnungsstatus. Die Ultraschalluntersuchung ergibt eine anliegende Netzhaut. Die Labordiagnostik ergibt einen Quickwert von 14%.

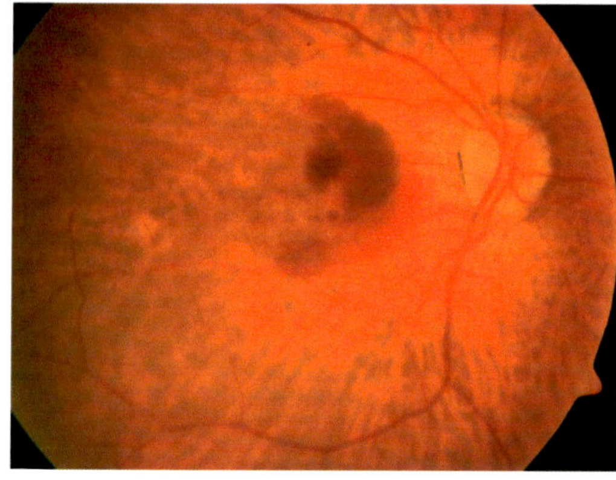

□ **Abb. 27.2** Makulablutung

2. Glaskörperblutung bei Marcumartherapie und übereffekt, rechts.
3. Sie besprechen mit dem Internisten einen zügigen Weg zur Verbesserung der Antikoagulation. Sie schlagen dem Patienten vor, eine Vitrektomie zur Entfernung des Blutes aus dem Glaskörperraum vorzunehmen.

Während der Operation sehen Sie, nachdem das Blut aus dem Glaskörper entfernt ist, eine subretinale Blutung unter der Makula (□ Abb. 27.2).

❓ 1. Wie ist Ihre Diagnose jetzt?
2. Wie gehen Sie weiter vor?

✓ 1. Subretinale Blutung bei neovaskulärer AMD und Marcumartherapie, rechts.

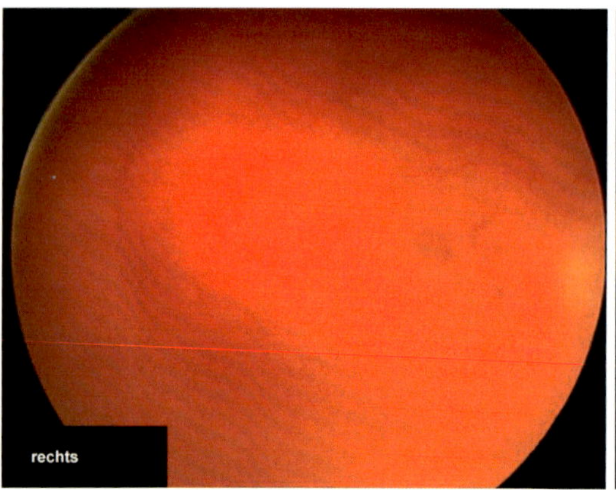

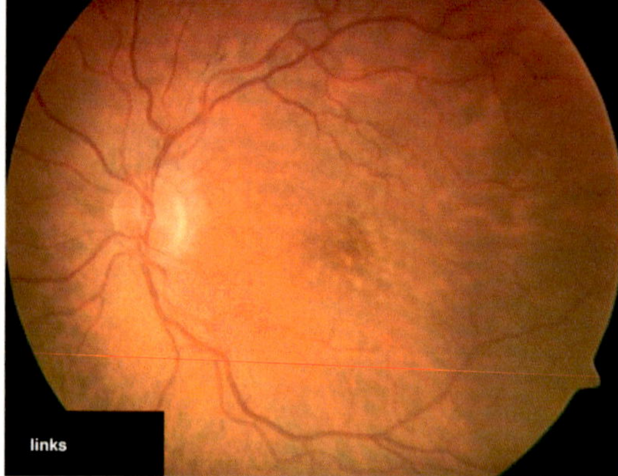

□ **Abb. 27.1** Untersuchung des Augenhintergrunds

2. Sie führen nach Abschluss der akuten Heilphase nach der Vitrektomie eine Angiographie mit Fluoreszein und Indozyaningrün durch, um die choroidale Neovaskularisation als Quelle der Blutung zu identifizieren. In diesem Fall ist die Blutung relativ groß. Hier muss über eine subretinale Actilyse und Anti-VEGF-Gabe diskutiert werden.

27.2 Iritis

Ein 34 -jähriger Patient kommt zu Ihnen wegen einer Rötung des rechten Auges. Es bestünden auch Schmerzen auf diesem Auge und eine deutliche Blendempfindlichkeit. Er habe auch den Eindruck, dass das Sehen schlechter sei.

Ansonsten sei er bisher gesund. In letzter Zeit hat er aber vermehrt Schmerzen im unteren Rückenbereich.

Die Untersuchung ergibt eine Sehschärfe von 0,4 rechts und 1,2 links. Der Augendruck ist rechts 13 und links 16 mmHg. Die Spaltlampenuntersuchung ergibt folgendes Bild (Abb. 27.3).

? 1. Wie lautet Ihre Diagnose?
  2. Wie behandeln Sie?
  3. Welche weiteren Untersuchungen veranlassen Sie?

✓ 1. Fibrinöse Iritis mit Hypopyon rechts.
  2. Sie verordnen stündlich Prednisolon-Augentropfen sowie Atropin AT und vereinbare tägliche Kontrollen.
  3. Vorstellung beim Internisten bei V. a. rheumatische oder andere entzündliche Grunderkrankung, Rheumafaktoren und HLA-Antigene.

Die Rheumafaktoren sind negativ, aber die HLA-Untersuchung ergibt einen HLA-B-27 positiven Befund. Im Röntgenbild zeigen sich Veränderungen der Ileosakralfugen.

? 1. Von welcher Erkrankung gehen Sie jetzt aus?

✓ 1. M. Bechterew. Spondylarthritis ankylosans.

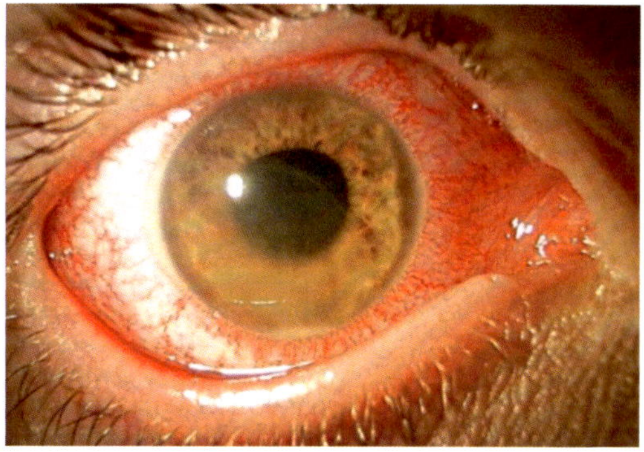

Abb. 27.3 Spaltlampenuntersuchung

27.3 Multiple Sklerose

Eine 18-jährige Frau meldet sich in der Notfallambulanz mit plötzlicher Sehverschlechterung auf dem rechten Auge. Die Anamnese ist vollkommen leer. Der Visus beträgt 0,2 rechts, links 1,0. Der Augendruck ist normal. Man erkennt bei der Spaltlampenuntersuchung einen völlig normalen Befund am vorderen Augenabschnitt. Papille, Blutgefäße und Makula sind unauffällig, ebenso wie die periphere Netzhaut.

Der Wechselbeleuchtungstest (Swinging-flash-light-Test) ergibt auf dem linken Auge eine normale Pupillenreaktion. Auf dem rechten Auge wird die Pupille bei Belichtung statt enger weiter!

? 1. Wie nennt man dieses Phänomen?
  2. Welche Untersuchung müssen Sie als Augenarzt unbedingt durchführen?
  3. Welche Verdachtsdiagnose haben Sie und welche weiteren Untersuchungen veranlassen Sie?

✓ 1. Relatives afferentes sensorisches Defizit.
  2. Eine Gesichtsfelduntersuchung.
  3. Die Gesichtsfelduntersuchung ergibt den in Abb. 27.4 gezeigten Befund. Es handelt sich um ein Zentralskotom. »Der Patient sieht nichts – der Arzt sieht nichts« → Neuritis nervi optici. Sie stellen die Patientin beim Neurologen vor mit der Bitte um eine zentrale Bildgebung am ehesten als NMR und bitten um eine Liquorpunktion.

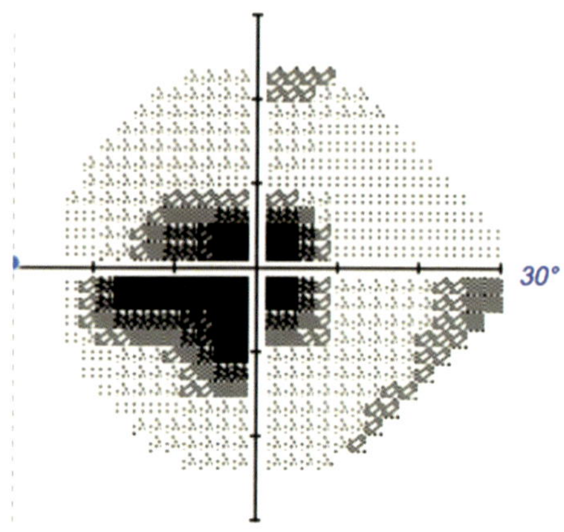
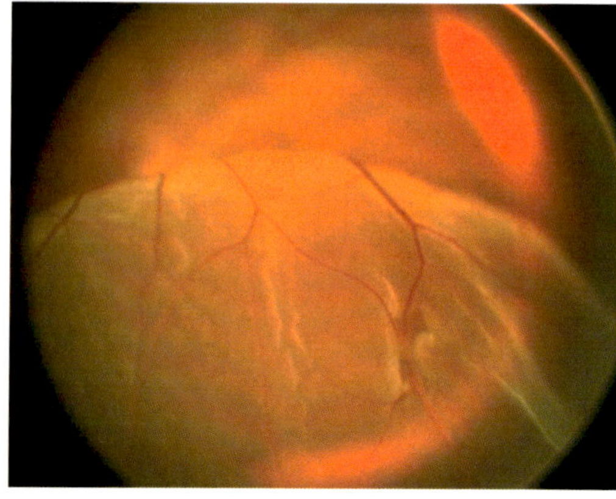

◘ Abb. 27.4 Gesichtsfelduntersuchung

◘ Abb. 27.5 Funduskopie

Die NMR-Untersuchung ergibt periventrikuläre de-myelinisierende Herde. Die Liquorpunktion ergibt eine lymphozytäre Pleozytose sowie den Nachweis einer inrathekalen Antikörperproduktion in Form oligoklonaler Banden.

❓ 1. An welche Systemerkrankung müssen Sie jetzt denken?
   2. Welche Therapie leiten Sie ein?

✔ 1. Multiple Sklerose
   2. Eine Hochdosissteroidtherapie mit 1 g Prednisolon i.v. täglich über mehrere Tage in dann ausschleichender Dosierung.

27.4 Amotio

Eine 28 -jährige Patientin kommt zu Ihnen, weil sie seit 1 Woche einen Schatten oben im Blickfeld auf dem rechten Auge sieht. Sie hat den Eindruck, der Schatten würde in der letzten Zeit größer werden. Sie ist -6,5 D kurzsichtig auf dem rechten Auge. Das linke Auge hat eine Kurzsichtigkeit von -4 D. Die Sehschärfe liegt bei 1,0 bds. mit Korrektur.

Die Mutter war auch sehr kurzsichtig und ein Auge ist wegen einer Netzhautablösung erblindet. Die Spaltlampenuntersuchung ergibt auf dem rechten Auge einen normalen vorderen Augen-abschnitt, aber eine geringfügige Zellaussaat im Glaskörperraum. Das linke Auge ist unauffällig.

Die Funduskopie ergibt rechts folgenden Befund (◘ Abb. 27.5).

❓ 1. Wie lautet Ihre Diagnose und welche Therapie empfehlen Sie?

✔ 1. Rhegmatogene Amotio bei hoher Myopie. Zur Behandlung raten Sie zur Durchführung einer Cerclageoperation als zirkuläre Plombenoperation. Man könnte auch eine Vitrektomie mit Gas machen, jedoch scheint die Komplikationsrate hier größer zu sein.

Die Operation wird problemlos durchgeführt. Die Verlaufskontrolle ergibt eine Kurzsichtigkeit von -8 D, einen bestkorrigierten Visus von 0,6 auf dem rechten Auge. Die Fundusuntersuchung ergibt vollständige Netzhautanlage. Der Visus beträgt mit -8,5 D 1,0. Ein Jahr später kommt die Patientin wieder zur Kontrolle und berichtet über Verzerrungen auf dem rechten Auge, die es ihr unmöglich machen, ihren Beruf als Goldschmiedin weiter auszuüben. Der Visus beträgt 0,5. Sie sehen folgenden Befund in der Funduskopie und im OCT (◘ Abb. 27.6).

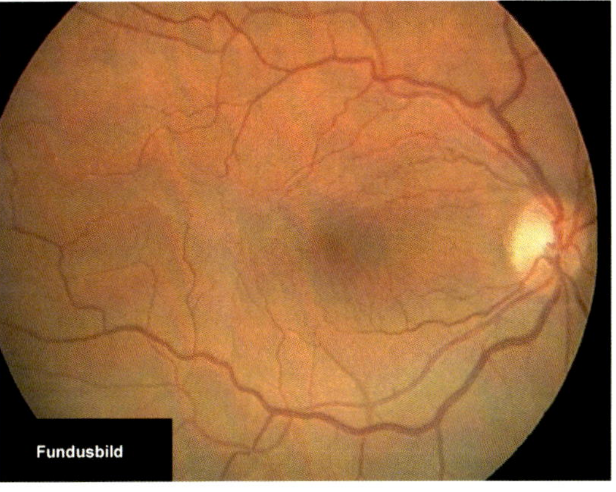

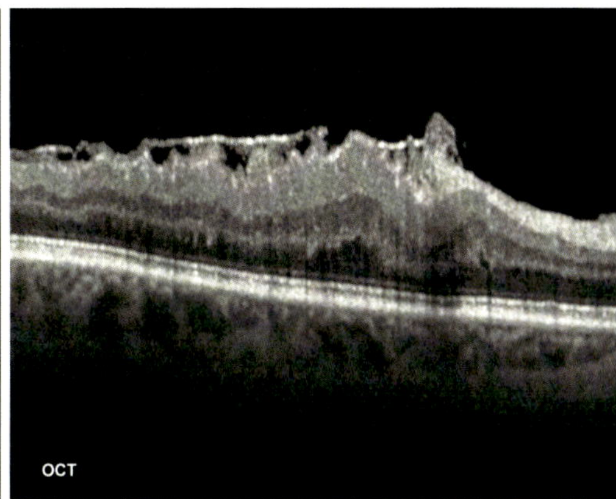

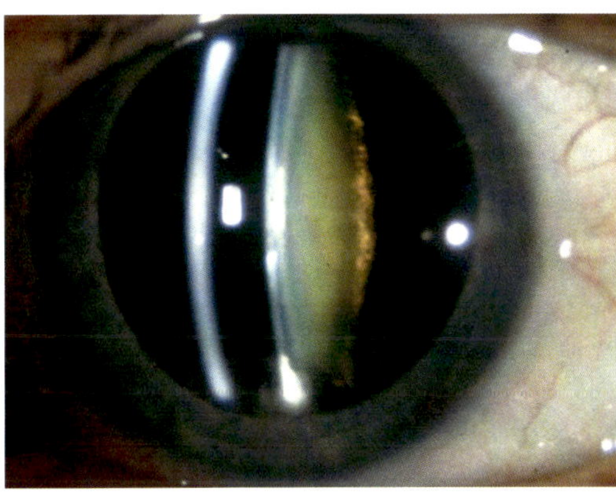 Abb. 27.6 Funduskopie und OCT

? 1. Welche Diagnose stellen Sie?
2. Welche Empfehlung geben Sie der Patientin?

✓ 1. Epiretinale Gliose.
2. Da die Patientin im Alltag sehr gestört ist und sogar ihren Beruf gar nicht ausüben kann empfehlen Sie ihr die Vitrektomie mit Entfernung der Gliose.

Sie raten der Patientin eine Vitrektomie mit Entfernung der Membran durchführen zu lassen. Die Operation kann komplikationslos durchgeführt werden. 3 Monate nach der Operation beträgt der Visus wieder 1,0, die Verzerrungen sind verschwunden. Ein weiteres Jahr später kommt die Patientin zurück und berichtet, dass das Bild auf dem rechten Auge viel trüber geworden ist. Sie messen eine Sehschärfe von 0,6, Verzerrungen bestehen nicht. Die Refraktion liegt inzwischen bei -10,5 D. Die Spaltlampenuntersuchung ergibt das folgende Bild (Abb. 27.7).

? 1. Was liegt vor und welche Empfehlung geben Sie?

✓ 1. Katarakt. Sie empfehlen der Patientin, eine Kataraktoperation durchführen zu lassen.

Die Operation kann komplikationslos durchgeführt werden. Der Visus beträgt 2 Tage später wieder 1,0. Am vierten Tag nach der Kataraktoperation meldet sich die Patientin mit starken Schmerzen und einer deutlichen Sehverschlechterung. Die Untersuchung ergibt einen Visus von Lichtscheinwahrnehmung. Der Spaltlampenbefund ist dargestellt (Abb. 27.8).

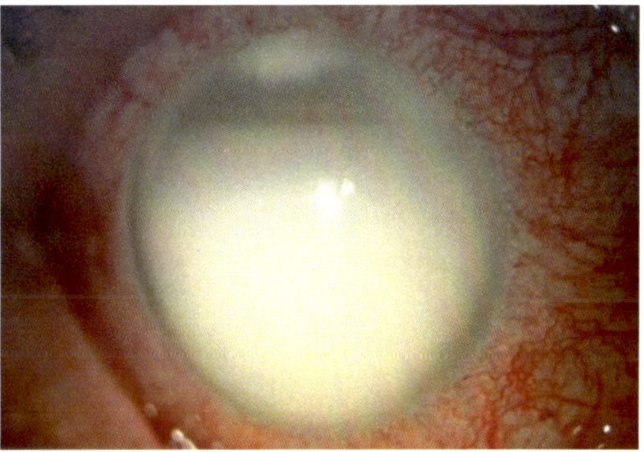

Abb. 27.7 Spaltlampenuntersuchung

Abb. 27.8 Spaltlampenuntersuchung post-OP

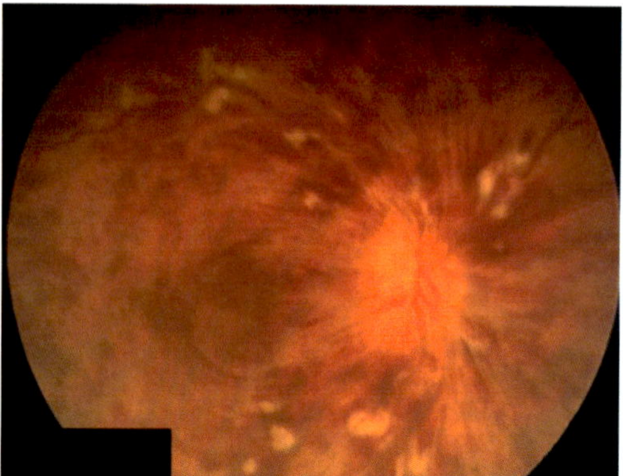

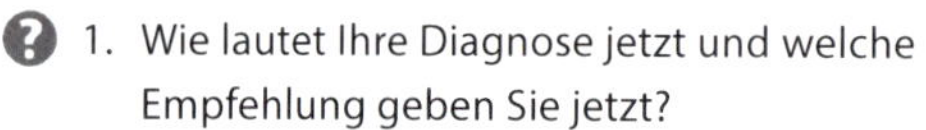

Abb. 27.9 Fundusbefund

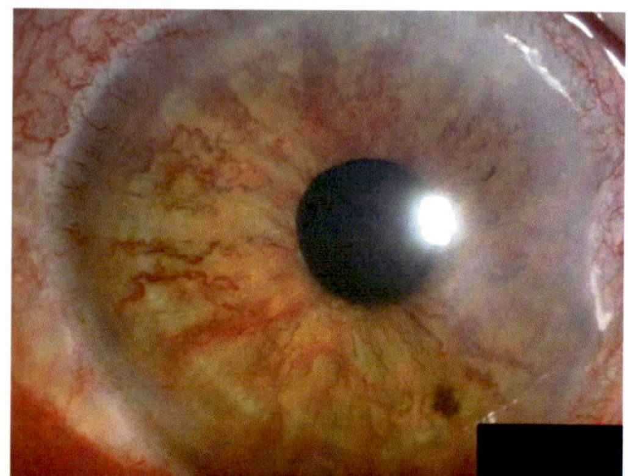

Abb. 27.10 Spaltlampenbefund

? 1. Wie lautet Ihre Diagnose jetzt und welche Empfehlung geben Sie jetzt?

✓ 1. Postoperative Endophthalmitis nach Kataraktoperation.

Maßnahmen: sofortige Vitrektomie mit Probenentnahme zur mikrobiologischen Diagnostik und intraokulare Antibiotikagabe.

27.5 Venenthrombose

Eine 76-jährige Patienten stellt sich mit einer deutlichen Sehverschlechterung auf dem rechten Auge vor. Der Visus beträgt auf diesem Auge 0,05 mit bester Korrektur. Der vordere Augenabschnitt zeigt eine Situation nach Kataraktoperation. Der Augendruck ist bei 21 mmHg. Man erkennt eine künstliche Linse, die zentriert ist und klar ist. Der Fundusbefund ist im Folgenden dargestellt (**Abb. 27.9**).

? 1. Wie lautet Ihre Diagnose?

✓ 1. Zentralvenenthrombose. Man erkennt auf dem Fundusbild die Blutungen entlang der Nervenfaserschicht und Cotton-Wool-Exsudate, die auf einen unzureichend eingestellten Blutdruck hinweisen.

Die Blutdruckmessung ergibt 185/100 mmHg. Die Laborparameter sind weitgehend unauffällig. Ins-

besondere sind die Entzündungswerte unauffällig. Das andere Auge ist in Ordnung. Der Hämatokrit liegt bei 46 %. Die gerinnungsparameter sind ansonsten unauffällig.

? 1. Welche Maßnahmen ergreifen Sie?

✓ 1. Internistische Beurteilung der Blutdrucksituation veranlassen, ggf. Therapie des Hypertonus. Man kann eine Hämodilution erwägen, ggf. auch die Gabe von ASS 100.

Nach 6 Wochen stellen Sie eine Sehschärfe von 0,1 auf dem betroffenen Auge fest. Die Blutungen haben sich weitgehend resorbiert. Es besteht ein ausgeprägtes Makulaödem. Peripher finden sich in der Angiographie ischämische Areale.

? 1. Welche Empfehlung geben Sie?

✓ 1. Laserkoagulation der ischämischen Areale, Anti-VEGF-Therapie.

Nach einem halben Jahr kommt die Patientin wieder mit Schmerzen. Die Sehschärfe ist nur Handbewegungen. Der Augeninnendruck beträgt 55 mmHg. Sie sehen folgendes Bild an der Spaltlampe (**Abb. 27.10**).

? 1. Welche Diagnose stellen Sie und welche Therapie empfehlen Sie?

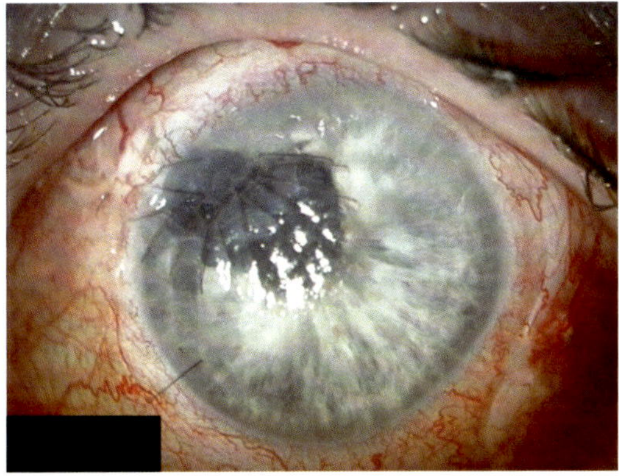

◘ Abb. 27.11 Schraubenzieherverletzung

✓ 1. Es besteht eine Rubeosis iridis mit einem Neovaskularisationsglaukom nach ischämischem Zentralvenenverschluss. Es muss eine nochmalige intensive panretinale Laserkoagulation durchgeführt werden.

Ein weiteres Jahr später: Die Patientin nimmt inzwischen 3 verschiedene drucksenkende Augentropfen. Der Druck liegt bei 37 mmHg. Es besteht ein feinblasiges Hornhautödem. Der Visus liegt bei Handbewegungen. Die Patientin nimmt 2 Tabletten Azetazolamid täglich. Es bestehen keine Schmerzen aber erhebliche Nebenwirkungen durch das Azetazolamid und es besteht eine deutliche Konservierungsmitteltoxizität mit rotem schmerzhaften Auge.

❓ 1. Welche Empfehlung geben Sie?

✓ 1. Da die drucksenkende Therapie nicht mehr ausreichend ist und zu viele Nebenwirkungen verursacht muss der Druck weiter gesenkt werden, was entweder mit einer Laserkoagulation des Ziliarkörpers erreicht werden kann (Cyclophotokoagulation) oder aber mit einem abflussverbessernden Eingriff (z. B. als Trabekulektomie mit Antimetaboliten oder Glaukomdrainageimplantat). In letzter Konsequenz kann man in einer solchen Situation eines fast blinden Auges, bei dem keine Perspektive einer Sehverbesserung mehr besteht und das nur Schmerzen bereitet auch die Enukleation diskutieren.

27.6 Unfallfolgen am Auge

Bei Handwerksarbeiten mit einem Schraubenzieher rutscht ein Patient ab und stößt sich den Schraubenzieher in das linke Auge. Er lässt sich sofort in die nächste Augenklinik bringen. Hier wird die Verletzung sofort versorgt. Das unmittelbare postoperative Ergebnis zeigt sich wie folgt (◘ Abb. 27.11).

❓ 1. Welche Verletzungsfolgen sehen Sie hier und mit welchen weiteren Komplikationen müssen Sie rechnen?

✓ 1. Man erkennt eine Zerschneidung der Hornhaut, einen Defekt der Iris. Die Pupille ist nicht mehr rund und der Sphinkter ist durchtrennt. Über die Linse kann man noch keine Aussage machen und auch nicht ob die Netzhaut verletzt ist. Es kann zu einer Trübung und Verziehung der Hornhaut mit einem irregulären Astigmatismus kommen.

Im Rahmen des Ausheilungsprozesses sieht man, dass die Linse eintrübt. Die Netzhaut und die Aderhaut sind nicht betroffen. An der Hornhaut entwickelt sich ein irregulärer Astigmatismus und eine parazentrale Hornhautnarbe.

❓ 1. Wie kann man die Situation an der Hornhaut verbessern?

✓ 1. Mit einer Hornhauttransplantation. Das Ergebnis ◘ Abb. 27.12. Man sieht die regelmäßige Krümmung und die typische fortlaufende Naht mit einem 10-0-Nylonfaden im linken Bild. Rechts sieht man das Ergebnis nach Schließen des Irisdefektes und nach Austausch der inzwischen völlig eingetrübten Linse.

Nach zunächst gutem Heilverlauf und deutlichem Anstieg der Sehschärfe klagt der Patient dann plötzlich über Schmerzen, Blendempfindlichkeit und Sehverschlechterung. Bei der Spaltlampenuntersuchung sehen Sie folgenden Befund (◘ Abb. 27.13).

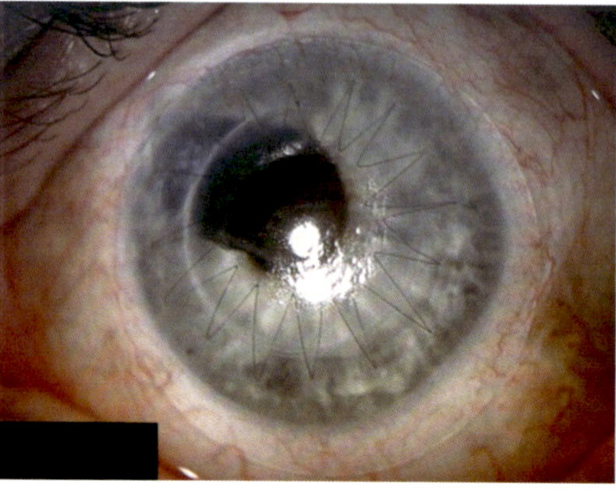
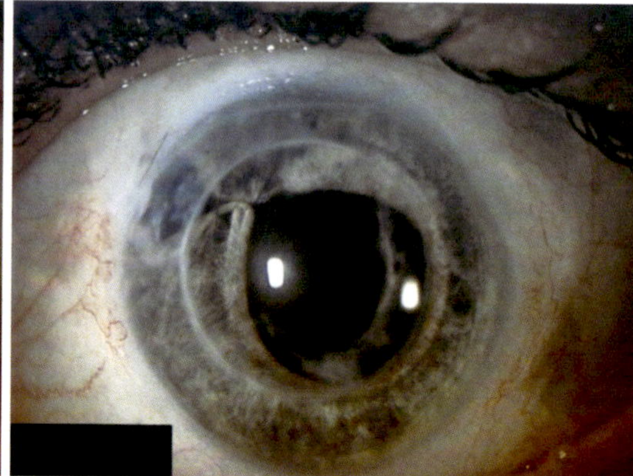

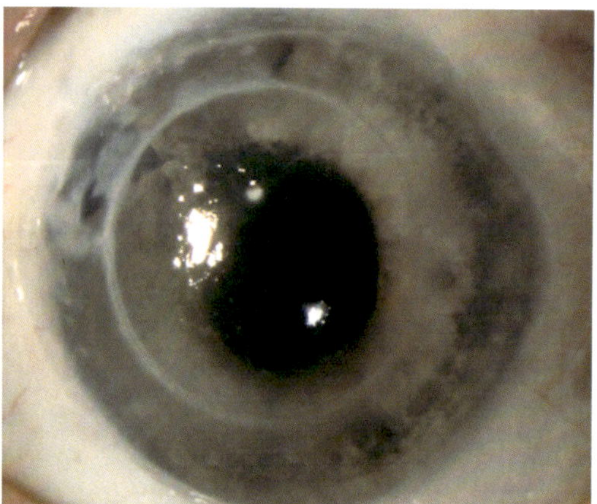

Abb. 27.12 Z. n. Hornhauttransplantation

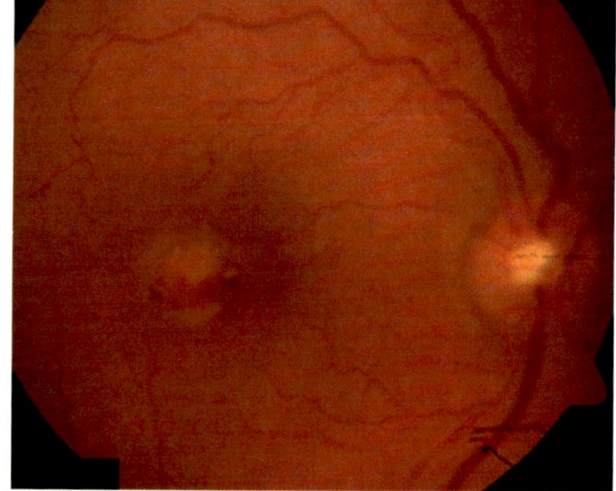

Abb. 27.13 Erneuter Befund nach Transplantation

Abb. 27.14 Erneuter Befund

? 1. Beschreiben Sie die akute Veränderung, die Sie hier im Vergleich zur oberen Abbildung erkennen können. Achten Sie dabei besonders auf das Endothel am Transplantat.

✓ 1. Das Transplantat ist deutlich weniger transparent. Im Schnittbereich erkennt man eine deutliche Quellung und Präzipitate auf dem Endothel. Es handelt sich um eine akute Abstoßungsreaktion.

Aufgrund dieser Abstoßungsreaktion wird die Patientin zur systemischen Immunsuppression aufgenommen und erhält eine Steroidstoßtherapie i.v. sowie steroidhaltige Augentropfen. Die Situation verbessert sich zügig. An der Stelle an der der i.v.

Zugang liegt, entwickelt sich allerdings eine schmerzhafte Rötung und Schwellung. Wenige Tage danach verschlechtert sich der Allgemeinzustand des Patienten rapide. Er entwickelt eine akute Herzinsuffizienz und hohes Fieber sowie Bewusstseinsstörungen. Außerdem sieht er auf dem nicht verletzten Auge plötzlich wesentlich schlechter. Hier beträgt die Sehschärfe nur noch 1/50! (**Abb. 27.14**).

? 1. Wie ist Ihre Diagnose und was unternehmen Sie?

✓ 1. Es handelt sich mit großer Wahrscheinlichkeit um eine Sepsis als Folge der Phlebitis. Der Patient muss sofort intensivmedizinisch behandelt werden. Am Augenhintergrund

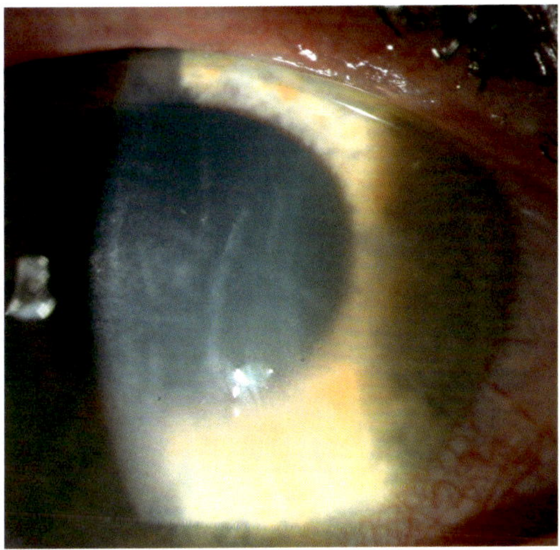

Abb. 27.15 Spaltlampenbefund

erkennt man ein septisches Infiltrat genau in der Fovea, was die schlechte Sehschärfe rechts erklart.

27.7 Glaukomanfall

Ein 63-jähriger Patient stellt sich in der Notaufnahme mit Schmerzen und Sehverschlechterung seit 2 Tagen vor. Die Anamnese ergibt keine relevanten Vorerkrankungen am Auge, keine bisherigen Operationen oder Laserbehandlungen. Der Patient hat seit vielen Jahren eine Brille und ist weitsichtig, etwa 4 dpt an beiden Augen. Die Untersuchung an der Spaltlampe zeigt am linken Auge eine deutliche Bindehautinjektion, ein Hornhautödem mit Descemetfalten, die Pupille ist entrundet ( Abb. 27.15). Der Augendruck liegt bei 63 mmHg.

? 1. Wie lautet ihre Diagnose und welche Therapie leiten Sie ein?
2. Was müssen Sie bei der Nofallbehandlung beachten?

✓ 1. Es liegt ein akuter Glaukomanfall bei drangender Linse vor. Durch die Linsentrübung bei engen Vorderabschnittsverhältnissen und bekannter Hyperopie ist es zu einem akuten Winkelblockglaukom gekommen. Es

ist muss eine sofortige drucksenkende Therapie eingeleitet werden. Es wird zunächst ein venöser Zugang gelegt und eine Infusion mit Mannitol 20%ig und Acetacolamid 500 mg vorbereitet. Des Weiteren wird die Puplle eng getropft mit Pilokarpin Augentropfen. Die stationäre Aufnahme wird vorbereitet.
2. Die systemische Gabe eines osmotischen Diuretikums stellt eine gewisse Kreislaubelastung dar. Es sollte vorher eine Anamnese in Bezug auf bestehende Herz- und Nierenerkrankungen erfolgt sein. Zudem muss nach einer Allergie für Sulfonamide wegen der systemischen Gabe des Carboanhydraschemmstoffes gefragt werden. Neben der augendrucksenkenden Therapie müssen mögliche Begleiterscheinungen wie Übelkeit und Erbrechen, Schmerzen etc. mitbehandelt werden.

Nach 3 Stunden konnte der Augendruck deutlich gesenkt werden auf 24 mmHg. Dem Patienten geht es bedeutend besser.

? 1. Wie ist ihr weiteres Vorgehen?
✓ 1. In einem Tagesdruckprofil wird der Augendruck weiter überwacht. Am nächsten Tag muss dann die weitere Diagnostik eingeleitet werden, die insbesondere auf das Hornhautödem und die Vorderkammertiefe, sowie die Achsenlänge abzielt. Das Auge ohne Glaukomanfall muss ebenfalls hinsichtlich des Risikos einer Druckkrise hin untersucht werden. Des Weiteren muss geklärt werden ob ein chronischer Glaukomschaden vorliegt.

Es zeigt sich eine Achsenlänge an beiden Augen von etwa 22 mm. Das Auge mit dem Glaukomanfall zeigt ein deutliches Hornhautödem bei flacher Vorderkammer. Am Partnerauge zeigt sich ein Fernvisus von 0,6 bei moderater Kerntrübung.

? 1. Welche weiteren Therapieoptionen gibt es?

✓ 1. Nachdem der akute Glaukomanfall behandelt wurde, muss nun die Ursache der flachen Vorderkammer gelöst werden. Eine vorübergehende Lösung ist eine basale Iridektomie oder Laseriridotomie, die eine Kammerwasserzirkulation zwischen vorderer und hinterer Augenkammer ermöglicht. Als dauerhafte Lösung ist eine Kataraktoperation notwendig, die das Platzproblem in der Vorderkammer lösen wird. Wegen der moderaten Katarakt ist eine baldige Kataraktoperation sinnvoll, als Überbrückung sollte die chirurgische Iridektomie am Anfallsauge und eine Laseriridotomie am Partnerauge erfolgen.

Am Folgetag wird bei dem Auge mit dem Glaukomanfall eine chirurgische Iridektomie durchgeführt. Nach Rückbildung des Hornhautödems nach 3 Wochen kann die Kataraktoperation durchgeführt werden. Der postoperative Heilungsverlauf ist verzögert, da sich postoperativ wieder ein Hornhautödem zeigt. Nach weiteren 4 Wochen ist die Hornhaut mit steroidhaltigen Augentropfen und hyperosmolaren Augentropfen zur Ödemreduktion aufgeklart. Am Partnerauge war noch während des stationären Aufenthaltes eine Laseriridotomie durchgeführt worden, die Kataraktoperation erfolgt komplikationslos.

27.8 Papillenschwellung

Eine 72-jährige Patientin stellt sich mit einer Sehverschlechterung seit 5 Tagen vor. Sie nimmt am linken Auge einen Schatten war, der am Morgen plötzlich neu auftrat. Sie wurde an beiden Augen vor einigen Jahren am grauen Star operiert, am linken Auge ist vor 2 Jahren ein Loch in der Netzhaut gelasert worden. An weiteren Erkrankungen liegt eine behandelte arterielle Hypertonie vor.

Die Spaltlampenuntersuchung ergibt eine beidseitige reizfreie Pseudophakie, am Fundus des linken Auges sieht man folgendes Bild (**▣** Abb. 27.16).

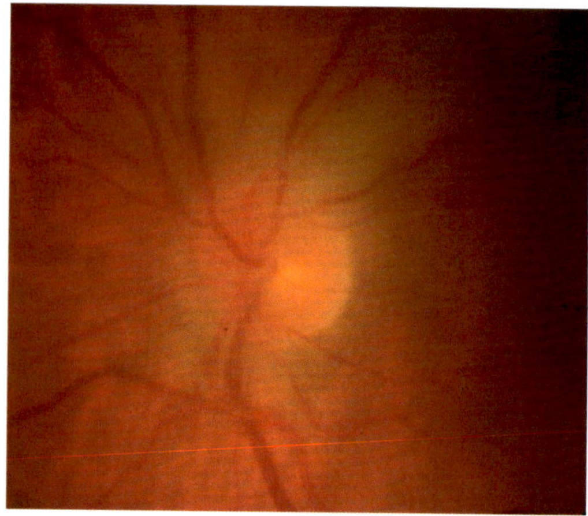

▣ Abb. 27.16 Darstellung des Fundus

? 1. Was sehen Sie und welche Differentialdiagnose kommt in Betracht?
2. Welche weiteren Untersuchungen müssen durchgeführt werden?

✓ 1. Man sieht eine Papillenschwellung. Die wichtigsten 3 Differentialdiagnosen sind die anteriore ischämische Optikusneuropathie, eine Papillitis und eine Stauungspapille. Die Stauungspapille tritt in der Regel beidseitig auf. Wegen des Alters und der vaskulären Risikofaktoren ist die anteriore ischämische Optikusneuropathie die erste Verdachtsdiagnose.
2. Bei einer Papillenschwellung sollten folgende Untersuchungen zunächst durchgeführt werden: Eine Gesichtsfelduntersuchung, die Prüfung der Pupillenreaktionen, zur Darstellung der Durchblutungssituation eine Fluoreszein-Angiographie und zur Messung der Leitgeschwindigkeit des Sehnervens eine Untersuchung der visuell evozierten Potentiale (VEP). Zum Ausschluss einer Arteriitis temporalis Horton muss gezielt nach Kopf- und Kauschmerzen gefragt werden. Eine Blutuntersuchung mit Messung von Hämatokrit, CRP und der Blutsenkungsgeschwindigkeit muss erfolgen.

Die Gesichtsfelduntersuchung ergibt ein ausgedehntes absolutes Skotom der unteren Hemisphäre am linken Auge. In der Fluoreszein-Angiographie findet sich eine asymmetrische Papillenleckage. Es zeigt sich ein deutliches relatives afferentes Pupillendefizit bei ausgelöschtem VEP. Die Blutsenkung liegt bei 74 mm in der ersten Stunde. Die Patientin gibt seit 2 Wochen bestehende neu aufgetretene Kopfschmerzen an.

? 1. Welche Verdachtsdiagnose stellen Sie nun und welche Therapie muss eingeleitet werden?

✓ 1. Es besteht der dringende Verdacht auf eine Arteriitis temporalis bei einer Sturzsenkung, neu aufgetretenen Kopfschmerzen und einem Alter über 50 Jahren. Es muss zügig eine systemische intravenöse Hochdosissteroidtherapie eingeleitet werden. Des Weiteren wird eine Biopsie der A. temporalis in die Wege geleitet um die Diagnose zu sichern.

Die Patientin wird stationär aufgenommen und es wird eine systemische Therapie mit 500 mg Methylprednisolon pro Tag begonnen. Nach erfolgter neurologischer Konsiluntersuchung und einer dopplersonographischen Untersuchung der hirnversorgenden Gefäßen wird eine Temporalisbiopsie durchgeführt. Diese bestätigt die Riesenzellarteriitis. Unter der systemischen Therapie mit Methylprednisolon normalisiert sich die Blutsenkungsgeschwindigkeit.

? 1. Welches weitere Vorgehen empfehlen Sie?

✓ 1. Die systemische Therapie mit Glukokortikoiden sollte unter Kontrolle der Entzündungswerte (BSG und CRP) langsam reduziert werden bis eine möglichst niedrige lebenslange Erhaltungsdosis erreicht wird. Die vaskulären Risikofaktoren müssen regelmäßig überprüft werden. Die Patientin muss sich sofort wieder vorstellen, sobald sie eine Sehverschlechterung insbesondere am nicht betroffenen Auge bemerken sollte.

27.9 Kontaktlinsenkeratitis

Ein 19-jähriger Patient sucht den Augenarzt wegen eines schmerzhaften roten Auges seit 2 Tagen auf. Er ist Kontaktlinsenträger (weiche Monatslinsen) bei sonst unauffälliger Augenanamnese. Die notwendigen Hygienemaßnahmen habe der Patient stets ordnungsgemäß angewendet. Es liegen keine Vorerkrankungen vor. Die Kontaktlinse hat er seit dem Vortag nicht mehr angewendet.

Der Spaltlampenbefund zeigt folgendes Bild (◻ Abb. 27.17).

? 1. Welche Diagnose stellen Sie und wie ist Ihr weiteres Vorgehen?

✓ 1. Hornhautinfiltrat bei Kontaktlinsenträger. Es handelt sich am ehesten um ein bakterielles Hornhautinfiltrat. Ansonsten kommt eine Pilzinfektion und wegen der Kontaktlinsenanamnese eine Infektion mit Akanthamöben in Frage. Es wird ein Bindehautabstrich auf Bakterien und Pilze angefertigt. Die Kontaktlinsenflüssigkeit und die Monatslinsen werden ebenfalls zur mikrobiologischen Untersuchung eingeschickt. Neben einer Untersuchung auf Bakterien und Pilzen kann hier auch eine Kultur auf Akanthamöben angefertigt werden.

Es wird eine intensive Lokaltherapie mit antibiotischen Augentropfen begonnen (z. B. Polyspectran und Tobramaxim AT halbstündlich im Wechsel).

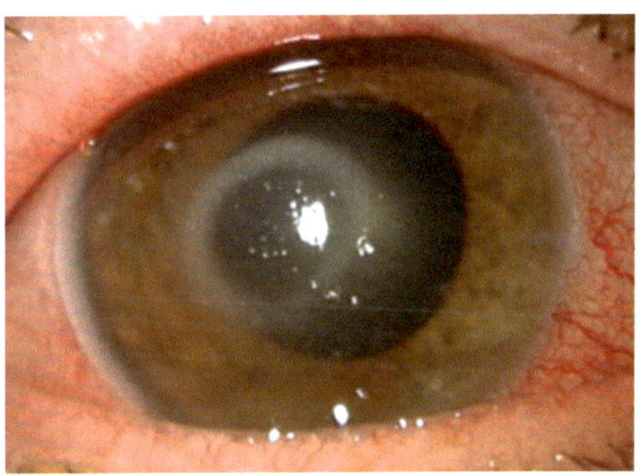

◻ **Abb. 27.17** Spaltlampenuntersuchungsbefund

Der Bindehautabstrich ergibt keinen Keimnachweis. Unter der lokalen antibiotischen Therapie zeigt sich eine Stabilisierung des Befundes, allerdings keine wirkliche Besserung nach einer Woche. Auffallend sind die ausgeprägten Schmerzen die sich kaum bessern.

? 1. Welche weiteren Maßnahmen sind nun sinnvoll?

✓ 1. Bisher konnte der Keim noch nicht identifiziert werden. Wegen der Kontaktlinsenanamnese und der ausbleibenden Besserung kann eine Abrasio der Hornhaut durchgeführt werden. Das Epithel kann erneut auf Bakterien und Pilze sowie auf Akanthamöben untersucht werden. Des Weiteren verbessert die Abrasio die Wirkstoffpenetration in die Hornhaut. Es kann eine Therapie gegen Akanthamöben eingeleitet werden (Propamidin und Polyhexamethylbiguanid im Wechsel). Die Therapie sollte spätestens jetzt stationär erfolgen.

Nach erfolgter Abrasio und Beginn der Akanthamöbentherapie zeigt sich über die nächsten 2 Wochen eine deutliche Stabilisierung des Hornhautinfiltrates. Im Hornhautepithel gelingt der Nachweis von Akanthamöben.

? 1. Wie ist Ihr weiteres Vorgehen und worüber klären Sie den Patienten nun auf?

✓ 1. Die Therapie gegen eine Hornhautinfektion mit Akanthamöben ist langwierig. Die Akanthamöbenzysten können lange in der Hornhaut persistieren. Der Patient sollte dauerhaft auf Kontaktlinsen verzichten. Die Lokaltherapie wird über die nächsten Monate langsam ausgeschlichen, das Propamidin muss über Monate angewendet werden.

Nach 1 Jahr wird die Lokaltherapie bei reizfreiem Auge abgesetzt. Es liegt eine stromale Hornhautnarbe vor, der Fernvisus liegt mit bester Korrektur bei 0,6.

? 1. Welche weiteren Therapieoptionen gibt es?

✓ 1. Die Hornhautinfektion ist nun zur Abheilung gekommen, es liegt eine reizfreie Hornhautnarbe vor. Prinzipiell besteht die Möglichkeit einer Hornhauttransplantation um eine Sehverbesserung zu erreichen. Ein Fernvisus von 0,6 ist jedoch ein recht gutes funktionelles Ergebnis, eine bessere Funktion kann nach einer Keratoplastik nicht garantiert werden. Wenn keine Keratoplastik durchgeführt wird, ist zu erwarten, dass sich der Befund nicht ändert.

Der Patient gibt derzeit keine massive subjektive Einschränkung an. Seine Berufsausbildung und seinen Berufswunsch kann er ohne Einschränkung ausüben. Es wird zusammen mit dem Patienten entschieden, zunächst keine operative Behandlung durchzuführen.

27.10 Katarakt bei Pseudoexfoliatio lentis

Eine 64-jährige Patientin berichtet beim Augenarzt über eine langsam fortschreitende Sehverschlechterung seit einigen Monaten. Die ophthalmologische Untersuchung zeigt einen Fernvisus von 0,5 rechts und 0,6 links. Es liegt eine fortgeschrittene Linsentrübung bei einem PEX-Syndrom vor. Es zeigt sich die typische zentrale scheibenförmige klare Zone umgeben von einem peripheren granulären Bereich. Die Fundusuntersuchung zeigt einen altersentsprechenden Befund der Makula, der Gefäße bei anliegender Netzhaut. Die Untersuchung des Sehnervs zeigt keinen Hinweis auf eine glaukomatöse Sehnervenveränderung bei normalem Augendruck. Es wird eine Kataraktoperation empfohlen.

? 1. Worauf müssen Sie bei der Aufklärung zur Kataraktoperation besonders hinweisen?

✓ 1. Das PEX-Syndrom ist mit einem höheren Risiko für eine Zonulolyse assoziiert, d. h. es liegt eine schlechtere Aufhängung der Linse vor. Bei der Kataraktoperation kann es

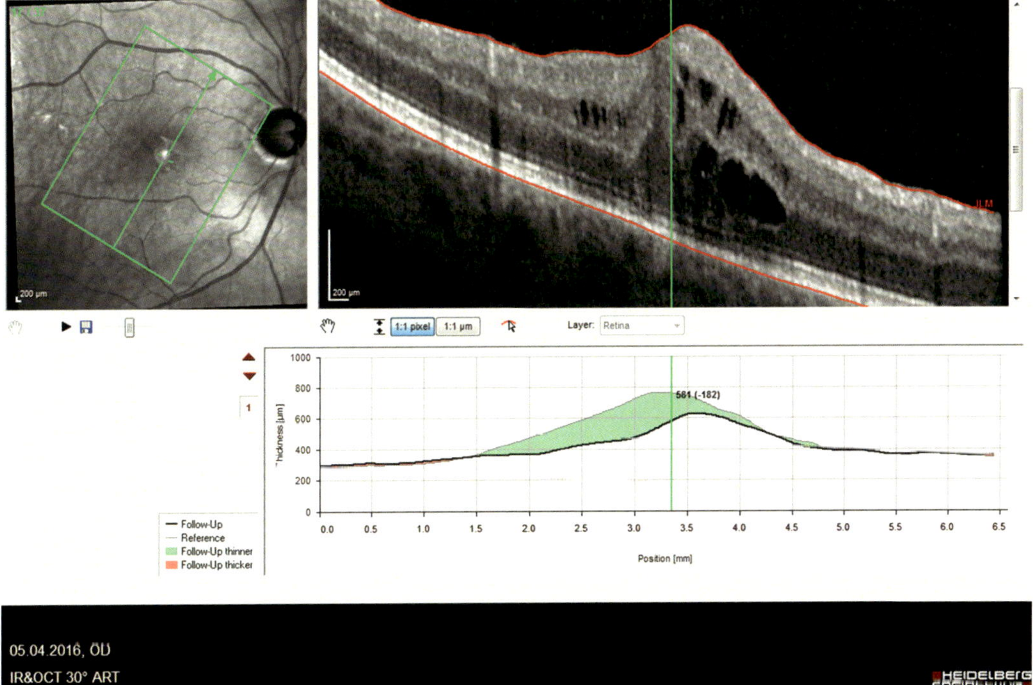

Abb. 27.18 Makulauntersuchung

häufiger zu Komplikationen kommen. Wichtig ist vor allem die fehlende Möglichkeit der intrakapsulären Fixierung der Linse.

Bei der Kataraktoperation kann die Linse vollständig entfernt werden, es kommt jedoch zu einer Schädigung der Kapsel sodass eine primäre Fixierung der Kunstlinse in der Kapsel nicht möglich ist.

? 1. Welche Möglichkeiten einer Fixierung der Kunstlinsen bestehen nun noch?

✓ 1. Wenn die Linsenkapsel zerstört ist, kann die Kunstlinse entweder skleral mit Nähten fixiert werden oder an der Iris. Des Weiteren besteht die Option der Implantation einer Vorderkammerlinse.

Es wird entschieden eine irisfixierte Linse zu implantieren. Postoperativ kann ein Fernvisus von nur 0,6 erreicht werden bei reizfreiem Vorderabschnittsbefund. Die Fundusuntersuchung der Makula mittels optischer Kohärenztomographie zeigt folgenden Befund (Abb. 27.18).

? 1. Welche Diagnose stellen Sie nun und welche Therapieoption gibt es?

✓ 1. Es handelt sich um ein Makulaödem nach erfolgter Katarktoperation, ein sog. Irvine-Gass-Syndrom. Das Makulaödem wird anti-inflammatorisch behandelt mit einer Gabe von Glukokortikoiden. Dies kann parabulbär z. B. mit einem Depotpräparat erfolgen (z. B. Triamcinolon) oder systemisch als Steroidstoßtherapie.

Bei dem Patienten wird 40 mg Triamcinolon parabulbär injiziert. Nach einer Woche zeigt sich ein Rückgang des Ödems. Nach 4 Wochen ist das Makulaödem vollständig verschwunden, es zeigt sich nun ein Fernvisus von 1,0 p.

Lösungen zu den Übungsfragen

Peter Walter, Niklas Plange

P. Walter, N. Plange, *Basiswissen Augenheilkunde*,
DOI 10.1007/978-3-662-52801-3_28, © Springer-Verlag Berlin Heidelberg 2017

- **Kapitel 1**

1. Refraktion beschreibt die Fehlsichtigkeit, also welche Brillenkorrektur nötig ist (sphärische und zylindrische Korrektur für Ferne und Nähe) während Visus die Sehleistung und damit das Auflösungsvermögen des Auges mit der jeweils verwendeten Refraktionskorrektur beschreibt.
2. Mit der Spaltlampe.
3. Direkte Funduskopie mit dem elektrischen Augenspiegel, indirekte Funduskopie mit einer vorgehaltenen Lupe und dem Augenspiegel oder an der Spaltlampe. Funduskopie mit einem Kontaktglas (Dreispiegelkontaktglas oder Weitwinkelglas).
4. Mit dem Ultraschall.
5. Mittels Ektropionieren.

- **Kapitel 2**

1. Myopie (Kurzsichtigkeit): die Brechkraft des Auges ist im Verhältnis zur Achsenlänge zu hoch. Die Lichtstrahlen werden vor der Netzhaut gebündelt. Hyperopie (Weitsichtigkeit): die Brechkraft des Auges ist im Verhältnis zur Achsenlänge zu niedrig. Die Lichtstrahlen werden hinter der Netzhaut gebündelt. Astigmatismus (Stabsichtigkeit): durch eine Hornhautverkrümmung wird ein Punkt auf der Netzhaut als Strich abgebildet.
2. Beteiligt sind drei Faktoren:
   - Erhöhung der Linsenbrechkraft durch Entspannung der Zonulafasern nach Kontraktion des M. ciliaris
   - Akkommodative Konvergenzreaktion beider Augen
   - Verengung der Pupille

   Das Bild auf der Netzhaut wird durch die Zerstreuungslinse kleiner. Das Gesichtsfeld wird größer. Der Effekt ist abhängig vom Abstand der Brille zur Hornhaut (Hornhautscheitelabstand).
3. Eine Veränderung der Bildgröße findet nicht statt bei der Versorgung mit Kontaktlinsen.
4. Es besteht das Risiko eines Glaukomanfalls bei anatomisch engen Platzverhältnissen in der vorderen Augenkammer. Mit zunehmender Linsentrübung wird die Linse dicker und der Kammerwinkel enger.

5. LASIK (Laser in situ Keratomileusis): Nach Präparation einer oberflächlichen Hornhautlamelle (Flap) wird mit einem Excimerlaser das Hornhautstroma abgetragen, wodurch sich die Brechkraft der Hornhaut ändert. Anschließend wird die die Hornhautlamelle zurückgeklappt und saugt sich fest.

- **Kapitel 3**

1. Durch Transport des Wirkstoffs mit den Tränen in die mittlere Nasenmuschel und ihrer Resorption hier über die Nasenschleimhaut. Durch Zuhalten des unteren Tränenpünktchens.
2. Eventuell bestehende Medikamentenallergien. Allergische Reaktionen auf Augentropfen können sowohl als lokale Reaktionen mit heftiger Chemose und Gefäßdilatation auftreten als auch als allgemeine Reaktionen mit Hautrötung (Flush), -ausschlag, Bronchialspasmus(!), Tachykardie(!) bis hin zum allergischen Schock!
3. ß-Blocker.
4. Patienten würden zur Schmerzbehandlung diese Tropfen intensiv einsetzen und eine eventuelle Infektion mit Schmerzen als Komplikation zu spät bemerken. Diagnostik und Therapie würden sich so unnötig und gefährlicherweise verzögern.
5. Chloroquinmakulopathie.

- **Kapitel 4**

1. Excimer-Ablation der Hornhaut, z. B. mit LASIK bei jungen Patienten, eine intraokulare Add-on-Linse oder ein refraktiver Linsentausch bei älteren Patienten.
2. Die Kataraktoperation. Alleine in Deutschland werden schätzungsweise 800.000 Kataraktoperationen im Jahr durchgeführt.
3. Abstoßungsreaktion, Nahtundichtigkeit, irregulärer Astigatismus, Katarakt, Glaukom, Transplantateintrübung
4. Im Lochverschluss entweder von außen mittels einer episkleralen Plombe oder von innen durch Vitrektomie und Gasfüllung mit Koagulation durch einen Laser oder eine Kälteapplikation.
5. Beim Glasauge handelt es sich um die aus Glas gefertigte Skleralschale, die über die Bindehaut

zwischen Ober- und Unterlid eingesetzt wird. Das Glasauge ist nicht der kugelförmige orbitale Platzhalter, der nach Entfernung des Augapfels zur Aufrechterhaltung des Volumens der Orbita nötig ist.

■ **Kapitel 5**

1. Glaukomanfall, Iridozyklitis (Uveitis anterior), Keratitis, Trauma, Endophthalmitis
2. Vitrektomie, Probenentnahme zum Keimnachweis und intraokulare Antibiose.
3. In der intravenösen Gabe von Azetazolamid und der Gabe von Mannitol i.v. Anschließend gibt man drucksenkende Augentropfen wie Timolol und Pilocarpin.
4. Entzündliche Ursachen wie bei der Riesenzellarteriitis (M. Horton), atherosklerotisch bedingte Gefäßverschlüsse und Embolien wie beim Vorhofflimmern oder der Karotisstenose.
5. Retinaler Gefäßverschluss, Ischämische Optikoneuropathie, Neuritis nervi optici, Netzhautablösung, Glaskörperblutung.

■ **Kapitel 6**

1. Toxoplasmose, Röteln, Lues
2. Durch ein Screeningprogramm in dem möglichst alle behandlungsbedürftigen Formen der Frühgeborenenretinopathie erkannt werden, möglichst bevor es zur Netzhautablösung in den Stadien 4 und 5 kommt und durch eine sich daran anschließende stadiengerechte Therapie mittels Laserkoagulation, intravitrealer Anti-VEGF-Therapie und ggf. operativen Verfahren.
3. Eine Leukokorie beschreibt einen weißen Pupillenreflex. Ursachen im Kindesalter können sein ein Retinoblastom, eine kindliche Katarakt, ein Morbus Coats, die Frühgeborenenretinopathie, eine Persistenz des primären Glaskörpers oder eine Uveitis.
4. Nachlassen der Akkommodation = Presbyopie (Altersweitsichtigkeit). Man korrigiert mit einer Lesebrille.
5. Durch Implantieren einer künstlichen Augenlinse.

■ **Kapitel 7**

1. Arterielle oder venösen retinale Gefäßverschlüsse, anteriore ischämische Optikoneuropathie, Glaskörperblutung, Makulaödem, Hyposphagma.
2. Katarakt, diabetische Retinopathie, Makulaödem, Netzhautablösung, Glaskörperblutung, Augenmuskellähmungen, Glaukom, Optikusatrophie, Hornhautinfektionen.
3. Exophthalmus, Struma, Tachykardie = Morbus Basedow.
4. Uveitis anterior (Iridozyklitis, Iritis), Episkleritis, Skleritis, Panuveitis, Vaskulitis.
5. Zur Subluxation der Linse nach oben, ggf. auch zur Luxation der Linse in den Glaskörperraum.

■ **Kapitel 8**

1. Gerichte, Berufsgenossenschaften, Versicherungen, Schiedsstellen, Arbeitgeber (Unfallverhütung), Arbeitnehmer (Tauglichkeit für bestimmte Beschäftigungsverhältnisse, z. B. Polizei).
2. 0,5 oder besser auf dem besseren Auge.
3. 25% bzw. 100%.
4. Vergrößernde Sehhilfen werden eingesetzt, wenn andere therapeutische Verfahren wie Operationen oder Medikamente nicht mehr ausreichen, die notwendige Sehschärfe herzustellen. Eingesetzt werden Lupen, Lupenbrillen, Lesesteine und Bildschirmlesegeräte.
5. Wenn die Sehschärfe auf dem besseren Auge nur noch 1/50 oder schlechter beträgt.

■ **Kapitel 9**

1. Die Meibom-Drüsen (Glandulae tarsales) befinden sich intratarsal und münden an der Lidkante hinter der Wimpernreihe. Die produzieren die oberflächliche Lipidphase des Tränenfilms.
2. Das Basaliom ist der häufigste bösartige Lidtumor, der lokal destruierend wächst aber keine Metastasen bildet (sog. semimaligner Tumor). Die Therapie besteht in der chirurgischen Exzision unter histologischer Kontrolle. Dabei wird das exzidierte Lidpräparat auf Tumorfreiheit der Exzisionsränder und Sicherheitsabstand untersucht. Erst nach vollständiger Exzision erfolgt die plastische Deckung des Defektes (mehrzeitiges Vorgehen).

3. Das Entropium des Unterlides beschreibt eine Einwärtsdrehung mit Scheuern der Wimpern auf der Augenoberfläche. Dies führt zu einer ständigen Oberflächenreizung der Bindehaut und der Hornhaut. An der Hornhaut kann dies zu Epitheldefekten (Erosio corneae) bis hin zu einem Hornhautgeschwür (Ulcus) und zu einer Infektion (Hornhautinfiltrat) führen.

4. Der Lagophthalmus beschreibt einen unvollständigen Lidschluss. Ursachen sind: Ektropium des Unterlides, Fazialisparese mit paralytischem Ektropium, Lidretraktion (z. B. endokrine Orbitopathie), Exophthalmus bei Orbitaerkrankungen, exzessiv großer Bulbus (exzessive Myopie, Buphthalmus), Bewusstlosigkeit/künstliche Beatmung/Intubation.

5. Sympathikusläsion: Die Sympathikusschädigung führt zu einer verminderten Innervation des Müllermuskels und damit zu der Ptosis. Vgl auch Horner-Syndrom (Miosis, Ptosis, Enophthalmus). Okulomotoriusschädigung: Eine Schädigung des N. oculomotorius führt über eine verminderte Innervation des M. levator palpebrae zur Ptosis.

- **Kapitel 10**

1. Muzinschicht der konjunktivalen Becherzellen, wässrige Schicht der Tränendrüse, oberflächliche Lipidschicht der Meibom'schen Drüsen des Lids.

2. Bei der Tränenwegsspülung wird die Tränenwegssonde durch den Kanalikulus bis in den Saccus lacrimalis vorgeschoben, bis ein harter Widerstand zu spüren ist (hard stop, knöcherner Widerstand). Dies schließt eine kanalikuläre Stenose aus. Bei der anschließenden Spülung erreicht die Spülflüssigkeit wegen der postsakkalen Stenose nicht den Rachen, es kommt zu einem Reflux über das obere Tränenpünktchen.

3. Die persistierende Hasner-Membran führt zu einem Verschluss der physiologischen Öffnung des Ductus nasolacrimalis in die Nase.

4. Tränenpünktchen, Kanalikulus, Tränensack, Ductus nasolacrimalis.

5. Ausbreitung der Infektion: Lidphlegmone, Orbitaphlegmone, Thrombose der Vena angularis bis Sinusvenenthrombose.

- **Kapitel 11**

1. Die hochinfektiöse Keratokonjunktivitis epidemica wird durch Adenoviren verursacht. Die Behandlung ist symptomatisch. Wichtig ist die Aufklärung des Patienten über die hohe Ansteckungsgefahr. Der Patient muss Menschenansammlungen meiden, strenge Hygienevorschriften befolgen (häufige Desinfektion, Hände waschen, kein Handkontakt zu anderen Menschen etc.).

2. Der Tränenfilm besteht aus der äußeren Lipidschicht (Meibom-Drüsen), der wässrigen Schicht (Tränendrüse) und der Muzinschicht (Becherzellen). Häufige Ursache für das trockene Auge ist eine Störung der Meibomdrüsen (Blepharitis) und ein Verlust an Becherzellen. Erkrankungen der Tränendrüse führen zu Störungen der Wasserphase.

3. Chlamydien: eitrige Konjunktivitis nach 5–15 Tagen, Gonokokken: eitrige Konjunktivitis nach 1–3 Tagen.

4. Atopisches Exzem, Rosazea, Schleimhautpemphigoid, Stevens-Johnson-Syndrom.

5. Die sofortige Spültherapie.

- **Kapitel 12**

1. Die Keratokonjunktivitis epidemica wird durch Adenoviren hervorgerufen. Es kommt zu einer massiven Keratokonjunktivitis, Karunkelschwellung und präaurikuärer Lymphknotenschwellung. Nach etwa 2 Wochen entwickeln sich multiple kleine nummuläre Trübungen im Hornhautstroma. Diese können langfristig zu einer Visusminderung und vermehrten Blendung führen.

2. Tragen von Kontaktlinsen, Verletzungen der Hornhaut, trophische Erkrankungen der Augenoberfläche (neurotrophische Keratopathie, metaherpetische Keratopathie, trockenes Auge), lokale und systemische Immunsuppression (z. B. lokale Steroidtherapie am Auge)

3. Die Cornea guttata ist eine endotheliale Hornhautdystophie, die mit einer Reduktion der endothelialen Zelldichte einhergeht. Das Hornhautendothel ist für die Entquellung der Hornhaut und damit für ihre Transparenz zuständig. Bei der Kataraktchirurgie kommt es zu einem zusätzlichen Endothelzellverlust. Bei

einer endothelialen Vorschädigung wie der Cornea guttata kann dies zu einer Dekompensation der Hornhaut mit ödematöser Quellung kommen.

4. In der Limbusregion sind die Stammzellen für die Regeneration des Hornhautepithels lokalisiert. Erkrankungen der Limbusregion können zu einer Limbusinsuffizienz führen. Dies kann zu chronischen Wunsheilungsstörungen der Hornhautoberfläche führen. Des Weiteren kann eine Vaskularisation der Hornhaut resultieren.

5. Epitheliale Herpeskeratitis: Fluoreszeinpositive Dendritica-Figur. Stromale nichtnekrotisierende Herpeskeratitis: stromale Hornhauttrübungen ohne Hornhauterosio oder Ulzeration. Stromale nerkotisierende Herpeskeratis: stromale Hornhauttrübungen und Ulzeration von Epithel und Stroma. Endotheliale Herpeskeratitis: Hornhautendothelbeschläge, Vorderkammerreizzustand, stromales Hornhautödem. Metaherpetische Herpeskeratitis: trophische Oberflächenerkrankung nach (abgeheilter) Herpeskeratitis bei herabgesetzter Hornhautsensibilität

- **Kapitel 13**
1. Aniridie, Iriskolobom.
2. Die typische Symptomkonstellation ist ein rotes, schmerzhaftes Auge mit Sehverschlechterung und enger Pupille (Reizmiosis). Die Therapie besteht in der Gabe von Prednisolon- oder Dexamethasonaugentropfen 5× täglich sowie Atropin zur Pupillenweitstellung.
3. Hornhauttrübung, bandförmige Keratopathie, hintere Synechien, Kataract, Glaukom, Makulaödem.
4. Spaltlampenuntersuchung, Gonioskopie, Fundusuntersuchung, Druckmessung, Ultraschalluntersuchung, ggf. als Ultraschallbiomikroskopie, Feinnadelbiopsie, exzisionale Biopsie. Man denkt vor allem an ein Irisnävus oder ein Irismelanom.
5. Unpigmentierte Haut, weiße Haare, weiße Wimpern, Blendempfindlichkeit, blaue Iris, durchleuchtbare Iris, heller Fundusreflex, pigmentarmer Fundus. Nystagmus, hochgradig reduziertes Sehvermögen.

- **Kapitel 14**
1. Präparation der Zugänge (Phakotunnel und Parazentesen), Gabe von Viskoelasticum in die Vorderkammer, Kapsulorhexis, Hydrodissektion und Hydrodelineation, Phakoemulsifikation des Kernes, Irrigation und Aspiration der Rinde, Implantation der Kunstlinse.
2. Flache Vorderkammer, Dilatationsdefizit der Pupille, fortgeschrittene Linsentrübung, Zonulolyse
3. Entwicklung der Amblyopie. Wenn die Linsentrübung bei Kind fortgeschritten ist und zu lange vor der Operation besteht kommt es zu einer Deprivationsamblyopie. Die Entwicklung des Sehprozesses ist gestört. Eine intensive orthoptische Behandlung mit Okklusion (Abdecken des besseren Auges) und Brillenversorgung ist zur Amblyopietherapie notwendig. Das Risiko einer schweren Amblyopie ist besonders hoch bei einseitiger Katarakt.
4. Das PEX-Syndrom ist eine idiopathische Akkumulation von extrazellulärem Material im vorderen Augensegment. Es ist mit einem höheren Risiko für die Entstehung eines Glauoms verbunden. Das PEX-Syndrom kann zur Zonulolyse (lockere Linse), zu einem Dilatationsdefizit der Pupille (enge Pupille) und zu einer schnelleren Kataraktentwicklung führen.
5. Bindegewebserkrankungen wie das Marfan-Syndrom, Ehlers-Danlos-Syndrom oder Weill-Marchesani-Syndrom. Stoffwechselerkrankungen wir die Homozystinurie.

- **Kapitel 15**
1. Fundusuntersuchung mit Untersuchung des Sehnervenkopfes (Papille) zur Erkennung einer glaukomatösen Exkavation. Augendruckmessung. Gesichtsfelduntersuchung zur Identifizierung eines glaukomatösen Gesichtsfeldschadens.
2. Das primäre Offenwinkelglaukom ist die häufigste Glaukomform. Es zeigt sich eine Augendruckerhöhung über 21 mmHg bei unauffälligem Kammerwinkel und glaukomatöser Sehnervenschädigung. Das Normaldruckglaukom ist ein primäres Offenwinkelglaukom, bei dem der höchste Augendruck nie über 21 mmHg steigt, das heißt der glaukoma-

töse Sehnervenschaden entsteht bei einem Augendruckniveau, welches als normal gilt. Die okuläre Hypertension beschreibt einen Augendruck über der Norm (d. h. über 21 mmHg), ohne dass ein Glaukomschaden am Sehnerv oder im Gesichtsfeld nachweisbar ist.

3. Die Therapie der Glaukome besteht in der Augendrucksenkung. Wenn die medikamentöse Augendrucksenkung nicht möglich oder erfolgreich ist, besteht die Option einer operativen Augendrucksenkung. Ein wichtiger Grund der erfolglosen medikamentösen Therapie ist die Tropfenunverträglichkeit. Bei sehr hohen Augendruckwerten und fortgeschrittenem Schaden kann auch eine primäre chirurgische Therapie indiziert sein.

4. Der Glaukomanfall (Winkelblockglaukom) beschreibt eine krisenhafte, massive Augeninnendruckerhöhung. Die Patienten klagen über akute Schmerzen (die auch untypisch sein können: ausstrahlend als Bauschmerzen), Übelkeit und einen Sehverlust. Der erhöhte Augendruck kann auch palpatorisch mit den Fingern gefühlt werden. Die Spaltlampenuntersuchung zeigt neben dem hohen Augendruck, meist ein Hornhautödem, eine entrundete Pupille und eine flache oder aufgehobene Vorderkammer.

5. Das angeborene Glaukom kann wegen des hohen Augendruckes zu einem abnormen Bulbuswachstum führen (Buphthalmus). Dies kann auch zu einer Hornhauttrübung führen. Bei auffällig großen Augen eines Neugeborenen muss eine Vorstellung bei Augenarzt erfolgen. Bei der Untersuchung mit Verdacht auf ein kongenitales Glaukom erfolgt neben der Untersuchung der vorderen Augenabschnitte (Hornhautödem?) und der Fundusuntersuchung (glaukomatöse Exkavation?), die Augendruckmessung, eine Messung der Hornhautdurchmesser und der Achsenlänge des Bulbus. Die Refraktion des Auges wird ermittelt (Myopie). Im Verdachtsfall erfolgt eine kurzfristige Kontrolle der Werte, bzw. eine Narkoseuntersuchung in Operationsbereitschaft.

■ **Kapitel 16**

1. Schatten sehen (z. B. »Mauer«, »Vorhang«), allgemeine Sehverschlechterung, Wahrnehmungen von »Blitzen« (Photopsien), »Mückenschwarm«.

2. Episklerale Plomben, Cerclage oder/und Vitrektomie mit Glaskörperersatz, z. B. Gas oder Silikonöl. Alle auslösenden Netzhautlöcher müssen mittels Laserkoagulation oder Kryopexie versorgt werden.

3. Die Wiederablösung der Netzhaut durch eine proliferative Vitreoretinopathie (PVR-Reaktion) oder durch ein neues oder ein übersehenes Foramen.

4. Postoperativ nach Kataraktoperation oder nach intravitrealer Injektion. Die Therapie muss sofort notfallmäßig eingeleitet werden: Intraokulare Gewinnung von Material zur Keimidentifikation und intraokulare Antibiotikagabe mittels Vitrektomie.

5. Myopie, Kataraktoperation, Glaskörperabhebung, periphere Degenerationen, vitreoretinale Degenerationen, Netzhautlöcher, Verletzungen des Auges, Netzhautoperationen, genetische Faktoren.

■ **Kapitel 17**

1. Die Fluoreszenzangiographie.

2. Man unterscheidet eine proliferative von einer nicht proliferativen Form der diabetischen Retinopathie. Basis ist die richtige Einstellung der metabolischen Situation. Bei der proliferativen Form steht die Laserkoagulation der Netzhaut im Vordergrund. Ist es durch die Proliferationen zu einer Netzhautablösung oder einer Glaskörperblutung gekommen, muss eine Vitrektomie durchgeführt werden. Bei der nicht proliferativen diabetischen Retinopathie kann ebenfalls bei ausgeprägten mikrovaskulären Anomalien eine Laserkoagulation der Netzhaut eingesetzt werden. Bei einem Makulaödem wird eine wiederholte Gabe von Anti-VEGF-Wirkstoffen eingesetzt.

3. Makulaödem, Glaskörperblutung, Neovaskularisationsglaukom.

4. Allgemeines Labor inkl. Entzündungsparametern, Blutbild, und Gerinnungsparametern, EKG, Echokardiogramm, Dopplersonographie

der hirnversorgenden Blutgefäße, Blutdruck-
monitoring.

5. An ein von Hippel-Lindau-Syndrom. Die
Diagnose erfolgt molekulargenetisch mit dem
Nachweis des VHL-Gens.

▪ Kapitel 18

1. Altersabhängige Makuladegeneration,
Glaukom, diabetische Retinopathie.

2. Man unterscheidet frühe und späte Formen.
Bei der Spätform wird eine exsudative
Form mit Neovaskularisation von einer
geografischen Atrophie unterschieden. Die
Frühformen sind durch Drusen gekennzeichnet, die exsudative Form durch Makulaödem, Pigmentpeithelabhebung, Blutungen
und die geografische Atrophie durch einen
meist runden Defekt des retinalen Pigmentepithels.

3. Durch symmetrische Anomalien des retinalen
Pigmentepithels in der Makula. Die Erkrankung tritt meist im Alter von 10–30 Jahren in
Erscheinung. Die Einschränkung der Sehschärfe kann gering sein wie im Anfangsstadi-
um eines Morbus Best, kann aber auch sofort
sehr schlecht sein wie beim Morbus Stargardt.

4. Nachtblindheit und zunehmende Einschränkung des Gesichtsfeldes bis auf einen kleinen
zentralen Rest der schließlich auch verschwindet. Funduskopisch erkennt man eine
blassgelbe Papille mit sehr engen Blutgefäßen
und typischerweise aber nicht immer knochenkörperchenartige Pigmentverklumpungen
in der mittleren Peripherie.

5. Cytomegalievirus-Retinitis und akute retinale
Nekrose bei Viren der Herpes Gruppe (z. B.
Varizella zoster, Herpes simplex).

▪ Kapitel 19

1. Toxoplasmose, Toxocara, Histoplasmose,
Tuberkulose, Lues, Borrelien.

2. Okuläres Lymphom. Eine zentrale Bildgebung
(NMR, CT) ist erforderlich zum Ausschluss
einer zerebralen Beteiligung, ggf. die Biopsie
des Aderhautbefundes.

3. Aderhautmetastase, Aderhautmelanom.

4. Brachytherapie mit radioaktiven episkleralen
plaques, z. B. Ru 106 oder J125, Enukleation,

chirurgische Resektion, Protonenbestrahlung,
Thermotherapie.

5. dunkler prominenter Tumor unter der Netzhaut, Pigmentaufhellungen, Drusen, Netzhautablösung.

▪ Kapitel 20

1. Anteriore ischämische Optikusneuropathie
(vaskulär), Papillitis (entzündungsbedingt),
Stauungspapille (erhöhter Hirndruck).

2. Bei der Retrobulbärneuritis treten eine Visus-
minderung und Gesichtsfelddefekte auf.
Daneben kann eine Abschwächung der
Rotwahrnehmung diagnostiziert werden. Die
Patienten klagen über Schmerzen meist hinter
dem Auge, die sich bei Bewegung verstärken.
Die Fundusuntersuchung zeigt keine Patholo-
gie, die die Sehverschlechterung erklärt. Bei
der VEP-Untersuchung ist eine verzögerte
Latenz (Leitungsgeschwindigkeit) zu sehen.
Die Retrobulbärneuritis ist mit der Multiplen
Sklerose, einer demyelinisierenden Erkran-
kung des Nervensystems assoziiert.

3. Die Blutsenkungsgeschwindigkeit (BSG) mit
der Frage einer Sturzsenkung. Bei einer
Riesenzellarteriitis (M. Horton) als Ursache
der ischämischen Optikusneuropathie muss
eine systemische Therapie mit Glukokortikoiden eingeleitet werden, da sonst die Erblindung des zweiten Auges droht.

4. Die bitemporale Hemianopsie. Die Hypophyse
liegt unterhalb des Chiasma opticum, sodass
ein Tumor die kreuzenden, nasalen Nervenfasern schädigen kann. Dies führt zu heteronymen Gesichtsfelddefekten, die jeweils das
temporale Gesichtsfeld betreffen (Scheuklappengesichtsfeld).

5. Vor dem Chiasma opticum: einseitiger
Gesichtsfelddefekt, im Bereich des Chiasma
opticum: heteronyme Gesichtsfelddefekte
(symmetrisch, gegensinnig), hinter dem
Chiasma opticum: homonyme Gesichtsfelddefekte (symmetrisch, gleichsinnig).

- **Kapitel 21**

1. Nerven der Fissura orbitalis superior:
   - N. frontalis und N. lacrimalis des N opththalmicus (N. V1)
   - N. trochlearis (N. IV)
   - N oculomotorius (N. III)
   - N nasociliaris (aus N.V1)
   - N. abduzens (N. VI)
2. Veränderte Lidstellungen bei endokriner Orbitopathie:
   - Dalrymple-Zeichen: Obertlidretraktion (Skleraweiss über dem oberen Limbus sichtbar)
   - Graefe-Zeichen: Zurückbleiben des Oberlides bei Abblick
   - Stellwag-Zeichen: seltener Lidschluss
   - Lagophthalmus (fehlender Lidschluss) bei Exophthalmus
3. Untersuchungen zur Differenzierung Lidphlegmone versus Orbitaphlegmone:
   - Untersuchung der Funktion: Visus und Gesichtsfeld. Bei der Orbitaphlegmone kann es zu einer Affektion des Sehnerven (durch die Entzündung oder Kompression) kommen mit entsprechender Einschränkung der Sehfunktion.
   - Pupillenreaktionen: Eine Orbitaphlegmone mit Sehnervenbeteiligung kann zu einem relativen afferenten Pupillendefizit bis hin zur fehlenden Lichtreaktion bei akuter Erblindung führen.
   - Fundusuntersuchung: Eine Orbitaphlegmone kann zu einer Papillenschwellung und zu Zeichen der venösen Stauung (Blutungen am Augenhintergrund bei dilatierten Venen) führen.
   - Motilität: Die Orbitaphlegmone ist mit einer Einschränkung der Motilität verbunden. Bei stark herabgesetzter Sehfunktion werden keine Doppelbilder wahrgenommen.
   - Exophthalmus: Durch die entzündliche Volumenvermehrung in der Orbita kann ein Exophthalmus resultieren.
4. Lymphoproliferative Erkrankungen (Lymphome und Leukämien).
5. Durch die Orbitabodenfraktur kommt es zu einer Verlagerung von orbitalem Gewebe in den Frakturbereich in Richtung Sinus maxillaris (Kieferhöhle) und zu einer Funtkionsstörung des M. rectus inferior. Eine Einschränkung der Hebung und Senkung des betroffenen Auges ist die Folge, d. h. es finden sich Doppelbilder vor allem bei Auf- und Abblick.

- **Kapitel 22**

1. Die Akkommodationsreaktion beinhaltet die Erhöhung der Brechkraft der Linse, die Miosis und eine Konvergenzreaktion. Bei vorliegender unkorrigierter Hyperopie kommt es zur Dauerakkommodation, um eine scharfes Bild in der Ferne zu erreichen. Dies kann zu einem akkommodativen Innenschielen führen. Des Weiteren kann der Schielwinkel in der Ferne und Nähe unterschiedlich sein, bei größerem Schielwinkel in der Nähe spricht man von Konvergenzexzess.
2. Eine Amblyopie bedeutet Schwachsichtigkeit ohne erkennbare organische Ursache. Sie kann sich durch eine Suppression (Unterdrückung, z. B. bei Schielen) entwickeln oder durch Deprivation, d. h. durch einen fehlenden visuellen Stimulus (z. B. bei angeborener Katarakt).
3. Eine Amblyopie wird durch eine Okklusionstherapie behandelt, d. h. das Abkleben des besseren Führungsauges, um das schwachsichtige Auge zu stimulieren. Des Weiteren ist der korrekte Ausgleich eines Refraktionsfehlers wichtig. Bei einer Deprivationsamblyopie muss die Ursache behandelt werden.
4. Klinische Zeichen des frühkindlichen Schielsyndroms:
   - Innenschielen
   - Latenter Nystagmus
   - A/V-Inkomitanz
   - Dissoziierte Vertikaldivergenz
   - Kopfzwangshaltung
5. Als latentes Schielen (Heterophorie) bezeichnet man ein Schielen, welches durch den Fusionsreiz kompensiert wird. Das latente Schielen wird erst sichtbar, wenn man die Fusion unterdrückt (z. B. alternierender Abdecktest). Bis zu 80% der Bevölkerung zeigen eine Herterophorie. Eine Prismenkorrektur ist nur bei asthenopischen Beschwerden sinnvoll, d. h. bei Beschwerden die mit dem Sehakt in Verbindung stehen (z. B. Kopfschmerzen, müde Augen etc.)

- **Kapitel 23**

1. Zunächst erfolgt die Überprüfung, ob monokulare Doppelbilder oder binokulare Doppelbilder vorliegen. Die monokulare Doppelbildwahrnehmung persisitiert beim Abdecken eines Auges. Danach erfolgt die Visusprüfung und der Organbefund des Auges und der Orbita. Ergeben sich Hinweise auf eine mechanische oder entzündliche Ursache der Doppelbilder (Exophthalmus, Z. n. Trauma, Erkrankungen der Orbita)? Zur Abgrenzung einer Parese zu einer dekompensierenden Phorie wird die Motilität beider Augen geprüft. Bei einer Parese ist diese eingeschränkt, bei einer dekompensierenden Phorie ist die monokulare Beweglichkeit frei. Liegt eine Kopfzwangshaltung vor? Der Abdecktest zeigt eine Einstellbewegung (latentes, manifestes Schielen) auf. Bei Verdacht auf eine Parese erfolgt die Prüfung der Pupillenreaktion bzw. Anisokorie. Hinweis auf eine Okulomotoriusparese? Bei klinischem Verdacht auf eine Parese erfolgt ein ausführlicher orthoptischer Status und die weitere neurologische Abklärung.

2. Der Kokain-Test. Bei einem Horner-Syndrom liegt auf dem betroffenen Auge eine engere Pupille vor, diese ist deutlicher im Dunkeln (eingeschränkte Mydriasis). Kokain hemmt die Wiederaufnahme von Noradrenalin im synaptischen Spalt, daher sympathomimetische Wirkung. Bei einem Horner-Syndrom erweitert sich die Pupille nach Kokain-Tropfen.

3. Die externe Okulomotoriusparese betrifft die Augenmuskeln, die vom N. oculomotorius innerviert werden (M. rectus lateralis, M. rectus superior, M. rectus inferior, M. obliquus inferior). Das betroffene Auge steht in Primärposition nach außen und unten. Es besteht zudem eine Incyclorotation. Hinzu kommt eine Ptosis (M. levator palpebrae). Die interne Okulomotoriusparese betrifft die parasympathischen Fasern aus dem Nucleus Edinger-Westphal. Es zeigt sich eine Anisokorie miterweiterter Pupille auf dem betroffenen Auge und eine Akkommodationsstörung.

4. Augenbeteiligung bei Multipler Sklerose:
   - Neuritis nervi optici
   - Motilitätsstörungen: Paresen und supranukleäre Motilitätsstörungen (typisch: beidseitige internukleäre Ophthalmoplegie)
   - Nystagmus
   - Störungen der Lidmotorik
   - Entzündliche Beteiligung des Auges: Uveitis intermedia und retinale Vaskulitis (perivaskuläre Gefäßeinscheidungen)

5. Die nukleäre Abduzensparese führt zu einer horizontalen Blickparese, da die Abduktion des betroffenen Auges und die Adduktion des M. rectus medialis der Gegenseite gestört ist (durch die gleichzeitige Störung der Interneurone, die zum Kern des Okulomotorius laufen). Der Fazialisnerv läuft im Hirnstamm um den Kern des N. abducens herum, bevor er austritt (inneres Fazialisknie).

- **Kapitel 24**

1. Orbitabodenfraktur, Vorderkammerblutung, Irisabriss, Linsenluxation, Glaskörperblutung, Netzhautriß, Netzhautablösung, Aderhautruptur, Bulbusberstung.

2. Mit einer Durchtrennung der ableitenden Tränenwege.

3. Metallische Fremdkörper beinhalten typischerweise Eisen, manche Kupfer. Diese Metalle sind toxisch. Es kann zu einer Siderose oder einer Chalkose komen mit irreversiblen neuronalen Schäden.

4. In der sofortigen Entfernung aller ätzenden Fremdkörper vom Auge und in der intensiven Spülung.

5. Netzhautablösung, PVR Reaktion, Linsentrübung (Katarakt), Glaskörperblutung, Endophthalmitis, Epiretinale Gliose, Optikusatrophie, Hypotonie, Sekundärglaukom, Irisverlust, Linsenverlust, Erblindung.

- **Kapitel 25**

1. Zum einen reisen Menschen aus den Industrieländern häufiger in die tropischen weniger entwickelten Regionen der Erde und bringen gelegentlich entsprechende Erkrankungen auf der Rückkehr mit. Zum anderen kommen mehr Menschen aus den tropischen Regionen

nach Zentraleuropa z. B. im Rahmen großer Flüchtlingsbewegungen und bringen die entsprechenden Erkrankungen mit.

2. Meist ist die Linsentrübung in den Tropen sehr viel stärker ausgeprägt, die Patienten sind jünger und es stehen in diesen Ländern deutlich weniger Ressourcen zur flächendeckenden Versorgung mit Kataraktoperationen zur Verfügung. Es gibt weder ausreichend Chirurgen noch ausreichend OP Zentren hierfür.

3. Die Erblindung wird durch eine vollständige Trübung der Hornhaut ausgelöst. Diese ist bedingt durch narbenbedingte Fehlstellungen der Lider, was zu einer ständigen Trichiasis mit rezidivierenden Oberflächendefekten führt. Es bildet sich ein progredienter Pannus aus Bindegewebe und Fibrose über der Hornhaut.

4. Die Sichelzellform der Erythrozyten führt zu einem gewissen Schutz der Betroffenen vor der Infektion mit dem Malariaerreger.

5. Zunächst muss die Verbreitung der Mücken eingedämmt werden, die die Larven des Onchozerkus volvulus übertragen. In entsprechenden Regionen ist besonders auf den Schutz vor dem Biss dieser Mücken zu achten. Die betroffenen Patienten sind über mehrere Jahre mit Ivermectin zu behandeln.

Serviceteil

Stichwortverzeichnis   – 432

P. Walter, N. Plange, *Basiswissen Augenheilkunde*,
DOI 10.1007/978-3-662-52801-3, © Springer-Verlag Berlin Heidelberg 2017

Stichwortverzeichnis

A

Abbildungsfehler   24
Abduzensparese   343, 361, 429
Aberration   24
– astgmatische   24
– chromatische   24
– sphärische   24
Abgleich
– binokularer   13
– zylindrischer   12
Ablatio   380
– retinae   64
Abstoßungsreaktion   414
Achsenhyperopie   26
Aciclovir   36
Add-on Linse   49
Adenoviruskeratokonjunktivitis   142
Aderhaut   278
Aderhautamotio   231
Aderhautatrophie   279
Aderhautentzündung   280
Aderhautfalte   323
Aderhauthämangiom   20, 287
Aderhautkolobom   72, 288, 297
Aderhautmelanom   284, 286
Aderhautmetastase   287
Aderhautnävus   284
Aderhautosteom   20
Aderhautruptur   380
Aggravation   102
AIDS   391
Akanthamöbenkeratitis   29, 174, 403
Akanthamöbenzyste   175
Akkommodation   25, 335, 345
Akkommodationsbreite   355
Akkommodationslähmung   60
Akkommodationsmechanismus   24
Akkommodationsreflex   354
Akute Retinanekrose (ARN)   274
Albinismus   95, 200
Alkoholabusus   92
Alphabetsymptome   343
Alport-Syndrom   93
Altersbedingte Makuladegeneration
   (AMD)   265
– Stadien   267
Altersektropium   121
Altersentropium   122
Altersichtigkeit   24, 25
Alterskatarakt   207
Alterssichtigkeit   355
Alterswarze   116

Altersweitsichtigkeit   9, 423
Amaurosis fugax   88
Amblyopie   9, 71, 207, 227, 344, 404,
   425, 428
– Kinder   77
Ametropie   25
– Bestimmung   9
Ametropiebestimmung   12
Aminoglykosid   36
Amiodaron   44
Amnionmembrantransplantation   158
Amniontransplantation   189
Amotio   410
– retinae   31
– rhegmatogene   52
Amsler-Test   262
Anaglyphenmethode   337
Anämie   88
Anamnese   4, 60
angioid streaks   280
Angstpupille   360
Aniridie   93
– kongenitale   196
Aniseikonie   28
Anisokorie   356, 359
Anisometropie   28
Ankyloblepharon   111
Anomaliewinkel   338, 340
Anomaloskop   20
Anophthalmus   72
Anteriore ischämische Optikoneuro-
   pathie (AION)   66
Anteriore ischämische Optikusneuro-
   pathie (AION)   62, 302
Antiallergikum   38
Antibiotika   36
– intravitreal   39
Antiinfektiva   35
Antikoagulation   408
Antimykotika   36
– intravitreal   41
Antiphlogistika   37
– nicht-steroidale   37
Anti-VEGF-Präparat   41, 403
Applanationstonometrie   15
Apraxie   365
Arbeitsunfähigkeit (AU)   100
Arcus senilis   178
Arden-Quotient   264
Argyll-Robertson-Pupille   360
Arm-Retina-Zeit   248
Arteriitis temporalis Horton   61, 254,
   416

Aspergillom   36
Astarterienverschluss   252
Asteroide Hyalose   235
Astigmatismus   24, 27, 413
– inversus   27
– irregulärer   27, 63
– obliquus   27
– postoperativer   50
– rectus   27
Astrozytom   324
Ataxia teleangiectasia   370
Atherosklerose   88
Atopische Dermatitis   149
Atrophia gyrata   279
Atropinisierung   348
Auge
– Embryonalentwicklung   70
– rotes   62
– trockenes   5, 62
Augendruckmessung   220
Augendrucksenkung, Zieldruckniveau
   228
Augeninnendruck   15
Augenmuskel   351
Augenmuskellähmung   63, 90
Augenoperation   48
Augenschmerz   62
Augenstellung   7
Augentropfen   35
– nicht-steroidale   37
– steroidhaltige   37
Autofluoreszenzuntersuchung
   263
Avastin-Augentropfen   187
Avulsio nervi optici   307
Avulsio optici   375, 377
a-Welle   265
Axenfeld-Anomalie   227

B

Bagolini-Brille   336
Bagolini-Lichtschweiftest   336
Bajonettform   219
Bardet-Biedel-Syndrom   95
Bärentatzen-Spuren   284
Barkanmembran   222
Barrierefreiheit   103
Basaliom   113, 119, 423
Basalmembrandystrophie   180
Basalzellkarzinom   119
battered child syndrome   81

Befund 60
Begleitschielen 334, 339
Bell-Phänomen 110, 355
Bengalrosa 151
Bergmeisterpapille 298
Berlin-Ödem 380
Berufsunfähigkeit (BU) 101
Bestes sphärisches Glas (BSG) 12
Betablocker 37
Bielschowski-Kopfneige-Phänomen 363
Bildschirmarbeit 5
Bindehaut 137
– Fremdkörper 378
– Läsion, melanozytäre 154
– Lymphom 154
– Plattenepithelkarzinom 153
– Verletzung 158
Bindehautchemosis 138, 321
Bindehautentzündung 141
Bindehautfremdkörper 158
Bindehautnävus 153, 155
Bindehautpannus 169
Bindehautpapillom 153
Bindehautriss 158
Bindehautruptur 378
Bindehauttuberkulose 142
Bindehautzyste 141
Binokularsehen 331, 357
Blendempfindlichkeit 20
Blendphänomen 379
Bleparospasmus 227
Blepharitis 62, 112
– anteriore seborrhoische 113
– chronische 112
– posteriore 113
– squamosa 113
Blepharochalasis 124
Blepharophimose 111
Blepharospasmus 125
Blickparese 364
Blickrichtungsnystagmus 371
Blindenführhund 103
Blinder Fleck 16
Blindheit 98
– gesetzliche 9
Blow-out-Fraktur 326, 377
Bogenskotom 221
Bourneville-Pringle-Syndrom 370
Brailleschrift 103
Brechkraft 24
Brillenbestimmung 12
Brillenglas 28
Brillenhamatom 125
Brückner-Test 334
Bulbuskontusion 378
Bulbusmotilität 7
Bulbuspenetration 185

Bulbusperforation 185
Bulbusverletzung 377
Buphthalmus 78, 226, 426
b-Welle 265

C

Carboanhydrasehemmer 37
Cataracta
– congenita 206
– coronaria 208
– corticalis 205, 207
– diabetica 90
– hypermatura 207
– incipiens 207
– matura 207
– nuclearis 205, 207
– provecta 207
– seniles 207
– subcapsularis 205
– subscapularis 207
– traumatica 207
Cataracta nuclearis 14
cc-Visus 9
Chalazion 112
Chalkosis 383
Charcot-Trias 366
Charles-Bonnet Syndrom 61
Chemose 236
Chemosis 319, 322
Chikungunya-Virus 392
Chirurgie
– Nebenwirkungen 31
– refraktive 29, 48
Chlamydia trachomatis 389
Chlamydienkonjunktivitis 144
Chloroquin 43
Chloroquinmakulopathie 43
Chorioderemie 279
Chorioretinitis 281
Chorioretinopathia centralis serosa (CRCS) 61, 243, 271
Chorioretinopathia serpiginosa 279
Choristom 153
Chronisch progressive externe Ophthalmoplegie (CPEO) 367
Circinatafigur 255
CMV-Retinitis 274
Cogan-Syndrom 93
Conjunctiva 137
Conjunctivale intraepitheliale Neoplasie (CIN) 153
Conjunctivitis diphtherica 142
Cornea
– guttata 180, 424
– pellucidalis 167
– verticillata 44, 183

Cornu cutaneum 118
Cotton-wool-Herde 86, 255, 274, 412
Cover-Test 332, 341
Credésche Prophylaxe 145
Crowding-Phänomen 345
Cup-to-disc-Ratio 219, 294
Cyclophotokoagulation (CPK) 51, 229

D

Dakryoadenitis 322
– nicht-infektiöse 322
Dakryozystitis 132
Dakryozystorhinographie 129
Dakryozystorhinostomie nach Toti 130
Dalrymple-Zeichen 319, 428
Dämmerungssehvermögen 20
Darmpolyp 88
Dauerakkomodation 12
Deep anterior lamellar keratoplasty (DALK) 50
Dekongestivum 38
Dellwarze 115
Dendritica-Figur 403, 425
Dengue-Virus 392
Deprivation 344
Deprivationsamblyopie 117, 208, 344, 428
Dermoidzyste 325
Descemetfalten 164
Descemet membrane endothelial keratoplasty (DMEK) 50
Descemetozele 165, 168
Devic-Syndrom 302
Diabetes mellitus 88, 95
Diaphanoskopie 278
Diplopie 340
Dissoziierte Vertikaldivergenz (DVD) 343
Distichiasis 111
Divergenz 332
Doppelbilder 62, 343, 404
– physiologische 331
Doppelbildwahrnehmung 340
Down-beat-Nystagmus 371
Down-Syndrom 167
Druse 82
Drusen 266
Drusenpapille 298, 306, 403
Duktion 331
Durchwanderungskeratitis 168

E

Ebola 392
Ectopia lentis 212
Ehlers-Danlos-Syndrom 95, 167
Eineinhalb-Syndrom 364
Einschlusskonjunktivits 144
Ektropionieren 7
Ektropium 6, 121, 356
 – kongenitales 122
 – paralytisches 121
 – uveae 199
Elektrookulogramm (EOG) 264
Elektroretinogramm (ERG) 264
Emmetropie 24, 25
Encephalomyelitis disseminata
    365
Endophthalmitis 31, 36, 39, 51, 64,
    169, 170, 211, 236, 405, 406, 412
Endstellungsnystagmus 371
Engwinkelglaukom 27, 66
Enophthalmus 317, 326
Entropium 6, 122, 126, 377, 424
 – akutes spastisches 123
 – kongenitales 111, 123
Enukleation 55, 405
Enzephalitis disseminata 91
Epiblepharon senile 124
Epikanthus 341
Epiphora 121, 128, 147, 185, 377
Episkleritis 190
Erblindung 61, 104, 272
Erosio corneae 90, 164, 182, 184,
    189, 377, 379
Erosionsdystrophie 180
Erythema multiforme major 148
Esophorie 342, 343
Esotropie 339, 358
 – kongenitale 343
Ethambutol 43
Eversio puncti lacrimalis 130
Excimerlaserablation 30
Exenteratio orbitae 286
Exfoliationsglaukom 223, 224
Exfoliationssyndrom 207
Exkavation 218
 – glaukomatöse 219
Exophorie 342
 – dekompensierte 343
Exophthalmometrie nach Hertel
    317
Exophthalmus 6, 91, 93, 314, 316,
    319, 321, 322, 323
 – pulsierender 369
Exotropie 335, 339, 358, 364
 – konstant manifeste 343
Expositionskeratopathie 182
Exzyklorotation 358

F

Farbhaploskopie 337
Farblegetest nach Farnsworth 20
Farbtestung 20
Farbtüchtigkeit 20
Fazialisparese 6, 355
feeder vessel 156
Fehlbildung 72
Fehlsichtigkeit 25
Fensterdefekt 269
Feuermal 323
Fibrom 116
Filzläuse 116
Fingerzählen 9
Fixation 358
Fixationsnystagmus 370
Flackerpunkt 10
Fleischer Ring 167
Flimmerskotom 63
Flintenröhrengesichtsfeld 273
Floppy-Iris-Syndrom 44
Flügelfell 140, 179
Fluoreszein-Anfärbung 151
Fluoreszeinnatrium 165
Fluoreszenzangiographie 248, 296,
    426
Flußblindheit 393
Foster-Kennedy-Syndrom 305
Foveale Fixation 338
Fremdkörper, intraokularer 383
Fremdkörpergefühl 29
Frühförderung 104
Frühgeborenenretinopathie 56, 74,
    243, 423
Frühlingskatarrh 147
Fuchs-Delle 183
Fuchs-Uveitis-Syndrom 226
Fundus
 – hypertonicus 86
 – myopicus 26
Funduskopie 14, 21, 38, 241, 278,
    292, 356, 422
 – Papille 294
Fusion 331
Fusionsblickfeld 358
Fusionsbreite 337

G

Gancyclovir 37
Gefäßdilatation 137
Gerstenkorn 112
Gesichtsfelduntersuchung 16, 221,
    295, 409
Gestose 87
Glasauge 55, 286, 422

Glasbläserstar 5, 208
Glaskörper 234
Glaskörperabhebung 61, 237, 238
Glaskörperblutung 62, 380
Glaskörperdystrophie 241
Glaskörpertrübung 61, 72, 235
Glaukom 15, 27, 62, 216, 254, 370
 – angeborenes 78
 – Einteilung 223
 – kongenitales 226
 – malignes 230
 – Operation 51
 – Perimetrie 221
 – phakolytisches 379
 – Uveitis 226
Glaukomanfall 60, 66, 225, 293, 355,
    415, 422, 426
Glaukomchirurgie 230
Glaukomtherapie 37, 227
 – Medikamente 228
Gliose 61
Goldmann-Applanationstonometrie
    220
Gonioskopie 221
Gonoblenorrhoe 142
Gonokokken-Konjunktivitis 142
 – Neugeborene 145
Grad der Behinderung (GdB) 100
Graefe-Zeichen 319, 428
Graft-versus-host-disease (GVHD)
    150
Grauer Star 81
Gregg-Syndrom 74
Grubenpapille 298
Gyrasehemmer 36

H

H1-Blocker 38
Hagelkorn 112
Halo 225
Hämangiom 117, 257
 – kavernöses 323
Hamartom 323
Hämatocornea 184
Haploskop 338
Harmswand 334
Hashimoto-Thyreoiditis 319
Hasner-Membran 130
Hauthorn 118
HbA1c-Wert 89
Heberparese 364
Hellrotglas 337
Hemianopsie 427
Hereditäre Leber-Optikusneuropathie
    300
Herpes-Iridozyklitis 226

Herpeskeratitis 425
Herpes-simplex-Keratitis 170
– endotheliale 172
– epitheliale 171
– Formen 171
– metaherpetische 172
– stromale 171
Herpes-simplex -nfektion 115
Herpes-zoster-Keratitis 172
Herpes zoster ophthalmicus 114, 172
Hertel-Exophthalmometrie 317
Heterochromie 195
Heterochromiezyklitis Fuchs 226
Heterophorie 63, 338, 341, 428
Heterophoriewinkel 335
Heterotropie 338, 339
Hinterkapseldefekt 211
Hippel-Lindau-Syndrom 95
Hirschgeweihdegeneration 238
Histoplasma capsulatum 282
Histoplasmose 282
HIV 391
HIV-Retinopathie 92, 274
Holmes-Adie-Pupille 357, 359
Hordeolum 112
Horizontaldeviation 358
Horizontalschielen 339
Horner-Syndrom 123, 357, 359, 405, 424, 429
Hornhaut
– Anatomie 163
– Brechkraft 163
– Excimerlaserablation 30
– Fehlbildungen 166
Hornhautchirurgie 30, 187
Hornhautdekompensation 166, 169
Hornhautdicke 166
Hornhautdystrophie 180
– Fuchs-endotheliale 181
Hornhautfremdkörper 184, 378
Hornhautimplantat 30
Hornhautinfiltrat 417
Hornhautödem 167, 180, 212, 225, 255
Hornhautpenetration 185
Hornhautperforation 185
Hornhautquervernetzung 42
Hornhautreflexbild 7
Hornhautreflexbilder 334
Hornhautscheitelabstand 28, 422
Hornhautstippung 151, 164
Hornhauttopographie 165
Hornhauttransplantation 187, 413
Hornhauttrübung 390
– Amiodaron 44
Hornhautulkus 168
– trophischer 182

Horopter 331
Horror fusionis 340
Hörstörung 93
Hufeisenlöcher 238
Hutchinson-Trias 74, 282
Hutchinson-Zeichen 115
Hydrodissektion 50
Hyeropie 24
Hyperfluoreszenz 249, 270
Hyperopie 24, 25, 26, 335, 404, 422, 428
Hyperopisierung 323
Hypertelorismus 94, 318, 341
Hypertension 61
Hypertonie 86, 255
Hyphäma 199, 379
Hypofluoreszenz 249
Hypophysenadenom 308
Hypopyon 64, 168, 197, 236, 409
Hyposphagma 62, 86, 139, 158
Hypotonie 231

I

Ikterus 88
Imbert-Fick-Gesetz 15
Immundefekt 92
Immunsuppressiva 42
Impressionstonometrie 17
Indozyaningrünangiographie 278
Injektion, ziliare 195
Inklusion 104
Inkomitanz 360
Innenschielen 342
– frühkindliches 343
Interfaceerkrankung 270
Interferenzvisus 205
Internukleäre Ophthalmoplegie (INO) 364
Intoxikation 61
Intraokularlinse (IOL) 31, 210
Inzyklorotation 358
IOL-Donesis 211
Iridektomie 52, 416
Iridocorneoendotheliales Syndrom 227
Iridodialyse 63, 379
Iridozyklitis 61, 195, 197, 201
– idiopathische 197
Iris 194
– bombata 198
Irisatrophie 356
Irisdiagnostik 195
Iriskolobom 72, 196
Irismelanom 199, 425
Irisnävus 194, 425
Iriszyste 199

Iritis 60, 197, 409
Irrigation 50
Irvine-Gass-Syndrom 51, 212, 419
Istentfernung 8

J

Jaensch-Brown-Syndrom 363

K

Kalkeinschuss 140
Kalkinfarkt 140
Kalkspritzer 88, 255
Kammerwinkeldysgenesie 227
Kammerwinkelrubeosis 222
Kanalikulitis 130, 131
Kanalikulusstenose 130
Kanaloplastik 51
Kantolyse 55
Kapsulorhexis 50
Katarak 28
Katarakt 81, 204, 207, 389, 411
– angeborener 77
– diabetiche 251
– kindlicher 208
– kongenitaler 206
– Operation 50
Kataraktoperation 209, 240, 422
Kausalität 101
Kayser-Fleischer-Kornealring 183
Kearns-Sayre-Syndrom 367
Keratektasie 31, 167
Keratitis
– Adenoviren 173
– bakterielle 168
– dendritica 37, 171, 173
– disciformis 172
– fungale 175
– immunologische 176
– interstitialis 176
– marginale 178
– marginalis 177
– neurotrophe 173
– nicht-infektiöse 176
– nummuläre 173
– nummularis 173
– photoelectrica 382
– phyctaenulosa 177
– punctata superficialis 185
– Rosazea-assoziierte 178
– stromale nicht-nekrotisierende 171
– virale 170
Keratoakanthom 117
Keratoglobus 167
Keratokonjuncitivitis sicca 182

Keratokonjunctivitis epidemica   173
Keratokonjunctivitis sicca   29, 31, 38,
    61, 113, 150, 164
Keratokonjunktivitis   121
– epidemica   424
– mikrobiell-allergische   146
– superiore limbale   148
– vernalis   147
Keratokonjunktivitis epidemica   142
Keratokonus   167
Keratometrie   165
Keratopathia e lagophthalmo   182
Keratopathia photoelectrica   185
Keratopathie   168, 178
– bandförmige   179
– neurothrophe   182
Keratoplastik   49, 187
– Abstoßung   50
– lamelläre   50
– perforierende   49
Keratoplastik à chaud   178, 182,
    186
Keratoplatik à chaud   170
Keratose, aktinische   118
Kerntrübung   405
Kirchenfensterphänomen   224
Klivuskantensyndrom   362
Koagulation   381
Koagulationsnekrose   156
Kokain   354
Kokain-Test   357, 360, 429
Kolliquation   381
Kolliquationsnekrose   156
Kolobom   72, 297
Konfusion   339
Konjuncitivitis sicca   319
Konjunktivalisierung   186
Konjunktivitis   62, 141
– akute   141
– akute allergische   146
– akute immunologische   150
– bakterielle   141
– chronische   141
– follikuläre   144, 390
– konservierungsmittelassoziierte
    45
– lignosa   148
– okuloglanduläre nach Parinaud
    146
– phlyctaenulosa   147
– Pseudomonas aeruginosa   141
– virale   142
Konjunktivitis sicca   146, 150
Konservierungsmittel   35, 39
Kontaktdermatitis   113
Kontaktlinse   29
– therapeutische   187
– Varianaten   29

Kontrastempfindlichkeit   21
Kontusionsrosette   379
Konus   298
Konvergenz   332, 359
Konvergenzreaktion   354
Kopfneigetest   358
Kopfschmerz   63
Kopfzwangshaltung   343, 360
Kortisonkatarakt   207
Kranzstar   208
Kreuzungszeichen   87, 88
Krukenbergspindel   183, 224
Kryopexie   52
Kupferdrahtarterie   87
Kurzsichtigkeit   24, 25, 240, 422

L

Lackspung   279
Lagoophthalmus   356
Lagophthalmus   121, 122, 168, 187,
    319, 405, 424, 428
Lähmungsschielen   334, 360
Lamelläre Keratoplastik (LKP)   188
Landolt-Ring   8
Langstock   103
Lang-Test   337
Laser in situ Keratomileusis (LASIK)
    30
Laseriridotomie   229, 416
Laserkoagulation   56, 403, 410
– fokale   57
– panretinale   56
Lasertrabekuloplastik   229
LASIK-Verfahren   48, 422
Lauge   381
Laurence-Moon-Bardet-Biedl-Syndrom
    95
Laurence-Moon-Syndrom   95
Leckagephänomen   276
Leiomyom   199
Leitsymptom   60
Lentigo   118
– maligna   118
Lentikelextraktion   30
Lentikonus   206
Lesebrille   13
Leselupe   103
Lesesteine   103
Leukokorie   78, 80, 82, 423
Lichtbogenkoagulator   56
Licht-Nah-Dissoziation   360
Lichtprojektion   9
Lichtreaktion, konsensuelle   354
Lichtreflex   353
Lichtschaden   381
Lichtscheinwahrnehmung   9

Lid
– Anatomie   110
– Plattenepithelkarzinom   119
– Präkanzerose   118
– Rekonstruktion   120
– Untersuchung   111
– Verletzungen   125
– Zyste   117
Lidabszess   114
Lidektropium   54
Lidekzem   113
Lidemphysem   326
Lidentropium   54
Lidhämatom   125, 326
Lidkolobom   111
Lidkrampf   125
Lidoperation   54
Lidphlegmone   114, 321
Lidrandentzündung   177
Lidschlagfrequenz   5
Lidschluss   7
Lidspaltenfleck   140
Lidspaltenweite   7
Lidtumor
– gutartiger   116
– maligner   118
Lidverletzung   376
Limbusstammzellinsuffizienz   186
Limbustest   317, 334, 358
Limbustransplantation   186
Lincoff-Regeln   241
Linse   204
– intraokulare   31
– konkave   26
– konvexe   27
– zylindrische   28
Linsenaustausch   31, 49
Linsenkolobom   206
Linsenluxation   205, 379
Linsenobstruktion   225
Linsenschlottern   206
Linsentrübung   72, 204, 379
Lisch-Knötchen   117, 324
Loa-Loa   393
Lokalanästhetikum   38
Lues   74, 275
– connata tarda   282
Luftstosstonometrie   16
Lyell-Syndrom   148
Lymphangiom   324
Lymphom   93, 287, 427

M

Madaurosis   113
Maddox-Kreuz   334
Makrolid   36

Makropapille   297
Makula   61
– Blutung   408
– Fleck, kirschroter   61
– pucker   272
Makuladegeneration   60, 82, 243, 404
Makuladystrophie   269
– juvenile   4, 269
Makulaforamen   61, 238
Makulaloch   271
Makulaödem   41, 57, 61, 212, 282, 286, 419
– Steroid   44
Makulastern   301
Makulopathie   43
Malaria   43
Malignes Melanom   155
Mandibulopalpebrale Dyskinesie   363
Map-dot-fingerprint-Dystrophie   180
Marcumar   88
Marcus-Gunn-Phänomen   123, 363
Marfan-Syndrom   94, 167
Masqueradesyndrom   288
Mastzellstabilisator   38
Meibom-Karzinom   119
Melanom   284
– malignes   120
Melanose   154
– primär erworbene   155
Melanozytom   307
Merseburger Trias   91
Merseburger-Trias   319
Migräne   63, 368
Mikrokeratom   48
Mikroophthalmus   72
Mikropapille   297
Mikrophakie   206
Mikropsie   61, 271
Mikrostrabismus   340, 344
Minderung der Erwerbsfähigkeit (MdE)   100
Minderung der Gebrauchsfähigkeit (MdG)   101
Miosis   194, 353, 354
Mittelhirnsyndrom   364
Möbius-Zeichen   319
Molluscum contagiosum   115
Monokelhämatom   125
Morbus
– Basedow   6, 91, 319, 322, 423
– Bechterew   409
– Best   269
– Bowen   118
– Coats   80, 243
– Crohn   88
– Crouzon   94
– Eales   256

– Horton   254, 303
– Stargardt   4, 427
– targard   269
– Wegener   322
– Wilson   88, 183
Morning-glory-Papille   297
mouches volantes   235
Mukozele   326
Multiple Sklerose (MS)   302, 365, 410
Munson-Zeichen   167
Musterdystrophie   270
Myasthenia gravis   366
Myasthenie, okuläre   367
Mydriasis   38, 353, 354
Mydriatika   27, 354
Mydriatikum   38
Myopathie   93
Myopie   24, 25, 410, 422
– hohe   279
Myositis   367

N

Nachstar   51, 212
Nachtblindheit   427
Naevus flammeus   117, 287, 323
Naheinstellungsreaktion   354
Narbenektropium   121, 377
Narbenentropium   122
Nävus
– dysplastischer   118
– von Ota   118, 154
Nävuszellnävus   118
Neovaskularisationsglaukom   56, 195, 226
Nervenfaser-OCT   220
Netzhaut   260
– Operation   52
Netzhautablösung   4, 61, 62, 75, 237, 404, 410
– exudative   243
– KLinik   241
– lochbedingte   238
– rhegmatogene   238
– therapie   242
– traktionsbedingte   242
Netzhautdystrophie   241
Netzhautentzündung   274
Netzhautforamen   403
Netzhautkorrespondenz   340
Netzhautloch   61, 238
Netzhautodem   380
Netzhautoperation   240
Netzhautrisse   380
Neugeborenenkonjunktivitis   145
– Prophylaxe   145

Neuritis nervi optici   61, 62, 66, 91, 296, 300, 366, 409
– Kinder   302
– Multiple Sklerose   302
Neurodermitis   149
Neurofibrom   116
Neurofibromatose   369, 404
Neuromyelitis optica   302
Neuroretinitis   300
Nierenarterienstenose   93
Normaldruckglaukom   224, 232
Nummuli   143, 174
Nystagmus   353, 359
– kongenitaler   371
– latens   343, 371
– optokinetischer   371
– vestibulärer   371

O

Obliquus-inferior-Pseudoparese   363
Ochsenauge   78
Ocriplasmin   271
Ocular flutter   365
Ocular tilt reaction   365
Offenwinkelglaukom   66, 223, 425
– primäres   223
Okklusion   72
Okklusionstherapie   348
Okuläre Hypertension   224
Okulomotoriusparese   355, 357, 362, 405, 429
Omegateilung   87
Onchozerkose   393
Ophthalmia neonatorum   145
Ophthalmie   406
– sympathische   55
– ympathische   385
Ophthalmometer   165
Ophthalmoplegie
– schmerzhafte   322
Ophthalmoskopie   14, 235
Opsoklonus   365
Optikopathie   380
Optikusatrophie   90, 293, 295, 299, 321, 380, 404
– absteigende   299
– amiodaron   44
– aufsteigende   299
– glaukomatöse   219
Optikusgliom   307, 324, 404
Optikuskompression   67, 319
Optikusneuropathie   427
– glaukomatöse   295
– ischämiche   296
– toxische   306

Optikusscheidenmeningeom 307, 324
Optische Kohärenztomographie (OCT) 166, 262
Optokinetischer Nystagmus (OKN) 358
Optotypen 8
Oradialyse 239, 380
Orbita
– Fehlbildung 318
– knöcherne 313
– Tumore 323
Orbitabodenfraktur 377, 429
Orbitahämatom 317
Orbitaphlegmone 114, 317, 320
Orbitaspitzenbestrahlung 320
Orbitavarize 317
Orbitopathie 403
– endokrine 317, 319
Orthophorie 342
Orthoptik 348
Osteogenesis imperfecta 94
O-und-M-Training 103

P

Pannus trachomatis 390
Panum'sche Raum 331
Panuveitis 55, 91, 196
Papille 292
– Astrozytom 307
– Funduskopie 294
– Hämangiom 307
Papillenödem 87
Papillenrandblutung 414
Papillenschwellung 114, 292, 294, 304, 306, 403, 416
Papillitis 67, 295, 300, 404, 427
Paragraphenkonfiguration 322
Parasympatholytikum 354
Parasympathomimetikum 38, 354
Paratrachom 144
Parese 360
Parinaudsyndrom 364
Parinaud-Syndrom 360
Pars-plana-Vitrektomie 53
Pemphigoid 186
Pemphigus 95
Penalisation 348
Pendelnystagmus 370
Penetration 375, 383
Pentacam-System 166
Perforation 375, 383
Perforierende Keratoplastik (PKP) 188
Peridektomie 158
Perimetrie 16, 221
– dynamische 17
– statische 17

Peters-Anomalie 227
PEX-Glaukom 222, 224
PEX-Syndrom 356, 418
Pfeffer- und Salz-Fundus 44, 74, 282
Pflastersteindegeneration 238
Phakodonesis 212
Phakoemulsifikation 50
Phakomatose 324, 369
Phänomene der Querdisparation 331
Pharyngokonjunktivales Fieber 143
Phlyctäne 147, 177
Phorie 332, 337
Photophobie 185
Phototherapeutische Keratektomie (PTK) 189
Phtirus pubis 116
Phtisis 229
Phtisis bulbi 179, 231, 317
Pigmentepitheliopathie, Tamoxifen 44
Pigmentglaukom 224
Pigmentretinopathie 95
Pilokarpin 357
Pilzkeratitis 175
Pilzretinitis 275
Pingueculum 140, 141
Placidoscheibe 166
Plateauiris 225
Plicaschwellung 143
Plombe 242
POHS-Syndrom 282
Pola-Test 335
Polstar 207
Polymyalgia rheumatica 304
Posner-Schlossmann-Syndrom 226
Presbyopie 9, 13, 24, 25, 26, 31, 60, 63, 72, 81, 204, 345, 355, 423
Prisma 29, 332
Prismenadaptationstest 335
Prismencover-Test 332
Prismen-Covertest 358
Prismendioptrie 332
Proliferative Vitreoretinopathie (PVR) 242
Prostaglandinderivat 37
Protanomalie 43
Pseudoenophthalmus 317
Pseudoexfoliatio lentis 207, 405
Pseudoexfoliationsglaukom 224
Pseudoexophthalmus 317
Pseudoforamen 394
Pseudokarzinomatöse Hyperplasie 153
Pseudomakula 340
Pseudomembran 139
Pseudopapillenödem 27, 306
Pseudophakieamotio 211
Pseudoptosis 124

Pseudostrabismus 111, 341
Pseudotumor 36, 305
Pseudotumor cerebri 369
Pseudotumor orbitae 321, 322
Pseudoxanthoma elasticum 95
Pterygium 140, 179
Ptosis 123, 356, 405
– kongenitale 111
– mechanische 124
– myogene 123
– neurogene 123
– senile 123
– trachomatis 390
Ptosisoperation 54
Pulfrich-Stereophänomen 300
Pulsationsphänomen 292
Pupillarblock 225
Pupillenabstand 7
Pupillenreaktion 7, 296
Pupillenstarre 360
Pupillenweite 7, 356
Pupillotonie 356, 357, 359, 405
Puppenkopfphänomen 358
Pursuit 358

Q

Quantiferon-Test 301

R

Randfurchenkeratitis 177
Rebound-Phänomen 173
Rechtsichtigkeit 24
Recossscheibe 14
Refraktion 13, 21, 24, 422
Refraktionsamblyopie 28, 344
Refraktionsautomat 9
Refraktionsbestimmung, subjektive 11
Refraktionsfehler 63
Refraktionsmessung, objektive 9
Regenbogenhaut 194
Rehabilitation 102
Reizmiosis 425
Relativskotom 43
Retinale Vaskulitis 256
Retinanekrose 92
Retinitis
– nicht-infektiöse 276
– pigmentosa 271, 299
Retinoblastom 78, 404
Retinometervisus 205
Retinopathie 56, 95, 394
– diabetische 89, 90, 243, 249
Retinopexie, pneumatische 52

Retinoschisis 244
Retrobulbärneuritis 300, 427
Rhabdomyosarkom 325
Rhexis 211
Rhinitis allergica 146
Rieger-Anomalie 227
Riesenpapille 138
Riesenpapillenkonjunktivitis 29, 147
Riesenriss 239
Riesenzellarteriitis 303, 309, 423
Rift-Valley-Virus 392
Ringsegment 49
Rönne-Sprung 221
Rosazea 149
Rote-Augen-Phänomen 14
Röteln 74
Rot-Grün Feinabgleich 12
Rubeosis iridis 195, 226
Rucknystagmus 370
Rundlöcher 238
Ruptur 383

S

SAFE-Programm 391
Sakkade 353
Sakkadendysmetrie 365
Salzmann-Dystrophie 181
Sammellinse 27, 28
Sampaolesi-Linie 222, 224
Sarkoidose 201, 282, 322
Satellitenläsion 175
Säuglingshämangiom 117, 323
Säure 381
Schattenprobe 9
Schaukelnystagmus 365
Scheimpflug-Prinzip 166
Scheuklappengesichtsfeld 427
Schielamblyopie 77, 342, 344
Schielen
– latentes 338
– manifestes 338
– paretisches 357, 360
Schielwinkel
– objektiver 340
– subjektiver 340
Schiesscheibenmakulopathie 273
Schilddrüse 91
Schiötztonometer 16
Schirmer-Test 151
Schlaganfall 61
Schlagschatten 266
Schleimhautpemphigoid 148
Schober-Test 330
Schwachsichtigkeit 28, 227, 344
Schwalbelinie 221
Schwellenperimetrie 16

Schwimmbadkonjunktivitis 144
Schwindel 63
sc-Visus 9
Seborrhoische Keratose 116
See-saw-Nystagmus 365
Sehbahn 293
Sehbehinderung 98, 103, 104
Sehhilfe 103
Sehnerveneintritt, schräger 26
Sehrinde 294
Sehschärfe 8
– anguläre 8
Sehverschlechterung 60
– mit Schmerzen 60
– ohne Schmerzen 60
Seidel-Phänomen 165
Sekundärglaukom 90, 155, 209, 379
– rubeotisches 286
Sepsis 414
Sichelzellanämie 394
Siderosis 383
Silberdrahtarterie 87
Simpson-Test 124, 367
Simulation 102
Simultansehen 331
Sinus-cavernosus-Fistel 369
Sinus-cavernosus-Thrombose 315,
  321, 369
Sjögren-Syndrom 322
Skew deviation 365
Skiaskopie 9
Skleralsporn 221
Sklerenikterus 190
Skleritis 191
Skleromalazie 191
Skotom
– basolutes 16
– relatives 16
Sollentfernung 8
Spaltlampe 164
Spaltlampenuntersuchung 13, 140
Spalttopographie 166
Spasmus nutans 371
Spätschielen 342
Sphärophakie 206
Spiegelei 269
Spießung 383
Spondylarthritis ankylosans 409
Sprungtuchamotio 240
Square wave jerks 365
Stabsichtigkeit 24
Staphylokokkenblepharitis 113, 177
Staphylom 240
Status glaukomatosus 225
Stauungspapille 67, 93, 295, 304, 369,
  427
– e vacuo 231, 305
Stellwag-Zeichen 319, 428

Stereopsis 331
Stereotest 337
Steroid 37
– intravitreal 41
– Nebenwirkung 43
Steroidglaukom 37, 44, 226
Steroidkatarakt 37, 44
Steroidresponse 226
Stevens-Johnson-Syndrom 149, 186
Stickler-Syndrom 93
Stierauge 227
Stilling-Türk-Duane 364
Strabismus
– alternierender 332
– comcomitans 208
– convergens 342
– deorsoadduktorius 339
– divergens intermittens 343
– Operation 53
– Suppression 340
– suroadductorius 339
– sursoadduktorius 343
Strahlenretinopathie 286
Streifengläser 336
Streifenmuster 205
Sturge-Weber-Syndrom 95, 287, 370
Suppression 340, 344
Swinging-flashlight-Test 66, 296, 356,
  409
Symblepharon 139, 141, 390
Sympathische Ophthalmie 283
Sympatholytika 354
Sympathomimetikum 38, 354
Symptom des roten Auges 137
Synchysis scintillans 235
Synechie 356

T

Tabak-Alkohol-Amblyopie 306, 307
Tafeln nach Ishihara 20
Talgdrüsenkarzinom 119
Tamoxifen 44
Tamsulosin 44
Tangententafel 334, 358
Tenonplastik 158
Tensilon-Test 367
Terrien-Degeneration 183
Testsehzeichen 8
Tetracyclin 36
Therapie, photodynamische 42, 57
Thygesonkeratitis 174
Tierbliss 376
Titmus-Test 337
TNO-Test 337
Tolosa-Hunt-Syndrom 322
Tonometrie 15, 220

Tortuositas vasorum   75, 255
Toxische epidermale Nekrolyse (TEN)
   148
Toxoplasmose   74, 280
Toxoplasmosechorioretinitis   274
Trabekulektomie   51, 229
Trachom   144, 389
– WHO-Stadium   390
Traktionssyndrom   271
Tränendrüse   315
Tränendrüsenanastomose   314
Tränendrüsentumor   325
Tränenfilm   128, 424
Tränenfilmaufreißzeit   151
Tränenmeniskus   129
Tränenwegsobstruktion   130
Tränenwegsspülung   129, 424
Tränenwegsverletzung   376
Transplantatabstoßung   189
Treponema pallidum   282
Trichiasis   122, 124, 126, 390
Trochlearisparese   358, 363
Tropie   332
Tuberkulose   282
Tuberöse Sklerose   370
Tumore   93
Tyndallphänomen   91

U

Uhrglasverband   182, 187
Ulcus
– corneae   90
– katarrhale   177
– Mooren   177
– rodens   119, 177
Ultraschallbiomikroskopie   199
Ultraschalluntersuchung   17
Untersuchung   6
Up-beat-Nystagmus   371
Usher-Syndrom   93
Uthoff-Phänomen   300
Uveale Effusionssyndrom   243
Uveitis   61, 62, 88, 196
– anterior   37, 91, 164, 173, 197
– anteriore   37
– chronische   42
– Entzündungslokalisationen   197
– Formen   197
– Glaukom   226
– intermedia   198, 366
– phakogene   379
– posterior   280
– posteriore   282, 288

V

Van-Herick-Methode   223
Vaskulitis, retinale   256
Verätzung   156, 381
Verblitzung   382
Verbrennung   156
Vergenz   332, 353
Verkehrsophthalmologie   98
Version   332, 353
Vertikaldeviation   358
Vertikalschielen   339
Vestibulookulärer Reflex (VOR)   358
Virustatika   36
– intravitreal   41
Visuell evozierte Potentiale (VEP)   297,
   359
Visus   8, 13, 21, 422
Vitamin-A-Mangel   393
Vitiligo   95
Vitrektomie   39, 53, 271, 408, 423
Vitreoretinopathie   242
Vogt-Koyanagi-Harada-Syndrom   95
Vogt-Striae   167
Von-Hippel-Lindau-Syndrom   370
Vorderkammerblutung   379
Vorhofflimmern   88
Vorschaden   102

W

Wechselbeleuchtungstest   409
Weiss-Ring   237
Weitsichtigkeit   24, 26, 404, 422
White-dot-Syndrom   283
Wilms-Tumor   93, 196
Winkelblock   223
Winkelblockglaukom   66, 225, 230,
   415, 426
– sekundäres   226
Winkelsehschärfe   8
Worth-Test   338

X

Xanthelasme   117
Xerophthalmie   151, 393

Y

Yag-Nachstardiszision   212

Z

Zentralarterienverschluss   4, 65, 252
Zentralskotom   17, 66
Zentralvenenthrombose   412
Zentralvenenverschluss   254, 405
Zentrozökalskotom   306
Zerstreuungslinse   26, 28
Zika-Virus   392
Ziliarkörperband   221
Ziliarkörpermelanom   200
Zinn-Haller-Gefäßkranz   217, 292
Zonulolyse   206, 211, 212, 418
Zosterinfektion   92
Zoster ophthalmicus   6
Zyklitis   345
Zyklodeviation   334, 358
Zykloplegie   27, 170, 345, 355
Zylinderlinse   28